Андрусь Белавешкін

Воля да жыцьця

дапаможнік па ўсьвядомленным здароўі

Кіпр, Пафас, 2024

(c) Беларусь, Менск, 2019

Зьмест

Уступ 7
Разьдзел 1. Гісторыя здароўя 9
   1. Здароўе не галоўнае?! 9
   2. Парадокс здароўя 12
   3. Здароўе як вайна з сабой і сьветам 16
   4. Гісторыя здароўя 18
   5. Антычная канцэпцыя асабістага здароўя, альбо «Як сесьці на дыету» 20
   6. Здароўе ці хвароба, норма ці здароўе? 22
   7. Рэсурс здароўя 24
   8. Залішняе здароўе 30
   9. Культура здароўя 32

Разьдзел 2. Хваробы ладу жыцьця 38
   1. Хваробы цывілізацыі і тэорыя несупадзеньня 38
   2. Эвалюцыя і здароўе 42
   3. Як хваробы багатых сталі хваробамі бедных 45
   4. Ежа багатых і бедных 49
   5. Шматгаловая гідра: мэтабалічны сындром 51
   6. Аўтаімунныя і алергічныя захворваньні 55
   7. Хранічнае запаленьне 58
   8. Атлусьценьне 61
   9. Дэпрэсія 65
   10. Блізарукасьць 67
   11. Акнэ і аксэлерацыя 68
   12. Лад жыцьця, лібіда і фэртыльнасьць 70
   13. Даўгалецьце і старэньне 71
   14. Ваш біялягічны ўзрост 75

Разьдзел 3. Прынцыпы здароўя 79
   1. Прынцып вымярэньня здароўя 79
   2. Прынцып «што і як вымяраць» 83
   3. Прынцып «прасьцей, не ўскладняйце» 91
   4. Прынцып «залатой сярэдзіны» 94
   5. Прынцып 80/20 97
   6. Прынцып эвалюцыйнага падыходу 99
   7. Прынцып «бочкі Лібіха» 102
   8. Прынцып «не нашкодзь» 104
   9. Прынцып штангі 107
   10. Прынцып сыстэмы 109
   11. Прынцып «выкарыстоўвай або страціш» 111
   12. Прынцып узаемаўплыву 112
   13. Прынцып «разарваць заганнае кола» 114

Разьдзел 4.	Харчаваньне	118
1.	Харчаваньне як аснова здароўя	118
2.	Уплыў на здароўе	121
3.	Рэжым харчаваньня: калі есьці?	123
4.	Арганізацыя трапезы. Як есьці?	129
5.	Прадукты: агульныя крытэры выбару. Што есьці?	133
6.	Вугляводы	136
7.	Бялкі	139
8.	Тлушчы	140
9.	Водна-солевы балянс	142
10.	Кіраваньне колькасьцю. Колькі есьці?	143
11.	Падтрымка асяродзьдзя	146
12.	Структура цела	152

Разьдзел 5.	Рухальная актыўнасьць	161
1.	«Маларухомы» мозг	161
2.	Здароўе і рух	162
3.	Меней сядзець	166
4.	Болей нетрэніроўнай актыўнасьці	169
5.	Аэробная актыўнасьць	171
6.	Анаэробная актыўнасьць	173
7.	Высокаінтэнсіўныя інтэрвальныя практыкаваньні	175
8.	Спантанная рухальная актыўнасьць	176
9.	Рэжым фізічнае актыўнасьці	177
10.	Бяз скрайнасьцяў	179
11.	Цягліцы	180
12.	Цяглічная маса, сіла і функцыя	181
13.	Кардыярэсьпіраторныя тэсты	183

Разьдзел 6.	Сон, біярытмы і сынхранізацыя	186
1.	Сон як права і патрэба	186
2.	Сон як новая раскоша: эвалюцыя сну	188
3.	Цыркадныя рытмы і дэсынхрозы	190
4.	Чым небясьпечны дэфіцыт сну?	193
5.	Вечаровае і начное сьвятло	195
6.	Ранішняе і дзённае сьвятло	197
7.	Тэмпэратура паветра	198
8.	Рэгулярнасьць засынаньня і абуджэньня	200
9.	Сьпіце ў цішыні	202
10.	Харчаваньне і сон	203
11.	Зьменшыце вячэрні стрэс	205
12.	Актыўнасьць, задавальненьне, дзённы сон і вільготнасьць паветра	206
13.	Бессань, недых і дэпрывацыя сну	209
14.	Правільнае абуджэньне і раніца	211

Разьдзел 7.	Стрэсаўстойлівасьць	215
1.	Што такое стрэс?	215
2.	Уплыў стрэсу на здароўе	219
3.	Стрэс і энэргія	223

ЗЬМЕСТ

    4. Антыстрэсавы рэжым 226
    5. Добры стрэс 231
    6. Псыхалягічныя рэсурсы стрэсаўстойлівасьці 234
    7. Жыцьцеўстойлівасьць 236
    8. Аптымізм, гумар і гнуткасьць 239
    9. Цялесныя рэсурсы стрэсаўстойлівасьці. Вагус і аксытацын . . . 243

Разьдзел 8. Усьвядомленасьць 250
    1. Спыніце свой розум 250
    2. Што такое ўсьвядомленасьць і як яе ўмацаваць? 252
    3. Чым карысная ўсьвядомленасьць для розуму і цела 255
    4. Хто крадзе нашу ўвагую і як стаць звышдрапежнікам 258
    5. Паўсядзённая ўсьвядомленасьць, або Як прачнуцца? 259
    6. Эмоцыі і ўсьвядомленасьць 263
    7. Розум пачаткоўца 265
    8. Фармальная практыка. Дыхальная мэдытацыя 267
    9. Думкі і ўсьвядомленасьць 269
   10. Прыняцьце 271
   11. Чаканьні 272
   12. Адпусканьне і фальшывая самаідэнтыфікацыя 275
   13. Эга 278
   14. Дабрыня і спачуваньне 280
   15. Удзячнасьць 282
   16. Смерць і ўсьвядомленасьць 282

Разьдзел 9. Сацыяльны статус 286
    1. Воля да сілы 286
    2. Сацыяльны статус і герархія 288
    3. Уплыў на здароўе. Чаму ў пераможцаў хутчэй гояцца раны? . 290
    4. Псыхалёгія сацыяльнага статусу 292
    5. Праца і даход 295
    6. Адукацыя 298
    7. Прыгажосьць і прывабнасьць 299
    8. Невэрбальнае: пастава і позірк 301
    9. Павышэньне статусу 304
   10. Ікігай. Навошта вы гэта робіце? 310

Разьдзел 10. Сацыяльнае атачэньне 317
    1. Сацыяльны мозг 317
    2. Эпідэмія самоты 320
    3. Сацыяльнае атачэньне і здароўе 323
    4. Сацыяльныя сувязі 324
    5. Сацыяльнае заражэньне 328
    6. Разьвівайце сацыяльныя навыкі 330
    7. Асабістыя межы 334
    8. Небясьпекі сацыяльнага асяродзьдзя 337
    9. Памяняйце асяродзьдзе 341

Разьдзел 11. Шкоднае асяродзьдзе 344
    1. Нашае асяродзьдзе і здароўе 344

2. Бруднае паветра і здароўе 345
  3. Барацьба з брудным паветрам 347
  4. Вуглякіслы газ у памяшканьні 349
  5. Шум 351
  6. Як змагацца з шумам 353
  7. Хворы дом — хворыя жыхары 355
  8. Пыл, кляшчы і цьвіль 357
  9. Электрамагнітныя палі ды электрастатычная электрычнасьць 360
  10. Вільготнасьць паветра 361
  11. Пазьбягайце кантакту з таксінамі 363
  12. Дрэннае асьвятленьне 365

Разьдзел 12. Карыснае асяродзьдзе 368
  1. Жыцьцё ўнутры дома 368
  2. Як сонца ўплывае на здароўе? 369
  3. Правільна выкарыстоўвайце сонца 372
  4. Тэмпэратурнае забруджваньне 375
  5. Халадовы і цеплавы пратакол 377
  6. Карысныя бактэрыі 380
  7. Як палепшыць мікрафлёру 382
  8. Больш добрых бактэрыяў вакол 386
  9. Візуальнае асяродзьдзе 388
  10. Узбагачанае асяродзьдзе 390

Разьдзел 13. Лічбавае асяродзьдзе 394
  1. Жыцьцё анляйн 394
  2. Уплыў на здароўе 396
  3. Страта ўвагі. Тонуты мозг 402
  4. Скажэньне рэальнасьці. Жыцьцё ў лічбавай бурбалцы 404
  5. Навіновае порна, лічбавае порна, фуд-порна і іншыя 407
  6. Тэхніка бясьпекі 409

Разьдзел 14. Здаровыя звычкі 415
  1. Звычкі як шкілет здароўя 415
  2. Карысьць — гэта задавальненьне ў будучыні 418
  3. Тэорыя будучыні 420
  4. Будучы Я 422
  5. Упарадкаваньне мінулага 425
  6. Этап разважаньняў і падрыхтоўкі: дайце ідэі выспець 427
  7. Этап разважаньняў і падрыхтоўкі: зьбярыце рэсурсы для зьмены 430
  8. Спакушэньне мозгу 433
  9. Этап плянаваньня 436
  10. Прынцып маленькіх мэтаў 437
  11. Парадокс забаронаў 439
  12. Цыкл дзеяньня. Трыгер, рутына, узнагарода 441
  13. Этап дзеяньня: актыўная праца над звычкай 444
  14. Этап утрыманьня звычкі: супрацьдзеяньне зрывам 446
  15. Кантроль над асяродзьдзем 449
  16. Доўгатэрміновае падтрыманьне зьменаў 450

Уступ

У 2014 годзе, працуючы выкладчыкам у мэдыцынскім унівэрсітэце, я пачаў весьці шэраг адукацыйных курсаў, датычных розных аспэктаў здароўя — ад харчаваньня да стрэсу. Людзі стаміліся ад мноства неправедраных і сумнеўных мэтодыкаў аздараўленьня, таму з задавальненьнем прыходзілі вучыцца быць здаровымі з дапамогай навукі. Паступова гэтыя курсы выраслі ў маю Школу здароўя, якую прайшлі ўжо тысячы людзей: мы разабралі сотні практыкаў, тысячы прыватных выпадкаў. Назапашаныя за гэтыя гады досьвед і веды я й падаю ў сваёй кнізе. Гэты дапаможнік — плён працы нашай здаровай супольнасьці, які месьціць як навуковыя веды, так і практычныя падыходы да выкарыстаньня ў паўсядзённым жыцьці.

Мы ўсе ведаем, што карысна, а што шкодна. Але чаму тады мы рэгулярна робім нешта разбуральнае для сябе? Навукоўцы й філёзафы мінулых гадоў казалі пра інстынкт да жыцьця ды інстынкт да сьмерці — іх баланс і вызначае траекторыю нашага лёсу. Кожны з нас мае волю (прагу) да жыцьця, жаданьне быць мацнейшым і здаравейшым.

Ляўрэат Нобэлеўскай прэміі, навуковец Ільля Мечнікаў выкарыстоўваў тэрмін «інстынкт жыцьця», яго ўжываў і фізыёляг Іван Паўлаў: «Усё жыцьцё ёсьць зьдзяйсьненьне адной мэты, а менавіта ахоўваньня самога жыцьця, нястомная праца таго, што завецца агульным інстынктам жыцьця. Гэты агульны інстынкт, ці рэфлекс жыцьця, складаецца з масы асобных рэфлексаў. Большую частку гэтых рэфлексаў уяўляюць сабой станоўча-рухальныя рэфлексы, г. зн. рух да спрыяльных для жыцьця ўмоваў, рэфлексы, якія маюць на мэце захапіць, засвоіць гэтыя ўмовы для дадзенага арганізму».

Кожны з нас на ўзроўні інстынктаў імкнецца выжыць. Наша цела хоча быць здаровым, нашы цяглі́цы хочуць быць моцнымі, наш розум прагне быць вострым — і гэта цалкам натуральныя памкненьні. Страта ж волі да жыцьця, сэнсу і мэты аслабляе нас. Я хачу, каб гэтая кніга абудзіла ў вас прагу, волю да жыцьця, да здароўя на самым глыбінным узроўні. Няхай інстынкт жыцьця дапаможа вам ня толькі займець аптымальнае здароўе, але й рэалізаваць свой патэнцыял як асобы, дамагчыся сваіх мэтаў, стаць больш моцнымі і цягавітымі як фізычна, так і разумова.

Здароўе — гэта нашмат больш, чым адсутнасьць хваробаў

З гэтай кнігі вы даведаецеся, як здароўе робіцца падмуркам даўгалецьця, прывабнасьці й шчасьця. Мы разбяром сем ключавых рэсурсаў здароўя, асяродзьдзе, спосабы вымярэньня і ацэнкі здароўя, практычныя падыходы прыманеньня рэкамэндацый у сваім жыцьці на сыстэмнай аснове. Бо наша здароўе — гэта як хата, дзе нельга абраць, што важнейшае — падлога, сьцены, вокны або дах. Важнае ўсё.

У падзагаловак кнігі я ўнёс словы «самавучэбнік здароўя». У выпадку, калі вы абераце іншы падзагаловак, гэты сказ трэба будзе перафармулёўваць. Гэта значыць, што вы самі можаце ўкараніць у свой лад жыцьця большасьць карысных звычак. Падумайце: кожны дзень вы ўстаяце, ідзяце на працу, бавіце час з блізкімі і сябрамі, кладзяцеся спаць. Калі кожнае ваша звычайнае дзеяньне зрабіць хоць трохі здаравейшым, гэта прынясе вам вялікую карысьць. Зьмяняючы свае звычкі, вы мяняеце сваё жыцьцё.

Многія эфэктыўныя мэтады аздараўленьня практычна не запатрабуюць ад вас прыкметных затратаў часу або сродкаў: толькі пачніце — і вы зразумееце, як гэта проста. Сучасная навука прапануе шмат спосабаў палепшыць сваё здароўе, і мне хочацца, каб вы змаглі скарыстацца гэтымі магчымасьцямі.

Вядома, усе людзі розныя, але тым ня менш існуюць унівэрсальныя правілы здароўя, эфэктыўныя і бясьпечныя. Я абраў іх для кнігі, грунтуючыся на навуковых зьвестках і практыцы выкарыстаньня. У кнізе няма спасылак на самі дасьледаваньні (усе яны ёсьць у маім блогу beloveshkin.com), але я буду рады, калі кожную маю параду вы праверыце самі — і пераканаецеся ў яе дзейснасьці. Вашае здароўе — гэта найвышэйшы прыярытэт: дасьледуйце, сумнявайцеся, тэстуйце і знаходзьце найлепшае для сябе.

У гэтай кнізе вы ня знойдзеце самага галоўнага сакрэту здароўя. Бо што можа быць самым галоўным у летаку? У ім сотні крытычна важных дэталяў, безь якіх ён ня можа ляцець, а наш арганізм нашмат складанейшы за лятак.

Усе здаровыя людзі здаровыя аднолькава, але хварэюць па-рознаму. У гэтай кнізе мы даведаемся пра ключавыя складнікі здароўя і як іх разьвіць у сваім жыцьці. У ёй ня будзе набору дадаткаў з дазоўкамі, у ёй — патэрны, заканамернасьці, якія спрыяюць здароўю. Самыя розныя патэрны, ад харчаваньня да атачэньня, спалучаюцца і ўзмацняюць адзін аднаго.

Зьмяніць свае звычкі можа быць нялёгкай задачай. Калі ня ўсё атрымаецца зрабіць зь першага разу — гэта нармальна. Вучыцеся на сваіх памылках, рабіце высновы, вывучайце сябе. Для гэтага, апроч іншага, важна не губляць пачуцьцё гумару і ўмець пасьмяяцца зь сябе. Калі вы фармуеце сваё бачаньне будучыні, берацё пад кантроль сучаснасьць, то ясна бачыце вашыя сапраўдныя магчымасьці. Спадзяюся, гэтая кніга пасее ў вашым розуме насеньне будучых посьпехаў і здароўя. Вядома, сама па сабе яна ня зьменіць вашае жыцьцё імгненна, але я думаю, што яна можа памяняць кірунак вашага руху.

Прыемнага і плённага чытва!

Падзякі

Асаблівая падзяка жонцы Кацярыне за стварэньне ўмоваў для напісаньня кнігі. Дзякую маці Надзеі Белавешкінай за падтрымку ў час пісьма. Рэдактарка Яна Жукава дапамагла мне разабрацца з рукапісам і зрабіць тэкст і думкі больш яснымі. Дзякую за дапамогу ў стварэньні ілюстрацый дызайнэрцы Галіне Пуларыі ды ілюстратарцы Кацярыне Вельчавай. За каштоўныя парады і заўвагі наконт кнігі ўдзячны Аляксею Маскалёву, Надзеі Крыжаноўскай, Дзьмітрыю Курылу, Мікалаю Белавешкіну, Алене Рыдэль. Таксама дзякуй усім маім настаўнікам, пацыентам, кліентам, чытачам блога, вучням і выпускнікам маёй Школы здароўя за пытаньні, натхненьне, якія і прывялі да стварэньня гэтай кнігі.

РАЗЬДЗЕЛ 1

Гісторыя здароўя

1. Здароўе не галоўнае?!

Віншую вас, чытальніку! Калі вы чытаеце гэтыя радкі, значыць, хутчэй за ўсё, цікавіцеся здароўем, думаеце пра сваю будучыню, хочаце стаць мацнейшым і дужэйшым, жыць даўжэй і якасьней. Сама цікавасьць да аптымальнага стану здароўя — гэта ўжо прыкмета здароўя, бо часта людзі, якія жывуць адным днём, проста не задумваюцца пра доўгатэрміновыя наступствы сваіх дзеяньняў.

Але вы — тут, значыць, верыце ў сябе і гатовыя даць рады розным выклікам.

На пытаньне «Што для вас галоўнае?» — мы ўпэўнена адказваем: «Здароўе!» Мяркую, вы зьдзівіцеся, калі я раптам скажу, што здароўе не павінна быць вашай галоўнай мэтай. Але ж мы гаворым: «Добрага здароўя», «Будзьце здаровыя», а адзін з тостаў падчас бяседаў (не заўсёды здаровых) абавязкова гучыць так: «За здароўе ўсіх прысутных!» З адказнасьцю заяўляю: залішняя цяга да здароўя — прыкмета хворасьці. Чалавек, які ставіць сваёй галоўнай мэтай здароўе, — дакладна нездаровы і нават, імаверна, пакутуе на іпахондрыю. Чаму?

Рэч у тым, што здароўе — гэта інструмэнт і спосаб існаваньня і дасягненьня нечага, другасная каштоўнасьць, а не самамэта. Нам патрэбнае здароўе для жыцьця, а не жыцьцё для здароўя. Гэтак жа як і іншыя другасныя каштоўнасьці, такія як каханьне, любоў, прыгожае цела, грошы, улада, маральныя прынцыпы, самавыяўленьне, — яны ўзьнікаюць у выніку імкненьня да іншых мэтаў, спантанна, шмат у чым як пабочны эфэкт.

Калі чалавек вядзе здаровы лад жыцьця і яму гэта падабаецца, ён не высільваецца неяк адмыслова — і ў выніку становіцца здаровым. Спроба стаць здаровым хутка і любым коштам прыводзіць да апантанасьці жорсткімі дыетамі, маратонамі, да небясьпечных эксьпэрымэнтаў над сабой, глытаньня сумнеўных пігулак — усё дзеля атрыманьня імгненнага эфэкту. Чым мацней мы хочам валодаць здароўем, тым хутчэй яно ўцякае ад нас. Вельмі часта людзі імітуюць здароўе, ствараючы ілюзію і выкарыстоўваючы для гэтага цэлы арсэнал сродкаў.

Напрыклад, прыгажосьць. Эвалюцыйна прыгажосьць зьяўляецца індыкатарам здароўя ды энэргіі, іх вонкавым адлюстраваньнем. Але спроба «хутка стаць прыгожым» прыводзіць да небясьпечных відаў дыетаў, зьнявечвальных касмэталгічных і плястычных апэрацыяў, да страты адэкватнай самаацэнкі. Тое ж самае можна сказаць і пра сацыяльны ўплыў: у ідэале ўлада зьяўляецца як пабочны эфэкт вашай кампэтэнтнасьці і ўменьня разумецца зь людзьмі.

Здароўе ўзьнікае спантанна, пры дасягненьні і асэнсаваньні свайго месца ў жыцьці, пастаноўцы высокіх мэтаў, зьяўленьні цікавасьці да сябе і навакольных, дзякуючы жаданьню дамагацца большага без залішняй напругі й высілкаў. Не змагайцеся з вашым целам і розумам, яны й так хочуць быць здаровымі.

Калі нашыя мэты патрабуюць ад нас здароўя, калі мы пашыраем свае рэсурсы і ўплыў, нашыя цела і мозг атрымліваюць магутны імпульс да прапампоўкі, да таго, каб стаць больш моцнымі, актыўнымі, кемлівымі, цягавітымі. Таму слушнае пытаньне, якое мне хацелася б пачуць ад вас: «Навошта мне быць здаровым?»

На кожным сваім навучальным курсе я пытаю: «Навошта людзі прыйшлі вучыцца здароўю?»
Часьцей за ўсё я чую наступныя адказы:

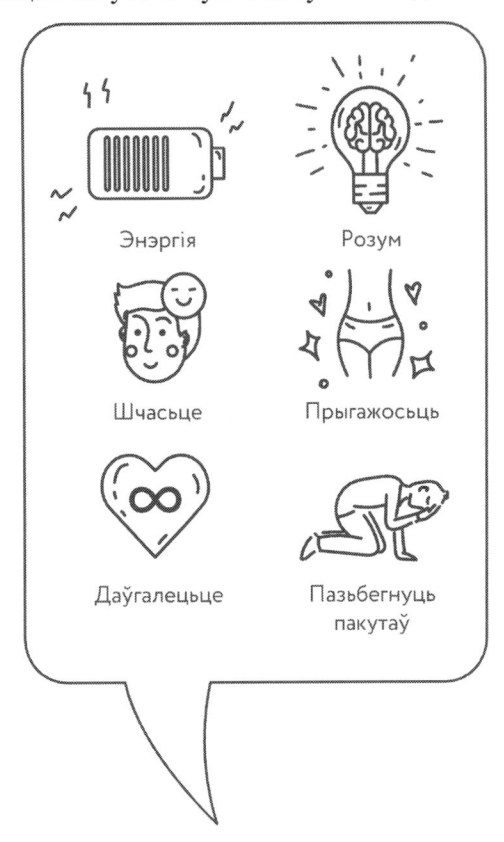

- Энэргія
- Розум
- Шчасьце
- Прыгажосьць
- Даўгалецьце
- Пазьбегнуць пакутаў

Пазьбегнуць дыскамфорту, пакутаў і болю

Людзі зьвяртаюцца да курсу ўмацаваньня здароўя, каб вырашыць праблемы, якія ўжо існуюць. Хваробы спустошваюць нашыя рэсурсы, робяць нас больш адчувальнымі і слабымі. Умацаваньне ж здароўя ня толькі дапамагае нам прапампаваць арганізм, але і павышае ступень кантролю над сваім целам, што прыводзіць да памяншэньня болевае адчувальнасьці, паляпшэньня стану нават пры існых хваробах.

Здаровы лад жыцьця вельмі эфэктыўны для прадухіленьня захворваньняў, нават анкалёгіі. Высьветлена, што імавернасьць за- хворваньня на рак у здаровага чалавека на 40 % ніжэйшая, чым у чалавека са слабым здароўем. Нават калі адэпт ЗЛЖ хварэе, то рызыка сьмяротнага зыходу скарачаецца на 14–60 %.

Павысіць узровень энэргіі, разумовую і фізычную працаздольнасьць

Сёньня многія прыходзяць да мяне па здароўе, але называюць яго інакш — энэргіяй. Такі запыт узьнікае, калі чалавек пачуваецца добра, але сутыкаецца з падвышанай нагрузкай. Часта людзі адмаўляюцца ад пэрспэктыўнай працы ці пашырэньня бізнэсу з прычыны стомленасьці, выгараньня. Іх звыклы ўзровень здароўя недастатковы, і каб адаптавацца да новых патрэбаў і ня выгараць, трэба павялічваць «запас здароўя». Не ахвяруйце здароўем дзеля працы, умацоўвайце здароўе і працуйце з задавальненьнем! Упэўнены, што мацнейшае здароўе забясьпечыць вам і высокую працаздольнасьць без выгараньня.

Добрая навіна: такая неадаптыўнасьць не канчатковая, гэты навык трэніруецца і разьвіваецца. Здароўе становіцца суперсілай, бо чым большы ваш адаптыўны рэсурс, тым больш вы можаце зрабіць і тым «вышэй скокнуць». Тое, што ў слабога чалавека зь нізкім узроўнем энэргіі выкліча стому, чалавека з высокім узроўнем энэргіі ня спыніць. Чым вы энэргічнейшы, тым лягчэй атрымліваеце тое, чаго хочаце. Многія ўжо зразумелі, што галоўная каштоўнасьць — гэта ня час, а менавіта энэргія: любое адхіленьне ад оптымуму вядзе да зьніжэньня рэсурсаў здароўя і энэргічнасьці. Калі наш арганізм толькі мяркуе магчымы дэфіцыт сілаў, пагрозу свайму стану, ён на аўтапілёце пераходзіць у «рэжым эканоміі».

Менавіта багацьце рэсурсаў здароўя дазваляе нам шчодра выкарыстоўваць свае сілы і накіроўваць іх у поўным аб'ёме на важныя задачы. Энэргія пачынаецца з фізычнага ўзроўню, дзе яе забясьпечваюць харчаваньне, рух, сон. З фізычнага ўзроўню яна пераходзіць на псыхалягічны, дзе рэалізуецца ў стрэсаўстойлівасьці і ўменьні канцэнтраваць увагу. Далей, на асабістым і сацыяльным узроўнях, яна раскрываецца ўжо ў выглядзе мэтаў, каштоўнасьцяў, сэнсаў, якія і кіруюць нашымі дзеяньнямі.

! Жаданьне стаць моцным чалавекам, нарошчваць асабістыя рэсурсы, разьвіваць здольнасьці, воля да жыцьця і да ўлады над сабой, інстынкт выжываньня й самазахаваньня — гэта натуральныя і здаровыя заахвочвальныя імпульсы, якія мае кожны чалавек.

Прыслухайцеся да сябе, прыслухайцеся да свайго цела — яно хоча жыць напоўніцу. Дайце сабе гэтую магчымасьць — жыць здаровым і энэргічным кожны дзень вашага жыцьця.

Стаць больш прыгожым і прывабным

Аздараўленьне? Па-першае, гэта прыгожа. Гэта запраграмавана эвалюцыйна: прывабнасьць успрымаецца як здароўе. Пры гэтым размова ідзе ня толькі пра фізычную прывабнасьць, але і пра псыхалягічную ўстойлівасьць. Прапорцыі асобы, сыметрыя, хада, суадносіны талія-сьцёгны, пах і іншыя «прыкметы прыгажосьці», вядома, маюць вялікае значэньне. Але здаровы чалавек таксама разьняволены, харызматычны, уважлівы да іншых і тым самым прыцягвае ўвагу.

Псыхалягічнае здароўе і ўпэўненасьць ня менш прыкметныя, чым фізычная прыгажосьць: нават «бляск вачэй» — гэта ня проста мэтафара, а дастаткова дакладны паказьнік здароўя.

Я атрымліваю эстэтычнае задавальненьне ад здаровых людзей, побач зь імі прыемна знаходзіцца, зь імі прыемна мець справы. Заўважу, што, калі ты здаровы, наладжваюцца і адносіны з самім сабой: нашмат больш радасна жыць, калі чалавек у люстэрку выдатна выглядае. Вашае жаданьне быць прыгожым натуральнае, падтрымлівайце і заахвочвайце яго!

Жыць даўжэй

Страх сьмерці і нямогласьці палохае людзей. Часта здароўе ўспрымаецца як магчымасьць пражыць даўжэй, пазьбегнуць або мінімізаваць бездапаможнасьць і крохкасьць старэчых гадоў, падоўжыць ня проста гады, а менавіта актыўны час свайго жыцьця. Бо цяпер, на тле павелічэньня працягласьці жыцьця, расьце колькасьць хваробаў, якія азмрочваюць апошнія гады самога чалавека і стан яго навакольных.

Здаровы лад жыцьця сам па сабе ня можа радыкальна падоўжыць жыцьцё, а супердоўгажыхары ў большасьці сваёй маюць да гэтага генэтычную схільнасьць. Але простыя правілы падтрыманьня здароўя могуць у сярэднім падоўжыць жыцьцё мужчынаў на 7–8 гадоў, а жанчынаў — на 10 гадоў, а таксама прыкметна зьменшыць рызыку многіх захворваньняў.

Вы ня проста пражываеце даўжэй, але яшчэ й зможаце даўжэй заставацца маладым, аддаляць час пачатку захворваньняў. Гэта ў вашых руках. І самае важнае: здароўе вельмі моцна паляпшае якасьць жыцьця практычна ва ўсіх яго аспэктах!

Стаць больш шчасьлівым

Пытаньне шчасьця — гэта таксама шмат у чым пытаньне здароўя. Бо якасьць нашага розуму — гэта якасьць усяго нашага жыцьця. Няўжо можа быць здаровым няшчасны чалавек? Вядома не! Парадокс: маючы нашмат больш, чым нашы продкі, мы ня проста ня сталі шчасьлівейшымі, але й наадварот — бо дэпрэсія становіцца ўсё больш распаўсюджанай.

Дэпрэсія можа ўзьнікаць у сувязі з мноствам біялягічных чыньнікаў, у тым ліку атлусьценьне, хранічнае запаленьне, парушэньні працы шчытападобнай залозы, зьніжэньне ўзроўню тэстастэрону і да т. п., а ня толькі праз стрэс.

Вялікае значэньне мае і генэтыка: узровень самаадчуваньня на 35–40 % вызначаецца генамі. Напрыклад, носьбіты «доўгіх» варыяцый сератанінавага гену 5-HTTLPR шчасьлівейшыя за ўладальнікаў «кароткіх» варыяцый. А мо справа ў нізкім узроўні літыю ў пітной вадзе ці дэфіцыце фолевай кіслы? Як бачыце, пытаньне шчасьця шмат у чым злучанае з нашай біялёгіяй.

Калі вы часта і падоўгу пачуваецеся няшчасным — гэта можа быць сымптомам захворваньня. А для шчасьця патрэбнае як фізычнае, так і псыхічнае здароўе.

Шчасьце — гэта досьвед і паўната жыцьця. Ня проста валоданьне грашыма, але й магчымасьць больш патраціць асабіста на сябе: на здароўе, на трэнэра, на псыхатэрапэўта. Шчасьце — гэта працэс, практыка, а ня вынік. І яму, як і любому іншаму навыку, можна навучыцца. Імкненьне да шчасьця — гэта неад'емнае права кожнага чалавека.

Арыстоцель лічыў, што шчасьце — гэта ня так геданія, то бок задавальненьне ад ежы або музыкі, як эўдэмонія — задавальненьне ад правільнага жыцьця.

Шчасьце — гэта ня кайф, эўфарыя, задавальненьне ці проста перавага пазітыву над нэгатывам. Навукоўцы давялі існаваньне так званага геданістычнага парадоксу — сьвядомае імкненьне да шчасьця або задавальненьня зьніжаюць іх. Сапраўды, спробы дасягнуць шчасьця праз самастымуляцыю ня маюць сэнсу.

Буда параўноўваў пачуцьцёвыя задавальненьні з косткай бязь мяса, кінутай сабаку. Калі ён пачынае грызьці сухую костку, то яе вострыя краі раняць дзясны сабакі, цячэ кроў. Сабаку здаецца, што гэта сакавітая і смачная костка, і стараннасьць ягоная адно павялічваецца. Спрабуючы бегчы за задавальненьнем, мы толькі губляем шчасьце.

Шчасьце — гэта сэнс, мэта, уцягнутасьць. Ужо некалькі дзесяцігодзьдзяў філёзафы гавораць пра «эпідэмію бессэнсоўнасьці», якая спараджае экзістэнцыйны вакуум. Прычыны крызісу — прыгнёт і аслабленьне біялягічных інстынктаў, разбурэньне традыцыйных роляў і малая колькасьць людзей, здольных самастойна ствараць сэнсы ў сваім жыцьці. Таму многія запаўняюць унутраную пустэчу нездаровымі паводзінамі.

Шчасьце — гэта і радасьць ад раскрыцьця свайго патэнцыялу, і стасункі зь іншымі людзьмі. У больш шчасьлівых людзей болей блізкіх і якасных сувязяў. Нашыя сацыяльныя сувязі — гэта своеасаблівы буфер ад удараў жыцьця. Нізкі ўзровень сьвядомасьці і «блуканьне розуму» зьмяншае ўзровень шчасьця, а вось практыка ўсьвядомленасьці або стан патоку павялічваюць яго.

Кожны з рэсурсаў здароўя, якія мы будзем вывучаць у гэтай кнізе, мае прамое дачыненьне да шчасьця, бо шчасьлівыя людзі заўважна даўжэй жывуць і меней хварэюць. Таму я спадзяюся, што кніга зробіць вас ня толькі больш здаровымі, але і больш шчасьлівымі.

Пытаньні і заданьні

1. Для дасягненьня якіх мэтаў вам патрэбнае здароўе? Ці хопіць вам таго, што ёсьць у вас цяпер? Колькі гадоў вы хацелі б пражыць?

2. Якія вашыя фізычныя і псыхічныя характарыстыкі падвысяць імавернасьць дасягненьня вашых мэтаў? Вам важна быць больш уважлівымі, прыгожымі, разумнымі, энэргічнымі? Што для вас значыць быць шчасьлівым?

3. Ці ведаеце вы некага, хто быў вымушаны скончыць праект, пакінуць працу з прычыны здароўя? Ці магчыма, што нагодай была не сама праца, а нізкі ўзровень здароўя?

2. Парадокс здароўя

Самая вялікая пагроза здароўю — гэта страта веры ў сябе, у сваю здольнасьць нешта зьмяніць. Здароўе больш за напалову залежыць ад нашага жаданьня і нашых сьвядомых намаганьняў. Здароўе — гэта стыль мысьленьня, самаідэнтыфікацыя, імкненьне да самарэалізацыі, воля да жыцьця. Страціўшы гэтую волю, мы губляем ня проста здароўе, мы губляем сябе.

2. ПАРАДОКС ЗДАРОЎЯ

> **Усё, што мы робім сёньня, — гэта або інвэстыцыя ў нашую будучыню, або крэдыт у сябе ў будучыні.**

Умацаваньне здароўя сёньня зробіць нас больш здаровымі заўтра, празь месяц, празь 10 гадоў. Калі ж мы ўвесь час бяром пазыку ў свайго здароўя за кошт недасыпу, пераяданьня і злоўжываньняў, то непазьбежна прыйдзе час плаціць па рахунках — заўчаснай старасьцю, хваробамі й пакутай. Як пафілязофску заўважыў Сакрат, «здароўе — ня ўсё, але ўсё без здароўя — нішто».

Піраміда здароўя

Уявіце сабе нездаровага чалавека: у яго лішняя вага, ён харчуецца абы-чым і хаатычна, мала рухаецца, шмат ляжыць, у яго няма жаданьня і настрою вучыцца і разьвівацца, у яго мала энэргіі, ён увесь час шукае, чым бы ўзбадзёрыцца, ён залежны ад чужой думкі, яму цяжка кантраляваць свае імпульсы. А акрамя таго, у яго падвышаны ціск, тлустая пячонка, акнэ, бессань і шмат іншых непрыемных сымптомаў.

Уявіце, што такі чалавек атрымае ідэальнае цела. Як хутка ён зьвядзе яго да зыходнага стану? Падобна, справа ня ў целе і ня ў генах. А зараз возьмем іншую сытуацыю. Актыўны мэтанакіраваны здаровы чалавек атрымае такое нездаровае цела. Няўжо ён зьмірыцца з гэтым і прыдумае апраўданьні, каб пакінуць усё, як ёсьць? Не, ён пачне мэтаскіраваную працу, выбудоўваючы сваю піраміду здароўя.

Псыхоляг Абрахам Маслоў «пабудаваў» сваю знакамітую піраміду патрэбаў, і здароўе выбудоўваецца паводле падобнай схемы:

1. У аснове піраміды ляжаць **харчаваньне і рух**, бо кантраляваць сваю талерку прасьцей за ўсё, а бяз рухальнай актыўнасьці нічога працаваць толкам ня будзе.

2. На наступнай прыступцы пачынаем **прыбіраць вакол сябе**: вычышчаем усё сьмецьце са свайго жыцьця, як бытавое, так і інфармацыйнае. Сьпім мацней, набіраем больш сілаў і энэргіі. Зьмены фізычныя прыводзяць да таго, што наш мозг пачынае працаваць лепей.

3. Далей прапампоўваем **усьвядомленасьць і стрэсаўстойлівасьць**, каб лепей даваць раду зьменам і больш актыўна ўкараняць новае ў сваё жыцьцё. Дадаецца матывацыя і стрэсаўстойлівасьць, зьяўляецца жаданьне палепшыць сваё жыцьцё. Мы пачынаем складаць пляны і рэалізоўваць іх, усьвядомленасьць дапамагае нам лепш вучыцца на памылках, мяняцца і адаптавацца.

4. Вяршыня піраміды — гэта сацыяльны статус, нашае асяродзьдзе, пытаньні **самаідэнтычнасьці й сэнсу жыцьця**. Вырашыўшы базавыя пытаньні са сваім здароўем, мы шукаем годнае прыманеньне сваім сілам і здольнасьцям. Сэнс надае сілы і напаўняе энэргіяй нашыя дзеяньні.

5. Затым мы зьмяняем сваё асяродзьдзе і прыбіраем прастору вакол піраміды: «**праводзім рэвізію**» нашага асяродзьдзя, пераяджаем у больш прыгожае і здаровае месца. Думаем пра экалёгію і паветра, імкнёмся да справядлівага і здаровага грамадства ня толькі для сябе, але й для іншых. Так выглядае піраміда здароўя, пачынаючы ад выбару прадуктаў кожны дзень і заканчваючы палітычнымі патрабаваньнямі. Мы жывыя, пакуль мяняемся, і мы можам станавіцца яшчэ больш здаровымі.

Мы падвышаем сваю волю да жыцьця і волю да ўлады, пераўтвараючы асяродзьдзе вакол сябе, робячы яго больш здаровым. Мы робім сьвет здаравейшым, а здаровы сьвет яшчэ больш умацоўвае наша здароўе. Пачніце выбудоўваць сваё здароўе ад сёньня. Агледзьцеся: што вы можаце зрабіць для здароўя? Падумайце, якія вашыя дзеяньні можна зрабіць яшчэ больш здаровымі?

Парадокс здароўя

Мы жывём у дзіўным часе: у нас болей улады над хваробамі і самімі сабой, чым калі-кольвек у чалавечай гісторыі, але чым у больш здаровым грамадстве людзі жывуць, тым часьцей скардзяцца на здароўе. Гэтае назіраньне назвалі «парадоксам зда-

Што для вас здароўе?
Навошта вам здароўе?

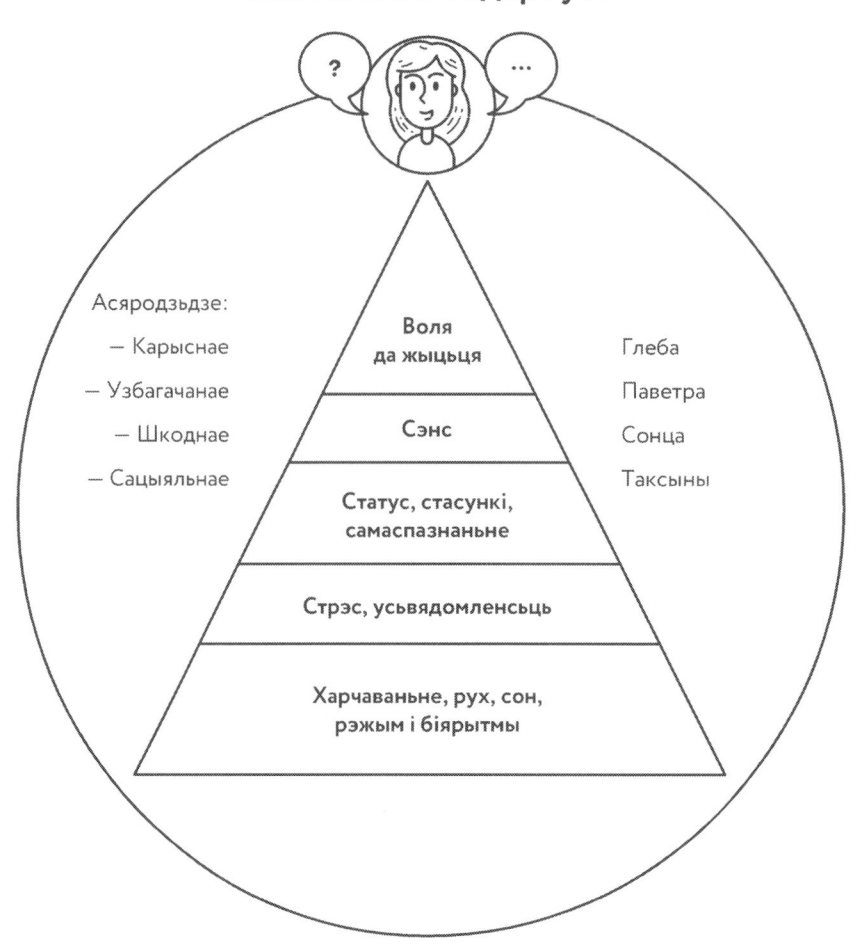

Асяродзьдзе:
— Карыснае
— Узбагачанае
— Шкоднае
— Сацыяльнае

Воля да жыцьця

Сэнс

Статус, стасункі, самаспазнаньне

Стрэс, усьвядомленьсьць

Харчаваньне, рух, сон, рэжым і біярытмы

Глеба
Паветра
Сонца
Таксыны

роўя». Усё больш людзей знаходзяць у сябе трывожныя сымптомы і адчуваюць большую незадаволенасьць сваім станам.

Мы жывём даўжэй, але пачынаем хварэць усё раней. Мы гонімся за камфортам, але цяпло, здаволеньне і калярыйная ежа на адлегласьці выцягнутай рукі прыводзяць да нездароўя. Эвалюцыйна ўцякаючы ад голаду, мы трапляем у пастку пераяданьня. Працуючы ўсё больш, мы выгараем, і нам становяцца абыякавыя плады нашага посьпеху. Імкнучыся пацешыцца, адпачыць, зьняць стрэс, мы пападаем у пастку залежнасьцяў. Вызваліўшыся ад адных хваробаў, мы сустракаем іншыя.

Парадокс таблеткі

Я часта бачу, што людзі чакаюць ад мяне чароўнай таблеткі, але ня хочуць карыстацца правяранымі эфэктыўнымі сродкамі. «Гэта вельмі проста і нудна, — кажуць яны, — а дзе ж навука?» Прагрэс навукі спараджае ў шматлікіх людзей чаканьне, што нейкія прэпараты ці апараты змогуць чароўным чынам іх аздаравіць. Аднак дасюль ня вынайдзена і наўрад ці зьявіцца ў найбліжэйшай будучыні таблетка, якая зробіць вас стрэсаўстойлівымі і ўсьвядомленымі, худымі і мускулістымі. Таму імкніцеся ня піць таблеткі, каб быць здаровымі, а быць здаровымі, каб ня піць таблеткі.

Абсалютная большасьць дадаткаў не дае прыкметнага эфэкту здаровым людзям. А вось здаровы лад жыцьця — працуе, робіць нас лепшымі і мацнейшымі. Менавіта сьвядомыя ўважлівыя дзеяньні стымулююць разьвіцьцё, а не пасіўнае спажываньне «аздараўленчых» прадуктаў. Многія людзі даюць нырца ў ЗЛЖ, але атрымліваюць толькі праблемы са здароўем. Рыба на абед больш эфэктыўная, чым Амега-3 у капсулах; прыём вітаміну D не заменіць часу, праведзенага на сонцы; міястымулятары не разьвіваюць цягліцы, а рэгулярныя практыкаваньні працуюць на 100 %.

На жаль, лекары і мэдычнае асяродзьдзе не пасьпяваюць за ўсплёскам масавага попыту на здаровы лад жыцця і практычна не даюць пэўных навуковых адказаў на пытаньні менавіта прафілактыкі, умацаваньня здароўя, больш факусуючыся на лячэньні ўжо існых захворваньняў. Гэта прывяло да зьяўленьня вялікай колькасьці інстадактароў, аматараў і шарлятанаў.

Парадокс «аздараўленьня»

Я не лічу посьпехам, калі мой кліент схуднеў. Посьпех — гэта стабільнае падтрыманьне здаровай вагі і аптымальнага харчаваньня на працягу доўгага часу. Многія лічаць, што здароўе — гэта нейкі аднаразовы акт. Напрыклад, можна цэлы дзень ляжаць на канапе, а ўдарная трэніроўка ўсё кампэнсуе. Або можна есьці абы-што — і аздаравіцца за тыдзень разгрузачнага галаданьня. Можна паводзіць сябе подла і агідна, а затым памэдытаваць ці пакаяцца. Можна жыць сярод бруднага паветра, але выяжджаць раз на тыдзень у лес. На жаль, гэта так не працуе, і кампэнсаваць шкоду свайму арганізму эпізадычнымі дзеямі не атрымаецца. Ня «чысьціце» цела і розум ад бруду, а трымайце цела і розум у чысьціні.

Здароўе — гэта і ёсьць само жыцьцё, здароўе — гэта тое, што мы робім кожны дзень, гэта звычкі, гэта тканка нашай штодзённасьці. Таму так важна фармаваць здаровы лад жыцьця, здаровыя звычкі. Акрамя таго, здароўе, як і гонар, трэба берагчы замалада. Зрэшты, пачаць ніколі ня позна і, зьмяніўшы свой лад жыцьця ў любы момант, можна атрымаць пэўную карысьць. Я спадзяюся, што гэтая кніга дапаможа вам скласьці сваю сыстэму здароўя і ўкараніць яе ў паўсядзённае жыцьцё.

«Мэдыцына для ўсіх» і «мэдыцына для кожнага»

Прагрэсіўнай формай мэдыцыны зьяўляецца доказная мэдыцына, якая вывучае тое, што працуе на вялікіх выбарках людзей, усярэдніваючы значэньні. Гэта добра для лекараў, у якіх ёсьць 15 хвілінаў на пацыента. Але тое, што добра для людзей «у сярэднім», неабавязкова выявіцца карысным асабіста для вас.

Арганізм кожнага чалавека мае свае асаблівасьці і нюансы, таму як мэдычныя прэпараты, так і мэтады аздараўленьня працуюць для ўсіх па-рознаму. Для адных гэты прэпарат будзе карысны, іншыя атрымаюць адно пабочныя эфэкты. У адных рэжым трэніровак прывядзе да інтэнсіўнага цяглічнага росту, у іншых — амаль да нулявых вынікаў. Жывёльныя насычаныя тлушчы шкодзяць людзям з пэўнымі генамі, у той час як астатнія могуць есьці іх бяз шкоды для здароўя.

Таму мэдыцына імкнецца стаць пэрсаналізаванай, разьбіваючы людзей на розныя групы і падбіраючы для кожнага тыпу аптымальныя лекі. У аздараўленьні важна ня проста прытрымлівацца агульных парадаў, а шукаць тую, што лепей за ўсё спрацуе менавіта для вас. Вывучыце сябе, каб дзейнічаць эфэктыўна! **Для гэтага трэба валодаць вялікай колькасьцю інфармацыі аб сваім здароўі і адсочваць вынікі сваіх дзеяньняў.** Толькі так мы можам разумець, ці ў слушным кірунку рухаемся.

Існуе мерканьне, што здароўе — гэта вельмі затратна, і дазволіць яго сабе могуць ня ўсе. Я зьбіраюся давесьці, што гэта ня так. Здароўе — гэта інвэстыцыі, а ня траты. Рэарганізуючы свой лад жыцьця, вы будзеце атрымліваць такі прыбытак, як задавальненьне, вызвалены час і зэканомленыя выдаткі.

Здароўе дае жыцьцё, час і энэргію, а энэргічнасьць дае вам больш здароўя. Сучасная навука і мэдыцына даюць нам мноства магчымасьцяў папярэдзіць і запаволіць разьвіцьцё шматлікіх хваробаў. Для таго каб стаць яшчэ здаравейшым любому здароваму чалавеку, а хвораму — умацаваць сваё здароўе, не патрэбныя дарагія прэпараты або адмысловыя прыборы — усё неабходнае ўжо ёсьць у вашых руках.

Любы чалавек, любога ўзросту, зь любымі магчымасьцямі, у любы час можа пачаць дзейнічаць і станавіцца здаравейшым і мацнейшым.

Навошта мне чытаць пра здароўе, калі ў мяне нічога не баліць?

Многія людзі ўспрымаюць здароўе і аздараўленьне як нешта, што датычыцца толькі зьменшаньня рызыкі захворваньняў. Але гэта ня так: аздараўленьне — гэта ня толькі зьніжэньне рызыкі, гэта неад'емны кампанэнт асабістага разьвіцьця. Гэта паляпшэньне працы нашага розуму, разьвіцьцё нашай асобы, павышэньне кагнітыўных здольнасьцяў, павелічэньне рэсурсаў, сілаў, грошай, часу, уплыву.

Здароўе — гэта самаразьвіцьцё, бясконцы працэс супрацьстаяньня разбуральнаму дзеяньню часу. Пакуль навука ня можа прапанаваць нічога прарыўнога ў лекаваньні галоўнага ворага — старэньня. Выкарыстоўваючы ўсе сучасныя веды, мы можам падоўжыць сабе жыцьцё да 90+, зрабіўшы гэтыя доўгія гады — здаровымі. Для большага выніку добра было б выйграць у генэтычнай лятарэі, але адваротная сытуацыя ня значыць, што трэба здавацца. Кожны год усё больш вучоных далучаюцца да барацьбы за нашае здароўе, зьяўляецца ўсё больш новых мэтадаў лекаваньня. Мы бачым прыкметны прагрэс у шматлікіх галінах мэдыцыны: павышэньне эфэктыўнасьці лячэньня розных відаў раку, хваробаў сэрца, мозгу. Умацоўваючы здароўе і падаўжаючы жыцьцё, мы можам дачакацца моманту, калі тыя праблемы са здароўем, што сёньня ўяўляюцца невырашальнымі, могуць быць лёгка вырашаныя заўтра.

А пакуль здаровы лад жыцьця дапаможа зрабіць старэньне аптымальным. Бо і старэць можна высакародна, пакрываючыся паціной, як срэбра, а не рассыпаючыся ў іржавую пацяруху, як бляха. Не скісаючы, як таннае віно, а набываючы глыбокія адценьні смаку, як дарагія віны з «патэнцыялам старэньня».

Старэючы, вы хочаце скіснуць або стаць высакародным вінóм? Вы аддаяце перавагу зносіцца ад працы ці заржавець ад бязьдзейнасьці?

Пытаньні і заданьні

1. Наколькі здаровае тое, што ёсьць у вашым жыцьці: ежа, рух, камунікацыя, праца, сям'я, асяродзьдзе, сябры, мэты, адпачынак? Ацэніце кожную сфэру па дзесяцібальнай шкале.

2. Хто зь людзей, якіх вы ведаеце, радыкальна зьмяніў сваё жыцьцё, пачаўшы паляпшаць здароўе? Што для іх спрацавала? Хто з вашых герояў ці ролевых мадэляў надае адмысловую ўвагу здароўю? А хто спрабаваў «змахляваць», зьвяртаючыся да сумнеўных спосабаў «аздараўленьня»?

3. Якім вы сябе бачыце ў старасьці? Здаровым бадзёрым пэнсіянэрам, які вандруе па сьвеце зь невычэрпнай цікаўнасьцю, ці тым, хто мадзее старцам з мноствам хваробаў?

3. Здароўе як вайна з сабой і сьветам

Многія людзі прыходзяць да мяне на кансультацыю з такім настроем, быццам яны сабраліся на вайну са сваім арганізмам. І мне прыемна бачыць, што падчас нашай гутаркі ў іх прачынаецца цікавасьць, а напруга сыходзіць, — бітвы звычайна не пакідаюць такога посмаку. Я вельмі рады, калі чалавек адчувае цікавасьць да свайго арганізму і гатовы шукаць, як задаволіць свае патрэбы здаровымі спосабамі, а не ґвалтаваць сябе строгімі дыетамі і зьнясільвальнымі трэніроўкамі.

Клясычная мэдыцына фармавалася ў тыя гады, калі асноўныя пагрозы для здароўя былі вонкавымі: таксыны, інфэкцыі, голад, пашкоджаньні. Зь імі трэба было змагацца, іх трэба было зьнішчыць. Такі падыход прывёў да ўзьнікненьня мэдыцынскай мэтафары «вайны», бітвы за здароўе. Але за апошнюю сотню гадоў усё зьмянілася, і на сёньня галоўныя прычыны хваробаў і сьмерцяў — унутраныя, так званыя «хваробы цывілізацыі»: сардэчна-сасудзістыя захворваньні, пухліны, дыябэт, атлусьценьне, дэпрэсія. **І што атрымліваецца — цяпер нам трэба ваяваць са сваім целам, розумам, псыхікай?!**

«У вас хвароба Х. — Як непрыемна. — Яна лечыцца здаровым харчаваньнем і фізычнай актыўнасьцю. — Жахліва, о не, толькі ня гэта!» Калі мы кажам пра здаровы лад жыцьця, то для шматлікіх людзей гэта выглядае як неабходнасьць прымусу сябе да таго, чаго ня хочацца, адмовы ад таго, што падабаецца, і наогул пастаяннымі абмежаваньнямі. Мэдыя, на жаль, таксама рэдка трансьлююць ідэі балансу або самавывучэньня, заяўляючы: «забі ў сабе слабасьць», «зьнішчы і выкіні цукар», «зьеж гэта праз сілу», «трэніруйся да крывавага поту» і да т. п.

Сьвет успрымаецца як агрэсіўнае месца, дзе нам увесь час пагражаюць хваробатворныя бактэрыі, дзе спакушаюць прадаўцы марозіва, дзе крадуць нашу ўвагу і нават душу смартфоны, у лёгкія імкнецца патрапіць бруднае паветра, а ў мозг увесь час залятаюць дрэнныя навіны. **Атрымліваецца, што нам трэба быць пастаянна пільнымі, каб не прапусьціць пагрозу, рэгулярна «чысьціць» сваё цела ад таксынаў і стымуляваць «абарону» арганізму.**

Канцэпцыя «крэпасьці ў аблозе»

Праз такі «парадак дня» наш мозг разглядае наша існаваньне асобна ад асяродзьдзя, заўважае ўвесьчасныя напады шкодных чыньнікаў і зводзіць сваё разьвіцьцё адно да спосабаў распрацоўкі больш дасканалага ўзбраеньня. Роля самога чалавека (жаўнера) нязначная, бо камандуюць і прымаюць рашэньні толькі палявыя камандзіры (урачы), а мы пачуваемся адстароненымі як ад прыняцьця рашэньняў, так і ад разуменьня таго, што насамрэч адбываецца.

Ёсьць жарт пра тое, што «магчымасьці мэдыцыны бязьмежныя, абмежаваныя толькі магчымасьці канкрэтнага пацыента". Успомніце, як непрыемна, калі лекары абмяркоўваюць ваш стан, цалкам ігнаруючы вас і вашыя пытаньні!

Такая ваенная мэтафара добра пасуе да лекаваньня канкрэтнай хваробы. Аднак далёка не заўсёды мэты і сродкі «лекаваньня хваробаў» супадаюць з «умацаваньнем здароўя». Калі мы паглядзім на здароўе як на баланс арганізму і навакольнага асяродзьдзя, баланс цела і розуму, то зможам зразумець, што зьяўляемся часткай асяродзьдзя: мы адаптуемся да яго ды імкнёмся да раўнавагі.

Барацьба са шкоднымі звычкамі таксама ўспрымаецца як працяглая бітва, дзе частыя паразы і вялікія ваенныя выдаткі. Разуменьне дзейных мэханізмаў шкодных звычак дапамагае нам убачыць, якія з нашых патрэбаў яны задавальняюць, чаму яны сталі часткай нашай самаідэнтыфікацыі і як магчыма гэтыя ж патрэбы здаволіць здаровым спосабам.

Парушэньні здароўя ўзьнікаюць у выніку парушэньняў адаптацыі, і гэтыя зьмены далёка не заўсёды паталягічныя па сваёй ісьце, у іх закладзены важны прыстасоўвальны мэханізм, які й дапаможа аднавіць здароўе, — вядома, калі правільна ім скарыстацца.

Сапраўдная сувязь з самім сабой пачынаецца са шчырай цікавасьці да сябе. Таму так важна ведаць стан свайго цела і розуму, заўважаць, якія сыгналы мы даём арганізму праз наш лад жыцьця (рэжым, ежа, рух, стрэс) і як ён адказвае на гэтыя сыгналы. Разьвіцьцё такой уважлівасьці дазваляе знайсьці для сябе аптымальныя ўмовы. Бо нас хвалюе ня толькі зьніжэньне рызыкі захворваньняў у будучыні, але й наш стан сёньня: узровень энэргіі, смак жыцьця, камфорт знаходжаньня ў целе, лёгкасьць і задавальненьне ад кожнай пражытай гадзіны.

Умацаваньне здароўя — гэта сума нашых паўсядзённых рашэньняў і ўчынкаў, якія мы робім зь любоўю і задавальненьнем, а не баявыя задачы накшталт схуднець да лета, напампаваць цягліцы за месяц, хутка вырашыць праблему са сном, ачысьціць арганізм за дзень, прыбраць стрэс за вечар, адаспацца на тыдзень, прапіць вітаміны, ня есьці цукар, пакутуючы на цукровую залежнасьць, і ўсё гэта без разуменьня свайго стану і зыходных дадзеных. Калі мы думаем пра здароўе як пра балянс, то нам трэба ўмець ацэньваць, з аднаго боку, свой рэсурс, з другога — свой лад жыцьця. Бяз гэтага балянс і ўкараненьне пэрсаналізаваных зьменаў на доўгатэрміновай аснове будуць немагчымыя.

Упэўнены, што вы зможаце зьмяніць сваё здароўе на доўгатэрміновай аснове, а не здавольвацца адно спробамі зьмяніцца. Бо, як казаў Буда, «ваду праводзяць арашальнікі, паляўнічыя апэрваюць стрэлы, цесьляры працуюць з дрэвам, а мудрыя людзі — над сабой».

Пытаньні і заданьні

1. Прааналізуйце мэтафары, якія вы выкарыстоўваеце для апісаньня свайго цела. Заміце іх на канструктыўныя і спагадлівыя. Хай гэта будзе не «гультайскі трыбух», а «мудры арганізм, навойстраны мільёнамі гадоў эвалюцыі».

2. Ці часта вы прымушаеце сябе рабіць нешта толькі таму, што гэта «карысна»? Як вы пры гэтым пачуваецеся?

3. Як вы ставіцеся да навакольнага асяродзьдзя? Гэта для вас цудоўнае месца, дзе багата карыснага для здароўя, ці вы бачыце толькі бруднае паветра, атручаныя акіяны і забруджаныя пэстыцыдамі землі? Зірніце на навакольны сьвет як на крыніцу здароўя без «ваенных» кагнітыўных фільтраў.

4. Гісторыя здароўя

Мы заўсёды імкнуліся зразумець, чаму ўзьнікаюць праблемы ў арганізьме і што трэба рабіць для таго, каб захаваць здароўе. Пазыцыя людзей таксама прайшла шлях ад «чалавека пасыўнага» перад абліччам пагрозаў да «чалавека актыўнага», які кіруе сваім здароўем.

Здароўе як сьвятасьць і чысьціня

Здавён-даўна людзі спрабавалі «выгнаць» хваробу зь цела рознымі спосабамі: існавалі практыкі выгнаньня духаў ці дэманаў, замольваньня грахоў і «нячыстых» учынкаў. Хвароба ўспрымалася як злы дух ці пакараньне ад бостваў за парушэньне нейкіх правілаў. Такое ўспрыманьне хваробы мае глыбокія эвалюцыйныя карані.

Для ранніх сысуноў важную ролю ў выжываньні граў нюх: яны вучыліся шукаць і ацэньваць ежу па паху. Калі нешта пахла дрэнна, значыць, гэтага трэба пазьбягаць. Добрыя пахі сталі выклікаць пазытыўныя эмоцыі, а кепскія, брудныя, небясьпечныя — нэгатыўныя. Так склалася, што нашы вышэйшыя нэрвовыя цэнтры сфармаваліся на месцы старажытных цэнтраў, якія адказваюць за нюх.

У вышэйшых прыматаў, у тым ліку чалавека, нюх ужо ня грае настолькі важнай ролі. Але мозг усё роўна ўспрымае навакольны сьвет праз прызму пахаў. Распазнаючы пахі, мы вызначаем «добрае» і «дрэннае». Мы часта гаворым і ацэньваем рэчы і людзей, як быццам хочам іх зьесьці.

Прыслухайцеся да сябе, калі гаворыце пра нешта «дрэннае»: брудны, неахайны, ванітоўны і гэтак далей. Гэта выклікае непрыманьне, жаданьне пазьбягаць. А вось пра «добрых» людзей ці рэчы ідзе зусім іншая размова: чысты, сьвежы, сакавіты, смачны. І гэта выклікае ў нас жаданьне валодаць.

Эмацыйная ацэнка «чысты — брудны» закладзеная і ў нашым самаадчуваньні. Гэта называюць «псыхалягічным забруджваньнем», калі мы адчуваем сябе бруднымі, нячыстымі, сьмярдзючымі.

4. ГІСТОРЫЯ ЗДАРОЎЯ

> ❗ «Псыхалягічнае забруджваньне» можа быць наступствам траўмы, стрэсу, сымптомам дэпрэсіі, зьніжанай самаацэнкі, а таксама ўзьнікаць як наступства крытыкі, зьнявагі і здрады.

Крыніцай падобнага адчуваньня зьяўляюцца нашыя ўласныя дзеяньні ці ўчынкі іншых людзей, а ня нейкае «рэальнае» забруджваньне. Вы можаце пачувацца запэцканым нават пры павярхоўным кантакце зь непрыемным вам чалавекам. І ў вас узьнікне жаданьне памыць рукі, вымыцца, каб аблегчыць пачуцьцё віны або непрыманьня. Дарэчы, ці лягчэй вам пасьля душу?

Тыповы ў гэтым выпадку прыклад рымскага пракуратара Понція Пілата, які падчас суду над Хрыстом зьдзейсьніў прынятае сярод юдэяў рытуальнае абмываньне рук у знак недатычнасьці да зьдзяйсьняльнага забойства. З ачышчэньнем іншага роду зьвязанае разьвіцьцё драмы ў Старажытнай Грэцыі: танцы, музыка і сьпевы служылі лекавымі сродкамі для душы, дапамагалі дасягнуць катарсісу, г. зн. ачышчэньня ад трывогі, зьбянтэжанасьці, неўтаймаваных жарсьцяў для вяртаньня самакантролю.

Адчуваньне «бруду» эмацыйна непрыемнае, і, вядома, яго хочацца пазбыцца. Рэлігіі і духоўныя практыкі выкарыстоўвалі сымболіку «ачышчэньня» ў сваіх рытуалах. Пусканьне «гнілой» ці «лішняй» крыві было папулярным мэтадам і каштавала жыцьця велізарнай колькасьці людзей, ня меншая колькасьць хваробаў лячыліся прамываньнем кішачніка. Цяпер канцэпцыя зьмянілася, і людзі змываюць ужо не грахі, а шлакі, і разьдзіраюць іх не нячысьцікі, а іншаплянэтнікі ці паразіты.

Рознага кшталту «дэтоксы» прапаноўюць пачысьціць кішачнік, печань, кроў і да т. п. Зразумела, арганізм здаровага чалавека сам выдатна дае рады з вывядзеньнем прадуктаў абмену, а для рэальных інтаксікацый ці пры захворваньнях нырак існуюць адмысловыя спосабы лячэньня. **Мы ўспрымаем здароўе як чысьціню, а фізычная яна ці эмацыйная — неістотна.**

Здароўе як балянс

Старажытнагрэцкі філёзаф і лекар Алкмэон Кратонскі лічыў, што «здароўе — гэта гармонія процілегла скіраваных сілаў». Ідэя здароўя як раўнавагі стыхіяў у арганізме папулярная і на Захадзе, і на Ўсходзе: балянс «пяці стыхіяў», «інь і ян», «вадкасьцей», «дошаў», «першаэлемэнтаў», «сокаў» — у розных культурах гэтыя ўяўленьні былі падобныя. Кожная школа па-свойму ацэньвала і прапаноўвала выпраўляць дысбалансы.

Ужо згаданае кровапусканьне, напрыклад, выкарыстоўвалася і для вываду лішку «агню» зь цела, калі пры гарачках пускалі кроў для «ахаладжэньня». Гэтая працэдура прыкметна памяншала шанцы выжыць.

> ❗ Асабісты доктар прэзыдэнта ЗША Джорджа Вашынгтона прапісваў кровапусканьне бадай пры ўсіх яго захворваньнях: спроба вылечыць такім чынам пнэўманію, магчыма, і прывяла палітыка да сьмерці.

Зрэшты, донарства для многіх людзей сапраўды карыснае, а калі ў чалавека ёсьць лішак жалеза ў арганізме — тады й неабходнае. У пазьнейшы час ідэя балянсу адрадзілася ў разуменьні здароўя як «згоды душы і цела», раўнавагі паміж чалавекам і тым асяродзьдзем, дзе ён жыве.

Здароўе як выратаваньне

У шэрагу філязофскіх і рэлігійных вучэньняў сьцьвярджалася, што большасьць пакут у жыцьці чалавека паходзяць ад невуцтва і няўменьня даць рады жыцьцёвым выклікам. Цялеснае і псыхічнае здароўе ўспрымалася як вытворнае ад разумовых намаганьняў і лічылася наступствам самаразьвіцьця.

З пункту гледжаньня стоікаў, ключ да ўсяго — спазнаньне «лёгасу», пошук прычынаў, а зло — гэта вынік невуцтва. Практыка стаіцызму меркавала самадысцыпліну і жыцьцё паводле натуральных законаў прыроды. «Жыць у згодзе з прыродай» важна ня толькі ў захаваньні фізычных законаў, але і законаў мысьленьня.

У будызьме жыцьцёвыя выпрабаваньні і жаданьні прыводзяць да пакутаў, а хвароба — адзін зь відаў зямных пакутаў, якіх немагчыма цалкам пазьбегнуць. Свабода ад жарсьцяў, умеранасьць і самадысцыпліна дапамагаюць зьмякчыць пакуты.

Важны момант: разумовая дысцыпліна магчымая ў будызьме толькі пры выкананьні досыць строгіх правілаў ладу жыцьця, такіх як дыета, умеранасьць, мэдытацыя, мінімалізм, чалавекалюбства, спачуваньне, пазьбяганьне залежнасьцяў і да т. п.

З пункту гледжаньня будыста, добра, што вы пазбавіліся ад хваробы, але было б цудоўна, калі б і астатнія людзі таксама навучыліся пазбаўляцца ад пакутаў і хваробаў.

Пытаньні і заданьні

1. Каб пачувацца лепей, часьцяком досыць толькі прыбраць з хаты, тэлефона і галавы ўсё сьмецьце, усё пачысьціць, вымыцца самому і апрануцца ў чыстае і прыгожае. Гігіена — разумовая, сацыяльная, фізычная — гэта аснова здароўя, і няхай ваш рэфлекс ачышчэньня паклапоціцца пра вас.

2. Што выводзіць вас з раўнавагі? Якія свае рысы ці жарсьці вы лічыце незбалянсаванымі? Чым іх можна ўраўнаважыць?

3. Ці згодныя вы з тым, што «невуцтва — корань усіх пакутаў»? Ці дастаткова вы ведаеце пра свой розум і сваё цела?

5. Антычная канцэпцыя асабістага здароўя, альбо «Як сесьці на дыету»

У маёй кніжнай шафе ганаровае мейсца займаюць кнігі некалькіх антычных аўтараў. Іх ідэі актуальныя і сёньня, жарты паранейшаму сьмешныя, а праблемы прымушаюць задумацца. Эпоха антычнасьці стала ўзорам для ўсіх наступных часоў, сфармаваўшы ідэал чалавека — прыгожага душой і целам, грамадзяніна і ваяра, які нясе адказнасьць перад сабой і людзьмі.

! Здароўе для грэкаў было ня ўтомным «абавязкам», а неад'емнай часткай самаразьвіцьця і самаспазнаньня. Так, нароўні з росквітам мастацтва і зараджэньнем навукі і філязофіі, узьнікла новае разуменьне асабістага здароўя.

Натуральнасьць здароўя

Натуральнасьць здароўя — гэта датрыманьне сваёй прыроды і прыроды рэчаў. Невыпадкова на франтоне старажытнагрэцкага храма Апалёна ў Дэльфах быў надпіс: «Спазнай самога сябе». Натуральнасьць уключала гармонію і суразьмернасьць цела і духу, раўнавагу дзейных у арганізьме сілаў, а яшчэ — гарманічныя стасункі з асяродзьдзем. Важным лічылася прытрымлівацца сваёй прыроды і быць у ладзе з усім, што цябе атачае.

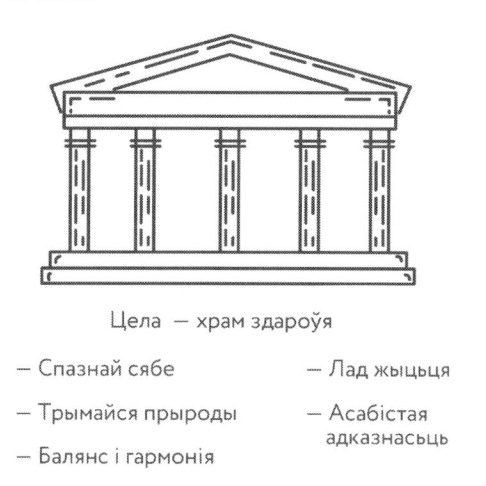

Цела — храм здароўя

— Спазнай сябе   — Лад жыцьця
— Трымайся прыроды   — Асабістая адказнасьць
— Балянс і гармонія

Разумнасьць здароўя

Розум — гэта ключавы аспэкт дасягненьня здароўя: дзеля яго падтрыманьня чалавек мусіць прымаць разумныя рашэньні, быць разважлівым і апанаваць свае жарсьці. Важным кампанэнтам лічылася тое, што сёньня мы завём стрэсаўстойлівасьцю — «цьвёрда трываць страты і злыбеды», — і аўтаноміяй — «не залежаць ад фартуны і вонка-

5. АНТЫЧНАЯ КАНЦЭПЦЫЯ АСАБІСТАГА ЗДАРОЎЯ

вых уплываў». Стоікі сьцьвярджалі, што нават пры неспрыяльных абставінах чалавек можа быць здаровым, бо ён вольны выбіраць свой лад жыцьця. Для гэтага трэба ўзгадніць свае рашэньні са сваімі асаблівасьцямі й перавагамі і жыць у згодзе з прыродай, выкарыстоўваючы здаровы глузд.

Прыняцьце сябе

Зварот да самога сябе ёсьць умовай здаровага і паўнавартаснага існаваньня. Сілы для самаўдасканаленьня трэба шукаць унутры, для чаго неабходная павага да сябе, адэкватная самаацэнка. Уменьне бачыць уласныя вартасьці і недахопы — важная прыкмета здароўя.

Гармонія са сьветам

Унутраны лад здаровага чалавека аналягічны дасканаламу ладу сьветабудовы і ўяўляе сабой увасабленьне «Усеагульнага Вышэйшага Парадку». Здаровы чалавек не павінен выступаць супраць уласнай прыроды, а паколькі гэтая прырода аналягічная прыродзе сьветабудовы, то здаровы чалавек не павінен мець непрымірымых канфрантацыйных адносінаў са сьветам.

Асабістая адказнасьць за здароўе

Філёзаф Дэмакрыт заўважыў, што «*здароўя просяць у багоў у сваіх малітвах людзі, а таго ня ведаюць, што яны самі маюць у сваім распараджэньні сродкі да гэтага*». Менавіта ў антычнасьці сфармавалася ідэя асабістай адказнасьці за сваё здароўе. Для дасягненьня гэтага патрабаваліся праца, трэніроўка цела і розуму. Толькі тады можна было казаць пра па-сапраўднаму здаровага чалавека.

Дыета па-старажытнагрэцку

Слова «дыета» за апошнія гады займела крыху нэгатыўную афарбоўку, зьвязаную з харчовымі парушэньнямі, відавочна ненавуковымі і шкоднымі трэндамі і шматлікімі загалоўкамі ў СМІ. Таму часта мы ўспрымаем панятак «дыета» як нешта кароткачасовае і нездаровае, характэрнае для людзей з кампульсіўнымі паводзінамі. Але на працягу амаль трох тысячаў гадоў дыета (δίαιτα — *грэч.*) азначала «ўклад, лад жыцьця, побыт», маючы на ўвазе лад жыцьця хворага, што вядзе да яго акрыяньня.

Старажытнагрэцкая навука аб тым, як зьмяняць лад жыцьця, называлася «дыетыка». Адсюль і пайшла сучасная дыета.

Лекары-філёзафы грэчаскіх полісаў лічылі, што іх вонкавы выгляд мусіць увасабляць іх каштоўнасьці. Таму яны сачылі за харчаваньнем, займаліся спортам і практыкавалі ўмеранасьць.

Атлет Ік Тарэнцкі атрымаў Алімпійскі вянок у пяцібор'і ў 444 г. да н. э., а пасьля перамогі праславіўся як найлепшы інструктар па атлетыцы і «бацька спартыўнай дыеталёгіі». Пры падрыхтоўцы да спаборніцтваў ён практыкаваў палавое ўстрыманьне і строгую ўмеранасьць у ядзе: панятак «абед Ікаса», як відаць, азначаў проста пустую талерку.

У гэты пэрыяд часу, на тле культу спорту і здаровага цела, людзям з залішняй вагой даводзілася цяжка. Да прыкладу, кіраўнік Гераклеі Дыяніс (IV стагодзьдзе да н.э.) так саромеўся сваёй паўнаты, што прымаў навакольных, седзячы ў бочцы (ня блытаць з Дыягенам!), зь якой тырчала толькі яго галава. У Спарце поўных людзей не было ад слова «зусім»: мужчынаў з залішняй вагой там лупцавалі, а потым выганялі з горада. Есьці на самоце і ня ведаць меры ў ядзе было складана з прычыны правіла грамадзкіх трапэзаў (сысытыяў), дзе за абедам зьбіраліся цэлымі таварыствамі.

Пазьней слова diaeta (дыета на латыні) пачало разумецца ў шырэйшым сэнсе — як умеранасьць ва ўсім. Пра гэта гаворыцца, напрыклад, у сярэднявечным трактаце «Салернскі кодэкс здароўя» (XIV ст.): «*Найвышэйшы закон мэдыцыны — дыету выконваць няўхільна. Будзе лячэньне дрэнным, калі забудзесься, лечачы, пра дыету. Колькі, калі, чаму, як часта і што прыдатна — усё гэта павінен наказваць лекар, прызначаючы дыету*».

Пытаньні і заданьні

1. Ці добра вы сябе ведаеце? Апытайце пяць розных сяброў, папрасіце іх даць вам характарыстыку. Ці супадае яна з вашымі асабістымі адчуваньнямі?

2. Хто адказвае за ваша здароўе? Хто вінаваты ў вашых праблемах са здароўем: кепскія гены, дрэнны ўрад, нядбайныя бацькі, сапсаваная экалёгія? Вы пасіўна прымаеце ўсё як ёсьць або робіце сьвядомы выбар адносна свайго здароўя?

3. Ці прымаеце вы свае недахопы? Адмаўляючы свае асаблівасьці, мы ігнаруем і магчымасьці для зьмены. Прыміце сябе, іншага «Я» ў вас няма. Як вашыя недахопы можна ператварыць у перавагі?

6. Здароўе ці хвароба, норма ці здароўе?

Прагрэс анатоміі і фізыялёгіі пачаўся ў эпоху Адраджэньня, і з таго часу многія дасьледчыкі пачалі ўспрымаць цела як своеасаблівы мэханізм. Сэрца — помпа, сасуды — трубы, суставы і сухажыллі — блёкі і шасьцярэнькі. Здароўе мяркуе правільную працу гэтага мэханізму, іншымі словамі, здароўе — гэта адсутнасьць парушэньняў, хваробаў. Тады і лячэньне азначае «хутка выправіць паломку», каб чалавек мог працягнуць свой звыклы лад жыцьця.

Атэрасклератычная бляшка закрывае артэрыю? Трэба проста паставіць стэнт, які пашырае прасьвет, і хвароба вылекаваная. На жаль, у рэальнасьці ўсё нашмат складаней.

Шмат у чым падыход «або здаровы, або хворы» застаецца і сёньня, калі мноства перадхваробаў або станаў, якія не адпавядаюць крытэрам хваробы, ігнаруюцца, а скаргі людзей — абясцэньваюцца. **Па сутнасьці, прапануецца зьвяртацца па дапамогу толькі тады, калі разаўецца захворваньне, а да гэтага чалавек фармальна прызнаецца здаровым.**

Было ў вас так: адчуваеце сябе дрэнна, прыходзіце да лекара, здаяце аналізы, яны «ў норме», і выразны позірк лекара ясна дае зразумець, што шпіталь — гэта не месца для сымулянтаў.

Але ж вы сапраўды пачуваецеся нездаровым!?

Існуе такая мадэль здароўя — біястатычная, у ёй здароўе разглядаецца як дыяпазон шэрагу паказьнікаў, у якім адбываецца нармальная праца арганізма, а хвароба — гэта выхад за межы нормы. Паводле гэтай сыстэмы, нормы ўніверсальныя і могуць быць вызначаныя экспэрымэнтальна. Але, вядома, здароўе — гэта не «норма». Такі падыход фармуе небясьпечную памылку, маўляў, навошта мне займацца чым-небудзь зараз — калі захварэю, тады і буду лячыцца.

Рэч у тым, што большасьць сучасных захворваньняў пачынаюць разьвівацца задоўга да праявы: гэта тычыцца і шэрагу пухлінаў, і дыябэту 2 тыпу, і сардэчна-сасудзістых або нэўрадэгенэратыўных захворваньняў. Працэс доўжыцца гадамі: раньняе выяўленьне можа яго запаволіць і нават павярнуць назад. Больш за тое, сучасны стан навукі дазваляе вызначыць шэраг маркераў, якія зьмяняюцца за шмат гадоў да ўзьнікненьня хваробы, і прадказаць яе ўзьнікненьне. **Чым раней выяўленае захворваньне, тым імавернейшы посьпех лячэньня і ніжэйшы яго кошт.**

Важна выяўляць схільнасьці і займацца ўмацаваньнем здароўя і без наяўнасьці сымптомаў. Многія людзі, дый я ў тым ліку, баяцца не старэньня як такога, а памерці як асоба яшчэ да фізычнае сьмерці. Але мы можам паўплываць і на гэта!

Рамантуйце дах, пакуль сьвеціць сонца! Гэта слушна і ў прамым, і ў пераносным сэнсе — займайцеся сваім мозгам да зьяўленьня дэмэнцыі! Нэўрадэгенэратыўныя захворваньні небясьпечныя тым, што маюць працяглы пэрыяд схаванага разьвіцьця (латэнтная стадыя). Тым часам нэўроны гінуць, але праяваў хваробы амаль няма, і чалавек пачуваецца звычайна, бо частку функцыяў на сябе бяруць ацалелыя нэўроны. Разьвіцьцё хваробы ідзе бессымптомна.

У нашага мозгу высокі запас трываласьці, і большая частка нэўронаў можа незваротна разбурыцца да зьяўленьня першых сымптомаў. А чым больш клетак загінула, тым менш эфэктыўнымі будуць і лекавыя мерапрыемствы.

Так, пры бакавым аміятрафічным склерозе сымптомы зьяўляюцца пасьля гібелі паловы рухальных нэўронаў, а пры хваробе Паркінсана — толькі калі загіне 70 % дафамінавых нэўронаў.

Вылучаюць 12 ключавых фактараў рызыкі дэмэнцыі: малаадукаванасьць, гіпэртанія, парушэньні слыху, курэньне, атлусьценьне, дэпрэсія, адсутнасьць фізычнай актыўнасьці, дыябэт, нізкі сацыяльны кантакт, празьмернае ўжываньне алькаголю, чэрапна-мазгавыя траўмы і забруджваньне паветра. Яны адказваюць за 40 % усіх выпадкаў дэмэнцыі і зьяўляюцца кіраванымі. Устараненьне гэтых фактараў рызыкі прыкметна зьменшыць і рызыку нэўрадэгэнэратыўных захворваньняў.

Кантынуум здароўя — актуальны погляд на тэму таго, што здароўе і хвароба — не ўзаемавыключальныя працэсы. Нельга супрацьпастаўляць здароўе як аптымальны стан і захворваньне як абсалютную паталёгію. І хвароба, і здароўе могуць суіснаваць адначасова, мець шэраг пераходных станаў з шырокім размахам паказьнікаў. На адным канцы гэтага кантынууму сьмерць, на другім — супэрідэальнае здароўе, паміж імі мноства стадый: добрае самаадчуваньне, нармальнае самаадчуваньне, нядужаньне, невялікія сымптомы, захворваньне і зьніжэньне актыўнасьці, прыкметнае зьніжэньне магчымасьцяў праз хваробу. Высокі ўзровень здароўя можа кампэнсаваць асобныя праявы захворваньняў. Здароўе і яго патэнцыял мы маем заўсёды, пакуль дыхаем.

Можна быць хворым на 10 % ці на 40 %, здаровым — на 5 % або на 60 %. Суадносіны і вызначаюць ваш стан.

Розьніца паміж «умацаваньнем здароўя» і «лячэньнем хваробаў»

Гэтыя панятки маюць шмат адрозьненьняў і шмат агульнага. Умацаваньне здароўя — гэта мерапрыемствы і дзеяньні, накіраваныя на павелічэньне вашых рэсурсаў. Зрэшты, часам гэта лечыць хваробы. Лячэньне хваробаў — гэта канкрэтныя падыходы, накіраваныя на карэкцыю парушэньняў, выкліканых захворваньнем. Напрыклад, антыбіётыкі пры бактэрыяльнай пнэўманіі, гіпс пры пераломе. Калі вы зламалі нагу, дык здаровае харчаваньне ці мэдытацыі не надта паскораць зрастаньне костак. А вось пры шэрагу захворваньняў выкарыстоўваюцца і прэпараты, і ўмацаваньне здароўя.

У выпадку цукровага дыябэту, напрыклад, фізычная актыўнасьць дапамагае павысіць адчувальнасьць да інсуліну і зьнізіць узровень глюкозы ў крыві. А вось прызначэньне мэтфарміну — прэпарата, які аказвае падобны эфэкт, — гэта ўжо частка лячэньня.

Нягледзячы на тое, што мэдыцына практычна лічыць цукровы дыябэт 2 тыпу невылечным, сыстэмная зьмена ладу жыцьця ў шматлікіх выпадках можа прывесьці да поўнага пазбаўленьня ад яго.

Для пацыентаў парады накшталт «павялічыць фізычную актыўнасьць і схуднець» часта гучаць маркотна і ўспрымаюцца з пэсімізмам, таму дасьведчаныя дактары пакуюць іх у займальныя выпрабаваньні. Неяк да слаўнутага лекара і фізіёляга Сяргея Боткіна зьвярнуўся купец з цукровым дыябэтам і атлусьценьнем, гатовы заплаціць вялікія грошы за «мікстуры». Але Боткін заявіў, што возьмецца пры адной умове: калі купец, узяўшы толькі клунак, вандроўцам, без капейкі грошай, басанож, адправіцца пешшу ў Адэсу (2000 км), дзе і пачнецца лячэньне. Калі купец дайшоў-такі да горада, прыкметаў лішняй вагі і дыябэту ў яго ўжо не было.

Больш за адсутнасьць захворваньняў

Мне хочацца, каб, чытаючы гэтую кнігу, вы паступова пашыралі сваё разуменьне здароўя. Тады і матывацыя яго павялічыць таксама вырасьце. Сучаснае азначэньне здароўя, прапанаванае Сусьветнай арганізацыяй аховы здароўя, гучыць так: «Здароўе — стан поўнага фізычнага, душэўнага і сацыяльнага дабрабыту, а ня толькі адсутнасьць хваробаў і фізычных дэфэктаў». Вызначэньне СААЗ падобнае да антычнага: «Вышэйшае дабро дасягаецца на аснове поўнага фізычнага і разумовага здароўя» (Марк Тулій Цыцэрон — рымскі палітык, аратар, пісьменьнік).

У фармаваньні здароўя чалавека граюць ролю шматлікія станы і фактары, якія ўключаюць біялягічныя (анатомія, фізіялёгія, генэтыка і інш.), псыхалягічныя і сацыяльныя, — на гэтым пабудаваная біяпсыхасацыяльная мадэль здароўя, і я пагаджуся і зь ёй, і з СААЗ, і з Цыцэронам.

Здароўе як адаптацыя і магчымасьць

Эквівалентам здароўя мы можам лічыць адаптацыю, г. зн. здольнасьць унутраных сілаў арганізма прыстасоўвацца да вонкавых узьдзеяньяў, уключна з сацыяльнымі, фізычнымі і эмацыйнымі выклікамі. У прыватнасьці, акадэмік Мікалай Амосаў вызначаў здароўе як «узровень функцыянальных магчымасьцяў арганізма, дыяпазон яго кампэнсаторна-адаптацыйных рэакцый у экстрэмальных умовах, г. зн. узровень рэзэрвовых магчымасьцяў арганізма».

Здароўе разглядалася і як патэнцыял, тобок такі «стан арганізму, што дае чалавеку магчымасьць у максымальнай ступені рэалізаваць сваю генэтычную праграму ва ўмовах сацыякультурнага быцьця пэўнага чалавека». У такім разуменьні здароўе становіцца ўмовай для самарэалізацыі, здольнасьцю дасягаць жыцьцёвыя мэты. Адэкватнасьць жыцьцёвых мэт і памкненьняў рэальным магчымасьцям таксама важнае для здароўя, а абмежаваньне здольнасьці вырашаць свае праблемы і задачы можа лічыцца дакладнай прыкметай нездароўя.

Здароўе як каштоўнасьць і шчасьце

Францускі пісьменьнік і філёзаф эпохі Адраджэньня Мішэль дэ Мантэнь лічыў, што «здароўе — гэта каштоўнасьць, дзеля яго ня варта шкадаваць сілаў». Здароўе дапамагае радавацца жыцьцю і быць шчасьлівым.

Шчасьце не прыходзіць само па сабе, гэта — праца, аднак, у адрозьненьне ад геданізму, задавальненьне ставіцца ў прамую залежнасьць ад цнотаў чалавека.

Паводле антычнага філёзафа Эпікура, найвышэйшым гатункам задавальненьняў зьяўляюцца ня нізкія фізычныя задавальненьні, а вытанчаныя духоўныя. Шчасьлівы той, хто дасягнуў стану поўнай ціхамірнасьці, ці атараксіі, як гэта называлі старажытныя грэкі. У старажытнасьці лічылі, што поўнага душэўнага спакою маглі дасягнуць толькі мудрацы. *Прыслухайцеся да сябе: а як справы з атараксіяй у вас?*

Пытаньні і заданьні

1. Пагуляйце з мэтафарай «маё цела — аўтамабіль». Аўтаўладальнікі вывучаюць базавую канструкцыю машыны, знакі і разьбіўку на дарогах, трымаюць дыстанцыю, глядзяць на датчыкі паліва. Ці ведаеце вы сыгналы вашага цела і правілы яго выкарыстаньня? Ці праходзіце своечасова тэхабслугоўваньне?

2. Якія захворваньні ў вас ёсьць у гэты момант? Ці вылечныя яны? Як зьмяненьне ладу жыцьця (г. зн. умацаваньне здароўя) паўплывае на іх? Наколькі вялікі патэнцыял гэтага ўплыву?

3. Ацаніце ў адсотках сваё здароўе (100% — суперідэальнае). Як бы вы пачуваліся і што б адчувалі, маючы ідэальнае, стоадсоткавае здароўе?

7. Рэсурс здароўя

Рэсурсны падыход — гэта ацэнка здароўя як сыстэмы ўзаемазьвязаных фізычных, псыхалягічных і сацыяльных рэсурсаў. Кожны зь іх можна вызначаць і зьмяняць. Любое паляпшэньне здароўя я пачынаю з вымярэньня здароўя — так, як мы вызначаем стан пацыента паводле аналізаў. На стадыі першаснай прафілактыкі мы не павінны супакойвацца адсутнасьцю хваробаў — гэта важна.

Уявіце сабе будучыню: вы здаяце тэсты і прыходзьце да лекара. І ён цікавіцца ня толькі вашымі аналізамі на ВІЧ ці гепатыт,

7. РЭСУРС ЗДАРОЎЯ

напрыклад, а ўважліва разглядае значэньні й іншых тэстаў, аналізуе дынаміку сну, фізычнай актыўнасьці, мноства біяхімічных паказьнікаў і панура так ківае:

«Малады чалавек, відаць, вы сталі есьці менш рыбы? У вас зьнізіўся ўзровень селену і ёду. А вось гародніны вы ясьце дастаткова, бачу гэта па ўзроўні каратынаў у крыві.

Тэсты на сілу паказваюць аптымальныя значэньні, а вось адчувальнасьць да інсуліну зьнізілася. Сядзячы лад жыцьця?

Ды ў вас талія +2 сантымэтры і тэстастэрон крыху зьнізіўся. Вам трэба прыбраць гэты лішні вісцэральны тлушч!

Псыхалягічныя тэсты паказваюць, што вы сталі востра рэагаваць на нэгатыў. Ці не зашмат навінаў глядзіце?»

Зразумела, шуканыя паказьнікі біямаркераў пэрсаналізаваныя менавіта для вас. А вы імкняцеся ня проста да нормы, але да оптымуму — да такога значэньня, якое дае мінімальную рызыку захворваньняў і забясьпечвае найбольш высокі ўзровень эфэктыўнасьці.

Рэсурсы здароўя — гэта запасы, навыкі або магчымасьці, якія могуць быць скарыстаныя для адаптацыі і спрыяюць дасягненьню выніку ў пэўных сферах жыцьця.

Здароўе практычна немагчыма назьбіраць у запас: нельга выспацца наперад або наесьціся загадзя (за рэдкім выключэньнем: напрыклад, вітамін B_{12} можа доўга захоўвацца ў печані), таму ў адносінах да рэсурсаў здароўя мы будзем казаць пра патэнцыял. Рэсурс — гэта вобласьць, якая паддаецца непасрэднаму ўздзеяньню і значна ўплывае на стан здароўя. Памятаеце, мы ўяўлялі адэпта здаровага ладу жыцьця, сьвядомасьць якога перанеслася ў цела нездаровага чалавека?

Чалавек, які мае разьвіты рэсурс харчаваньня, валодае шматлікімі карыснымі навыкамі і звычкамі: ён умее плянаваць рацыён, выбірае добрыя прадукты, не пераядае фастфуду, атрымлівае ад ежы задавальненьне, умее спалучаць ежу і трэніроўкі, сочыць за ўзроўнем важных вітамінаў і мінералаў, пэрыядычна практыкуе інтэрвальнае галаданьне і шматлікае іншае.

Чалавек, які мае разьвіты рэсурс стрэсаўстойлівасьці, валодае шматлікімі важнымі навыкамі кіраваньня сытуацыяй: умее браць яе пад кантроль, выкарыстоўваць сабе на карысьць кароткачасовы стрэс, абараняцца ад шкоднага стрэсу і аднаўляцца пасьля складаных сытуацый аптымальнымі для сябе спосабамі. Чым больш у вас сілаў і здароўя, тым менш вы іх выдаткоўваеце ў звычайных сытуацыях.

Найважнейшыя характарыстыкі рэсурсаў здароўя — аўтаномія і самавызначэньне, калі вы здольныя выбудоўваць свой лад жыцьця ў адноснай свабодзе ад вонкавых і ўнутраных умоваў, незалежна ад асяродзьдзя. Немагчымасьць прытрымлівацца сваіх прыярытэтаў, неразьвітая самарэгуляцыя, як правіла, вядуць да нездаровых і нават разбуральных паводзінаў.

Разьвіцьцё або дэградацыя

Калі чалавек «праядае» ўсе рэсурсы або марнатравіць іх, то запас, натуральна, памяншаецца, як і шанцы гэтага чалавека падняцца на вышэйшы ўзровень у сваім разьвіцьці.

Каб падняцца, патрэбны лішак рэсурсаў, якія важна яшчэ і правільна інвэставаць. Найлепшая інвэстыцыя — гэта рэсурс, што генэруе новыя рэсурсы. Такія звычкі называюцца «драйвэрамі»: для кагосьці гэта спорт (бег, падняцьце цяжару, скалалазаньне і інш.), які павялічвае сілу волі і веру ў сваю эфэктыўнасьць ды аўтаматычна паляпшае паводзіны ў іншых сферах жыцьця. Падумайце пра будучыню: як вы можаце аптымальна правесьці сёньняшні дзень і нават інвэставаць час у заўтрашняе здароўе і энэргічнасьць?

У сваёй анляйн-школе рэсурсаў здароўя я часта бачу, як людзі кажуць, што прайсьці навучальны курс рэсурсаў здароўя (а цяпер у мяне іх пяць: харчаваньне, стрэс, дафамін, постава, звычкі) было найлепшай інвэстыцыяй часу і грошай. Бо, паляпшаючы кожны пэўны рэсурс здароўя, мы паляпшаем сябе ў цэлым.

У залежнасьці ад колькасьці рэсурсаў мы выбіраем і шлях пераадоленьня жыцьцёвых цяжкасьцяў. Калі нашы рэсурсы вялікія, мы больш аптымістычна глядзім на праблему, выкарыстоўваем пошукавую актыўнасьць і канструктыўнае пераўтварэньне, імкнёмся да мэты, а наша самаацэнка ў працэсе пераадоленьня павышаецца. Нават калі мы зьведваем стрэс, то хутка пасьля яго аднаўляемся. Калі ж нашы рэсурсы малыя, мы часьцей за ўсё выкарыстоўваем стратэгію пазьбяганьня, адыходзім ад рашэньня сытуацый, выкарыстоўваем розныя псыхалягічныя абароны, наша самаацэнка падае, і мы ўспрымаем карціну сьвету вельмі пэсімістычна. Калі мы падпадаем пад узьдзеяньне стрэсу, то аднаўляемся пасьля яго цяжка і доўга.

Калі мы падпадаем пад узьдзеяньне стрэсу, то пры высокіх рэзэрвах адбываецца адаптацыя, а пры нізкіх — паломка. Цяпер можна нават навукова прадказаць выгараньне супрацоўніка ад стрэсу: калі ўзровень BDNF (нэўратрафічны фактар мозгу) паніжаецца, то чалавек выгарыць, а калі павышаецца — то зможа адаптавацца і павысіць сваю працаздольнасьць. **Адаптацыя становіцца магчымай за кошт «надмернасьці» здароўя, і яе можна вымераць.**

Вымярэньне рэсурсаў здароўя

Вызначыць свае рэсурсы здароўя і знайсьці спосабы іх вымераць і ўмацаваць можна і безь лябараторных паказьнікаў. Напрыклад, якасьць сну, рухальную актыўнасьць, узровень шуму ўначы і інш. можна ацаніць з дапамогай праграмаў на смартфоне. Такім чынам, мы маем два ўзроўні дыягностыкі, якія зьвязаныя адзін з адным: ацэнка рэсурсу здароўя (які паказвае рэзэрв) і лябараторна-функцыянальная дыягностыка, якая паказвае стан органаў і сыстэм (цяглічная сыстэма, нэрвовая, сасудзістая, гарманальная і інш.). Абодва гэтыя ўзроўні шчыльна зьвязаныя між сабой, што дазваляе яшчэ больш эфэктыўна адсочваць дынаміку зьменаў.

Як мяняецца стан чалавека ў залежнасьці ад розных узроўняў стану здароўя? Адзначым, што пры нізкіх рэсурсах здароўя можа ня быць дыягнаставанага захворваньня, але чалавек будзе пачувацца кепска.

!! У сучасным сьвеце зьявіўся цэлы шэраг новых дыягназаў, якія адлюстроўваюць, па сутнасьці, нізкую жыцьцеўстойлівасьць: псыхасаматычныя разлады, фібраміялгія (хранічны цяглічна-шкілетны боль), сындром хранічнае стомленасьці, сындром раздражнёнага кішачніка і інш.

Яны ня маюць адзінай прычыны і ў цэлым зьвязаныя зь нізкім узроўнем здароўя. Фармальна чалавек можа быць яшчэ ў норме, але любы, нават нязначны імпульс можа вывесьці яго з раўнавагі і выклікаць хваробу.

Пры нізкіх рэсурсах чалавек схільны падвышанай рызыцы разьвіцьця практычна любых захворваньняў: стрэсавыя разлады, інфэкцыйныя хваробы (тое, што завецца «слабы імунітэт»), «хваробы цывілізацыі» накшталт сардэчна-сасудзістых праблемаў, мэтабалічных парушэньняў, хваробаў апорна-рухальнага апарата і г. д. Без грунтоўнага ўмацаваньня здароўя такі пацыент будзе мяняць сьпецыялістаў і ня мець асаблівых шанцаў на радыкальнае паляпшэньне.

Сярэднія рэсурсы здароўя сьведчаць аб тым, што пры звычайным ладзе жыцьця чалавеку нічога асабліва не пагражае, але значныя перагрузкі могуць заўважна зьменшыць паказьнік рэсурсу, выклікаць хваробу і зрыў адаптацыі.

Калі рэсурс дастаткова высокі, ёсьць надзейная падушка бясьпекі і абарона ад вонкавых пагрозаў, чалавек можа вытрымаць значныя перагрузкі і жыцьцёвыя іспыты і не захварэць.

Рэсурсы фізычнага, псыхалягічнага і сацыяльнага здароўя могуць быць выкарыстаны як запас жыцьцёвых магчымасьцяў — для далейшага разьвіцьця асобы, рэалізацыі плянаў, пераадоленьня абставінаў. *Як жартуюць*

7. РЭСУРС ЗДАРОЎЯ

лекары: «Калі пацыент сапраўды хоча жыць, то мэдыцына бясьсільная».

Разьвітыя рэсурсы павялічваюць нашу «жыцьцеўстойлівасьць»: чым вышэйшыя рэзэрвы, тым больш павольна мы старэем. Джэймс Ф. Фраес, адзін з дасьледчыкаў працэсаў старэньня ў мэдычнай школе Стэнфардзкага ўнівэрсітэта, піша: «Вялікая частка страты функцыі, зьвязаная з хваробай, у пажылых індывідаў зьяўляецца наступствам прагрэсіўнай страты «рэзэрва органа».

Калі мы маладыя, у кожнага органа маецца рэзэрв функцыі апроч таго, які неабходны для выкананьня асноўнай задачы. Аднак па меры старэньня рэзэрвы органаў вычэрпваюцца. Стрэсы, да якіх мы раней прыстасоўваліся, цяпер пераўзыходзяць нашу ўстойлівасьць, і гэта выяўляецца ў крызісах здароўя. Фраес падкрэсьлівае, што рэзэрвы органаў зьвязаныя зь біялягічным узростам.

Умацаваньне здароўя

Умацоўваючы рэсурсы здароўя ў цэлым, можна дамагчыся аўтаматычнага паляпшэньня стану нават без прыцэльнага лячэньня многіх захворваньняў. Чалавек пачынае мацней спаць, яго настрой паляпшаецца, вага зьніжаецца, псіхіка становіцца ўстойлівейшай — усё зьмяняецца адначасова. Умацаваньне здароўя запавольвае разьвіцьцё наяўных захворваньняў, то-бок назапашаныя чалавекам рэсурсы не пасыўныя, а выдаткоўваюцца на тое, каб спыніць распаўсюджваньне і прасоўваньне хваравітых зьяваў.

Паляпшаючы сваё здароўе, мы паляпшаем і свой разумовы стан. Думаю, кожны з вас сутыкаўся са станам разумовай млявасьці (туман у галаве, трывожнасьць, немагчымасьць сфакусавацца). Высьветлілася, што павышэньне ўзроўню запаленьня ў арганізьме вядзе да зьмены працы мозгу і вельмі непрыемных парушэньняў. Вымераўшы ўзровень запаленьня, вызначыўшы яго прычыны і пазбавіўшыся іх, мы можам ня толькі палепшыць свае біямаркеры, але й прыкметна палепшыць сваю разумовую прадуктыўнасьць.

! **Вельмі часта «ўзроставай нормай» вызначаюць сярэднюю дынаміку пагаршэньня функцыі. Але «сярэдні» ня значыць «нармальны», зьніжэньне функцый нельга ўспрымаць як натуральнае, трэба актыўна супрацьстаяць гэтаму працэсу. Нават «сярэдняе ўзроставае» значэньне — гэта пагаршэньне.**

Замест аздараўленьня, мы можам казаць і пра клопат пра сябе. Бо здароўе — гэта клопат пра сябе, бо вы — галоўны рэсурс, які ў вас ёсьць. Клопат пра сябе — гэта ўсьвядомлены штодзённы выбар таго, што робіць вас мацнейшай, здаравейшай, шчасьлівейшай асобай у жыцьці, таго, што павышае ваш узровень энэргіі і задаволенасьці жыцьцём. І клопат пра сябе — гэта далёка не заўсёды тое, што вы хочаце. Гэта тое, што вам цяпер трэба. Магчыма, вы хочаце фастфуд, але вам трэба проста расслабіцца і зьняць стрэс. Магчыма, вы ня хочаце ісьці да стаматолага, але вам трэба прывесьці зубы ў парадак. Магчыма, вам страшна здаваць аналізы, але вам трэба аб'ектыўна ведаць стан свайго здароўя. Занядбаньне сябе часта пачынаецца з дробязяў. Няцяжка зьесьці яблык ці падцягнуцца, але яшчэ прасьцей не зрабіць гэта. Нядбайнасьць у дробязях, як іржа, можа пачаць разбураць наша здароўе і клопат пра сябе.

Наш рэсурс здароўя — гэта розьніца паміж максымальнымі і мінімальнымі магчымасьцямі. На жаль, мала хто зь людзей дасягаў межаў сваіх магчымасьцяў. З такіх «праграмаў максымум» лепш за ўсё вывучаная «генэтычная мяжа» ў наборы цягліцавай масы, устаноўленыя пэўныя межы ў хуткасьці бегу, у засваеньні інфармацыі. Аднак большасьць нашых паказьнікаў яшчэ вельмі а вельмі далёкія ад максымальных значэньняў, мы не карыстаемся большасьцю з нашых магчымых здольнасьцяў, не выкарыстоўваем напоўніцу свой патэнцыял і нават не спрабуем наблізіцца да індывідуальных генэтычных абмежаваньняў.

Псыхічнае здароўе

Часта людзі сфакусаваныя толькі на цялесных хваробах і забываюцца на псыхічнае здароўе. Псыхічнае здароўе — гэта стан, пры якім вы можаце рэалізоўваць свой патэнцыял, даваць рады стрэсам і эфэктыўна працаваць. Пры гэтым псыхічнае здароўе і хваробы — гэта розныя паняцці, людзі й без псыхічных захворванньняў могуць мець дрэннае псыхічнае здароўе і наадварот, людзі з псыхічнымі захворванньнямі могуць мець добрае псыхічнае здароўе.

Напрыклад, Мак-Ўільямс вылучае шэраг асноўных крытэраў псыхічнага здароўя. Да іх адносяць усьведамленьне свайго бесьперапыннага «Я», крытычнасьць да сябе і сваёй дзейнасьці, адпаведнасьць сваіх рэакцыяў абставінам, здольнасьць кіраваць сваімі паводзінамі ў адпаведнасьці з нормамі, здольнасьць плянаваць і дамагацца выкананьня плянаў, мяняцца ў залежнасьці ад сытуацыі, здольнасьць фармаваць бясьпечныя прыхільнасьці і стасункі.

У разьдзеле «Стрэсаўстойлівасьць» мы будзем шмат казаць пра стрэс, гэта дапаможа вам асвоіць такія важныя для псыхічнага здароўя навыкі, як здольнасьць перажываць стрэс канструктыўна, не заядаючы яго, не запіваючы і не ўцякаючы ў іншыя залежнасьці. Важна мець рэалістычную і ўстойлівую самаацэнку, добра да сябе ставіцца, незалежна ад меркаваньня іншых, мець сыстэму асабістых маральных арыенціраў і гнутка іх прытрымлівацца. Важныя гнуткасьць выкарыстаньня псыхалягічных абаронаў у розных сытуацыях, а ня ўцёкі ад стрэсаў у адмаўленьне ці фантазіі, а таксама здольнасьць зьмірыцца з тым, што немагчыма зьмяніць, і жыць далей.

У разьдзеле «Усьвядомленасьць» мы разгледзім наступныя крытэры псыхічнага здароўя: здольнасьць пераносіць свае эмоцыі і думкі, стрымліваць эмацыйную рэакцыю, адзьдзяляць эмоцыі ад дзеяньняў, адчуваць пачуцьцё асобнасьці, мэнталізацыю як разуменьне іншых і іх межаў, рэфлексію і здольнасьць зірнуць на сябе збоку. Вялікае значэньне мае і балянс паміж асабістымі інтарэсамі ды інтарэсамі грамадства, а таксама пачуцьцё вітальнасьці, г. зн. «адчуваньне сябе жывым і дзейсным».

Віды рэсурсаў здароўя

Формула здароўя вызначаецца наступнымі фактарамі: 50 % — гэта лад жыцьця, зь іх 25 % — гэта харчаваньне і здароўе кішачніка, па 20 % у генэтыкі і асяродзьдзя, 10 % — сыстэма аховы здароўя. У сваю чаргу, лад жыцьця чалавека складаецца з асобных кампанэнтаў, рэсурсаў здароўя. Далей у кнізе мы будзем іх падрабязна абмяркоўваць і вывучаць, як можна прапампаваць кожны з рэсурсаў. Мая мара — каб кожны чалавек мог навучыцца ўсьвядомленаму кіраваньню сваім здароўем.

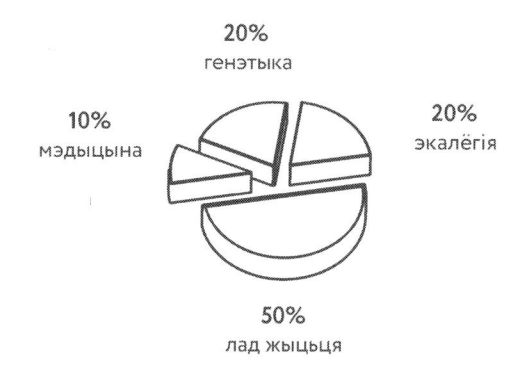

Рэсурсы здароўя мусяць адпавядаць асноўным крытэрам: быць унівэрсальнымі для ўсіх людзей, мець надзейнае навуковае абгрунтаваньне свайго ўплыву на здароўе, быць даступнымі для самастойнай адзнакі і карэкцыі.

Усе рэсурсы шчыльна зьвязаныя паміж сабой, бо памяншэньне аднаго цягне за сабой памяншэньне шэрагу іншых. Слушная і зваротная залежнасьць: пры ўмацаваньні аднаго рэсурсу ўзмацняюцца і астатнія. Напрыклад, сон залежыць і ад фізычнай актыўнасьці, і ад рэжыму харчаваньня, і ад фактараў асяродзьдзя, і ад псыхалягічных фактараў.

Базавымі зьяўляюцца фізычныя рэсурсы здароўя: рух, харчаваньне, сон і рэжым. Рух уключае фізычную актыўнасьць любога віду (усе сытуацыі, калі вы не ляжыце, не сядзіце і не ясьце) і ўсіх разнавіднасьцяў (аэроб-

7. РЭСУРС ЗДАРОЎЯ

Псыхалягічны рэсурс: стрэс, усьвядомленасьць

Сацыяльны рэсурс: статус, атачэньне

Фізычны рэсурс: харчаваньне, рух, сон

Здароўе

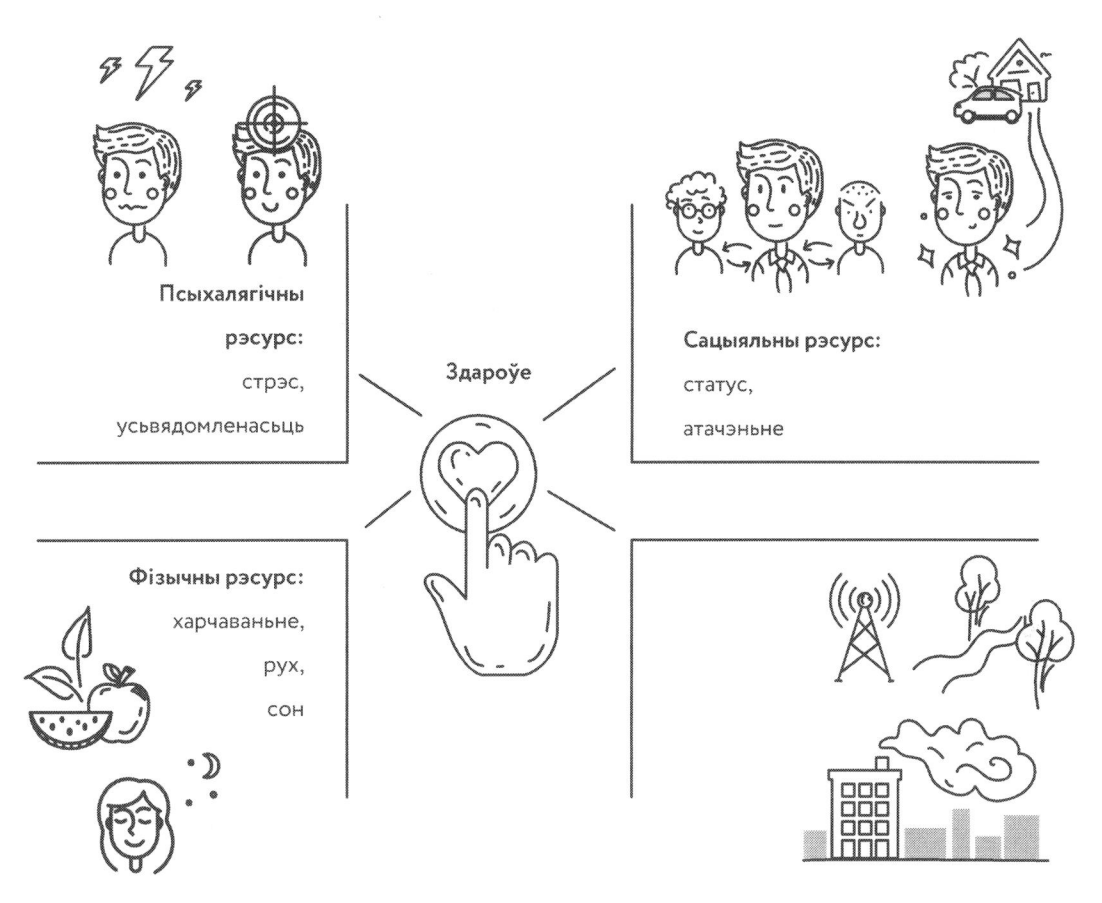

ныя, анаэробныя, зьмешаныя). А таксама цялеснасьць, гнуткасьць, цялесную адчувальнасьць, паставу і прафіляктыку траўмаў. **Рэсурс харчаваньня** ўключае мноства навыкаў: гэта «што», «колькі», «калі» і «як» вы ясьце. Маюць значэньне ступень апрацоўкі, рэжым харчаваньня, стараннае жаваньне і нават кампанія за сталом. **Сон і біярытмы** — ключавы рэсурс аднаўленьня: важна арганізаваць свой дзень у аптымальны рэжым, узгадняючы рух, харчаваньне, стрэс, сьвятло, тэмпэратуру і шум. Важна сынхранізаваць усё, што мы робім, для лепшай аптымізацыі, і ўзгадніць з натуральнай работай нашага ўнутранага гадзіньніка.

Псыхалягічныя рэсурсы ўключаюць стрэсаўстойлівасьць і ўсьвядомленасьць. **Устойлівасьць** мяркуе ўменьне трываць высокі ўзровень стрэсу, выбіраць найбольш эфэктыўныя і дарэчныя копінг-стратэгіі (кагнітыўныя, эмацыйныя і паводніцкія спосабы справіцца са стрэсам), а таксама ўнутраны локус кантролю і матывацыі. **Усьвядомле-** **насьць** уключае ў сябе ўменьне кіраваць сваёй увагай, быць спантанным, жыць у моманце «тут і цяпер», з разуменьнем і ўважлівасьцю ставіцца да эмоцыяў і перажываньняў сябе і іншых людзей, умець спачуваць, любіць, суперажываць.

Сацыяльныя рэсурсы здароўя ўключаюць сацыяльны статус і сацыяльнае асяродзьдзе і ўзаемадзеяньне. **Сацыяльны статус** складаецца з прыбытку, прывабнасьці, адукацыі і ўплыву. **Сацыяльнае асяродзьдзе** — гэта людзі, якія знаходзяцца вакол вас на рознай адлегласьці, але, як і статус, уплываюць на ваша здароўе.

Гучыць страшна ці страшна цікава?

Пытаньні і заданьні

1. Якімі навыкамі і здаровымі звычкамі вы валодаеце, а чаго вам бракуе?

2. Па якіх прыметах вы можаце вызначыць асабліва высокі ўзровень здароўя ў сябе?

3. Як моцна працоўная нагрузка вычэрпвае вашыя рэсурсы здароўя? Ці надоўга вас стае?

8. Залішняе здароўе

Чаму многія старыя будынкі больш трывалыя за сучасныя? Калі архітэктар ня можа дакладна разьлічыць нагрузкі, ён імкнецца закласьці надмернасьць канструкцыі, робячы сьцены і перакрыцьці больш тоўстымі і надзейнымі. Такая надмернасьць і вядзе да даўгавечнасьці.

Калі я выкладаў у мэдычным унівэрсітэце гісталёгію чалавека (навука аб будынку тканін і клетак, свайго роду «анатомія пад мікраскопам»), то часта дэманстраваў студэнтам існуючую «надмернасьць» практычна ўсіх органаў і тканак. Сапраўды, у нас у некалькі разоў больш, чым трэба, нэрвовых, цягліцных, злучальных клетак. Пры неабходнасьці чалавек можа жыць з адным лёгкім, з паловай кішачніка, печані, з адной ныркай, нават з дэфэктам прыкметнай часткі мозга. Прынцып надмернасьці зьвязаны як з наяўнасьцю большай колькасьці элемэнтаў, чым трэба для функцыі, так і з надмернасьцю каналаў перадачы інфармацыі, яе залішнім аб'ёмам.

Усе жывыя істоты, асобныя іх органы, тканкі і нават клеткі разьвіваюцца зь вялізным запасам надзейнасьці. Наша сьцегнавая костка вытрымлівае нагрузку ў 1,5 тоны, што амаль у 30 разоў перавышае звычайную нагрузку. Нашыя лёгкія здольныя пераносіць у тры разы больш кіслароду, чым можа спатрэбіцца нават пры самых інтэнсіўных фізычных нагрузках.

Мо варта зэканоміць?

Цяпер прынята эканоміць на капітальных укладаньнях: чаму б не прыбраць адну нырку ці палову лёгкага, калі гэта не абмяжуе нас у паўсядзённай жыцьцядзейнасьці? Аднак такая надмернасьць вельмі важная для выжываньня. Бо гэты запас дапамагае нам адаптавацца і перажыць цяжкую сытуацыю.

Чым большы «запас здароўя», тым большую нагрузку мы можам перанесьці, тым павольней будзем старэць пры згасаньні функцый. Чым вышэй мы падняліся, тым даўжэй будзем падаць.

Таму так важна ведаць свой рэсурс. У нас можа ня быць прыкметаў хваробы, аднак калі рэсурсы здароўя зьніжаныя, то нават слабое ўзьдзеяньне можа выклікаць парушэньне функцый. Сапраўднае здароўе — гэта пацьверджаныя запасы здароўя. Калі людзі вядуць нездаровы лад жыцьця, то яны бяруць у абавязак у свайго здароўя, што павялічвае рызыку дрэннага самаадчуваньня. Перафразуючы філёзафа Фрыдрыха Ніцшэ: «Толькі лішак здароўя зьяўляецца доказам здароўя».

Надмернасьць і рызыка захворваньняў

Мы ўжо казалі, што паніжаны рэсурс здароўя схіляе да захворваньня, а высокі забясьпечвае добры ўзровень энэргічнасьці і прывабнасьці.

Пры зьніжэньні рэсурсаў здароўя аслабляецца спантаннасьць, варыябэльнасьць рэгуляцыі асноўных сыстэм. Усё становіцца аднолькавым, стэрэатыпным, паўтаральным. Гэта датычыцца як зьніжэньня варыябэльнасьці сардэчнага рытму, так і зьбядненьня слоўнікавага запасу, скарачэньня даўжыні кроку і спантаннай фізычнай актыўнасьці, зьбядненьня рухальных патэрнаў, эмацыйнага выціску і шмат чаго іншага. Гэта прыкметы зьніжэньня здароўя нават у фармальна здаровага чалавека.

Рэсурсы не зьяўляюцца інэртнымі. Мы можам мабілізаваць сваю залішнюю магуту ў выглядзе высокай працаздольнасьці, эмацыйнай стабільнасьці, увагі, сілы і розуму. Таму высокія рэсурсы здароўя — гэта наша штодзённае самаадчуваньне і магчымасьці. Нам трэба не «нармальнае» здароўе, а «залішняе». Людзі з разьвітай цягліцнай масай ня толькі мацнейшыя, але й здаравейшыя, бо цягліцы паглынаюць лішак глюкозы і тлушчу ў крыві і абараняюць ад сардэчнасасудзістых захворваньняў, падаўжаючы маладосьць. У спартоўцаў рызыка разьвіцьця астэапарозу значна меншая, бо да моманту старэньня і вытанчэньня шчыльнасьці касьцей іх косткі маюць большую вагу.

Кагнітыўны рэзэрв

30 гадоў таму навукоўцы, вывучаючы мозг, зьвярнулі ўвагу, што ў часткі людзей пасьля сьмерці выяўляецца прыкметнае назапашваньне бляшак ды іншыя азнакі хваробы Альцгаймэра, але пры жыцці ў гэтых пацыентаў не было прыкметаў хваробы. Чаму? Аказалася, іх мозг быў крыху большы па масе і меў больш нэўронаў і сінаптычных сувязяў, чым у сярэднім ва ўзроставай групе. Такім чынам, большы мозг абараняў і кампэнсаваў ужо ўзьніклыя нэўрадэгэнэратыўныя захворваньні. Навукоўцы назвалі гэтую зьяву «кагнітыўны рэзэрв».

Пры навучаньні, інтэлектуальных намаганьнях, вывучэньні новага, уключаючы асваеньне нязвыклых рухальных патэрнаў, адбываецца стымуляцыя нэўрапластычнасьці на ўсіх узроўнях: сінаптычная пластычнасьць, нэўронавае рэмадэляваньне, нэўрагенэз — так-так, новыя нэўроны зьяўляюцца і ў дарослых людзей. Чым больш назапашваецца новых атожылкаў і сувязяў, тым вышэйшы рэзэрв. Макраскапічна гэта праяўляецца ў выглядзе павелічэньня зьвілістасьці кары галаўнога мозгу.

! Анекдоты пра зьвіліны праўдзівыя: сапраўды, ёсьць карэляцыя паміж колькасьцю і глыбінёй зьвілінаў, інтэлектам і кагнітыўнай гнуткасьцю. А злоўжываньне алькаголем і траўмы галавы сапраўды могуць «выпрастаць» зьвіліны.

Як мы ведаем, мозг плястычны, і атрыманыя, скажам, пры вывучэньні мовы новыя нэўронныя сувязі могуць зь лёгкасьцю выкарыстоўвацца для іншых задач. Пры захворваньні яны могуць узяць на сябе функцыі пашкоджаных структур, кампэнсуючы хваробу.

! Чым больш вы навучаецеся, прыкладаеце сьвядомых намаганьняў, трэніруеце ўвагу, тым больш значна памяншаецца рызыка дэмэнцыі.

Так, рашэньне задач на ўвагу на 29 працэнтаў зьніжае рызыку дэмэнцыі праз 10 гадоў. Ежа для мозгу — гэта і рух, і, напрыклад, навучаньне ігры на музычным інструмэнце. Даведзена, што ў групе аднаяйкавых блізьнятаў рызыка дэмэнцыі меншая на 64 % у таго зь іх, хто вучыўся ў музычнай школе. Назіраньні паказваюць, што білінгвы — людзі, якія напэраменку гавораць на дзьвюх мовах, – захворваюць на Альцгаймэра на 4,3 гады пазьней, а сымптомы ў іх выяўляюцца на 5,1 года пазьней, чым у людзей, якія размаўляюць на адной мове. У цэлым павышэньне мазгавой актыўнасьці на 33 % зьніжае рызыку разьвіцця хваробы Альцгаймэра — вось такі эфэкт ведаў. Важныя для мозгу і камунікацыя, высокі ўзровень сацыяльнай актыўнасьці. Карміце ваш мозг якаснай ежай і разьвівайце карысныя сацыяльныя кантакты!

Мы можам параўнаць кагнітыўны рэзэрв зь яшчэ адным паліўным бакам, які дазволіць нашаму мозгу даўжэй працаваць. Або з запасным камандным пунктам, які возьме на сябе кіраваньне пры ўзьніклай праблеме. Выснова простая: лішніх ведаў не бывае. І запас тут не адцягвае кішэню, а абараняе мозг. Чым больш у вас інтэлектуальнай нагрузкі на працягу ўсяго жыцця, тым вышэйшая ваша абарона ад старэньня мозгу, нэўралагічнай траўмы і шэрагу хваробаў. Чым вышэйшы ўзровень кагнітыўнага рэзэрву, тым зь меншым кагнітыўным дэфіцытам вы будзеце пераносіць нават ужо ўзьніклую хваробу. **Менавіта дзеля гэтага нам варта «бегчы з усіх ног, каб толькі застацца на тым жа месцы».** Падобныя рэзэрвы існуюць і для іншых сыстэмаў арганізму. Напрыклад, вага касьцей. Калі чалавек на працягу жыцця актыўна займаецца спортам, то ў яго разьвітыя косткі і пры ўзроставым зьніжэньні шчыльнасьці касьцяной масы рызыка астэапарозу ў яго меншая, чым у чалавека зь ніжэйшай масай костак.

Прычыны здароўя, а не прычыны хваробаў

Большасьць навукоўцаў доўгі час цікавілі передусім пытаньні хваробаў. Важна было выявіць прычыны іх узьнікненьня, спосаe бы лячэньня і прафіляктыкі. Але затым усё больш дасьледнікаў пачалі ставіць пытаньне па-іншаму: «Адкуль бярэцца здароўе?» Бо нават пры эпідэміі захворваюць ня ўсе. У сытуацыі стрэсу бывае так, што частка людзей пачынае хварэць, але некаторыя, наадварот, становяцца мацнейшымі. Пры старэньні ў розных людзей назіраюцца розныя траекторыі зьмены функцый.

«Проста пашанцавала» ці ім нешта дапамагае?

Пытаньні і заданьні

1. У якіх сфэрах жыцьця вы дзейнічаеце нашмат лепей, чым ад вас патрабуецца? Чаму? Якія перавагі вам прыносіць гэтая надмернасьць? Паглядзіце на розныя сфэры свайго жыцьця і скажыце сабе шчыра, дзе ў вас «сярэдне» і «ў норме», а дзе справы ідуць сапраўды добра. Якія паляпшэньні былі б для вас самыя жаданыя?

2. На колькі гадоў вы выглядаеце? А колькі гадоў вы б далі самі сабе? Колькі гадоў даюць вам навакольныя? Супастаўце гэтыя лічбы.

3. Пазыкі ці рэзэрвы? Складзіце сьпіс вашых пазыкаў і запасаў. Чым больш у вас любых рэзэрваў — фінансавых, навыкаў, ведаў, сяброў, здароўя, матывацыі, — тым лепш. Добра было б раз на год падрахоўваць свае асобасныя рэзэрвы.

9. Культура здароўя

Да мяне на курсы часта прыходзяць людзі з жаданьнем ня толькі палепшыць сваё самаадчуваньне, але і стварыць культуру здароўя ў сям'і, каб паўплываць на сямейнікаў, каб дзеці выраставалі ў асяродзьдзі, дзе культывуюцца і заахвочваюцца самаразьвіцьцё, здаровае харчаваньне, спорт. Калі мы ствараем такую атмасфэру, то яна падтрымлівае нас саміх і спрыяе засваеньню каштоўнасьцяў здароўя аўтаматычна.

! Калі вы выраслі ў асяродзьдзі, дзе культуры здароўя не надавалася ўвагі, то ўсю працу трэба будзе прарабіць спачатку. Спадзяюся, гэтая кніга вам дапаможа.

Здароўе — больш чым проста клопат пра сябе. Культура здароўя — гэта сацыяльная спадчыннасьць, гэта крышталізаваны вопыт і практыка, якія задаюць высокія стандарты ў адносінах да сябе й іншых, вызначаюць каштоўнасьці і прыярытэты. Калі вы самі займаецеся здароўем, становіцеся прыкладам для сямейнікаў, сяброў, вы пераўтвараеце, аздараўляеце іх культурнае асяродзьдзе.

Дапамагаючы іншым людзям у іх здароўі, падтрымліваючы і навучаючы, мы прапаведуем культуру здароўя. Добрыя ідэі не захопяць сьвет самі па сабе, патрэбны асабісты прыклад і падтрымка. Стварайце свае групы ўплыву, навучайце — гэта выдатны спосаб і самому глыбей пра нешта даведацца. Вядома, ня варта «задаваць дабро», навязваючы нешта іншым людзям, але дапамагаць тым, хто зьвернецца да вас з пытаньнем, — важна і трэба.

У мяне падрастаюць трое сыноў, і я часта думаю аб тым, чаму я магу іх навучыць, што я магу ім даць. Як і любому з бацькоў, мне хочацца, каб яны выраслі здаровымі, разумнымі і актыўнымі. Навучаючы культуры здароўя сваіх дзяцей, мы даём ім у спадчыну ня толькі гены, але й мэмы — здаровыя звычкі, якія спрыяюць росквіту.

```
Культура здароўя:
— Генэтычная спадчына (гены)
— Эпігенэтычная спадчына
— Культурная спадчына (мэмы)
— Навучаньне здароўю
```

Асновы здароўя закладваюцца ў раньнія пэрыяды жыцьця, калі дзіця несьвядома капіюе паводзіны значных дарослых, перадасім бацькоў. Галоўнымі тут становяцца ня словы з кніг, а вашыя рэальныя дзеяньні, ваш уласны лад жыцьця. Навучаньне здароўю — гэта інвэстыцыя ў культуру вашай сям'і, якая як каштоўнасьць можа перадавацца наступным пакаленьням.

Зьмяняючы сябе, мы ўплываем на наша асяродзьдзе. Мы хочам больш здаровых людзей, гарадоў, больш здаровай эканомікі і палітыкі. Культура здароўя — гэта рух ад здаровага харчаваньня да ўсьвядомленасьці, да спагады і ўзаемадапамогі. Гэта натуральная воля да жыцьця, інстынкт выжываньня, які змагаецца з разбуральнымі тэндэнцыямі, накіраванымі на зьніжэньне чалавечай каштоўнасьці і годнасьці, на агрэсіўны маркетынг харчаваньня, баўленьня часу, небясьпечных для здароўя захапленьняў.

Я дзіўлюся, што ёсьць партыі «Зялёных», але дасюль няма партыі «Здароўя». Бо «калі няма здароўя — маўчыць мудрасьць, ня можа расквітнець мастацтва, не гуляюць сілы, бескарыснае багацьце і хворы розум» Ведаць бы арыгінал — мо ёсьць на беларускую пераклад «сапраўдны», як пісалі яшчэ старажытныя грэкі.

Мяккае ўспадкоўваньне

Тэрмінам «мяккае ўспадкоўваньне» часам пазначаюць зьмены актыўнасьці генаў, выкліканыя эпігенэтычнымі зьменамі (эпімутацыямі), як супрацьлегласьць «цьвёрдаму» ўспадкоўваньню, закадаванаму ў пасьлядоўнасьці нуклеатыдаў ДНК. Пры гэтым могуць аднолькава перадавацца як нэгатыўныя, так і пазытыўныя прыкметы. Цікава, што пры захаваньні пастаянных вонкавых умоваў мяккае ўспадкоўваньне можа назапашвацца, і прыкметы будуць рабіцца больш выяўленымі. Суму эпігенэтычных мадыфікацый умоўна можна назваць эпігеномам. Асаблівасьць эпімутацый у тым, што яны ўзьнікаюць пад узьдзеяньнем асяродзьдзя. Ёсьць меркаваньне, што сапраўдным інтэлігентам можа лічыцца толькі той, чые бабулі й дзядулі былі інтэлігентамі, і ніяк інакш.

Ёсьць вядомае дасьледаваньне пра стрэс і клопат у пацукоў. Частыя кантакты з маці ў дзяцінстве прыводзяць да эпігенэтычнага мэтылявання праматораў генаў, якія адказваюць за стрэсавую рэакцыю. Таму ў стрэсавых маці нарадзяцца больш стрэсавыя дзеці, якія будуць яшчэ горш клапаціцца пра сваіх нашчадкаў. Калі ж пацук-маці вельмі клапатлівая, то яе нашчадкі будуць такімі ж клапатлівымі.

Калі з боку маці ўспадкоўваюцца фактары цяжарнасьці і раньняга дзяцінства, то з боку бацькоў сытуацыя складанейшая: уклад эпігенэтычнага ўспадкоўваньні з іх боку нават мацнейшы праз інтэнсіўнае размнажэньне палавых клетак. Навукова даведзена, што нават без кантакту з патомствам ад бацькоў можа перадавацца страх да некаторых пахаў. У экспэрымэнце навукоўцы выпрацавалі рэфлекс страху ў мышэй на пах вішні, і высьветлілася, што страх перадаваўся на тры пакаленьні наперад — адчувальнымі да гэтага паху заставаліся і дзеці, і ўнукі «напалоханых» самцоў.

Было даведзена, што схільнасьць да какаінавай залежнасьці таксама перадаецца праз бацькоў. Таму залежнасьці такія страшныя: яны ня толькі невылечныя пры жыцьці, але яшчэ і «дастаюцца ў спадчыну» нашчадкам! Дасьледаваньні на жывёлах паказалі, што мышы, чые маці пераядалі, ужо зь дзяцінства аддаюць перавагу больш тлустай ежы. А вось рэгулярная фізычная актыўнасьць бацькоў здольная абараніць іх дзяцей ад мэтабалічных парушэньняў.

Істотна ўплывае на наша здароўе разьвіцьцё ў вутробны пэрыяд. Моцны стрэс маці, узровень яе гармонаў, утрыманьне мінералаў і вітамінаў — усё гэта аказвае доўгатэрміновае ўзьдзеяньне на здароўе і разьвіцьцё дзіцяці, закладвае яго траекторыю разьвіцьця на ўсё жыцьцё. Напрыклад, калі маці дрэнна харчавалася і дзіця нарадзілася з вагой меншай за 2,5 кг, то ў яго павышаная рызыка мэтабалічнага сындрому, цукровага дыябэту, сардэчна-сасудзістых захворваньняў. А калі дзіця нарадзілася з вагой большай за 4,5 кг, то вышэйшая рызыка атлусьценьня, рака мозгу, тоўстага кішачніка, грудзей, падкарэньніцы (падкарэннай залозы).

Як можна выкарыстоўваць гэтыя веды? Вядома, не для скаргаў і абвінавачаньняў, маўляў, «продкі віноватыя», а для разуменьня таго, што, умацоўваючы сваё здароўе, даходы і культурны ўзровень, вы робіце гэта дзеля будучых пакаленьняў. Гэта рэальны эпігенэтычны дар, які будзе актуальны праз шмат гадоў, нават пасьля вашае сьмерці.

Узровень унутрыўтробнага тэстастэрону і ў мужчынаў, і ў жанчынаў таксама мае вялікі ўплыў на разьвіцьцё мозгу і на рызыку шматлікіх захворваньняў, у тым ліку і аўтызм, на асаблівасьці паводзінаў. На ўзровень тэстастэрону ў маці ўплываюць яе атлусьценьне, цукровы дыябэт, хранічнае запаленьне і шэраг іншых прычын.

! **Цяпер менавіта вы знаходзіцеся ў пераломным пункце пераходу пакаленьняў зь мінулага ў сучаснасьць, і менавіта ад вас залежыць, што перадасца: хваробы, залежнасьці і страхі або моцнае здароўе, клопат, стрэсаўстойлівасьць і высокі ўзровень жыцьця. Паляпшаючы сваё здароўе, вы паляпшае і здароўе вашых нашчадкаў!**

Выхаваньне здароўя

«Ня трэба іншага ўзору, калі перад вачыма прыклад бацькі». Акрамя геному, эпігеному, мікрабіёмы мы ўспадкоўваем ад бацькоў і «псыхом» — сукупнасьць мадэляў паводзінаў, установак і каштоўнасьцяў, прычым робім гэта некрытычна. Многія бацькі лічаць, што апранутае і накормленае дзіця — дастаткова для выхаваньня. А навучыць дзіця есьці, спаць, рухацца, даваць раду зь цяжкасьцямі, дапамагчы яму выставіць прыярытэты — гэта задача школы або настаўнікаў. Паверце, кінутае на самавыхаваньне дзіця засвоіць найгоршыя мадэлі паводзінаў. Калі вы не навучыце дзіця самі, іншыя навучаць яго быць зручным, падпарадкоўвацца і трываць.

Галоўны прынцып выхаваньня здароўя — пачаць зь сябе. Калі бацькі шчырыя зь дзецьмі, падтрымліваюць высокія асабістыя стандарты паводзінаў і маралі, дзеці засвойваюць гэта аўтаматычна. Бо, што б вы ні рабілі, вашыя дзеці ўсё роўна будуць падобныя да вас. Мы вучымся з дапамогай люстраных нэўронаў, пераймаючы і капіюючы. Таму важна, каб у жыцьці дзіцяці былі дарослыя з жаданымі мадэлямі паводзінаў, і ня толькі бацькі. Калі вы не прытрымліваецеся тых каштоўнасьцяў, якія хочаце прывіць дзіцяці, ня трэба яго ашукваць і навязваць яму. Куды як лепей знайсьці іншага аўтарытэта, які прытрымліваецца гэтых правілаў, напрыклад добрага трэнэра.

Калі вы не выхоўваеце дзіця самі, то не дзівуйцеся потым, чаму яно паводзіцца інакш. Засвоіўшы пэўныя мадэлі паводзінаў у дзяцінстве ў дачыненьні да сну, харчаваньня, руху, усьвядомленасьці, чалавек кіруецца імі і ў дарослым жыцьці. Дасьледаваньні паказваюць, што, калі здаровыя звычкі ўкараняюцца зь дзяцінства, іх узьдзеяньне максімальнае. Бо менавіта ў пэрыяд росту і разьвіцьця закладваецца будучая траекторыя жыцьця дзіцяці.

Вывучайце зь дзіцем сваю сямейную гісторыю: важна, каб яно ганарылася сваім паходжаньнем, але пры гэтым ведала важнасьць і ўласных намаганьняў і магло дэманстраваць самадысцыпліну. Бо кантроль над сваімі імпульсамі — вагомы кампанэнт посьпеху. Чакайце ад дзіцяці посьпеху, кідайце яму выклікі і забясьпечвайце надзейную падтрымку, пазьбягаючы шкодных гіперапекі, жорсткасьці, эмацыйнай адстароненасьці.

Чысты час для дзіцяці

Балюча глядзець на бацькоў, якія бавяць час зь дзецьмі, уткнуўшыся ў смартфон. Чысты якасны час — гэта калі вы можаце надаць усю сваю ўвагу дзіцяці сам-насам, каб яму не давалося выпрошваць гэтыя хвіліны. Нават 15 хвілінаў такога чыстага часу могуць усё памяняць.

Як паказвае маштабнае дасьледаваньне, найважнейшым чыньнікам разьвіцьця мозгу дзіцяці і наступнай пасьпяховасьці зьяўляецца моўнае асяродзьдзе, у якой яно знаходзіцца. Рацыянальным людзям, як я, цяжка зразумець, чаму зь немаўлятамі трэба і важна актыўна размаўляць, хоць яны й ня могуць нічога зразумець і пагатоў адказаць. Тамаграфія мозгу немаўлятаў паказвае, што яны актыўна апрацоўваюць маўленьне і нават у думках прайграюць адказы на зьвернутыя да іх словы, нават калі яшчэ ня ўмеюць гаварыць. Так, сюсюканьне і насьпеў гукаў дапамагаюць дзіцяці лягчэй засвойваць веды. Колькасць словаў, якія чуе дзіця, вызначае траекторыю яго навучаньня, матэматычныя навыкі і шматлікае іншае. Дзеці зь бедных сем'яў да трох гадоў чуюць на 30 мільёнаў словаў менш, чым дзеці з заможных сем'яў, што прыкметна адбіваецца на іх далейшым лёсе.

Важная накіраваная ўвага бацькоў, цяпло і бясьпека камунікацыі, патрэбныя ня толькі размовы па справе, але й «лішнія размовы». Ня толькі «еж, абуйся», але й «якая цікавая птушка сядзіць на клёне!». Чым больш працяглы дыялог, тым лепей для дзіцяці. Гаварыце пра тое, як вы верыце ў яго, — чаканьні моцна ўплываюць. Гаварыце зь дзіцем пра яго бліжэйшае і далёкае мінулае і будучыню, такія размовы дапамагаюць яму прымаць лепшыя рашэньні ў жыцьці. Бацькам важна займацца і сваёй самарэалізацыяй: чытайце больш кніг — гэта зробіць вашых дзяцей такімі ж, як вы. Давайце дзецям больш увагі ня толькі калі яны ідуць у школу, але і ў першыя гады жыцьця.

Графік «крывая Хекмана» выразна дэманструе аддачу ад укладзеных у чалавечы капітал сродкаў на розных этапах разьвіцьця: інвэстыцыі ў раньняе дзяцінства нашмат больш эфэктыўныя, чым усе праграмы для пазьнейшага ўзросту.

Сон

З аднаго боку, важна падтрымліваць рэжым сну, усталёўваць выразныя межы і рытуалы. Але залішняя жорсткасць шэрагу мэтадаў, калі дзіця пакідаюць плакаць на самоце і чакаюць, пакуль яно ня зьмірыцца з адзінотай, небясьпечная і шкодная. Дзеці, якія сьпяць з бацькамі, больш шчасьлівыя і менш палахлівыя ў дарослым жыцьці. Самастойнасьць важная для дзіцяці тады, калі яно да яе гатовае.

Тыя падлеткі, якія сьпяць менш за 6 гадзінаў на содні, больш імпульсіўныя, схільныя да гвалту, суіцыду, часьцей ідуць на рызыкоўныя ўчынкі, часьцей ужываюць алкаголь і наркотыкі ў параўнаньні з тымі, хто сьпіць нармальна. Некаторыя бацькі выкарыстоўваюць сон як інструмэнт: напрыклад, заахвочваюць і ўзнагароджваюць дзяцей, дазваляючы ім ня класьціся позна ўвечары, караюць тым, што прымушаюць ісьці спаць раней. Гэта можа прывесьці да парушэньняў сну ў будучыні.

Харчаваньне

Зь ежай падобная сытуацыя: многія бацькі выкарыстоўваюць ежу як соску, затыкаючы дзіця, калі яно плача. Ежай узнагароджваюць, многіх дзяцей прымусова закормліваюць, верагодна, лічачы, што чым больш зьела дзіця, тым больш яны клапатлівыя бацькі. У будучыні гэта можа прывесьці да парушэньняў харчовых паводзінаў. Не прымушайце дзяцей есьці і давайце ім права выбару ў акрэсьленых вамі межах. Дзіўна, але многія бацькі то патураюць, то скардзяцца, што нічога ня могуць зрабіць. Правілы харчаваньня лёгка і проста замацоўваюцца, як і любая іншая звычка. Бацькі не павінныя перакладаць адказнасьць за харчаваньне на саміх дзяцей, апраўдваючы сябе тым, што «ён гэтага ня есьць», «яна гэтага ня хоча».

Рух

Абмежаваньне руху дзяцей і расстаньне зь імі пачынаецца ўжо ў радзільнях, вядомых сваім жорсткім і агрэсіўным стаўленьнем да маці і тугім спавіваньнем дзяцей. Затым дзіця абмяжоўваюць у руху, лаюць за тое, што яно лазіць, пэцкаецца, бегае, скача, шуміць. Але ж дзіця, якое не сваволіць, — імаверна, хворае дзіця! Рух для дзяцей — гэта ня толькі разьвіцьцё цела, але й разьвіцьцё мозгу, нават існуе такое паняцьце, як фізічны інтэлект.

! **Кожныя дзесяць гадоў трывушчасьць падлеткаў падае на 10 %, і 80 % зь іх не выконваюць мінімум рухальнай актыўнасьці. Кожныя дадатковыя 15 хвілінаў актыўнасьці ў дзень павялічваюць на бал адзнакі дзяцей. Дзецям з дэфіцытам увагі дастаткова толькі 20 хвілінаў фізкультуры, каб палепшыць упраўнасьць.**

Не ўлазьце ў гульні і актыўнасьць дзяцей, давайце ім магчымасьць гуляць самастойна. Выключэньне — сытуацыі, дзе ўзьнікае рэальная (падкрэсьлю: рэальная) пагроза бясьпецы. Заахвочвайце актыўнасьць дзяцей з самага раньняга ўзросту, прапануйце ім розныя віды актыўнасьці, але не настойвайце, калі яны ня хочуць.

! **Не рабіце заўваг і папрокаў дзецям у тым, што яны выпацкаліся, калі бегалі. Найлепшы спорт для дзяцей — гэта гульня. Гульні вучаць дзяцей узаемадзейнічаць, дамаўляцца паміж сабой.**

Чым больш рухаюцца бацькі, тым больш актыўныя і дзеці. На кожную дадатковую тысячу крокаў маці і таты дзеці праходзяць 200 дадатковых крокаў. Бацькі могуць навучыць дзіця атрымліваць задавальненьне ад руху, разьвіць у ім уменьне трымаць паставу, уменьне валодаць сваім целам.

Часам даць дзецям магчымасьць паварушыцца значыць вырашыць іх праблемы. Так, у адным з дасьледаваньняў магчымасьць рухацца падчас заняткаў зьнізіла гіпэрактыўнасьць і павысіла канцэнтрацыю і ўпраўнасьць дзяцей. Невыпадкова разьвіцьцю паставы заўсёды надавалася першараднае значэньне. Як выдатна сказаў Юрый Лотман: «Здольнасьць спатыкнуцца зьвязваецца не з вонкавымі ўмовамі, а з характарам і выхаваньнем чалавека. Душэўная і фізічная выкшталцонасьць зьвязаныя і выключаюць магчымасьць недакладных ці непрыгожых рухаў і жэстаў».

У Крамянёвай даліне бацькі — топ-мэнэджары і заснавальнікі папулярных стартапаў — адкрываюць для сваіх дзяцей школы бяз гаджэтаў. Некантраляванае іх выкарыстаньне дзецьмі вядзе да таго, што яны менш сьпяць, у іх вышэйшая рызыка дэпрэсіі, дыябэту, атлусьценьня, ніжэйшая шчыльнасьць костак.

Цяпер усё больш інфантыльных людзей. Важным у выхаваньні зьяўляецца разьвіцьцё аўтаноміі і самастойнасьці дзіцяці. Многія мільярдэры аддаюць большую частку багацьця на дабрачыннасьць, пакідаючы дзецям толькі невялікую частку, каб яны не сталі закладнікамі грошай. Сталеньне — гэтае разьвіцьцё свае самастойнасьці, калі дзіця ясна разумее, што яму ніхто нічога не павінны і трэба вучыцца забясьпечваць сябе самастойна, а не канькаць нешта ў іншых людзей або чакаць ад дзяржавы.

Бацькам важна разьвіць незалежнасьць дзіцяці і навучыць яго паважаць межы іншых людзей, быць ветлівым і далікатным, не прэтэндаваць на чужое. Бо тое, што сапраўды належыць вам, у вас немагчыма забраць!

Пытаньні і заданьні

1. Якія здаровыя і нездаровыя звычкі вы скапіявалі ў свайго асяродзядзя? Што ўзялі ад бацькоў?

2. Ці хацелі б вы разьвіць культуру здароўя ў сваёй сям'і? Ці спрабавалі вы гэта зрабіць?

3. Якія са сваіх звычак вы хацелі б перадаць сваім дзецям? А якія — не? Складзіце сьпіс.

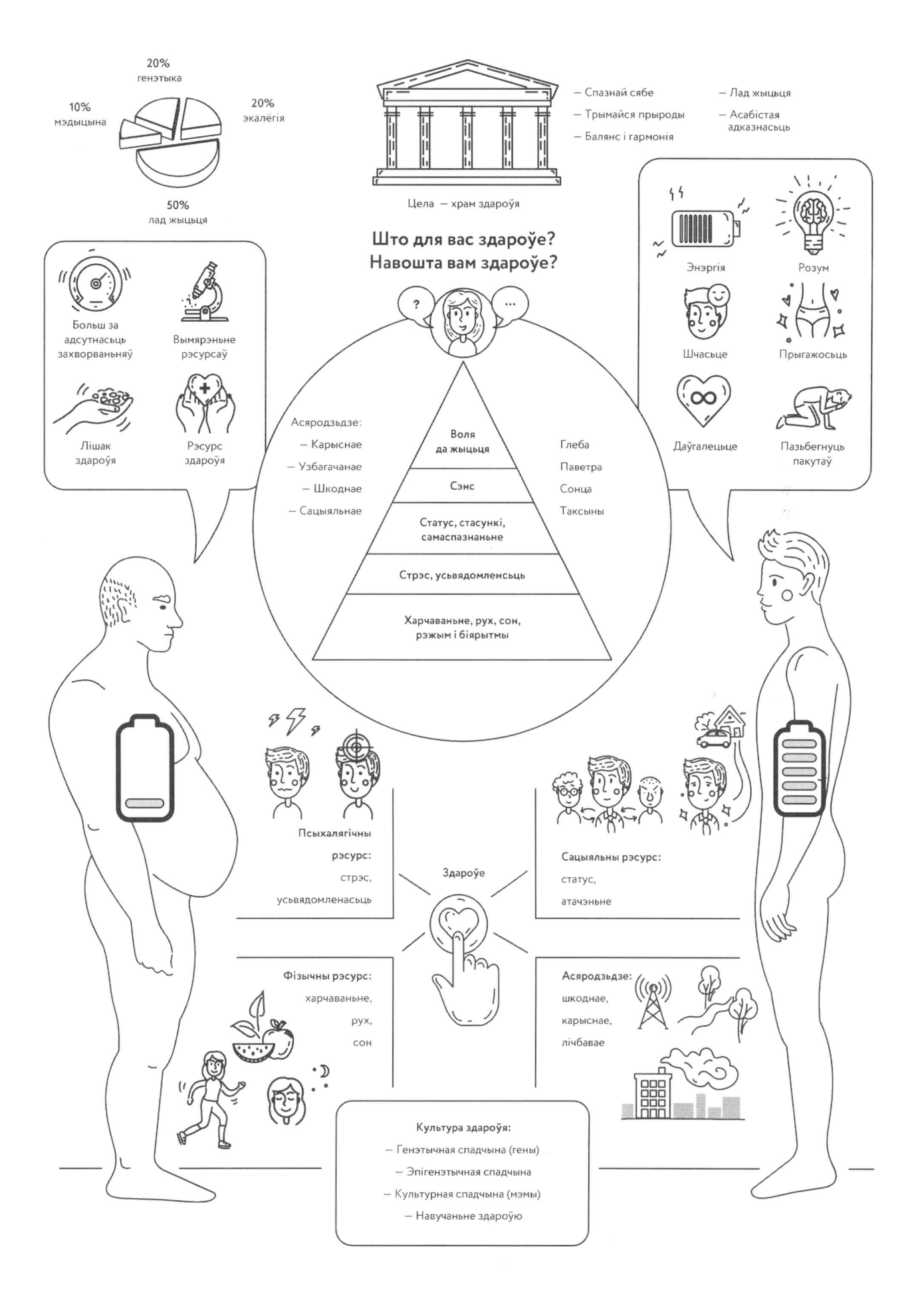

20% генэтыка
10% мэдыцына
20% экалёгія
50% лад жыцця

Цела — храм здароўя

- Спазнай сябе
- Трымайся прыроды
- Балянс і гармонія
- Лад жыцця
- Асабістая адказнасьць

Што для вас здароўе?
Навошта вам здароўе?

Энэргія
Розум
Шчасьце
Прыгажосьць
Даўгалецьце
Пазьбегнуць пакутаў

Больш за адсутнасьць захворваньняў
Вымярэньне рэсурсаў
Лішак здароўя
Рэсурс здароўя

Асяродзьдзе:
— Карыснае
— Узбагачанае
— Шкоднае
— Сацыяльнае

Воля да жыцьця
Сэнс
Статус, стасункі, самаспазнаньне
Стрэс, усьвядомленсьць
Харчаваньне, рух, сон, рэжым і біярытмы

Глеба
Паветра
Сонца
Таксыны

Псыхалягічны рэсурс:
стрэс, усьвядомленасьць

Сацыяльны рэсурс:
статус, атачэньне

Здароўе

Фізічны рэсурс:
харчаваньне, рух, сон

Асяродзьдзе:
шкоднае, карыснае, лічбавае

Культура здароўя:
— Генэтычная спадчына (гены)
— Эпігенэтычная спадчына
— Культурная спадчына (мэмы)
— Навучаньне здароўю

РАЗЬДЗЕЛ 2

Хваробы ладу жыцьця

1. Хваробы цывілізацыі і тэорыя несупадзеньня

Калі вы глядзіце перадачы пра сучасных паляўнічых-зьбіральнікаў Афрыкі ці Паўднёвай Амэрыкі, то першае, што зьвяртае на сябе ўвагу, — гэта іх падцягнутасьць і зграбнасьць, лёгкасьць рухаў і грацыя, што асабліва прыкметна ў параўнаньні з жыхарамі разьвітых краінаў, шматлікія зь якіх пакутуюць на атлусьценьне. А калі прааналізаваць захворваньні тых і іншых, то высьветліцца, што яны таксама вельмі моцна адрозьніваюцца.

Так, паляўнічыя-зьбіральнікі жывуць менш, яны пакутуюць ад інфэкцый і паразытаў, у іх грамадстве высокі ўзровень гвалту і дзіцячай сьмяротнасьці. Але ў іх вельмі рэдка сустракаюцца іншыя хваробы, якія атрымалі назву «хваробы цывілізацыі»: атлусьценьне, дэпрэсія, бессань, алергіі і аўтаімунныя захворваньні, цукровы дыябэт, артэрыяльная гіпэртэнзія, некаторыя віды раку, акнэ, гемарой, карыес, сындром полікістозных яечнікаў, запоры, плоскаступнёвасьць, болі ў сьпіне, артрыты, эндамэтрыёз, сындром раздражнёнага кішачніка, фібраміялгія, пяточная шпора, рэфлюксная хвароба, жоўцекамянёвая хвароба і шэраг іншых захворваньняў.

У гэтым разьдзеле мы з вамі разьбяром, як лад жыцьця ўплывае на разьвіцьцё захворваньняў і асноўныя прычыны сучасных захворваньняў. Гэта дазволіць зразумець, наколькі эфэктыўным у іх перадухіленьні і лячэньні можа быць зьмена ладу жыцьця: харчаваньня, руху, узроўню стрэсу, колькасьці сьвятла, асяродзьдзя і да т. п. У разьвіцьці,

напрыклад, артэрыяльнай гіпэртэнзіі ўдзельнічаюць некалькі кантраляваных фактараў ладу жыцьця: высокі ўзровень інсуліну, высокі ўзровень спажываньня солі (большая затрымка вадкасьці), хранічны стрэс, дэфіцыт рухальнай актыўнасьці (вядзе да зьніжэньня выпрацоўкі сасудапашыральнага аксіду азоту).

Пры немэдыкамэнтозным лячэньні цукровага дыябэту 2 тыпу абмежаваньне калярыйнасьці і нескладаныя фізычныя практыкаваньні ўсяго за 1 год вывелі ва ўстойлівую рэмісію 61% пацыентаў. У іншым дасьледаваньні навукоўцы папрасілі аўстралійскіх абарыгенаў з цукровым дыябэтам перайсьці на лад жыцьця і харчаваньне іх продкаў, і літаральна за 7 тыдняў большасьць сымптомаў дыябэту зьнікла.

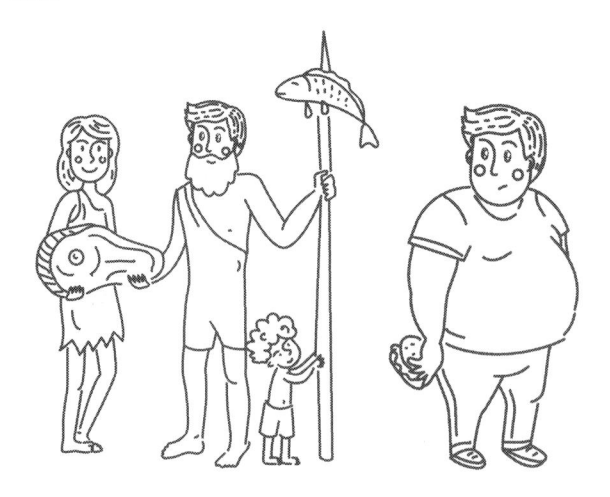

За сотні гадоў мы прыйшлі ад голаду і інфэкцыяў да багатага харчаваньня і стэрыльнай чысьціні, але сталі пакутаваць на «хваробы цывілізацыі», якія рэдкія ў паляўнічых-зьбіральнікаў сучаснай Афрыкі і Паўднёвай Амэрыкі, але часта сустракаюцца ў прадстаўнікоў «цывілізаванага сьвету». Так, мы жывём больш, але й больш пакутуем ад розных неінфэкцыйных захворваньняў, што значна пагаршаюць якасьць нашага паўсядзённага жыцьця.

Паводле розных ацэнак, 90–100 тысячаў гадоў прадстаўнікі віду Homo sapiens вялі лад жыцьця паляўнічых-зьбіральнікаў, і толькі апошнія 5–6 тысячаў гадоў пачала разьвівацца цывілізацыя. Нашы гены прыстасаваліся да пэўнага асяродзьдзя, мы да яго былі цалкам адаптаваны. Пры рэзкіх зьменах узьнікае неадпаведнасьць генаў і асяродзьдзя, нашыя гены не пасьпяваюць пераладавацца так хутка. Спрабуючы прыстасавацца да незвычайнага асяродзьдзя, арганізм шкодзіць сабе: нават адаптыўныя рэакцыі могуць аказацца разбуральнымі, а цела і розум проста не пасьпяваюць за зьменамі.

Навакольнае асяродзьдзе пасылае нашаму целу шматлікія біялягічна важныя сыгналы. Зьмена асьветленасьці, колькасьць бактэрыяў, пагрозы і стрэс, ваганьні каларыйнасьці, тэмпэратура паветра, погляды навакольных — усё гэта ўплывае на тонкую настройку і рэгуляцыю нэрвовай, эндакрыннай ды імуннай сыстэмаў арганізму. Многія «паляпшэньні» сучаснасьці ігнаруюць нашу біялёгію: традыцыйна «хацелі як лепей, атрымалася як заўсёды». Цеплавы камфорт перакідаецца прыгнётам спаленьня тлушчу, перагрузка інфармацыяй і задавальненьнямі вядзе да дэпрэсіі, яркае сьвятло ў любы час соднят разбурае сон. Усё гэта прыводзіць да зьніжэньня запасаў здароўя і павышэньня рызыкі захворваньняў. **Занадта шмат сьвятла, занадта шмат ежы, занадта шмат канапаў, занадта шмат працы — шкодна, таму хваробы цывілізацыі часта называюць і «хваробамі багацьця».**

Дэзадаптацыя

Дзіўна, але прычыны многіх сёньняшніх захворваньняў у мінулым былі эвалюцыйнымі адаптацыямі, што дапамагалі выжыць. Схільнасьць пераядаць цукар дапамагала нам зьесьці лішак садавіны і назапасіць тлушч, каб перажыць зіму, а цяпер прыводзіць да дыябэту і атлусьценьня. Стрэсавае павышэньне ўзроўню глюкозы і тлушчаў у крыві сілкавала нашы цягліцы, калі мы ўцякалі ад небясьпекі, а цяпер выклікае атэрасклероз. Тыя гены, якія дапамагалі нам змагацца з інфэкцыямі і паразытамі, узмацняючы запаленчую рэакцыю, прыводзяць да росту аўтаімунных і алергічных захворваньняў. Высокі ўзровень нявызначанасьці і стрэсу сёньня вядзе да таго, што мы пачынаем есьці больш і выбіраем ежу з больш высокай каларыйнай шчыльнасьцю, але гэта не дапамагае нам выжыць. **Тое, што працавала ў мінулым, сёньня аказваецца проста шкодным. Мы можам прыстасавацца да чаго заўгодна, але якую цану мы заплацім за адаптацыю?**

Тэорыя эвалюцыйнай неадпаведнасьці пацьвярджае, што многія нашы рэакцыі выпрацаваліся для адпаведнасьці іншаму асяродзьдзю, у якім мы эвалюцыянавалі. Наш мозг і цела не прызначаныя для доўгага сядзеньня перад экранам, для сацыяльнай ізаляцыі, для перагрузкі ежай, для хранічнага стрэсу. Мэханізмы канфлікту «гены / асяродзьдзе» аднолькавыя для любых хваробаў цывілізацыі, таму ўсе яны вылечваюцца ў межах адзінага падыходу. Да іх адносяцца ішэмічная хвароба сэрца, цукровы дыябэт 2 тыпу, атэрасклероз, гіпэртанія, інфаркты, інсульты, дэпрэсія, акнэ, гемарой, некаторыя пухліны, алергіі і аўтаімунныя захворваньні, бессань, астэахандроз, атлусьценьне і інш.

Напрыклад, у мовах шматлікіх плямёнаў паляўнічых-зьбіральнікаў нават адсутнічаюць словы, якія абазначаюць бессань, а падлеткі ніколі не сутыкаліся з акнэ. Але варта перайсьці на заходні стыль харчаваньня, як тут жа зьяўляюцца высыпаньні. Гэтыя хваробы дрэнна паддаюцца мэдыкамэнтознаму лячэньню. Сучасная мэдыцына не імкнецца вылечыць дыябэт 2 тыпу або гіпэртэнзію, а можа толькі «кантраляваць іх». Пры атлусьценьні мэдыкамэнтозны эфект вельмі нязначны: напрыклад, за год лячэньня такімі прэпаратамі, як арлістат, страта вагі склала ўсяго 2,9 кг, сібутрамін — 4,7 кг. Пры гэтым

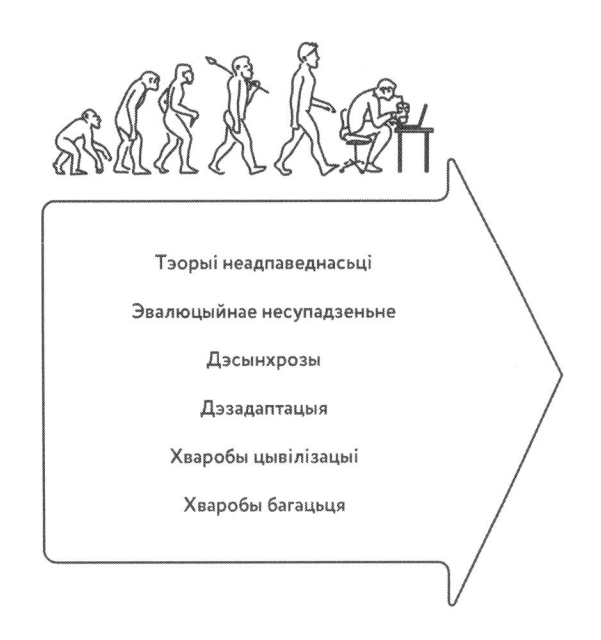

- Тэорыі неадпаведнасьці
- Эвалюцыйнае несупадзеньне
- Дэсынхрозы
- Дэзадаптацыя
- Хваробы цывілізацыі
- Хваробы багацьця

у «прэпаратаў ад пахуданьня» ёсьць сур'ёзныя пабочныя эфэкты і сындром адмены. Але ж, проста зьмяніўшы лад жыцьця, чалавек можа спакойна губляць 0,5–1 кг у тыдзень.

Хваробы цывілізацыі забіваюць даволі павольна, але зьвязаныя з заўчасным старэньнем, таму пагаршэньне здароўя прыводзіць да скарачэньня «маладога» часу жыцьця. Выяўляючы такія захворваньні на ранніх стадыях, можна запаволіць іх прагрэсаваньне, на позьніх жа стадыях зьмена ладу жыцьця ўжо не такая эфэктыўная.

Нэалітычная рэвалюцыя

Першым прыкметным зьмяненьнем ладу жыцьця была нэалітычная рэвалюцыя (пачатак каля 9 тыс. гадоў да н. э.), калі людзі перайшлі ад палявання і зьбіральніцтва да сельскай гаспадаркі. Гэты пераход ужо адбіўся ў генах: людзі навучыліся спажываць малако, у шматлікіх народаў павялічылася колькасьць копіяў фэрмэнту амілазы, што адказвае за страваваньне вугляводаў. Нягледзячы на тое, што нэалітычная рэвалюцыя прывяла да ўзьнікненьня першых цывілізацыяў, яе ўплыў на здароўе быў неадназначны.

Пры раставаньні ледавікоў у Альпах знайшлі цела чалавека, якое добра захавалася. На- *вукоўцы высьветлілі, што ён загінуў каля пяці тысячаў гадоў таму, і далі імя яму Эт-* *цы. Вывучэньне Этцы паказала, што ўжо тады людзі жылі далёка ня ў райскай гармоніі з прыродай. У яго былі паразытарныя інфэкцыі, якія ўзьнікаюць пры вядзеньні сельскай гаспадаркі, падвышанае ўтрыманьне мыш'яку і медзі ў тканках як наступства заняткаў мэталургіяй, прыкметы атэрасклерозу і артрыту ў 45 гадоў, а таксама прыкметы гвалту — зажылыя пераломы, наканечнік стрэлы ў плячы, сьляды крыві іншых людзей на калчане са стрэламі.*

Скучанасьць у больш буйных паселішчах, сумеснае пражываньне з жывёламі, залежнасьць ад ураджаю, аднастайнасьць харчаваньня — усё гэта прывяло да таго, што здароўе людзей пагоршылася. Прыручэньне жывёлаў было прагрэсіўным крокам, але ад жывёлаў да нас перайшло мноства інфэкцый: адзёр, дыфтэрыя, грып. У нашы дні пашырэньне гаспадарчых тэрыторый таксама павялічвае рызыку такіх пераходаў, як і ў выпадку каранавіруснай інфэкцыі. Высокая шчыльнасьць насельніцтва добрая тым, што спрыяе гандлю і разьвіцьцю культуры, але рызыка яе ў тым, што яна зьяўляецца асяродзьдзем для распаўсюду эпідэміяў. А вось ва ўмовах нізкай шчыльнасьці насельніцтва эпідэміі проста немагчымыя.

Земляробы пачалі хварэць на карыес, у іх стаў часьцей зьяўляцца дэфіцыт жалеза, зьнізілася спажываньне бялковай ежы. Расслаеньне прывяло да таго, што пэўныя сацыяльныя пласты пачалі пакутваць ад «хваробаў багацьця»: атлусьценьне, атэрасклероз, сардэчна-сасудзістыя хваробы зьяўляюцца ў жрацоў і багатых людзей. Працаваць даводзілася больш, чым пры ранейшым ладзе жыцьця, што відаць з пашкоджаньняў хрыбта: калі паляўнічы-зьбіральнік жыў ва ўмовах адноснага багацьця, дзе ён працаваў ня больш за 4 гадзіны, фэрмэр працаваў нашмат больш, а рабочы індустрыяльнай эры — больш за 10–12 гадзінаў.

За апошнія некалькі тысячаў гадоў паменшыўся сярэдні рост людзей і аб'ём галаўнога мозгу. Мяркуючы па касьцяных парэштках, у раньніх фэрмэраў паменшылася і працягласьць жыцьця.

! Ёсьць вэрсія, што пераход да сельскай гаспадаркі быў прымусовы, а ня добраахвотны. Прынамсі, сучасныя плямёны ня вельмі імкнуцца «цывілізавацца». Шмат хто ў біблейскай гісторыі выгнаньня з Раю — «У поце твару твайго будзеш есьці хлеб» — бачаць водгульле гісторыі аб пераходзе да сельскай гаспадаркі.

Лад жыцьця — гэта суплёт розных складнікаў, і асобныя яго кампанэнты ўносяць свой уклад у разьвіцьцё хваробаў цывілізацыі. Напрыклад, калі ўзяць артэрыяльную гіпэртэнзію, то яе рызыка павялічваецца пры высокім спажываньні солі (а наш арганізм адаптаваны, хутчэй, да дэфіцыту натрыю, чым да лішку, затрымка натрыю павялічвае ціск), пры высокім узроўні хранічнага стрэсу, нізкай рухальнай актыўнасьці, калі ў сасудах выпрацоўваецца менш сасудапашыральнага рэчыва аксіду азоту. Гэтыя фактары могуць спалучацца: так, пры высокім узроўні стрэсу чалавек менш рухаецца і есьць больш паўфабрыкатаў.

Першая эпідэміялягічная рэвалюцыя

Эпідэміялягічны пераход — гэта рэзкае зьніжэньне колькасьці сьмерцяў ад эпідэмій, голаду, інфэкцыяў і атручэньняў, зьніжэньне дзіцячай сьмяротнасьці. Прычынамі сьмерці становяцца ўнутраныя, «дэгенэратыўныя», то бок хваробы, зьвязаныя са старэньнем, або прычыны, зьвязаныя з самім чалавекам, напрыклад траўмы ці суіцыд.

З канца XVIII стагодзьдзя ў Эўропе ўпершыню за тысячу гадоў пачаўся рост сярэдняй працягласьці жыцьця — яна перавысіла 40 гадоў. Магчыма, гэта было зьвязана з сацыяльнымі зьменамі — распадам фэадальнага грамадзтва, паступовым зьяўленьнем сярэдняга класа і фармаваньнем грамадзкіх інстытутаў, якія ставілі здароўе насельніцтва ў прыярытэт. Паляпшэньне санітарных умоваў і якасьці харчаваньня, рост прыбыткаў, павышэньне ўзроўню адукацыі, разуменьне прычынаў узьнікненьня інфэкцыяў ды іх прафілактыкі — усе гэтыя фактары адыгралі сваю важную ролю. Адкрыцьцё сульфаніламідаў і антыбіётыкаў дазваляла ўзяць пад кантроль лячэньне сухотаў. На рубяжы XIX–XX стагодзьдзяў сярэдняя працягласьць жыцьця перавысіла 60 гадоў.

Другая эпідэміялягічная рэвалюцыя

Аднак у 50–60-х гадах мінулага стагодзьдзя намецілася запаволеньне росту працягласьці жыцьця, а ў некаторых краінах назіраўся рост сьмяротнасьці ад сардэчна-сасудзістых хваробаў. Новы этап зьніжэньня сьмяротнасьці быў зьвязаны з заўважным павелічэньнем выдаткаў на сыстэму аховы здароўя. Узмацнілася ахова навакольнага асяродзьдзя, кантроль бясьпекі на вытворчасьці, распаўсюдзіліся дыспансэрызацыя і прапаганда здаровага ладу жыцьця. Узровень дабрабыту людзей падвышаўся, здаровы лад жыцьця стаў модным. У канцы 60-х — пачатку 70-х адбыўся новы ўсплёск паляпшэньня жыцьця і паказьнікаў здароўя.

На жаль, пры моцных крызісах можа адбывацца і адваротны эпідэміялягічны пераход: рост сьмяротнасьці, павелічэньне колькасьці інфэкцыяў, зьніжэньне працягласьці жыцьця. Асабліва яскрава гэта выявілася, напрыклад, у 90-я гады ў шматлікіх постсавецкіх краінах.

На этапе другой эпідэміялягічнай рэвалюцыі галоўная задача мэдыцыны — падоўжыць жыцьцё і абараніць ад передухільных захворваньняў. Чаргою ідуць сардэчна-сасудзістыя захворваньні (ССЗ), затым пухліны, затым нэўрадэгенэратыўныя хваробы. У сьвеце цяпер менавіта ССЗ — галоўны чыньнік інваліднасьці і сьмяротнасьці, і гэта можна эфэктыўна зьмяншаць ранняй дыягностыкай, ужо наяўнымі ў арсэнале мэдыцыны сродкамі, а таксама зьменай ладу жыцьця. Важным застанецца і зьніжэньне сьмяротнасьці ад вонкавых прычынаў сьмерці, сюды адносяцца аварыі, траўмы, суіцыды, атручэньні, перадазіроўка наркотыкамі і да т. п.

У нашыя дні гэта вядучая прычына сьмерці ва ўзросьце да 35 гадоў.

! **У разьвітых краінах з высокім узроўнем даходу асноўнай прычынай сьмерці становяцца анкалягічныя захворваньні, а не сардэчна-сасудзістыя, як было раней. Пры гэтым працягласьць жыцьця павялічылася да 80 і больш гадоў.**

«Усе мы паміраем ад раку, але ня ўсе да яго дажываем», — ёсьць такі жарт у паталягаанатамаў. Цяпер мы назіраем фундаментальны зрух у лячэньні анкалягічных захворваньняў, асновы якога закладзеныя дастаткова даўно ў выглядзе праграм фінансаваньня навуковых дасьледаваньняў: зьяўляюцца новыя мэтады імунатэрапіі, да кожнай пухліны распрацоўваецца індывідуальны падыход з генатыпаваньнем. У бліжэйшыя гады мы чакаем прагрэс у лячэньні ўсё новых відаў раку.

Але, пераадолеўшы гэтыя сьмяротныя захворваньні, важна захоўваць ясны розум, энэргічнасьць і жаданьне жыць да канца сваіх дзён. Вырашаць пытаньні менавіта здаровага даўгалецьця, бо павелічэньне працягласьці жыцьця прыводзіць да павелічэньня пэрыяду хваробаў. На жаль, посьпех у лячэньні нэўрадэгенэратыўных захворваньняў пакуль больш чым сьціплы: апошнім часам правалілася вялікая колькасьць патэнцыйных прэпаратаў ад хваробы Альцгаймэра. Аднак зьмена ладу жыцьця дазваляе істотна паўплываць на перадухіленьне і запаволіць разьвіцьцё нэўрадэгенэратыўных захворваньняў.

Для мяне асабіста гэта вельмі актуальная тэма: генэтычны тэст паказаў, што я носьбіт мутацыі і схільны да ўзьнікненьня хваробы Альцгаймэра.

Трэцяя эпідэміялягічная рэвалюцыя

Як жартуюць мае калегі: «Здароўе — гэта магчымасьць памерці самым павольным з усіх спосабаў». Узроставыя дэгенэратыўныя захворваньні можна ўявіць у выглядзе зьедлівага дыму, тады як крыніцай яго зьяўляецца полымя — старэньне.

Ня мае сэнсу разганяць дым, мяняць мадэлі рэсьпіратараў або затрымліваць паветра — сьмерць непазьбежная. У навуковых колах ужо зьявілася разуменьне і ўпэўненасьць у тым, што менавіта старэньне — корань усіх узроставых хваробаў. Ня мае сэнсу лячыць іх паасобку, таму важна сфакусавацца на самай галоўнай задачы — барацьбе са старэньнем.

Старэньне — такі ж фізыялягічны мэханізм, як і ўсе астатнія, таму нам варта перастаць адчуваць трапятаньне і містычную пакору перад гэтым працэсам, трэ ўкладваць сродкі ў фундамэнтальныя навукі для вывучэньня мэтабалічных, гарманальных, генэтычных, малекулярных заканамернасьцяў старэньня.

Навука старэньня атрымлівае вельмі мала фінансаваньня ў параўнаньні зь іншымі галінамі. Людзі паводзяцца так, як быццам жывуць вечна, а старэць і паміраць будзе нехта іншы, але не яны. Ёсьць у гэтым, магчыма, і матэрыяльныя аспэкты: «Для фармы anti-age лекі як электрамабіль для нафтавікоў». Бо эфэктыўная антыўзроставая тэрапія зробіць непатрэбнымі большасьць прэпаратаў для лячэньня шматлікіх захворваньняў. Скажыце сабе, маўляў, жыву не чацьверты дзясятак, а ўсяго толькі першую сотню!

Пытаньні і заданьні

1. На што цяпер хварэюць і ад чаго паміраюць людзі ў вашым асяродзьдзі?

2. Якіх хваробаў вы асьцерагаецеся больш за ўсё?

3. Як бы вы хацелі пачувацца ў старасьці?

2. Эвалюцыя і здароўе

«Нішто ў біялёгіі ня мае сэнсу, апроч як у сьвятле эвалюцыі», — заўважыў генэтык-эвалюцыяніст Феадосій Дабржанскі. Я люблю разблытваць складаныя эвалюцыйныя мэханізмы, бо яны могуць шмат расказаць пра тое, чаму мы сябе паводзім і адчуваем сёньня менавіта так, а не інакш. Многія асаблівасьці нашых паводзінаў эвалюцыйна абумоўленыя, а веданьне гэтага дапаможа нам лепей разумець сябе.

Калі мы глядзім у каламутную глыбіню гісторыі, можам убачыць два супярэчлівыя погляды. З аднаго боку, ёсьць вэрсія аб тым, як моцна мардаваліся й пакутавалі нашыя продкі паляўнічыя-зьбіральнікі ў каменным веку, як, ледзь дасягнуўшы палавой сталасьці, гінулі ад драпежнікаў ці інфэкцыі, а ўсё сваё нядоўгае жыцьцё праводзілі ў цяжкай працы. Іншы погляд кажа пра «залатое стагодзьдзе», калі нашы продкі жылі ў асяродзьдзі, цалкам адптаваным пад іх гены. Качавы лад жыцьця і багацьце рэсурсаў дазвалялі паляўнічым-зьбіральнікам працаваць некалькі гадзінаў у дзень, хоць з разьвіцьцём нашай цывілізацыі мы сталі працаваць усё больш. Вонкавы выгляд сучасных паляўнічых-зьбіральнікаў, худых і мускулістых, кажа на іх карысьць, у параўнаньні са слабымі і поўнымі жыхарамі мэгаполісаў.

Зьвесткі аб працягласьці жыцьця і прычынах сьмерці людзей у розныя гістарычныя часы дакладна ўстанавіць немагчыма, у кожным выпадку сярэдняя працягласьць жыцьця была невысокай — як праз высокую дзіцячую сьмяротнасьць, так і з прычыны міжпляменных сутыкненьняў. У каменным веку ўзровень агрэсіі быў, імаверна, вельмі высокі. Нам можа здавацца, што мы жывём у небясьпечны час, але сьвет становіцца ўсё больш цывілізаваным, ды й злачыннасьць у апошнія дзесяцігодзьдзі зьмяншаецца. А бо ў паляўнічых-зьбіральнікаў гвалтоўная сьмерць была адной з самых распаўсюджаных, плямёны ўвесь час ваявалі між сабою.

Нават у нашы дні ў індзейцаў янамама ў Амазоніі ад міжпляменных звадак гіне каля трацiны маладых мужчынаў, прычым гэтая схільнасьць «бі чужых» назіраецца ўжо на працягу некалькіх пакаленьняў.

Цана адаптацыі

Культурныя зьмены ў гісторыі нашай цывілізацыі суправаджаліся драматычнай зьменай і здароўя, і вонкавага выгляду людзей. Напрыклад, засяляючы паўночныя тэрыторыі, людзі сутыкнуліся з дэфіцытам вітаміну D. Пад узьдзеяньнем натуральнага адбору перавагу атрымалі сьветлыя адценьні скуры, якія дазвалялі забясьпечваць аптымальны ўзровень гэтага вітаміну і пры меншай сонечнай актыўнасьці.

Саграваючыся ў зямлянках і дамах агменем без вывадной трубы, нашы продкі дыхалі вялікай колькасьцю дыму, што вельмі шкодна ўплывала на здароўе, павялічваючы рызыку хваробаў сэрца і раку лёгкіх. Магчыма, гэта прыносіла шкоду яшчэ большую, чым паветра сучасных загазаваных гарадоў.

Працягласьць жыцьця людзей шмат у чым павялічылася дзякуючы чыстай вадзе і якаснай ежы ў дастатковай колькасьці. Цяпер усё радзей можна сутыкнуцца з дэфіцытам калёрыяў, але пры гэтым разнастайнасьць нашай ежы значна зьнізілася. Большасьць людзей есьць меней за 20 тыпаў ежы і часьцей за ўсё ў рафінаваным выглядзе: з пшаніцы, соі, мяса і рысу. Для параўнаньня — старажытныя елі абсалютна ўсё, і гэта было каля 1000 найменьняў расліннай і жывёльнай ежы. Бывае так, што занадта «правільны» лад жыцьця можа прывесьці да фармаваньня сур'ёзных дэфіцытаў. Напрыклад, адмаўляючыся ад гатовай ежы, солі, морапрадуктаў, можна атрымаць дэфіцыт ёду, калі жывеш у раёнах зь яго нізкім утрыманьнем.

Занадта чыста

Чысьціня выратавала нас ад шматлікіх інфэкцыяў, але павялічыла колькасьць алергій і аўтаімунных захворваньняў. Чым чысьцейшае асяродзьдзе, чым актыўнейшае ўжываньне антыбіётыкаў, тым меншая разнастайнасьць мікрафлёры кішачніка, што правакуе мноства парушэньняў здароўя. Рост гэтых захворваньняў настолькі вялікі, што гаворка ідзе ўжо пра эпідэмію аўтаімунных захворваньняў. Сучасны жыхар страціў ужо палову відаў мікробаў, пры гэтым нарастае прапорцыя шкодных і зьмяншаецца частка карысных бактэрыяў.

Было больш:

- Сем'яў
- Фізычнае актыўнасьці розных відаў
- Знаходжаньня на сонцы
- Разнастайнасьці мікрабіёму, бактэрыяльнае нагрузкі
- Цэльнае бялковае й расьліннае ежы
- Холаду

Стала больш:

- Самоты
- Калярыйнасьці харчаваньня
- Узроўню стрэсу
- Хатняга камфорту, начнога й вечаровага сьвятла
- Цукру, рафінаваных вугляводаў

Мала руху

З кожным дзесяцігодзьдзем мы ўсё меней рухаемся, а разьвіцьцё службы дастаавак робіць выйсьце з дому зусім не абавязковым. Доля фізычнае працы сёньня ўпала з 94 адсоткаў да 4 адсоткаў.

Калі мы параўнаем чалавека з племя хадза, што жыве ў Танзаніі, зь любым гараджанінам, то хадза ў 14 раз больш рухаецца, прычым гаворка ідзе пра паўсядзённыя актыўнасьці: хада, зьмена паставы, сядзеньне на кукішках, а не на крэсьле, і да т. п. Такая рухальная актыўнасьць у першую чаргу важная для сардэчна-сасудзістага здароўя: любы рух спрыяе выпрацоўцы аксіду азоту, які зьніжае ціск і важны для нашых сасудаў і сэрца. У племені хадза пажылыя людзі з артэрыяльным ціскам 160 і вышэй зьяўляюцца рэдкасьцю. А менавіта гіпэртэнзія запускае шматлікія іншыя хваробы сэрца.

Частай праблемай зьяўляюцца і хваробы «недавыкарыстаньня», такія як астэапароз, які сустракаецца ў кожнай трэцяй жанчыны пасьля 50 гадоў. Калі мы маем мала фізычнае актыўнасьці, то і маса касьцей у нас меншая. Тыя людзі, якія меней рухаюцца, ужо ў дзяцінстве маюць меншую цяглічную масу, якая пры старэньні пачынае памяншацца, ведучы да астэапарозу і яго наступстваў, такім як пераломы шыйкі сьцягна, кампрэсійныя пераломы хрыбта.

Да ліку хваробаў недакарыстаньня адносіцца і саркапэнія (страта цяглічнай масы), якая пачынаецца ўжо з 30 гадоў, а таксама плоскаступнёвасьць (наступства нашэньня нязручнага абутку і дэфармацыі стопаў), парушэньне прыкусу (дэфіцыт цьвёрдай ежы, занадта мяккая ежа). А вось жаваньне спрыяе і падтрыманьню здароўя зубоў, і разьвіцьцю больш актыўнай мімікі. Таксама частай праблемай зьяўляюцца болі ў паясьніцы. Працяглае сядзеньне вядзе да паслабленьня цягліцаў сьпіны, скарачэньню паясьнічнай цягліцы і да гіпэрлардозу. Слабая паясьніца можа пашкодзіцца нават ад невялікай нагрузкі.

Тыя людзі, у каго дастаткова фізычнае актыўнасьці, нашмат радзей сутыкаюцца з праблемай боляў у сьпіне. У некаторых маіх кліентаў пазьбяганьне паясьнічнага болю ледзь не асноўная матывацыя да заняткаў спортам. Хранічны стрэс таксама можа выклікаць цяглічную напругу і павялічыць рызыку траўмаў, таму й псыхасацыяльныя чыньнікі павялічваюць рызыку боляў у паясьніцы.

Болей стрэсу

У нас стала больш даступнай інфармацыі, больш магчымасьцяў, больш мабільнасьці — і гэта выдатна. Але разам з тым узрасьлі інфармацыйная перагрузка, стрэс, нявызначанасьць. Хуткасьць зьменаў у сьвеце такая высокая, што псыхіка чалавека не пасьпявае адаптавацца. Стала менш вострага стрэсу, але нашмат больш дэпрэсій. Ды і ў цэлым становіцца занадта шмат усяго: калёраў, стымуляцыі, шуму, сьвятла, якія зьбіваюць нашыя ўнутраныя гадзіньнікі. Наўрад ці рэгулярнае начное няспаньне было папулярнае пры адсутнасьці электрычнага асьвятленьня.

Болей нявызначанасьці

Ранейшыя каштоўнасьці, традыцыі, сацыяльныя інстытуты старэюць і перастаюць задавальняць людзей. Старыя ўстаноўкі разбураныя, а новых матывацыяў пакуль ня створана, што вядзе да крызісу сэнсу. Кагосьці падтрымлівае вера ў бога, якая зьяўляецца свайго кшталту абаронай, памяншаючы імавернасьць дэпрэсіі. Тым ня менш кожны чалавек у нашым цывілізаваным сьвеце стаіць перад задачай усьведамленьня і стварэньня сваёй ідэнтычнасьці. Сем'і распадаюцца, усё больш людзей жывуць самотна, а частата асабістых кантактаў памяншаецца. **Усё гэта ўзмацняе разьяднанасьць, сацыяльную ізаляцыю і павялічвае рызыкі для здароўя.**

Эфэкт бабулі

Дасьледаваньне мэтрычных кніг дазволіла матэматычна давесьці «правіла бабулі». Пажылыя жанчыны атульваюць клопатам уласных унукаў, пакуль іх дзеці занятыя сваімі справамі. А значыць, дапамагаюць нейкім сваім генам зацьвердзіцца ў наступным пакаленьні. Калі ёсьць магчымасьць «пакінуць дзіця на бабулю», можна нарадзіць і другое, і трэцяе. А мэнапаўза патрэбная для таго, каб прымірыць эвалюцыйна-генэтычныя інтарэсы розных бацькоўскіх пакаленьняў. Высокая працягласьць жыцьця жанчынаў пасьля мэнапаўзы замацавалася генэтычна, каб падоўжыць жыцьцё ўсім нам. Устаноўлена, што наяўнасьць бабулі па кудзелі скарачае рызыку дзіцячай сьмяротнасьці напалову. Акрамя таго, дзеці, зь якімі займаліся бабулі, стабільна дэманструюць лепшыя паказьнікі разумовага разьвіцьця.

Пытаньні і заданьні

1. Ці карыстаецеся вы антыбактэрыйным мылам? Ці выкарыстоўваеце сродкі дэзынфэкцыі для ўборкі і мыцьця?
2. Ці пачалі вы карыстацца службамі дастаўкі замест паходу ў краму?
3. Пагаварыце са сваімі бацькамі, бабулямі і дзядулямі пра стрэс, рух, ежу, чысьціню ў іх час і параўнайце з сучаснасьцю.

3. Як хваробы багатых сталі хваробамі бедных

Даўно заўважана, што пэўны лад жыцьця зьвязаны са здароўем і з тым, на што хварэюць людзі. З нарастаньнем няроўнасьці ў грамадзтве зьявіліся «хваробы багатых» і «хваробы бедных». А рэзкія зьмены ў культуры здароўя за апошнія дзесяцігодзьдзі прывялі да таго, што «багатыя» і «бедныя» памяняліся месцамі: цяпер ужо бедныя людзі пераважна маюць «хваробы багатых». Гучыць заблытана? Давайце разьбяром гэта на прыкладах.

Атлусьценьне

Такім чынам, заможныя людзі са старажытных часоў мелі доступ да лішку ежы, прычым да найболей каларыйнай ежы: болей тлушчу, мёду, алькаголю, мяса, мукі. Пры гэтым яны мала рухаліся, праводзячы шмат часу ў закрытых памяшканьнях. Гучыць падобна да жыцьця сучаснага чалавека? Нядзіўна, што ў такіх людзей часьцей разьвіваліся такія вядомыя нам захворваньні «ладу жыцьця». На тле нездаровага харчаваньня, маларухомасьці, нястрыманасьці гэтыя хваробы ўзьнікалі і тысячы, і сотні гадоў таму.

Дасьледаваньне мумii старажытнаэгіпецкай царыцы Хатшэпсут паказала, што яна хварэла на дыябэт, у яе было выразнае атлусьценьне, а таксама моцны карыес, які ўскладніўся зубным абсцэсам. Зрэшты, і тады, і цяпер атлусьценьне спрабавалі схаваць, статуі й выявы царыцы паказваюць нам яе досыць падцягнутай. Адыліж пасьля 30 гадоў кіраваньня фараон павінен быў кожныя тры гады па коле абабягаць свой палац, паказваючы сілу і здольнасьць кіраваць далей!

«Патураць целу, даваць яму лішняе, звыш таго, што яму трэба, — вялікая памылка ўжо таму, што ад раскошнага жыцьця не дадаецца, а памяншаецца задавальненьне ад ежы, адпачынку, ад сну, ад адзеньня, ад памяшканьня. Стаў есьці лішняе, салодкае, не прагаладаўшыся, разладжваецца страўнік, і няма ахвоты да ежы і задавальненьняў.

Стаў езьдзіць там, дзе мог пешшу прайсьці, звык да мяккай пасьцелі, да далікатнай, салодкай ежы, да раскошнага ўбранства ў доме, звык прымушаць рабіць іншых, што сам можаш зрабіць, — і няма радасьці адпачынку пасьля працы, цяпла пасьля холаду, няма моцнага сну і ўсё больш аслабляеш сябе і не дадаеш, а зьмяншаеш радасьці і спакою і свабоды», — вялікі клясік Леў Талстой ведаў, пра што кажа, пішучы ў 1910 годзе свой «Шлях жыцьця».

! **Многія «хваробы цывілізацыі», распаўсюджаныя сёньня, — алергіі, атлусьценьне, дыябэт, дэпрэсія, — у старажытнасьці былі толькі ў некаторых людзей з высокім сацыяльным статусам, прыбыткам і адпаведным няўстрыманым ладам жыцьця.**

Некаторымі хваробамі нават ганарыліся, лічачы іх прыкметай вытанчанасьці. Так, падагру называлі «хваробай каралёў», бо толькі багатым людзям была даступная вялікая колькасьць бялковай ежы і алькаголю на працягу доўгага часу ў спалучэньні з маларухомым ладам жыцьця.

Атлусьценьне лічылася сымбалем статусу, некаторыя плямёны спэцыяльна адкормлівалі дзяўчат, каб пасьпяхова выдаць іх замуж. І калі раней нявесты ад'ядаліся перад вясельлем, каб зрабіць уражаньне, сёньня яны худнеюць роўна дзеля гэтага ж. У мінулым людзі выраблялі фігуркі вельмі поўных жанчынаў як магчымы аб'ект пакланеньня, а цяпер залішняя вага выклікае не захапленьне, а шкадаваньне. У наш час у бедных краінах атлусьценьне сустракаецца часьцей сярод заможных людзей, а вось у багатых краінах — сярод бедных, бо людзі з высокім статусам і прыбыткам маюць час, сродкі і жаданьне займацца сваім здароўем.

Цяпер траціна жыхароў плянэты пакутуе ад лішняй вагі. Атлусьценьне павышае рызыку дыябэту, сардэчна-сасудзістых захворваньняў, многіх відаў раку і карочыць жыцьцё ў сярэднім на 5–15 гадоў. Кожная пятая сьмерць у сьвеце адбываецца з прычыны залішняй вагі.

Псыхічныя разлады

Старажытнагрэцкі філёзаф Арыстотэль задаваў пытаньне: «Чаму людзі, якія зьзялі талентам у галіне філязофіі, або ў кіраваньні дзяржавай, або ў паэтычнай творчасьці, або ў занятках мастацтвам, — чаму ўсе яны, відаць, былі мэлянхолікамі?» Геракл, які шанаваўся ў старажытных грэкаў і як герой, і як бог, пакутаваў на «разьліцьцё чорнай жоўці» — а менавіта на мэлянхолію.

«Багаты ангелец ад нуды падарожнічае, ад нуды робіцца паляўнічым, ад нуды матае, ад нуды жэніцца, ад нуды страляецца», — так апісваў у канцы XVIII стагодзьдзя ў «Лістах рускага падарожніка» Мікалай Карамзін цэнтар спліну й мэлянхоліі — Брытанскую імпэрыю.

Эпідэмія роспачы і безнадзейнасьці

У наш час павелічэньне сацыяльнай няроўнасьці, зьніжэньне заробкаў, павелічэньне стрэсу суправаджаюцца і стратай сацыяльнай падтрымкі ад сваякоў і сяброў, нарастаньнем ізаляцыі, крызісам каштоўнасьцяў і сэнсаў. Гэта прыводзіць да росту колькасьці суіцыдаў, колькасьці сьмерцяў ад перадазіроўкі наркотыкамі, алькаголем. У наш час ад самагубстваў гіне больш людзей, чым ад войнаў, забойстваў, тэрактаў разам узятых. У постсавецкіх краінах узровень суіцыду ў тры разы вышэйшы за сусьветны. Перадазіроўка наркотыкамі ў ЗША забірае больш жыцьцяў, чым аўтакатастрофы. Маладыя людзі часьцей гінуць ад суіцыду, алькагольнай хваробы печані і перадазіроўкі, і гэта вядзе да прыкметнага павелічэньня сьмяротнасьці.

Эпідэмія залежнасьцяў

Людзі з даўніх часоў зь цікаўнасьцю цягнуліся да рэчываў, якія зьмяняюць стан сьвядомасьці. Расьліны ўтрымліваюць псыхаактыўныя рэчывы ў невялікіх колькасьцях і не выклікаюць моцнай залежнасьці. Але ўсё зьмянілася ў апошняе стагодзьдзе, калі стала магчыма вырабляць магутныя наркотыкі ў высокіх канцэнтрацыях і выкарыстоўваць іх нутрывенна. Сталі таннымі й даступнымі і «легальныя» наркотыкі, такія як нікатын і алькаголь. Шырока распаўсюдзіліся казіно, латарэі, што выклікаюць залежнасьць, стала больш бясплатнага порна.

Празьмернасьць стымуляцыі можа выклікаць залежнасьці і прыводзіць да парушэньня рэгуляцыі дафамінавых рэцэптараў. Занадта моцная стымуляцыя вядзе да разьвіцьця **«сындрому дэфіцыту задаволенасьці»**, калі чалавек страчвае здольнасьць атрымліваць задавальненьне ад паўсядзённых рэчаў і змушаны зьвяртацца да звышстымулаў. Напрыклад, ёсьць вялікая розьніца паміж эратычнымі фантазіямі ды інтэрнэт-порна ў высокім разрозьненьні. Чым болей вы глядзіце порна, тым мацней абясцэньваеце партнёра, меней атрымліваеце задавальненьня ад «нармальнага» сэксу, павялічваецца рызыка эрэктыльнай дысфункцыі.

Распаўсюджваньне наркотыкаў набывае характар эпідэміі, усё больш дзяцей уцягваюцца ў залежнасьць. З 2000 па 2015 год колькасьць сьмерцяў, зьвязаных з наркотыкамі, вырасла на 60 %. Пры гэтым эфэктыўнасьць лячэньня наркаманіі вельмі нізкая, каля 5 %. Наркаманы зьдзяйсьняюць велізарную колькасьць злачынстваў, уцягваюць у наркаспажываньне іншых людзей. Сусьветны наркатрафік перавышае 800 мільярдаў даляраў, і траціна гэтай сумы ідзе на подкуп чыноўнікаў і паліцыі. Падзел на «лёгкія» і «цяжкія» наркотыкі такі ж падманлівы, як «лёгкія» і «цяжкія» цыгарэты, бо 80 % цяжкіх наркаманаў пачыналі менавіта зь «лёгкіх» наркотыкаў. Многія лекавыя сродкі могуць быць наўмысна выкарыстаны як наркотыкі, што прыводзіць да разбуральных наступстваў, як было падчас «апіятнай катастрофы» ў ЗША.

Адыктыўная дэфармацыя асобы

Наркаманія найбольш небясьпечная таму, што разбурае асобу. Напрыклад, какаін можа выклікаць устойлівую дэфармацыю («рубец асобы») нават за некалькі месяцаў прымяненьня, хутчэй, чым любыя іншыя віды наркотыкаў. У адрозьненьне ад іншых сымптомаў залежнасьці, зьмены асобы могуць быць незваротнымі або цяжказваротнымі. Асноўныя прыкметы наркатычнай дэфармацыі асобы: непазьбежнае фармаваньне дэпрэсіі, зьбядненьне спэктру эмацыйных рэакцыяў, страта здольнасьці адрозьніваць дэталі, пастаянныя перапады настрою, ілжывае адчуваньне ўласнае велічы, самаўпэўненасьць, нахабства. Людзі атрымліваюць «здольнасьць» вельмі пераканаўча хлусіць (эмацыйнае прытупленьне робіць хлусьню больш пераканаўчай), падае крытычнае стаўленьне да свайго стану, часта нават без ужываньня захоўваюцца ідэі перасьледу, значна зьніжаюцца маральна-этычныя нормы і правілы.

Алькагалізм

Нядаўна на кансультацыі я пачуў дзіўнае пытаньне: «Скажыце, ці абавязкова піць віно, а то я ад яго ня вельмі добра пачуваюся». Высьветлілася, што для многіх людзей, якія цікавяцца здароўем, келіх віна практычна прыраўняўся да мэдытацыі або прысяданьняў, а адмова ад яго бачыцца нейкім нездаровым рашэньнем. Нехта тлумачыць гэта карыснымі рэсвэратролам (антыаксыдант — заўв.) у складзе, хтосьці — «антыстрэсавымі малымі дозамі» і да т. п. Навуковыя дасьледаваньні паказваюць, што, незалежна ад прычыны сьмерці, верагоднасьць сьмерці залежыць ад выпітага алькаголю. Сувязь, вядома, нелінейная, але жыцьцё скарачаецца нават пры мінімальным узроўні спажываньня — менш за 100 мл сьпірту (то бок менш чым бутэлька віна ў тыдзень). Такое мінімальнае спажываньне скарачае жыцьцё на паўгода к 40 гадам, а пры ўзроўні спажываньня вышэй за 350 мл сьпірту — на пяць гадоў.

! **Нягледзячы на некаторыя факты так званага «пазітыўнага ўплыву» алькаголю на арганізм, няма навуковых зьвестак аб яго станоўчым узьдзеяньні ў доўгатэрміновай пэрспэктыве.**

Для любога шкоднага фактару існуюць дзьве групы рызыкаў: дэтэрмінаваныя (залежныя ад дозы) і стахастычныя (бяз дозавага парога). У аснове прыведзеных навуковых «бясьпечных» дозаў алькаголю — яго ўзьдзеяньне на печань. Тут усё зразумела: чым больш п'е чалавек, тым горш ягонай печані. Але існуе мноства станаў і сытуацый, калі нават малыя дозы маюць вялікае значэньне. Сюды ўваходзяць сацыяльныя рызыкі, траўмы, заганы разьвіцьця плода і рызыкі павышэньня імавернасьці іншых захворваньняў (дэпрэсія, шызафрэнія, рак, парушэньне рытму сэрца і інш.). Праўда ў тым, што алькаголь можа прычыніць шкоду мноствам разнастайных спосабаў, бо існуе 30 захворваньняў, якія выклікаюцца выключна алькаголем, і 200 хваробаў, узьнікненьню якіх ён актыўна спрыяе.

Алькаголь нават у малых дозах павялічвае рызыку разьвіцьця раку: навукова даведзена яго ўзаемасувязь з ракам ротавай поласьці, носа, гартані, стрававода, тоўстай кішкі, печані і малочнай залозы ў жанчынаў. Для гэтага дастаткова аднаго келіха віна ў дзень. У цэлым ад 5 да 10 % ракавых захворваньняў могуць быць зьвязаныя з ужываньнем алькаголю, а паменшэньне яго спажываньня можа зьменшыць рызыку іх узьнікненьня. Ужываньне нават 10 грамаў сьпірту павялічвае рызыку парушэньня рытму сэрца.

Алькаголь — гэта адзіны наркотык, шкода ад якога для навакольных нават вышэйшая, чым для самых пітакоў, зь ім часьцей за ўсё зьвязаныя рызыкоўныя і крымінальныя паводзіны. Нават малыя дозы алькаголю прыгнятаюць работу вышэйшых цэнтраў кары галаўнога мозгу, што зьмяншае самакантроль і крытычнасьць. Так, у стане алькагольнага ап'яненьня ўчыняецца больш за 80 адсоткаў забойстваў, выпадкаў цяжкіх цялесных пашкоджаньняў, згвалтаваньняў. Няма ніводнага ўнікальнага карыснага эфэкту этылавага сьпірту, акрамя яго ўнівэрсальнага разбуральнага дзеяньня.

Алергія

Алергія першапачаткова таксама лічылася хваробай элітаў. Брытанскі лекар сэр Марэл Макензі ў канцы XIX стагодзьдзя пісаў, што алергія — гэта «нагода для гонару, бо сянны катар паказвае на перавагу ва ўзроўні культуры і цывілізацыі ў параўнаньні з народамі, якім пашанцавала менш». Гэтая хвароба лічылася «моднай» і ў сялянаў не назіралася.

Лекары тлумачылі алергію падвышанай «вытанчанасьцю, адчувальнасьцю, адукаванасьцю» і рэкамэндавалі для прафілактыкі выкарыстоўваць какаін і тытунь у спалучэньні з горнымі курортамі ці сонечнымі марскімі выспамі (**не спрабуйце паўтарыць прынамсі першы «сьмяротны» нумар гэтай праграмы!**).

Наогул магчымасьці весьці нездаровы лад жыцьця лічылася прэстыжнай. Хадзіць пешшу!? Не, гэта — прыкмета нізкага статусу. Таму арыстакратаў у розных культурах насілі на насілках або ў адмысловых паланкінах. Крэсла для рымлян — гэта паказьнік статусу: раб заўсёды насіў за чыноўнікам складанае, багата ўпрыгожанае крэсла. Рознага кшталь-

ту наркотыкі ды іншыя злоўжываньні ў мінулым таксама былі прывілеем заможных людзей. У сучасным сьвеце схільнасьць курыць, піць і ўжываць дакладна ня будзе прыкметай статутнасьці, хутчэй наадварот.

Хваробы праз дэфіцыт сонечнага сьвятла

Загарэлы колер скуры лічыўся непрывабным, бо казаў пра тое, што чалавек працуе ў полі. У тых, на каго працавалі і хто меў магчымасьць праводзіць больш часу ў памяшканьні, скура была бялейшая. Таму ў самых розных краінах жанчыны хаваліся ад сонца, выходзілі на вуліцу з парасонамі і выкарыстоўвалі для адбельваньня небясьпечныя касмэтычныя сродкі, напрыклад валавяныя бялілы. Цяпер у краінах Захаду ў модзе ўмераны загар — прыкмета таго, што вам ня трэба сядзець у офісе ўвесь час і ў вас ёсьць магчымасьць адпачываць і прымаць сонечныя ванны. З пункту гледжаньня здароўя, вядома, карысна часьцей бываць на сонцы.

Пытаньні і заданьні

1. Хто зь людзей вакол вас часьцей пакутуе на атлусьценьне? Што ў іх агульнага?

2. Параўнайце лад жыцьця людзей з высокім і нізкім узроўнем даходу ў вашым асяродзьдзі. Якія асноўныя адрозьненьні ў захворваньнях?

3. Ці шмат сярод вашых знаёмых людзей з алергіямі? На што часьцей бывае алергія?

4. Ежа багатых і бедных

Цукар і мучныя вырабы

Сёньня багатыя і адукаваныя людзі ядуць мала цукру і мучнога, шмат гародніны, больш цэльнай ежы. А малазабясьпечаныя ядуць шмат цукру, паўфабрыкатаў, мучнога і мала гародніны.

Спачатку многія высокакалярыйныя і ў выніку небясьпечныя для здароўя прадукты былі даступныя толькі заможным людзям. Напрыклад, у мінулым прасеяная белая мука, больш шкодная для здароўя, была па кішэні адно багацеям. Звычайныя людзі елі муку грубага памолу зь вялікай колькасьцю клятчаткі.

Цукар да XVI стагодзьдзя каштаваў вельмі дорага, у XVIII стагодзьдзі яго спажывалі ня больш за кіляграм на чалавека ў год. Цяпер яго ядуць у 50 разоў больш, прычым перадусім тыя людзі, хто харчуецца таннымі паўфабрыкатамі і ў цэлым нездаровай ежай.

«Дыеты для бедных»

Гістарычна многія дыеты, якія паказалі сваю карысьць для здароўя ў навуковых дасьледаваньнях — напрыклад, міжземнаморская (крыцкая) або акінаўская дыета, — на паверку аказваюцца «дыетамі бедных». Недахоп прадуктаў харчаваньня «прымушаў» сялянаў уключаць у рацыён вялікую разнастайнасьць расьлінных і жывёльных прадуктаў.

Напрыклад, у крыцкай дыеце прысутнічае вялікая колькасьць зеляніны: на гэтай грэцкай выспе гародніны ядуць у некалькі разоў больш, чым у кантынэнтальнай Эўропе. А вось чырвонага мяса — менш, бо мясцовыя жыхары строга трымаюць праваслаўныя пасты, якія могуць складаць ад 180 да 200 дзён у годзе. Вінаградныя смаўжы ўвайшлі ў француская кухню з часоў стогадовай вайны, калі сяляне елі што заўгодна, каб не памерці з голаду. А цяпер гэтая страва лічыцца далікатэсам.

Травы

Расьлінныя спэцыі карысныя, таму што памяншаюць колькасьць зьедзенага падчас прыёму ежы, добрыя для мікрафлёры, запавольваюць глікацыю, абараняюць прадукты пры тэрмічнай апрацоўцы, паляпшаюць ліпідны профіль, зьніжаюць актыўнасьць некаторых аксыдазаў (акісьляльных фэрмэнтаў) у арганізьме чалавека і да т. п. Цікава, што даданьне спэцый можа на 20 % зьменшыць уздым інсуліну пасьля прыёму ежы.

Магчыма, «французскі парадокс» — нізкае захворваньне сардэчна-сасудзістымі хваробамі і нізкая сьмяротнасьць пры высокім спажываньні тлушчаў — зьвязаны з актыўным ужываньнем спэцый, а не віна: у дзвюх чайных лыжках праванскіх траваў антыаксыдантаў больш, чым у 140 мл чырвонага віна або 40 грамах горкай чакаляды.

Запомніце гэтыя назвы: размарын, базілік, чабор, шалвея, перцавая мята, арэгана, сатурэя садовая, маяран. І выкарыстоўвайце гэтыя травы пры гатаваньні. Сярод маіх асабістых фаварытаў цяпер размарын і арэгана. Іх плюс у тым, што яны выдатна спалучаюцца з усімі прадуктамі, няхай гэта будзе мяса, морапрадукты, гародніна ці салаты. Дадаваць можна сухую сумесь або папярэдне замочаную ў аліўкавым алеі духмяную зеляніну.

Морапрадукты

«Вустрыцы і галеча, падобна, заўсёды ідуць рука аб руку», — пісаў у свой час ангельскі раманіст Чарлз Дыкенс. Рыбакі называлі лобстараў «прусакамі мора» і нават выкідвалі іх, калі яны перапаўнялі сеткі й перашкаджалі лавіць рыбу. Тыя, у каго бракавала грошай на мяса, надавалі шмат увагі дарам мора, а ў далёкім мінулым дыета нашых прамых продкаў утрымлівала мноства морапрадуктаў, рыбы, водарасьцяў.

Некаторыя палеаантраполагі бачаць у морапрадуктах ключ да эвалюцыі мозгу: рэчывы — ад ёду да Амега-3 кіслотаў, якія зьмяшчаюцца ў іх у высокіх канцэнтрацыях, — аказалі стымулюючае ўзьдзеяньне на разьвіцьцё мозгу. Цяпер большасьць эфэктыўных дыетаў утрымліваюць морапрадукты.

! Дасьледаваньні паказваюць, што морапрадукты перадухіляюць разьвіцьцё хваробы Альцгаймэра, страту слыху, павялічваюць інтэлект, захоўваюць жаночае і мужчынскае здароўе, спрыяюць зачацьцю і да т. п. Для дасягненьня эфэкту дастаткова ўмеранага даданьня морапрадуктаў і рыбы.

Важна: асобныя дабаўкі Амега-3 ня могуць параўнацца з эфэктыўнасьцю суцэльнага прадукту для прафіляктыкі Альцгаймэра. Бо рыба і морапрадукты — гэта ня толькі тлустыя кіслоты, але яшчэ і шэраг найкаштоўнейшых злучэньняў. Адна порцыя рыбы на тыдзень нават у пажылым узросьце можа аддаліць наступленьне дэмэнцыі і хваробы Альцгаймэра, нават генэтычна дэтэрмінаванай. Але лепш, вядома, есьці рыбу часьцей, чым раз на тыдзень.

Гавораць, Джакама Казанова раніцай зьядаў да 50 вустрыцаў. А акрамя гэтага — шмат крабаў, крэветак, рыбы. Ці павялічвала гэта ягоныя шанцы на пасьпяховы сэкс? Верагодна, так.

Паводле дасьледаваньня, праведзенага ў Гарвардзкім унівэрсытэце, партнёры, якія спажываюць восем і больш порцыяў морапрадуктаў на месяц, мелі сэкс на 22 % часьцей за астатніх. Калі ж яны зьядалі сваю порцыю разам, то імавернасьць сэксу ў гэты дзень павялічвалася на 39 % у параўнаньні з тымі, хто ня еў морапрадукты і рыбу. Карыснае такое харчаваньне і для рэпрадуктыўнага здароўя: імавернасьць зачацьця ў тых пар, хто еў дзьве і больш порцыі марской рыбы, складала 92 % супраць 79 % у тых, хто еў меней рыбы.

Ужываньне морапрадуктаў паляпшае якасьць і колькасьць спэрмы, павялічвае колькасьць палавых актаў, авуляцыю, узровень тэстастэрону ды іншых гармонаў.

Такім чынам, лішак прадуктаў харчаваньня, гіпадынамія, стрэс, сядзячы лад жыцьця прыводзілі да таго, што ў заможных людзей разьвіваліся «хваробы цывілізацыі». Наадварот, пры адсутнасьці дастатковай колькасьці калярыйнай ежы беднякі былі вымушаныя ўключаць у свой рацыён шматлікія травы, гародніну, водарасьці, морапрадукты, шмат рухацца для таго, каб іх сабраць, і шмат часу праводзіць за працай на сонцы. Такі лад жыцьця аказваўся больш карысным для здароўя. У наш час, здаецца, усё зьмянілася.

Пытаньні і заданьні

1. Ці часта вы ясьце фастфуд і паўфабрыкаты?
2. Наколькі рэгулярна вы ясьце гародніну, зеляніну, рыбу, морапрадукты, ягады, грыбы, гарэхі?
3. Ці гатуеце вы сабе самі? Ці ўмееце вы гатаваць?

5. Шматгаловая гідра: мэтабалічны сындром

Другім подзьвігам Геракла была барацьба зь Лернэйскай гідрай — пачварай зь целам зьмяі і дзевяцьцю галовамі. Геракл зьбіваў галовы адна за адной, але на месцы кожнай зьбітай вырасталі дзьве новыя. Каб перамагчы, давалося пайсьці на хітрасьць — прыпальваць рану на месцы кожнай галавы. Вельмі часта такая шматгаловая гідра — гэта нашы праблемы са здароўем. Як толькі мы бярэмся вырашаць нешта адно, зьяўляюцца іншыя праблемы, вырашаем іх — вылезуць трэція. І здаецца, што гэтая бітва бясконцая. *Яна такая і будзе, калі мы будзем змагацца з наступствамі, а не з прычынамі. Змагайцеся за здароўе, а не з наступствамі хваробаў.*

Возьмем сярэднестатыстычнага мужчыну, звычайнага офіснага працаўніка. Тонкія ногі, круглявае брушка, шмат сядзячай працы, серыялаў, лежачы на канапе, макарона і пяльмені на ноч. Калі такі чалавек пойдзе рабіць разгорнутую дыягностыку свайго здароўя, то ён можа непрыемна зьдзівіцца.

Розныя спэцыялісты могуць знайсьці ў яго розныя хваробы. У тэрапэўта ён выявіць гіпэртэнзію і падвышаны халестэрын, у эндакрынолага — пераддыябэт або дыябэт, дэрматоляг паглядзіць на яго акнэ і выпіша чыстку альбо прэпарат, андроляг адзначыць нізкую якасьць спэрмаграмы, нізкі ўзровень тэстастэрону і страту лібіда, псыхоляг дыягнастуе дэпрэсію... Як у тым анэкдоце: часам дагляд вузкага спэцыяліста абмежаваны дыямэтрам трубкі, якую ён устаўляе ў вас.

З кожным днём у такога мужчыны зьмяншаецца ўзровень энэргіі. Яшчэ больш кавы? Акрамя дзённых праблемаў, цяпер і сон усё горшае, таму цяжэй сфакусавацца на працоўных задачах. Піць снатворнае? Ці прымаць іншыя меры? Кожнае лячэньне патрабуе і часу, і затратаў. Таму трэба падрыхтавацца прымаць таблеткі жменямі ці махнуць рукой, маўляў, усё і так занадта запушчана, ня трэба нават спрабаваць.

Гэтыя хваробы — проста розныя галовы адной гідры, імя якой — мэтабалічны сындром. Пры гэтай распаўсюджанай «хваробе цывілізацыі» могуць назірацца парушэньні з боку самых розных органаў і сыстэмаў, але ўсе яны маюць агульныя прычыны і адну схему разьвіцьця. Таму ў гэтым выпадку няма сэнсу ўздзейнічаць на іх вонкавыя праявы, трэба працаваць з глыбіннымі, базавымі прычынамі. Калі такому чалавеку трапіцца адмысловец, які падкажа, што трэба сыстэмна зьмяняць лад жыцьця, і чалавек адэкватна адрэагуе на такую рэкамэндацыю, большасьць праблемаў адпадуць самі па сабе, а жыцьцё пачне наладжвацца.

Як толькі вы мяняеце лад жыцьця — харчаваньне, рух, сон, колькасьць стрэсу, рэжым, — вы бачыце паляпшэньне здароўя ў многіх паказьніках, нават у тых, аб якіх і не задумваліся. Зьмяняеце дыету, каб палепшыць стан скуры? Палепшыцца страваваньне, павялічыцца энэргія. Пачалі бегаць, каб схуднець? Вы станеце стрэсаўстойлівей і будзеце лепш спаць. На клеткавым узроўні гэтыя зьмены злучаныя са зьменай шэрагу сыгнальных шляхоў, галоўным зь якіх зьяўляецца бялок mTOR, які кіруе мэтабалічнай актыўнасьцю клеткі.

mTOR

«Хваробы цывілізацыі» генэтычна выяўляюцца ў выглядзе гіпэрактыўнасьці малекулярнага комплексу mTOR. Гэтае злучэньне грае ключавую ролю ў рэгуляцыі клеткавага росту, як своеасаблівая «пэдаль газу» клеткі: з дапамогай mTOR клетка вызначае даступнасьць калёрыяў і рэгулюе актыўнасьць множства працэсаў. У норме mTOR мае хвалепадобную актыўнасьць, калі пэрыяды павышэньня яго актыўнасьці зьмяняюцца пэрыядамі зьніжэньня. Падчас актыўнага mTOR адбываецца сынтэз рэчываў і рост клеткі, падчас зьніжэньня актывуюцца працэсы аўтафагіі (натуральная рэгенэрацыя — заўв.) і аднаўленьня.

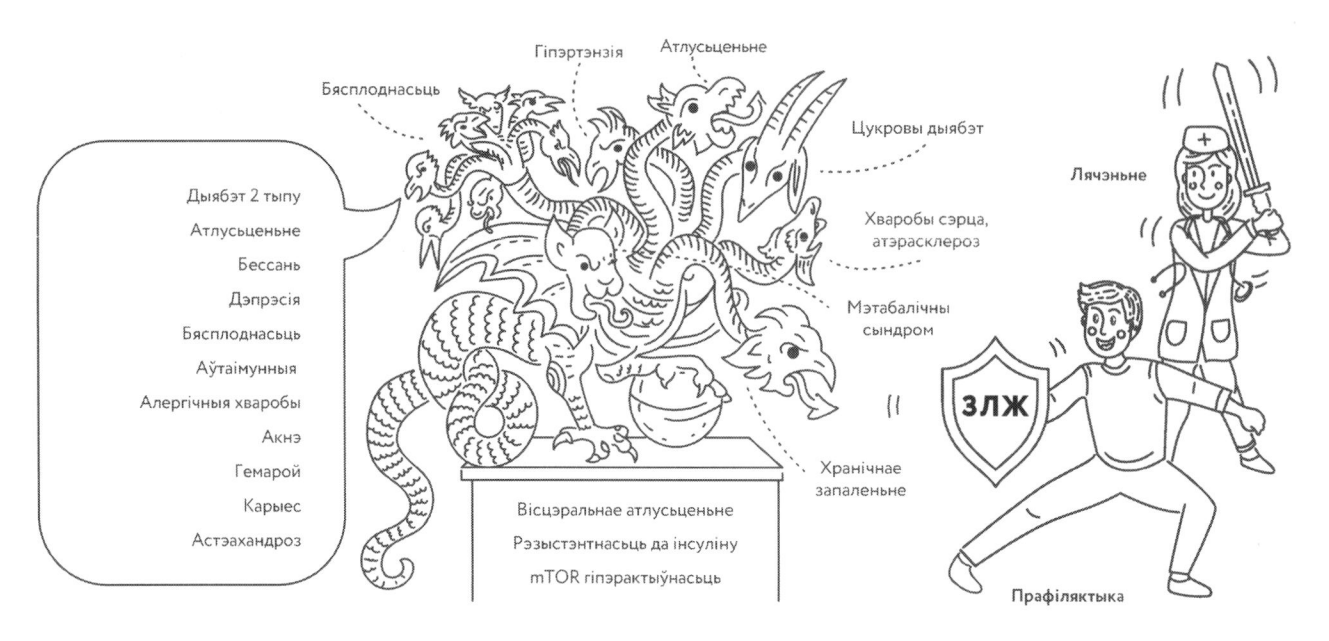

> **!** Залішняя актыўнасьць mTOR паскарае старэньне, парушае працу імунітэту, узмацняе сыстэмнае запаленьне, скарачае працягласьць жыцьця, паскарае рост пухлінаў, павялічвае рызыку нэўрадэгенэратыўных захворваньняў.

Нездаровае харчаваньне (пераяданьне, дробавае харчаваньне, высокая вугляводная нагрузка, лішак малака, мяса і цукру) у спалучэньні з гіпадынаміяй узмацняюць актыўнасьць mTOR. Некаторыя навукоўцы так і называюць «хваробы цывілізацыі» — mTOR-хваробы. Апроч іншага, перагрузка калёрыямі на клеткавым узроўні ўзмацняе сыстэмнае запаленьне.

У сучасным сьвеце мы актывуем mTOR пастаянна: часта ямо на працягу вялікіх прамежкаў часу, ужываем шмат ежы, што моцна падвышае актыўнасьць mTOR (багацьце мяса, цукру, малочнага, вугляводаў). Усё гэта павялічвае рызыку шматлікіх захворваньняў, ад аўтаімунных да сардэчна-сасудзістых, пухлінавых, нэўрадэгенэратыўных, паскарае старэньне. Мы быццам цісьнем на пэдаль газу занадта моцна, што зношвае наш «аўтамабіль» і неаптымальна спальвае бэнзін.

Усе стымулятары mTOR аўтаматычна павялічваюць актыўнасьць сымпатыйнай сыстэмы. Менавіта таму чалавек, які пачынае так часта есьці, першы час можа адчуць сябе «поўным сілаў», «актыўным», «зараджаным». Аднак высокая актыўнасьць сымпатыйнай сыстэмы можа ўзмацняць стрэс, падвышаць артэрыяльны ціск, павялічваць трывогу.

Для падтрыманьня аптымальнага здароўя варта чаргаваць пэрыяды паніжанай і падвышанай актыўнасьці mTOR. Калі мы зьніжаем актыўнасьць mTOR, нашыя клеткі пачынаюць працэс ачысткі, хуткасьць росту запавольваецца, адчувальнасьць клетак павялічваецца, арганізм можа зьнішчаць старыя і пашкоджаныя клеткі. Калі мы падвышаем актыўнасьць mTOR, то клеткі лепш аднаўляюцца, сінтэзуюць неабходныя ім бялкі. Самы просты спосаб зьменшыць актыўнасьць mTOR — ня есьці ў пэўныя інтэрвалы часу. Разнавіднасьці фастынгу (інтэрвальнае галаданьне — *заўв.*) Разгледжаныя ніжэй. Зьнізіць яго актыўнасьць можна таксама фізычнай актыўнасьцю, пры якой адбываецца выдатак калёрыяў.

5. ШМАТГАЛОВАЯ ГІДРА: МЭТАБАЛІЧНЫ СЫНДРОМ

Сярод «хуткіх» прадуктаў, максімальна стымулюючых mTOR, варта вылучыць бялковыя. Чым больш у іх мэтыяніну і BCAA амінакіслотаў (лейцын, валін, ізалейцын), тым мацнейшая актывацыя mTOR. Да гэтых прадуктаў таксама адносяцца малочныя і некаторыя расьлінныя бялкі — пшанічны і соевы. Вугляводы з высокай глікемічнай нагрузкай — цукар — таксама даюць гіпэрактывацыю mTOR. Чым часьцей вы ясьце, чым шырэйшае харчовае вакно, чым больш калёрыяў вы зьядаеце, чым больш названых прадуктаў спалучаецца разам (цукар + малочка + крухмал + мяса), тым мацнейшая стымуляцыя.

Дадатак BCAA, так папулярную сярод спартоўцаў, я ня раю для паўсядзённага ўжываньня.

«Павольныя» прадукты, такія як вугляводы зь нізкай глікемічнай нагрузкай (зеляніна, гародніна, асабліва сырыя) і тлушчы маюць самы слабы ўплыў на актывацыю mTOR. Рабіце пэрыядычна «павольныя» дні, абмяжоўвайце колькасьць «хуткіх» прадуктаў, не камбінуйце іх у адзін прыём ежы. Напрыклад, ежце мяса з гароднінай, а ня з рысам, дадавайце ў тварог ня цукар, а зеляніну.

! Калі больш нагрузкі, можна больш «хуткіх» прадуктаў, калі трэба адпачыць — больш «павольных».

Інсулінарэзістэнтнасьць

Малекулярныя парушэньні пры mTOR-гіпэрактывацыі выяўляюцца на гарманальным узроўні ў выглядзе інсуліна- і лептынарэзістэнтнасьці. Нават бессымптомная інсулінарэзістэнтнасьць у здаровых людзей павялічвае рызыку сьмяротнасьці. Першапачаткова інсулінарэзістэнтнасьць паўстала як прыстасавальная рэакцыя, якая дапамагае нам выжыць ва ўмовах недахопу ежы, а таксама абараніць важныя органы ад пашкоджаньня пры лішку нутрыентаў. Інсулінарэзістэнтнасьць у тлушчавай тканіцы і цяглі-цах дапамагае стварыць абарону росту арганізма, асабліва мозгу. Гэта важна для пубэр-татнага росту і цяжарнасьці, таму нядзіўна, што ў падлеткаў і цяжарных назіраецца фізыялягічная інсулінарэзістэнтнасьць. Таксама да фізыялягічнай адносіцца начная, нізкавугляводная і запаленчая інсулінарэзістэнтнасьць.

Але часьцей за ўсё інсулінарэзістэнтнасьць пры пераяданьні і гіпадынаміі шкодная для арганізма. Па меры яе разьвіцьця памяншаецца колькасьць рэцэптараў да інсуліну, што прымушае падстраўніцу (падстраўнікавую залозу) выпрацоўваць яшчэ больш інсуліну. Калі параўнаць нас і нашых бацькоў, то ў іх у нашыя гады быў прыкметна меншы ўзровень інсуліну ў крыві.

Пры пераяданьні арганізм перастае выкарыстоўваць глюкозу належным чынам, і ў крыві запасіцца яе лішак, які можа ня толькі пераўтварацца ў тлушч, але і пашкоджваць розныя органы-мішэні, ад мозгу да нырак. Так адаптыўны мэханізм становіцца разбуральным. Спрабуючы абараніць нас, наша цела шкодзіць нам.

Пры лептынарэзістэнтнасьці мозг перастае атрымліваць сыгналы аб тым, што пачуцьцё голаду задаволенае, а энэргіі ў арганізьме — дастаткова. Чалавек пачынае пераядаць, і ўсё яму здаецца мала, так фармуецца заганнае кола. Чым больш мы ямо, тым больш нам хочацца есьці.

Айсбэрг хваробы

«Айсбэрг хваробы» азначае наяўнасьць у многіх людзей даклінічных формаў хваробаў, якія ігнаруюць лекары. Вельмі часта захворваньне працякае ва ўтоеным выглядзе, бязь яркіх сымптомаў. Але адсутнасьць клінічных крытэрыяў захворваньня ня робіць яго бяскрыўдным.

Напрыклад, толькі ў 8% людзей, старэйшых за 18 гадоў, ёсьць цукровы дыябэт 2 тыпу, але пры гэтым ужо ў 15% людзей ёсьць парушэньні талерантнасьці да глюкозы, а ў 25% — прыкметна падвышаная сэкрэцыя інсуліну.

Калі ў чалавека з інсулінарэзістэнтнасьцю і не разьвіваецца дыябэт, у яго павялічваец-

8% цукровы дыябэт

15% парушэньне талерантнасьці да глюкозы

25% інсуліна-рэзістэнтнасьць

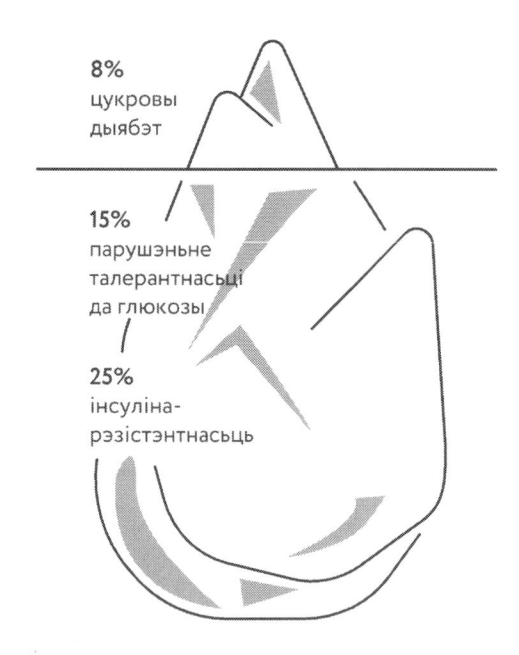

ца рызыка артэрыяльнай гіпэртэнзіі, хваробы Альцгаймэра, хваробаў сэрца, рака, памяншаецца працягласьць жыцьця. У здаровых людзей высокая інсулінарэзістэнтнасьць злучаная зь вялікімі рызыкамі для здароўя. *Страшная ня тая хвароба, якая бачная, а тая, якую мы ня бачым.*

Мэтабалічны сындром

Мэтабалічны сындром аб'ядноўвае вісцэральная атлусьценьне, гіпэртанію, цукровы дыябэт і шэраг лабараторных праяваў: парушэньне ўтрыманьня тлушчаў і глюкозы ў крыві, павышэньне ўзроўню мачавой кіслаты, павышэньне згусальнасьці крыві і да т. п. Часта ў лячэньні мэтабалічнага сындрому лекары спрабуюць узьдзейнічаць на такія фактары рызыкі, як высокі ўзровень трыгліцерыдаў, мачавой кіслаты, гомацыстэіну. Але барацьба з наступствамі мэтабалічнага сындрому безь ліквідацыі базавых прычынаў неэфэктыўная.

У дасьледаваньнях зьніжэньне павышанага гомацыстэіну, высокіх трыгліцерыдаў не зьніжае рызыкі сардэчна-сасудзістых захворваньняў, зьніжэньне высокага ўзроўню мачавой кіслаты алапурынолам (блякуе ўтварэньне мачавой кіслаты) не зьніжае рызыкі пашкоджаньня нырак і разьвіцьця хранічнай нырачнай недастатковасьці і сардэча-сасудзістых захворваньняў. Лячыць трэба чалавека, а не аналізы!

У ЗША сыстэма аховы здароўя выдаткоўвае 75% сваіх рэсурсаў на барацьбу з наступствамі мэтабалічнага сындрому. Многія захворваньні часта суправаджаюць мэтабалічны сындром, сярод іх — гіпэртрафія сэрца, апноэ, сындром полікістозных яечнікаў, астэапароз, алергіі і да т. п.

Фізычная актыўнасьць, нізкакалярыйная дыета, інтэрвальнае галаданьне, нізкі ўзровень інсуліну, зьніжэньне IGF-1, павышэньне адчувальнасьці да інсуліну — усе гэтыя працэсы так ці інакш накіраваныя на зьніжэньне актыўнасьці mTOR. Некаторыя прэпараты, якія дасьледуюць як герапратэктары — напрыклад, рапаміцын, — зьяўляюцца інгібітарамі mTOR.

Вісцэральнае атлусьценьне

Вісцэральнае атлусьценьне — аснова разьвіцьця мэтабалічнага сындрому. Гэта тлушч, які адкладаецца не ў падскурна-тлушчавай клятчатцы, а ў сальніку, печані, калясардэчнай сумцы, сасудах. Такі тлушч нашмат больш небясьпечны, чым падскурны, бо вылучае празапаленчыя малекулы. Вісцэральнае атлусьценьне можа сустракацца як у худых, так і ў поўных людзей, яго распаўсюджанасьць у насельніцтва можа дасягаць 50% і вышэй.

Пры мэтабалічным сындроме чалавек увесь час пачуваецца стомленым, зь нізкім узроўнем энэргіі і матывацыі. Сярод гарманальных парушэньняў моцна ўплываюць на самаадчуваньне павышэньне ўзроўню картызолу і норадрэналіну, у мужчынаў — зьніжэньне тэстастэрону і гармону росту, у жанчынаў — павышэньне тэстастэрону і андрастэндыёну. Чым шырэйшая талія ў мужчынаў, тым ніжэйшы ўзровень тэстастэрону. Часта ў зьніжэньні лібіда вінаваты не партнэр, а гарманальны дысбаланс.

> **Назапашваньне вісцэральнага тлушчу спрыяе свайго кшталту зьмене полу: у мужчынаў ён зьніжае тэстастэрон, у жанчынаў — павышае. Усё гэта вядзе да бясплоднасьці, зьніжэньня лібіда, эрэктыльнай дысфункцыі.**

Чым мацнейшыя праявы мэтабалічнага сындрому, тым вышэйшая рызыка дэпрэсіі і тым цяжэй яна працякае. Яшчэ адзін сымптом — увесь час падвышаная трывожнасьць. Трэба трывожыцца не аб праблемах, а аб тым, што вы пачалі занадта часта трывожыцца.

Пытаньні і заданьні

1. Колькі розных праблемаў са здароўем ёсьць у людзей, якіх вы ведаеце? Якія хваробы самыя частыя і як яны спалучаюцца адна з адной?

2. Ці заўважалі вы, як зьніжаецца лібіда, энэргічнасьць, калі ў чалавека зьяўляецца атлусьценьне ці іншыя захворваньні?

3. Паляпшэньне здароўя вядзе да паслабленьня ці зьнікненьня сымптомаў шматлікіх захворваньняў. Ці ведаеце вы людзей, хто, зьмяніўшы свой лад жыцьця, пазбавіўся адразу некалькіх праблемаў?

6. Аўтаімунныя і алергічныя захворваньні

Усё часьцей і часьцей кансультую людзей з алергіямі і аўтаімуннымі захворваньнямі. На жаль, іх прычыну пакуль немагчыма ліквідаваць, але можна заўважна зьменшыць рызыку іх разьвіцьця ў дзяцей. Як яны разьвіваюцца? У норме імунная сыстэма адрозьнівае «сваё» і «чужое», пры гэтым напад ідзе толькі на чужыя клеткі, а да сваіх тканак імунітэт мае талерантнасьць. Але з шэрагу прычынаў адбываецца збой, і імунітэт пашкоджвае свой арганізм. Цяпер 5–10 % насельніцтва пакутуе на аўтаімунныя і алергічныя захворваньні, у апошнія гады хуткасьць іх распаўсюджваньня павышаецца. Гэта тыповы прыклад «хваробаў цывілізацыі» — яны амаль не назіраюцца ў сучасных паляўнічых-зьбіральнікаў. Давайце разьбяромся, як дасягненьні цывілізацыі ў выглядзе рафінаваных прадуктаў, стэрыльнасьці і антыбіётыкаў могуць выклікаць хвалю новых хваробаў.

Гены

Існуе генэтычная схільнасьць да некаторых аўтаімунных захворваньняў. Імаверна, мацнейшы імунны адказ раней дапамагаў нашым продкам выжыць у змаганьні зь небясьпечнымі інфэкцыямі, але цяпер падвышаная баегатоўнасьць імунітэту шкодзіць нам жа самім. Напрыклад, схільнасьць да расьсеянага склерозу можа быць наступствам прыстасаваньня да барацьбы з малярыяй, а схільнасьць да хваробы Бехцерава — наступствам больш эфэктыўнай абароны ад вірусаў.

Мікрафлёра

Адно з самых вывучаных плямёнаў паляўнічых-зьбіральнікаў — племя хадза. У іх практычна няма аўтаімунных захворваньняў, затое ёсьць вельмі багатая мікрафлёра кішачніка. Магчыма, гэта зьвязана з адсутнасьцю стэрыльнасьці, магчыма, зь іх дыетай, у якой шмат ягадаў і караняплодаў. Да таго ж яны выкарыстоўваюць вельмі незвычайныя спосабы фэрмэнтацыі караняплодаў, каб зрабіць іх больш ядомымі — закопваюць у зямлю разам з калам жывёлаў. Гучыць ня надта апэтытна, затое ў хадза самая разнастайная мікрафлёра ў сьвеце, асабліва на тле вельмі беднай мікрафлёры жыхароў разьвітых краінаў.

Стэрыльнасьць

Залішняя чысьціня становіцца праблемай!? Як гэта? Дасьледаваньні паказваюць, што частата алергіяў і аўтаімунных захворваньняў нашмат радзей сустракаецца ў вёсках, у вялікіх сем'ях, пры частым кантаце з жывёламі. Напрыклад, чым больш у дзіцяці братоў ці сясьцёр, тым меншая ў яго рызыка алергічнага рыніту. З самага нараджэньня вучыцца ня толькі нашая нэрвовая сыстэма, але й імунная. Згодна з гігіенічнай тэорыяй імунітэту — чым вышэйшая нагрузка на імунную сыстэму ў раньнім дзяцінстве, тым лепей навучаецца імунітэт. І наадварот: у «паўстэрыльным асяродзьдзі» імунная сыстэма не атрымлівае «адукацыі», што вядзе да мноства праблемаў у дарослага чалавека. Імунітэту важная дастатковая нагрузка, якая забяспечваецца як вонкавымі мікраарганізмамі і вірусамі, так і нашай уласнай мікрафлёрай.

! Паступовае распаўсюджваньне мыйных, антыбактэрыйных сродкаў суправаджалася аднёчасовым павелічэньнем колькасьці аўтаімунных і алергічных захворваньняў.

«Новых сяброў набывай, ды старых не забывай»

Навукоўцы прапанавалі гіпотэзу «старых сяброў» — яна аб тым, што для высьпяваньня імунітэту карысныя не ўсялякія вірусы, бактэрыі і паразіты, а толькі тыя, зь якімі мы знаёмыя ўжо на працягу дзясяткаў тысячаў гадоў, то бок іх «чалавечыя» віды. Зь імі мы суіснуем у балансе, у іх нізкая патагеннасьць для чалавека. Гэта, напрыклад, хелікабактэр або вастрыцы. Звыклыя зь дзяцінства гострыя рэсьпіраторныя захворваньні (ГРЗ) дапамагаюць наладзіць імунную сыстэму, а вось новыя формы грыпу ці каранавірусу часта разбуральна ўзьдзейнічаюць на арганізм.

Тыя, хто перахварэў на ротавірусы ў дзяцінстве, маюць меншую рызыку захварэць на дыябэтам 1 тыпу. Пры гэтым памяншэньне колькасьці дзіцячых хваробаў у разьвітых краінах павялічыла частату бранхіяльнай астмы на 10%.

«Стэрыльны лад жыцьця» павялічвае імавернасьць хранічнага запаленьня, а гэта ў далейшым азначае высокую рызыку сардэчна-сасудзістых захворваньняў, дэмэнцыі, атлусьценьня. Трапляючы ў цела, вірусы, паразіты, бактэрыі разьвіваюць супрацьзапаленчыя сеткі і павялічваюць актыўнасьць Т-рэгулятараў. Т-рэгулятары — гэта імунныя клеткі, якія ўмеюць стрымліваць залішнюю запаленчую рэакцыю. Такім чынам, інфэкцыі вучаць імунітэт стрымліваць сваю павышаную рэактыўнасьць.

Вакно плястычнасьці. Калі дзіця заразіцца вірусам Эпштэйна-Бар (вірус герпэсу — заўв.) у два гады, то гэта зьніжае рызыку алергій, пасьля двух — ужо не. У тых, хто перахварэў на ахват да васьмі гадоў, скарачаецца імавернасьць астмы, пазьней — не. На працягу першых гадоў жыцьця імунная сыстэма дзіцяці праходзіць тонкую настройку, падвяргаючыся праграмаваньню пад узьдзеяньнем разнастайных антыгенаў. Вакно плястычнасьці закрываецца пасьля 5–8 гадоў. Таму бацькам важна не баяцца ўсіх бактэрыяў і вірусаў запар, а адрозьніваць адэкватную мікробную нагрузку на прыродзе ад сапраўды небясьпечных сытуацый, накшталт знаходжаньня ў шпіталі ці пры вялікай колькасьці людзей, у пэрыяд успышак інфэкцыйных захворваньняў.

Важныя разнастайнае харчаваньне сьвежай ежай, дастатковая колькасьць прэ- і прабіётыкаў, баўленьне часу на прыродзе, кантакт з аднагодкамі, гульні на прыродзе — у грязі і пяску, кантакт з хатнімі жывёламі, мінімальнае выкарыстаньне ў побыце антыбактэрыяльных сродкаў.

Нават шкодныя звычкі, кшталту цягаць «казяўкі» з носа або грызьці пазногці, зьніжаюць рызыку алергіяў. Але толькі ў дзяцінстве — зьвярніце, калі ласка, увагу.

Вядома, мы чакаем распрацоўку біяінжынэрных штамаў бактэрыяў і вірусаў, сумесь якіх зможа забясьпечыць правільнае «навучаньне» імунітэту без пабочных эфэктаў. А пакуль — ня будзьце, калі ласка, занадта стэрыльныя.

Харчаваньне

Харчаваньне — гэта ня толькі вага, яно ўплывае на мноства захворваньняў. Нездаровае харчаваньне правакуе і пагаршае плынь

6. АЎТАІМУННЫЯ І АЛЕРГІЧНЫЯ ЗАХВОРВАНЬНІ

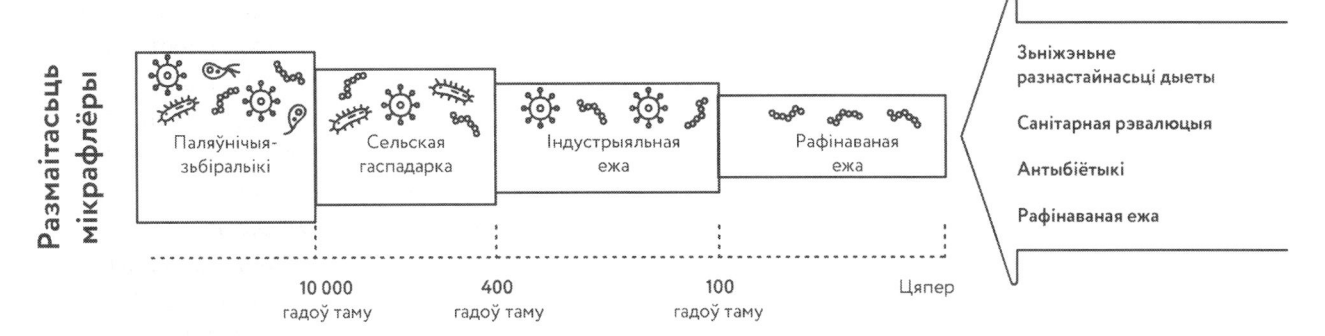

практычна ўсіх аўтаімунных захворваньняў. Чыньнікі рызыкі могуць быць самыя розныя: гіпэрактыўнасьць mTOR, лішак солі, парушэньне мікрафлёры кішачніка, хранічнае запаленьне, дэфіцыт сонечнага сьвятла і вітаміну D, якія могуць дзейнічаць сінэргічна. Дасьледаваньні паказваюць, што сярод прадуктаў, што павялічваюць рызыку расьсеянага склерозу, знаходзіцца празьмернае спажываньне малака і мяса, небясьпечны лішак тлушчу і калёрыяў. Такі ж патэрн характэрны і для рэўматоіднага артрыту. Клятчатка, Амега-3 тлустыя кіслоты і поліфэнолы прадказальна зьніжаюць рызыку гэтых захворваньняў.

! Шмат мяснога, малочнага, салодкага, мучнога 3–6 разоў на дзень, хай нават у невялікіх колькасьцях, крытычна падвышае гіпэрактыўнасьць малекулярнага комплексу mTOR.

Чым гэта небясьпечна для імуннай сыстэмы? Ёсьць Th-17 клеткі, якія стымулююць запаленчыя працэсы, а ёсьць Т-рэгулятары, якія кантралююць залішняе запаленьне, — пра іх мы казалі вышэй. Дык вось, навукова даведзена, што пастаянная актывацыя mTOR павялічвае выпрацоўку Th-17 і зьмяншае выпрацоўку Т-рэгулятараў. Акрамя, уласна, прадуктаў, важны, вядома, і рэжым харчаваньня: калі вы ясьце позна ўвечары і ўначы, то яшчэ больш узмацняеце выпрацоўку запаленчых клетак Th-17, вытворчасьць якіх узрастае ўначы і зьмяншаецца днём.

Добра сябе зарэкамэндавала інтэрвальнае галаданьне: фастынг зьніжае ўзровень гармону лептыну, які стымулюе размнажэньне супрацьзапаленчых Т-клетак. Але тут, як і ва ўсім, важны баланс. Калі значна зьменшыць колькасьць калёрыяў на працяглы тэрмін, то мы атрымаем прыгнёт імунітэту. Здароваму імунітэту патрэбная менавіта хвалепадобная актывацыя mTOR: пэрыядычнае ўжываньне «хуткай», mTOR-стымулёўнай ежы павінна чаргавацца з прамежкамі «павольнай» ежы зь нізкай колькасьцю амінакіслотаў і нізкай глікемічнай нагрузкай. Менавіта такая харчовая стратэгія аптымальная для разьвіцьця Т-рэгуляраў — імунных клетак, якія абараняюць нас ад аўтаімунных хваробаў.

Соль

Раней у нашым жыцьці было мала солі, таму ў арганізьме сфармаваліся сыстэмы, якія затрымліваюць натрый.

У сучасным сьвеце шмат таннай солі, мы сталі есьці нашмат больш натрыю і пры гэтым — менш калію, які маецца ў цэльнай расьліннай ежы, яго мы ня толькі не запасім, але і выводзім лішкі пры стрэсе.

Так соль стала адным з чыньнікаў рызыкі атлусьцення і мэтабалічнага сындрому, артэрыяльнай гіпэртэнзіі ды іншых захворваньняў. Больш высокая канцэнтрацыя натрыю зьяўляецца актыватарам імуннай сыстэмы, дэфіцыт жа натрыю можа аслабляць імунную сыстэму. У людзей канцэнтрацыя натрыю ў скуры ўзрастае як адказ на пагрозу бактэрыяльнага заражэньня. Верагодна, такая рэакцыя мела эвалюцыйнае значэньне.

Пры дасьледаваньні эфэктыўнасьці імуннага адказу ў мышэй аказалася, што «падсоленыя» макрафагі — клеткі, якія страваюць і выдаляюць з арганізма ўсё чужароднае, — больш ак-

тыўна зьнішчаюць бактэрыі, чым «абяссоленыя». Там, дзе ёсьць запаленьне, узровень натрыю ўзрастае.

Высакасолевая дыета павялічвае экспрэсію празапаленчых генаў у макрафагаў і стымулюе залішняе прадукаваньне TH17-клетак, што павышае рызыку аўтаімунных захворваньняў: лішак натрыю павышае рызыку захварэць на расьсеяны склероз, павялічвае колькасьць алергій, правакуе залішні рост бактэрыі хелікабактэр пілоры і стымулюе яе праракавы ўплыў.

Дэфіцыт сонечнага сьвятла

Калі гаворка заходзіць пра аўтаімунныя захворваньні, часта кажуць пра дэфіцыт вітаміну D. Сапраўды, малаrухомы лад жыцця вядзе да дэфіцыту сонечнага сьвятла, і гэты дэфіцыт павялічвае рызыку іх узьнікненьня. Невыпадкова большасьць аўтаімунных захворваньняў, напрыклад расьсеяны склероз, упершыню выяўляюцца менавіта ўзімку.

! **Існуе правіла 1000 гадзінаў: для здароўя на працягу году трэба быць на вуліцы каля трох гадзінаў на дзень.**

Гэта можа быць складана, калі вы не жывяце ў прыватным доме альбо вулічнае асяродзьдзе агрэсіўнае і небясьпечнае. Аднак ёсьць да чаго імкнуцца. Падрабязна пра карысьць сонца і абарону ад яго — у разьдзеле «Карыснае асяродзьдзе».

Пытаньні і заданьні

1. Ці шмат часу вы праводзілі ў дзяцінстве на вуліцы, зь дзецьмі, з жывёламі, на прыродзе? А як бавяць час вашыя дзеці?

2. Ці часта вы выкарыстоўваеце антыбіётыкі і ці заўсёды гэта абгрунтавана?

3. Колькі хвілінаў на дзень вы бываеце на сонцы?

7. Хранічнае запаленьне

Запаленьне — гэта комплексны адказ арганізма на пашкоджаньне, выкліканае рознымі чыньнікамі, ад траўмы да інфэкцыі. Вынікам гэтай рэакцыі становіцца ліквідацыя пашкоджаньня і аднаўленьне арганізма, што ідзе нам на карысьць. Аднак часта імунны адказ зацягваецца, тады гаворка ідзе пра хранічнае запаленьне. Хранічнае запаленьне наносіць сур'ёзную шкоду арганізму і павялічвае рызыку заўчаснага старэньня, раку, дыябэту, нэўрадэгенэратыўных захворваньняў ды іншых паталёгіяў.

Свой узровень запаленьня можна ацаніць па лабараторных тэстах, напрыклад здаўшы аналізы на такія маркеры, як С-рэактыўны бялок або ІЛ-6.

Калі моцная траўма ці інфэкцыя дае вострае запаленьне, якое, як полымя, загараецца і хутка згасае, то хранічнае запаленьне — гэта тленьне вугольля. У сучасным ладзе жыцця зьявілася шмат прычынаў хранічнага запаленьня. Узмацняе запаленьне нездаровае харчаваньне (ежа позна ўвечары, высокаглікемічныя вугляводы, перапрацаваная ежа, смажанае, вэнджанае, таксіны і да т. п.), недасып, недахоп або залішняя фізычная актыўнасьць, нізкая разнастайнасьць мікрафлёры, шкоднае асяродзьдзе (бруднае паветра, шум г. д.), стрэс, адзінота і адсутнасьць падтрымкі.

Узровень С-рэактыўнага бялку ў паляўнічых-зьбіральнікаў ніжэйшы, чым у жыхароў разьвітых краінаў. Дасьледаваньні на Філіпінах і ў Эквадоры паказваюць, што ўзровень С-рэактыўнага бялку прыкметна ніжэйшы, а ўзровень супрацьзапаленчага ІЛ-10 вышэйшы, чым у заходніх краінах, незалежна ад ІМЦ.

Чым меншая антыгенная нагрузка ў дзяцінстве, тым вышэйшы ўзровень СРБ у дарослых. Праблема сучаснага стэрыльнага сьвету заключаецца ў тым, што зьніжэньне колькасьці вонкавых інфэкцыяў і зьніжэньне ўнутранай разнастайнасьці мікрафлёры вядзе да ўзмацненьня празапаленчай рэакцыі. Уплываць на ўзровень запаленьня могуць самыя розныя аспекты жыцця, ад хранічных інфэкцыяў да псыхалягічнага стрэсу. Запаленьне ня толькі паскарае старэньне, але й павялічвае рызыку мноства захворваньняў як на лякальным узроўні (напрыклад, гастрыт, выкліканы хелікабактэрам у страўніку, павялічвае рызыку раку страўніка), так і на сыстэмным узроўні (рызыка сардэчна-сасудзістых захворваньняў, нэўрадэгенэратыўных і псыхічных захворваньняў), закранае самыя розныя сыстэмы органаў, напрыклад можа выклікаць анэмію пры нармальным спажываньні жалеза.

У людзей як істот сацыяльных стрэс таксама зьвязаны з актывацыяй імуннай сыстэмы. Таму чым меншы ўзровень сацыяльнай падтрымкі, тым вышэйшыя маркеры запаленьня. Больш высокі ўзровень сацыяльнай падтрымкі зьмяншае ўзровень запаленьня і рызыкі ня толькі дэпрэсіі, але й астмы, сардэчна-сасудзістых захворваньняў і інш. Некантраляваны стрэс павялічвае ўзровень ІЛ-6, і чым вышэйшы яго ўзровень, тым мацнейшая рызыка выгараньня.

Стрэс

Хранічны стрэс прыводзіць да актывізацыі стрэсавай вэгетатыўнай сыстэмы (сымпатаадрэналавай) і зьніжэньню працы антыстрэсавай (парасымпатыйнай) сыстэмы. Галоўным нэрвам парасымпатыйнай сыстэмы зьяўляецца вагус (блукальны нэрв), сярод функцый якога — кантроль сыстэмнага запаленьня. Высокі тонус вагусу важны для зьніжэньня запаленьня. Стымуляцыя вагусу і парасымпатыйнай сыстэмы зьніжае рызыку многіх захворваньняў, ад хваробы Паркінсана да дэпрэсіі і аўтаімунных хваробаў. Прэпараты, якія стымулююць парасымпатыйную сыстэму або блякуюць сымпатыйную, зьніжаюць выкід празапаленчых цытакінаў.

Розныя спосабы актывацыі вагусу разгледжаныя ў разьдзеле «Стрэсаўстойлівасьць».

Хранічнае запаленьне зьвязанае з павелічэньнем у крыві празапаленчых малекулаў, у тым ліку С-рэактыўнага бялку, ІЛ-6, ФНП, TNF, фібрынагену і шэрагу іншых маркераў. Запаленьне перабудоўвае працу клетак, выкарыстоўваючы празапаленчы рэгулятарны шлях NF-kB. Хранічнае запаленьне, як ір-

жа, праймае наша цела і падточвае здароўе. Ёсьць меркаваньне, што павелічэньне запаленьня шчыльна зьвязанае з працэсам старэньня (inflammaging). Больш актыўныя запаленчыя гены, больш высокія запаленчыя маркеры скарачаюць працягласьць жыцьця, а супрацьзапаленчыя рэчывы — павялічваюць. Клеткі арганізма, якія старэюць і перастаюць дзяліцца, могуць пачаць выпрацоўваць шмат празапаленчых малекулаў. Навукоўцы распрацоўваюць спосабы іх ліквідацыі або перапраграмаваньня.

Харчаваньне і атлусьценьне. Узмацняе запаленьне і рознае клеткавае «сьмецьце», клеткавыя і малекулярныя пашкоджаньні ў тканках у выніку, напрыклад, глікацыі (калі падвышаны ўзровень глюкозы ў крыві прымушае яе незваротна зьвязвацца з нашымі клеткамі) або ўтварэньня сшывак. Чым больш пашкоджаньняў, тым мацней мяняецца імунагеннасьць нашых тканак, што выклікае запаленчую рэакцыю арганізма. Папулярным робіцца бодыпазітыў у дачыненьні да лішняй вагі, калі людзі намаўляюць сябе, што гэта нармальна. Але ж лішні тлушч — гэта крыніца хранічнага запаленьня, і чалавек як быццам гарыць. Яго хочуць выратаваць, а ён кажа, што гэта не небясьпечна.

> ❗ Прадукты харчаваньня могуць валодаць як празапаленчымі, так і супрацьзапаленчымі ўласьцівасьцямі. Напрыклад, у ягадах і гародніне шмат прыродных саліцылатаў, якія зьніжаюць запаленьне гэтак жа, як зьніжаюць запаленьне і асьпірын, і аліўкавы алей першага адціску. А вось рафінаваныя вугляводы, перапрацаванае мяса, цукар узмацняюць запаленьне.

Эфекты нездаровага харчаваньня ўзмацняюць запаленьне праз пашкоджаньне мітахондрыяў у клетках. Запаленьне пагаршае здароўе і праз цэнтральныя мэханізмы, напрыклад пашкоджваючы працу гіпаталямуса і гіпакампа, што яшчэ мацней паскарае старэньне. Таксама запаленьне зьніжае адчувальнасьць да інсуліну і парушае мэтабалізм, вядзе да зьніжэньня ўзроўню дафаміну.

Хранічнае запаленьне прыводзіць да ўзмацненьня паступленьня таксінаў, празапаленчых цытакінаў і клетак імуннай сыстэмы ў мозг. Там яны могуць выклікаць другасныя пашкоджаньні, якія ўзмацняюць нэўразапаленьне. Чым вышэйшы ўзровень у крыві С-рэактыўнага бялку і ІЛ-6, тым горш для гематаэнцэфалічнага бар'еру (мяжа паміж мозгам і крывёй). Павышаны ўзровень запаленьня здольны пашкоджваць розныя тканкі, напрыклад аслабляць рост цяглічнай масы і павышаць рызыку саркапэніі.

Таму нядзіўна, што ступень цяжкасьці дэпрэсіі і біпалярнага разладу карэлююць з узроўнем С-рэактыўнага бялку ў крыві. Зьніжэньне хранічнага запаленьня дабратворнае для мозгу. Ведаць узровень запаленьня важна, бо гэта гаворыць і пра іншыя рызыкі. Напрыклад, павышаны халестэрын пры павышаным СРБ нашмат небясьпечнейшы, чым яго больш высокі ўзровень, але пры нармальным СРБ. Для зьніжэньня запаленьня важна саніраваць усе магчымыя агмені хранічнай інфэкцыі: інфэкцыі зубоў і ротавай поласьці, вушныя інфэкцыі, мочапалавыя, гастрыты і да т. п.

Бар'еры. Адна з умоваў здаровага функцыянаваньня арганізма — гэта падтрыманьне вонкавых і ўнутраных бар'ераў. Чым менш бар'ераў, тым мацнейшымі могуць быць парушэньні нашага здароўя і хутчэйшым старэньне. І тут значэньне маюць ня толькі ўнутраныя бар'еры, але і стан скуры! Па меры сталеньня чалавека скура становіцца больш сухой і менш трывалай. А гэта вядзе да ўтварэньня мікратрэшчынаў і пашкоджаньняў. На пашкоджаньні арганізм адказвае звыкла — празапаленчай рэакцыяй і павелічэньнем сінтэзу празапаленчых цытакінаў. А паколькі плошча скуры досыць вялікая, дык гэта аказвае сыстэмны эфэкт.

У дасьледаваньні (зь невялікай выбаркай) вывучаўся ўплыў элемэнтарнага ўвільгатненьня скуры за ўсё цела ў пажылых звычайным крэмам двойчы на дзень. Высьветлілася, што за гэты час узровень інтэрлейкін-1 бэта,

інтэрлейкін-6 і фактар нэкрозу пухліны альфа зьнізіліся, прычым узровень інтэрлейкіну-1 бэта і інтэрлейкіну-6 зьнізіўся да ўзроўню трыццацігадовых.

Пазьбягайце пашкоджаньня вашых унутраных бар'ераў. Для абароны кішачніка нармалізуйце харчаваньне і мікрафлёру, для гематаэнцэфалічнага бар'еру пазьбягайце траўмаў галавы, вісцэральнага атлусьценьня, хранічных інфэкцыяў і запаленьня, недасыпу, стрэсу і гіпадынаміі. Сачыце за станам скуры, пазьбягайце фотастарэньня, пашкоджаньняў, насіце самае камфортнае і зручнае адзеньне і абутак, каб нідзе ня муляла, сачыце за скурай ступняў.

Многія рэчывы, якія ёсьць у жывёльнай і расьліннай ежы, валодаюць супрацьзапаленчым эфэктам (каратыноіды, амэга-3, поліфэнолы і інш.), рыхтык як і многія лекавыя прэпараты (асьпірын, мэтфармін, статыны і інш.).

Запаленьне і зубы

Карыес — гэта адна з «хваробаў цывілізацыі», зьвязаная з залішнім спажываньнем мяккай і вугляводнай ежы. Карыес зьяўляецца ў чалавечай гісторыі толькі пры пераходзе на сельскую гаспадарку. Рызыка карыесу павышаецца пры зьніжэньні самаачышчэньня ротавай поласьці з прычыны нізкай выпрацоўкі сьліны, «жавальнай ленасьці», выкарыстаньня прадуктаў з загушчальнікамі, напрыклад ксантану, гуаравай камедзі. Беларускі назоў глютэну — «клейкавіна», і ён, акрамя ўсяго іншага, можа «прыклейваць» часьцінкі крухмалу да зубоў, што затрымліваюцца ў ротавай поласьці і зьяўляюцца пажыўным асяродзьдзем для разьвіцьця патагеннай мікрафлёры.

> **!** Назапашваючыся ў міжзубных прамежках, дзяснавай баразёнцы, прышыевай вобласьці зубоў і ў іншых месцах, мяккая ежа спрыяе прагрэсаваньню карыесу. Пастаянныя перакусы таксама зьніжаюць эфэктыўнасьць самаачышчэньня ротавай поласьці.

Важна штодня чысьціць зубы, абавязкова выкарыстоўваць нітку і чысьціць язык (можна адмысловай шчоткай або кавалачкам марлі), а таксама паласкаць рот вадой пасьля кожнага прыёму ежы. Ня варта выкарыстоўваць паласкальнікі для рота, бо яны шкодзяць звычайнай мікрафлёры ротавай поласьці. А вось аральныя прабіётыкі, якія ўтрымліваюць карысныя штамы, напрыклад S. Salivarius BLIS K12, могуць ня толькі зьнізіць рызыку карыесу, але й пазбавіць ад непрыемнага паху з рота. Дбайнае жаваньне цьвёрдай ежы, якое патрабуе багатага сьлінавыдзяленьня, паляпшае кровазабесьпячэньне органаў ротавай поласьці, спрыяе лепшаму ачышчэньню і дапамагае гарманічнаму разьвіцьцю шкілета твару ў дзяцей.

Калі ў вас было пратэзаваньне зубоў, выдаленьне, то ў выніку гэтага маглі ўтварыцца каналы, якія могуць зьяўляцца крыніцай запаленьня. Важна зрабіць трохмерную тамаграфію сківіц, каб выключыць запаленьне. Выкарыстоўвайце сучасныя спосабы пратэзаваньня, каб пазьбегнуць крыніц запаленьня.

Пытаньні і заданьні

1. Які ў вас узровень запаленьня?
2. Ці ёсьць у вас хранічныя інфэкцыі (зубы, прастата) або аўтоімунныя захворваньні?
3. Ці шмат вы ясьце перапрацаванай ежы?

8. Атлусьценьне

Многія людзі, калі прыходзяць працаваць са мной, пачынаюць з пахуданьня. Сапраўды, падтрыманьне нармальнай вагі — гэта адначасова і самая эфэктыўная прафілактычная мера, і самая складаная багата для каго. Фармальная парада «проста меней еж» не працуе для большасьці. Доўгі час навукоўцы спрабуюць знайсьці прычыны атлусьценьня, і іх колькасьць такая, што просты агляд заняў бы ўсю гэтую кнігу. Таму я хачу расказаць пра **дзьве гіпотэзы атлусьценьня — эвалюцыйную і сацыяльна-псыхалягічную**. Яны не выключаюць адна адну, а, хутчэй, дапаўняюць.

Імаверна, атлусьценьне — гэта парушаны адаптыўны адказ арганізма зьмененыя ўмовы навакольнага асяродзьдзя. Мэханізмы захаваньня калёрыяў, якія дапамагалі выжываць у старажытнасьці, сёньня шкодзяць нам.

Эвалюцыйная гіпотэза атлусьценьня

Паводле гэтай тэорыі за атлусьценьне адказны комплекс генаў, якія забясьпечваюць падтрыманьне і назапашваньне энэргіі пры дэфіцыце харчаваньня.

Пры ладзе жыцьця паляўнічых-зьбіральнікаў даступнасьць ежы часта вар'іравалася. Сэзоны багацьця зьмяняліся голадам — так званы цыкль голад-баляваньне. Таму замацоўвалася здольнасьць арганізма назапашваць лішкі ежы і спальваць іх на тле павышэньня актыўнасьці і голаду.

> ❗ Не было лядоўняў, гатовых прадуктаў, службаў дастаўкі, а здабываць ежу атрымлівалася не заўсёды. Вось і выяўляецца, што нашы продкі заўжды практыкавалі пэрыядычнае галаданьне і не перакусвалі абы-чым. Цяпер мы сутыкнуліся з сытуацыяй, калі ежа даступная пастаянна, але гэтыя мэханізмы па-ранейшаму прымушаюць нас адкладаць «на чорны дзень». Калі раней ва ўмовах дэфіцыту ежы яе лішак дапамагаў нам выжыць, дык цяпер ва ўмовах багатае празьмернасьці нам дапамагае ўмеранасьць.

З усіх відаў ежы найбольшую каштоўнасьць для выжываньня ўяўляюць прадукты з высокай удзельнай калярыйнай шчыльнасьцю. Калі раней многія караняплоды і садавіна былі даступныя сэзонна, а здабыць мёд або буйную жывёлу ўдавалася не заўсёды, арганізм заахвочваў такія знаходкі выкідам дафаміну, і чалавек імкнуўся зьесьці ежу цалкам, у карысьць.

Вугляводы ў выглядзе брокалі не выклікаюць асаблівага апэтыту, а вось у выглядзе эклера — зусім іншая справа. Чым вышэйшая шчыльнасьць калёрыяў і глікемічны індэкс, чым больш тлушчу і бялку, тым мацнейшы наш апэтыт і вышэйшая рызыка пераяданьня.

Мы таксама схільныя пераядаць салёнае (дэфіцыт солі ў прыродзе) і смажанае ці вэнджанае (даступнасьць калёрыяў з тэрмічна апрацаванай ежы вышэйшая) — і ўсе гэтыя прадукты правакуюць жаданьне зьесьці іх у запас.

17 мільёнаў гадоў таму ў пэрыяд чарговага пахаладаньня ў нашых вельмі далёкіх продкаў адбылася мутацыя ў гене ўрыказы, які рэгулюе абмен мачавой кіслаты. У выніку гэтага ўзровень мачавой кіслаты ў крыві вырас. Мачавая кіслата — прадукт раскладаньня фруктозы, такім чынам, калі мы ямо шмат фруктозы, гэта зьніжае адчувальнасьць да інсуліну, што павялічвае колькасьць тлушчу. Значыць, мы больш эфэктыўна ператвараем цукар у тлушч. Болей тлушчу — вышэйшая імавернасьць выжыць у неспрыяльны пэрыяд. Акрамя гэтага, фруктоза зьніжае адчувальнасьць да гармону сытасьці лептыну, што правакуе пераяданьне. **Для нас гэта шкодна, але для выжываньня карысна, бо сэзон сасьпелай садавіны кароткі, і трэба зьесьці яе зь лішкам, каб назапасіць дастаткова тлушчу.**

Падобная гісторыя адбылася з алькаголем. Мы навучыліся яго засвойваць не ад добрага жыцьця, а ад неабходнасьці, каб выжыць, есьці нават тую садавіну, якая ўпала і забрадзіла. 10 мільёнаў гадоў таму ў агульнага продка чалавека і вышэйшых малпаў адбылася мутацыя ў гене алькагольдэгідрагеназе, што ў 40 разоў павялічыла хуткасьць расшчапленьня этанолу. Дзякуючы гэтаму нашы продкі былі ў стане ня толькі зьесьці забрадзілую садавіну, але й вярнуцца назад на дрэва. Цукар і алькаголь увогуле маюць надзіва шмат агульнага. Па-першае, у прыродзе мы атрымлівалі іх з аднаго прадукту — садавіны, сасьпелай і забрадзілай. Па-другое, цукар і алькаголь выклікаюць аднолькавыя праблемы ў печані і правакуюць інсулінарэзістэнтнасьць. Па-трэцяе, залежнасьць ад алькаголю і салодкага зьвязаная з адным і тым жа аддзелам галаўнога мозгу. Ну і нарэшце, цукар і алькаголь аднолькава зьніжаюць сілу волі, вядуць да дэпрэсіі і выгараньня.

Рафініраваньне і перапрацоўка прадуктаў заўважна ўплываюць на тое, як яны дзейнічаюць на наш арганізм. Напрыклад, яблык і яблычны сок узьдзейнічаюць па-рознаму. Сок, здроблены і без харчовых валокнаў, хутка праходзіць праз страўнік як вадкасьць ды інтэнсіўна ўсмоктваецца, выклікаючы моцны гарманальны водгук і пікавую канцэнтрацыю цукру. Цьвёрды яблык затрымліваецца ў страўніку, страваецца плыўна, клятчатка запавольвае ўсмоктваньне цукру, і засваеньне праходзіць мякчэй і карысьней. **Сок шкодзіць, а суцэльны фрукт — не.**

Значэньне мае і тып вугляводаў. Цяпер людзі ядуць шмат мучнога і крупаў. Такія канцэнтраваныя вугляводы з высокай глікемічнай нагрузкай рэзка павялічваюць узровень глюкозы, выклікаюць запаленчую рэакцыю ў кішачніку. Частае і залішняе ўжываньне ў ежу такіх вугляводаў зьмяншае адчувальнасьць да інсуліну, што павялічвае рызыку запаленьня, дэпрэсіі, дыябэту. *Найбольш высокае ўжываньне такіх вугляводаў павялічвае рызыку сьмерці на 30 % пры параўнаньні з найболей нізкім.*

А вось вугляводы з караняплодаў і гародніны станоўча ўплываюць на здароўе. Таму рэч ня ў грамах вугляводаў у вашай дыеце, а ў пэўных прадуктах, зь якіх вы гэтыя вугляводы атрымліваеце.

Падобная сытуацыя і з тлушчамі: адбылося павелічэньне спажываньня транстлушчоў, якія павялічваюць рызыку сардэчнасасудзістых захворваньняў. У нашым рацыёне зьявілася прыкметна больш Амэга-6 тлустых кіслот, якія ўтрымліваюцца ў танных алеях накшталт сланечнікавага, соевага, кукурузнага і могуць аказаць празапаленчае ўзьдзеяньне, перадусім ва ўмовах дэфіцыту Амэга-3.

8. АТЛУСЬЦЕНЬНЕ

Утрыманьне лінолевай кіслаты (Амэга-6) у падскурным тлушчы павялічылася зь 9.1% у 1959 годзе да 21.5% у 2008-м, г. зн. вырасла на 136%. Атрымліваецца, што ў целе ў нас два лішнія кіляграмы лінолевай кіслаты. Мы — тое, што мы ямо.

Эканомныя гены

Пры галаданьні ці стрэсавых рэакцыях уключаюцца мэханізмы захаваньня энэргіі, калі цела зьмяншае актыўнасьць і спажываньне энэргіі ў тых сыстэмах органаў, якія не зьяўляюцца неабходнымі для выжываньня. Можна зэканоміць на працы цягліцаў і шчытавіцы (шчытападобнай залозы), на імуннай і рэпрадуктыўнай сыстэмах і г. д.

! **Рэжым дэфіцыту — гэта комплексныя зьмены арганізма, ад нежаданьня рухацца, зьніжэньня настрою і матывацыі да цягі да высокакалярыйнай ежы і адключэньня пачуцьця насычэньня.**

Нашу схільнасьць набіраць вагу — і меней рухацца пры гэтым — разглядаюць як «зімовую сьпячку». Так, рэзістэнтнасьць да лептыну і інсуліну, павышэньне ўзроўню свабодных тлустых кіслотаў дапамагае эвалюцыйна эканоміць энэргію пры неспрыяльных умовах. Але ў сучасных умовах ахоўная рэакцыя становіцца паталягічнай. Мы як мядзьведзі: увесь час ямо, назапашваем тлушч, чакаем зіму, пачуваемся санлівымі, але так і не ўпадаем у сьпячку.

Эпігенэтычныя тэорыі атлусьценьня апісваюць мноства цікавых «рашэньняў» арганізма, пачынаючы з моманту зачацьця. Актыўнасьць шэрагу генаў, якія ўдзельнічаюць у энэргетычным абмене, можа зьмяніцца пад уздзеяньнем розных чыньнікаў, напрыклад голаду ці стрэсу, і схільнасьць да атлусьценьня будзе закладзеная яшчэ ўнутрывутробна, пачаўшы перадавацца ў спадчыну ў межах некалькіх пакаленьняў.

Гіпэрфагія (пераяданьне)

З вынаходствам лямпачкі мы сталі вячэраць пазьней і багацей. Адыліж ежа, якую мы ямо ў розны час дня, па-рознаму ўплывае на здароўе. Позьняя ежа павялічвае рызыкі для здароўя, лішак сьвятлодыёднага выпраменьваньня з высокай доляй сьвятла сіняга спэктру ад розных прыладаў збівае нашы ўнутраныя гадзіньнікі й загастрае пачуцьцё голаду. Гэта **цыркадная гіпэрфагія** — пераяданьне празь збітыя біярытмы.

Мы нават і не ўспрымаем колькасьці сьвятла ўвечар і ўначы як фактар, што ўплывае на пераяданьне. Тым часам, рызыка атлусьценьня павялічваецца на 33%, калі чалавек спіць з улучаным сьвятлом.

А вось і **геданістычная гіпэрфагія**: мы пераядаем, каб атрымаць больш задавальненьня. Калі ў людзей зьніжаецца задавальненьне ад жыцьця, то ежа — самы танны і даступны спосаб сябе «парадаваць». Мацней за ўсё падымаюць узровень аднаго з «гармонаў шчасьця» дафаміну прадукты з вялікай колькасьцю вугляводаў, цукру, тлушчу, смажанага і салёнага, а таксама іх камбінацыі.

Стрэсавая гіпэрфагія — гэта калі людзі ядуць не для задавальненьня фізычнага голаду, а для вырашэньня эмацыйных праблемаў: супакоіцца, заесьці, падняць настрой, заглушыць нуду. Хранічны стрэс павялічвае ўзровень гармону голаду грэліну і выклікае пераяданьне: узровень зьедзеных калёрыяў неўзаметку павялічваецца, здольнасьць кантраляваць свой апэтыт і голад некуды зьнікае.

Стрэсу цяпер стала больш, за 15 хвілінаў прагляду навінаў чалавек можа ўбачыць фота і відэа такой колькасьці трагедыяў, катастрофаў і забойстваў, якую іншы чалавек у Сярэднявеччы ня ўведаў бы і за дзесяць гадоў.

Калі раней ежа была рытуалам, то сучасны чалавек можа паесьці дзе заўгодна: на хаду, у машыне, за працоўным сталом, у кінатэатры, у ложку. Разбурэньне культуры харчаваньня прыводзіць да таго, што мы лянуемся старанна жаваць і праглынаем ежу кавалкамі, ямо хутка і неўсьвядомлена, гледзячы ў тэлефон або тэлевізар, усё радзей сядзім за адным сталом, аддаючы перавагу «перахапленьню чаго-небудзь» на самоце. Павелічэньне хуткасьці паглынаньня ежы, ежа ў стрэсе значна павялічваюць колькасьць зьедзеных калёрыяў і памяншаюць задавальненьне ад працэсу. Як правіла, у такіх умовах людзі часьцей выбіраюць гатовую ежу, якая вылучаецца нізкай біялягічнай каштоўнасьцю і высокай калярыйнасьцю.

Даступнасьць ежы

Калі раней пры адсутнасьці лядоўняў і гатовых прадуктаў людзі елі радзей і не перакусвалі, то цяпер вакол нас на адлегласьці выцягнутай рукі мноства відаў ежы, мы можам замовіць анлайн што заўгодна — і гэтае нешта прыедзе да нас на працягу паўгадзіны. Пачынаючы з 50-х гадоў у людзей паступова расла колькасьць прыёмаў ежы. Прадуктаў становіцца больш, але разнастайнасьць нашага харчаваньня зьніжаецца. Нашы продкі ўжывалі дзясяткі відаў жывёлаў і расьлінаў, розныя травы, ягады, грыбы, птушак, елі шмат фэрмэнтаванай ежы. Цяпер жа мы ямо абмежаваны набор прадуктаў: ялавічына, сьвініна, курыца, соя, пшаніца, кукуруза, малочка і да т. п. складаюць большасьць калёрыяў у шмат каго.

Сацыяльна-псыхалягічная гіпотэза атлусьценьня (гіпотэза харчовай няўпэўненасьці)

Устаноўлена: чым ніжэйшыя даходы, тым вышэйшая няўпэўненасьць у заўтрашнім дні і тым вышэйшая частасьць атлусьценьня. Гэтая заканамернасьць працуе толькі ў разьвітых краінах, дзе нават бедныя пласты насельніцтва могуць дазволіць сабе купляць шмат калярыйнай ежы. Харчовая няўпэўненасьць — гэта агульнае абазначэньне магчымых у будучыні праблемаў з доступам да ежы. Для нашага мозгу, як мы памятаем, вельмі важнае пытаньне выжываньня. А пытаньне выжываньня вырашаецца ў будучыні.

Чым вышэйшы у нас узровень рэсурсаў сёньня, чым вышэйшая упэўненасьць у заўтрашнім дні, чым больш разьвітая здольнасьць плянаваць, тым вышэйшая «харчовая ўпэўненасьць». Гэтая сувязь выявілася і ў іншых дасьледаваньнях, прычым яе сталі называць «парадоксам беднасьці-атлусьценьня», калі пры недахопе грошай або нерэгулярным заробку назіралася павелічэньне частасьці атлусьценьня.

Харчовая няўпэўненасьць — гэта абмежаваньні або немагчымасьць атрымліваць паўнавартасную ежу сацыяльна прымальнымі спосабамі. Харчовая няўпэўненасьць не зьвязаная з аб'ектыўным дэфіцытам, яна можа выяўляцца ў выглядзе боязі за будучыню, няўпэўненасьці ў заўтрашнім дні, зьніжэньнем прыстасоўвальных магчымасьцяў. Сыгналы харчовай няўпэўненасьці — гэта павышэньне ўзроўню стрэсу, зьвязанага са звужэньнем гарызонту плянаваньня.

> **!** Працяглы хранічны стрэс прыгнятае прэфрантальную кару, якая адказвае за плянаваньне. Гэта вядзе да таго, што чалавек пачынае «жыць адным днём», што, па сутнасьці, і зьяўляецца харчовай няўпэўненасьцю.

Мозг вырашае праблему даступным спосабам — наборам вагі: тлушчавыя дэпо арганізма ў такім выпадку працуюць як важны мэханізм выжываньня. Але захоўваньне тлушчу ў іх таксама мае свой кошт для арганізма — ад павышэньня рызыкі шэрагу захворваньняў да зьніжэньня рухальнай актыўнасьці.

Нават намёк на цяжкія часы і праблемы заўважна ўзмацняе пераяданьне. Зрэшты, гэтая стратэгія працавала толькі ў старажытнасьці, калі нам пагражаў голад. Сёньня ж нам нібы зразумела, што піца ня вырашыць нашы працоўныя, фінансавыя, асабістыя праблемы, але ўсё роўна падкорка дзейнічае па-старому.

У дасьледаваньні прапаноўвалі на выбар два гатункі цукерак: першыя былі адзначаныя як нізкакалярыйныя, другія — высокакалярый-

ныя. За сьпінамі дасьледнікаў вісеў плякат, дзе ў адным выпадку былі нэўтральныя словы і сказы, а ў іншым — тыя, што выклікаюць стрэс і трывогу: барацьба, недахоп, няшчасьце, выжываньне і інш. Там, дзе быў стрэс, удзельнікі зьядалі больш высокакалярыйных цукерак. Іншыя дасьледнікі вывучалі колькасьць калёрыяў, зьедзеных спартовымі фанатамі падчас посьпехаў іх каманды. Пры паразах колькасьць ужытых высокакалярыйных прадуктаў прыкметна павялічвалася.

Больш высокі сацыяльны статут зьвязаны з больш эфэктыўным абменам рэчываў: дамінантныя жывёлы маюць больш высокі энэргетычны выдатак, чым недамінантныя. Да таго ж ніжэйшы сацыяльны статус і ніжэйшае становішча ў гіерархіі зьвязаныя з залішнім спажываньнем калёрыяў.

Незалежна ад тыпу дыеты і пажыўнасьці ежы, людзі і жывёлы зь ніжэйшым сацыяльным статусам у дасьледаваньнях ядуць нашмат больш калёрыяў, чым астатнія. У чалавека ўзровень адукацыі, даходу, стрэсу заўсёды зьвязаны з энэргетычнай, гэта значыць калярыйнай шчыльнасьцю харчаваньня. Павышэньне сацыяльнага стрэсу вядзе да павелічэньня спажываньня ежы і хуткага набору вагі. Таму чым вы прыгажэйшыя і здаравейшыя, тым меней вам хочацца есьці. А чым вы таўсьцейшыя, тым горш сябе адчуваеце, ад стрэсу яшчэ больш ясьце, замыкаючы заганнае кола.

Пытаньні і заданьні

1. Як у вас зьвязаны стрэс і пераяданьне? Як зьмяняецца ваш стыль харчаваньня ва ўмовах моцнага, гострага і хранічнага стрэсаў?

2. Ці ўплывае на ваш рацыён нявызначанасьць у будучыні, цьмяныя пэрспэктывы, ваша самаацэнка?

3. Якія прадукты прымушаюць вас больш за ўсё пераядаць? Ці трымаеце вы іх у сябе дома?

9. Дэпрэсія

Дасьледаваньні сярод плямёнаў паляўнічых-зьбіральнікаў, якія літаральна перасьледуюць нас на працягу ўсяго разьдзел, паказалі, што ў гэтых «дзяцей прыроды» альбо адсутнічае дэпрэсія і яе эквіваленты, альбо назіраюцца адзінкавыя выпадкі. Пры гэтым у «цывілізаваных» краінах дэпрэсія назіралася ўжо з антычных часоў.

! **Мэлянхолія, іпахондрыя, сплін — чым актыўнейшым было жыцьцё, тым часьцей у людзей выяўляліся станы рознай ступені прыгнечанасьці.**

Цяпер дэпрэсія — адно зь вядучых захворваньняў. Кожны чацьвёрты амэрыканец пакутуе ад клінічнай дэпрэсіі на працягу жыцьця, а ў 2030 годзе гэта будзе вядучая прычына непрацаздольнасьці. Гэта глябальная эпідэмія і галоўная прычына, зь якой штогод зьдзяйсьняюць самагубства больш за мільён чалавек ва ўсім сьвеце. Прычыны дэпрэсіі могуць як унутранымі, так і вонкавымі: дэпрэсіі бываюць мэтабалічнымі і стрэсавымі, могуць быць зьвязаныя з захворваньнямі (напрыклад, гіпатэрыёз) або вонкавымі фактарамі (напрыклад, дэфіцыт сонца). Сардэчна-сасудзістыя захворваньні або атлусьценьне могуць прыводзіць да разьвіцьця дэпрэсіі, і наадварот, дэпрэсія павялічвае рызыку сардэчна-сасудзістых захворваньняў і атлусьценьня. Мэханізмы ўзьнікненьня дэпрэсіі тлумачыць мноства тэорый — ад кагнітыўнай да монааміннавай, якая гаворыць пра дысбаланс сэратаніну, норадрэналіну, дафаміну.

Дэпрэсія магла ўзьнікнуць як пабочны эфэкт эвалюцыі імуннай сыстэмы, карысны для выжываньня. Падчас дэпрэсіі нашы паводзіны зьмяняюцца: дрымотнасьць, апатыя, мінімум руху — усё гэта зьніжае і расход калёрыяў. Зьніжэньне актыўнасьці пры інфэкцыйных захворваньнях магло зьнізіць колькасьць кантактаў паміж індывідамі і, адпаведна, запаволіць распаўсюджваньне хваробы. Нават парушэньні сну пры дэпрэсіі могуць быць зьвязаныя з па-

велічэньнем часу няспаньня для выратаваньня ад драпежнікаў.

Запаленьне і дэпрэсія

Даўно была заўважаная сувязь паміж дэпрэсіяй і запаленчай рэакцыяй. У людзей з дэпрэсіяй больш «раздражняльны» імунітэт і вышэйшыя маркеры запаленьня нават у пэрыяд рэмісіі. Тыя 20–30 % людзей з дэпрэсіяй, якія застаюцца неадчувальнымі да антыдэпрэсантаў, маюць найболей высокія паказьнікі запаленчых маркераў. Запаленьне ўзмацняе трывогу: дасьледаваньні паказваюць, што ўзроўні празапаленчых цытакінаў ІЛ-1 і ІЛ-6 прыкметна вышэйшыя ў крыві і мозгу людзей, якія пакончылі з сабой. Запаленьне ў мозгу ўплывае на актыўнасьць працы нэўрамэдыятарных сыстэмаў (сэратанін, дафамін, глутамат), а таксама прыгнятае актыўнасьць працы дафамінавай сыстэмы.

Усе супрацьзапаленчыя прэпараты і дадаткі ў цэлым зьніжаюць і рызыку дэпрэсіі.

Стрэс і дэпрэсія

Больш высокі ўзровень сацыяльнай падтрымкі, кантроль запаленчых маркераў і іх карэкцыя могуць палепшыць наш мэнтальны стан пры дэпрэсіі, трывозе, выгараньні, а таксама зьнізіць рызыку ня толькі дэпрэсіі, але й астмы, сардэчна-сасудзістых захворваньняў і інш.

Як трапна заўважыў Карл Юнг, «сталасьць чалавека вызначаецца тым, як шмат нявызначанасьці ён можа вытрымаць».

Сёньня наш сьвет называюць VUCA-сьвет: volatility (нестабільнасьць), uncertainty (нявызначанасьць), complexity (складанасьць) і ambiguity (неадназначнасьць) і нам патрабуецца больш псыхалягічнай устойлівасьці, каб даць яму рады. Мы можам сфармуляваць свой VUCA-адказ: Vision (бачаньне сваіх каштоўнасьцяў), Understanding (разуменьне таго, што адбываецца), Clarity (яснасьць успрыманьня), Agility (гнуткасьць і адаптыўнасьць). Замест супраціўленьня зьменам нам важна навучыцца супрацьстаяць інфармацыйнаму шуму, перапрацоўваць шмат інфармацыі, кіраваць сваёй энэргіяй і станам, адаптавацца і вучыцца на працягу ўсяго жыцьця. Бо супраціў, некантраляванасьць, непрадказальнасьць — усё гэта фактары рызыкі выгараньня і дэпрэсіі.

Паводзіны і дэпрэсія

Пры дэпрэсіі мы пачынаем мысьліць іначай, нашмат дакладней ацэньваем рызыкі і пагрозы.

> **!** Тэорыя зьніжэньня нявыгаднай паводзіннай актыўнасьці мяркуе, што нашы адмоўныя эмоцыі дапамагаюць у далейшым пазьбягаць няслушных рашэньняў.

Пры дэпрэсіі мозг мацней факусуецца на праблемах, увесь час іх пракручвае, і, тэарэтычна, гэта можа дапамагчы нам вырашыць глябальныя жыцьцёвыя выклікі. Але не, гэта не рэклама дэпрэсіўных станаў: зьніжэньне энэргіі і матывацыі ў адказ на неэфэктыўныя дзеяньні магло першапачаткова дапамагаць, але ў наш час зьяўляецца дэзадаптыўным.

Як і на любыя іншыя «хваробы цывілізацыі», на дэпрэсію дабратворна ўплывае практычна кожны з рэсурсаў здароўя, якія мы будзем разьбіраць у наступных разьдзелах: харчаваньне, сон, рухальная актыўнасьць, стрэсаўстойлівасьць, сацыяльнае асяродзьдзе, навакольнае асяродзьдзе ды іншыя фактары. Лёгкія і сярэднія формы дэпрэсій рацыянальна пачаць лячыць акурат са зьмены ладу жыцьця. Шчыра ацаніце свой стан — і наперад.

Хранічныя болі і саматаформныя разлады

Ад гэтай праблемы мне галава баліць! Паводле ацэнак, да 30 % людзей пакутуюць ад розных хранічных болевых сындромаў, а да 20 % людзей на прыёме ў лекара маюць саматаформныя разлады, г. зн. болевыя сындромы без канкрэтнае арганічнае нагоды. Прычына такіх боляў — не ў парушэньнях у тым месцы, дзе баліць, а ў галаве. Псыхагенны боль зьвязаны з парушэньнямі апрацоўкі інфармацыі і часта з дэфіцытам нэўрамэдыятараў, напрыклад дафаміну, што прыпадабняе яго да дэпрэсіі. Але для такога дыягназу трэба цалкам выключыць арганічныя прычыны болю.

Хранічныя болі часта спадарожнічаюць хваробам, часта бываюць самастойным сымптомам, маскай дэпрэсіі, могуць выяўляцца ў выглядзе фіброміялгіі, хранічнай тазавай болі, хранічнай паясьнічнай болі, болі ў грудзях, цяжкасьцямі ўдыху, пачуцьцём камяка ў горле, сындромам раздражнёнага кішачніка і да т. п. Многія зь людзей зьведваюць непатрэбнае і часта небясьпечнае лячэньне. Напрыклад, пры сындроме раздражнёнага кішачніка, як і пры дэпрэсіі, эфэктыўныя кагнітыўна-паводзінная тэрапія і антыдэпрэсанты.

Пытаньні і заданьні

1. Ці былі ў вас эпізоды клінічнай дэпрэсіі? Ці ёсьць людзі з дэпрэсіяй сярод вашых сваякоў і знаёмых?

2. Ці адчуваеце вы часам віну, ці схільныя да самакрытыкі, ці бываюць у вас думкі пра сьмерць? Як часта ўзьнікаюць такія думкі і ці надоўга затрымліваюцца?

3. Ці часта ў вас бывае прыгнечаны настрой, страта задавальненьня ад жыцьця, працяглая стомленасьць, парушэньне здольнасьці канцэнтравацца і колькі па часе доўжацца гэтыя сымптомы?

10. Блізарукасьць

Блізарукасьць — гэта клясычная хвароба цывілізацыі. Так, у канадскіх эскімосаў яе практычна не было, а 20–25 % іх дзяцей ужо блізарукія. Насуперак міфам, дасьледаваньні не знаходзяць прамой сувязі паміж напругай вачэй пры чытаньні і блізарукасьцю. **Праблема аказалася ў іншым — у колькасьці часу, які дзеці праводзяць на вуліцы.**

Старажытнарымскі медык Гален, які жыў у II стагодзьдзі нашай эры, зьвязваў разьвіцьцё блізарукасьці з малой колькасьцю сонечных промняў, якія трапляюць у вока. У Сэуле, дзе школьнікі праводзяць на вуліцы менш за гадзіну, блізарукасьць дасягае 95 % (!), а ў Аўстраліі, дзе дзеці гуляюць больш за тры гадзіны на дзень, блізарукія каля 30 %.

Такім чынам, усё проста: чым больш дзіця праводзіць часу ў двары, тым меншая рызыка блізарукасьці. Тлумачачы гэты фэномэн, адны навукоўцы прыпісвалі ахоўны эфэкт агульнаму ўзроўню асьветленасьці (10.000 люкс на вуліцы і максімум 500 у клясе), або фізычнай актыўнасьці, або спэктральным асаблівасьцям сонечнага сьвятла. У канчатковым выніку мелі рацыю апошнія. Рэч у тым, што ў сьвятлодыёдным сьвятле практычна цалкам адсутнічаюць хвалі 290–420 нм, а для актывацыі ахоўнага дзеяньня дафаміну ў сеткавіцы патрэбныя хвалі менавіта гэтага спэктру.

Пакуль лекары прапануюць у дапамогу «акулярыкам» нейкія зарадкі або адмысловы пальмінг (тэхніка паслабленьня вачэй У. Бэйтса — заўв.), сапраўдныя мэханізмы ўзьнікненьня блізарукасьці па-навуковаму прыўкрасныя: гэтае сонца і дафамін. Так, у сеткавіцы ёсьць свае дафамінавыя нэўроны, і чым вышэйшы ўзровень дафаміну, тым меншая рызыка блізарукасьці. Дафамін зьяўляецца тым чыньнікам, які прыгальмоўвае фібрабласты і спыняе залішні рост вочнага яблыка.

Навукоўцы нават вывелі мышэй з паніжаным дафамінам у сеткавіцы, у якіх разьвівалася міяпія без усялякага напружанага чытаньня.

Дык што ж рабіць? У экспэрымэнтах 40-хвілінная актыўнасьць па-за школай прывяла да зьніжэньня колькасьці хворых на блізарукасьць на 25 % на працягу трох гадоў. Гульні на сьвежым паветры ня менш за тры гадзіны ў дзень — гэта найлепшы навуковы спосаб прафілактыкі блізарукасьці і запаволеньня яе разьвіцьця.

«Міяпія перастане прагрэсаваць, калі вы адправіцеся ў марское падарожжа», — пісаў у пачатку XX стагодзьдзя брытанскі афтальмоляг Генры Эдвард Джулер.

Што ж, разумная парада. Болей сонца і дафаміну!

У мяне блізарукасьць пачала разьвівацца ў школе, я доўгі час насіў акуляры. Але яны мне не падабаліся, бо абмяжоўвалі поле зроку. Пасьля 30 гадоў я зрабіў апэрацыю па лазэрнай карэкцыі зроку, і адзінае, аб чым шкадую, што не зрабіў гэтага раней. Паўнавартасны зрок дае магчымасьць успрымаць навакольны сьвет больш дакладна, больш яскрава. Гэта павялічвае энэргічнасьць і актыўнасьць, бо візуальнае ўспрыманьне — гэта ежа для мозгу.

Між іншым, аслабленьне сэнсарных стымулаў вядзе да дэпрэсіі і павялічвае рызыку нэўрадэгенэратыўных захворваньняў. Навукоўцы выявілі, што апэрацыя па ўхіленьні катаракты зьніжае рызыку дэпрэсіі і хваробы Альцгаймэра. Устаноўка слыхавога апарата валодае такім жа эфэктам. Мне шкада людзей, якія лічаць, што трэба зьмірыцца з узроставым зьніжэньнем зроку і слыху і ніяк не карэктаваць іх.

У любым узросьце важна карміць свой мозг якаснай «ежай», якая «здабываецца» з дапамогай добрага зроку і слыху, рэгулярнага руху і разнастайных прыемных уздзеяньняў на цела. І я буду рэгулярна нагадваць вам пра гэта.

Карміце мозг. Важна падтрымліваць у добрым стане і іншыя органы пачуцьцяў. Аслабленьне нюху з узростам — часты сымптом ранніх стадый нэўрадэгенэратыўных захворваньняў, іх яшчэ можна эфэктыўна спыніць на гэтым этапе. Пагаршэньне нюху падвойвае рызыку дэмэнцыі ў бліжэйшыя 5 гадоў. А вось у пацыентаў у коме аднаўленьне нюху — гэта добрая прагнастычная прыкмета. Можна палепшыць нюх: трэнаваць яго, лячыць рынасінусіты; ёсьць і шэраг экспэрымэнтальных спосабаў, ад інтраназальнага інсуліну да ствалавых клетак. Трэніроўка нюху ня толькі паляпшае здольнасьць адрозьніваць пахі, але й стымулюе глябальныя працэсы нэўрапластычнасьці. Дасьледаваньні паказваюць, што трэніроўка нюху паляпшае вэрбальныя здольнасьці мацней, чым, скажам, рашэньне судоку.

Пытаньні і заданьні

1. Якая ў вас гастрыня зроку? Як вы яе кампэнсуеце (акуляры, лінзы, карэкцыя)? Ці добры ў вас слых? Смак?

2. Ці адчуваеце вы стомленасьць вачэй? Як часта?

3. Ці ёсьць у вас магчымасьць глядзець удалячынь на працягу дня? Гэта карысна для раслабленьня цягліцаў вока.

11. Акнэ і аксэлерацыя

За школьным часам у мяне былі жудасныя высыпаньні на твары. Змагаліся зь імі рознымі спосабамі: прыпякалі, выціскалі, але ніхто так і не прапанаваў мне заняцца харчаваньнем. Толькі паступіўшы ва ўнівэрсытэт, я вывучыў гэтае пытаньне, зьмяніў лад жыцьця і пазбавіўся ад праблемы. Тэма гэтая настолькі актуальная, што відэа «Чым вы корміце акнэ?» на маім Youtube-канале сабрала максімальную колькасьць праглядаў у параўнаньні зь іншымі відэа. Гэта нядзіўна, бо з кожным годам ад акнэ пакутуе ўсё больш і больш дарослых людзей.

Многія лічаць акнэ лякальнай часовай касмэтычнай праблемай, але насамрэч гэта вонкавая праява «хваробаў цывілізацыі». Акнэ не сустракаецца ў паляўнічых-зьбіральнікаў: дасьледчыкі плямёнаў у Парагваі і ў Папуа-Новая Гвінэя не сустрэлі ніводнага выпадку акнэ сярод падлеткаў або дарослых.

Дасьледнікі падрабязна апісалі зьяўленьне і распаўсюджваньне акнэ ў інуітаў (эскімосаў Паўночнай Амэрыкі) па меры іх пераходу на заходні стыль харчаваньня. Прычым гэтае распаўсюджваньне нарастае: калі раней акнэ сустракалася пераважна ў падлеткаў (да 85%), дык цяпер яно сустракаецца ў 15–40% дарослых. Больш за тое, існуе ўстойлівая тэндэнцыя да павышэньня распаўсюджваньня «дарослага акнэ».

Сярод прычынаў узьнікненьня акнэ — спалучэньне генэтыкі і ладу жыцьця. Як і ў **іншых «хваробаў цывілізацыі», у аснове акнэ ляжыць mTOR-гіпэрактывацыя:** лішак росту эпітэліяльных клетак, фалікулярны гіпэркeратоз (закаркаваньне вусьцяў валасяных фалікулаў), павышаная сэкрэцыя клусных залоз (сэбарэя), запаленьне (як агульнае, так і лякальнае), парушэньне скурнай мікрафлёры (Propionibacterium acne і яе дысбаланс зь іншымі ахоўнымі скурнымі штамамі).

Ключавым мэханізмам запуску зьяўляецца гарманальны, андрагенавы дысбаланс на лакальным узроўні. Як правіла, у аналізах пры акнэ лішак андрагенаў выяўляецца рэдка. Касмэтычныя падыходы да лячэньня акнэ працуюць, але глыбінныя прычыны застаюцца. Таму важны сыстэмны падыход, які забясьпечыць добрую фізычную форму, сон, нізкі ўзровень стрэсу, адсутнасьць запаленчых працэсаў, добрую адчувальнасьць да інсуліну і да т. п. Напрыклад, дыета зь нізкім глікемічным індэксам на 50% зьніжае выяўленасьць акнэ за тры месяцы. Для дасягненьня мэтабалічных паляпшэньняў патрабуецца час і праца над сабой.

Паляпшэньне сыстэмнага здароўя дапаможа вам ня толькі выглядаць лепш, але й зьменшыць рызыку шэрагу захворваньняў. Даведзена, што акнэ зьяўляецца маркерам шэрагу іншых хваробаў, сярод якіх астма, ангіна, сінусіт, харчовая алергія, рэфлюкс-эзафагіт. А тыя дарослыя, у якіх акнэ выяўлялася ў юным узросьце, у будучыні маюць вышэйшую рызыку эндамэтрыёзу, раку грудзей, падкарэньніцы (падкарэннай залозы), мэляномы і інш.

Харчаваньне і аксэлерацыя

Вельмі важна кантраляваць харчаваньне і лад жыцьця падлеткаў, але нават ад прытомных бацькоў часта можна пачуць меркаваньне, што «дзіця само лепш ведае, што есьці», «яму малако, булкі і цукар патрэбныя для росту», «усё роўна, што дзіця есьць, пакуль вага нармальная — усё добра». Насамрэч абмежаваньне пэўных прадуктаў у рацыёне для дзіцяці яшчэ важнейшае, чым для дарослага, бо дзяцінства закладвае траекторыю здароўя на ўсё жыцьцё. Залішняе харчаваньне дзяцей выяўляецца ў выглядзе аксэлерацыі — паскарэньня росту і больш ранняга палавога пасьпяваньня. Высокі рост дзяцей радуе бацькоў, але радасьць гэтая заўчасная.

! **Адваротны бок аксэлерацыі — гэта амаладжэньне захворваньняў, у першую чаргу хваробаў старэньня.**

Цяпер мы бачым тэндэнцыю «амаладжэньня» многіх відаў раку, інсультаў, нэўрадэгенэратыўных захворваньняў. Сёньня навукоўцы падлічваюць «распаўсюджваньне хваравітасьці», а менавіта колькасьць гадоў, страчаных па стане здароўя, і колькасьць сьмерцяў, зьвязаных з хранічнымі захворваньнямі.

З 1990 па 2010 год працягласьць хранічных захворваньняў узрасла: для дыябэту на 30%, для хваробы Альцгаймэра на 17%. За апошнія 30 гадоў мінулага стагодзьдзя ў Брытаніі падвоілася колькасьць выпадкаў раку грудзей.

Існуе пэўная логіка ў разьвіцьці: чым раней узнікаюць парушэньні, тым хутчэй яны прагрэсуюць. Таму амаладжэньне інсультаў, інфарктаў і атлусьценьня цалкам заканамернае: паглядзіце на дзяцей 2–3 гадоў, якія спажываюць фастфуд і цукар.

Ад першапачатковых парушэньняў да праблемаў з сэрцам праходзіць ад 10 да 25 гадоў. Праз 10–20 гадоў пасьля пачатку мэтабалічнага сындрому разьвіваецца і прагрэсуе атэрасклероз, у далейшым магчымыя яго ўскладненьні — інфаркт і інсульт. Сярод хворых з мэтабалічным сындромам сьмяротнасьць ад ішэмічнай хваробы сэрца ў 23 разы вышэй, чым у сярэднім у насельніцтва.

Часта можна ўбачыць, як бацькі купляюць розныя прысмакі дзецям і абавязкова «ўсім пароўну». Але ці сапраўды гэта ўсім пароўну? У пэдыятрыі, каб правільна разьлічыць дазоўку прэпарата, выкарыстоўваюць паказьнік дозы на кілаграм масы цела. Калі мы возьмем сярэдняе марозіва ў 70 грамаў, чатырохгадовае дзіця вагой 14 кг і яго бацьку вагой 80 кг, то дзіця атрымлівае марозіва ў дазоўцы 5 грамаў на кілаграм масы цела, а бацька — усяго толькі 0,87 грама на кілаграм масы цела, што ў 5,7 разоў менш. Ці зможаце вы зьесьці за раз амаль 6 плямбіраў і як будзеце пасьля гэтага сябе адчуваць?

! Такім чынам, спажываючы прысмакі ў роўнай колькасьці з дарослымі, дзіця атрымлівае калярыйна-цукровы ўдар амаль у 5–6 разоў мацнейшы.

Можна прадоўжыць прычынна-выніковыя сувязі.

Чым больш жанчына набірае вагу падчас цяжарнасьці, тым вышэйшая вага дзіцяці.

Чым больш дзіця спажывае сумесяў (у адрозьненьне ад груднога гадаваньня), тым хутчэй яно расьце.

Чым хутчэй узрастае вага, тым раней уключаецца рэпрадуктыўны цыкл.

Праз скарачэньне тэрміну разьвіцьця арганізма, паводле ўнівэрсальнага біялягічнага закону, скарачаецца і працягласьць жыцьця чалавека.

Чым раней уключаецца палавы цыкл, тым мацней расьце рызыка дыябэту, атэрасклерозу, гарманальна-залежных ракаў і нэўрадэгенэратыўных захворваньняў.

У прыватнасьці, акнэ — гэта тыповая прыкмета аксэлерацыі.

Важна: нельга дапускаць лішак хутка засваяльнай ежы з моманту цяжарнасьці і далей па меры росту дзіцяці. Хутка засваяльная ежа — гэта стымулятар mTOR. Найбольшую небясьпеку ўяўляюць малочныя прадукты (гаворка не пра грудное малако, вядома), затым ідуць жывёльныя бялкі, цукры, сокі і ўсе прадукты з высокай глікемічнай нагрузкай. І асабліва варта пазьбягаць салодкіх малочных прадуктаў — ёгурту, сыркоў або тартоў. Калі дзіця ўвесь час сілкуецца сокамі, сушкамі ды іншымі харчовымі заменьнікамі, гэта павялічвае ўдар у разы. **Няхай вашыя дзеці ядуць нармальную здаровую ежу, нават калі вы хочаце іх парадаваць або лічыце, што ўсё можна, пакуль яны растуць.**

Пытаньні і заданьні

1. У вас было (ці ёсьць цяпер) акнэ? Што правакуе яго зьяўленьне?

2. Ці была ў вас залішняя маса цела ў дзяцінстве? Ці часта вы пераядалі?

3. Ці займаліся вы ў дзяцінстве спортам?

12. Лад жыцьця, лібіда і фэртыльнасьць

«Мужчыны цяпер ня тыя», – уздыхаюць жанчыны. І сапраўды, у разьвітых краінах у мужчынскага насельніцтва падае ўзровень тэстастэрону. Трэнд гэты пачаўся ў 1920–1930-х. Апошнія 50 гадоў узровень тэстастэрону ў крыві мужчынаў падае на 1 % у год: у канцы 80-х у 65-гадовага мужчыны было на 17 % тэстастэрону больш, чым у яго аднагодка ў 2004 годзе. Зьмяняюцца і суадносіны гармонаў — для сучаснага чалавека характэрны больш высокі ўзровень эстрагену, прагестэрону і тэстастэрону. Таксама назіраецца прыкметнае зьніжэньне лібіда і фэртыльнасьці ў абодвух палоў: людзі менш займаюцца сэксам, радзей бяруць шлюб. Колькасьць народкаў памяншаецца на 1,5 % у год у мужчынаў у ЗША і на 3 % у год у мужчынаў у Эўропе і Аўстраліі.

Арганізм жанчыны прыстасаваны да таго, каб нараджаць вялікую колькасьць дзяцей і доўга іх гадаваць. Павелічэньне колькасьці мэнструальных цыкляў у сучасных жанчынаў можа быць зьвязана з падвышанай рызыкай раку.

Зьмена гарманальнага балансу тэстастэрон–эстраген уплывае ня толькі на тое, як выглядаюць жанчыны, але й на тое, як гавораць. Так, за апошнія 50 гадоў мы бачым у жанчынаў значнае зьніжэньне вышыні голасу — з 229 Гц да 206 Гц. Адныя дасьледнікі лічаць, што прычынай зьяўляецца непасрэдна перазразьмеркаваньне ўплыву і ўлады, бо на ўзровень тэстастэрону ўплывае статус і дамінаваньне.

Калі 25 % параў, якія маюць праблемы з фэртыльнасьцю, атрымліваюць дыягназ «бясплоднасьць нявызначанага генэзу». Ёсьць меркаваньне, што сама меней трацінна ўсіх выпадкаў бясплодзьдзя — наступства хранічнага стрэсу і дэпрэсіі, прычым ужываньне антыдэпрэсантаў таксама зьяўляецца чыньнікам бясплодзьдзя. А яшчэ вялікі ўклад у праблему ўносяць і парушэньні харчаваньня.

У адным з дасьледаваньняў было выяўлена, што ў тых, хто ня можа зацяжарыць, самыя высокія маркеры стрэсу (альфа-амілаза). Верхнія ўзроўні гэтага маркера павялічваюць рызыку бясплодзьдзя ў сярэднім у два разы. Іншыя дасьледаваньні пацьвердзілі гэтыя назіраньні і адзначылі неабходнасьць выкарыстаньня тэхнікаў рэляксацыі для павелічэньня фэртыльнасьці.

! **Варта заўважыць, што менавіта мужчынская дэпрэсія мацней за ўсё ўплывае на фэртыльнасьць пары: у 60 % выпадкаў бясплодзьдзе сустракалася ў параў, дзе ў дэпрэсіі быў мужчына. Такая заканамернасьць не выяўлялася ў выпадку дэпрэсіі ў жанчынаў.**

Стрэс нэгатыўна ўзьдзейнічае і на якасьць спэрмы.

Кантроль і зьніжэньне ўзроўню стрэсу напрамую ўплывае на ўзроўні ФСГ і ЛГ, эстрагену і тэстастэрону. **Выснова: вучыцеся кіраваць сваімі рэакцыямі і зьніжаць узровень хранічнага стрэсу.**

Акрамя псыхалягічнага ціску, да крыніцаў хранічнага стрэсу адносяцца начны шум, сьветлавое забруджваньне ды іншыя раздражняльныя фактары навакольнага асяродзьдзя. Напрыклад, зьмены сьветлавога рэжыму могуць адмоўна ўплываць на фэртыльнасьць.

У млекакормячых мэлятанін павялічвае фэртыльнасьць.

Харчаваньне

Зьмена харчаваньня таксама аказвае выразнае ўзьдзеяньне на палавыя гармоны. У мужчынаў вісцэральнае атлусьценьне вядзе да зьніжэньня ўзроўню тэстастэрону, эрэкцыі, лібіда. Нават проста лішняя маса цела без атлусьценьня ўжо дакладна павялічвае частасьць бясплодзьдзя.

У дасьледаваньнях нармалізацыя харчаваньня і ўмеранае пахуданьне павысілі лі- біда нават у стройных здаровых мужчынаў. Існуе здагадка, што інсулінарэзістэнтнасьць у мужчынаў са звычайнай масай цела можа памяншаць фэртыльнасьць. Чым большая талія, тым меней тэстастэрону ў мужчыны.

Вісцэральнае атлусьценьне ў мужчынаў зьніжае ўзровень тэстастэрону, а ў жанчынаў — павялічвае яго, і гэта, падобна, адна з прычын зьмяненьняў у карціне сьвету.

У жанчынаў павышаны ўзровень інсуліну прыводзіць да падвышанай выпрацоўкі андрагенаў у яечніках. А гіпэрандрагенія можа прыкметна зьнізіць фэртыльнасьць. Больш за тое, высокі ўзровень тэстастэрону падчас цяжарнасьці моцна ўзьдзейнічае на мозг плода, напрыклад уплывае на гендэрныя перавагі або ступень адоранасьці, а таксама павялічвае рызыку ўзьнікненьня аўтызму.

Пытаньні і заданьні

1. Ацаніце сваё лібіда. Як на яго ўплываюць зьмены ў вашым ладзе жыцьця: адпачынак, стрэс, недасып, харчаваньне?

2. Як часта вы займаецеся сэксам? Гэта больш ці менш, чым вам хочацца?

3. Якая ў вас вышыня голасу? Паспрабуйце гаварыць крыху вышэй і крыху ніжэй. Як гэта ўзьдзейнічае на навакольных?

13. Даўгалецьце і старэньне

Вельмі часта я чую фразу: «У старажытнасьці жылі на прыродзе, елі арганічную ежу, але ў 35 гадоў паміралі». Таксама шырока распаўсюджанае ўяўленьне, што працягласьць нашага жыцьця радыкальна павялічылася. Насамрэч гэта ня так. Працягласьць нашага жыцьця павялічылася нязначна, проста рэзка зьнізілася сьмяротнасьць, а гэта зусім розныя рэчы. Больш людзей пачалі дажываць да старасьці, але нашмат даўжэй людзі жыць не пачалі. Давайце разьбяромся, чаму ўзьнік гэты міт «сярэдняй тэмпэратуры па шпіталі» і як ён узьнік.

Хоць многія пераканныя ў тым, што ў антычнасьці людзі жылі да 35 гадоў, яшчэ ў 7 стагодзьдзі да н.э. Гесіёд пераконваў мужчынаў не жаніцца да 30 гадоў з прычыны негатоўнасьці. Рымляне падзялялі гэтае меркаваньне: у палітыку можна было пайсьці толькі пасьля 30 гадоў, а стаць консулам рымлянін мог адно пасьля 40. У старажытнагрэцкіх законах было прапісана, што на вайну бралі ўсіх мужчынаў да 60 гадоў, а вось стаць суддзёй маглі людзі толькі старэйшыя за 60.

Згодна з дасьледаваньнямі археоляга Крысьцін Кейв, у традыцыйным грамадстве 600–700 гадоў н.э. (пры адсутнасьці сучаснага ўзроўню разьвіцьця мэдыцыны) людзі даволі часта паміралі ва ўзросьце 70 гадоў.

Разгледзім чатыры аспэкты гэтага скажэньня. **Прычына першая — памылкі вызначэньня.**

Другая прычына — вельмі высокі ўзровень гвалту. Мы жывем у самы мірны час. Сьмяротнасьць сярод паляўнічых-зьбіральнікаў большая на 15–60 % з прычыны міжпляменных канфліктаў. Калі б так ваявалі ў XX стагодзьдзі, то страты ў дзьвюх сусьветных войнах склалі б больш за 2 мільярды чалавек.

Трэцюю прычыну — дзіцячую звышсьмяротнасьць — вы можаце самі прасачыць у мэтрычных кнігах нават XIX стагодзьдзя, яна была вельмі высокая і таму моцна зьмяншала чаканую працягласьць жыцьця.

Чацьвёртая прычына — інфэкцыйныя захворваньні, эпідэміі, сьмяротнасьць пры родах ды іншыя мэдыцынскія прычыны сьмерці, якія цяпер кантралююцца нашмат лепш.

Як толькі праходзілі небясьпечныя дзіцячыя гады, імаверная працягласьць жыцьця, напрыклад у віктарыянскую эпоху, была падобная сучаснай. Так, дзяўчынка ва ўзросьце пяці гадоў мела чаканую працягласьць жыцьця 73 гады, а хлопчык — 75 гадоў. Нават калі мы возьмем сучасныя дзікія плямёны паляўнічых-зьбіральнікаў, то імавернасьць дажыць да 15 гадоў складае 55 %, але ўжо пасьля 15 чаканая працягласьць жыцьця складае 58 гадоў. А калі паляўнічыя-зьбіральнікі пераадольваюць мяжу ў 45 гадоў (не памерлі пры родах, не забітыя ў канфліктах), то жывуць яшчэ 29 гадоў — да 65–67.

Працягласьць жыцьця ў наш час вырасла перадусім дзякуючы паляпшэньню харчаваньня, якаснай вадзе, гігіене, кантролю інфэкцыйных захворваньняў (антыбіётыкі, вакцынацыя, санітарыя і да т. п.), транспартнай бясьпецы, выкарыстаньню некаторых прэпаратаў (антыгіпэртэнзіўныя і да т. п.).

Хоць сярэдняя працягласьць жыцьця расьце, максімальная, мабыць, дасягнула мяжы і не мяняецца з 1980-х гадоў. У сярэднім шанцы дажыць да 100 гадоў у нас павышаюцца, але 120 гадоў — гэта біялягічная мяжа даўгалецьця, і колькасьць супэрдоўгажыхароў апошнім часам не асабліва павялічылася.

Навукоўцы зьвярнулі ўвагу, што па меры ўзмацненьня жорсткасьці ўліку ўзросту колькасьць супэрдоўгажыхароў зьніжаецца. Імаверна, іх шаноўны ўзрост часта — вынік маніпуляцыяў або памылак ацэнкі. Цяпер мы ня бачым новых рэкордаў даўгалецьця, ня бачым павелічэньня сярэдняга ўзросту сярод доўгажыхароў, не назіраем зьніжэньня сьмяротнасьці сярод тых, хто перасягнуў 11-гадовую мяжу, да якой высокая рызыка дзіцячых інфэкцыяў. Гэта ўсё паказвае на тое, што шанцы павялічыць працягласьць жыцьця 120+ без радыкальных прарываў і тэхналёгіяў мізэрныя. Магчыма, гэта зьвязана з тым, што наша даўгалецьце мае пэўныя біялягічныя абмежаваньні. Некаторыя навукоўцы лічаць, што нашы мэханізмы старэньня і так ужо аптымізаваныя, што чалавек — доўгажывучы від, таму тыя ўмяшаньні, якія працуюць на мухах і мышах, для чалавека не эфэктыўныя. Такім чынам, абсалютная большасьць існых падыходаў у мэдыцыне хутчэй зьніжаюць рызыку заўчаснае сьмерці, а не падаўжаюць жыцьцё, і накіраваныя на прафілактыку, запаволеньне і лячэньне хваробаў.

Старэньне як хвароба хваробаў

Згаданыя хваробы цывілізацыі маюць паміж сабой шмат агульнага. Усе яны бяруць пачатак у мэханізмах старэньня і самі паскараюць старэньне. Пакуль навукоўцы

13. ДАЎГАЛЕЦЬЦЕ І СТАРЭНЬНЕ

спрачаюцца, ці лічыць старэньне хваробай, несумненна, механізмы, якія прыводзяць да сардэчна-сасудзістых захворваньняў, дыябэту, пухлінаў, нэўрадэгенэратыўных захворваньняў, астэапарозу, катаракты, артрытаў і старэньня, маюць шмат агульнага.

Атлусьценьне паскарае старэньне, лішняя вага зьніжае кагнітыўныя здольнасьці. Цукровы дыябэт фарсіруе знос арганізма на ўсіх узроўнях, ад зьніжэньня аварыяльнага рэзэрву і больш раньняга наступленьня мэнапаўзы да павышэньня рызыкі сардэчна-сасудзістых захворваньняў. Дэпрэсія ня толькі вядзе да таго, што мы сябе адчуваем старэйшымі, але й кароціць тэламэры (канцавыя часткі храмасомаў, якія зьяўляюцца біялягічным маркерам узросту і акісьляльнага стрэсу).

Старэньне — гэта сума ўсіх хваробаў чалавека

Чым старэйшы чалавек, тым вышэйшая імавернасьць вялікай колькасьці хваробаў. Калі чалавек вылечыцца ад раку, то можа памерці ад інсульту, бо прычына хваробаў — само старэньне — застаецца. А ўздзейнічаючы на ўласнае старэньне, мы можам запаволіць разьвіцьцё ўсіх гэтых хваробаў адначасова і адсунуць час іх узьнікненьня. Дасьледаваньні паказваюць, што характар нарастаньня сьмяротнасьці ад розных хваробаў аднолькавы, і, па сутнасьці, усё гэта сымптомы «супэрхваробы» - старэньня.

! **Пачынаючы з 40 гадоў рызыка зьяўленьня новых хваробаў падвойваецца кожныя 8 гадоў.**

Вядома, падаўжэньне жыцьця любой цаной — гэта не найлепшая ідэя, адылеж сёньня да 50 гадоў у чалавека ў сярэднім дзьве хранічныя хваробы, а да 70 іх ужо сем, і даўгалецьце азмрочваецца абмежаваньнем дзеяздольнасьці, кагнітыўным дэфіцытам, рухальнымі праблемамі і да т. п. Нядзіўна, што ў апытаньнях многія людзі заяўляюць, што ня хочуць жыць даўжэй.

Страшна не **паміраць**, страшна **не** паміраць!

Тэорыі старэньня

Існуе велізарная колькасьць тэорыяў старэньня, многія зь якіх супярэчаць адна адной, а іншыя — дапаўняюць. Навукоўцы спрачаюцца, ці ёсьць генэтычная праграма старэньня альбо яно абумоўленае ў першую чаргу фізыка-хімічнымі працэсамі. Навуковы кансэнсус сёньня ў тым, што нельга вылучыць адзіную прычыну старэньня, нейкі ген, гармон, мэханізм.

! **Наша цела як страла, выпушчаная з лука, — хуткасьць яе запавольваецца з моманту пачатку палёту.**

Мы старэем на ўзроўні малекулаў, клетак, тканак, органаў, мы старэем і функцыянальна: страчваем цягліцную сілу, матывацыю і цікавасьць да жыцьця, кагнітыўныя здольнасьці. Як паветра запавольвае палёт стралы, так і разрэгуляваньне біялягічных мэханізмаў вядзе да старэньня.

Зрэшты, сустрэчны вецер або галіны дрэваў, няўдалы вугал стрэлу могуць скараціць палёт стралы ў параўнаньні са стрэлам у бязьветраных умовах. Так і старэньне можна паскорыць. Ёсьць захворваньні, пры якіх людзі старэюць вельмі хутка, напрыклад сындром Хатчынсана–Гілфарда (прагерыя дзяцей) і сындром Вэрнэра (прагерыя дарослых) — пры іх дзіця можа выглядаць як глыбокі стары і мець старыя клеткі і органы.

Нездаровы лад жыцьця і захворваньні таксама паскараюць старэньне. Згадваецца анекдот: журналіст вырашыў напісаць артыкул пра даўгалецьце, выйшаў на вуліцу і ўбачыў двух дзядкоў, якія сядзяць на лаўцы. Спытаў у першага: «У чым ваш сакрэт?» — «Я шмат гуляю пешшу і сьціпла ем, мне 92 гады». Пытае другога: «А ваш у чым?» — «Я шмат п'ю, ем фастфуд і валяюся на канапе да глыбокай ночы». Журналіст узрушана пытаецца: «Дык колькі ж вам гадоў?!» — «Мне 36!»

Старэньне пачынаецца вельмі рана, літаральна з моманту зачацьця, яшчэ ў матчыным улоньні. Рост і дзяленьне клетак прыводзяць да назапашваньня пабочных прадуктаў хімічных рэакцый, якія ня могуць быць выдаленыя з арганізма, калі клетка ня дзеліцца. У клетках, якія ня ўдзельнічаюць у мэтабалізьме, пабочныя прадукты назапашваюцца і перашкаджаюць нармальнаму функцыянаваньню.

Тэорыя квазістарэньня гаворыць пра тое, што старэньнем кіруе квазіпраграма, якая не зьяўляецца самастойнай, а зьвязаная з працай генаў росту і разьвіцьця пасьля таго, як арганізм ужо вырас. Калі клеткі не растуць, актыўнасьць генаў росту вядзе да залішняй функцыі клетак, а гіперфункцыя — да таго, што яны пачынаюць няправільна рэагаваць на сыгналы арганізма, вылучаць празапаленчыя сыгналы, назапашваць лішак рэчываў.

Тэорыя квазістарэньня грунтуецца на вывучэньні актыўнасьці ўжо вядомых нам рэгулятараў росту, такіх як актыўнасьць mTOR і злучаных зь ім шляхоў інсуліну ды інсулінападобнага фактару росту IGF-1. Запавольваючы хуткасьць росту, мы запавольваем адначасова і старэньне. Таму абмежавальная дыета і падаўжае жыцьцё. Прыцэльнае абмежаваньне рэчываў, што асабліва моцна стымулююць mTOR, таксама падаўжае жыцьцё (абмежаваньне амінакіслотаў, у тым ліку лейцыну і мэтыяніну). Больш высокія ўзроўні IGF-1 зьвязаныя з больш высокай рызыкай усіх узроставых захворваньняў. Памяншаючы mTOR актыўнасьць, мы запавольваем старэньне і адтэрміноўваем пачатак узроставых захворваньняў.

Назапашваньне пашкоджаньняў

Прафэсар Вадзім Гладышаў распрацаваў тэорыю старэньня, якая апісвае дэлетэрыём — усю сукупнасьць назапашаных пабочных прадуктаў мэтабалізму. Сярод шматлікіх прычынаў назапашваньня пашкоджаньняў варта адзначыць узроставую страту клетак, назапашваньне агрэгацыяў унутры (ліпафусьцін — пігмэнт старэньня) і звонку клетак (амілёіды, напрыклад бэта-амілёіды пры хваробе Альцгаймэра, альфа-сінуклеін пры хваробе Паркінсана, астраўковы амілёідны поліпэптыд пры дыябэце і шэраг іншых спалучэньняў), назапашваньне сэнэсцэнтных клетак (старых, устойлівых да апаптозу клетак), сшывак бялкоў канчатковымі прадуктамі глікацыі, кальцыфікацыя сасудаў, акісьленьне ліпідаў, глюкатаксічнасьць, парушэньне з узростам сыстэмаў ачысткі клетак (лізасамальнай і пратэасомнай).

Старэньне — гэта шнар жыцьця

Клеткі нашага арганізма аточаныя пазаклеткавым асяродзьдзем, якое ўплывае на іх актыўнасьць. Але назапашваньне міжклеткавага сьмецьця і пашкоджаньняў прыводзіць да разьвіцьця запаленчай рэакцыі, павелічэньня акісьляльнага стрэсу, што паскарае запаленьне.

> **!** Спрабуючы загаіць пашкоджаньні і «фіброз», арганізм можа паскараць старэньне.

Зьмена міжклеткавага асяродзьдзя зьмяняе мікраатачэньне клетак, што ўплывае на экспрэсію генаў і працу клеткі. Глікацыя, перакіснае акісьленьне ліпідаў, крыжаваныя сшыўкі, рацэмізацыя малекулаў — на жаль, большасьць з гэтых працэсаў адбываюцца нефэрмэнтатыўна, і арганізм ня мае мэханізмаў для выдаленьня і разбурэньня ўтвораных прадуктаў.

У пэрспэктыве могуць быць распрацаваныя блякатары матрыксных мэталяпратэіназаў або рэчывы, што разбураюць глюказэпан. Цікава, што чым больш у мэмбранах насычаных тлушчаў, устойлівейшых да акісьленьня, тым вышэй працягласьці жыцьця.

Як мы ўжо казалі, важную ролю ў даўгалецьці грае падтрыманьне трываласьці біялягічных бар'ераў, пры аслабленьні якіх узмацняецца пранікненьне таксічных малекулаў у тканкі. Назапашваньне пашкоджаньняў у доўгажывучых бялках, такіх як каляген і эластын, відаць і няўзброеным вокам праз зьяўленьне зморшчынаў, а назапашваньне прадуктаў абмену ў скуры — праз утварэньне пігмэнтных плямаў. Такім чынам, усе біялягічныя сыстэмы неідэальныя, таму яны непазбежна назапашваюць пашкоджаньні і гінуць.

Пытаньні і заданьні

1. Колькі гадоў вы хочаце пражыць?
2. Якім/Якой вы бачыце сябе ў старасьці?
3. Ці ёсьць у вас пляны на актыўную старасьць?

14. Ваш біялягічны ўзрост

На колькі гадоў вы сябе адчуваеце? Гэты суб'ектыўны ўзрост — вельмі важны паказьнік здароўя, магчыма, нават важнейшы за ваш рэальны ўзрост.

Чым маладзейшым мы сябе адчуваем, тым меншая ў нас рызыка дэпрэсіі, больш здаровая псыхіка і меншая рызыка сьмерці. Адчуваньне сябе на 10 гадоў старэйшым на 25 % павялічвае рызыку сьмерці. Суб'ектыўна маладзейшыя людзі больш аптымістычна бачаць сваю будучыню, накладваюць на сябе меней «узроставых» абмежаваньняў.

Існуе вялікая колькасьць спосабаў ацэнкі біялягічнага ўзросту. Яго можна ацаніць па аналізе крыві, выкарыстоўваючы адмысловыя калькулятары, па ўзроўні пэўных біямаркераў, па хуткасьці рэакцыі, лібіда, цяглічнай сіле, стану вэстыбулярнага апарату, гнуткасьці і да т. п. Можна вымяраць і больш дакладна, напрыклад эпігенэтычны ўзрост, даўжыню тэламэраў, колькасьць мадыфікаваных біямалекуляў.

Можна вымяраць узрост і асобна кожнай з сыстэмаў арганізма, напрыклад ацаніць свой імунны, цяглічны ці сасудзісты ўзрост. Такая ацэнка вельмі матывуе, нашмат лепей, чым адсоткі рызыкі. Напрыклад, калі вам 50 гадоў, але ваш сасудзісты ўзрост складае 70 гадоў, гэта зьяўляецца вялікай матывацыяй кінуць курыць, схуднець і зьнізіць узровень халестэрыны, што «амаладзіць» вашы сасуды і зьнізіць рызыку разьвіцьця хваробы. Гэта важна, бо старэньне ў розных людзей адбываецца па-рознаму, у кожнага ёсьць свая «ахілесава пята».

У некаторых першым старэе мэтабалізм (парушаюцца вугляводны і тлушчавы абмен, нарастае інсулінарэзістэнтнасьць), у іншых усё пачынаецца са старэньня імуннага (разьвіваецца хранічнае запаленьне), нырачнага (павышаецца крэатынін, рызыка нырачнай недастатковасьці), пячоначнага; пры гэтым можа быць адзін ключавы шлях або іх спалучэньне.

Чаму так важна вымяраць біялягічны ўзрост? Арганізм розных людзей старэе з рознай хуткасьцю. У некаторых людзей гэтая хуткасьць у тры разы вышэйшая, што сур'ёзна павышае рызыкі хваробаў. Важна эфэктыўна супрацьстаяць падвышанай хуткасьці старэньня, запавольваючы яе. Бываюць і лёсікі, якія за 16 месяцаў аб'ектыўна старэюць толькі на год. Зьмена ладу жыцьця дазваляе паўплываць на аб'ектыўныя паказьнікі біялягічнага ўзросту, у тым ліку даўжыню тэламэраў і эпігенэтычны ўзрост, палепшыць малекулярныя маркеры старэньня, павялічыць цяглічную сілу і гастрыню розуму. Так-так, усё ў вашых сілах, а як гэта зрабіць, вы даведаецеся ў наступных разьдзелах гэтае кнігі.

Здаровы лад жыцьця можа дапамагчы нам павялічыць здаровы час нашага жыцьця, дажыць да 90 ці нават 100 гадоў. Але каб пражыць больш за 100 гадоў, нам ужо неабходныя добрыя гены даўгалецьця. Навукоўцы выявілі каля 150 генэтычных варыяцыяў, якія ў 77 % выпадкаў прадказваюць даўгалецьце, а тыя, хто пражыў больш за 108 гадоў, мелі максімальную колькасьць такіх генаў. Можна праверыць у сябе гэтыя варыянты ў выніках генэтычнага тэсту або апытаць родных: чым больш у вас сваякоў-доўгажыхароў (уключна зь дзядзькамі й цёткамі), тым меншая ў вас рызыка сьмерці ў маладым узросьце.

Аднойчы да доктара прыйшоў пацыент і спытаў, што зрабіць для падаўжэньня жыцьця. Лекар сказаў, што той павінен адмовіцца ад смачнай ежы, жаночай кампаніі, прыгожага і зручнага адзеньня і ўсялякіх забаваў. «І гэта падоўжыць мне жыцьцё?» — зьдзівіўся пацыент. «Не, але рэшта гадоў будзе цягнуцца для вас бясконца».

Жарты жартамі, але здаровы лад жыцьця сапраўды можа прыкметна адсунуць час пачатку ўзроставых захворваньняў, павялічыць здаровы час жыцьця, запаволіць старэньне.

Чым раней вы пачалі, тым лепей, але пры гэтым ніколі ня позна пачаць.

Мы можам уявіць чалавека як аўтамабіль: тэрмін яго службы вызначаецца мадэллю (гэта наша генэтыка), дарогамі, па якіх ён езьдзіць (актыўнасьць і асяродзьдзе), палівам, якім вы яго запраўляеце (харчаваньне, асяродзьдзе), вашым стылем кіраваньня (лад жыцьця), тэхабслугоўваньнем (мэдыцына і прафілактыка). Калі езьдзіць па разьбітым асфальце і запраўляць ніякасным бэнзінам, не праходзіць своечасова ТА, то аўтамабіль зломіцца хутка, а вось якасны догляд дазволіць езьдзіць нашмат даўжэй, хоць і не бясконца.

Магчыма, што ўзьдзеяньне менавіта на хуткасьць старэньня — самая рэалістычная стратэгія падаўжэньня жыцьця. Дасьледаваньні паказваюць, што цяпер мы старэем павольней, таму мы з вамі будзем выглядаць і пачувацца ў 80 гадоў прыкметна лепш, чым сёньняшнія 80-гадовыя. Напрыклад, біялягічны ўзрост 50-гадовых у 2005 годзе адпавядаў 58-гадовым у 2018 годзе. Параўнаньне 75–80-гадовых сёньня і 30 гадоў таму паказала, што іх фізычныя паказьнікі (хуткасьць рэакцыі, хады і да т. п.) сталі вышэй: напрыклад, сіла хваткі стала вышэй на 5–25 %, выпростваньне калена на 20–47 %, паказьнікі працы лёгкіх (аб'ём фарсіраванага выдыху) вышэй на 15–21 % і інш. А кагнітыўныя здольнасьці ва ўзросьце 74 гадоў у сучасных 80-гадовых былі параўнальныя з паказьнікамі больш раньняй кагорты ва ўзросьце на 15 гадоў маладзейшым. Г.зн. іх мозг быў амаль на 15 % маладзейшы! Запаволеньне старэньня адбываецца дзякуючы лепшаму ладу жыцьця, новым тэхналёгіям, актыўнай жыцьцёвай пазыцыі. Таму я хачу памерці маладым, але не ў 40 гадоў, а памерці маладым у 120 гадоў.

Можна вымяраць узрост і асобна кожнай з сыстэмаў арганізма, напрыклад, ацаніць свой імунны, цяглічны ці сасудзісты ўзрост. Гэта важна, бо старэньне ў розных людзей адбываецца па-рознаму, у кожнага ёсьць свая «ахілесава пята».

Цяпер вывучаюцца самыя розныя падыходы. Напрыклад, выкарыстаньне герапратэктараў — рэчываў, якія запавольваюць старэньне: мэтфармін, рапаміцын, сартаны, статыны, бэрбэрын, акарбоза, поліфэнолы, рэсвэратрол, нікатінамідадэніндынуклеатыд і інш., а таксама чэналітыкаў — прэпаратаў, якія забіваюць сэнэсцэнтныя клеткі, напрыклад квэртыцын. Вельмі пэрспэктыўная распрацоўка злучэньняў, што расчапляюць міжмалекулярныя сшыўкі. Навукоўцы дасьледуюць злучэньні, якія ўбудоўваюцца ў мэмбраны клетак і запавольваюць перакіснае акісьленьне ліпідаў, напрыклад дэйтэраваныя тлустыя кіслоты.

З дапамогай геннай інжынэрыі мы можам уплываць на актыўнасьць шматлікіх генаў, кіраваць сінтэзам пэўных бялкоў у арганізьме, прыцэльна ўзьдзейнічаючы на розныя аспэкты старэньня. Скажам, укараняючы ген тэламэразы, мы можам падоўжыць сабе тэламэры храмасомаў. Навукоўцы шукаюць ключавыя мішэні для тэрапіі, параўноўваючы роднасныя арганізмы з рознай працягласьцю жыцьця. Напрыклад, кажан жыве 40 гадоў, голы землякоп — 30 гадоў, што ў 9 разоў больш, чым яго сваяк — звычайная мыш. Навука дазваляе ідэнтыфікаваць гены, якія даюць такую перавагу. Як разнавіднасьць ідэй аб падаўжэньні жыцьця, папулярны і трансгуманізм. Тэарэтычна мы можам мяняць сябе біягенэтычна альбо кібэрнэтычна. У апошнім выпадку мы ня толькі можам замяняць свае органы на неарганічныя, але й наша сьвядомасьць можа быць цалкам перанесеная на лічбавыя носьбіты.

Спадзяюся, геннаінжынэрныя «прышчэпкі» ад старэньня зьявяцца ўжо пры нашым жыцьці. А здаровы лад жыцьця нам патрэбны і для таго, каб дажыць да таго моманту, калі можна будзе рэальна запаволіць старэньне ці павярнуць яго назад. Шанцы вялікія, бо сотні навукоўцаў і кампаній проста цяпер працуюць над вывучэньнем старэньня і спосабаў яго запаволіць. Пакуль такіх рашэньняў няма, нам важна захоўваць сябе ў аптымальнай форме.

14. ВАШ БІЯЛЯГІЧНЫ ЎЗРОСТ

Пытаньні і заданьні

1. На колькі гадоў вы сябе адчуваеце?
2. Колькі пражылі вашыя сваякі ў сярэднім?
3. Разьлічыце свой біяўзрост па анляйн-калькулятарах (Gero Bioage, www.aging.ai ды іншыя).

Было больш:

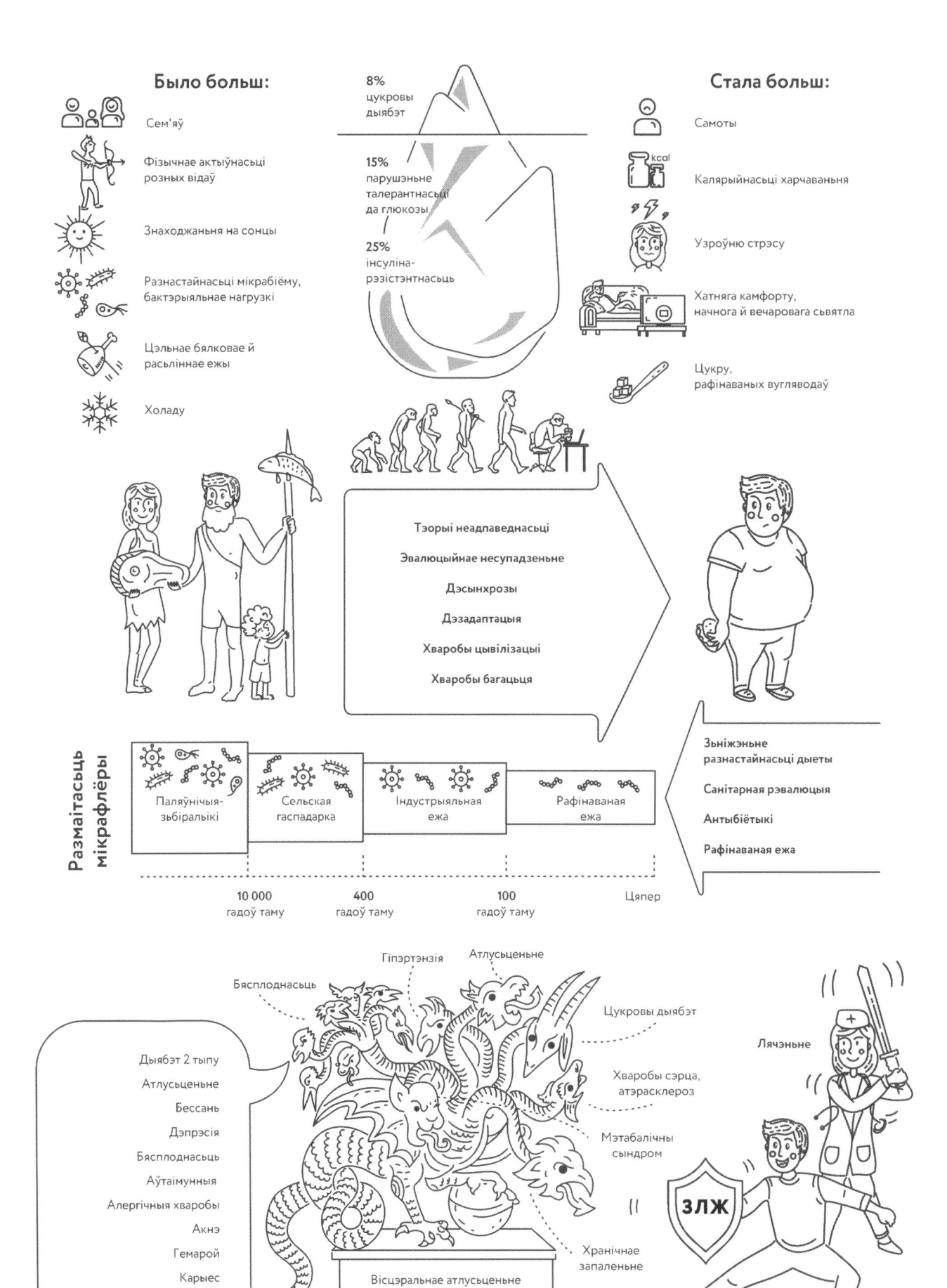

- Сем'яў
- Фізычнае актыўнасьці розных відаў
- Знаходжаньня на сонцы
- Разнастайнасьці мікрабіёму, бактэрыяльнае нагрузкі
- Цэльнае бялковае й расьліннае ежы
- Холаду

8% цукровы дыябэт

15% парушэньне талерантнасьці да глюкозы

25% інсуліна-рэзістэнтнасьць

Стала больш:

- Самоты
- Калярыйнасьці харчаваньня
- Узроўню стрэсу
- Хатняга камфорту, начнога й вечаровага сьвятла
- Цукру, рафінаваных вугляводаў

Тэорыі неадпаведнасьці
Эвалюцыйнае несупадзеньне
Дэсынхрозы
Дэзадаптацыя
Хваробы цывілізацыі
Хваробы багацьця

Размаітасьць мікрафлёры

| Паляўнічыя-зьбіральнікі | Сельская гаспадарка | Індустрыяльная ежа | Рафінаваная ежа |

10 000 гадоў таму | 400 гадоў таму | 100 гадоў таму | Цяпер

Зьніжэньне разнастайнасьці дыеты
Санітарная рэвалюцыя
Антыбіётыкі
Рафінаваная ежа

Бясплоднасьць
Гіпэртэнзія
Атлусьценьне
Цукровы дыябэт
Хваробы сэрца, атэрасклероз
Мэтабалічны сындром
Хранічнае запаленьне

Дыябэт 2 тыпу
Атлусьценьне
Бессань
Дэпрэсія
Бясплоднасьць
Аўтаімунныя
Алергічныя хваробы
Акнэ
Гемарой
Карыес
Астэахандроз

Вісцэральнае атлусьценьне
Рэзістэнтнасьць да інсуліну
mTOR гіпэрактыўнасьць

Лячэньне

ЗЛЖ

Прафіляктыка

РАЗЬДЗЕЛ 3

Прынцыпы здароўя

1. Прынцып вымярэньня здароўя

Любыя зьмены ў ладзе жыцьця варта падмацоўваць некаторым уяўленьнем аб філязофіі здароўя — так мы будзем лепей разумець, якім законам яно падпарадкоўваецца, і выбудоўваць аптымальную стратэгію сваіх паўсядзённых паводзінаў. У гэтым разьдзеле я апавядаю пра прынцыпы ўзаемадзеяньня розных рэсурсаў здароўя паміж сабой. «Веды некаторых прынцыпаў лёгка пакрывае няведаньне некаторых фактаў», — пісаў у XVIII стагодзьдзі французскі філёзаф Клёд Адрыян Гельвэцій.

Прынцыпы рэсурсаў здароўя — гэта пра тое, што варта рабіць у першую чаргу і як дасягнуць максімальных вынікаў зь меншымі выдаткамі сілаў і часу.

Я рэгулярна сутыкаюся з такой праблемай: людзі шмат робяць для свайго здароўя, але, ня маючы агульнага бачаньня, зразумелага пляну, часта памыляюцца. Напрыклад, ня могуць правільна сумяшчаць харчаваньне і фізычную актыўнасьць, спрабуюць ежай вырашаць праблему стрэсу або цярпяць няўдачу праз непрыяльнае асяродзьдзе. Чалавек нібы ж стараецца, дзейнічае, але выніку няма.

Для доўгатэрміновых зьменаў нам карысна памятаць: «Стратэгія бяз тактыкі — гэта самы павольны шлях да перамогі, але тактыка без стратэгіі — гэта проста мітусьня перад паразай», — цытую старажытнакітайскага мысьляра Сунь-Цзы.

Вымярайце і назірайце

«Вымераць усё, што паддаецца вымярэньню, а што не паддаецца — зрабіць вымяральным», — так казаў фізік, матэматык і астраном Галілеа Галілей. Ён лічыў, што любое нашае меркаваньне і сьцьверджаньне павінны быць правераныя досьведам, і аўтарытэт размаўлялага пры гэтым ня мае значэньня. Я ўпэўнены, гэтыя тэзы можна аднесьці і да здароўя. Для таго каб правільна, эфэктыўна і бясьпечна ўмацоўваць сваё здароўе, неабходна выкарыстаць асноўныя прынцыпы навуковага падыходу. А гэта магчыма толькі праз аб'ектыўныя доўгатэрміновыя вымярэньні ў рамках сыстэмы.

Структура і сыстэмны падыход — важныя для доўгатэрміновых зьменаў. Наш мозг схільны па-рознаму тлумачыць рэальнасьць у залежнасьці ад нашага стану: мы можам забываць нават пра найважнейшыя рэчы, не заўважаць відавочнага ці рабіць ілжывыя высновы праз уласьцівыя нам кагнітыўныя памылкі. Пакладаючыся адно на сваё асабістае меркаваньне і ацэнку, нам вельмі складана ўбачыць прычынна-выніковыя сувязі паміж тым, што мы робім, што адбываецца вакол нас і станам нашага здароўя.

Палепшана можа быць толькі тое, што можа быць вымеранае. Калі ў нас няма інструмэнтаў для вымярэньня, то наша агульная работа над здароўем будзе падобная варажбе на кававай гушчы. Але я кандыдат мэдыцынскіх навук і не займаюся эзатэрыкай. Калі мы не вымяраем свой стан, мы ня можам ім кіраваць. Мы аддаём здароўе ва ўладу выпадковых чыньнікаў, у якіх ня можам разабрацца.

! **Большасьць вынікаў зьмены выявы жыцьця не надыходзіць імгненна, таму заўважыць іх уплыў без сыстэмнага адсочваньня практычна немагчыма.**

Давайце ўявім сабе Марку і Міхала. Марка вядзе ўлік паказьнікаў здароўя і вымярае іх. Ён ведае сваю вагу, аб'ём таліі, ціск, паказьнікі УГД печані і сасудаў, вынікі аналізаў па вітамінах, ліпідным профілі, запаленьні. Марка ведае сваю сямейную гісторыю, ён здаў генэтычны тэст, ведае, дзе яго слабыя месцы і за якімі паказьнікамі трэба сачыць асабліва старанна. Марка не прыпускае, а ведае, як тое, што ён робіць, уплывае на аб'ектыўныя паказьнікі здароўя, таму ён абраў аптымальныя для сябе тэхнікі спорту, сну, адпачынку. Марка своечасова адсочвае свае паказьнікі, таму можа загадзя карэктаваць дэфіцыты вітамінаў і мінэралаў і разумець прычыны зьменаў свайго самаадчуваньня (шчытавіца, тэстастэрон, запаленьне і да т. п.). Марка вядзе дзённік харчаваньня і трэніровак і сочыць, каб ягоныя карысныя звычкі заставаліся зь ім.

Міхал пабойваецца лекараў і аналізаў і ня ведае, якія абсьледаваньні яму патрэбныя. Займаецца спортам ці карэктуе харчаваньне бессыстэмна, ходзіць на заняткі пад настрой. Міхалу цяжка зразумець, ці дапамагае яму той ці іншы мэтад і як на яго ўплываюць розныя прадукты: здаецца, што зьмены яго настрою выпадковыя і ні ад чаго не залежаць. Міхал ня ведае, ці ў норме яго ўзровень вітамінаў, таму часам проста вырашае піць іх спалучэньне або БАДы, рэкляму якіх ён убачыў. Рэжымы трэніровак ён таксама выбірае наўздагад, таму не зусім разумее, працуюць яны ці не. Міхалу цяжка параўноўваць свой стан здароўя сёньня зь мінулагоднім, ён ня ведае, якія пагрозы ёсьць для ягонага асабістага здароўя і як можна іх перадухіліць.

Эфэкт назіральніка

У фізыцы ёсьць цікавая тэорыя пад назвай «эфэкт назіральніка». Яна пра тое, што простае назіраньне за зьявай або сыстэмай ужо здольнае паўплываць на гэтую зьяву або сыстэму. Са здароўем гэтак жа: калі мы проста пачынаем адсочваць любы свой паказьнік здароўя, ён мае тэндэнцыю паляпшацца, нават калі мы яшчэ нічога не рабілі для яго паляпшэньня.

Кантроль паказьнікаў паляпшае іх. У жыцьці чалавека ёсьць тры галоўныя рэсурсы: час, грошы і ўвага. Увага — гэта своеасаблівае ўгнаеньне для росту новых звычак: дзе ўвага, там энэргія, куды вы глядзіце, тое і паляпшаецца. Калі перастаць зьвяртаць на нешта ўвагу, аўтаматычная звычка да чаго яшчэ не пасьпела выпрацавацца, то паказьнікі пагоршацца. Таму, чым часьцей вы надаяце ўвагу якаму-небудзь аспэкту здароўя, тым лепей. **Але, калі ласка, бяз крайнасьцяў — прыцягненьне ўвагі павінна быць спантанным, гульнявым: прымус сябе да дзеяньня выкліча агіду і абурэньне, але ані не жаданьне займацца гэтым.**

Рэгулярнае вымярэньне само па сабе ўжо закладвае ланцужок звычкі — рабіць нешта кожны дзень. Выкарыстоўваючы гэты сфармаваны патэрн — вымярэньне, — будзе нашмат прасьцей дадаць і дзеяньне. Чаму так? Магчыма, уся справа ў зваротнай сувязі. Мы ж ня проста адзначаем лічбы, наш мозг заўсёды імкнецца іх растлумачыць, выявіць прычынна-выніковыя сувязі. Мы пачынаем шукаць заканамернасьці ў ваганьнях паказьнікаў, аналізаваць тое, што адбываецца ў паўсядзённым жыцьці, у пошуках адказаў на гэтыя пытаньні. Усё гэта вядзе да таго, што паводзіны зьмяняюцца аўтаматычна, нават без мэтанакіраваных валявых намаганьняў.

Чым часьцей мы бачым станоўчую дынаміку, тым хутчэй расьце адчуваньне прагрэсу, паляпшаецца настрой і павялічваецца жаданьне працягваць у тым жа духу.

Ёсьць вядомае дасьледаваньне: пакаёвак падзялілі на дзьве групы, адной зь якіх распавялі, што іх праца — гэта амаль як спорт, і паказалі падлік таго, колькі калёрыяў яны спальваюць за свой працоўны дзень. Пасьля гэтага звыклая прафэсійная дзейнасьць успрымалася ўжо менавіта як фізычная актыўнасьць, зьмя-

нілася стаўленьне да яе. Дастаткова было месяца, каб у гэтай групы жанчынаў адбыліся паляпшэньні ў стане здароўя (вага, аб'ём таліі, ціск). Усьвядомленасьць і адсочваньне штодзённых нагрузак без аніякіх умяшаньняў аўтаматычна палепшылі здароўе.

Назіраньне за сабой — унікальная рэч, таму што дазваляе зьмяніцца без самапрымусу і барацьбы. Эфэкт назіральніка, як мэтапазыцыя, дапамагае зірнуць на сябе збоку, без эмацыйных адзнак, што можа радыкальна паўплываць на разуменьне сытуацыі і сваіх праблемаў. Зь іншага боку, аб'ектыўныя лічбы могуць аказаць і моцнае эмацыйнае ўздзеяньне. Напрыклад, выпадкова зьедзены кавалачак торта ўспрымаецца несур'ёзна. Але калі падлічыць, колькі гэтых «выпадковых кавалачкаў» выпадае ў месяц, то лічба робіць зусім іншае ўражаньне і прымушае задумацца.

Напрыклад, радары на дарогах, якія паказваюць вашую хуткасьць, «працуюць» нашмат лепш, чым звычайныя папераджальныя знакі. Кіроўцы сапраўды зьніжаюць хуткасьць на 8–10 км/г. Менавіта так працуюць лічбы ў цыклі зваротнай сувязі.

Вымярайце, каб заўважыць. Калі зьмены маленькія і расьцягнутыя ў часе, то мы да іх звыкаем і можам нават не заўважаць. Яшчэ студэнтам я працаваў масажыстам, і пасьля доўгага курсу масажу мой кліент няўпэўнена зазначыў, што пачуваецца як звычайна, быццам нічога і не зьмянілася. Але праз два дні ён ператэлефанаваў і сказаў, што сьпіна не баліць!

! Да добрага мы звыкаем хутка, але гэтак жа хутка можна звыкнуць і да дрэннага і не заўважыць пагаршэньня здароўя.

Цікавы фэномэн я назіраю ў сваіх кліентаў, якія часам супраціўляюцца дакладнаму вымярэньню чаго-небудзь. Наш мозг засьцерагае нас як ад непрыемных ісьцінаў, так і ад сур'ёзных зьменаў, таму нашы псыхалягічныя абароны спрытна хаваюць ад нас тое, што адбываецца, рознымі адгаворкамі, напрыклад: «Гэ-

тыя штаны селі пасьля мыцьця» або «Нічога, што я набрала, затое грудзі сталі большыя». Мозг расстаўляе пасткі для нашага эга: «Я й так усё пра сябе ведаю, мне ня трэба гэта вымяраць», «Я дам рады й без кантролю», «Я магу трымаць усё ў галаве». Калі вы супраціўляецеся дакладнаму вымярэньню, спытайце сябе шчыра: што вы хаваеце ад сябе і чаму? Адказ на гэтыя пытаньні можа стаць каталізатарам зьменаў.

Індывідуальны падыход

І зноў пра «спазнай самога сябе»: сапраўды, самавывучэньне, самадасьледаваньне становяцца важнымі практыкамі ў фармаваньні здароўя і неад'емнай умовай стварэньня па-сапраўднаму індывідуальнага падыходу.

Сутнасьць здароўя ў тым, што чалавек шукае яго ўнутры сябе, шукае свой пункт апоры. Не капіюе чужыя правілы, а максімальна выкарыстоўвае і разьвівае свае асабістыя рэсурсы здароўя. Небясьпека пераймальня ў тым, што правілы і прынцыпы, якія працуюць для людзей з пэўным узроўнем падрыхтоўкі, могуць быць небясьпечнымі для іншых. Выбірайце мэтодыкі, якія менавіта вам даюць найлепшую аддачу, вывучайце сябе з дапамогай аналізаў, вымярэньняў, генэтычных тэстаў і назірайце за сабой. Важна быць усьвядомленым, разьняволеным і ўважлівымі да зьменаў, тады вы самі лёгка заўважыце, што для вас сапраўды эфэктыўна. Калі ж вы апантаныя і залішне сфакусаваныя на нечым адным, то можаце праігнараваць сыгналы свайго цела і прапусьціць прыдатныя магчымасьці.

Індывідуальны падыход крытычна важны, бо хваробы ладу жыцьця лечацца зьменай ладу жыцьця пэўнага чалавека, а не ліквідацыяй нейкай адзінай прычыны. Для павышэньня прыхільнасьці важна ўлічваць псыхатып чалавека, яго перавагі — чым лепш вам падыходзяць рэкамэндацыі, тым з большай імавернасьцю вы будзеце іх прытрымлівацца. Акрамя вывучэньня свайго геному, дыеты, вельмі важна вывучыць і свае індывідуальныя псыхалягічныя рэакцыі, знайсьці моцныя і слабыя месцы. Таму псыхатэрапія можа быць карысная ня толькі для вырашэньня нейкіх праблемаў, але эфэктыўная і для самапазнаньня. Для якаснага жыцьця важна добра сябе разумець і адказваць на пытаньні: хто я такі, дзе мае моцныя і слабыя бакі, што мне па-сапраўднаму падабаецца, што для мяне важна, чаго я хачу і чаго баюся?

Памылка таго, хто выжыў

У мяне часта пытаюцца, што я раблю для свайго ўласнага здароўя. І я заўсёды папярэджваю, што мой лад жыцьця аптымізаваны асабіста для мяне і можа многім не падысьці, перасьцерагаю, каб людзі не капіявалі мэтодыкі. Адылі ж цяпер шмат з тых, хто схуднеў або накачаўся, пачынаюць актыўна прапагандаваць тую сыстэму, якая ім дапамагла, дэманструючы свае посьпехі. Вывучэньне такіх «гісторыяў посьпеху» часта пазбаўлена сэнсу. Бо тая ці іншая сыстэма магла спрацаваць для чалавека выпадкова, нехта «ачуняў» насуперак сваёй сыстэме, іншыя могуць не разумець, што менавіта ў яго выпадку спрацавала, і блытаць прычыны і наступствы.

Часам «памылка таго, хто выжыў» можа быць не памылкай, а прамым падманам. Напрыклад, гэта трэнер з мускулістым целам, які выкарыстоўвае стэроіды для стварэньня рэльефу і масы, а сваё цела пры гэтым — як рэкляму сваіх навыкаў.

Кагнітыўныя скажэньні ды псыхалягічныя абароны

Для абароны ад рэальнасьці, якая не падабаецца ці траўмуе, наш мозг зьвяртаецца да псыхалягічных абаронаў, адбываецца замена рэальных фактаў і матываў фальшывымі. Найлепшы спосаб ад іх абараніцца — гэта ведаць пра іх, бо ілюзіі, як і посуд, на шчасьце, разьбіваюцца. Такім чынам, мозг імкнецца ўхіліць перажываньне, каб не дэзарганізаваць нашы паводзіны. Можна параўнаць гэта з анэстэзіяй ці наркотыкамі, якія заглушваюць балючыя адчуваньні, але праблема пры гэтым не зьнікае.

Існуе больш за дзясятак асноўных спосабаў псыхалягічных абаронаў. Напрыклад, **выцясьненьне** — актыўнае «забываньне» і прыгнечаньне, калі сытуацыя цалкам выцясьняецца са сьвядомасьці. **Адмаўленьне** — поўная адмова ад інфармацыі, якая траўмуе, недавер да яе: «Ня можа гэтага быць!», «У мяне няма гэтай хваробы». Адмаўленьне часта суправаджаецца дысацыяцыяй і дэрэалізацыяй: вам здаецца, што гэта адбываецца ня з вамі, як быццам гэта ўсё кіно ці сон, як быццам вы не ў сваім целе, узьнікае адчуваньне запаволеньня ці паскарэньня часу. **Праекцыя** — гэта перанос гневу на іншых людзей, абвінавачваньне іншых пацярпелых у тым, што яны самі вінаватыя, патрабаваньне збавеньня ад пакутаў. **Рацыяналізацыя** — гэта пошук «лягічных» прычынаў таго, што адбылося, вельмі часта праяўляецца як абасцэньваньне падзеі. Фантазіі дапамагаюць часова палепшыць свой стан. **Рэгрэсія** — можна проста плакаць і скруціцца клубочкам, як дзіця.

Псыхалягічныя абароны могуць быць карысныя як кароткатэрміновы інструмэнт, іх пастаяннае выкарыстаньне вядзе да парушэньня цэласнасьці асобы. Прызнаць рэальнасьць, нават тую, якая разыходзіцца з вашымі чаканьнямі, — вельмі карысна. Будзьце цікаўныя, спагадайце тым, хто памыляецца, шануйце чысьціню розуму і ўсьвядомленасьць.

Сямейная гісторыя здароўя

У шэрагу генэтычных тэстаў ёсьць бясплатны і, у некаторых выпадках, нават больш надзейны інструмэнт ацэнкі сваіх рызыкаў — сямейная гісторыя захворваньняў.

! Сямейная гісторыя дае дастаткова дакладнае ўяўленьне пра схільнасьць да тых ці іншых спадчынных захворваньняў, дазваляе вызначыць аптымальную пэрыядычнасьць скрынінгаў і здачы патрэбных для кантролю стану аналізаў, выявіць рэдкія хваробы, паставіць дакладны дыягназ іншым членам сям'і.

Вядома, ня ўсе хочуць абмяркоўваць хваробы й сьмерці. Але гаварыць пра гэта важна — гэта будзе карысна ня толькі вам, але й вашым дзецям і бацькам. Па магчымасьці, пагутарыце на гэтыя тэмы са сваімі сямейнікамі, асабліва пажылымі, некалькі разоў, па-рознаму задаючы пытаньні аб адным і тым жа, каб у сваякоў была магчымасьць успомніць усе дэталі мінулага. Таксама трэба падняць старыя паперы, дзе могуць быць выпісы з картаў, эпікрызы, лекавыя рэцэпты.

У сямейную гісторыю варта ўключаць інфармацыю ня толькі па прамых сваяках, але й па іх родных братах і сёстрах, а таксама сваіх стрыечных сваяках. Ідэальна ўключыць інфармацыю мінімум пра тры пакаленьні, а лепей пра шэсьць. Па старых генэалягічных сувязях у мэтрычных кнігах можна зафіксаваць працяглась жыцьця і меркаваную прычыну сьмерці. **Нават простыя ўспаміны аб сваяках могуць даць мэдыцынскую інфармацыю: забыўлівасьць — пра дэмэнцыю, згорбленая сьпіна — пра астэапароз, прыступы — пра эпілепсію.**

У запісах варта адзначыць працягласьць жыцьця, усе вядомыя хваробы і асаблівасьці іх цячэньня — у якім узросьце ўзьніклі і як разьвіваліся, зьвесткі з мэдыцынскіх карт. Удакладняйце лад жыцьця, дыету, кагнітыўныя і паводзінныя асаблівасьці, схільнасьць да алькагалізму або гульняманіі, дэпрэсіі, суіцыду ды іншых псыхалягічных разладаў. Спытайце пра наяўнасьць аўтаімунных захворваньняў, пра асаблівасьці праходжаньня цяжарнасьцяў, час наступу мэнапаўзы. Асаблівую ўвагу надайце незвычайным праявам: напрыклад, вельмі ранняй гіпэртэнзіі, інфаркту або дэмэнцыі, а таксама тым захворваньням, якія зьяўляюцца ў сямейным дрэве неаднаразова.

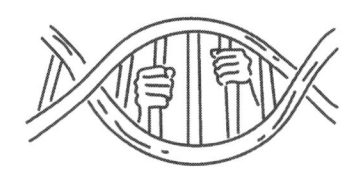

Эфэктыўнае выкарыстаньне індывідуальных асаблівасьцяў

Рызыка для вас тым вышэйшая, чым бліжэйшая ступень сваяцтва, чым больш выпадкаў у радаводзе, чым ранейшы ўзрост праявы хваробы.

Запісвайце любую інфармацыю, нават калі на першы погляд яна здаецца непатрэбнай, бо заканамернасьці можна выявіць толькі пры поўнай пабудове ўсяго радавога дрэва здароўя. Акрамя генаў мы ўспадкоўваем і асаблівасьці іх рэгуляцыі (эпігенэтыка), і ўстаноўкі мысьленьня і каштоўнасьці (сацыяльнае ўспадкоўваньне) і, напрыклад, часткова мікрабіём.

Пазьнейшы час пачатку захворваньняў, захаваньне кагнітыўных здольнасьцяў да глыбокай старасьці, высокая працягласьць жыцьця — гэта станоўчыя прыкметы, бо супэрдоўгажыхары, як правіла, маюць важны ўклад у генэтыку.

Пытаньні і заданьні

1. Якія паказьнікі вы штодня вымяраеце?
2. Што б вам хацелася пачаць вымяраць? У якіх выпадках вы адчуваеце ўнутраны супраціў і адмаўляецеся ад вымярэньняў? Чаму?
3. Зьбярыце сямейную гісторыю здароўя.

2. Прынцып «што і як вымяраць»

Канарэйкі вельмі адчувальныя да дамешкаў шкодных газаў, таму ў далёкім мінулым шахтары бралі клеткі з гэтымі маленькімі птушачкамі з сабой у шахты. Калі птушка рэзка мяняла паводзіны або гінула, то шахтары тут жа сыходзілі з гэтага месца — і заставаліся жывымі. Такім чынам, забруджанасьць паветра вымяралася канарэйкамі. А як пачуваецца ваша канарэйка?

У сьвеце сучаснай мэдыцыны існуе велізарная колькасьць параметраў, якія вы можаце вымераць. Калі вы прыйдзеце ў паліклініку, вам парэкамэндуюць прайсьці цалкам умераны комплекс абсьледаваньняў, у той час як адэпты руху Quantified Self — «вымярэньне сябе», або лайфлогінг, — ня проста здымаюць сотні паказьнікаў на працягу доўгага часу, але й аблічбоўваюць іх у адкрытым доступе на адмысловых сайтах.

Мы можам вымяраць сваю фізычную актыўнасьць (фітнэс-трэкеры), якасьць сну, вагу, целасклад, узровень глюкозы, узровень кетонавых целаў у выдыханым паветры, кіслотнасьць мачы, электракардыяграфію, варыябельнасьць пульсу, частасьць дыханьня, частасьць сардэчных скарачэньняў, артэрыяльны ціск, цяглічнае напружаньне, электраэнцэфалаграму і гэтак далей. Можна з дапамогай спэцыяльных праграмаў адзначаць свой узровень шчасьця й энэргічнасьці ў пэўныя адрэзкі дня і аб'ектыўна вымяраць прагрэс у мэдытацыі з дапамогай нэўрагарнітураў накшталт Muse. Ёсьць магчымасьць сабраць даныя ДНК-тэстаў, прааналізаваць мікрабіёту, зазірнуць у арганізм з дапамогай МРТ і шмат чаго яшчэ.

Масіў прадукаваных намі зьвестак мы можам успрымаць як своеасаблівае «віртуальнае» люстэрка, як спосаб назіраць за сабой аб'ектыўна, не належачы на эмацыйныя адзнакі.

Такі спосаб назіраньня дае нам свабоду і магчымасьць рэальна зразумець, што і як працуе ў нашым целе, без возірку на стэрэатыпы і ўсярэдненыя ўяўленьні. Мы можам пазбавіцца ад шматлікіх навязаных нам перакананьняў, асвойваць новыя звычкі ды адчуваньні, захоўваць свой жыцьцёвы досьвед у лічбавым выглядзе і дзяліцца гэтымі зьвесткамі з навакольнымі.

Многія нашы станы маюць невідавочныя прычынна-выніковыя сувязі. Напрыклад, што агульнае паміж узроўнем глюко-

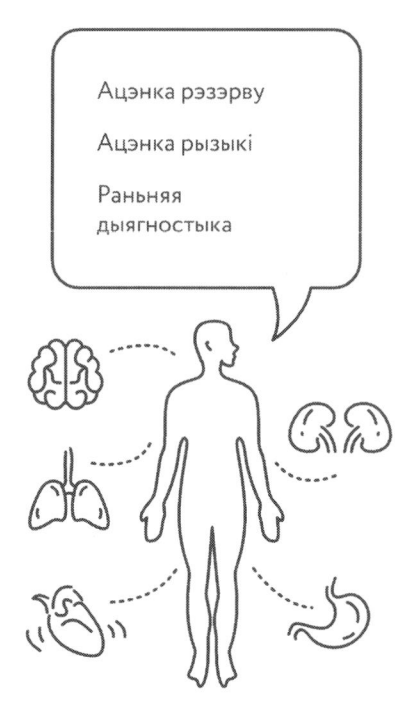

зы ноччу і энэргічнасьцю раніцай? Што лепей — трэніроўка да або пасьля яды? Як зразумець, ці сапраўды працуе мэтад рэляксацыі ці вы проста нудзіцеся з зачыненымі вачамі? Адчуваньне кантролю, якое нараджае назіраньне, таксама вельмі важнае. Мы адчуваем павелічэньне ўласных магчымасьцяў, свой патэнцыял. Пачынаем верыць, што можам зьмяніць свае паводзіны.

! **Усьведамленьне такой самаэфэктыўнасьці працуе нашмат лепш, чым традыцыйнае запалохваньне нэгатыўнымі наступствамі нездаровага ладу жыцьця. Страх не працуе для абсалютнай большасьці людзей на доўгатэрміновай аснове.**

Вядзеньне дзёньніка

Дзёньнік сну, харчаваньня, узроўню стрэсу, трэніровак, усьвядомленасьці і мэдытацыяў можна весьці па адной схеме: запісваць задачы, адзначаць аб'ём выкананага, якасьць самаадчуваньня, уносіць ідэі зы заўвагі. Раз на тыдзень, напрыклад, на выходных, прааналізуйце запісы і занатуйце мэты на наступны тыдзень. Раз на месяц праглядайце ўсе чатыры тыдні, адсочваючы прагрэс. Вызначайце, што добрага трэба дадаць, што можна прыбраць, што трэба прыняць. Занатоўвайце высновы і адкрыцьці вашых разважаньняў і тыднёвага аналізу. Можна выкарыстоўваць дзёньнікі як у папяровым, так і ў лічбавым варыянце, адсочваючы кожны з рэсурсаў здароўя або яго асобныя кампанэнты.

Дзёньнік перамогаў, падзякі, задавальненьня і ня толькі. *Даведзена, што любыя перамогі павышаюць узровень тэстастэрону і адчувальнасьць мозгу да яго: адзначаючы свае дасягненьні, вы робіце сабе добра. Ёсьць фармат дзёньніка ўзаемаадносінаў, дзе партнэры ці муж і жонка робяць свае запісы, гэта дапамагае ўзаемаразуменьню і паляпшае адносіны ў 70 % выпадкаў. Можна весьці журнал памылак або журнал марнаваньняў часу. Або, напрыклад, паспрабуйце скласьці антырасклад, куды вы першымі пачняце ўносіць адпачынак, час яды, сон, заняткі спортам і ўзнагароды сабе. Так вы зможаце ўзаконіць у сваім жыцьці заняткі здароўем без пачуцьця віны, бо не выпадкова кажуць, што праца — адна з самых небясьпечных формаў пракрастынацыі.*

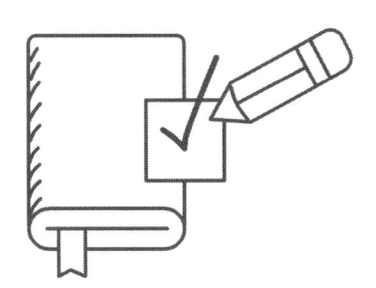

Чэк-сьпісы, справаздачы

Дзёньнікі харчаваньня

Дзёньнік трэніровак

Дзёньнік стрэсаўстойлівасьці

Штодзёньнік

Я выкарыстоўваю клясычны штотыднёвік з адным разваротам на ўвесь тыдзень, каб бачыць яго цалкам для пастаноўкі галоўных задачаў. Заўсёды побач у мяне ляжыць працоўны сшытак — запісваю туды розныя думкі па ходзе сваёй працы і жыцьця. Таксама выкарыстоўваю маленькія аркушы паперы для розных ідэй, іх потым лёгка адсартаваць па тэматычных праектах. Кожны дзень на аркушык для нататак выпісваю ключавыя мэты дня і трымаю яго перад вачыма як напамін. Раніцай хаця б на пяць хвілінаў разгортваю «журнал асабістага», дзе ўклейваю натхняльныя выявы, цытаты, ідэі, структуру сваіх каштоўнасьці і пляны, упісваю падзякі, задавальненьні, перамогі. Зразумела, весьці запісы можна і ў лічбавым варыянце — у Google keep, Evernote і любой іншай зручнай для вас праграме.

Чэк-сьпісы, або кантрольныя сьпісы

Чэк-сьпіс — гэта сьпіс умоваў, якіх трэба прытрымлівацца пры выкананьні задачы. Гэтая тэхніка дазваляе адсочваць якасьць паўсядзённай рутыны і дбайнасьць выкананьня пастаўленых сабе заданьняў. Зь цягам часу нашыя звычкі пачынаюць «дрэйфаваць», мы можам страчваць фокус і пачуцьцё напрамку. Кантрольны сьпіс — у ідэале ён зьмяшчаецца на адным аркушы і дапамагае пільнавацца абранага шляху.

Пытайцеся ў сябе

Практыка задаваць сабе пытаньні і шчыра на іх адказваць — выдатны інструмэнт. Для гэтага можна выкарыстоўваць чат-боты або праграмы для адказаў на пытаньні. Старайцеся фармуляваць пытаньні так, каб яны актыўна залучалі вас у разважаньні ды самааналіз. Хоць самае простае, што вы можаце зрабіць, каб ацаніць якасьць вашага жыцьця, — перастаньце нешта рабіць і прыслухайцеся, як вы сябе адчуваеце.

Як я магу атрымаць інфармацыю пра гэты аспэкт свайго жыцьця і здароўя? Што азначаюць атрыманыя зьвесткі? Якія магчымасьці я маю? Як мне ўключыць гэта ў сваё паўсядзённае жыцьцё? Што я зрабіў сёньня, каб добра сябе адчуваць?

Паказьнікі здароўя й гаджэты

Чым займаюцца біяхакеры? Вымяраюць сябе, дастасоўваюць да вялікага мноства мэтрыкаў сыстэмны падыход, паляпшаюць «пэрсанальныя зьвесткі», уплываючы як на свой арганізм, так і на навакольнае асяродзьдзе. Біяхакеры выкарыстоўваюць прасунутыя фітнэс-трэкеры (напрыклад, смарт-пярсьцёнак Oura), якія сочаць за колькасьцю крокаў, варыябэльнасьцю пульсу, фазамі сну і да т. п. Распаўсюд атрымліваюць прылады дыстанцыйнага маніторынгу здароўя (non-wearable гаджэты), бо насіць і падзаряжаць шматлікія гаджэты няёмка. Таму існуе, напрыклад, рэгістрацыя сну сэнсарнай стужкай у ложку. Зьмяншэньне памераў прыладаў вядзе да павелічэньня хібнасьці вымярэньняў у параўнаньні зь лябараторнымі вымярэньнямі. Праўда, вытворцы такіх прыладаў запэўніваюць, што розьніца ў вымярэньні якасьці сну лябараторнай полісамнаграфіяй і фітнэс-бранзалетам складае ня больш за 10%, аднак іншыя зьвесткі гавораць аб значных памылках.

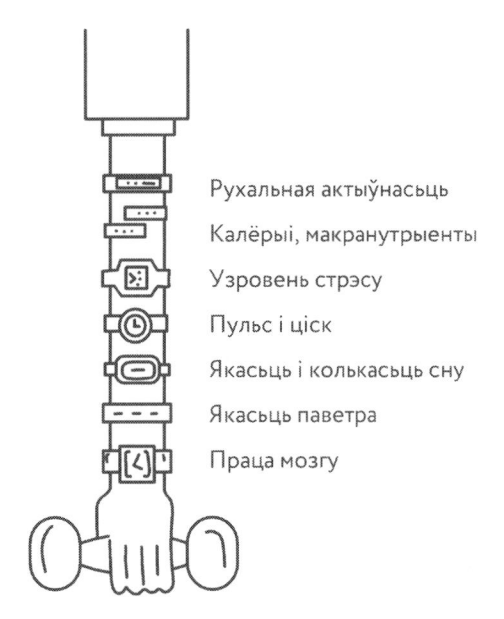

- Рухальная актыўнасьць
- Калёрыі, макранутрыенты
- Узровень стрэсу
- Пульс і ціск
- Якасьць і колькасьць сну
- Якасьць паветра
- Праца мозгу

Мы можам ацэньваць ня толькі ўнутранае, але і навакольнае асяродзьдзе, заўважаючы, як на наша здароўе і самаадчуваньне ўплывае ўсё, што нас атачае. Напрыклад, праграмы SunDay: Vitamin D & UV Monitor або Dminder дапамогуць адсачыць сонечную актыўнасьць, час для загару і ўзровень вітаміну D. Падключаныя да смартфона датчыкі вуглякіслага газу (CO_2), чысьціні паветра (P.M 2,5), вільготнасьці ды іншыя дапамагаюць сачыць за якасьцю паветра як унутры пакоя, так і на двары.

Біямаркеры

У XVIII стагодзьдзі лекары наракалі, што «падковам і капытам коней людзі надаюць больш увагі, чым уласным нагам», у XXI стагодзьдзі людзі часьцяком трацяць больш часу на аўтамабіль або дызайн сваёй кватэры, чым на сваё здароўе. Вядомыя вам біямаркеры дапамагаюць правільна расставіць прыярытэты: даць адзнаку рэальнага стану рэчаў, спрагназаваць, ацаніць рызыкі. Чым вышэйшая рызыка таго ці іншага захворваньня, тым больш агрэсіўнай павінна быць тэрапія, больш дбайным — адсочваньне прагрэсу, больш падрабязным — маніторынг пабочных эфэктаў і да т. п.

Апошнім часам папулярнасьць набываюць «оміксныя» аналізы, калі вывучаецца поўны профіль: аналіз усяго геному, мікрабіёму, эпігеному, транскрыптому (РНК-профіль), цытакіному (набор цытакінаў — узровень запаленьня), пратэому (набор бялкоў крыві), мэтабалёма (профіль і канцэнтрацыя нутрыентаў у крыві) і да т. п. Але такія падыходы вельмі дарагія і пакуль недасяжныя большасьці чытачоў, хоць па аналізе ДНК мы ўжо сёньня можам падбіраць больш аптымальныя прэпараты (фармакагеноміка). Камбінаванае выкарыстаньне ўсіх «омікаў» для канкрэтнай мэты называецца паноміка («panomics»), і, магчыма, за ёй будучыня прэцызійнай (дакладнай) мэдыцыны, якая дазваляе максімальна дакладна падбіраць лячэньне для канкрэтнага чалавека з канкрэтнай хваробай.

Напрыклад, дасьледаваньні паказваюць, што, калі людзі зь перадыябэтам ня ўносяць карэктываў у свой лад жыцьця, большасьць зь іх на працягу 10 гадоў сутыкаецца з разьвіцьцём цукровага дыябэту 2 тыпу, зь іх у 15–30% хвароба разьвіваецца на працягу пяці гадоў. Калі людзі з пачатковымі кагнітыўнымі разладамі нічога ня робяць, у іх ёсьць вельмі высокая рызыка разьвіцьця дэменцыі бліжэйшым часам.

Важна адрозьніваць «норму» і «оптымум» для кожнага з маркераў. Напрыклад, для С-рэактыўнага бялку ў шматлікіх лябараторыях нормай пазначанае значэньне 5, хоць аптымальнымі зьяўляюцца значэньні 0,1–0,65, а рызыка для здароўя расьце ўжо са значэньня 1.1. Таксама аптымальнае значэньне залежыць ад канкрэтнай тэрапэўтычнай мэты. Напрыклад, чым вышэйшая рызыка сардэчна-сасудзістых захворваньняў, тым меншым будзе аптымальнае значэньне ЛПНШ (ліпапратэіны нізкае шчыльнасьці).

Мінімальны набор аналізаў уключае такія базавыя паказьнікі, як глюкоза, інсулін, глікаваны гемаглябін, ліпідны профіль, С-рэактыўны бялок, мачавая кіслата, ТТГ, св. тэстастэрон, АлАт, АсАт, білірубін, крэатынін, агульны бялок, агульны аналіз крыві і мачы. Прыклад разгорнутай панэлі біямаркераў прыведзены ніжэй. Для захоўваньня і аналізу вынікаў можна выкарыстоўваць адмысловую праграму, якая было створаная пры маім удзеле, — CarrotCare (iOS).

Біямаркеры, якія можна маніторыць:

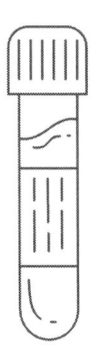

- Ліпідны профіль
- Глікемічны профіль
- Вітаміны і мінэралы
- Гармоны і біяхімія
- Запаленьне ды імунітэт
- Скорасьць старэньня
- Акісьляльны стрэс

Глікемічны статус: *глікаваны гемаглабін, інсулін, глюкоза, індэкс інсулінарэзыстэнтнасьці (HOMA-IR).*

Тлушчавы статус: *агульны халестэрын, халестэрын высокай шчыльнасьці, халестэрын нізкай шчыльнасьці, трыгліцэрыды, акісьленыя ЛПНШ, апаліпапратэін А1 апаліпапратэін В, лептын, адыпанэктын, амэга-3 індэкс і вытворныя гэтых паказьнікаў.*

Запаленчыя маркеры: *высокачуллівы тэст на С-рэактыўны бялок, інтэрлейкін 6, фібрынаген.*

Гармоны: *палавыя гармоны: агульны і свабодны тэстастэрон, ГЗПГ, пралактын, эстрадыёл, ДГЭА, ЛГ, ФСГ; гармоны шчытавіцы: ТТГ, свабодныя Т3 і Т4; іншыя гармоны: ІФР-1.*

Пячоначныя маркеры: *альбумін, білірубін агульны і зьвязаны, Алат, Асат, ГГТП.*

Вітаміны: *вітамін D, вітамін B$_{12}$ (галатранскабалямін), вітамін B$_9$.*

Мінэралы: *жалеза, цынк, магній, ёд, медзь, сэлен, фэрытын, цэруляплязьмін, калій, натрый, кальцый.*

Іншыя паказьнікі: *гомацыстэін, мачавая кіслата, мачавіна, крэатынін, СКФ хуткасьць клубочковой фільтрацыі, агульны аналіз крыві.*

Хатнія прылады

Цяпер можна купіць розныя датчыкі для самастойнага вымярэньня паказьнікаў здароўя — ад узроўню глюкозы і кетонавых целаў у мачы або дыханьні да ціску і сатурацыі (узровень насычэньня крыві кіслародам). У прыватнасьці, за час распаўсюджваньня каранавіруснай інфэкцыі павысіўся попыт на пульсаксіметры — апараты, якія вызначаюць сатурацыю, каб была магчымасьць своечасова заўважыць дыхальную недастатковасьць.

Зьявілася шмат датчыкаў для кругласутачнага адсочваньня ваганьняў глюкозы, напрыклад Free Libre. Яны дапамагаюць заўважыць скокі глюкозы ў здаровых людзей і выявіць іх прычыны. Аказваецца, у розных людзей бываюць розныя глюкатыпы са сваёй амплітудай ваганьняў узроўняў глюкозы. Маніторынг таксама дазваляе выявіць індывідуальную глікемічную рэакцыю на прадукты, убачыць эпізоды як гіпэрглікеміі, так і ўтоенай гіпаглікеміі і зьвязаць іх з пэўнымі станамі. Празьмерны і працяглы скачок глюкозы пасьля прыёму ежы павышае рызыку інфаркту міякарда ў 4–5 разоў, прычым незалежна ад яе ўзроўню нашча. З дапамогай аптэчнага аналізатара ўзроўню глюкозы можна вымяраць рэакцыю менавіта на прыём ежы.

Інструмэнтальныя вымярэньні

Бадай кожны орган можа быць старанна абсьледаваны — і для гэтага вынайшлі мноства розных мэдыцынскіх спосабаў абсьледаваньня. Напрыклад, ацэнка стану сардэчна-сасудзістай сыстэмы ўключае вымярэньне артэрыяльнага ціску, пульсу спакою, УГД сасудаў шыі, УГД міякарда, мультысьпіральную кампутарную тамаграфію сасудаў сэрца, вымярэньне калянасьці артэрыяў рознымі спосабамі, ЭКГ, манжэтавы тэст, нагрузачныя тэсты. Мэтазгоднасьць выбару таго ці іншага інструмэнту залежыць ад канкрэтнае сытуацыі.

Напрыклад, якія ёсьць дасьледаваньні сэрца і сасудаў?

Ультрагукавыя дасьледаваньні. УГД брахіяцэфальных сасудаў з вызначэньнем таўшчыні комплексу інтыма-мэдыя. Таўшчыня комплексу інтыма-мэдыя — гэта важны паказьнік рызыкі атэрасклерозу і гіпэртрафіі цяглічнага пласта сасудаў. Таксама такое абсьледаваньне выяўляе наяўнасьць або адсутнасьць атэрасклератычных бляшак, што паказвае іх распаўсюджанасьць і ў іншых сасудах арганізма. Кожны 0,1 мм таўшчыні павялічвае рызыку інфаркту міякарда на 15%. Значэньні вышэйшыя за 0,9 мм лічацца высокімі, нармальныя значэньні — 0,7 мм і ніжэй.

Эхакардыяграфія. ЭхаКГ сэрца зьяўляецца адчувальным мэтадам дасьледаваньня стану міякарду. Карысны і «манжэтавы» тэст, ён жа «крываток-апасродкаванае пашырэньне» (FMD — Flow Mediated Dilatation) плечавай артэрыі, калі яе перакрываюць манжэтай на 5 хвілінаў, а затым, пасьля зьняцьця, ацэньваюць прырост дыяматра плечавай артэрыі — слабы прырост гаворыць пра эндатэліяльную дысфункцыю.

ЭКГ. Паколькі часам небясьпека тоіцца ў парушэньнях рытму, то абавязкова трэба праводзіць соднеўвы маніторынг ЭКГ Холтэра, якія нярэдка фіксуе арытміі, ня бачныя на звычайнай кардыяграме. *Нагрузачная проба* (трэдмыл або велаэргаметрыя) дазваляе ацаніць, як рэагуе ЭКГ на павелічэньне частасьці сардэчных скарачэньняў, ці зьяўляюцца ішэмічныя зьмены, парушэньні рытму, ці падвышаецца ціск.

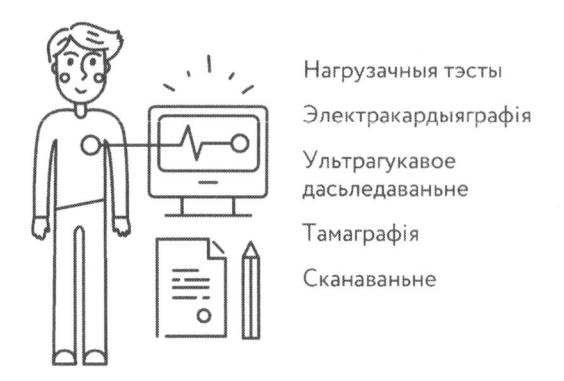

Нагрузачныя тэсты
Электракардыяграфія
Ультрагукавое дасьледаваньне
Тамаграфія
Сканаваньне

Мультысьпіральная кампутарная тамаграфія сасудаў сэрца паказвае адклады кальцыю ў сасудах сэрца, што дастаткова дакладна вызначае вашую рызыку. Колькасьць кальцыя вымяраецца ў кальцыевым індэксе паводле Агатстона. Ідэальнае значэньне нуль, але каранарная кальцыфікацыя вышэйшая за 300 адзінак Агатстона — гэта паказьнік высокай рызыкі.

Калянасьць артэрыяў. Калянасьць сасудзістай сьценкі звычайна вызначаецца з выкарыстаньнем вымярэньня хуткасьці распаўсюджваньня пульсавай хвалі ў аорце або аартальнага індэксу аугмэнтацыі. Падвышаная калянасьць зьяўляецца чыньнікам рызыкі сардэчна-сасудзістых захворваньняў. Вымераць яе можна адмысловымі прыладамі, а ўскосна меркаваць пра яе — па шчыкалатка-плечавым індэксе (ШПІ) і пульсавым ціску.

Ідэя шматлікіх вымярэньняў выглядае выдатнай, аднак тут ёсьць шэраг слабых месцаў. Якіх?

Дакладнасьць вымярэньняў

У адным з дасьледаваньняў удзельнікі апраналі на адну руку некалькі фітнэс-бранзалетаў і атрымлівалі выразна адрозныя значэньні актыўнасьці. Таму важна правяраць дакладнасьць, сачыць за трэндамі зьвестак, то бок за дынамікай ваганьняў працяглы час. Гэта дазволіць адрозьніць выпадковае ад заканамернага.

Самаацэнка

Важна пазьбягаць нэгатыўнай ацэнкі сваіх намаганьняў і параўнаньня сябе зь іншымі. Дасьледаваньні паказваюць: калі вы лічыце, што ваша актыўнасьць горшая, чым у знаёмых, то імавернасьць таго, што вы зоймецеся спортам, зьніжаецца! Людзі, якія лічаць, што займаюцца спортам больш за сваіх сяброў, жывуць даўжэй, нягледзячы на аднолькавы аб'ём трэніровак і аднолькавы ўзровень здароўя. Таму ня трэба параўноўваць сябе з рознымі спартоўцамі ў фэйсбуку і хвалявацца. Занадта сур'ёзнае і крытычнае стаўленьне да свайго здароўя і канцэнтрацыя на нэгатыве можа прывесьці да эфэкту нацэба (антыплацэба), што правакуе нездароўе. Не параўноўвайце сябе зь іншымі і стаўцеся з аптымізмам нават да невялікіх сваіх крокаў!

Марнаваньне часу

Вымярэньне мноства паказьнікаў зьядае час. Бо рэсурс нашай увагі абмежаваны, мы можам губляць шмат часу на рутыну, а працаздольнасьць пры гэтым будзе зьмяншацца. Дасьледаваньні паказваюць, што гаджэты не заўсёды аказваюць такі ж пазітыўны ўплыў, як, напрыклад, вядзеньне дзёньніка. Хаця тыя, хто насіў фітнэс-бранзалет, прысьвячалі фізычнай актыўнасьці ў тыдзень на паўгадзіны больш, розьніцы ў здароўі паміж удзельнікамі кантрольнай групы выяўлена не было. Іншае дасьледаваньне паказала, што тыя, хто не насіў гаджэт, у праграме пахуданьня скінулі больш вагі.

Закон Гудхарта

«Любая назіраная статыстычная заканамернасьць схільная да разбурэньня, як толькі на яе аказваецца ціск з мэтай кіраваньня». Гэтае правіла з эканомікі абвяшчае: калі мы ставім сабе мэтай дасягнуць нейкі паказьнік, то ранейшыя заканамернасьці, якія яго выкарыстоўваюць, перастаюць працаваць. Інакш гэтае правіла можна сфармуляваць так: «Калі нейкі паказьнік становіцца мэтай, ён перастае быць добрым паказьнікам».

Калі арыентавацца на адзін паказьнік, ігнаруючы астатнія, гэта, хутчэй за ўсё, прывядзе да памылак. Нельга ацэньваць стан машыны па прабегу (лічыльнік лёгка скруціць), ня варта ацэньваць каханьне па колькасці падарункаў, а дзяцей — па прынесеных ацэнках. Біямаркеры — гэта добра, але яны павінны быць толькі падказкамі, а ня нашымі мэтамі. Напрыклад, эпігенэтычны ўзрост можна адкаціць вітамінам Д, гармонам росту, вітамінамі B_9 і B_{12}, шэрагам прадуктаў (мяса птушкі), але ніводнае з гэтых умяшаньняў не зьмяншае сьмяротнасьць і не падаўжае жыцьцё.

Заўсёды важна трымаць фокус на «цьвёрдых» канчатковых пунктах. Калі мы ставім мэты ці ацэньваем прагрэс, вельмі карысна памятаць пра правіла Гудхарта, каб ня зьбіцца са шляху.

Гіпэрдыягностыка

Гэта дастаткова небясьпечная зьява ў сучаснай мэдыцыне, нароўні з залішнім лячэньнем. Абследаваньне здаровых людзей часта вядзе да пастаноўкі непатрэбных дыягназаў. Гэта чапляе на чалавека пэўны цэтлік і прыводзіць да таго, што шматлікія яго сымптомы спрабуюць растлумачыць ужо пастаўленым дыягназам. Такі чалавек атрымлівае непатрэбнае лячэньне і праходзіць празь непатрэбныя працэдуры, хоць ён пры гэтым здаровы ці мае мінімальную рызыку. Вельмі часта даводзіцца супакойваць запалоханых шматлікімі дыягназамі людзей.

Дарога ў пекла выбрукаваная добрымі намерамі, і часам жаданьне дапамагчы вядзе да неспрыяльных наступстваў. Псэўдазахворваньне — гэта выяўленьне такіх формаў хваробы, якія ніколі б не прывялі да зьяўленьня сымптомаў або заўчаснай сьмерці.

Паводле дасьледаваньняў, калі траціны людзей з дыягназам «астма» ня маюць такога захворваньня, а дыягназ «гіпэртэнзія» часам можа быць пастаўлены няслушна: гіпэртэнзія «белага халата» — сам факт наведваньня лекара ў паліклініцы прыводзіць да павышэнь-

ня ціску. Або, напрыклад, падвышэньне антыцелаў да шчытавіцы для некаторых адмыслоўцаў ужо зьяўляецца нагодай для ўмяшаньня. Такім жа чынам часта ставяцца неабгрунтаваныя псыхіятрычныя дыягназы, астэахандроз, СДУГ і нават рак.

Пры поўным МРТ цела ў 40% людзей могуць быць выяўленыя нейкія ўтварэньні, якія называюць «інцэдалома». У абсалютнай большасьці выпадкаў гэта дабраякасныя ўтварэньні, напрыклад гемангіёмы печані. Калі кожнае з такіх утварэньняў пункціраваць або спрабаваць выдаліць, гэта можа нанесьці сур'ёзную шкоду здароўю.

Вядома, тут працуе і праблема чаканьняў: калі ўжо нешта выяўлена, то ад лекара чакаюць прызначэньня разгорнутага лячэньня, а ня проста назіраньня або парадаў па зьмене ладу жыцьця. І заўсёды застаецца пытаньне асабістай карысьці: калі ў сярэднім нейкі спосаб раньняй дыягностыкі можа быць неэфэктыўным, то менавіта ў вашым выпадку ён можа выратаваць жыцьцё.

Індывідуальная праграма

Канкрэтная праграма абсьледаваньняў залежыць ад узросту чалавека, наяўнасьці чыньнікаў рызыкі захворваньняў, біямаркераў. Напрыклад, для вызначэньня аптымальнага спосабу скрынінгу каларэктальнага раку важна ведаць, што яго чыньнікамі рызыкі зьяўляюцца запаленчыя захворваньні кішачніка (язвавы каліт, хвароба Крона), спадчынны адэнаматозны паліпоз, пэўны стыль харчаваньня. Таксама наяўнасьць сваякоў з каларэктальным ракам павышае рызыку ў 2–3 разы: калі ў іх быў рак ва ўзросьце да 60 гадоў, то трэба пачынаць скрынінг у 45 гадоў — за 15 гадоў да. Як мінімум мне б хацелася, каб у вас быў свой выразны плян здароўя на год і на 10 гадоў наперад. **Вялікая колькасьць чыньнікаў рызыкі якога-небудзь захворваньня патрабуе больш дбайнай і раньняй прафіляктыкі.**

! **Зьбярыце інфармацыю пра сваё здароўе ў адным месцы, магчыма, і на воблачным носьбіце, бо ўсе выпіскі на паперы губляюцца. Разглядайце здароўе ў шырокім ключы: гэта і рызыка ДТЗ, фінансавыя рызыкі, рызыкі залежнасьці, суіцыду, прафілактычныя мерапрыемствы, уключаючы прышчэпкі ня толькі для дзяцей, але і для дарослых, маніторынг пабочных эфэктаў лекаў.**

Раньняя дыягностыка. *«Мудрыя лячылі сябе раней, чым выяўлялася захворваньне... Чакаць хваробу, каб ужываць лекі, ці чакаць парушэньні, каб затым дамагацца супакою, — гэта ўсё роўна як, дачакаўшыся смагі, пачаць капаць калодзеж, ці дачакацца пачатку вайны, каб каваць зброю. Ці ня будзе занадта позна?»* (Нэй-Цзін).

Прафілактычныя дасьледаваньні мае сэнс пачынаць прыкметна раней, чым рэкамэндуюць. Так, атэрасклератычнае паражэньне сасудаў пачынаецца рана ў жыцьці, але прагрэсуе з рознай хуткасьцю. У многіх назіраецца паскораны атэрасклероз, які клінічна значны ўжо ў маладым узросьце. Пагатоў тыповыя чыньнікі рызыкі не заўсёды прадказваюць яго. А 80% выпадкаў раптоўнае каранарнае сьмерці зьвязана з атэрасклерозам.

Дасьледаваньне PDAY вывучала аўтапсіі амаль 3000 людзей ва ўзросьце 15–34, 13% абсьледаваных аказаліся з выяўленым атэрасклерозам (уключна зь нестабільнымі бляшкамі). Выяўленыя прыкметы атэрасклерозу абдамінальнай аорты ў 20% (15–19 гадоў), 40% (30–34 гады), паражэньне каранарных артэрыяў у 10% (15–19 гадоў), 30% (30–34 гады). У іншым дасьледаваньні УГД паказала прыкметы каранарнага атэрасклерозу ў 15% людзей маладзейшых за 20, 37% ва ўзросьце 20–29, 60% ва ўзросьце 30–39, 71% ва ўзросьце 40–49, 85% ва ўзросьце старэйшых за 50. Аўтапсіі загінулых жаўнераў (сярэдні ўзрост 26) паказалі каранарны атэрасклероз у 78%, пры гэтым звужэньне прасьвету артэрыяў больш чым на 50% — у 20% выпадкаў, больш за 75% прасьвету — у 9%. Як бачыце, паражэньні сардэчна-сасудзістай сыстэмы часта ўзьнікаюць даволі рана. Таму прэвэнтыўная дыягностыка можа быць эфэктыўнай і карыснай. Можна запаволіць і нават скіраваць назад працэс атэрасклерозу.

Генэтычнае тэставаньне. Існуе вялікая колькасьць розных тэхналёгіяў тэставаньня, ад частковага да поўнагеномнага, і кампаніяў, якія займаюцца тэставаньнем. Варта загадзя адзначыць, што сувязь захворваньне–гены далёка не заўсёды адназначная, таму да атрыманых рэкамэндацыяў варта ставіцца скептычна.

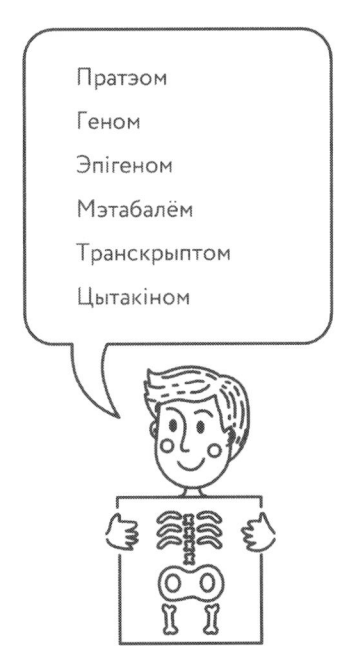

> Пратэом
> Геном
> Эпігеном
> Мэтабалём
> Транскрыптом
> Цытакіном

Толькі невялікая колькасьць генаў вывучаная настолькі, што стала магчымым вызначыць іх узаемасувязь зь некаторымі захворваньнямі і спосабы перадухіленьня рызыкі. Напрыклад, сувязь BRCA1 і раку грудзей, APOE і хваробы Альцгаймэра.

Што тычыцца мультыфактарыяльных захворваньняў, напрыклад атлусьценьня, то дакладнасьць генэтычнага тэставаньня тут дастаткова малая і можа перакрывацца асяродзьдзем і ладам жыцьця. Незначнае павелічэньне рызыкі, як правіла, не нясе практычнай інфармацыі і не вястуе ўзьнікненьня захворваньня. Таму для шматлікіх хваробаў лябараторны аналіз крыві куды дакладнейшы за генэтычны тэст. Гэтую паслугу прапануюць розныя кампаніі, ад 23andMe да расшыфроўкі поўнага геному па ўмераных коштах у Dante Labs.

Многія гены дазваляюць ацаніць нашу рэакцыю на розныя прадукты і лекавыя прэпараты: напрыклад, у каго кафэін выклікае трывожнасьць або артэрыяльную гіпэртэнзію, у каго вышэйшая рызыка пабочных эфэктаў пры ўжываньні пэўных прэпаратаў, для каго гэтыя лекі будуць асабліва эфэктыўныя ці неэфэктыўныя. Можна ацаніць свае спартовыя здольнасьці (напрыклад, маратонец вы ці спрынтар), даведацца пра ўнікальныя характарыстыкі, пачынаючы ад успрыманьня пахаў і смакаў да вызначэньня хранатыпу (сава ці жаўрук). Выбар жа пэўнай дыеты ці віду спорту паводле зьвестак тэсту пакуль не атрымаў дастатковай колькасьці навуковых пацьверджаньняў.

Пытаньні і заданьні

1. Ці робіце вы штогадовае абсьледаваньне?

2. Ці ёсьць у вас індывідуальная праграма абсьледаваньня? Ці ведаеце вы свае рызыкі?

3. Ці часта вы турбуецеся праз вынікі абсьледаваньня?

3. Прынцып «прасьцей, не ўскладняйце»

«Колькі здароўя і сіл змарнаваў на сваё здароўе і сілу» (О'Генры). Калі людзі заканчваюць мае навучальныя курсы рэсурсаў здароўя, то дзівяцца, як складана створаныя наша цела і мозг і як проста весьці здаровы лад жыцьця. Пачуцьцё яснасьці і палёгка — гэта натхняльныя азарэньні. Бо сучасныя мэдыя прапануюць такі набор узаемна супрацьлеглых поглядаў на здароўе, што чалавек блытаецца, нявызначанасьць замінае яму дзейнічаць правільна.

**Нашкодзіўшы сабе экстрэмальным аздараўленьнем, чалавек губляе і веру ў сябе, і ўсякае жаданьне займацца здароўем. Таму не сьпяшайцеся. Спачатку — тэхніка бясьпекі. Бо чым эфэктыўнейшы які-небудзь падыход, тым небясьпечнейшыя могуць быць яго пабочныя эфэкты, а цалкам бясьпечныя толькі бясплённыя сродкі. Зьмена харчаваньня, павелічэньне нагрузкі, уплыў на сваё асяродзьдзе — на кожным кроку можа нешта здарыцца: напрыклад, пры няправільнай тэхніцы практыкаваньняў магчымая траўма, хуткі скід вагі можа толькі справакаваць яе набор.

Наш мозг супраціўляецца рэзкім зьменам ладу жыцьця, асабліва калі іх мэта яму да канца незразумелая. *Чалавек, які еў мала клятчаткі, пры пераходзе на здаровае харчаваньне і рэзкім павелічэньні колькасьці зяляніны, сырой гародніны і бабовых можа сутыкнуцца з павелічэньнем газаўтварэньня ў кішачніку. Пакутуючы ад такога пабочнага эфэкту, ён можа вырашыць, што здаровае харчаваньне — сапраўды не для яго. Адыліж даткова было дзейнічаць паступова, даўшы магчымасьць сваёй мікрафлёры адаптавацца да павелічэньня клятчаткі. Дасьледаваньні паказваюць, што за месяц рэгулярнага ўжываньня абсалютная большасьць выдатна пачынае страваваць і гародніну, і бабовыя. Рухаемся ад невялікай колькасьці тэрмічна апрацаванай гародніны, павялічваем аб'ём, затым дадаём болей сырой — дзейнічаем плыўна і пазьбягаем такіх пабочак.*

У шмат каго здаровы лад жыцьця асацыюецца з чалавекам, які абчапляўся датчыкамі, пастаянна лічыць калёрыі і нэрвова ўвечары ходзіць кругамі, дабіраючы крокі да запаветных 10.000. Калі мы глядзім на свой шчыльны расклад, то адчуваем роспач, бо не знаходзім магчымасьці ўпіхнуць усе гэтыя аздараўленчыя практыкі.

! **Ня варта хвалявацца. Адказна заяўляю: сапраўдная практыка здароўя павінна зараджаць вас энэргіяй і вызваляць час. Нам патрэбнае здароўе для жыцьця, а не жыцьцё для здароўя.**

Напрыклад, у харчаваньні вы зэканоміце кучу часу і сілаў, калі будзеце есьці радзей, 2–3 разы на дзень. Прыбіраючы вячэры, вы вызваліце вячэрні час для адпачынку і камунікацыі. Пазбаўляючыся ад шкодных звычак, будзеце атрымліваць ня толькі прыбаўку здароўя, але й выйгрыш у часе і энэргіі. Скарачэньне часу, які вы праводзіце ў сацсетках ці за праглядам сэрыялаў, таксама дадасьць і адпачынку, і бадзёрасьці.

Сапраўдныя здаровыя звычкі — гэта інвэстыцыі, якія шматкроць акупляюцца. Галоўнае, што вам спатрэбіцца, — гэта некаторыя намаганьні на этапе іх укараненьня ў сваё жыцьцё. Працуючы зь людзьмі, я звычайна стараюся нават стрымліваць іх энтузіязм на першым этапе і факусаваць увагу на невялікай колькасьці сапраўды важных рэчаў.

Рабіце менш і заўжды памятайце пра істотнае

Многія людзі захапляюцца рознымі мэтодыкамі і часта выпускаюць мэту з-пад увагі. Напрыклад, у харчаваньні пачынаюць факусавацца толькі на «натуральнасьці» прадуктаў, ядучы супэркалярыйныя «натуральныя» сушаныя фінікі, забыўшыся аб правіле кіраваньня калярыйнасьцю. Так, вам падабаецца трэнажор для прапампоўкі асобных пучкоў цяглівцаў, які выглядае крута, але для вас нашмат важнейшыя базавыя практыкаваньні. Ня трэба спачатку факусавацца на дэталях, факусуйцеся на галоўным і рабіце яго прасьцейшым. Дасьведчаны кухар скарачае колькасьць страваў у мэню, каб зрабіць іх ідэальнымі, дасьведчаны трэнер не дае пачаткоўцу дзесяць складаных практыкаваньняў.

Сфакусуйцеся на тым, што ня будзе мяняцца ў далейшым, на тым, што важна і эфэктыўна, і заўсёды шукайце лягчэйшы спосаб нешта зрабіць.

Наколькі акупляюцца інвэстыцыі ў здароўе? 14 гадоў жыцьця — гэта дастатковы выйгрыш для вас? А спалучэньне такіх элемэнтарных правілаў, як адмова ад курэньня, здаровае харчаваньне, падтрыманьне нармальнай структуры цела, зьніжэньне спажываньня алькаголю і паўгадзіны фізычнай актыўнасьці ў дзень могуць падоўжыць жыцьцё на 14 гадоў у жанчынаў і на 12 гадоў у мужчынаў, а таксама зьнізіць на 55 % рызыку сьмерці ад усіх прычынаў, у тым ліку 44 % рызыкі сьмерці ад раку і 72 % рызыкі сьмерці ад сардэчна-сасудзістых захворваньняў у параўнаньні з тымі, хто не выконвае гэтыя правілы. Няўжо гэтыя пяць правілаў складаныя для выкананьня і патрабуюць адмысловых ведаў? Не. У наступных разьдзелах вы знойдзеце канкрэтныя парады і пратаколы для іх укараненьня ў паўсядзённае жыцьцё.

Разьвязвайце свае праблемы па меры іх уплыву на працягласьць жыцьця

З мадыфікаваных чыньнікаў рызыкі сьмерці, тых, што можна зьмяніць і пазьбегнуць, лепш за ўсё вывучана курэньне. Але ёсьць шэраг іншых чыньнікаў, шкода ад якіх выяўленая ня менш — а часам і мацней, хоць гучаць яны цалкам штодзённа і бясьпечна. Памятайце, асноўную ўвагу трэба надаваць таму, што сапраўды важна, а ня проста «карысна для здароўя». Карысных рэчаў — вялікае мноства, а жыцьцёва важных насамрэч усяго сем.

! Звычкі, якія могуць уплываць на здароўе нават горш за курэньне: гіпадынамія, дрэннае харчаваньне, пустэльніцтва, недасып, стрэс, самота, нізкі сацыяльны статус.

Гіпадынамія. «Сядзеньне — гэта новае курэньне» — такія загалоўкі прыцягваюць нашу ўвагу. Сядзячы лад жыцьця больш за 10–12 гадзінаў у дзень можа выклікаць вялікія праблемы са здароўем. Пры гэтым фітнэс-трэніроўкі 2–3 разы на тыдзень не кампэнсуюць цэлы дзень, праведзены седзячы. Працуйце хоць часткова стоячы, сам так раблю і іншым раю.

Дрэннае харчаваньне. Дрэннае харчаваньне — магутны чыньнік рызыкі: па розных ацэнках, харчаваньне складае каля 50 % якасьці жыцьця: яно ўплывае на здароўе мацней, чым курэньне, наркотыкі, неабароненны сэкс і шматлікае іншае разам узятае. Зрэшты, гэта ня значыць, што, калі вы ясьце правільна, то вам можна курыць і займацца выпадковым сэксам.

Дэфіцыт сонечнага сьвятла. Пустэльнасьць і пазьбяганьне сонца пагаршае здароўе. Вядома, сонечныя апёкі і салярыі — гэта чыньнік рызыкі ўзьнікненьня раку, але дэфіцыт сонечнага сьвятла адмоўна ўплывае на самаадчуваньне.

Недасып. Недасып і зьвязаныя зь ім прычыны сур'ёзна кароцяць працягласьць жыцьця і зьвязаныя з павелічэньнем рызыкі мноства захворваньняў. Пастаянны недасып горшы за курэньне: ён у чатыры разы павышае рызыку ўзьнікненьня інсульту і ў два разы — рызыку інфаркту.

Стрэс. Ня ўсякі стрэс кепскі, але некантралюемы хранічны стрэс вельмі небясьпечны. Калі казаць пра «дозу», то хранічны стрэс параўноўваюць з эквівалентам выкурваньня 5 цыгарэтаў у дзень. Працаголізм таксама небясьпечны: перапрацоўкі павышаюць рызыку заўчаснае сьмерці на 20 %.

Самота. Сацыяльнае асяродзьдзе вельмі важнае для паўнавартаснага здароўя. Паталягічную ізаляцыю і вымушаную самоту параўноўваюць з курэньнем 15 цыгарэтаў у дзень і павелічэньнем рызыкі шматлікіх захворваньняў і дэструктыўных паводзінаў. Самота павялічвае рызыку сьмерці ва ўзросьце да 35 гадоў на 30 працэнтаў. Вядома, важна адрозьніваць самоту сьвядомую, якая прыносіць вам задавальненьне, і вымушаную, калі вы пакутуеце ад дэфіцыту камунікацыі.

Беднасьць, нізкі сацыяльны статус і няроўнасьць. Ня верце, што высокая пасада, шматгадовая адукацыя або вялікі даход вам нашкодзяць, усё наадварот. Чым вышэйшую сацыяльную пазіцыю вы займаеце, тым лепшае ваша самаадчуваньне. Чым больш вы зарабляеце, тым даўжэй пражываеце. Чым вы больш пасьпяховыя — тым здаравейшыя. Ня верыце? Чытайце разьдзел пра сацыяльны статус.

Прэч пэрфэкцыянізм

Лепей зрабіць зусім мала, чым наогул нічога: трымайцеся прынцыпу мінімуму. У нас часта жыве памылка — прывітаньне пэрфэкцыяністам, — што калі ўжо няма магчымасьці зрабіць ідэальна, то ня варта і пачынаць. Але ў адносінах да здароўя гэта не працуе.

! Для падтрыманьня здаровых звычак нават мінімум намаганьняў дапамагае ўтрымліваць сыстэму і не перарываць штодзённы ланцужок дзеяньняў.

Зрабіць мінімум — не выклікае ўнутранага адрыньваньня, нягледзячы нават на стомленасьць, бо сьмешна ж баяцца 20 прысяданьняў? Няма часу і месца мэдытаваць? Можна выйсьці на гаўбец ці адысьці ў прыбіральню, каб на працягу пары хвілінаў сфакусавацца на дыханьні. Няма часу на трэніроўку? Прайдзіцеся сходамі: трошкі фізычнай актыўнасьці нашмат лепш, чым наогул ніякага руху.

$$1{,}01^{365} = 37{,}8$$
$$0{,}99^{365} = 0{,}03$$

Штодзённыя невялікія звычкі

Першыя крокі — найважнейшыя. Найцяжэй нам менавіта пачаць нешта рабіць, ініцыяваць само дзеяньне. Затое ўжо калі пачалі, тут надыходзіць прыемнасьць, і мы ўжо можам займацца даўжэй. Так што як ня хочаце бегаць — проста абуйце красоўкі і абыдзіце дом, хай гэта будзе ваш мінімум. Самае нязначнае дзеяньне лепшае за поўную адсутнасьць такога. Напрыклад, калі ў вас няма часу на перапынак, хоць проста ўстаньце-сядзьце, гэта ўжо будзе добра.

У стрэсавых умовах вельмі карысна любое актыўнае дзеяньне, нават імпульсіўнае — а пры стрэсе мы звычайна дзейнічаем імпульсіўна. Гэта павялічвае адаптыўнасьць, памяншае імавернасьць фармаваньня вывучанай бездапаможнасьці, павялічвае ўпэўненасьць, дапамагае ўкараняць і падтрымліваць звычку ў новых умовах, у новым кантэксьце.

Пытаньні і заданьні

1. Якая асаблівасьць вашага ладу жыцьця, на ваш погляд, мацней за ўсё кароціць яго? Што вы можаце з гэтым зрабіць?

2. Ці важна вам разумець сэнс рэкамэндацыі па здароўі, каб яе прытрымлівацца?

3. Ці бывала такое, што вы не трымаліся парады, калі яна была заскладаная?

4. Прынцып «залатой сярэдзіны»

Жаданьне быць здаровым — гэта выдатна, бо «той, хто хоча быць здаровым, збольшага ўжо крыяе». Але многім людзям мала проста акрыяньня, яны хочуць атрымаць усё і адразу: калі ўжо худнець, то жорсткая галадоўка, калі ўжо бегаць, то адразу на маратон, калі ўжо сьвядомасьць, то ў Індыю на віпасану. Толькі вось жыцьцё — гэта маратон, а ня спрынт, і для бясьпечнай зьмены патрэбны час. Мы забываем, што нашае цела мае свае законы і сваю скорасьць зьмены: цела павольнейшае за розум.

Чым меншая скорасьць — тым меншая рызыка зрыву. Важна паступова павялічваць нагрузку, паэтапна скідаць вагу. Напрыклад, бясьпечная хуткасьць пахуданьня вар'юецца ў значэньнях 500–1000 грамаў на тыдзень. Чым больш чалавек губляе вагі, тым вышэйшая рызыка адкату і ўскладненьняў — ад парушэньня харчовых паводзінаў да тлушчавага гепатозу печані.

Залатая сярэдзіна здароўя — гэта балянс паміж адсутнасьцю якога-небудзь клопату пра здароўе і апантанасьцю ім. Прынцып «больш — значыць лепш» тут не працуе. Практычна для ўсіх рэсурсаў здароўя існуе U-падобная сувязь паміж колькасьцю намаганьняў і атрыманай карысьцю. Гэта значыць, што больш — гэта часьцяком шкода. Напрыклад, дасьледаваньні выявілі U-падобную сувязь паміж бегам і сьмяротнасьцю: ёсьць верхняя мяжа карысьці і фізычнай актыўнасьці. Залішняя актыўнасьць можа зьмяншаць узровень тэстастэрону, парушаць мэнструальны цыкль, прыгнятаць імунітэт.

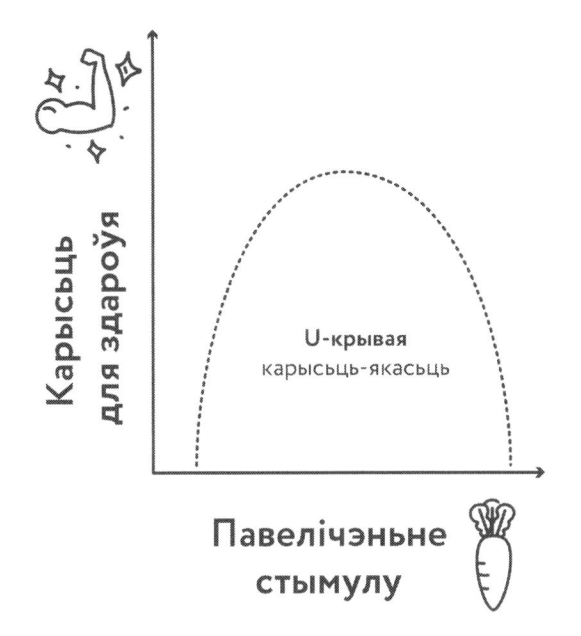

Здароўе — гэта так крута, ажно можа выклікаць устойлівую залежнасьць, якая патрабавацьме павелічэньня дозы для большага задавальненьня. Рацыянальнасьць тады адсоўваецца на другі плян, галоўнае — атрымаць больш кайфу. Таму людзі бягуць усё большыя марафоны, плывуць бясконцыя дыстанцыі, спрабуюць усё даўжэй галадаць, імкнуцца браць усё большую вагу, зьвяртаюцца да рызыкоўных відаў спорту, нягледзячы на высокі траўматызм і рызыку сьмерці. Такія ЗЛЖ-залежнасьці ня маюць нічога агульнага са здароўем. Чалавек, які «зьняўся» з наркотыкаў і «перасеў» на марафоны, толькі зьмяніў аб'ект залежнасьці, а не акрыяў. Хоць грамадзкая шкода ад марафонаў, вядома, меншая, чым ад наркотыкаў.

Зашмат карыснага — шкодна. Напрыклад, фолевая кіслата. У высокіх дозах яна ўзмацняе праліфэрацыю клетак, што можа паскорыць атэрасклероз. І калі прадукты забясьпечваюць вам дастатковую колькасьць В₉, то дадатковы прыём фолію не дасьць карысьці, але можа павялічыць рызыку для здароўя. Гэта ж датычыцца і вітамінаў, проста прапіваць іх можа быць небясьпечна. Індывідуальны падыход — выяўленьне дэфіцытаў і карэкцыя іх. Дэфіцыты могуць узьнікаць з розных прычынаў — нізкае ўтрыманьне вітамінаў або мінэралаў у прадуктах (кепскі рацыён, бедная глеба), дрэннае ўсмоктваньне праз спалучэньне прадуктаў або захворваньняў (нізкая кіслотнасьць страўніка), генэтычныя асаблівасьці, якія перашкаджаюць засваеньню, падвышанае выдаткаваньне арганізмам. Таксама шкодная залішняя колькасьць вітамінаў В₁₂, А, Е і шэрагу іншых. Гіпэрдозы вітаміну D могуць справакаваць кальцыфікацыю крывяносных сасудаў.

Напрыклад, пагаршаюць усмоктваньне жалеза з прадуктаў і дадаткаў (танін гарбаты, какава, кава і інш.), фітаты (кашы, перапечкі і да т. п.), фасфаты і кальцый (уся малочка), аксаляты і інш. Так, дадатковы прыём на працягу 10 дзён малака і сыра на 30–50 % зьнізіў засваеньне жалеза. А гарбата на 62 % зьніжае засваеньне жалеза ў параўнаньні з вадой. Паляпшаюць усмоктваньне жалеза: вітамін С ды іншыя арганічныя кіслоты, уключаючы цытрынавую, бурштынавую і інш., фруктоза, сарбіт, амінакіслоты (мэтыянін, цыстэін і інш.), «чыньнік жывёльнага бялку»: міяглабін + гемаглабін. Вітамін С — наймацнейшы чыньнік паляпшэньня ўсмоктваньня жалеза. Могуць нашкодзіць і дадаткі, напрыклад п'яце шмат цынку — ён блякуе засваеньне медзі, п'яце кальцый — ён зьніжае ўсмоктваньне жалеза.

Усё залежыць ад дозы і спосабу выкарыстаньня. Як казаў сярэднявечны лекар Парацэльс: «Яд або лекі — усё залежыць ад дозы». Калі людзі чуюць пра шкоду нечага, дык трэба заўсёды ўдакладняць кантэкст: каму шкодна? у якім аб'ёме? у якім рэжыме?

Шкода ад солі? Шкодны менавіта лішак солі, у высокіх дозах, якія знаходзяцца ў паўфабрыкатах, а не ў вашай сальніцы. Асабліва шкодная соль, калі ў харчаваньні мала калію. А вось поўная адмова ад солі можа пагоршыць здароўе.

Шкода ад сонца? Дэманізацыя сонца як прычыны раку скуры і фотастарэньня прывяла да эпідэміі дэфіцыту вітаміну D. Сонца небясьпечнейшае для людзей са сьветлай скурай, у сярэдзіне дня і летам, калі офісныя работнікі бяз звычкі да рэгулярнага загару ляжаць пад ім цэлы дзень, калі ў родзе ёсьць выпадкі мэляномы. А вось поўнае пазьбяганьне сонца вельмі шкоднае для здароўя, і прыёмам вітаміну D яго не кампенсуеш.

Шкода ад сацыяльных сетак? Вядома, калі вы бязмэтна шныпарыце па іх. Карысна — калі камунікуеце і працуеце. Поўная адмова можа паглыбіць ізаляцыю і прывесьці да самоты.

Шкода ад фруктозы? Высокі ўзровень яе спажываньня на тле пераяданьня — вядома. Але вось поўнае выключэньне з рацыёну — менш за 20 грам у дзень — не прынясе карысьці, а можа нават і нашкодзіць.

Дыеты наогул схільныя да неймаверных скрайнасьцяў і абвінавачваньняў асобных групаў прадуктаў ва ўсіх «сьмяротных грахах». То шкодным лічыцца любая колькасьць жывёльнай ежы ў вэганаў, то расьліны аб'яўляюцца шкоднымі ў карніворцаў, то абвяржэньне карысьці абстлушчаных прадуктаў прыводзіць да масавага захапленьня кета-дыетай. Нехта абвяшчае прычынай усіх бедаў апрацоўку прадуктаў і сыходзіць у сыраедства, іншыя лічаць, што сутнасьць — у падліку калёрыяў, і наогул няважна, яблык гэта або эклер, — галоўнае датрымлівацца балянсу.

! **Замест таго каб зважаць на рацыянальнасьць дзеяньняў, людзі выбудоўваюць на звычках свае жыцьцёвыя каштоўнасьці і нават сьветапогляд. Але здароўе — гэта не пытаньне веры, а пытаньне эфэктыўнасьці і навуковага падыходу.**

Таму ня варта верыць і мне: чытайце маю кнігу скептычна, пераправярайце мае сьцьвярджэньні і сьмела адпрэчвайце тыя, якія не пацьвярджаюцца навукай. Зрэшты, спадзяюся, такіх будзе няшмат.

Сярэдзінны шлях

Залішні клопат аб здароўі можа яго пагоршыць. Часта я атрымліваю паведамленьні накшталт: «У мяне сёньня баліць правае ка-

лена, доктар, што гэта значыць?» Шчыра, я ня ведаю. Ёсьць народная мудрасьць, маўляў, «здароўе — гэта калі кожны раз баліць у іншым месцы», таму ня варта бегчы лячыцца па дробязях, якія праходзяць самі. Залішняя заклапочанасьць здароўем — прыкмета нездароўя, пра гэта мы ўжо гаварылі.

Мы, людзі, — істоты, схільныя да скрайнасьцяў і ваганьня паміж імі. Звычайныя парады здаюцца нам нуднымі, хочацца болей крутых і прагрэсіўных штук, магчымасьці бачыць, што там у нас адбываецца ў целе. Лічбы даюць нам адчуваньне кантролю і спакою. Але ж яны могуць і сур'ёзна нашкодзіць.

Буда Гаўтама ў свой час таксама быў схільны да такіх арэляў. Перасычаны жыцьцём малады прынц у цудоўным палацы, акружаны задавальненьнямі ды ізаляваны ад усяго непрыемнага сваім бацькам, у пагоні за асалодамі спаліў свае дафамінавыя рэцэптары, нацешыў сваю плоць і вырашыў узяць яе пад кантроль.

У той час моднай плыньню біяхакінгу быў аскетызм і забойства плоці. І вось, Гаўтама шэсьць гадоў у сэкце аскетаў жыў у лесе, піў дажджавую ваду, харчаваўся травой і зрабіў свой розум такім моцным, што амаль забыўся пра плоць. Але нешта было ня так. Аднойчы ён пачуў навучаньні старога музыкі: «Калі вы нацягнеце струну занадта моцна, яна парвецца. Калі нацяжэньне будзе слабым, струна не гучаціме...» Гаўтама зразумеў, што даў пудла, і зразумеў, што трэба рабіць. Так нарадзіўся будызм — вучэньне аб сярэдзінным шляху.

Вядома, гэта ня чыста будыйскі прынцып. Старажытныя грэкі, напрыклад, лічылі ўмеранасьць адной з чатырох найвялікшых дабрадзейнасьцяў — нароўні з мудрасьцю, справядлівасьцю і мужнасьцю. Сярэдзінны шлях у кантэксьце гэтай кнігі — гэта ў першую чаргу пра эфэктыўнасьць і рацыянальнасьць.

**З артарэксіяй — навязьлівым імкненьнем да «правільнага» харчаваньня — шмат хто знаёмы, некаторыя не па чутках. Зьяўляюцца і іншыя ЗЛЖ-разлады, напрыклад артасомнія. Артасомнія — гэта навязьлівае імкненьне да «правільнага» сну. Продажы прыладаў для ацэнкі якасьці сну ўжо перавысілі мільярд даляраў і працягваюць імкліва расьці. Чым больш мы ведаем пра важнасьць сну, тым мацней хочам яго пракантраляваць. Але ўзьнікае праблема: нават калі аб'ектыўна мы пачуваемся добра, прылады могуць паказваць адхіленьні. І мы верым лічбам — яны ж «аб'ектыўныя».

Жах! Кепскі сон! Нельга проста глядзець на гэтыя лічбы, трэба неадкладна нешта рабіць! І людзі ідуць да лекара, пачынаюць піць нейкія дадаткі ці праводзіць дадатковую дыягностыку. На дадатковай дыягностыцы знойдзецца што-небудзь яшчэ і запусьціць чарговую хвалю трывогі на пару з іпахондрыяй. А стрэс і трывога толькі пагаршаюць якасьць сну. Паказьнікі здаровага арганізма маюць значныя ваганьні, таму спроба паляпшаць здароўе, арыентуючыся выключна на прыладу, нічым ня лепшая за сон паводле астралягічнага прагнозу.

Зьмены ў паказьніках лябараторных аналізаў, асабліва ў здаровага чалавека, могуць мець мноства прычынаў, якія ня маюць дачыненьня да паталёгіі: цыркадныя рытмы, ежа, трэніроўка або саўна напярэдадні аналізаў, затор па дарозе ў лябараторыю і да т. п.

Але калі мы бачым зьмену лябараторнага паказьніка, то мозгу цяжка прыняць, што гэтае ваганьне можа быць выпадковым ці няважным. Мы пачынаем шукаць прычынна-выніковыя сувязі і, ясная рэч, знаходзім, то бок прыдумляем іх. Спробы «вылечыць аналізы» могуць быць рэальна небясьпечныя для здароўя.

Што ж рабіць?

«Больш ведаць — значыць, лепш» — гэта кагнітыўнае скажэньне. Хутчэй, «менш ведаеш — лепш сьпіш». Выбарчая недасьведчанасьць можа быць карыснай для здароўя. Уявіце, што вы кожны раз будзеце вымяраць, напрыклад, якасьць эрэкцыі. Мяркую, гэта можа прывесьці да яе прыкметнага паслабленьня ці зьнікненьня.

Для паляпшэньня якасьці сну важна паляпшаць яго ўмовы, а не трывожыцца праз тое, што сон не прыходзіць. Адпусьціце кантроль, выкарыстоўвайце парадоксы — напрыклад, імкніцеся «не заснуць», дазвольце жыцьцю ісьці лёгка і спантанна, гэта карысна для здароўя. Але не сьпяшайцеся выкідаць трэкеры: хочацца верыць, што неўзабаве мы атрымаем праграмны big data, якія змогуць адзьдзяляць сыгнал ад шуму, калібравацца пад пэўнага чалавека і ня красьці яго ўвагу неістотнай інфармацыяй.

Ідзіце сярэдзінным шляхам — і гэта будзе сапраўды гарманічнае разьвіцьцё асобы.

Пытаньні і заданьні

1. Ці схільныя вы да скрайнасьцяў? Выпішыце такія сытуацыі. Як часта гэта шкодзіла вашаму здароўю?

2. Ці бывала такое, што вынікі вашых мэдыцынскіх тэстаў выклікалі ў вас трывогу?

3. Ці ўласьціва вам навязьліва кантраляваць паказьнікі свайго арганізма?

5. Прынцып 80/20

«Выкарыстоўваю адразу тры дыеты, бо на адной не наядаюся» — знаёма? Калі нехта гаворыць пра посьпех сваёй мэтодыкі пахуданьня ці набору цяглічнай масы, то часам задумваешся: у чалавека атрымалася дзякуючы ці насуперак ёй? Сёньня існуе вялікая колькасьць аздараўленчых мэтодыкаў, тыпаў дыет, відаў спорту і варыянтаў адпачынку, але важна выбіраць тое, што патрабуе ад вас мінімальных затрат і дае асабіста вам максімальны вынік. Ёсьць вядомае правіла: 20 % намаганьняў даюць 80 % выніку, а астатнія 80 % намаганьняў — толькі 20 % выніку. Ужываньне правіла 80/20 у аздараўленьні дапаможа, з аднаго боку, дзейнічаць больш эфэктыўна і бясьпечна, зь іншага — паляпшаць сваё здароўе бяз моцных забаронаў і абмежаваньняў.

Мы можам выбраць мінімум самых важных дзеяньняў, каб атрымаць большую частку ад запланаванага поўнага выніку. Напрыклад, для добрай фізычнай формы нам

Прынцып 80/20
рабіць важнае

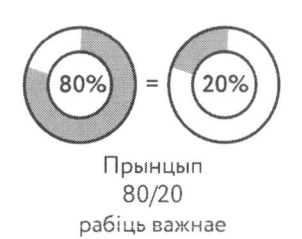

неабавязкова жыць у спартыўнай зале і штодзень трэніравацца. Дасьледаваньні паказваюць, што нават пяць хвілінаў інтэнсіўных трэніровак за дзень даюць статыстычна заўважны вынік. У харчаваньні мы працягнем атрымліваць ад яго карысьць, калі ў нас будзе 80 % здаровага рацыёну, а 20 % мы пакінем на звычайную ежу. Імкнуцца да 100 % можа быць занадта нязручна, патрабаваць ад нас зьмены працоўнага графіка, напрыклад, каб своечасова правільна паесьці. Нам дастаткова выкарыстоўваць адну-дзьве тэхнікі расслабленьня, каб зьнізіць узровень стрэсу на 80 %, а не спрабаваць «намаганьнем волі» дамагчыся абсалютнага спакою. Для таго каб атрымаць пачуцьцё кантролю, неабавязкова імкнуцца поўнасьцю кантраляваць усю сытуацыю. Дастаткова дробязі, адной справы, якую мы актыўна распачнём і возьмем яе пад кантроль. Нават невялікі ўчынак ужо вяртае ўпэўненасьць.

Мы шмат чулі пра хаду і 10 000 крокаў, а вось навукоўцы ўпэўненыя, што і 7500 крокаў забясьпечаць большую частку карысьці. Першыя 20 хвілінаў трэніроўкі прынясуць столькі ж (калі ня больш) карысьці, чым наступныя 40 хвілін.

Адрозьнівайце важнае і карыснае

У сьвеце існуюць сотні карысных практыкаў, тысячы прыгожых мясьцінаў і мільёны цікавых людзей. Але нам важна навучыцца адрозьніваць у багацьці прапановаў карыснае і важнае для нашага здароўя.

! Вялікая частка здароўя абумоўленая захаваньнем невялікай колькасьці здаровых звычак, а большасьць нашых праблемаў са здароўем — дзеяньнем невялікай колькасьці шкодных.

Максімальную карысьць дасьць выбар прыемнай для вас практыкі, якая пры мінімальных выдатках часу дае выйгрыш, што іх нашмат перавышае: паляпшэньне таго месца, дзе вы праводзіце большую частку часу, напрыклад спальні і працоўнага стала; камунікацыя з тымі людзьмі, хто заражае вас энэргіяй.

Сілавыя трэніроўкі хаця б два разы на тыдзень — гэта паляпшэньне фізычнага стану, нармалізацыя вагі і абмену рэчываў, павышэньне цягавітасьці і інш. Мэдытацыя 10 хвілінаў у дзень — гэта значнае зьніжэньне стрэсу, павышэньне ўсьвядомленасьці і самакантролю, зьніжэньне трывожнасьці, павелічэньне ўзроўню задаволенасьці і шчасьця.

Ёсьць мноства карысных справаў, якія патрабуюць выразных выдаткаў, але не прыносяць вялікай карысьці або не пазбаўляюць ад патэнцыйных праблемаў. Гэта ня значыць, што вы павінны імі грэбаваць, — рабіце іх, калі гэта прыносіць вам задавальненьне, але памятайце пра эфэктыўнасьць. Для высокай эфэктыўнасьці важна сканцэнтравацца на некалькіх ключавых, не заўсёды відавочных рэчах — і надаваць увагу ім.

Вось, напрыклад, гараджанін займаецца ёгай: езьдзіць тройчы на тыдзень на заняткі, выдаткоўвае на зборы і на дарогу каля гадзіны ў адзін бок. Разам за тыдзень атрымлівае шэсьць пустых гадзінаў, а часам і траўмы празь няправільнае выкананьне нязвыклых для цела асанаў. Прагулка на сьвежым паветры 30 хвілінаў + расьцяжка 10 хвілінаў і дыхальныя практыкаваньні 5 хвілінаў штодня далі б нашмат больш выразны эфэкт. І істотны выйгрыш у часе.

Модныя практыкі могуць патрабаваць шмат сілаў і ўвагі, і ўсё гэта будзе амаль бессэнсоўна, калі базавыя рэсурсы здароўя не даведзеныя да ладу.

Пытаньні і заданьні

1. Нешта моднае, нешта вечнае. Згадайце, якімі «моднымі» аздараўленчымі мэтодыкамі вы займаліся? Ці апраўдалі яны чаканьні?

2. Што з таго, што вы робіце, прыносіць максімальную аддачу? Якое практыкаваньне самае эфэктыўнае для вас? Што найлепш здымае стрэс?

3. Якія аздараўленчыя мэтодыкі ці практыкаваньні не даюць вам чаканага эфэкту? Ці ёсьць у іх альтэрнатывы, якія вы яшчэ не спрабавалі?

6. Прынцып эвалюцыйнага падыходу

Люблю вывучаць і спрабаваць новыя мэтодыкі аздараўленьня, але не сьпяшаюся ўкараняць іх у жыцьцё. Не таму, што я кансэрватар з натуры, а таму, што мне важна пазьбегнуць утоеных рызыкаў. Таму я прыхільнік эвалюцыйнага падыходу што да здароўя.

У працэсе эвалюцыі мы навучыліся прыстасоўвацца да зьменаў навакольнага асяродзьдзя. Вонкавыя сыгналы запускаюць каскады зьменаў і прыстасаваньняў у нашым арганізьме, якія павялічваюць нашу адаптыўнасьць і станоўча на нас уплываюць. Гэтыя зьмены сыстэмныя, закранаюць як псыхіку, так і цела, і маюць доўгатэрміновыя наступствы. Лекары старажытнасьці разумелі, што для лячэньня неабходна задзейнічаць сілы арганізма, а ня проста спадзявацца на лекі.

! **Антычная формула «medicus curat, natura sanat» у перакладзе з лацыні значыць «лекар лечыць хваробу, але вылечвае прырода».**

Фізычная актыўнасьць, напрыклад, запускае эвалюцыйныя мэханізмы адаптацыі, павялічваючы нашыя рэсурсы здароўя, паляпшаючы працу мозгу і стрэсаўстойлівасьць, фігуру і якасьць энэргіі. За тысячы гадоў людзі знайшлі многія спосабы паўплываць на свой стан. Розныя цывілізацыі, незалежна адна ад адной, выкарыстоўвалі зьмены ў харчаваньні, цеплавыя працэдуры, масаж, гартаваньне, галаданьне, мэдытацыю, спорт і да т. п.

Прынцып эвалюцыйнага падыходу факусуецца на тым, каб актываваць унутраныя рэсурсы арганізма праз прыродныя сыгналы, а не прамым умяшаньнем у малекулярныя шляхі. Напрыклад, ёсьць спробы выкарыстоўваць антыдыябэтычны прэпарат мэтфармін для падаўжэньня жыцьця. Сапраўды, ён стымулюе працэс аўтафагіі (самаачышчэньне клетак), прыгнятаючы актыўнасьць mTOR. Але эвалюцыйна больш бясьпечна і эфэктыўна выкарыстоўваць харчовае ўстрыманьне і фізычную актыўнасьць.

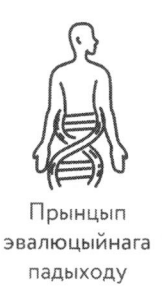

Прынцып
эвалюцыйнага
падыходу

Нашыя гены — гэта датчыкі, сэнсары навакольнага асяродзьдзя. Што мы даём арганізму на ўваходзе, тое і атрымліваем на выхадзе. Сілкуючы арганізм якаснымі прадуктамі, атачаючы добрым кліматам, клапатлівымі сябрамі, практыкуючы прабежкі ды шпацыры на сьвежым паветры — атрымліваем на выхадзе выдатнае самаадчуваньне і моцнае здароўе. Калі ж вашае сілкаваньне — гэта таксічныя навіны, фастфуд, канапа, сацыяльная ізаляцыя, трывогі і стрэс, то не дзівіцеся зьнясіленьню, вычарпанасьці, хранічным і гострым праявам нездароўя.

Здаровы кансэрватызм

За апошнюю сотню гадоў зьявіліся й зьніклі многія навамодныя мэтодыкі аздараўленьня. Нейкія зь іх былі проста бескарысныя, іншыя — адкрыта небясьпечныя. Але правераныя тысячагодзьдзямі рэкамэндацыі паранейшаму цудоўна працуюць і атрымліваюць усё больш навуковых пацьверджаньняў. **Спорт, харчаваньне, сон, кантроль стрэсу — усё гэта вывучалі антычныя аўтары, і на сёньняшні дзень гэта працуе лепш за ўсё.**

Важна даваць свайму целу й мозгу тыя сыгналы, для апрацоўкі якіх яны эвалюцыйна адаптаваныя:

• мы часта недаацэньваем важнасьць сацыяльнага асяродзьдзя, а людзі вакол нас і дачыненьні зь імі — гэта найважнейшы стымул для мозгу;

• нам здаецца, што асаблівай розьніцы паміж цьвёрдым яблыкам і сокам або смузі няма — але для нашага арганізма розьніца адчувальная;

• мы лічым, што зьмена нашага графіка ня мае значэньня, але рэжым дня крытычна важны для здароўя, бо ўзровень гармонаў і актыўнасьць генаў кіруецца цыркаднымі рытмамі, таму парушэньне рэжыму неўзаметку, але моцна ўплывае на самаадчуваньне.

Магчыма, неўзабаве мы зможам рэдагаваць свой геном і будзем лягчэй адаптавацца да зьменлівага асяродзьдзя. Але пакуль гэтага няма, давайце паважаць свае гены — і яны адкажуць нам узаемнасьцю. Калі мы даём нашаму арганізму тое, што яму трэба, ён адгукнецца з удзячнасьцю.

Чалавек — істота лянівая, імкнецца дасягнуць большага меншымі намаганьнямі. Таму багата хто прагне атрымаць адну таблетку ад усіх хваробаў, хоча знайсьці спосабы стаць прыгажэйшым, разумнейшым і зграбнейшым, не прыкладваючы да гэтага асаблівых намаганьняў. Так, цяпер існуе мноства прэпаратаў, што выбіральна ўплываюць на тыя ці іншыя функцыі арганізма: можна павысіць сваю працаздольнасьць, узьняць настрой, нават крыху схуднець. Але праблема ў тым, што, узьдзейнічаючы новым спосабам, мы прыкметна павялічваем рызыку ўскладненьняў.

! **Перавага эвалюцыйнага падыходу ў тым, што за мільёны гадоў наш арганізм ідэальна прыстасаваўся да ўзьдзеяньня звыклых стымулаў. А стымул у выглядзе новага прэпарата можа актываваць пабочныя мэтабалічныя або рэгулятарныя шляхі і мець схаваныя доўгатэрміновыя эфэкты.**

Мэдыкамэнтозны падыход vs эвалюцыйны

Мэдыкамэнтозны падыход ігнаруе прычыны ўзьніклага стану і дзейнічае як абязбольвальнае, прыглушаючы сымптомы і не запавольваючы разьвіцьця стану, якое выклікала праблему. Эвалюцыйны падыход, наадварот, расцэньвае ўзьніклы стан як «неадпаведнасьць» запатрабаваньняў арганізма і рэальнага стану рэчаў. Высьвятляючы такія прычыны, уздзейнічаючы непасрэдна на лад жыцьця, на рэсурсы здароўя, мы можам заўважна зьмяніць стан чалавека. Эвалюцыйны падыход дзейнічае «па-добраму», улічваючы запатрабаваньні арганізма.

На жаль, шматлікія людзі выбіраюць дзейнічаць «па-дрэннаму», што дазваляе часова дасягнуць мэты, але з нанясеньнем шкоды арганізму: схуднець на экстрэмальна нізкакаляр ыйных дыетах, набраць цягліцы на стэроідных гармонах, падняць настрой вугляводамі, расслабіцца алькаголем і да т. п. Такія падыходы здольныя разбурыць здароўе вельмі хутка.

Нам як віду карысьней — і прыемней — хадзіць нагамі, таму перастаньце карыстацца мыліцамі ў выглядзе мэдыкамэнтозных спосабаў. Узмацняйце стрэсаўстойлівасьць, а ня піце транквілізатары, паляпшайце сон, а не закідвайцеся снатворнымі, выбудоўвайце харчаваньне, а ня ежце дадаткі.

Палепшыць харчаваньне

Замест таго каб сфакусавацца на стварэньні рэжыму здаровага харчаваньня, многія аддаюць перавагу ядзе абы-чаго, дадаючы розныя БАДы. Але дасьледаваньні паказваюць, напрыклад, што рыбу немагчыма замяніць рыбіным тлушчам, папулярны дадатак Амэга-3 дзейнічае слаба. Чаму? Рыба — гэта ня толькі Амэга-3, але й якасны бялок, мноства мінэралаў, уключаючы цынк, сэлен, ёд ды іншыя, астаксанцын, таўрын і дзясяткі іншых злучэньняў.

Не спрабуйце замяніць гародніну парашком клятчаткі, мяса — соевым заменьнікам, а салату — жменяй пігулак. У расьлінах утрымліваюцца сотні фітанутрыентаў, а ў дадатку ўсяго адзін, пры гэтым у высокай канцэнтрацыі, таму ён больш таксічны для печані. Магчыма, у будучыні прыдумаюць цалкам штучную ежу, карысьнейшую за натуральную, але пакуль да гэтага даволі далёка. Будзьма кансэрватыўнымі і аддавайма перавагу сьвежай гародніне з рыбай дзікае лоўлі.

Міт пра цукразаменьнікі. Ці можна ашукаць сябе з карысьцю для арганізма? На жаль, ужываньне цукразаменьнікаў не дапамагае прыкметна схуднець. Праблема цукразаменьнікаў у тым, што яны эфэктыўна замяняюць цукар: аспартам у 250, а цукарынат у 520 разоў саладзейшы за цукрозу. Салодкі смак успрымаецца адмысловымі клеткавымі рэцэптарамі салодкіх рэчываў — гэта дымэр з двух рэцэптарных бялкоў T1R2 і T1R3. Калі б яны разьмяшчаліся толькі на языку, праблемаў не было б. Але яны ёсьць і ў мностве іншых органаў. Усмоктваючыся, цукразаменьнікі інтэнсіўна зьвязваюцца з рэцэптарамі салодкага смаку ў падстраўніцы, мозгу, крывяносных сасудах, касьцях, страўніку, кішачніку, тлушчавай тканцы. Так, быццам бы бяскрыўдныя рэчывы істотна зьмяняюць выдзяленьне кішачных гармонаў, парушаюць экспрэсію бялкоў-пераносчыкаў глюкозы, уплываюць на выдзяленьне інсуліну і ўзровень глюкозы ў крыві — пры поўнай адсутнасьці цукру. Акрамя таго, T1R3 ёсьць у страўніку на грэлін-прадукавальных клетках, і іх залішняя стымуляцыя ўзмацняе апэтыт.

!! **Цукразамяняльнікі могуць павялічваць рызыку дыябэту, уплываць на стан костак, тонус маткі і мачавога пухіра, і нават на стан сасудаў галаўнога мозгу!**

Людзі, якія ўжываюць цукразаменьнікі, часьцей выбіраюць высокакалярыйныя прадукты на працягу дня: у дасьледаваньні група, якая ўжыла цукразаменьнікі, амаль у тры разы часьцей выбірала цукеркі, чым тыя, хто піў звычайную або цукровую ваду.

Ужываньне цукразаменьнікаў нэгатыўна ўплывае на дафамінавую сыстэму мозгу і мігдаліну, парушаючы іх працу, пагаршае мазгавы водгук на ўжываньне іншых салодкіх прадуктаў, зьніжаючы адчувальнасьць да салодкага. Цукразаменьнікі ўплываюць на працу прэфрантальнай кары, яны маюць эфэкт прыняцьця рашэньняў у мадэлі «абясцэньваньня будучыні», калі фокус увагі ссоўваецца толькі на кароткатэрміновыя мэты.

Напампаваць цягліцы

Многія людзі хочуць мець моцную мускулістую фігуру. Сапраўды, здаровы лад жыцьця, добры сон, правільны рэжым трэніровак, харчаваньне дазваляюць нам падтрымліваць добры ўзровень тэстастэрону і нарошчваць цяглічную масу. У залежнасьці ад генэтыкі, гэты працэс можа ісьці па-рознаму, але прагрэс ёсьць ва ўсіх і абавязкова. Працэс гэты доўгі, мы ж ня толькі нарошчваем цягліцы, але й разьвіваем волю і цярпеньне. Захаваньне такога ладу жыцьця карыснае для здароўя ня толькі дзякуючы росту цягліцаў, але й праз мноства іншых карысных эфэктаў.

Калі хочуць «падманіць прыроду» і «атрымаць фігуру» хутка, часта ўжываюць стэроідныя гармоны: гэта дае прыкметны вынік без усіх умоваў. Чалавек можа нарошчваць цягліцы, не асабліва строга выконваючы рэжым і нават менш трэніруючыся. Але заплаціць за такое неэвалюцыйнае ўмяшаньне давядзецца вялікую цану: зьніжэньне выпрацоўкі ўласнага тэстастэрону, атрафія яечкаў, павелічэньне ўзроўню эстрагенаў, бясплоднасьць, павелічэньне ціску, паражэньне печані, паскарэньне разьвіцьця атэрасклерозу і рызыка сардэчна-сасудзістых захворваньняў, памяншэньне таўшчыні кары мозгу, павелічэньне рызыкі дэпрэсіі, канцэнтрацыі ўвагі, агрэсіўнасьці і да т. п. Зразумела, нічога агульнага са здароўем гэта ня мае.

А яшчэ многія «імітуюць» цягліцы, зьвяртаючыся да ін'екцый прэпаратаў, што візуальна іх павялічваюць, або да плястычных апэрацыяў. Напампоўвайце цягліцы, а ня Эга!

Пытаньні і заданьні

1. Калі перад вамі стаіць мэта палепшыць нейкі паказьнік, то разглядайце ня толькі мэдыкамэнтозныя мэтады, але й мэтады зьмены ладу жыцьця. Іх камбінацыя часта вельмі эфэктыўная.

2. Як вы прывыклі ўплываць на сваё здароўе: змагацца з сымптомамі ці высьвятляць прычыну стану?

3. Якія з новых мэтодыкаў «біяхакінгу» і «ўзлому арганізма», прапанаваныя апошнім часам, былі спалучаныя з сур'ёзнымі пабочнымі эфэктамі?

7. Прынцып «бочкі Лібіха»

Калі ў труме карабля зьяўляецца вада, то каманда ня проста яе вычэрпвае, а актыўна шукае прабоіну. Што ж да здароўя, то людзі часта змагаюцца з наступствамі замест высьвятленьня і ліквідацыі прычыны, прычым марнуюць на гэта шмат часу і сіл. Для таго каб максімальна хутка палепшыць свой стан і падняць узровень энэргіі, трэба знайсьці свае «прабоіны» — парушэньні здароўя.

Працягваючы марскую тэматыку: караблю небясьпечныя ня ўсе прабоіны, а толькі тыя, што знаходзяцца ніжэй за ватэрлінію, так і розныя адхіленьні здароўя маюць для нас розную значнасьць. Уявіце сабе бочку з рэбрамі рознай вышыні. Колькі вады там можа зьмясьціцца? Правільна, па ўзроўні самага нізкага рабра. Мы можам уявіць сабе, што розныя рэбры — гэта рэсурсы здароўя, а ўзровень вады — гэта ваш запас здароўя і энэргіі. З чаго трэба пачаць, каб узьняць узровень здароўя? Зразумела, з самага слабога зьвяна. Выявіць яго можна, вымераўшы свае рэсурсы здароўя і прааналізаваўшы, якія зьмены мацней за ўсё вам шкодзяць і горш пераносяцца?

Пачынаць паляпшэньне здароўя трэба з выяўленьня свайго самага слабога зьвяна. Прынцып бочкі Лібіха, ён жа тэорыя абмежаваньня сыстэмы, пастулюе, што трываласьць сыстэмы вызначаецца самым слабым яе кампанэнтам, або, інакш кажучы, арганізму важнейшае за ўсё дзеяньне чыньніка, які найболей адхіляецца ад нормы. Ці працуе гэты прынцып і ўнутры аднаго рэсурсу здароўя?

Маючы слаба разьвітыя цягліцы корпуса, ня варта павялічваць вагу ў сілавым спорце, інакш будзе рызыка траўмы. Няма сэнсу старацца ў выбары салаты, калі вы ня можаце арганізаваць устойлівы рэжым харчаваньня. Не высыпаючыся нармальна, ня варта ўзмоцнена трэніравацца або цярпець голад.

Нямецкі аграхімік Юстус фон Лібіх устанавіў, што прадуктыўнасьць ураджаю залежыць ад канцэнтрацыі ў глебе таго мінэралу, узровень якога найменшы: бессэнсоўна ўгнойваць азотам, калі не хапае калію.

! **Так і ў здароўі — адна з самых распаўсюджаных памылак людзей у тым, што яны ня робяць тое, што трэба, і паляпшаюць тое, што ў іх і так у парадку.**

У розных людзей, у залежнасьці ад іх генаў, выхаваньня і г. д., рэсурсы здароўя могуць мець шырокі дыяпазон талерантнасьці ў адносінах да аднаго чыньніка і вузкі дыяпазон адносна іншага. Хтосьці больш устойлівы да стрэсу, а хтосьці моцна пакутуе ад недасыпу. Адзін чалавек добра засвойвае тлушчы, а іншы дрэнна — фруктозу. Калі вы прапампавалі адзін са сваіх рэсурсаў, далейшае яго прапампоўваньне не прывядзе да павелічэньня здароўя.

Так, дасягнуўшы свайго оптымуму рухальнай актыўнасьці, далейшае яе павелічэньне ў выглядзе звышдоўгіх маратонаў наўрад ці дадасьць здароўя. У гэтым месцы важна зноў прааналізаваць сябе і свой стан, выявіць наступны абмяжоўвальны рэсурс і пачаць надаваць увагу яму. Не здаючы дасягнутых пазыцый, трэба асвойваць усё новыя і новыя, затым вяртацца да ўжо засвоеных, каб палепшыць іх на новым, больш высокім узроўні.

7. ПРЫНЦЫП «БОЧКІ ЛІБІХА»

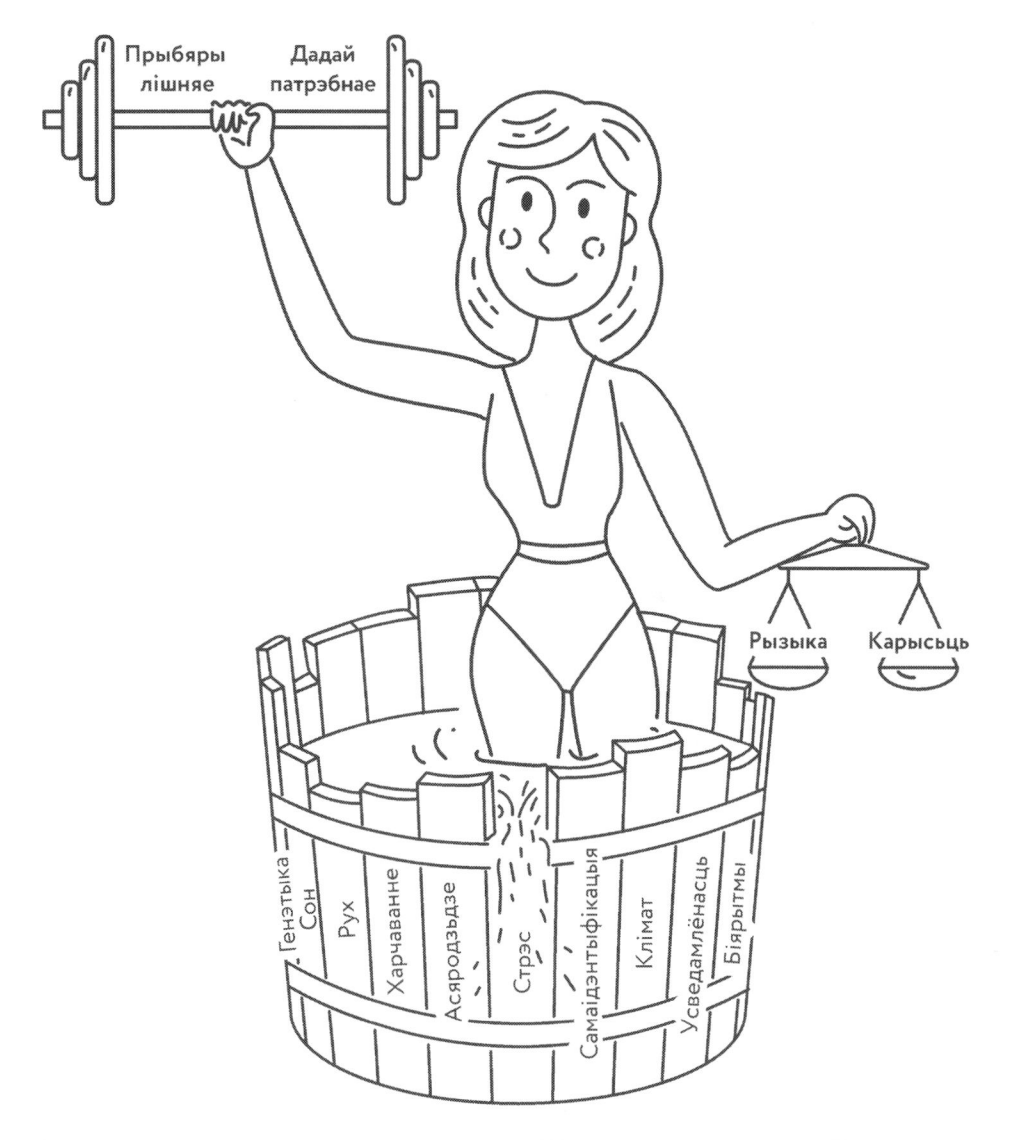

Напрыклад, калі ў вас начны апноэ, гэта можа блякаваць вашыя намаганьні ў схудненьні. Калі вы мала рухаецеся, тое дужаньне з дэпрэсіяй будзе не такое эфэктыўнае.

Зь іншага боку, павелічэньне нагрузкі можа зрабіць некаторыя чыньнікі неаптымальнымі. Калі вы пачняце шмат займацца, вам спатрэбіцца больш сну для кампэнсацыі. Калі будзеце сутыкацца зь вялікай колькасьцю зьменаў, павысіцца нявызначанасьць, і вам для захаваньня здароўя спатрэбіцца больш высокі ўзровень стрэсаўстойлівасьці.

Разгледзім яшчэ некалькі прынцыпаў, падобных да бочкі Лібіха ў сваім уплыве на здароўе.

Прынцып атручанай стралы

У выпадку небясьпечных сытуацыяў важна дзейнічаць неадкладна, а не разважаць ці аналізаваць.

Будыйская прытча пра чалавека, параненага атручанай стралой: сябры спрабуюць выняць стралу, а ён не дае і засыпае іх пытаньнямі: «Скажыце перш, чыя гэта страла? Хто стрэліў? Зь якога ён горада? Зь якога лука стрэлілі? Колькі праляцела страла? Ня дам выцягнуць стралу, пакуль усё не даведаюся». Так і памёр ад раненьня той чалавек.

Калі ў вашым жыцьці ёсьць хваробы ці сытуацыі, якія сур'ёзна пагражаюць вашаму здароўю, перарывайце іх радыкальна. Не чытайце ў інтэрнэце пра віды стрэл — вырвіце стралу! Дзеяньне, а не разважаньне, першаснае: толькі дзейнічаючы, мы даможамся паляпшэньня свайго стану.

Прынцып «закрыцьця дзірак»

Гэты прынцып я часта выкарыстоўваю на кансультацыях. Калі мы абмяркоўваем аналізы і лад жыцьця, то ў першую чаргу плянуем «закрыць дзіркі». Гэта значыць выявіць і ўхіліць наймацнейшыя і небясьпечныя дэфэкты ў нутрыцэўтычных дэфіцытах, у крыніцах стрэсу і да т. п. Чым мацнейшае адхіленьне паказьніка ад нормы, тым большы ўплыў ён аказвае на арганізм і тым важней аднавіць яго балянс.

Прынцып ахілесавай пяты

Гэты прынцып мяркуе, што важна вывучыць і выявіць свае самыя слабыя месцы і абараніць іх. «Дзе коратка, там і рвецца»: у выпадках павялічанай нагрузкі мы мацней за ўсё прасядаем у сваіх слабых месцах, таму важна своечасова іх умацоўваць. Гэта могуць быць і псыхалягічныя трыгеры, і нашыя генэтычныя асаблівасьці, і імунітэт.

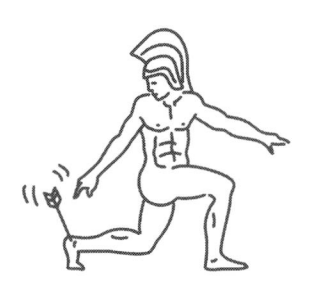

Падумайце, зь якімі праблемамі са здароўем вы часьцей за ўсё сутыкаецеся і што можна зрабіць, каб перадухіліць іх? Дзе вашае слабое зьвяно? Напрыклад, пры стрэсе ў адных людзей павышаецца рызыка бессаніі, у другіх — пераяданьня, у трэціх — павышаецца спажываньне алькаголю. Ведаючы свае слабыя месцы, вы можаце загадзя прыняць захады, каб не дапусьціць зрыву ў выпадку крытычнай сытуацыі.

Пытаньні і заданьні

1. Складзіце сьпіс вашых слабых месцаў (фізычных, псыхалягічных, сацыяльных, біяхімічных) і спосабаў іх умацаваньня. Разьмяркуйце іх у парадку зьніжэньня прыярытэту па ступені ўплыву на вашае здароўе.

2. Што карыснага для сябе вы можаце зрабіць проста цяпер? Папрысядаць? Выпрастацца? Прыняць кантрасны душ? Памэдытаваць 5 хвілінаў?

3. Дзе вы даяце слабіну раней за ўсё пры павелічэньні ўзроўню стрэсу? Як можна перадухіліць гэта?

8. Прынцып «не нашкодзь»

На прыёме ў лекара пацыент скардзіцца, што ў яго ўсё баліць. Доктар дабрадушна ўсьміхаецца: «Ну гэта вы загнулі, на ўсё ў вас ня хопіць грошай».

Нават калі вы проста пераступаеце парог больніцы, то ўжо рызыкуеце, бо самыя небясьпечныя антыбіётыкаўстойлівыя штамы бактэрыяў часьцей за ўсё «жывуць» менавіта ў лячэбных установах. Не хачу палохаць вас стацыянарам, але падкрэсьліваю: любое ўмяшаньне можа прынесьці шкоду, а карысьці «ад лячэньня» пры гэтым выявіцца менш. «Не нашкодзь» — так наказваў Гіпакрат, і з IV стагодзьдзя да н.э. гэты пастулят — адзін з галоўных у мэдыцыне.

> ❗ Умець правільна ацэньваць патэнцыйныя рызыкі, патэнцыйную карысьць і іх суадносіны для ўсіх нашых аздараўленчых і лячэбных умяшаньняў вельмі важна.

Для здаровых людзей рызыка мусіць адсутнічаць або быць мінімальнай — гэта тычыцца ўсіх умяшаньняў. Таму не сьпяшаецеся тэставаць на сабе навамодныя мэтодыкі, яны ўжываюцца яшчэ занадта нядоўга, каб можна было выявіць і ацаніць усе магчымыя іх наступствы — пабочны эфэкт можа адбіцца празь дзесяцігодзьдзі.

Як жартуюць лекары, «хворы мае патрэбу ў доглядзе лекара, і чым найдалей глядзіць ле-

8. ПРЫНЦЫП «НЕ НАШКОДЗЬ»

кар, тым лепш», — так таксама бывае часта. І дасьведчаны лекар мусіць умець ня толькі выпісваць, але й адмяняць непатрэбныя лекавыя прэпараты. Нярэдка можна сутыкнуцца, напрыклад, з пабочным дзеяньнем прэпаратаў у цяжарных, якое праяўляецца ўжо ў іх дзяцей. Альбо вось неабгрунтаванае выдаленьне мігдалінаў у дзяцей, якое ў тры разы падвышае магчымасьць разьвіцьця хваробаў лёгкіх, а таксама рызыку рэспіраторных, інфэкцыйных і алергічных захворваньняў.

Лячэньне ніколі не павінна быць больш небясьпечным, чым захворваньні! Для людзей хворых рызыка ад выкарыстаньня пэўнага прэпарата ці з прычыны апэрацыі апраўданая: чым мацнейшае захворваньне, тым большая рызыка лячэньня дапушчальная. Чым цяжэйшае захворваньне, тым большая карысьць будзе ад апэрацыі або прэпарата — суадносіны рызыка / карысьць мяняецца. Таму, напрыклад, антыдэпрэсанты куды больш эфэктыўныя пры цяжкіх дэпрэсіях, чым пры лёгкіх.

Правільная ацэнка рызыкі важная для выбару тактыкі лячэньня. Напрыклад, чым вышэйшая ў вас рызыка сардэчна-сасудзістых захворваньняў, тым больш агрэсіўнай павінна быць тактыка зьніжэньня «дрэннага халестэрыну» да меншых лічбаў. У складаных сытуацыях зацягваньне праблемы можа адно пагаршаць яе, таму дзейнічаць трэба рашуча. Чым вышэйшая рызыка сьмерці, тым на большыя рызыкі ў лячэньні можна ісьці. Возьмем праблему хранічнага болю. Кожны выпадак патрабуе дыягностыкі, у ім трэба разьбірацца і індывідуальна падыходзіць да рашэньня. Але ва ўладзе фармкампаніяў укараніць у шырокую практыку небясьпечныя прэпараты, прымяншаючы іх пабочныя эфэкты. Ды й лекарам бывае прасьцей прызначыць абязбольвальнае, чым разьбірацца з прычынай боляў.

Так у 90-я гады мінулага стагодзьдзі пачалася апіоідная катастрофа ў ЗША: памятаеце прагу доктара Хаўса да вікадыну? Кінематаграфічны прыклад таго, як бескантрольнае прызначэньне апіоідных анальгетыкаў прывяло да фармаваньня цяжкай залежнасьці, пераходу на наркотыкі ды імклівага росту колькасьці выпадкаў сьмерці ад перадазіровак. Пры немагчымасьці легальна купіць прэпараты, людзі пачалі зьвяртацца ў крымінальныя структуры, і гэта павялічыла продажы вулічных наркотыкаў. Паводле дасьледаваньняў, да 80 % амэрыканцаў, якія выкарыстоўваюць гераін, перайшлі на яго з абязбольвальных апіоідаў.

«Вельмі часта найлепшы лек — гэта абысьціся без яго» — і гэтую мудрую фразу прыпісваюць старажытнагрэцкаму лекару Гіпакрату. Як ведаюць хірургі, найлепшая апэрацыя — гэта тая, якую не зрабілі. Калі можна абысьціся без апэрацыі, трэба абысьціся безь яе. Спытайце ў свайго лекара: а ці можна яе адкласьці, ці здарыцца што-небудзь страшнае, калі не зрабіць апэрацыю?

Ёсьць дзясяткі неэфэктыўных апэрацыяў (без даведзенай карысьці), якія робяць па ўсім сьвеце, — гэта і некаторыя апэрацыі на сэрцы, і артраскапія каленнага сустава пры артрыце, і шэраг апэрацый на хрыбце, напрыклад унутрыдыскавая электратэрмальная тэрапія. Паляпшэньні пасьля іх часьцей за ўсё зьвязаныя з плацэба-эфэктам, бо нават пры «фіктыўнай апэрацыі», калі праводзіцца толькі наркоз і надрэз — і больш нічога, — фіксуецца наступнае заўважнае паляпшэньне самаадчуваньня. Але пры гэтым рызыка ўнутрышпітальнай інфэкцыі, трамбозу і да т. п. для пацыентаў, якія знаходзяцца ў стацыянары, вышэйшая ў разы.

Некаторыя віды дыягностыкі пры бяздумным выкарыстаньні таксама могуць нашкодзіць. Напрыклад, каланаскапія нясе рызыкі пашкоджаньня сьценкі кішачніка, таму калі рабіць яе часта людзям да 50 гадоў (а тады выявіць захворваньне малаімаверна), то рызыкі ад дыягностыкі будуць вышэйшыя, чым карысьць. Зрэшты, можна замяніць гэта віртуальнай каланаскапіяй.

А як можна ацаніць псыхічную шкоду, нанесеную неабгрунтаванымі высновамі і дыягназамі, выпадкова выяўленымі дыягнастычнымі артэфактамі? «Выконваць псыхічную гігіену» лічыў важным псыхіятар Уладзімір Бехцераў, і ўжо больш за сто гадоў гэтая ідэя застаецца актуальнай. Гісторыя поўніцца выпадкамі ятрагеніяў, то бок пагаршэньняў фізічнага ці эмацыйнага стану чалавека, ненаўмысна справакаваных мэдыцынскім працаўніком. Цікава, што зь сёньняшніх мэтадаў і падыходаў будзе прызнана небясьпечным і шкодным у найбліжэйшай будучыні?

! Пакуль варта памятаць, што ўстрымлівацца ад непатрэбных абсьледаваньняў і прэпаратаў для ўмоўна здаровых людзей ня менш карысна для здароўя, чым своечасова рабіць патрэбныя абсьледаваньні.

Чаму ўзьнікае залішняе ўмяшаньне?

Калі да лекара прыходзіць пацыент і ў яго ёсьць скаргі, то псыхалягічна складана адпусьціць яго з агульнымі рэкамэндацыямі. Ды і пацыенты хочуць прызначэньняў — патураньне гэтым запытам прыводзіць да прызначэньня непатрэбных абсьледаваньняў і прэпаратаў. Цяжка ўстрымацца ад таго, каб нічога не прызначыць.

Як жартуюць, цяпер існуе так шмат розных прэпаратаў, што даводзіцца прыдумляць новыя хваробы, каб іх прызначаць.

Таксама мы можам недаацэньваць шкоду умяшаньняў і мэтодыкаў праз кагнітыўнае скажэньне, калі адмоўныя вынікі і пабочныя эфэкты замоўчваюцца. Гэта адбываецца як адмыслова, калі ў выпрабаваньнях зніжаюцца пабочныя эфэкты прэпаратаў, а спэцыялізаваныя часопісы не публікуюць артыкулы аб прэпаратах, якія не паказалі эфэктыўнасьці, так і не адмыслова, калі тыя, каму не дапамагло, замоўчваюць пра гэта, а тыя, каму стала лягчэй, шырока дзеляцца сваімі ўражаньнямі. Такая асымэтрыя вядзе да няслушнай адзнакі рызык.

Вывучайце рызыкі

Рызыка — гэта не сярэдняе значэньне, а індывідуальнае. Напрыклад, для адзнакі пабочных эфэктаў лекавага прэпарата важна ўлічваць узрост пацыента, існыя захворваньні, зьвесткі абсьледаваньняў і ляраторныя паказьнікі. Даведайцеся ўсе фактары рызыкі і пэрсаналізуйце іх. Таксама важна пэрсаналізаваць і пасьпяховасьць лячэньня. Цяпер можна загадзя, на падставе генэтычнага тэсту, ацаніць імавернасьць пасьпяховага лячэньня шэрагу захворваньняў, напрыклад гепатыту C або дэпрэсіі, пэўнымі прэпаратамі, выбраўшы найбольш эфэктыўны менавіта для вашага геному.

Калі мы гаворым пра зьмяненьне ладу жыцьця, то спорт і дыеты не такія бясьпечныя, як можа падацца на першы погляд. Таму важна ацэньваць і іх рызыкі, вывучаць чужыя няўдачы — часта яны могуць несьці больш карыснай інфармацыі, чым посьпехі. Мы можам прыняць меры і зьнізіць свае рызыкі загадзя, асабліва калі ведаем тыповыя пагрозы і памылкі. На жаль, людзі, у якіх нешта не атрымалася, нячаста дзеляцца нэгатыўным досьведам.

ЗЛЖ кухоннай кнігі

Людзі любяць хуткае вырашэньне ўсіх праблемаў са здароўем праз прыём дабавак і лекаў і ўвесь час знаходзяцца ў пошуку «адной пігулкі ад усіх хваробаў». Як рыцары караля Артура шукалі чару Грааля, якая вылечвае ад хваробаў і дае неўміручасьць, так і сёньня людзі шукаюць у сацсетках схемы прыёму дадаткаў. Рашэньне практычна любой праблемы са здароўем можна зьвесьці да прыёму набору БАДаў. Проста як у магічным рэцэпце: як узыдзе поўня, вазьмі тоўчаныя мышыныя языкі, сэрца шыбеніка і корань мандрагоры; а цяпер гучыць: замоў дадатак 1, дадатак 2 і дадатак 3. **Пэрыядычна ў шматлікіх людзей пачынаецца сапраўдны сьверб, маўляў, чаго б такога мне прапіць?**

Абсалютная большасьць гэтых злучэньняў у лепшым выпадку бескарысныя, а іх прыём можа адцягваць чалавека ад сапраўды важных мерапрыемстваў. Лепш бы выдаткаваць гэтыя сілы на паляпшэньне харчаваньня або спорт. Бо зьвесткі пра карысьць гэтых дабавак могуць быць атрыманыя на клеткавых культурах, на жывёлах і не пераносяцца на чалавека. Нават калі вы спрабуеце зьмяніць дадаткамі нейкі біяхімічны паказьнік, яго зьмена не заўсёды будзе гаварыць аб карысьці для здароўя. Таму навукоўцы дасьледуюць уплыў прэпаратаў ня толькі на «мяккія пункты» (г. зн. прамежкавыя паказьнікі), але заўсёды — на «цьвёрдыя пункты» (працягласьць жыцьця і частасьць ускладненьняў). Напрыклад, зьніжэньне цынку пры дэпрэсіі адбываецца не праз яго дэфіцыту, а праз пераразьмеркаваньне. Павышэньне гомацыстэіну можа быць і праз парушэньне работы нырак, а не дэфіцыт вітамінаў B_9 і B_{12}.

Многія нават лекавыя прэпараты, якія паляпшаюць стан пацыентаў, у выніку могуць павялічваць іх сьмяротнасьць: напрыклад, шэраг лекаў пры мігальнай арытміі. Бывае і так, што прэпараты, якія спачатку нават крыху пагаршаюць стан пацыентаў, напрыклад бэта-блякатары, у выніку падаўжаюць ім жыцьцё. Таму так важна прытрымлівацца доказнай мэдыцыны замест таго, каб верыць сваім суб'ектыўным адчуваньням або чаканьням.

У залежнасьці ад чалавека, праблемай можа быць і дэфіцыт, і лішак якога-небудзь рэчыва, праілюструю на прыкладзе жалеза. Калі жалеза ў арганізьме бракуе і ўзровень фэрытыну (паказвае запасы жалеза) нізкі, гэта можа быць прыкметай жалезадэфіцытнай анэміі, якая моцна пагаршае самаадчуваньне і часта сустракаецца ў жанчынаў. У гэтым выпадку прэпараты жалеза дапамогуць.

А вось мужчыны часьцей сутыкаюцца з павышаным фэрытынам. Лішак жалеза павялічвае рызыку шматлікіх захворваньняў, у гэтым выпадку паказана донарства, а калі ён пачне проста піць дадаткі жалеза, гэта пагоршыць яго стан. Проста піць такія дадаткі без высьвятленьня прычынаў няварта, бо хранічная анэмія ў пажылых можа быць і праз крывацёкі, абумоўленыя ракам кішачніка, а можа быць і праз інфэкцыю.

Пытаньні і заданьні

1. Ці разьлічваеце вы рызыкі (як бліжэйшыя, так і аддаленыя) і перавагі пры выкарыстаньні лекавых прэпаратаў або планаваньні апэрацыяў?

2. Ці прытрымліваецеся вы ці ваш лекар прынцыпу «не нашкодзь»?

3. Займаючыся аздараўленьнем, ці ўяўляеце вы рызыкі працэдур або тэхнік і спосабы іх мінімізаваці?

9. Прынцып штангі

Прынцып штангі — гэта спалучэньне некалькіх падыходаў у адным рэсурсе здароўя, калі для вырашэньня адной праблемы даюцца дзьве парады: пазітыўная — што рабіць, і нэгатыўная — чаго не рабіць. Напрыклад, у харчаваньні важна як пазьбягаць цукру, так і дадаваць больш гародніны. Для фізычнай актыўнасьці — пазьбягаць гіпадынаміі нават важней, чым рэгулярна трэніравацца. Для якасьці сну важна як пазьбягаць сьвятлодыёднага сьвятла ўвечары, так і бываць днём на вуліцы. (*Навошта — спытаеце вы? А таму, што ультрафіялетавы спэктар удзельнічае ў выпрацоўцы сератаніну, а сератанін зьяўляецца папярэднікам начнога гармону мэлятаніну, падрабязьней пра гэта — у разьдзеле «Сон»*).

Прынцып штангі таксама мяркуе выкарыстаньне дзьвюх самых эфэктыўных стратэгій, ігнаруючы прамежкавыя, менш важныя. **Гэта значыць — рабіць самае карыснае для сябе і ўстараняць самае небясьпечнае.** Устараненьне самага небясьпечнага мае на ўвазе мінімізацыю рызыкаў, раньнюю дыягностыку — гэта дапамагае пазьбегнуць або выявіць на раньняй стадыі захворваньні, якія пагражаюць жыцьцю. Напрыклад, чым раней распачатае лячэньне сардэчнасасудзістых або ракавых захворваньняў, тым вышэйшая імавернасьць спрыяльнага зыходу.

Устараненьне пагрозаў — гэта і такія прафілактычныя мерапрыемствы, як вакцынацыя. Пра стандартныя пляны вакцынацыі напісана ўжо шмат, адзначу толькі, што прышчэпкі ратуюць ня толькі ад інфэкцыйных захворваньняў, але ад ракаў, напрыклад прышчэпка ад папілёмавірусаў (цэрварыкс, гардасіл). Яна ратуе ня толькі ад раку шыйкі маткі, але і ад плоскаклетачных ракаў (у першую чаргу ротаглыткі). З узростам імунітэт аслабляецца і некаторыя прышчэпкі трэба паўтарыць. А вось пажылым людзям таксама важна зрабіць дадатковыя прышчэпкі супраць узбуджальнікаў пнэўманіі, напрыклад вакцыну супраць пнэўмакоку (прэвэнар).

Лячыць хваробы ці ўмацоўваць здароўе?

Часта і дактары, і пацыенты блытаюць гэтыя рэчы. Зьвяртаючыся да лекара, людзі часам чуюць: «Вы здаровыя, хваробы няма». У такіх выпадках паляпшэньне самаадчуваньня будзе прыходзіць пры ўмацаваньні здароўя. Але калі ёсьць канкрэтнае захворваньне, то трэба, вядома, сфакусавацца на яго лячэньні. Напрыклад, прымаць супрацьвірусныя прэпараты пры віруснай інфэкцыі, антыбіётыкі — пры бактэрыяльнай інфэкцыі, рабіць апэндэктамію пры апэндыцыце і да т. п. Зрэшты, як я пісаў у папярэднім разьдзеле, цяпер усё большае распаўсюджваньне атрымліваюць «хваробы цывілізацыі», такія як атлусьценьне, цукровы дыябэт 2 тыпу, дэпрэсія, алергіі і аўтаімунныя захворваньні.

Прычына гэтых захворваньняў — лад жыцьця, таму прыдумаць адну таблетку, якая вылечыць іх, амаль немагчыма. Мэдыцына прапануе «кантраляваць» іх сымптомы на працягу ўсяго жыцьця, бяз спробы вылечыцца цалкам. Але ў такім выпадку зьмена ладу жыцьця эфэктыўнейшая за любыя прэпараты: так, цукровы дыябэт 2 тыпу ў многіх выпадках можна вылечыць. Так, гэта складана, але гэта будзе сапраўднае лячэньне, а не «кантроль сымптомаў».

Прынцып нэгатыўных парадаў

Калі ў знакамітага скульптара Мікеланджэла спыталі, як яму ўдаецца ствараць такія цудоўныя статуі, ён адказаў: «Я бяру глыбу мармуру і адсякаю ад яе ўсё лішняе».

! **Вы можаце ўчыніць са сваім ладам жыцьця, як Мікеланджэла са сваімі статуямі, — прыбраць усё лішняе. А потым ужо можна дадаваць нешта, не перагружаючы сябе.**

Усе рэкамэндацыі адносна здароўя можна ўмоўна падзяліць на пазітыўныя парады «рабі гэта» і нэгатыўныя «не рабі гэтага». Цікава, што парады «не рабі» звычайна маюць больш высокую навуковую дакладнасьць і, як правіла, асабліва не зьмяняюцца зь цягам часу. А вось пазітыўныя парады часта выяўляюцца няпэўнымі, недакладнымі. Пазітыўныя парады патрабуюць больш часу на выкананьне, пакідаюць меней гнуткасьці і магчымасьці выбару. Таму й на кансультацыі я таксама аддаю перавагу распачаць з таго, што можна перастаць рабіць дзеля лепшага здароўя.

Напрыклад, у дыеталёгіі розныя спэцыялісты бадай ня маюць разыходжаньняў у поглядах на тое, якая ежа шкодная для здароўя: фастфуд, смажаная, рафінаваныя вуглаводы, цукар і да т. п. Пры гэтым ёсьць прыкметныя адрозьненьні ў тым, што карыснейшае — ці то тлушчы, ці то расьлінная ежа. Усе згодныя, што гіпадынамія шкодная, але вядуцца спрэчкі аб тым, які від спорту карыснейшы.

Ёсьць шмат модных спосабаў паляпшэньня здароўя, накшталт стрэтчынгу, інфрачырвоных лямпаў, стымуляцыі мозгу, але падумайце лепш, што можна перастаць рабіць, і складзіце свой сьпіс.

«Не рабіць» добрае тым, што вызваляе вашыя сілы і час і дапамагае сканцэнтраваць увагу.

У сьпіс «не рабіць» могуць увайсьці чыньнікі, якія зьнясільваюць вас. Якія шкодныя ўзьдзеяньні можна ўхіліць, няхай гэта будзе паветра, вада, шум, сьвятло? Як можна датрымлівацца эмацыйнай гігіены, каб паменшыць нэгатыўнае ўзьдзеяньне навязьлівых думак, крыўдаў, чаканьняў, жаданьняў? Што можна выкінуць з дому, каб стаць больш здаровымі? Напрыклад, стары дыван, які назапашвае велізарную колькасьць пылу.

«Калі гэта не адназначнае так, то гэта адназначнае не». Што да працы і вашага здароўя, правіла «не рабі» дакладнейшае і карыснейшае, чым правіла «рабі». Мы ведаем пра тое, што няслушна і шкодна, нашмат больш, чым пра тое, што слушна і карысна. Тое, што было ўчора і сёньня няслушным і шкодным, маловерагодна стане слушным і карысным заўтра. А вось наконт карыснага сёньня — ня факт! Пакідайце лішняе, вызваляйце працоўную памяць, матывацыю і запал да новых справаў і ўчынкаў. Не дадавайце лішняга. Вам можа быць шкада вашых старых шкодных звычак, дзейнічайце бязьлітасна і рашуча, як яшчарка, якая адкідае хвост. Вырашайце праблемы замест іх абмеркаваньня і пакідайце іх у мінулым. Адсякайце лішняе, дзейнічайце рашуча ў вырашэньні сваіх праблемаў здароўя. Няхай вашай прымаўкай стане хірургічная «Ubi pus, ibi incisio» — дзе гной, там разрэз! Ня думайце аб тым, як упускаць у сваё жыцьцё сотню справаў, думайце, як адмаўляцца і рашуча гаварыць «не» новаму і бліскучаму. Толькі так вы зможаце дасягнуць фокусу і ўвагі. Менш — гэта больш. Менш — гэта здаравей.

Пытаньні і заданьні

1. Што можна выкінуць з галавы, каб стала лягчэй? Які цяжар чаканьняў і крыўдаў вы штодня носіце з сабой?

2. Што можна зьмяніць у доме ці асяродзьдзі, каб атрымаць паляпшэньне для здароўя? Што выкінуць, што перастаць чытаць, з кім з таксічных людзей перастаць дачыняцца?

3. Што можна перастаць рабіць, каб атрымаць плюсы для здароўя? Складзіце сьпіс.

10. Прынцып сыстэмы

Калі людзі гавораць пра здаровыя звычкі, то часта ставяць сабе мэты: напрыклад, прапампаваць грудныя цягліцы, наладзіць сон, схуднець на 5 кг. Але калі мэта дасягнутая, тут жа прыходзіць расслабленьне: людзі кідаюць рабіць тое, што ім дапамагала, і страчваюць усё дасягнутае.

! **Прынцып сыстэмы — гэта стварэньне набору звычак, якія ўтрымліваюцца на працягу доўгага часу.**

Не «схуднець на 5 кг», а «стварыць сыстэму харчаваньня, якая падтрымлівае маю здаровую вагу». Гэты прынцып заклікае выбіраць бясьпечныя для здароўя спосабы, якіх вы зможаце датрымлівацца на працягу многіх гадоў. Сапраўдны клопат пра сябе — гэта не галаданьні і зьнясільвальныя трэніроўкі, а доўгатэрміновы сыстэмны падыход.

Стварыўшы сыстэму, мы пераходзім ад этапу сьвядомых намаганьняў да аўтаматычнай работы звычак. Звычкі і асяродзьдзе ўздзейнічаюць на вас кожны дзень, і гэта нашмат мацней, чым валявыя самапрымусы. Больш за тое, эпізадычныя наскокі шкодныя для здароўя. Напрыклад, чым часьцей здараюцца эпізоды ваганьняў вагі больш чым на 5 кг, тым вышэйшая рызыка атлусьценьня. Калі за нас працуе сыстэма, зьмены становяцца надзейней і вагавіцей.

Памятаеце міф пра аўгіевы стайні? Калі Гераклу загадалі ачысьціць іх, ён узяў рыдлёўку і пачаў капаць. Але чым глыбей ён капаў, тым больш гною сыпалася яму на галаву. Так і мы, намаганьнем разграбаючы свае праблемы, можам яшчэ мацней у іх закопвацца. Затым Геракл вырашыў выкарыстаць іншы падыход — ён перакрыў раку, і яна вымыла ўвесь гной са стайняў. Так і сыстэматычнае зьмяненьне ладу жыцьця дапаможа нам ня проста дасягнуць мэтаў, але й падтрымліваць іх у доўгатэрміновай пэрспэктыве.

Для таго каб эфэктыўна кіраваць рэсурсамі здароўя, важна ствараць вакол сябе дабратворнае асяродзьдзе (гэта і людзі, і рэчы, і мейсцы), якое падтрымлівае вас у дасягненьні мэтаў. Ідэальным стане такое ўкараненьне рэсурсу ў лад жыцьця, каб ён у выніку не патрабаваў асобнай практыкі.

Напрыклад, прынцып ускоснага ўплыву мяркуе непрамое фізыялягічнае ўздзеяньне праз трыгеры: поўная цемра, а не снатворнае, яркае сьвятло, а не кафэін.

Па меры таго, як мы асвойваем новыя звычкі, можам пераводзіць іх з галіны фармальнай практыкі ў нефармальную: аднарсова гуляць на сьвежым паветры, практыкаваць усьвядомленую хадзьбу-мэдытацыю, атрымліваць карысьць і задавальненьне ад сонца — гэта яно. Або, да прыкладу гуляць у тэніс зь сябрам, весьці ў працэсе перамовы, атрымліваючы задавальненьне і ад гульні, і ад камунікацыі, і ад прыгожага мейсца, у якім разьмешчаны корт. Гэта вельмі пра здароўе.

Стварайце сыстэму звычак, якія вам падабаюцца і якія вы можаце ўкараніць у доўгатэрміновай пэрспэктыве, адпрацоўвайце яе да аўтаматызму. Гэта як каляіна, якая будзе падтрымліваць вас і не даваць збочыць са шляху здароўя, нягледзячы на магчымыя перашкоды і цяжкасьці. Для дзяцей важна ствараць такую сыстэму звычак з самага дзяцінства. Людзі і навукоўцы бясконца спрачаюцца аб тым, які прадукт карысны або шкодны, аб тым, што важнейшае — харчаваньне або спорт. Але здароўе — гэта сыстэма, а не адзін прадукт. Таму і здаровае харчаваньне — гэта сыстэма, якая ўключае ў сябе рэжым харчаваньня, выбар прадуктаў, каляраж, харчовую псыхалёгію, гатаваньне і многае іншае. Здароўе аптымальна працуе, толькі калі ўсе элемэнты ягонае сыстэмы задзейнічаныя.

Узімку вы ня зможаце жыць у хаце, дзе няма або вокнаў, або дзьвярэй, або падлогі, або даху — для таго, каб сагрэцца, неабходныя ўсе яе часткі. Так і са здароўем — важна гарманічнае разьвіцьцё ўсіх рэсурсаў здароўя. Успомніце, як сьмешна выглядае чалавек, які напампаваў сабе адно біцэпсы і ходзіць з «курынымі» лыткамі.

Сыстэма і прапорцыя — вось вашыя правілы. Кожная звычка, пра якую пойдзе гаворка, — гэта цагліна ў трывалай сьцяне вашага здароўя.

Прынцып здаровых звычак

Цяпер пры ацэнцы дзеяньня многіх прэпаратаў, дадаткаў, стратэгій выкарыстоўваюцца канчатковыя пункты ў выглядзе іх мэтавай эфэктыўнасьці, таксічнасьці, уплыву на пэўныя маркеры. Досыць часта гэтыя дасьледаваньні праводзяцца ў кароткатэрміновыя прамежкі і могуць ігнараваць доўгатэрміновыя наступствы. Адным з такіх наступстваў зьяўляецца зьмена паводзінаў. Эканамічныя навукі і біямэдыцынскія дасьледнікі апошнім часам пачалі зьвяртаць больш увагі на тое, як зьмяняюцца нашыя паводзіны, як зьмяняецца наш выбар і перавага рызыкаў. Бо наш выбар — гэта нашмат глыбейшая тэма, чым простыя веды аб тым, што карысна, а што шкодна.

Многія «эксперты» ігнаруюць паводзінныя патэрны, даючы парады накшталт: «Дэпрэсія? Больш усьміхайся!», «Схуднець? Проста перастань есьці!», «Не атрымліваецца? Старайся мацней». Лягічна? Лягічна! Але такая спрошчаная лёгіка ня будзе працаваць у складаных сыстэмах, бо сьвядомыя разважаньні і разуменьне сваёй праблемы далёка не заўсёды прыводзяць да зьмены паводзінаў.

Гучыць як насьмешка, але да гэтага часу можна пачуць: «Атлусьценьне? Проста лічы калёрыі!» Аднак харчовыя паводзіны — гэта складаны нэўраэндакрынны працэс, які зьвязвае разам узровень фізычнай актыўнасьці, ежу, стрэс, сьвятло й дзясяткі іншых чыньнікаў. На працягу дня чалавек неўзаметку для сябе прымае больш за 500 харчовых рашэньняў — і калі праходзіць міма кавярні з водарам выпечкі, і калі адкрывае дома лядоўню. Немагчыма «кіраваць» усімі гэтымі аспэктамі паводзінаў.

! Чалавек, які цешыцца хуткаму пахуданьню на цвёрдай абмежавальнай дыеце, падобен на рабаўніка, які купаецца ў грашах, калі па ўсходах ужо падымаецца паліцыя, каб яго арыштаваць.

Харчовыя паводзіны павінны быць заснаваныя на звычках, якія мы самі можам лёгка кантраляваць. Напрыклад, лічыць гадзіны пры рэжыме харчаваньня або інтэрвальным галаданьні, замест таго каб лічыць калёрыі, якія мы ня можам ацаніць дакладна. Сьвядомы харчовы кантроль у стрэсавым асяродзьдзі немагчымы на доўгатэрміновай падставе, таму эфэктыўнасьць абмежавальных дыет засмучальна малая — каля 5 % посьпеху ў доўгатэрміновай пэрспэктыве. Чалавек, які радуецца хуткаму пахудзеньню на жорсткай абмежавальнай дыеце, падобны да рабаўніка, які купаецца ў грашах, калі па лесьвіцы ўжо падымаецца паліцыя, каб яго арыштаваць.

Харчовыя паводзіны — гэта набор звычак, аўтаматычных рэакцый, якія парадкуюць нашае харчаваньне ў доўгатэрміновай пэрспэктыве. Так, вы можаце зьесьці колькі хочаце, але, выбіраючы ежу нізкай спэцыфічнай калярыйнасьці і сілкуючыся два разы на дзень, даволі складана атрымаць залішнюю вагу, нават калі вельмі імкнуцца. Але самае галоўнае ў гэтай справе — шматгадовы ўстойлівы трэнд здаровай вагі, падтрымаць які могуць толькі звычкі, а не вясновыя наскокі на абмежавальныя дыеты. Усе нашыя даволі бедныя рэсурсы ўсьвядомленасьці варта вытрачаць не на падлік калёрыяў, а на выпрацоўку новых звычак.

50 % здароўя — гэта здаровыя звычкі.

Пытаньні і заданьні

1. Як вы можаце ўкараніць здаровыя звычкі ў свой рэжым жыцьця, працу і адпачынак? Як вы можаце спалучаць адразу некалькі здаровых звычак?

2. Ці было так, што дасягненьне мэты ў здароўі прыводзіла вас да страты матывацыі і адмовы ад далейшых дзеяньняў?

3. Ці патрапляеце вы дабівацца аўтаматызму, выпрацоўкі здаровых звычак на пастаяннай падставе?

11. Прынцып «выкарыстоўвай або страціш»

Здароўе цяжка назапасіць і ўтрымаць без штодзённага выкарыстаньня. Наш арганізм схільны эканоміць рэсурсы, і калі мы іх не выкарыстоўваем, то яны могуць скарачацца. Таму здароўе — гэта здаровы лад жыцьця, тое, што мы робім рэгулярна, а ў ідэале — штодня.

Адсутнасьць належных выклікаў у жыцьці, гострых стрэсаў дэтрэніруе нашу псыхіку і цела. Напрыклад, калі мы перастаём займацца спортам, то ўжо праз два месяцы ўзровень сілы зьніжаецца, а праз паўгода вяртаецца да зыходнага стану. Чым даўжэй вы трэніруецеся, тым больш павольна гэта адбываецца. Усяго за 14 дзён адмовы ад трэніровак вы можаце страціць да 12 % цягліцавай масы. Калі цалкам спыняюць займацца прафэсійныя спартоўцы, за 2 месяцы трывушчасьць падае на 21 %, а за тры — на 50 %.

З аднаго боку, рэгулярныя трэніроўкі важныя для захаваньня актыўнасьці і мозгу, і цела, з другога — пастаянная раўнамерная нагрузка не працуе, бо мы хутка да яе адаптуемся. Манатоннасьць і звычнасьць аслабляюць нас, таму заўсёды патрэбныя новыя задачы, новыя сытуацыі. Адаптуючыся да незвычайных умоваў, мы трапляем у пункты супэркампэнсацыі — калі пасьля адаптацыі мы становімся мацнейшымі, чым былі да.

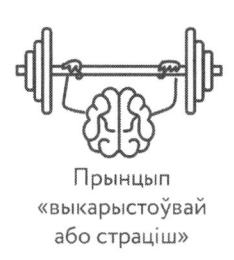

Прынцып «выкарыстоўвай або страціш»

Прынцып «выкарыстоўвай або страціш» працуе ня толькі датычна здароўя: важна выкарыстоўваць свой час, інакш ён выцякае скрозь пальцы. Важна працаваць над адносінамі: пушчаныя на самацёк, яны наўрад ці будуць спантанна паляпшацца. Кожны наш навык закадаваны ў мозгу ў нэўронавых сувязях. Гэтыя сувязі пластычныя. Чым часьцей мы актывуем іх, тым больш яны ўмацоўваюцца. Чым радзей, тым вышэйшая рызыка таго, што навык стане слабейшым і можа нават зьнікнуць.

Калі мы мала рухаемся, то ня толькі страчваем цягліцавую масу, таксама ў нас у мозгу памяньшаецца колькасьць нэрвовых клетак, якія кіруюць цягліцамі. Таму многія нэўрадэгэнэратыўныя захворваньні хутчэй прагрэсуюць пры малапаварухомым жыцьці.

Рэсурсы здароўя не пасіўныя, іх немагчыма назапасіць і закансэрваваць, іх трэба рэгулярна выкарыстоўваць. Калі мы сустракаемся з новымі выклікамі, сутыкаемся са стрэсамі, калі ад нас патрабуецца праявіць волю і сілу, то менавіта колькасць рэсурсаў вызначае вынік. Чым больш запасу, тым лягчэй мы адаптуемся. Калі ж спрабаваць пазьбягаць складаных задач, не выкарыстоўваць свае патэнцыйныя магчымасьці, то яны пачынаюць памяншацца, адміраць, падпарадкоўваючыся ўжо іншаму прынцыпу — скарачэньне непрацуючых функцый, згортваньне функцый празь незапатрабаванасьць.

Прынцып штодзённасьці

Многія здаровыя звычкі паказваюць сваю максімальную карысьць толькі пры штодзённым, а не эпізадычным ужываньні. Сон, ежа і трэніроўкі ня могуць быць назапашаныя. За рэдкім выключэньнем, ідэя прыняць шмат вітамінаў за адзін раз і на паўгода — шкодная. Многія спрабуюць абысьці гэты прынцып, напрыклад, не дасыпаць некалькі дзён, а затым адаспацца на выходных. Або трэніравацца з падвойнай нагрузкай, кампэнсуючы прапушчаную трэніроўку, галадаць, ураўнаважваючы абжорства, – гэта небясьпечны падыход.

Але ёсьць і добрыя навіны: мы ніколі не губляем да канца як добрае, так і дрэннае. Калі вы нарошчваеце цягліцы, у іх павялічваецца колькасьць ядраў. Таму пасьля аднаўленьня трэніровак рост цягліцаў у вас будзе праходзіць хутчэй — так працуе **цяглічная памяць**. Калі вы развучылі нейкі рух, то потым вельмі хутка можаце прыгадаць яго. А вось перавучыцца ўжо больш складана. Таму так важна правільна асвоіць тэхніку зь першага разу, зьвярнуўшыся да дасьведчаных трэнэраў.

Існуе і **мэтабалічная памяць**. Калі вы доўгі час дрэнна харчаваліся, а затым перайшлі на здаровае харчаваньне, то арганізм яшчэ доўга будзе «ўсё памятаць». У адным з дасьледаваньняў лячэньня цукроўкі высьветлілі, што нэгатыўная «мэтабалічная памяць» не памяншала рызыку мікрасасудзістых ускладненьняў пры запушчаным да гэтага дыябэце — нават пасьля некалькіх гадоў строгага кантролю глюкозы. Але мэтабалізм не злопомны, у яго ёсьць і пазітыўная памяць — калі строгі кантроль узроўню цукру на працягу некалькіх гадоў абараняў ад пабочных эфэктаў пры парушэньнях харчаваньня.

Пытаньні і заданьні

1. Як перапынкі ў фізычнай актыўнасьці адбіваюцца на вашай трывушчасьці?
2. Ці заўважалі вы, наколькі цяжэй утрымліваць увагу на складаных тэкстах, калі не чытаеш іх доўгі час?
3. Як моцна зьмяняюцца вашы голад, сытасьць і цяга да пэўных прадуктаў пасьля адступлення ад звыклага рэжыму харчаваньня?

12. Прынцып узаемаўплыву

«Эфэкт матыля» (магчыма, вы глядзелі аднайменнае кіно) рамантычна апісвае ўплыў дробных чыньнікаў на непрадказальныя паводзіны дынамічных нелінейных сыстэмаў. Вядома, ад узмаху матылёвага крыла вы ня скінеце дзесяць кілаграмаў, але прапампоўка аднаго з рэсурсаў здароўя можа нечакана паўплываць на ўсе астатнія. Часам цёплыя словы падтрымкі значнага для вас чалавека матывуюць мацней, чым сотня ролікаў на ютубе. Розныя рэсурсы здароўя вельмі шчыльна зьвязаныя паміж сабой і, па сутнасьці, іх складана разглядаць ізалявана. Паляпшэньне аднаго рэсурсу аўтаматычна паляпшае большасьць астатніх, а для дасягненьня канкрэтнай мэты трэба задзейнічаць камбінацыі розных рэсурсаў здароўя.

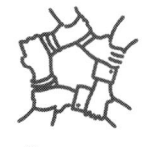

Прынцып узаемаўплыву

12. ПРЫНЦЫП УЗАЕМАЎПЛЫВУ

Актыўнае паляпшэньне аднаго рэсурсу ўплывае як фізіялягічна, так і псыхалягічна на ўсе астатнія. Напрыклад, павелічэньне фізычнай актыўнасьці прыводзіць да якаснага кантролю над голадам, павышэньню якасьці сну і стрэсаўстойлівасьці — за кошт трэніроўкі антыстрэсавых сыстэмаў. Гэта фізычны бок, а з пункту гледжаньня псыхалёгіі пасьлядоўная пасьпяховая практыка любога рэсурсу трэніруе і ўмацоўвае сілу волі, уплывае на самаацэнку, павялічвае ўпэўненасьць у дасягненьні мэты.

Як толькі чалавек пачынае больш займацца спортам, ён становіцца больш сабраным у іншых справах: выбірае больш здаровую ежу, марнуе менш грошай, раней кладзецца спаць, скарачае спажываньне алькаголю. Навукоўцы тлумачаць гэта **фэномэнам самаідэнтыфікацыі**: *падчас заняткаў спортам мозг патроху зьмяняе ўяўленьне пра сябе, і мы пачынаем лічыць сябе спартовым чалавекам. А раз мы спартовыя, то, для адпаведнасьці гэтай выяве, нам прасьцей зьмяніць і іншыя аспэкты сваіх паводзінаў для цэласнага самаўспрыманьня.*

Чаму для дасягненьня аднаго паказьніка трэба камбінаваць розныя падыходы? Так мы дасягаем мэты зь меншымі выдаткамі і меншай рызыкай пабочных эфэктаў. Напрыклад, для пахуданьня мы можам мардаваць сябе зьнясільвальнымі трэніроўкамі, але гэта складана і небясьпечна на пабочныя эфэкты. А вось калі мы дадамо выключэньне высокакаляврыйных прадуктаў, датрыманьне рэжыму харчаваньня, павялічым колькасьць крокаў, будзем лепш высыпацца, прыбяром з кухні гатовыя прадукты, пачнём мэдытаваць 10 хвілінаў у дзень — насамрэч нават дзьве-тры меры зь пералічаных будуць высока эфэктыўныя і паскораць працэс скіду вагі.

«**Каб нармалізаваць узровень вітаміну D, часам дастаткова проста схуднець**» — такую фразу вырвалі з кантэксту і зрабілі назвай інтэрв'ю ў адной з газэтаў, нягледзячы на мае пярэчаньні. Я сапраўды згадаў, што пры залішняй вазе часта назіраецца паніжаны ўзровень вітаміну D. Больш за тое, у людзей з атлусьценьнем прыём дадаткаў вітаміну D слаба ўплывае на яго ўзровень у крыві ў параўнаньні зь людзьмі са звычайнай масай цела. Куды ж сыходзіць вітамін? Рэч у тым, што вітамін D назапашваецца ў тлушчавай тканцы. Гэта мае важнае прыстасоўвальнае значэньне, бо ў зімовыя месяцы сонца ў нас мала.

Пры атлусьценьні гэта мае нэгатыўныя наступствы, бо зьніжэньне ліполізу — расшчапленьні тлушчу — прыводзіць да таго, што вітамін D не трапляе з тлушчу ў кроў! Нягледзячы на вялікія запасы, чалавек ня толькі ня можа выкарыстоўваць назапашаны вітамін D, але яшчэ й слаба адказвае на прыём дадаткаў. Так, у мужчыны масай 100 кг з 40% тлушчу запасу вітаміну D у тлушчы хопіць на 2000 дзён з улікам рэкамэндаванай сутачнай дозы. Гэта шасьцігадовы запас! Але ён сам пры гэтым можа пакутаваць ад дэфіцыту вітаміну D. Навукоўцы адзначалі: чым вышэй узровень фізычнай актыўнасьці, тым вышэй узровень вітаміну D, і сьпісвалі гэта на тое, што людзі, якія больш займаюцца, больш бываюць на сонцы. Але дасьледаваньні спартоўцаў, якія трэніраваліся ў памяшканьнях, паказалі, што менавіта фізычная актыўнасьць павялічвае ўзровень вітаміну D.

Рэгулярныя трэніроўкі дазваляюць пазьбегнуць спаду ўзроўню вітаміну D у зімовыя месяцы. Як гэта працуе? Фізічная актыўнасьць узмацняе ліполіз, мабілізацыя вітаміну D прапарцыйная ліполізу і ўзроўню актывацыі бэта-адрэнэргічных рэцэптараў. Чым лепшая форма чалавека, чым больш трэніровак, тым вышэй узровень вітаміну D. Узаемадзеяньне — гэта складаныя ланцужкі, дзе парушэньне або падзеньне аднаго з элемэнтаў — як у шэрагу костак даміно — можа прывесьці да незвычайных наступстваў.

Прывяду прыклад дзівоснага нітратнага цыклу: зь ежай да нас трапляюць харчовыя нітраты, часьцей за ўсё з гародніны і зяленіны (больш за 85%), у стрававальнай сыстэме яны з дапамогай бактэрыяў ператвараюцца ў нітрыты, зь якіх затым у крыві можа ўтварацца аксід азоту.

Аксід азоту (II) — гэта вельмі важная малекула, якая спрыяе пашырэньню сасудаў, зьніжае артэрыяльны ціск, зьніжае адгезію трамбацытаў, рост трамбаў, абараняе ад бактэрыяў, вірусаў і пухлінавых клетак. Яго ўзровень падае з узростам і зьвязаны з павелічэньнем рызыкі многіх захворваньняў.

Само па сабе спажываньне гародніны і зьмешчаных у ёй нітратаў ня будзе асабліва нічога значыць без дадатковага ўзьдзеяньня фізычнае актыўнасьці і сонца. Фізычная актыўнасьць спрыяе паскоранаму сынтэзу аксіду азоту, шмат яго выдзяляецца і пад узьдзеяньнем ультрафіялету. Ідэальная камбінацыя — спорт у сонечны дзень. Такім чынам, для падтрыманьня аптымальнага ўзроўню аксіду азоту і сардэчна-сасудзістай сыстэмы трэба сачыць за цэлым ланцужком чыньнікаў: ад ежы, дзе шмат гародніны і дастаткова бялку, мікрафлёры рота, кіслотнасьці страўніка, фізычнай актыўнасьці і сонечнага сьвятла. Усе гэтыя фактары, якія на першы погляд ня вельмі зьвязаныя між сабой, уцягнутыя ў кіраваньне канцэнтрацыяй аксіду азоту. Гэтак жа складана ўладкаваныя мэханізмы мэтыляваньня, бялкі цеплавога шоку, мітафагія, аўтафагія, эпігенэтыка, нэўрапластычнасьць і мноства іншых працэсаў, якія ўплываюць на наша здароўе.

Сувязь паміж станам ротавай поласьці і работай сэрца на гэтым не заканчваецца. Напрыклад, карыес, гінгівіт, парадантыт і да т. п. павялічваюць адначасова як хранічнае запаленьне, так і рызыку прамога пранікненьня бактэрыяў у крывацёк з разьвіцьцём гострых ускладненьняў. Хранічная інфэкцыя ротавай поласьці павышае імавернасьць разьвіцьця сардэчна-сасудзістых захворваньняў на 70%. Дадайце сюды іншыя хранічныя запаленчыя захворваньні: ад цукровага дыябэту да паскоранага (запаленчага) старэньня і хваробы Альцгаймэра. Чым менш зубоў, тым вышэй рыскі захворваньняў: кожныя два згубленыя зубы на 3% павялічваюць рызыку інфаркту і інсульту. Чым горшая гігіена рота, тым вышэйшы артэрыяльны ціск, а прамое трапленьне бактэрыяў у крывацёк можа выклікаць гострую інфэкцыю сэрца ці пашкодзіць сасуды.

Такім чынам, здароўе патрабуе сыстэмнага падыходу з улікам усіх яго рэсурсаў. Розныя сыстэмы арганізма аказваюць адна на адну множны ўплыў, і аптымальны вынік будзе дасягнуты толькі пры комплексным рашэньні праблемаў.

Пытаньні і заданьні

1. Якія нечаканыя ўзаемасувязі паміж рознымі аспэктамі здароўя вы заўважалі ў сабе?

2. Калі ў вас паляпшаецца адзін з рэсурсаў здароўя (напрыклад, сон), то які станоўчы эфэкт гэта аказвае на астатнія (ежа, актыўнасьць, стрэс, прадуктыўнасьць)?

3. Калі ў вас пагаршаецца адзін з рэсурсаў здароўя (напрыклад, харчаваньне), то як цярпяць астатнія рэсурсы здароўя (актыўнасьць, сон, стрэс)?

13. Прынцып «разарваць заганнае кола»

Ніхто ня хоча хварэць і быць слабым. Але чаму ж тады людзі робяць мноства спробаў зьмяніцца і ня могуць гэта зрабіць? Адна з частых прычынаў — трапляньне ў заганнае кола, якое зь цягам часу пагаршае здароўе і не дае магчымасьці зь яго вырвацца. Заганнае кола як балота — чым больш напружваесься ў спробах выбрацца, тым мацней цябе засмокча. Тут важна зразумець, дзе яго можна разарваць, на якое зьвяно падзейнічаць. Бяздумныя гераічныя намаганьні зьмяніцца любой цаной могуць адно пагоршыць сытуацыю.

У мэдыцыне заганным кругам называюць сытуацыю, калі само парушэньне становіцца чыньнікам, які падтрымлівае гэтае ж парушэньне. Прычына і наступства замыкаюцца: напрыклад, пры страце крыві пагаршаецца кровазабесьпячэньне, гэта вядзе да недастатковасьці сэрца, што яшчэ мацней пагаршае кровазабесьпячэньне.

13. ПРЫНЦЫП «РАЗАРВАЦЬ ЗАГАННАЕ КОЛА»

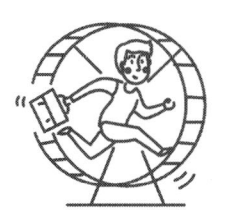

Разарваць заганнае кола

Гэта ж датычыць і нашых звычак. Напрыклад, чым горш мы сябе адчуваем, тым менш нам хочацца рухацца. Чым менш мы рухаемся, тым горш сябе адчуваем. Не чакайце «зручнага часу» ці «натхненьня», проста пачынайце рухацца.

Заганнае кола ўзьнікае пры шматлікіх парушэньнях здароўя — на ўзроўні тканак, на ўзроўні гармонаў і на ўзроўні паводзінаў. Разгледзім узаемасувязь нізкага тэстастэрону і вісцэральнага атлусьценьня ў мужчынаў. Чым ніжэйшы ўзровень тэстастэрону, тым мацней адкладаецца тлушч у жываце. Асаблівасьць вісцэральнага тлушчу ў тым, што ў ім высокая актыўнасьць фэрмэнту араматазы, які ператварае тэстастэрон у эстраген. Чым больш тлушчу, тым менш тэстастэрону, чым менш тэстастэрону, тым больш тлушчу. Нядзіўна, што абхоп таліі карэлюе з узроўнем тэстастэрону. Зразумела, чым больш занядбаная сытуацыя, тым складаней яе выправіць, бо, каб былі сілы і энэргія схуднець, патрэбны тэстастэрон, а ён павысіцца, толькі калі схуднееш.

Многія залежнасьці таксама ўтвараюць заганныя колы. Спачатку чалавек можа разахвоціцца да алькаголю дзеля атрыманьня задавальненьня, але затым, калі фармуецца залежнасьць, ён пачынае выпіваць, проста каб вярнуцца да звычайнага самаадчуваньня.

! **Высокі ўзровень дафаміну актывуе нэўрапластычнасьць, якая замацоўвае шкодныя звычкі глыбока ў нашым мозгу. Пры залежнасьці чалавек атрымлівае задавальненьне ад небясьпечных рэчаў, але развучваецца атрымліваць задавальненьне ад паўсядзённых рэчаў. Гэтым такая небясьпечная «дафамінавая халява».**

Людзі могуць трапляць у заганнае кола жорсткага выхаваньня, калі бацькі ўжываюць да дзяцей гвалт рознага кшталту, а дзеці, вырастаючы, капіююць гэтыя паводзіны і перадаюць далей па пакаленьнях. Пастка беднасьці прымушае шмат працаваць і залазіць у пазыкі, пагаршаючы беднасьць. Асяродзьдзе чалавека можа прыгнятаць яго імкненьне зьмяніцца, а пазьней сфармаванае кола зносінаў падтрымлівае і правакуе шкодныя звычкі, і спробы нешта памяняць зь цягам часу зводзяцца на нішто. Сацыяльная ізаляцыя пагаршае камунікатыўныя навыкі: чым даўжэй чалавек знаходзіцца па-за соцыумам, тым цяжэй яму заводзіць новыя кантакты, такім чынам ізаляцыя ўзмацняецца, і гэтак далей.

Галаданьне

Працяглае галаданьне пры экстрэмальных дыетах вядзе да пэўных гарманальных зьменаў і зьменаў паводзінаў, пры якіх арганізм эканоміць энэргію. Вага спачатку падае, мы яшчэ мацней абмяжоўваем каляраж, затым гэта вычэрпвае валявыя намаганьні, адбываецца зрыў, і мы хутка набіраем яшчэ больш. Затым цыкл паўтараецца, часта зь яшчэ горшымі наступствамі для здароўя. Каб выйсьці з гэтага цыклю, важна пабудаваць штодзённую сыстэму харчаваньня.

Цыркадныя рытмы

Заганнае кола ладу жыцьця можа ўзьнікаць, калі чалавек паступова есьць і кладзецца спаць усё ў больш позьні час. Гэта вядзе да таго, што чалавеку яшчэ цяжэй прачнуцца, раніцай няма апэтыту, ён прапускае сьняданак, што выклікае начное пераяданьне. Таму правільна не змагацца з начным голадам, а пачаць са шчыльнага раньняга сьняданку кожны дзень, гэта і разарве заганнае кола.

Стрэс

У заганнае кола стрэсу мы трапляем, калі дзённая турбота і стрэс прыводзяць да бессані, недасып робіць нас яшчэ больш уразьлівымі да стрэсу, што зноў пагаршае сон, што пагаршае стрэсаўстойлівасьць і гэтак далей. Чым вышэй стрэс, тым менш адаптыўна мы дзейнічаем, і гэта яшчэ павялічвае стрэс. Пры стрэсе мы схільныя ўспрымаць сьвет катастрафічна, у чорна-белых тонах — такое парушэньне ўспрыманьня таксама толькі ўзмацняе стрэс. Таму, каб разарваць заганнае кола, важна ня дзейнічаць імпульсіўна, а сфакусавацца і ўтаймаваць стрэсавыя імпульсы.

Пачуцьцё віны і пераяданьне

Калі вы заплянавалі ўстрымлівацца ад некаторых прадуктаў, але адступілі, то зазвычай адчуваеце віну за сваю слабасьць. Гэта непрыемнае пачуцьцё, якога хочацца пазбавіцца. Таму вы «караеце» сябе яшчэ большым абмежаваньнем або «выкупаеце» віну трэніроўкай. Пасьля пакараньня пачуцьцё віны праходзіць, і вы з чыстым сумленьнем яшчэ раз адступаеце ад сваіх правілаў.

Вы ўвесь час ясьце шкоднае, мучыцеся пачуцьцём віны, лаеце і караеце сябе — як жа разарваць гэтае кола? У гэтым выпадку аптымальна не адчуваць віны, а сфакусавацца на прыняцьці — усьвядоміць, што тое, што адбылося, нельга зьмяніць, бо гэта ўжо прайшло.

Заганнае кола ўзьнікае і на клеткавым узроўні. Напрыклад, пры атэрасклерозе тлушчавыя часьціцы акісляюцца, застаюцца ў клетках сасудаў, а клеткі імуннай сыстэмы спрабуюць іх дастаць і зьнішчыць. Гэтыя спробы зьнішчэньня зьвязаныя з выкідам актыўных формаў кіслароду, што яшчэ мацней акісляе тлушчы і ўзмацняе пашкоджаньне, прыцягваючы іншыя імунныя клеткі — у выніку атэрасклератычная бляшка толькі расьце. Хранічнае запаленьне зьніжае адчувальнасьць да інсуліну і лептыну, што яшчэ мацней павялічвае апэтыт і далейшае пераяданьне. Чым больш чалавек есьць, тым больш хочацца. Нават некалькі дзён высокакалярыйнага харчаваньня бывае дастаткова, каб «разжэрціся».

З узростам зьніжаецца здольнасьць цяглічных клетак сасудаў расслабляцца, іх калянасьць узмацняецца. Гэта вядзе да павышэньня артэрыяльнага ціску. Мацнейшы ўдар току крыві ў сьценку сасуда прыводзіць да таго, што яе клеткі сынтэзуюць яшчэ больш трывалага калагену і менш расьцяжнога эластыну, што яшчэ мацней зьніжае яе расьцягнутасьць і можа зноў правакаваць павелічэньне ціску. Такім чынам, заганныя колы могуць працяглы час падтрымліваць шкодныя паводзіны і стымуляваць разьвіцьцё хваробаў. Важна выяўляць такія мэханізмы і актыўна іх разрываць, бо самі яны ня зьнікнуць. Няма сэнсу чакаць «матывацыі» нешта рабіць.

Чым горш мы сябе адчуваем, тым менш нам хочацца рухацца. Чым менш мы рухаемся, тым горш сябе адчуваем. Не чакайце «зручнага часу» ці «натхненьня», проста пачынайце рухацца.

Пытаньні і заданьні

1. Прааналізуйце свае шкодныя звычкі і рэакцыі. Ці бачыце вы заганнае кола? Як яго разарваць?

2. Якія абставіны або фактары мацней за ўсё перашкаджаюць вам зьмяніць свае паводзіны?

3. Ці бывала такое, што вашая рэакцыя на стрэс толькі ўзмацняла яго, а вашыя спробы схуднець павялічвалі вагу?

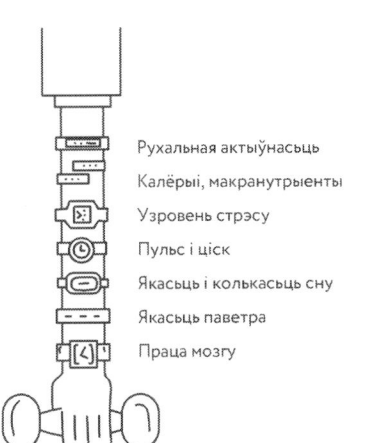

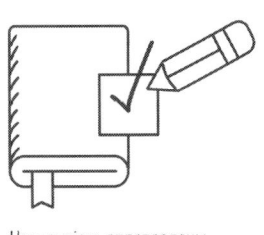

Рухальная актыўнасьць
Калёрыі, макранутрыенты
Узровень стрэсу
Пульс і ціск
Якасьць і колькасьць сну
Якасьць паветра
Праца мозгу

Чэк-сьпісы, справаздачы
Дзёньнікі харчаваньня
Дзёньнік трэніровак
Дзёньнік стрэсаўстойлівасьці

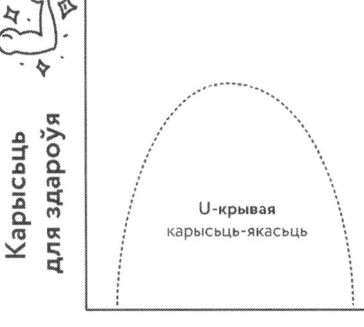

Карысьць для здароўя

U-крывая карысьць-якасьць

Павелічэньне стымулу

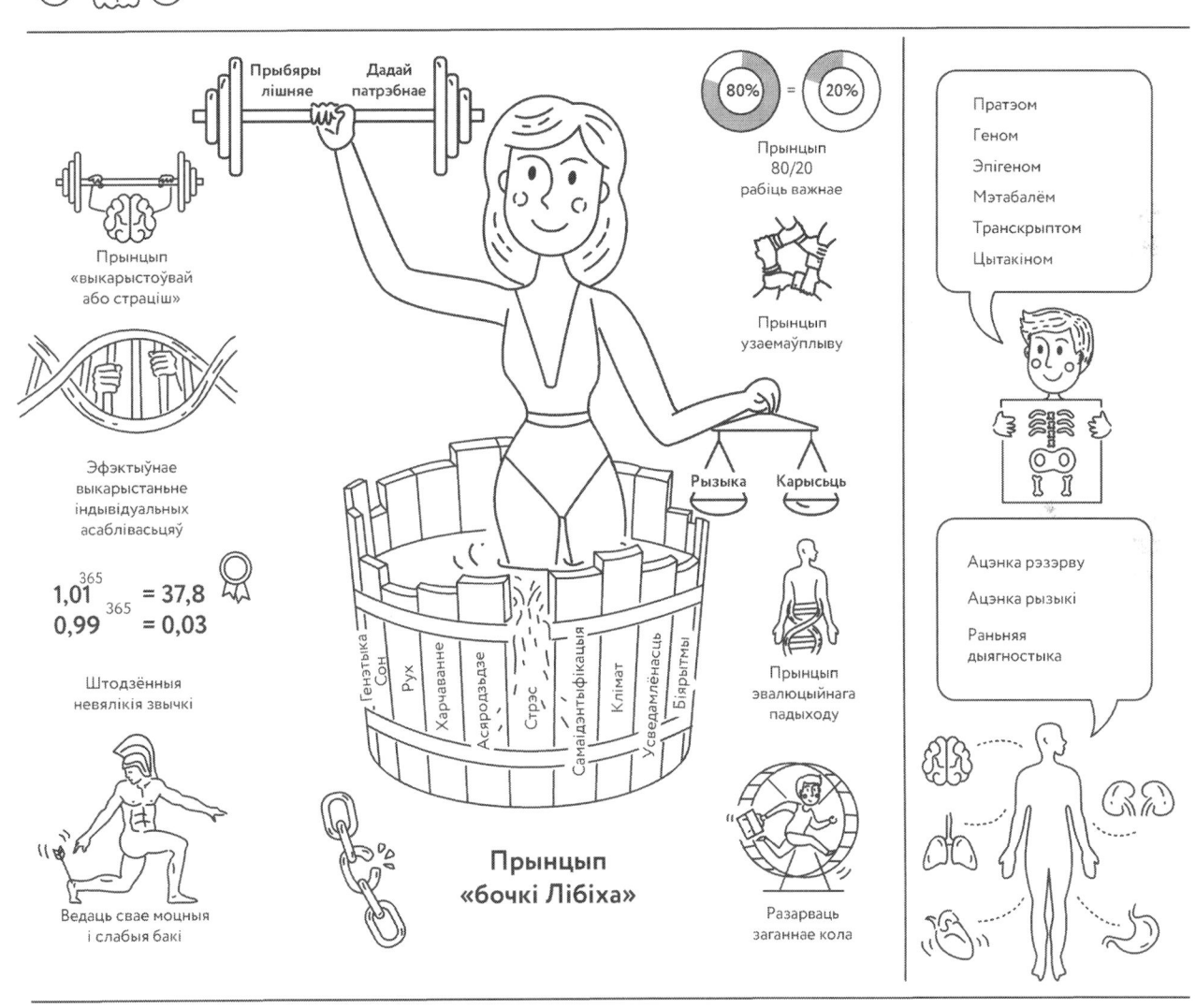

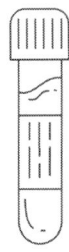

Прыбяры лішняе
Дадай патрэбнае

Прынцып «выкарыстоўвай або страціш»

Прынцып 80/20 рабіць важнае

Прынцып узаемаўплыву

Пратэом
Геном
Эпігеном
Мэтабалём
Транскрыптом
Цытакіном

Эфэктыўнае выкарыстаньне індывідуальных асаблівасьцяў

$1{,}01^{365} = 37{,}8$
$0{,}99^{365} = 0{,}03$

Штодзённыя невялікія звычкі

Рызыка   Карысьць

Прынцып эвалюцыйнага падыходу

Ацэнка рэзэрву
Ацэнка рызыкі
Ранняя дыягностыка

Генэтыка
Сон
Рух
Харчаваньне
Асяродзьдзе
Стрэс
Самаідэнтыфікацыя
Клімат
Усведамленасьць
Біярытмы

Ведаць свае моцныя і слабыя бакі

Прынцып «бочкі Лібіха»

Разарваць заганнае кола

Ліпідны профіль
Глікемічны профіль
Вітаміны і мінералы
Гармоны і біяхімія
Запаленьне ды імунітэт
Скорасьць старэньня
Акісьляльны стрэс

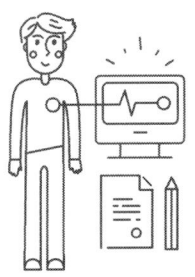

Нагрузачныя тэсты
Электракардыяграфія
Ультрагукавое дасьледаваньне
Тамаграфія
Сканаваньне

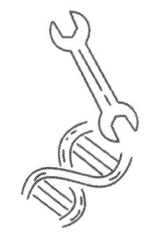

Будучыня:
– Змаганьне са старэньнем
– Геннае рэдагаваньне
– Персаналізаваная медыцына

РАЗЬДЗЕЛ 4

Харчаваньне

1. Харчаваньне як аснова здароўя

«Няхай ваша ежа будзе вашым лекамі, інакш лекі стануць вашай ежай», — сказаў Гіпакрат яшчэ прыкладна ў IV стагодзьдзі да н.э. Мы ямо некалькі разоў кожны дзень — гэта самае частае зь дзеяньняў, што мы ажыцьцяўляем і якое значна ўплывае на наша здароўе.

Харчаваньне знаходзіцца пад нашым кантролем: мы самі вызначаем, што менавіта і ў якой колькасьці трапіць да нас на талерку і як мы гэта зьямо. Невыпадкова шлях да зьмены ладу жыцьця для большасьці людзей пачынаецца менавіта з харчаваньня. І вы здольныя вырашыць многія пытаньні са здароўем відэльцам, пакуль гэта не зрабіў хірург скальпелем.

Мой курс здаровага харчаваньня — самы папулярны ў параўнаньні з курсамі іншых рэсурсаў здароўя. Здаровае харчаваньне павінна быць зручным для вас, сынхранізаванае з вашым ладам жыцьця і не зьяўляцца прычынай дыскамфорту і абмежаваньняў.

! Памятайце, што мы ямо, каб жыць, а не жывём, каб есьці!

Нават невялікія зьмены ў харчаваньні на працягу доўгага часу здольныя даць магутны станоўчы эфэкт. Павысіўшы ўсьвядомленасьць спачатку ў ежы, далей мы можам па аналёгіі распаўсюдзіць усьвядомленае стаўленьне і на іншыя аспэкты: напрыклад, задумацца аб тым, якую ежу атрымлівае наш мозг ад камунікацы і сацсетак. Харчаваньне зьяўляецца ключавой звычкай, яно трэніруе ўвагу і вучыць рабіць выбар сьвядома, а не пад уплывам інстынктаў ці асяродзьдзя.

Рэжым харчаваньня, тыпы прадуктаў і колькасьць ежы ўплываюць на працу гармонаў і адчувальнасьць арганізма да іх, што, у сваю чаргу, уплывае на мэтабалізм, выпрацоўку энэргіі ў мітахондрыях, зьмену актыўнасьці генаў, глыбіню сну, трывушчасьць, лібіда, разумовыя здольнасьці, працягласьць жыцьця і вонкавы выгляд. Навукоўцы сёньня ўжо адмовіліся ад ацэнак харчаваньня па наяўнасьці ў дыеце тых ці іншых прадуктаў, а вывучаюць харчовыя патэрны цалкам, то бок поўны набор прадуктаў, якія вы ясьце, частасьць іх спажываньня, рэжым харчаваньня, колькасьць зьедзенага.

У гэтым разьдзеле мы будзем абмяркоўваць самыя розныя аспэкты харчаваньня і адкажам на пытаньні:

- калі есьці? — пра рэжым харчаваньня,
- як есьці? — пра яду,
- што есьці? — пра прадукты,
- колькі есьці? — як балянсаваць свой каляраж.

Харчовая матрыца

Фройд лічыў, што сьветам кіруе сэксуальны інстынкт, але першасным зьяўляецца менавіта харчовы інстынкт. Галодным не да сэксу, а галаданьне зьніжае і лібіда, і ўзровень палавых гармонаў. Звычкі, якія мы разьвіваем падчас яды, могуць быць перанесеныя і на іншыя сфэры жыцьця.

1. ХАРЧАВАНЬНЕ ЯК АСНОВА ЗДАРОЎЯ

> **!** Усьвядомленасьць зараджаецца як увага да ежы на сваёй талерцы, таму кожны прыём ежы можнаператварыць у мэдытацыю.

Уменьне актыўна ўзаемадзейнічаць зь ежай, калі мы старанна кусаем і разжоўваем яе, — гэта база для таго, каб «грызьці граніт навукі» або «ўрваць свой кавалак па жыцьці», а не заставацца «сысункам». Харчаваньне можа разьвіць наш густ так, што мы навучымся атрымліваць задавальненьне ад складанай ежы і смакаў, а ня проста бамбаваць свае рэцэптары вульгарнымі тлуста-салодка-смажана-салёнымі спалучэньнямі.

Тое, як мы ставімся да ежы, праецыруецца і на нашае стаўленьне да жыцьця наогул. Таму для таго, каб скласьці ўяўленьне пра чалавека, убачыць яго сапраўднага, паабедайце з ім. Тое, як ён есьць, як абыходзіцца зь ежай, як жуе, як пачынае і заканчвае сталаваньне, шмат скажа пра яго асобу.

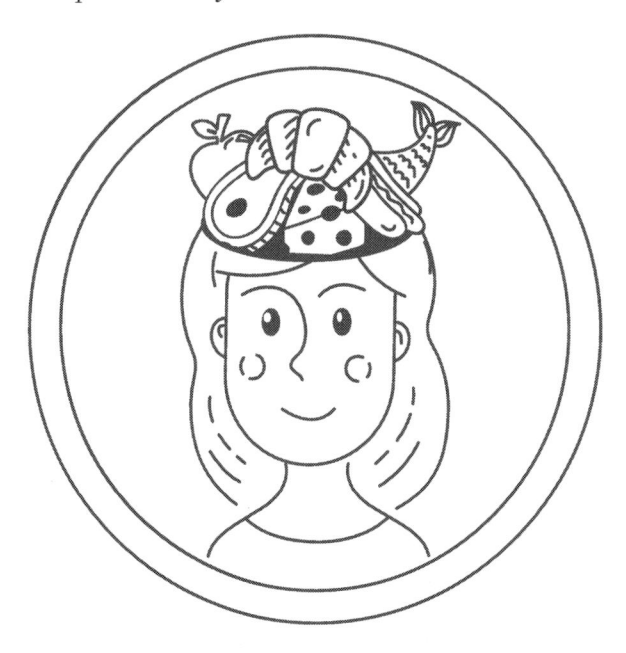

«Ты — гэта тое, што ты ясі» — і мы разумеем важнасьць якаснага складу ежы. «Калі ты ясі, колькі трэба, ты корміш цела. А тым, што пераядаеш, ты корміш хваробы», — старажытныя і мудрыя казалі так. Сёньня мы таксама разумеем, што важная таксама колькасьць спажыванай ежы. Харчаваньне можа

як павялічваць рызыкі шматлікіх захворваньняў, так і зьмяншаць іх.

Няма, бадай, такой хваробы, цячэньне якой так ці інакш не было б зьвязанае з харчаваньнем, акрамя, мабыць, траўмаў. Хоць і траўмы магчымыя, калі вы ясьце на хаду і пасьлізгваецеся на роўным месцы.

Харчаваньне — адзін з галоўных рэсурсаў здароўя, і гэты рэсурс да краёў запоўнены няслушнай інфармацыяй, мітамі і супрацьлеглымі меркаваньнямі. У гэтай тэме багата адмыслоўцаў, інста-гуру і аўтараў, якія прапануюць сумнеўныя і адкрыта небясьпечныя мэтодыкі «аздараўленьня». Часта ў іх маецца акцэнт толькі на адным з аспэктаў харчаваньня: нехта змагаецца зь бялком, іншыя — з вугляводамі, трэція — з тлушчамі, чацьвёртыя прапануюць то закісляць, то зашчолваць, пятыя вядуць вайну з глютэнам і да т. п. Многія людзі ў выніку такой «адукацыі» ставяцца да ежы спрошчана: галоўным крытэрам становіцца, напрыклад, колькасць калёрыяў ці адпаведнасьць ежы нейкім пунктам — арганічная, безглютэнавая ці да т. п.

> **!** «Карысная ежа» таксама можа быць нездаровай або разрэклямаванай: у розныя пэрыяды карыснымі лічыліся маргарын, фруктоза, сокі, абястлушчаныя прадукты. Цяпер можна бачыць, як штогод зьяўляюцца свае «модныя» карысныя прадукты, то пік папулярнасьці хлярэлы, то годжы, то сьпіруліны, то чыа.

Мы з вамі назіралі і фанатычнае змаганьне з тлушчамі, калі іх абвясьцілі галоўнай прычынай сардэчна-сасудзістых захворваньняў, а затым, калі гэта не пацьвердзілася, хвалю захапленьня кета-дыетай. Зь бялкамі дакладна такая ж гісторыя — спачатку жывёльныя бялкі дэманізаваліся і ўсе хацелі стаць вэганамі, затым модным стаў карнівор, калі ядуць толькі ежу жывёльнага паходжаньня, а расьлінная абвяшчаецца шкоднай. У моду ўваходзяць то доўгія галадоўкі, то дробавае харчаваньне, то захапленьне дэтоксамі на фруктовых соках, то спробы замяніць паўнавартаснае харчаваньне наборам БАДаў. Усе гэтыя скрайнасьці як мінімум некарысныя, як максімум — небясьпечныя.

! Акрама фізычнае шкоды, зацыкленасьць на харчаваньні можа прыводзіць і да разладаў харчовых паводзінаў: анарэксіі і булімія. Ёсьць і яшчэ не прызнаныя навукай парушэньні, напрыклад артарэксія — фіксацыя на правільным харчаваньні.

Артарэксік упэўнены, што толькі яго харчаваньне правільнае і ён сам «правільны», а ўсё вакол — «няправільныя» і ядуць няправільную ежу. Гэтае парушэньне суправаджаецца нецярпімасьцю да поглядаў іншых людзей на здароўе і, як вынік, прыводзіць да ізаляцыі.

Шкада, што ежа замест задавальненьня фізычнага голаду робіцца сродкам самасьцьвярджэньня. У выпадку здаровага харчаваньня чалавек імкнецца выпрацаваць аптымальную, зручную, гнуткую стратэгію харчаваньня, якая нясе задаволенасьць і карысьць ды пасуе менавіта яму; тады чалавек разумее, што яго стратэгія пасавацьме ня кожнаму і адаптаваная выключна індывідуальна — пад асаблівасьці арганізма і рэжым дня.

Нягледзячы на тое, што ў сьвеце расьце разуменьне важнасьці здаровага харчаваньня, колькасьць выпадкаў атлусьценьня працягвае павялічвацца. Зьмяніць харчаваньне досыць складана — гэта ж найважнейшы чыньнік выжываньня, таму пры спробах паменшыць колькасьць спажыванай ежы або зьмяніць тыя ці іншыя перавагі нашая біялёгія можа працаваць супраць нас.

Як у анекдоце: ад адной думкі пра дыету на мяне нападае шалёны апэтыт.

Улічвайце індывідуальныя асаблівасьці. Мы ўсе розныя генэтычна, вядзём розны лад жыцьця, маем розную мікрафлёру, таму складаньне індывідуальнай ідэальнай дыеты патрабуе пэрсаналізацыі ўсіх рэкамэндацыяў. Кожны прадукт мае свае станоўчыя і адмоўныя бакі, гэта залежыць і ад кантэксту дыеты, і ад колькасьці зьедзенага. Ёсьць розьніца паміж дададзеным цукрам і цукрам у цэльным фрукце, паміж смажанай рыбай з салодкім соусам і прыгатаванай на пары, паміж рыбай дзікае лоўлі і дадаткам рыбінага тлушчу.

Часам дзеяньне прадукту вызначаецца мікрафлёрай. Так, пры ўжываньні граната ўтварэньне ў кішачніку карыснага для здароўя рэчыва уралітыну залежыць ад наяўнасьці пэўных бактэрыяў, гэтак жа, як і ўтварэньне шкоднага трымэтыламін-аксіду пры спажываньні яек. Кафэін можа як падвышаць, так і зьмяншаць сыстэмнае запаленьне, полінесычаныя тлустыя кіслоты могуць як падвышаць, так і зьмяншаць узровень добрага халестэрыну ў залежнасьці ад індывідуальнай генэтыкі. На глікемічны індэкс уплывае вага чалавека, узрост, мікрафлёра, прыём ежы да гэтага і нават выспаўся ён ці не.

«Я пачаў займацца спортам і правільна харчавацца, але не схуднеў. Відаць, таму, што не перастаў хлусіць сабе». Самы просты спосаб узяць харчаваньне пад кантроль — **гэта вядзеньне харчовага дзёньніка**. Калі складана рабіць гэта кожны дзень, то можаце проста фатаграфаваць прыём ежы перад ядой, а затым раз на тыдзень праводзіць рэвізію свайго рацыёну па здымках. Харчовы дзёньнік паляпшае дысцыпліну, аўтаматычна стымулюе вас рабіць больш здаровы выбар, заўважаць рэакцыю арганізма на тыя ці іншыя прадукты. Харчовы дзёньнік таксама дазволіць заўважыць прычыны адхіленьняў ад здаровага харчаваньня (недасып, стрэс і інш.).

Карысна экспэрымэнтаваць са сваім харчаваньнем, прыбіраючы і затым дадаючы пэўныя прадукты. Элімінацыйная дыета, калі вы спачатку на тыдзень выключаеце з рацыёну пэўны прадукт, затым уводзіце яго і назіраеце за зьменамі, дае магчымасьць заўважыць непераноснасьць ці асаблівасьці дзеяньня тых ці іншых прадуктаў на ваш стан.

Можна правесьці ДНК-тэставаньне, якое дазваляе выявіць некаторыя непераноснасьці і асаблівасьці вашага мэтабалізму. Назіраньне за паводзінамі глюкозы з дапамогай глюкометра або сыстэмы сталага маніторынгу дапамагае выявіць індывідуальныя рэакцыі на розную ежу. Дасьледаваньне мікрабіёмы кантралюе эфэктыўнасьць мерапрыемстваў, накіраваных на ўзбагачэньне рацыёну прабіётыкамі і прэбіётыкамі, павышэньне разнастайнасьці кішачнай мікрафлёры.

Пытаньні і заданьні

1. Якія ў вас ёсьць шкодныя харчовыя звычкі? А карысныя?

2. Вы паважаеце ежу ці пабойваецеся яе? Якія ў вас адносіны?

3. Колькі разоў вы спрабавалі дыеты і як мянялася вашая вага ў працэсе і пасьля?

2. Уплыў на здароўе

Назіраючы людзей з рознымі праблемамі здароўя, я бачу, што не існуе такой хваробы ці стану, на які не магло б паўплываць паляпшэньне якасьці і рэжыму харчаваньня.

Здаровае харчаваньне можа зьнізіць рызыку заўчаснае сьмерці на 50–60 %, падоўжыць жыцьцё на 8–10 гадоў, нездаровае — скараціць жыцьцё больш чым на 6 гадоў. Нездаровае харчаваньне болей шкоднае, чым курэньне, зьяўляючыся прамой прычынай больш за 20 % усіх сьмерцяў у сьвеце і ўскоснай прычынай мноства іншых сьмерцяў. Так, ежа сапраўды становіцца вельмі эфэктыўным лекам.

! **Сярод самых небясьпечных харчовых звычак навукоўцы лічаць дэфіцыт садавіны і гародніны, недастатковае спажываньне клятчаткі і збожжа, залішняе спажываньне солі, цукру і інш.**

На здароўе ўплываюць розныя аспэкты: напрыклад, рэжым харчаваньня, колькасьць зьедзенага, віды прадуктаў, спосабы іх гатаваньня. Рэжым харчаваньня мяркуе: колькасьць прыёмаў ежы, працягласьць харчовага вакна, час дня, калі вы ясьце. Чым меншае харчовае вакно, тым гэта карысьней для здароўя нават пры аднолькавым рацыёне. А калі зьядаць позна ўвечары багатую вячэру, то ёсьць рызыка падвышэньня ўзроўню глюкозы, а значыць і інсуліну, і такім чынам павялічваецца рызыка дыябэту і гіпэртэнзіі. Чым пазьней мы вячэраем, тым вышэйшы ўзровень хранічнага запаленьня, рызыка атлусьценьня і раку грудзей.

Многія хваробы працякаюць цяжэй, калі чалавеку спадарожнічае атлусьценьне. Залішняя вага ня толькі зьяўляецца «спадарожнікам» дыябэту, яна гэтак жа зьніжае лібіда, фэртыльнасьць, павышае ўзровень запаленьня, зьніжае таўшчыню кары галаўнога мозгу — нават у падлеткаў, паскарае старэньне мозгу, павялічвае рызыку анкалягічных, сардэчна-сасудзістых, аўтаімунных захворваньняў.

А калі ў вас нармальная вага? Нават у межах нармальнай вагі аптымізацыя структуры цела аказвае дабратворны ўплыў на здароўе. Дасьледаваньні добраахвотнікаў паказалі, што зьніжэньне каляражу ўсяго на 300 ккал у дзень паляпшае шэраг біямаркераў, памяншаючы рызыку дыябэту, сардэчна-сасудзістых і нэўрадэгенэратыўных захворваньняў, падвышаючы лібіда і якасьць сну. Пры гэтым людзі са звычайнай вагой скінулі 10 % масы цела, 70 % зь якога складаў чысты тлушч. Худы чалавек можа мець лішні тлушч, бо вісцэральны тлушч бывае падвышаны як у людзей з нармальнай масай цела, так і ў людзей з атлусьценьнем — падрабязьней пра гэта крыху ніжэй.

Абмежаваньне калёрыяў у здаровых людзей зьяўляецца магутным чыньнікам падаўжэньня жыцьця. Яно паляпшае функцыю сэрца, зьніжае ўзровень інсулінападобнага чыньніка росту — 1 (IGF-1) і цыкляоксігеназы II (COX-2), што таксама скарачае рызыку некалькіх відаў раку. Паляпшае працу мітахондрыяў і памяншае ўзровень акісьляльнага стрэсу, павялічвае актыўнасьць ахоўных генаў, такіх як PGC-1α і SIRT1. Важна, што як рэжым харчаваньня, так і агульная колькасьць калёрыяў могуць мадуляваць актыўнасьць mTOR — галоўнага кіраўніка клеткавага росту.

Мінусы харчовага ўстрыманьня і абмежаваньня калёрыяў

Значнае абмежаваньне калёрыяў зьмяншае імунітэт, узровень палавых гармонаў, можа зьмяншаць аб'ём цяглічнай масы і шчыльнасьць костак. Таму важна вызначыць для сябе аптымальнае харчаваньне бяз скрайнасьцяў. Фастынг, або інтэрвальнае галаданьне, пераносіцца лягчэй і можа быць эфэктыўным спосабам паменшыць колькасьць калёрыяў зь вялікім псыхалягічным камфортам.

! У людзей са схільнасьцю да пераяданьня харчовыя абмежаваньні могуць справакаваць зрыў. Таму я супраць абмежавальных дыетаў: можна есьці ўсё, можна есьці заўсёды, але ня вам і ня сёньня — у вас на гэтым тыдні крыху іншы плян.

Раньняе старэньне

Уявіце, што ежа — гэта паліва. Чым больш і часьцей вы ясьце, тым мацней стымулюеце мэтабалічныя шляхі, як быццам ваша нага ўвесь час цісьне на пэдаль газу ў падлогу. Але пры гэтым вы мала рухаецеся — гэта як быццам ваша нага аднаразова цісьне й на тормаз. Такая сытуацыя прывядзе да паломкі рухавіка, а ў выпадку арганізма — да заўчаснага старэньня. Невыпадкова абмежаваньне калярыйнасьці — гэта адна з унівэрсальных мэтодыкаў падаўжэньня жыцьця ва ўсіх жывых істотаў.

Пухлінныя захворваньні

Кожны трэці выпадак раку зьвязаны зь нездаровым харчаваньнем, а калі казаць пра пухліны страўнікава-кішачнага тракту, то і ўсе 70%. Напрыклад, багатае спажываньне солі павялічвае рак страўніка. Нават рак лёгкіх мае падвышаную частату ў людзей, якія ядуць мала гародніны і садавіны.

Набор вагі і рызыка разьвіцьця раку шчыльна зьвязаныя: на кожныя 5 адзінак ІМТ (індэкс масы цела) сьмяротнасьць ад раку павялічваецца на 10%.

Кожныя 5 адзінак ІМТ у мужчынаў павышаюць рызыку раку шчытавіцы на 33%, тоўстай кішкі — на 25%, адэнакарцыномы стрававода — на 50%. У жанчынаў — раку эндамэтрыю на 60%, адэнакарцыномы стрававода — на 50%.

Харчовы дэфіцыт

Важнае значэньне мае і паўнавартаснасьць харчаваньня. Дэфіцыт вітамінаў і мінэралаў у харчаваньні прыводзіць да разьвіцьця шматлікіх спадарожных праблемаў: дэфіцыт цынку — зьніжаны тэстастэрон, дэфіцыт жалеза — анэмія, дэфіцыт ёду — хваробы шчытавіцы, дэфіцыт B_{12} — рызыка анэміі, дэмэнцыі і да т. п. Менавіта таму абмежавальныя дыеты могуць прыводзіць да сур'ёзных пабочных эфэктаў. У асаблівай зоне рызыкі цяжарныя жанчыны, якія захапляюцца рознымі дыетамі, або дэфіцыт мінэралаў і вітамінаў можа прывесьці да сур'ёзнай шкоды для разьвіцьця дзіцяці.

Ежа зьмяняе актыўнасьць нашых генаў, праз мэханізмы эпігенэтыкі ўплываючы на здароўе дзяцей і ўнукаў, на рызыку хваробаў у іх. Многія парушэньні здароўя могуць уплываць на будучых дзяцей ускоснымі шляхамі. Напрыклад, пераяданьне можа выклікаць інсулінарэзыстэнтнасьць і полікістоз яечнікаў, што павялічвае ўзровень андрагенаў у жанчыны, а гэта, у сваю чаргу, уплывае на мозг плода і павялічвае рызыку аўтызму.

Дыета і мозг

Здаровае харчаваньне ўплывае на стан мозгу. Так, спалучэньне міжземнаморскай дыеты і дыеты DASH (яе называюць таксама MIND-дыетай) на 7,5 гадоў запавольвае старэньне мозгу, на 53% скарачае рызыку хваробы Альцгаймэра. Нават у тых, хто прытрымліваецца яе час ад часу, рызыка таксама прыкметна зьніжаецца — на 35%. У аснове гэтай дыеты — абмежаваньне шкодных прадуктаў харчаваньня, уключаючы соль і насычаныя тлушчы, і акцэнт на гародніне, рыбе, гарэхах, ягадах, аліўкавым алеі і да т. п.

Памяншаюць рызыку ўзроставага зьніжэньня кагнітыўных функцыяў: марская рыба і морапрадукты — нават адна порцыя на тыдзень, **гародніна** — ад дзьвюх да шасьці порцыяў зялёнай ліставой гародніны на тыдзень, **ягады** — самыя розныя, але карысьнейшыя з больш цёмнай сярэдзінкай (чарніцы, а не дурніцы).

Здаровае харчаваньне зьніжае і рызыку дэпрэсіі. Нізкая глікемічная нагрузка зьвязаная са зьніжаным узроўнем запаленьня і рызыкай дэпрэсіі, а ўжываньне вялікай колькасьці гародніны, садавіны, бабовых і аліўкавага алею зьніжае рызыку дэпрэсіі амаль на 50 %. Пераяданьне і фастфуд павялічваюць рызыку дэпрэсіі, таксама як і залішняя вага. Навукоўцы пакуль спрачаюцца, што першаснае — атлусьценьне або дэпрэсія, але сувязь паміж імі несумненная.

Пытаньні і заданьні

1. Як зьмяненьне харчаваньня ўплывае на ваш стан?

2. Хто з вашых знаёмых палепшыў сваё здароўе дзякуючы зьмене харчаваньня?

3. Як харчаваньне ўплывае на вонкавы выгляд знаёмых вам людзей?

3. Рэжым харчаваньня: калі есьці?

Я заўсёды раю пачаць свой шлях да здаровага харчаваньня з таго, каб прыбраць перакусы і датрымлівацца чыстых прамежкаў паміж прыёмамі ежы. Такі просты прыём дазваляе прыкметна зьменшыць колькасьць зьяданых калёрыяў. Рэжым харчаваньня — неймаверна магутны інструмэнт, якім шмат людзей ня ўмеюць карыстацца або недаацэньваюць яго эфэктыўнасьць. Як адаптаваць харчаваньне да свайго графіку, што лепш есьці да і пасьля працы, сну, трэніровак — усё гэта пытаньні рэжыму харчаваньня. «Усё мае сваю пару, і гадзіна кожнае дзеі — пад небам», — напісана ў Бібліі Дарэчы, я тут паўсюль цытаты зь Бібліі даю ў перакладзе Васіля Сёмухі, можна гэта неяк пазначыць, а можна й не пазначаць. Рэжым харчаваньня вельмі важны для нас: нашмат прасьцей і больш натуральна лічыць гадзіны і прыёмы ежы, чым калёрыі.

> ❗ **Найлепшы пачатак здаровых зьменаў харчаваньня — гэта зьмена рэжыму харчаваньня.**

Наш арганізм прыстасаваны да пэрыядычнага паступленьня ежы, і мэтабалізм працуе па-рознаму ў «харчовы» час, калі мы ямо (высокі ўзровень інсуліну, засваеньне калёрыяў, блякіроўка працэсаў спаленьня тлушчу і аўтафагіі), і «чысты» час без калёрыяў, калі мы не ямо (нізкі ўзровень інсуліну, аўтафагія, спаленьне тлушчу).

У сучасных умовах харчовага багацьця людзі часта ядуць хаатычна, на хаду, без рэжыму, прапускаюць прыёмы ежы і ядуць потым у непажаданы час, напрыклад уначы. Гэта прыводзіць да дэсынхранізацыі харчовых гадзінаў, разьбялансоўвае мэтабалізм і сакрэцыю гармонаў і, у рэшце рэшт, пагаршае здароўе.

Рэгулярнасьць харчаваньня

Зь цягам часу арганізм звыкае да рэгулярных прыёмаў ежы і ўжо загадзя рыхтуецца да іх, павялічваючы сакрэцыю харчовых фэрмэнтаў. Ідэальна, калі вы прачынаецеся і сьнедаеце ў адзін і той жа час. Акрамя харчаваньня, арганізм вельмі любіць прадказальныя рэжымы фізычнае актыўнасьці, сну і працы. Нерэгулярнае харчаваньне, у параўнаньні зь ядой прыкладна ў адзін і той жа час, павялічвае рызыку атлусьценьня і мэтабалічнага сындрому. Зрэшты, жорсткі графік нудны, таму часам яго можна парушаць: выпадковы пропуск прыёмаў ежы магчымы, але пропускі не павінны складаць больш за 15 % ад агульнай колькасьці. Рэгулярнасьць мяркуе й правільнае разьмеркаваньне прадуктаў, бо зьядаць кожны дзень па яблыку —

гэта зусім ня тое ж самае, што зьесьці 7 яблыкаў раз на тыдзень.

Чыстыя прамежкі паміж прыёмамі ежы

Уся «магія», як спаленьне тлушчу і аўтафагія, адбываецца пры нізкім узроўні інсуліну, паміж прыёмамі ежы. Любы прыём ежы (акрамя, мабыць, чыстага тлушчу) выклікае ўздым узроўню інсуліну, што прыгнятае гэтыя працэсы. Праблема сёньняшняга дня ў тым, што людзі часта пачынаюць перакусваць на хаду, жуюць ля тэлевізара, што вядзе да пераяданьня.

Агрэсіўная рэклама, багацьце фастфуду, гатовай ежы і салодкіх напояў пагаршае сытуацыю. Пад узьдзеяньнем стрэсу людзі яшчэ больш схільныя рэагаваць імпульсіўна і перакусваць, што вядзе да бадзяжніцкага стылю харчаваньня — так званага «грэйзінгу» або «снэкінгу». А чым больш фастфуду людзі зьядаюць паміж прыёмамі ежы, тым менш здаровай ежы яны ядуць у асноўныя — так фармуецца заганнае кола.

Падчас чыстых прамежкаў:

• Ня думайце пра ежу, не размаўляйце пра ежу (так-так, ніякіх жаласных fat talk — размоваў пра пахуданьне і постаць), не выбірайце стравы ў дастаўках, не гартайце рэцэпты ў інстаграме;

• калі вам замінаюць навязьлівыя думкі аб ежы, пасьмейцеся зь сябе;

• ежце толькі за сталом, а не на працоўным месцы — інакш галодныя думкі будуць мучыць вас і там;

• пераключыце ўвагу, пагуляйце, выпіце вады або гарбаты;

• перны, кіслы, горкі смакі эфэктыўна перабіваюць цягу да ежы;

• найменей шкодны перакус, калі зусім складана трымацца, — гэта сырая гародніна або гарэхі з кавалачкам масла какавы;

• у некаторых выпадках на першым этапе можна дадаць адзін-два перакусы (гародніна, гарэх, бялковыя прадукты) для кантролю голаду, калі яго немагчыма кантраляваць іншымі спосабамі.

Многія людзі выкарыстоўваюць розныя псэўданавуковыя апраўданьні для перакусаў. Маўляў, я ем часта для таго, каб разагнаць мэтабалізм, кантраляваць голад, каб саляная кіслата не разьела страўнік, каб цягліцы не разбурыліся ад голаду, каб жоўць не застойвалася, каб падзяліць прадукты — пазьбегнуць закісаньня, каб не расьцягнуць страўнік, каб не перагрузіць кішачнік, каб ня ўпаў узровень цукру ў крыві, каб схуднець, каб узьняць настрой і ўзровень энэргіі, каб зьняць стрэс, які шкодны, каб пакаштаваць падчас гатаваньня і даесьці рэшткі, каб узнагародзіць сябе, я заслужыў. ***Усё гэта, за рэдкім выключэньнем, ня мае дачыненьня да рэальнасьці.***

Такое на першы погляд простае правіла чыстых прамежкаў — вельмі эфэктыўнае. Вы скароціце паступленьне калёрыяў, вы будзеце есьці меней фастфуду. А вось да асноўных прыёмаў ежы падыдзеце з апэтытам. Чыстыя перапынкі прывучаць вас не адцягвацца на думкі аб ежы і лепш канцэнтравацца. Нават невялікая колькасьць калёрыяў — гэта ня проста дадданьне ежы, а запуск працэсу стараваньня і засваеньня ежы ў выглядзе ўздыму ўзроўню харчовых гармонаў, працы кішачніка, печані і да т. п. Частыя перакусы зьмяншаюць адчувальнасьць да інсуліну, узмацняюць кіслотную нагрузку на зубы, павялічваюць рызыку атлусьценьня ў доўгатэрміновай пэрспэктыве. **Правіла чыстых прамежкаў — гэта базіс вашых харчовых паводзінаў і рэжыму харчаваньня.**

Харчовае вакно

Пасьля таго як вы навучыліся датрымлівацца чыстых прамежкаў паміж прыёмамі ежы, можна працягнуць удасканальваць рэжым харчаваньня. Напрыклад, паменшыць харчовае вакно, аптымізаваўшы хранабіялёгію харчаваньня і колькасьць прыёмаў ежы. Калі раней людзі елі ў пэўныя прамежкі часу, цяпер мы ямо заўсёды, бо шмат у каго на кухні ляжаць гатовыя прадукты, і супраціўляцца клічу лядоўні складана.

3. РЭЖЫМ ХАРЧАВАНЬНЯ: КАЛІ ЕСЬЦІ?

! **Чым даўжэйшае харчовае вакно, тым больш калёрыяў вы зьядаеце і тым больш вы набіраеце вагу.**

Харчовае вакно ўяўляе сабой час паміж першым і апошнім прыёмамі ежы. Адпаведна, харчовая паўза — гэта час ад вячэры да сьняданку, які ўключае начны час.

Дасьледаваньні паказваюць, што памяншэньне харчовага вакна нават без абмежаваньня спажываньня ежы аказвае дабратворны ўплыў на здароўе. Цяпер людзі часта ядуць, пачынаючы з самай раніцы да позьняга вечара, «карысным» лічыцца выпіць кефір ці нешта зьесьці непасрэдна перад сном. У такіх выпадках харчовае вакно можа складаць да 16 гадзінаў, з 7 раніцы да 23:00 і нават пазьней. Мы можам звузіць харчовае акно спачатку да 12 гадзінаў, затым да 10 і да 8 гадзінаў. Розныя сыстэмы абазначаюць суадносінамі лічбаў, напрыклад, 10/14 ці 8/16.

Сістэма 8/16 — самая папулярная, калі харчовае вакно складае 8 гадзінаў, а час бязь ежы — 16 гадзінаў. Скажам, вы сьнедаеце ў 8 гадзінаў раніцы, тады вячэраеце ў 16:00 - і больш да сну вы не ясьце. Атрымліваецца, што чысты час роўна ў два разы большы, чым харчовае вакно. Такая сыстэма таксама называецца абмежаваньнем часу харчаваньня — TRF (time restricted feeding). Папулярныя падыходы, такія як «ня есьці пасьля 6 вечара», у прынцыпе, таксама зьяўляюцца разнавіднасьцямі гэтага прынцыпу харчаваньня. Звужайце сваё харчовае вакно, ежце ўволю, трэніруйцеся як звычайна.

Я прытрымліваюся стражэйшай сыстэмы: ем два разы на дзень, і харчовае вакно ў мяне звычайна роўна 6 гадзінам — сьняданак у 8:00, абед/вячэра ў 14:00.

Хранабіялёгія харчаваньня

Акрамя харчовага акна, важна правільна разьмяркоўваць калёрыі на працягу дня. У сучасным сьвеце частым зьяўляецца пропуск сьняданку і багатая вячэра: многія вядуць так званы "адкладзены" лад жыцьця, калі людзі імкнуцца ўвечары "пажыць для сябе",

Калі есьці? Рэжым харчаваньня

Рэгулярны фастынг **24/0**

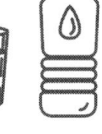

Чыстыя прамежкі безь перакусаў

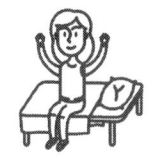

Шчыльны высокабялковы сьняданак

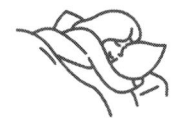

Лёгкая раньняя вячэра

спажываючы розныя забаўкі і зацягваючы адыход да сну. Пры гэтым менавіта ўвечары людзі больш схільныя да пераяданьня праз стрэс і стому, самакантроль слабее. Якая-небудзь булка ці бігмак смачнейшыя ўвечары, чым раніцай, ці ня праўда?!

Аднак максімальная адчувальнасьць да інсуліну дасягаецца апоўдні, а мінімальная — апоўначы, зьніжаючыся на 54%. Чым больш калёрыяў мы зьядаем позна ўвечары, тым вышэйшыя рызыкі для здароўя і горшыя біямаркеры: расьце ўзровень хранічнага запаленьня, вышэйшая рызыка раку грудзей, павялічваецца нават рызыка атрымаць сонечныя апёкі на наступны дзень!

Наша харчовае вакно і большасьць зьяданых калёрыяў павінны супадаць са сьветлым часам содняў. Яшчэ лепш, калі з гэтым жа часам супадае і наша працоўная актыўнасьць. Дасьледаваньні паказваюць, што, чым мацнейшае разыходжаньне паміж сьветлавым днём і часам, калі мы ямо, тым шкадней для здароўя. Аптымальна зьядаць раніцай і днём ня менш за 80–85 % ад сутачнага каляражу.

Дыеты, дзе разьмеркаваньне калёрыяў паміж трыма прыёмамі ежы складае 50 % на сьняданак, 30 % на абед і 20 % на вячэру, прыкметна больш карысныя для здароўя, чым з разьмеркаваньнем 20 %, 30 % і 50 % адпаведна. Такая сыстэма называецца B-дыета (B — breakfast) або early Time-Restricted Feeding (eTRF) — раньняе кармленьне з абмежаваньнем па часе, то бок трэба зьядаць сутачны каляраж на працягу першых 8 гадзінаў пасьля абуджэньня. Іншыя сыстэмы рэкамэндуюць яшчэ большы перанос калёрыяў на сьняданак і абед у суадносінах 7:5:2 (сьняданак, абед і вячэра).

Дасьледаваньні паказваюць, што людзі, якія рэгулярна сьнедаюць, больш схільныя да зьніжэньня масы цела, чым тыя, хто пэрыядычна прапускае сьняданак. Удзельнікі з самым вялікім па каляражы сьняданкам дэманструюць больш высокае зьніжэньне вагі, чым удзельнікі з самым вялікім абедам ці вячэрай.

Колькі разоў на дзень есьці?

Доўгатэрміновыя дасьледаваньні паказалі, што яда тройчы на дзень дапамагае падтрымліваць нармальную вагу. Таксама для некаторых людзей можа быць карысны рэжым, у якім ёсьць толькі два прыёмы ежы — я прытрымліваюся менавіта такой стратэгіі. Дарэчы, у некаторых дасьледаваньнях паказана, што дыябэтыкі на двухразовым харчаваньні хутчэй худнеюць і аднаўляюць адчувальнасьць да інсуліну. Дзеці, падлеткі і аслабленыя пасьля захворваньняў людзі могуць есьці часьцей — чатыры разы на дзень.

Дробнае харчаваньне нават пры кантролі каляражу ў доўгатэрміновай пэрспэктыве можа прыводзіць да павелічэньня вагі. Калі ў дадзены момант вы ясьце шэсьць і больш разоў у дзень, то зьмяншаць колькасьць прыёмаў ежы трэба плыўна і паступова.

Спажываньне большай часткі каляражу раніцай і днём, абавязковы сьняданак, частата прыёмаў ежы два-тры разы ў дзень і рэгулярныя пэрыяды фастынгу — усё гэта вядзе да такіх станоўчых зьменаў, як зьніжэньне хранічнага запаленьня, паляпшэньне цыркаднай рэгуляцыі, павялічаная аўтафагія, стрэсаўстойлівасьць і лепшы стан мікрафлёры.

Сьняданак і вячэра

Цяпер, калі вы разабраліся з агульнымі правіламі рэжыму, час перайсьці да прыёмаў ежы: сьняданку, абеду і вячэры. Я рэкамэндую рэгулярна сьнедаць у адзін і той жа час, на працягу гадзіны-паўтары пасьля абуджэньня — не пазьней, і шчыльна, па-каралеўску. Сьняданак павінен складаць ня менш за 30–40 % сутачнай калярыйнасьці і зьмяшчаць мінімум 30–40 г бялку. У аснове сьняданку павінны быць якасныя бялковыя прадукты: яйкі, рыба, курыца з гароднінай і зелянінай, а ня каша. Да іх можна дадаваць тлушчы і некрухмалістую гародніну. Калі раніцай няма апэтыту, менш ежце на вячэру ці прапусьціце вячэрні прыём ежы.

Прыклады сьняданкаў, абедаў і вячэр вы можаце знайсьці на маім Youtube-канале, дзе ў вольным доступе выкладзеныя відэа-ролікі прыгатаваньня страў тыднёвага рацыёну. Заўсёды майце зь вечара плян сьняданку на раніцу, захоўвайце запас замарожанай ежы (агародніна, мяса, рыба, ягады, зелянінa), каб у выпадку чаго ў вас быў запасны варыянт сьняданку.

Шчыльны бялковы сьняданак дапамагае кантраляваць насычэньне, павялічвае ўзровень энэргіі, стабілізуе ваганьні глюкозы ў крыві. Таксама ён павялічвае стрэсаўстойлівасьць і мае шэраг нечаканых эфэктаў, напрыклад павялічвае фертыльнасьць.

3. РЭЖЫМ ХАРЧАВАНЬНЯ: КАЛІ ЕСЬЦІ?

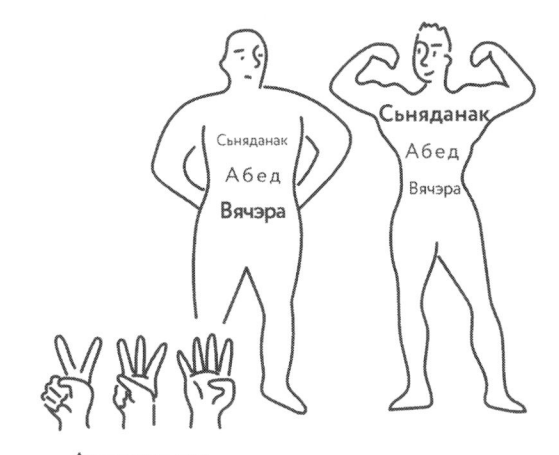

Аптымальная частасьць харчаваньня

Сьняданак
Абед
Вячэра

Сьняданак
Абед
Вячэра

Звужайце харчовае вакно плыўна

— 12/12 тыповая
— 10/14
— 8/16 папулярная
— 6/18
— 4/20 дыета ваяра

Большую частку калёрыяў зьесьці ўдзень

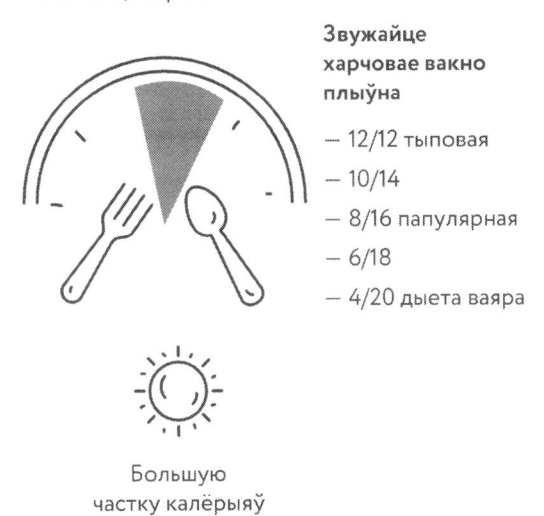

! **Сынхранізуйце свае харчовыя гадзіны, убудаваўшы прыём ежы ў якасны ранішні рытуал: зарадка, кантрасны ці халодны душ, яркае сьвятло, шчыльны сьняданак, плянаваньне дня і фокус на прыярытэтах.**

Абед павінен быць не занадта позьнім і таксама дастаткова шчыльным прыёмам ежы. А вось вячэраць варта ўмерана: гароднінай і зялянінай з карыснымі тлушчамі, скажам, аліўкавым. Ня варта ўжываць крупы, гатовыя прадукты і вялікую колькасьць бялку. Аптымальна вячэраць за тры-чатыры гадзіны да сну. Зрэшты, калі вы часам павячэраеце ў рэстаране позна і з сацыяльнымі мэтамі, праблемы няма, але не прапускайце на наступны дзень сьняданак.

«Пайду праверу, ці выключаны сьвятло на кухні! Вазьмі і мне кавалачак!» Вечар — час крушэньня ўсіх надзей на пахуданьне і правільнае харчаваньне. Арганізуйце сабе рытуал на вечар для кантролю пераяданьня: заплянуйце расслабляльныя працэдуры, зрабіце дома няяркае жоўтае сьвятло, каб не зьбіваць ваш унутраны гадзіньнік. Калі ў вас ёсьць чым заняць сябе, тыя вы ня будзеце шныпарыць па шафках і лядоўні ўвечары. Прадаюцца нават адмысловыя замкі на лядоўню, якія блякуюць доступ да яго ўвечары і ўначы, але я ўпэўнены, што вы дасьце рады і бяз гэтага.

Харчовы пост ці фастынг

Устрыманьне ад ежы на працягу розных пэрыядаў часу — традыцыйная і карысная практыка. Фастынг — гэта кароткачасовае абмежаваньне паступленьня ежы (калёрыяў), якое практыкуецца сьвядома і рэгулярна для дасягненьня канкрэтнай тэрапэўтычнай мэты.

Фастынг валодае мноствам узьдзеяньняў на арганізм чалавека: ад зьніжэньня ўзроўняў ІФР-1 і ўзнаўленьня адчувальнасьці да інсуліну і лептыну, да глыбокіх зьменаў на ўзроўні актыўнасьці генаў. Фастынг паляпшае ліпідны профіль, зьніжае ціск, зьніжае запаленьне, павышае нэўрапластычнасьць, зьніжае акісьляльны стрэс, рызыку анкалягічных, нэўрадэгэнэратыўных і сардэчнасудзістых захворваньняў, павышае ўзровень выпрацоўкі гармону росту і адчувальнасьці да інсуліну, нават паляпшае рост карысных бактэрыяў. Фастынг вядзе да таго, што арганізм пачынае выпрацоўваць больш кетонавых целаў, і гэта прыводзіць да рэгулярнай актывацыі мэтабалічнага пераключэньня, што карысна для здароўя.

Штодзённы фастынг, калі мы скарачаем харчовае вакно, дапамагае на 500 ккал скараціць каляраж і схуднець. Фастынг выкарыстоўваецца як для лячэньня захворваньняў, так і для больш спэцыфічных мэтаў — паляпшэньне працы мозгу, перазагрузка імуннай сыстэмы і многае іншае.

> **Галоўнае ў фастынгу — гэта рэгулярнасьць і асьцярожнасьць. Калі вы дрэнна пераносіце голад, знаходзіцеся ў стане стрэсу і нізкай усьвядомленасьці, то фастынг можа вам нашкодзіць.**

Важна не плянаваць галаданьне адразу на некалькі дзён: фастынг — гэта як шпагат, садзіцца трэба акуратна і павялічваць нагрузку паступова. Ваша стаўленьне да пачуцьця голаду можа або зьніжаць, або павышаць стрэс — важна ўспрымаць гэтую практыку як аздараўленьне і дысцыпліну для розуму і цела, а не як гвалт над сабой.

Варыянты фастынгу

Пропуск прыёмаў ежы. Самае простае, што вы можаце зрабіць, — гэта прапусьціць вячэру. Калі ў вас лёгкі дзень, паездка ці пералёт, то проста не вячэрайце. Пры гэтым шмат піце — і больш нічога адмысловага не патрабуецца. Можна так рабіць два-тры разы на тыдзень, празь дзень, прапускаць вячэру — гэта просты варыянт фастынгу.

24/0. Зручная схема фастынгу, калі вы не ясьце роўна суткі, яна не патрабуе ўваходу і выхаду. Проста сьнедаеце і нічога не ясьце да наступнага сьняданку, п'яце больш вады. Я раблю сутачнае харчовае ўстрыманьне раз на тыдзень — у асноўным з мэтай большай разумовай яснасьці. А калі вы прапусьціце яшчэ і сьняданак, то атрымаецца каля 36 гадзінаў фастынгу.

Калі вы працуеце, то даўжэйшы пэрыяд галаданьня я не рэкамэндую.

36/12, або фастынг празь дзень. Гэта сыстэма, калі вы рэгулярна посьціце 36 гадзінаў, а ясьце ў прамежак 12 гадзінаў без абмежаваньняў, пры гэтым колькасьць зьяданых калёрыяў моцна скарачаецца. Гэтая сыстэма мае шмат розных назваў: Alternate-day fasting, Every-Other-Day Diet (EODD), UpDayDownDay. Гэта строгая і складаная сыстэма, але для пэўнага тыпу людзей, якія добра кіруюць пачуцьцём голаду, яна можа падысьці.

5:2. Мяркуе абмежаваньне калярыйнасьці да 500 ккал у дзень два дні на тыдзень, пры гэтым вы ясьце ў астатнія дні як звычайна.

Дыета, якая імітуе галаданьне (FMD Fasting Mimicking Diet), — гэта 5 дзён адмысловай дыеты запар адзін раз на месяц, звычайна пад назіраньнем спэцыялістаў. У першы дзень вы падразаеце свой рацыён напалову, потым ясьце трацiну свайго звыклага рацыёну, прыбраўшы жывёльныя бялкі. Рацыён складаецца з расьлінных бялкоў на 10 %, 56 % калёрыяў — тлушчы, 34 % — нізкаглікемічныя вугляводы (агародніна, зелянiна і да т. п.). **Аўтары гэтай дыеты рэкамэндуюць здаровым людзям праходзіць адзін такі цыкл раз на тры месяцы.**

Працяглыя сыстэмы галаданьня. На маю думку, любыя сыстэмы фастынгу працягласьцю больш за тры дні павінны праходзіць пад кантролем спэцыялістаў, інакш рызыка пабочных эфэктаў можа перавысіць карысьць.

Папулярны лёзунг "больш трэніруйся, меней еж" прыводзіць да шматлікіх ускладненьняў: парушэньня харчовых паводзінаў, скокаў вагі, парушэньня цыклю і да т. п. У жанчынаў праз пастаяннае недаяданне можа разьвіцца так званая "спартыўная жаночая трыяда", якая ўключае адмыслова зробленыя дэфіцыт калёрыяў, парушэньне цыклю і астэапароз. Ня варта ствараць дэфіцыт калёрыяў больш за 10 %, практыкаваць "паскоранае пахуданьне" — гэта шкодна і небясьпечна.

Чым жа фастынг лепшы за звычайнае штодзённае абмежаваньне калёрыяў? Клясычнае абмежаваньне калёрыяў мае насамрэч шмат мінусаў: псыхалягічна цяжка ў доўгатэрміновай пэрспэктыве дакладна лічыць калёрыі, ёсьць праблемы і з арганізмам — ад стану костак да аслабленьня імунітэту. Фастынг просты, бо лічыць колькасьць гадзінаў прасьцей, чым калёрыяў. Пры гэтым адсутнiчае пастаяннае харчовае абмежаваньне, дапушчальныя варыяцыі па ежы, дасягаецца выдатны кантроль голаду і апэтыту.

Дасьледаваньні, якія параўноўваюць хранічнае абмежаваньне калёрыяў з фастынгам празь дзень, паказалі, што па большасьці паказьнікаў нават на прамежку 12 месяцаў паміж імі няма адрозьненьняў. Іншыя дасьледаваньні паказваюць на эфэктыўнасьць фастынгу праз дзень у дачыненьні да большага скіду вагі і больш выяўленага паляпшэньня шэрагу паказьнікаў, напрыклад адчувальнасьці да інсуліну.

Фастынг можа быць проціпаказаны людзям з захворваньнямі страўнікава-кішачнага тракту, з гісторыяй парушэньняў харчовых паводзінаў, парушэньнямі мэнструальнага цыклю і да т. п. Для бясьпекі фастынгу важна пазьбягаць абязводжваньня і быць занятым. У цэлым жанчынам рэкамэндуюцца больш ашчадныя сыстэмы фастынгу, чым мужчынам. Так, ім часьцей камфортнейшыя 3, а не 2 прыёмы ежы, 10/14, а не 8/16 у параўнаньні з мужчынамі.

Каб узмацніць эфэкт фастынгу і яго пераноснасьць, важна дадаць больш умеранай актыўнасьці ў выглядзе хады, велашпацыраў, бегу трушком. У доўгатэрміновай пэрспэктыве важна ацэньваць пераноснасьць і эфэктыўнасьць фастынгу, ацэньваючы ўзровень палавых гармонаў, C-рэактыўнага бялку, адчувальнасьці да інсуліну. Можна выкарыстоўваць вымярэньне ўзроўню кетонавых целаў у праграме фастынг-трэкеру ў тэлефоне для аптымізацыі працэсу.

Пытаньні і заданьні

1. Пачніце нармалізацыю харчаваньня з усталявання рэгулярнага рэжыму і захаваньня чыстых прамежкаў.

2. Рэгулярна сьнедайце і абедайце, паспрабуйце часам прапусьціць вячэру, звузіўшы сваё харчовае вакно.

3. Абярыце самы спакойны дзень і зрабіце 24-гадзіннае харчовае ўстрыманьне, калі ў вас няма да гэтага мэдыцынскіх проціпаказаньняў.

4. Арганізацыя трапезы. Як есьці?

Фаіна Ранеўская неяк сказала: «Даражэнькая, калі хочаце схуднець — ежце голай і перад люстэркам». Магчыма, гэта спрацуе, але ёсьць і менш экстравагантныя спосабы арганізаваць працэс ежы так, каб зьесьці меней і з большым задавальненьнем. На жаль, сёньня людзі ядуць вельмі хутка, адцягваючыся на смартфоны і сэрыялы і не надаючы належнай увагі ежы. Гэта вядзе да аўтаматычнага пераяданьня.

Калі вы добра ясьце, то і больш насалоджваецеся смакам, колерам і пахамі, становіцеся больш сытымі і здаволенымі — а значыць, будзеце зь лёгкасьцю прытрымлівацца такой сыстэмы харчаваньня. Важна падтрымліваць пастаянны рэжым харчаваньня бяз рэзкіх зьменаў часу сьняданку, абеду і вячэры: тады арганізм наладжвае ўнутраны гадзіньнік і пачынае рыхтавацца да сталаваньня загадзя.

> **!** Пры арганізацыі яды важна ўсё: час прыёму ежы, выбар прадуктаў, атрыманьне задавальненьня, папярэдні апэтыт і пачуцьцё насычэньня пасьля яды.

Для таго каб прытрымлівацца свайго харчаваньня ў доўгатэрміновай пэрспэктыве, трэба кантраляваць голад і сытасьць. Калі вас мучыць голад днём ці ўвечары або вы ясьце зусім без апэтыту, то ня зможаце доўга пратрымацца ў гэтым рэжыме на адной сіле волі. Таму важна пачаць назіраць за сваім голадам і сытасьцю, вывучаць, што і як на іх уплывае.

Схему харчаваньня плянуйце ад сьняданку:

• шчыльны сьняданак, каб насычэньня хапіла да абеду;

• абед, каб насычэньня хапіла да вячэры;

• вячэра, каб насычэньня хапіла да сну, але і лёгкая пры гэтым, каб раніцай быў апэтыт.

Паўза перад ядой: **5 хвілін**

Адкладзіце прыборы ўбок

Ежце павольна: **20 хвілін**

Рабіце перапынкі падчас ежы

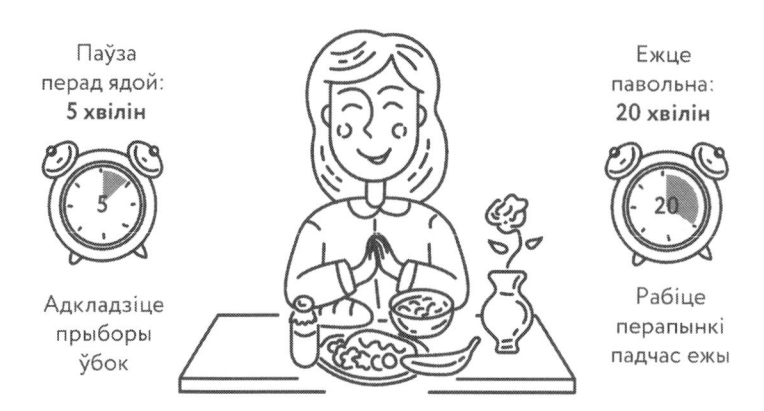

Невыпадкова ў народзе кажуць, што "апэтыт прыходзіць падчас яды", бо ўзровень "гармону голаду" грэліну расьце, калі мы проста глядзім на ежу.

Чым даўжэй глядзім, атрымліваем асалоду ад водару і прыгожага выгляды, тым вышэйшы ўзровень грэліну і лепшы апэтыт. Фон апэтыту важны для распазнаньня сапраўднага насычэньня: калі вы пачынаеце есьці, высокі ўзровень грэліну падае, і арганізм такім чынам атрымлівае сыгнал аб сытасьці. Калі вы пачалі есьці зь нізкім грэлінам, гэта значыць без апэтыту, то вы лёгка пераядаеце!

Добра адрэгуляванае пачуцьцё голаду падказвае важнае правіла: ежце, калі адчуваеце фізычны голад, і ежце да пачуцьця насычэньня. Фізычны голад — гэта проста сыгнал арганізма, як чырвоная лямпачка на бэнзабаку, што запас глікагену ў печані памяншаецца і трэба яго папоўніць. Дарэчы, гармон грэлін станоўча ўздзейнічае на здароўе: умацоўвае імунітэт, павялічвае ўзровень дафаміну, умацоўвае і амалоджвае цягліцы.

Успрымайце лёгкае пачуцьцё голаду станоўчаа, бо гэта смак да жыцьця, ён "уключае" рэжым паляўнічага і пошуку ежы.

Вызначайце эмоцыі, вырашайце рэальныя праблемы, не заядайце — і паступова вы будзеце ўсё лепш адрозьніваць фізычны голад і эмацыйны. Важна навучыцца адрозьніваць фізычны голад ад эмацыйнага, які можа ўзнікаць у адказ на стрэс, нэгатыўныя эмоцыі, стомленасьць. Але эклер ці піца не дапамогуць вырашыць вашыя працоўныя праблемы. Каб навучыцца выразна адрозьніваць іх, памятайце, што фізычны голад узнікае паступова, можа быць адкладзены, пры ім вы гатовыя есьці што заўгодна. А вось эмацыйны голад часта ўзнікае раптоўна, бяз сувязі з папярэдняй ежай, пры ім хочацца зьесьці крыху, але пэўных прадуктаў — салёнага, хрумсткага, салодкага, тлустага, вэнджанага, а яшчэ лепш — усё гэта разам. Бо яшчэ тысячы гадоў таму людзі заўважылі: «Лепей міска гародніны і зь ёю любоў, чым укормлены бык і зь ім нянавісьць» (Выслоўі 15:17).

Рэарганізуйце час прыёму ежы:

1. Зрабіце паўзу перад ядой.

2. Ежце павольна — аптымальны час складае 15–20 хвілін.

3. У час яды рабіце перапынкі на пару хвілінаў — адчуйце, ці сапраўды вы хочаце працягнуць прыём ежы.

4. Ежце сьвядома і атрымлівайце больш некалярыйнага задавальненьня.

5. Калі паелі — "завяршыце сталаваньне".

А зараз падрабязьней

Правіла паўзы перад ядой. Сядзьце за стол і не пачынайце адразу есьці, пачакайце 1–3 хвіліны. Паглядзіце на стравы, панюхайце, расслабцеся. Падумайце пра ежу як крыніцу энэргіі, якая патрэбная вам для вырашэньня важных справаў. Цікава, што ў першыя сэкунды зьяўляецца жаданьне зьесьці болей, але дзьве і больш хвіліны нюху зьмяншаюць цягу і дапамагаюць абраць больш здаровыя стравы. Выпіце шклянку вады — гэта дапаможа зьесьці менш.

Таксама карысна ўспомніць, што вы елі ў мінулы прыём ежы, і сфатаграфаваць ежу ў выгадным ракурсе — гэта дапаможа атрымаць больш задавальненьня і насыціцца меншай колькасьцю ежы. Выкладваць кожны раз фота ў інстаграм зусім не абавязкова.

! Падумайце пра харошае, няхай у роце зьявіцца сьліна — гэта значыць, што актыўнасьць стрэсавай сымпатыйнай сыстэмы зьніжаецца, і вы гатовыя да прыёму ежы. Заўсёды памятайце, што ежа — гэта сапраўдны дар, які мы прымаем зь любоўю і падзякай, які дае нам сілы жыць і радавацца жыцьцю.

Правіла павольнай яды

Калі я працаваў анэстэзіёлягам-рэаніматолягам, важным навыкам было паесьці вельмі хутка. Гэта ўвайшло ў звычку, мне складана было потым пераўчыцца і пачаць есьці павольна. Затое цяпер павольная дыета — slow food — мабыць, адзіная з усіх дыетаў, якую я магу рэкамэндаваць кожнаму без асьцярогаў.

Устаноўлена, што хуткая ежа зьвязаная з рызыкай пераяданьня, атлусьценьня і дыябэту. Павольная ежа дазваляе зьесьці менш і пры гэтым адчуваць сябе больш сытым. Паглядзіце па сэкундамэры, зь якой хуткасьцю вы ясьце і ці трэба вам запавольвацца.

Для таго каб есьці павольна, важна старанна жаваць, ня есьці адначасова са смартфонам, карыстацца прыборамі, адразаць невялікія кавалачкі. Ужывайце менш здробненай ежы: выбірайце мяса замест катлетаў, цэльную садавіну, а ня смузі. Недастатковае перажоўваньне часта спадарожнічае хуткай ежы.

Пэрыядычна варта рабіць **чыстыя паўзы**, калі ў роце ўжо нічога няма, але прыборы вы адклалі ўбок. У гэтыя перапынкі паміж ядойй можна пагутарыць з тымі, з кім вы падзяляеце стол.

Прыём ежы важна **правільна завяршыць**, каб вы былі ўпэўнена сытыя і задаволеныя. Падумайце, што вы яшчэ хочаце зьесьці ці выпіць? Невялікі смачны дэсэрт у выглядзе арэхаў ці садавіны, ягадаў, горкай чакаляды дапаможа вам атрымаць яшчэ большае задавальненьне ад сталаваньня. Пасьля прапалашчыце рот, але ня чысьціце зубы, асабліва калі елі садавіну.

Атрымлівайце задавальненьне ад ежы

Задавальненьне ад ежы ўплывае на пачуцьцё сытасьці. Мы можам павялічыць задавальненьне калярыйным і некалярыйным спосабамі — перавагу аддаём, вядома, апошняму. Чым прыгажэй будзе сэрвіраваны ваш стол, тым смачнейшай будзе ежа. Прыгожа раскладзіце ежу ў прыгожыя талеркі, выкарыстоўвайце прыборы, а ўвечары запаліце сьвечку. Успомніце, наколькі смачнейшай здаецца звычайная ежа ў раскошным рэстаране ці на пікніку на беразе мора. **Любімыя смакі, сэрвіроўка, кампанія, месца прыёму ежы — усё гэта мае значэньне і абмяжоўваецца толькі вашай фантазіяй.**

Арганізуйце рытуал прыёму ежы

Памятаеце сабак Паўлава? Вялікі навукоўца выявіў рэфлексы на прыкладзе выдзяленьня страўнікавага соку ў сабак у адказ на розныя стымулы, у тым ліку і нехарчовыя, напрыклад гук званочка. Вы можаце выпрацаваць у сябе такія ж рэфлексы, засьцілаючы стол абрусам перад ежай і прыбіраючы яго пасьля. **З гэтай жа прычыны важна есьці толькі на кухні ці ў гасьцёўні, а не на працоўным месцы ці ў ложку, інакш там будзе ўвесь час зьяўляцца апэтыт.**

Усьвядомленае харчаваньне — эфэктыўны спосаб есьці менш і быць больш сытымі. Успомніце, які кавалачак марожанага самы смачны? Першы і апошні! А чаму? Бо мы зьвяртаем на іх больш увагі. Калі вы трымаеце ўвагу на ежы, на тым, як зьмяняецца яе смак і кансыстэнцыя, то задавальненьня больш. Будзьце ўсьвядомленыя і сканцэнтраваныя на ежы, гэта складана, але паступова трэніруецца. Паўтаруся: ежа з праглядам тэлевізара, гартаньнем стужкі смартфона або чытаньнем кнігі зьвязаная зь большым перааданьнем і меншым задавальненьнем.

! **Сытасьць цікавым чынам зьвязаная з павагай да ежы. Людзі, якія лічаць сваю порцыю больш сытнай, паказваюць значнае зьніжэньне гармону голаду грэліну. Нядзіўна, што і кошт віна ўплывае на яго смак.**

Як есьці?
Рытуал ежы

Больш задавальненьня
— Кампанія
— Посуд і прыборы
— Сэрвіроўка

Ежце ўсьвядомлённа
— Увага на ежы
— Называйце смакі й водары
— Вывучайце ежу

Адрозьнівайце
фізычны голад і эмацыйны голад

Адным з выдатных інструмэнтаў павышэньня некалярыйнага задавальненьня зьяўляецца разьвіцьцё смаку. Чым больш характарыстык ежы мы можам назваць, тым больш атрымліваем уражаньняў і стымулаў. Для гэтага трэба пашыраць свой слоўнікавы запас, апісваць смак, выгляд, пах кожнага прадукту, даваць адценьні базавым смакам: салодкае, салёнае, кіслае, горкае, умамі, — і іх узаемадзеяньню паміж сабой. Рабіцеся гурманамі!

Пазбаўцеся ад стымулятараў апэтыту

Сярод прадуктаў і дадаткаў ёсьць тыя, якія насычаюць, і тыя, якія ўзмацняюць апэтыт. Стымулююць перааданьне смажанае ці вэнджанае, соль, цукар, араматызатары, фарбавальнікі, цукразаменьнікі, узмацняльнікі смаку, а таксама іх спалучэньні. Насычаюць — клятчатка, зеляніна, спэцыі, гарэхі. Зьніжаюць апэтыт горкі і кіслы смакі. Сярод нутрыентаў добра насычае бялок, ён дае доўгую сытасьць. Невялікія колькасьці тлушчу запавольваюць пэрыстальтыку і могуць падоўжыць пачуцьцё сытасьці.

Важным кампанэнтам сытасьці з'яўляецца аб'ём зьедзенага: калі павялічыць колькасьць прадуктаў зь нізкай удзельнай шчыльнасьцю, вы зможаце есьці болей аб'ёму і меней каляорыяў. Напрыклад, у кашу варта дадаць болей гародніны і зеляніны.

Цьвёрдая дыета

Цяпер модна многія прадукты есьць у здробненым выглядзе: супы-пюрэ, катлеты, фрэшы. Жаваньне вельмі важнае ня толькі для насычэньня, але і для мозгу — гэты працэс павышае сытасць і зьніжае ўзровень гармону стрэсу картызолу. У жывёльных мадэлях навукоўцы выявілі, што мяккая здробненая ежа (soft diet) прыводзіла да зьніжэньня працоўнай памяці, зьніжэньня нэўрагенэзу ў гіпакампе, павелічэньня рызыкі нэўрадэгенэратыўных захворваньняў. Таму карысна пагрызці гародніну і пажаваць мяса — як для дзяцей, каб правільна фармаваўся тварны шкілет, так і для дарослых, каб адчуваць сябе больш сытымі. **Грызіце гародніну, а не сябе ці навакольных!**

Датрымлівайцеся правільнага парадку страваў

Старажытныя рымляне, якія любілі парадак, складалі сваё сталаваньне па пляне "ab ovo usque ad mala", то бок пачыналі зь яек, а заканчвалі яблыкамі (садавіной). Сучасныя дасьледаваньні пацьвярджаюць традыцыйную эмпірычную ідэю аб тым, што парадак страваў важны для здароўя: пры аднолькавым складзе і каляражы гэты парадак істотна ўплывае на нашыя гармоны.

Некаторыя прадукты могуць уплываць на выпрацоўку гармону GLP-1, які запавольвае апаражненьне страўніка і падаўжае насычэньне. Ніжэйшая хуткасьць апаражненьня страўніка зьвязаная зь лепшым насычэньнем і павольнейшым паступленьнем ежы ў тонкі кішачнік, павольнейшым яе ўсмоктваньнем. А чым павольней, тым меншая постпрандыяль-

Салат → Бялкі → Вугляроды → Дэсерт →

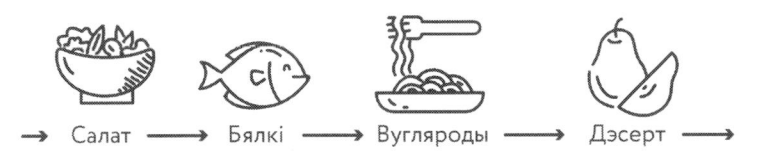

Датрымлівайцеся правільнага парадку

ная глікемія — залішні ўздым глюкозы ў крыві пасьля яды. *Такая глікемія зьяўляецца раньняй прыкметай дыябэту, а таксама можа ўзьнікаць і ў (пакуль) здаровых людзей, узмацняючы выяўленасьць глікацыі, аксідантнага стрэсу і падвышаючы рызыку сардэчна-сасудзістых хваробаў.*

Калі вы ясьце гародніну перад прыёмам вугляводаў больш высокай калярыйнай шчыльнасьці і больш высокага глікемічнага індэксу, гэта паляпшае глікемічны кантроль: меней інсуліну, меншы ўздым глюкозы. Калі вы зьядаеце першым бялок, то гэта таксама паляпшае глікемічны кантроль. Пачынайце сталаваньне зь бялковых прадуктаў, гародніны, багатых клятчаткай, і тлушчаў: напрыклад, спачатку салата з аліўкавым алеем, затым бялковы прадукт і толькі пасьля гэтага вугляводны гарнір ці садавіна.

Пытаньні і заданьні

1. Ежце заўсёды ў адным месцы, без тэлефона ў руках.
2. Уключайце сэкундамэр і павялічвайце час ежы.
3. Купіце сабе прыгожыя талеркі і прыборы.

5. Прадукты: агульныя крытэры выбару. Што есьці?

У гэтай главе сфармулюем агульныя правілы, якія дапамогуць вам рабіць самы здаровы выбар у любой прадуктовай групе. Сярод правілаў харчаваньня ёсьць шэраг унівэрсальных, якія пасавацьмуць любому чалавеку зь любым стылем харчаваньня. Яны простыя, але пры гэтым навукова абгрунтаваныя і эфэктыўныя. Паспрабуйце іх прытрымлівацца, і вы ў дастаткова хуткім часе зможаце ўбачыць вынікі.

Агульныя крытэры выбару ўключаюць:
• выбар цэльных прадуктаў;
• выбар прадуктаў зь нізкай калярыйнай і высокай біялягічнай шчыльнасьцю;
• выбар сьвежых прадуктаў;
• выбар прадуктаў з ашчаднай апрацоўкай;
• разнастайны прадуктовы кошык.

Усё, што мы ямо, можна ўмоўна падзяліць на дзьве групы.

Першая — гэта цэльныя прадукты, якія выраслі самі: яблык, яйка, рыба, арэх.

Другая — харчовыя рэчывы, зробленыя зь перапрацаваных субстанцый: мука, дрожджы, соль, цукар, крухмал, сухое малако, сурымі, сухі ячны парашок, соевы парашок, алеі, транстлушчы, разнастайныя харчовыя дабаўкі і да т. п. Камбінацыі гэтых рэчываў ствараюць штучныя (ультрапэрапрацаваныя) прадукты харчаваньня.

Апрацоўка ўключае ўсе віды ўзьдзеяньня: драбненьне, тэрмаапрацоўку, кансэрвацыю, рафінаваньне, уключэньне ў склад іншых харчовых субстанцый для зьмены смаку, ачыстку, дэзадараваньне, адбелку і да т. п. Калі для жывёлаў нават адно здрабніць ежу, то ў параўнаньні з кантрольнай групай яны зьядаюць яе на 30 % і набіраюць вагу. Чым глыбейшая апрацоўка прадукту, тым больш у прадукце калёрыяў і харчовых дабавак, тым менш карысных кампанэнтаў і горшае яго засваеньне. Напрыклад, цэльны авёс мае глікемічны індэкс 40, а аўсяная каша хуткай гатоўкі — 80.

Паляўнічыя-зьбіральнікі выкарыстоўваюць цэльныя прадукты зь мінімальнай апрацоўкай, смажаньнем і варкай. І нават калі ў іх ёсьць лішак прадуктаў, яны не пераядаюць.

Памідор — гэта не тое ж самае, што кетчуп з даданьнем солі і цукру, а цэльнае мяса адрозьніваецца ад смажаных сасісак; сок шкодны, у адрозьненьне ад цэльнага фрукта. Аддаючы перавагу цэльным прадуктам, мы можам прыкметна зьнізіць рызыкі для здароўя і атрымаць шмат плюсаў. Старайцеся ня менш за 80 % свайго рацыёну складаць з цэльных прадуктаў.

Ясная рэч, ідэальныя прадукты нам не заўсёды даступныя. Але рыба глыбокай замарозкі супастаўная з астуджанай па карысных якасьцях, а вось яе розьніца з замарожанымі рыбнымі катлетамі ці крабавымі палачкамі будзе вялікая.

Глыбокая апрацоўка вядзе да страты карысных спалучэньняў, пагаршэньня якасьці прадукту, уключэньня ў яго вялікай колькасьці дабавак, такіх як схаваны цукар і соль. Перапрацаваная ежа можа нават цалкам супадаць па калярыйнасьці і макронутрыентах, але пры гэтым інакш уздзейнічаць на харчовыя паводзіны чалавека.

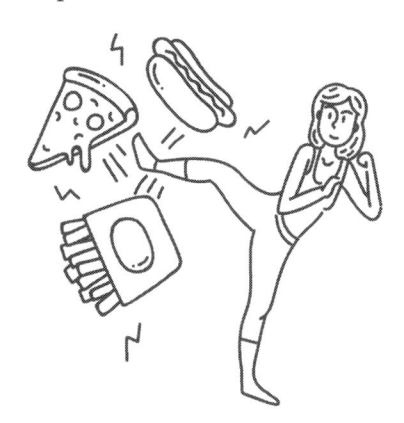

Ежце больш цэльных прадуктаў, меньш перапрацаваных

! **Дасьледаваньні паказалі, што прадукты з высокай ступеньню апрацоўкі горш насычаюць, зьядаюцца на 50 % хутчэй і людзі зьядаюць да дасягненьня сытасьці цэльных прадуктаў на 2500 супраць 3000 ккал перапрацаваных.**

Гэта значыць проста пераход на цэльныя прадукты можа скараціць пераяданьне на 500 ккал у дзень — без пачуцьця голаду! Іншыя дасьледаваньні пацьвярджаюць, што перапрацаваныя прадукты правакуюць набор вагі, павялічваюць рызыку сардэчна-сасудзістых захворваньняў і зьніжаюць працягласьць жыцьця. Кожныя 10 % калёрыяў з ультрапэрапрацаваных прадуктаў на 10 % павялічваюць рызыку разьвіцьця раку. Даданьне цукру, солі, тлушчу ў прадукты ўзмацьняе цягу да іх, іх эфэкт падсумоўваецца.

Часта людзі, якія хочуць палепшыць сваё харчаваньне, трапляюць у пастку псэўдакарысных прадуктаў. Псэўдакарысныя прадукты — гэта перапрацаваныя прадукты, якія выдаюць сябе за здаровыя, але такімі не зьяўляюцца. Да іх адносяцца сокі, сухафрукты, цукразаменьнікі, розныя віды "карыснай" мукі, "карысныя прысмакі", расьліннае малако, вэганскія соевыя сасіскі ды іншае, што прысутнічае ў выглядзе слоікаў, пакетаў, бутэлек, а ня цэльных прадуктаў. Для іх продажу выкарыстоўваюцца розныя маркетынгавыя прыёмы, ствараецца арэол здаровага харчаваньня, калі даданьне аднаго карыснага кампанэнта мяняе наша ўспрыманьне прадукту.

Напрыклад, печыва зь вітамінамі здаецца нам больш здаровым. Але зь печывам нічога не адбылося, яно засталося ранейшымі. Або адзін маленькі ліст салаты ў гамбургеры зьмяншае яго ўспрыманую каларыйнасьць, пасыпка семкамі робіць батон больш "здаровым". Часта выкарыстоўваецца акцэнт на адным кампанэнце, напрыклад упор на карысьць пэктыну ў зэфіры. Але зэфір — гэта перадусім цукар, а пэктын мы атрымліваем, зьеўшы звычайны яблык. Карысныя прысмакі часта ўяўляюць сабой проста іншыя формы цукру. Усе цукры біяэквівалентныя: цукар зь мёду ці фінікаў сапраўды гэтак жа ўплывае на наша здароўе, як і звычайны белы цукар. Надпісы "эка", "бія", "фрэш", "raw", "вэган", "фэрмэрскі", "арганічны", "нізкакалярыйны", "здаровы", "без даданьня цукру" і да т. п. могуць прысыпаць нашу пільнасьць.

Правіла калярыйнае шчыльнасьці

Старайцеся выбіраць ежу зь сярэдняй і нізкай удзельнай калярыйнай шчыльнасьцю, то бок невысокай колькасцю калёрыяў у адзінцы аб'ёму. Крупы, батончыкі, гатовая ежа ўтрымліваюць шмат калёрыяў у малым аб'ёме, і іх пераесці. Акрамя гэтага, канцэнтраваныя прадукты аказваюць нэгатыўнае ўздзеяньне на мікрафлёру, выклікаючы запаленчы адказ. Звычайна ў прадуктах зь нізкай удзельнай калярыйнасьцю больш карысных кампанэнтаў, якія ўключаюць клятчатку, вітаміны, мінэралы і да т. п.

Напрыклад, мы можам выбіраць ня хлеб, белы рыс ці пасту, а моркву ці гарбуз. Гэтае правіла тычыцца ня толькі вугляводаў: напрыклад, марская рыба мае ўдзельную калярыйнасьць амаль у два разы меншую, чым сьвініна.

Зьменшыце долю прадуктаў з высокай калярыйнай шчыльнасьцю, г. зн. «бедных прадуктаў», у якіх шмат калёрыяў і мала нутрыентаў. У першую чаргу гэта тычыцца мучных і кандытарскіх вырабаў, якія зьмяшчаюць шмат цукру і тлушчу. Нават проста крупы, якія зьядаюцца асобна, ня будуць здаровым выбарам: абавязкова дадавайце ў кожны прыём ежы больш зеляніны і гародніны, каб калярыйныя прадукты займалі меншую частку талеркі.

Павялічце частку прадуктаў з высокай біялягічнай каштоўнасьцю, г. зн. «багатых прадуктаў», якія ўтрымліваюць мала калёрыяў, але шмат карысных злучэньняў, уключаючы фітанутрыенты, клятчатку — гэта ліставая зелянінa, ягады, водарасьці, грыбы, гарэхі, насеньне, парасткі і да т. п. Нават невялікая порцыя гарэхаў робіць прыкметнае дадатнае ўздзеяньне на арганізм, зьмяншаючы рызыкі захворваньняў, паляпшаючы абмен халестэрыну. Зеляніна, грыбы і водарасьці можна сьмела патроху дадаваць амаль да любой стравы. Калі зімой зеляніна і ягады недаступныя, выкарыстоўвайце замарожаную зеляніну або высушаныя водарасьці, пасыпайце ежу сушанымі травамі ды спэцыямі. Гэта міт, што спэцыі правакуюць язву страўніка і ўзмацняюць апэтыт: наадварот — зьніжаюць колькасць зьедзенага, станоўча ўплываюць на здароўе. Важна толькі выкарыстоўваць цэльныя спэцыі, а ня сумесі з соль, глутаматам і ўзмацняльнікамі смаку.

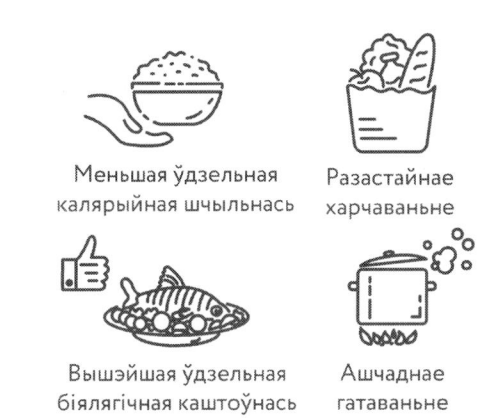

- Меншая ўдзельная калярыйная шчыльнасьць
- Разастайнае харчаваньне
- Вышэйшая ўдзельная біялягічная каштоўнасьць
- Ашчаднае гатаваньне

Правіла разнастайнага харчаваньня

Важна не замыкацца на невялікай колькасці прадуктаў: чым разнастайней мы ямо, тым лепей закрываем свае запатрабаваньні ў неабходных арганізму спалучэньнях. Добра, калі ў нас за сталом на працягу дня розныя прадуктовыя групы, стравы не паўтараюцца, а за прыём ежы мы зьядаем ня менш за 5–7 розных прадуктаў.

У тыповым рацыёне сучаснага чалавека вельмі часта адсутнічаюць цэлыя групы прадуктаў. На гэта ўплываюць розныя модныя тэндэнцыі, ненавуковыя тэсты на "непераносаньць", дэманізацыя тых ці іншых прадуктаў. Заўсёды імкніцеся пакаштаваць штонебудзь новае, каб узбагаціць свой рацыён. Сярод лінейкі падобных прадуктаў вы можаце выбраць тыя, якія вамі лепш пераносяцца ці здаюцца смачнейшымі: не ідзе фасоля — паспрабуйце нут або сачавіцу, не смакуе цыбуля — пакаштуйце кінзу, не падабаецца вішня — ежце больш чарніц.

Разнастайнасьць дыеты — гэта добра, але разнастайнасьць на стале падчас прыёму ежы правакуе пераяданьне. Таму карысна абмежаваць колькасьць прадуктаў, гэта зьмяншае цягу. Калі харчовая ўзнагарода невялікая (простая ежа) і аднастайная (рыба і гародніна, а ня поўны швэдскі стол), то людзі ядуць менш. Посьпех монадыетаў і спалучаны з тым, што такая аднастайная ежа зьніжае да яе цікавасьць. Сёньня ж разнастайнасьць прадуктаў зашкальвае, і ў краме можна знайсьці дзясяткі тысячаў відаў прадуктаў харчаваньня.

! Ежце простую ежу, розныя прадукты ў розныя прыёмы ежы і мінімум розных прадуктаў у адзін прыём ежы! Ідэальнага прадукту, які зьмяшчае ў сабе ўсё неабходнае, не існуе.

Правіла ашчаднай апрацоўкі

Пры тэрмаапрацоўцы многіх прадуктаў могуць утварацца канчатковыя прадукты глікацыі — іх называюць КПГ або Age, мы іх бачым як брунатна-карычневае адценьне або скарыначку. Запяканьне, вэнджаньне, смажка максімальна павялічваюць утрыманьне КПГ. **Пры гэтым смажанае здаецца нам смачнейшым — такая эвалюцыйная спадчына чалавека.**

Фастфуд зьмяшчае шмат КПГ: смажанае мяса, бэкон, выпечка, бульба і да т. п. Асабліва інтэнсіўна КПГ утворыцца, калі пры высокіх тэмпэратурах спалучаюцца бялок і цукар. Чым большы кантакт з паветрам, чым вышэйшая тэмпэратура, чым большы час гатаваньня, тым большы КПГ.

! Лішак КПГ павялічвае ўзровень акісьляльнага стрэсу, хранічнага запаленьня, зьніжае адчувальнасьць да інсуліну.

Самыя ашчадныя спосабы гатаваньня — варэньне і гатаваньне на пары. Мяса можна марынаваць у кіслых субстанцыях (воцат, цытрына) з дадаткамі, якія зьніжаюць утварэньне КПГ, – напрыклад, з размарынам. Ашчаднае гатаваньне таксама дапамагае зрабіць гародніну больш карыснай, паніжаючы яе глікемічны індэкс. Гародніну важна варыць не да мяккага стану, пакідаць яе цьвёрдай. Карысна дадаваць больш сырой неапрацаванай ежы ў выглядзе зеляніны і гародніны, яна валодае мінімальнай глікемічнай нагрузкай. Цікава, што сырая і вараная гародніна па-рознаму ўплываюць на мікрафлёру.

Заліваць крупы вадой можна ня толькі для зьніжэньня ўтрыманьня ў іх фітатаў, але й для хутчэйшага гатаваньня: вы можаце не варыць аўсянку, а заліць яе кіпнем, а грэчку можна на ноч заліць кефірам.

Пытаньні і заданьні

1. Трымайце дома запас цэльных прадуктаў, навучыцеся іх гатаваць.
2. Ежце больш па аб'ёме, але менш па калёрыях.
3. Бярыце на спробу новыя прадукты ў краме, каштуйце новае ў падарожжах.

6. Вугляводы

Вугляводы часта абвінавачваюць ва ўсіх грахах. Сапраўды, ня ўсе вугляводы аднолькава карысныя, бо яны ўяўляюць сабой вельмі разнастайную групу прадуктаў харчаваньня.

Упарадкуйце свае вугляводы:
• прыбярыце крыніцы даданага цукру;
• зьменшыце глікемічную нагрузку: больш зеляніны і гародніны, менш крупаў і мучнога;
• павялічце колькасьць харчовых групаў розных расьлінаў: гародніна, зеляніна, садавіна, ягады;
• ежце якасныя расьлінныя прадукты зь мінімальнай апрацоўкай, яны павінны складаць аснову здаровага рацыёну.

Plant based diet — так званая дыета, заснаваная на расьлінах, — прапануе зьядаць ня менш за 500 г зеляніны, гародніны і садавіны ў дзень, а калі больш, то яшчэ лепш.

Мінімізуйце даданы цукар

Нормай даданага цукру зьяўляецца ня больш за 5% агульнага каляражу. Важна максімальна скараціць яго колькасьць. Зьвярніце ўвагу, што ўсе віды цукру біяэквівалентныя, то бок мёд, кляновы сіроп ці сок белага вінаграду дзейнічаюць аднолькава, таксама як і агава, фінікавы цукар, цукровы трыснёг, какосавы цукар, глюкоза-фруктозны сіроп і

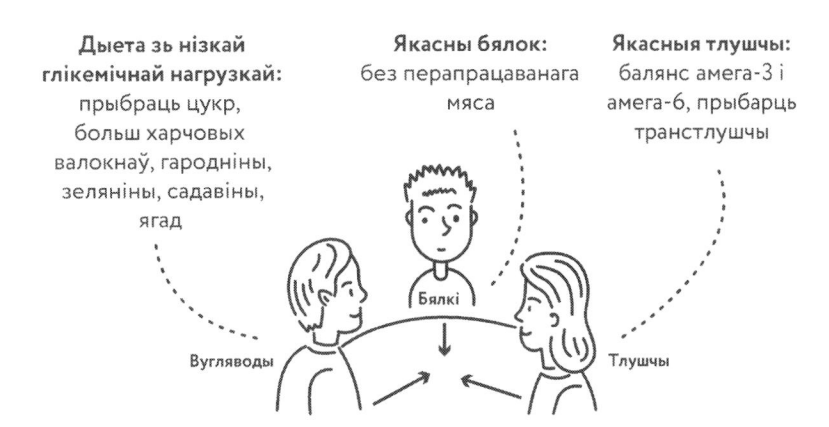

Дыета зь нізкай глікемічнай нагрузкай: прыбраць цукар, больш харчовых валокнаў, гародніны, зеляніны, садавіны, ягад

Якасны бялок: без перапрацаванага мяса

Якасныя тлушчы: балянс амега-3 і амега-6, прыбарць транстлушчы

Бялкі

Вугляводы   Тлушчы

яшчэ дзясятак назваў. Цукар ёсьць ня толькі ў салодкім, яго шмат у хлебе, соўсах, паўфабрыкатах. Скараціўшы колькасьць цукру, вы зьнізіце і колькасьць зьяданай ежы, бо цукар узмацняе апэтыт і стымулюе пераяданьне, зьніжае адчувальнасьць да інсуліну, паскарае «зацукроўку» (глікацыю) скуры і ўнутраных органаў, паскарае старэньне.

Скараціўшы колькасьць спажываных кандытарскіх вырабаў, фастфуду, гатовых прадуктаў, вы аўтаматычна зьнізіце і спажываньне цукру. СААЗ рэкамэндуе зьнізіць дадана цукар да 5% ад агульнага каляражу, што ў сярэднім роўнае 25 грамам у сотні для даросласлага чалавека. Для прыкладу, у 0,5 л колы або соку знаходзіцца 45 грамаў цукру, а ў 100-грамовай порцыі марозіва — 21 грам цукру.

Зьменшыце глікемічную нагрузку. Глікемічная нагрузка — гэта вытворнае ад колькасьці грамаў вугляводаў у 100 г прадукту (шчыльнасьць вугляводаў) і яго глікемічнага індэкса (здольнасьць уплываць на ўзровень цукру ў крыві). Ашчадная гатоўка, дадаваньне воцату, астуджэньне, дадаваньне тлушчу зьмяншае глікемічны індэкс, а высокая тэмпэратура гатаваньня, дадаваньне солі, драбненьне — павялічваюць. Дыета зь нізкай глікемічнай нагрузкай дазваляе мінімізаваць ваганьні глюкозы ў крыві і падтрымліваць высокую адчувальнасьць да інсуліну. У аснове такой дыеты — садавіна і гародніна з ашчаднай тэрмічнай апрацоўкай, цэльназерневыя прадукты ў правільных прапорцыях. Напрыклад, спалучэньне сырой зеляніны і гародніны з варанымі, вялікая доля гародніны да крупаў і да т. п.

> ❗ Вельмі важна абмежаваць колькасьць вугляводаў з высокім глікемічным індэксам, у іх лік уваходзяць і мучныя вырабы (хлеб, выпечка), і многія крупы (белы рыс).

З крупаў я раю выбіраць цэльназерневыя, напрыклад кіноа, амарант, цэльны авёс, і папярэдне заліваць іх вадой, каб паменшыць час гатоўкі і глікеміческі індэкс, зьменшыць колькасьць антынутрыентаў і змыць магчымыя плесьневыя забруджваньні. Зьменшыць глікемічную нагрузку можна і дадаючы больш зеляніны і спэцыяў у прадукты, выкарыстоўваючы дадаваньне воцату ці іншых кіслых прадуктаў (цытрына, лайм і інш.).

Асаблівую ўвагу зьвярніце на бабовыя: гарох, уключна зь зялёным замарожаным, нут, маш, фасолю, бабы, сачавіцу. Бабовыя — важная частка міжземнаморскай дыеты, яны ўтрымліваюць шмат харчовых валокнаў, стабілізуюць ваганьні цукру ў крыві і, акрамя таго што самі валодаюць нізкім індэксам, паляпшаюць глікемічны кантроль на наступны прыём ежы. Нядзіўна, што рэгулярнае спажываньне бабовых культураў на 10% зьмяншае рызыку сардэчна-сасудзістых захворваньняў.

Але ўсё ж такі найлепшыя крупы — гэта гародніна! Аптымальна выбудаваць свой рацыён на прадуктах зь нізкай глікемічнай нагрузкай, напрыклад замяніўшы мучныя прадукты вугляводамі з караняплодаў. Сьпіс досыць вялікі: морква, салера, чырвоны бурак, рэдзька, радыска, рэпа, пастарнак, бручка, батат ды іншыя больш рэдкія — пятрушка, катран, турнэпс, скарцанэра, джыкама.

Іх можна грызці і даваць дзецям сырымі, можна нацерці ў салату або як дадатак у іншыя стравы, зварыць а-ля вінэгрэт, зрабіць а-ля бульбу фры, нарэзаць і патушыць палачкамі.

Чым больш гародніны вы ўжываеце, тым лепш: розныя тыпы маюць свае плюсы, пачынаючы ад лікапіну ў памідорах да сульфарафану ў брокалі (і іншых капустах).

Садавіна таксама карысная, але яе колькасць не павінна перавышаць паловы ад аб'ёму спажыванай гародніны. Высокую карысьць для здароўя дэманструе ўжываньне гарэхаў. Кожная дадатковая порцыя гарэхаў у тыдзень зьніжае рызыку раку кішачніка і падкарэньніцы (падкарэннай залозы), рызыку сьмерці — на 24%. Дзённая норма складае ад 20 да 50 грам.

Кантэкст харчаваньня

Глікемічная нагрузка залежыць і ад індывідуальнай мікрафлёры, таму важна весьці маніторынг глюкозы, ацэньваючы сваю пэрсанальную рэакцыю на розныя прадукты ды іх спалучэньні. Значэньне мае і час прыёму ежы: так, раніцай і днём адчувальнасьць да інсуліну вышэйшая, чым увечары.

Калі ў вас высокабялковы сьняданак — то бок утрыманьне вугляводаў у ім менш за 10%, – то падчас абеду і вячэры ў гэты дзень павышэньне глюкозы будзе меншым. А вось і зваротная сувязь: постпрандыяльная глікемія (павышэньне глюкозы пасьля прыёму ежы) пасьля стандартнага сьняданку была прыкметна ніжэйшай, калі вячэра перад гэтым была з прадуктаў зь нізкім глікеміческім індэксам.

Харчовыя валокны

Павелічэньне колькасьці цэльнага збожжа, бабовых, зеляніны дапаможа павялічыць колькасьць харчовых валокнаў. Харчовыя валокны зьмяншаюць імавернасьць разьвіцьця шматлікіх хваробаў, ад сардэчна-сасудзістых да дэпрэсіі, прычым чым больш клятчаткі ў рацыёне, тым мацнейшае зьніжэньне рызыкаў. Харчовыя валокны як распушчальныя (пэктыны і інш.), так і нераспушчальныя (лігнін і інш.) зьмяншаюць глікемічны індэкс і дабратворна ўплываюць на мікрафлёру. А празь мікрафлёру робяць магутнае аздараўленчае ўзьдзеяньне на ўвесь арганізм. Расьлінныя прадукты багатыя прэбіётыкамі: фрукта-алігацукрыды, інулін, лактулоза, бэта-глюканы і інш.

Бэта-глюканы, напрыклад, ёсьць ня толькі ў аўсянцы, але і ў грыбах. Таксама грыбы ўтрымліваюць хітын, які паляпшае працу кішачніка і зьніжае рызыку запораў. Спажываньне грыбоў тры разы на тыдзень зьніжае рызыку дэмэнцыі і цукроўкі. Цікава, што ўплыў на вугляводны абмен ускосны, празь мікрабіём: грыбы павялічваюць долю бактэрыяў Prevotella, а тыя ўжо, у сваю чаргу, уплываюць на мэтабалізм. Шмат карысных уласьцівасьцяў маюць грыбы: апроч валокнаў яны ўтрымоўваюць шмат антыаксідантаў ды іншых карысных злучэньняў, напрыклад грыбны цукар трэгалоза, а таксама валодаюць імунамадулюючымі ўласьцівасьцямі.

Фітанутрыенты. *Расьлінная ежа ўтрымлівае мноства фітанутрыентаў — біялягічна актыўных злучэньняў, якія хоць і не зьяўляюцца незаменнымі, як вітаміны, але станоўча ўплываюць на здароўе чалавека, зьніжаючы рызыку захворваньняў. Порцыя гародніны можа зьмяшчаць сотню розных фітанутрыентаў. Яркі колер морквы (бэта-каратын) і таматам (лікапін) надаюць каратыноіды, група флаваноідаў уключае антацыянідыны (чарніцы), лігнаны (насеньне лёну), катэхіны (зялёны чай), ізафлавоны (бабовыя), сульфарафан і індол-3-карбінол (капусты), алілсульфіды (часнык і цыбуля), капсаіцын (чырвоны перац), піпэрын (чорны перац), куркумін (куркума), фісэтын (трускаўкі), гесперыдын (цытрусавыя) і многія іншыя (кверцэтын, бэрбэрын, рэсвератрол, геністэін, сілімарын, элагавая кіслата і інш.).*

Што дадаць з прадуктаў?

Гарэхі (мігдал, грэцкі і інш.), ягады (чарніцы, дурніцы, маліны, абляпіха, чарнаплодная рабіна, ажыны і інш.), насеньне (кунжут, чыя, ільняное, гарбузовае), водарасьці (вакамэ, лямінарыя і інш.), зеляніна (шпінат, кале, пятрушка, рукола, усе капусты), гранат, авакада і многія іншыя.

Памятайце, што ключ не ў адным канкрэтным прадукце, а ў багацьці і разнастайнасьці харчаваньня. Калі ўзімку сьвежая гародніна і зяляніна маладаступныя, то замарожаная гародніна, сухая трава, высушаныя водарасьці, замарожаны шпінат зьяўляюцца добрай альтэрнатывай.

Пытаньні і заданьні

1. Прааналізуйце зьяданыя прадукты на наяўнасьць схаванага цукру.
2. Асвойце некалькі новых рэцэптаў прыгатаваньня гародніны.
3. Зрабіце свой дэсэрт карысным: какава, гарэхі, ягады.

7. Бялкі

Бялкі адначасова маюць і карысныя і небясьпечныя ўласьцівасьці, таму важна правільна выкарыстоўваць іх у дыеце. З аднаго боку, вэгетарыянскія дыеты і абмежаваньне бялку, некаторых амінакіслотаў зьмяншаюць рызыкі хваробаў і падаўжаюць жыцьцё. Але дэфіцыт бялку можа правакаваць пераяданьне і атлусьценьне, а адмова ад бялковых прадуктаў вядзе да дэфіцыту вітаміну B_{12}, жалеза, цынку і да т. п.

Ключавыя падыходы да бялковых прадуктаў:

• ежце бялок з цэльных прадуктаў, а не зь перапрацаванага мяса. Стэйк, а не сасіскі, рыба, а ня крабавыя палачкі;
• пазьбягайце лішку і дэфіцыту бялку, рабіце часам вэганскія дні і прыёмы ежы безь бялку. Ежце чырвонае мяса не часьцей за 2–3 разы на тыдзень, тлустую марскую рыбу 2–3 разы на тыдзень;
• выбірайце якасны бялок: рыба лепшая за чырвонае мяса;
• выкарыстоўвайце ашчадную апрацоўку мяса. Варэньне, а не смажаньне. Калі вы смажыце мяса, пры гэтым назапашваюцца поліцыклічныя араматычныя вуглевадароды, небясьпечныя для здароўя. Нават калі вы яго не ясьце, але смажыце бяз выцяжкі ў пліты, яны могуць пранікаць праз скуру.

«Ты дражлівы празь мяса?» — «А бязь мяса я пачуваюся слабым!» Такія спрэчкі здзівілі б нашых продкаў, бо яны былі вэгетарыянцамі падчас пастоў, а ў астатні час — мясаедамі. Гэты падыход імітуе старажытныя цыклі паляўнічых-зьбіральнікаў, калі ўдалае паляваньне зьмянялася пошукам караняплодаў. Так і вам трэба знайсьці сваю залатую сярэдзіну бяз скрайнасьцяў.

Карысьць бялкоў у тым, што яны выдатна насычаюць, дапамагаюць схуднець і павялічыць аб'ём цягліц. Дастатковая колькасьць бялку ў ежы стымулюе, павышае энэргічнасьць і настрой. Амінакіслоты зьяўляюцца важным будаўнічым матэрыялам для арганізма, а таксама папярэднікамі многіх гармонаў і нэўрамэдыятараў. Такія ўласьцівасьці забясьпечылі бялку папулярнасьць у дыеталёгіі: бывае, бялковыя прадукты рэкамендуюцца практычна на кожны прыём ежы і ў дозах, якія шматкроць перавышаюць 0,8–1,2 грамаў на кілаграм вагі.

Павялічыць колькасьць бялку можна ў дні інтэнсіўнай працы, як разумовай, так і фізічнай. А таксама ва ўзросьце старэйшым за 65 гадоў для падтрыманьня цяглічнай масы і прафілактыкі саркапэніі.

Лішак бялку, асабліва жывёльнага, у ежы зьніжае працягласьць жыцьця і павялічвае рызыку захворваньняў (пухлінныя, цукроўка). Жывёльныя бялкі ўтрымліваюць шмат мэтыяніну і BCAA-амінакіслотаў (лейцын, ізалейцын, валін) — памяншэньне колькасьці гэтых амінакіслотаў падаўжае жыцьцё амаль эквівалентнае нізкакалярыйнаму харчаваньню. А вось расьлінны бялок ня мае нэгатыўнага ўплыву, мо празь меншае ўтрыманьне мэтыяніну і BCAA-амінакіслотаў. Таму рэгулярнае спажываньне бабовых, якія маюць даволі высокае ўтрыманьне бялку, можа быць пэрыядычнай альтэрнатывай жывёльнаму бялку.

Мае сэнс абмяжоўваць колькасць бялку ў харчаваньні, асабліва за кошт чырвонага мяса: есці бялковыя прадукты ня ў кожны прыём ежы, ладзіць вэганскія дні. Асабліва карысна гэта на выходных ці ў адпачынку, бо абмежаваньне бялку дапамагае рэляксацыі.

Добрай крыніцай бялку зьяўляецца мяса жывёл пашавага выпасу, вельмі карысныя морапрадукты і марская рыба, яйкі. Кампэнсаваць зьніжэньне жывёльнага бялку можна павелічэньнем расьліннага. Чырвонае мяса варта ўжываць не часьцей за 2–3 разы на тыдзень, варта дадаваць у рацыён субпрадукты і болей белага мяса (птушка). Марскую рыбу рэкамэндуецца таксама есці 2–3 разы на тыдзень. Самай частай рыбай у нашым рацыёне зьяўляецца скумбрыя (цэльная, глыбокай замарозкі). Абумоўлена гэта цэлым шэрагам прычынаў: гэта рыба дзікае лоўлі, напрыклад нарвэская скумбрыя даяжджае ў добрым стане, у ёй адносна невялікая колькасць костак, таму яе лёгка есьці дзецям.

Звычайна я зьядаю сярэднюю скумбрыю (350 г) за раз, гэта дае порцыю адварной скумбры ў 250 г. Што гэта значыць на мове лічбаў? Такім чынам, адна скумбрыя — гэта 550 ккал, зь іх 50 грамаў адборнага бялку, 36 грамаў выдатнага тлушчу. А таксама 129 мкг селену (больш за 200 % ад патрэбы ў содні), 135 мкг ёду (амаль поўная содневая патрэба), 3,6 г Амэга-3 тлустых кіслотаў. Як бачыце, пры 2–3 порцыях рыбы на тыдзень няма ніякай неабходнасьці ў прыёме дадатковых дабавак.

Рыбны бялок прыкметна адрозьніваецца ад чырвонага і белага мяса, ён валодае даведзеным антыгіпэртэнзіўным эфэктам, стымулюе фібрыноліз, спрыяе зьніжэньню вагі і зьніжае ўзровень С-рэактыўнага бялку, палягпшае адчувальнасьць да інсуліну.

Калі высокія колькасьці жывёльнага бялку ў дыеце могуць павялічваць запаленьне, то расьлінны і рыбны бялкі не аказваюць такога дзеяньня.

Самым шкодным зьяўляецца перапрацаванае мяса (вяндліна, сасіскі, каўбаса, бэкон і да т. п.) — варта гранічна мінімізаваць гэтыя прадукты ў сваім рацыёне. Калі кожная дадатковая порцыя чырвонага мяса ў тыдзень павялічвае рызыку сьмерці на 10 %, то порцыя перапрацаванага мяса — на 23 %.

Лішак малочных прадуктаў таксама нэгатыўна ўздзейнічае на здароўе. Варта абмежаваць іх спажываньне, уключаючы цэльнае малако, сыры і да т. п. Малочныя бялкі ўтрымліваюць вялікую колькасць BCAA-амінакіслотаў, якія павялічваюць узровень ІФР-1 і актыўнасьць mTOR, што можа паскараць старэньне, галактоза ўскладзе малака паскарае старэньне мозгу. **Невялікая колькасьць кефіру ці ёгурту без дадаткаў можа быць карыснай, але я раю ня піць іх шмат, а, напрыклад, выкарыстоўваць як заправу для салаты.**

Аптымальным кантэкстам для бялковых прадуктаў будуць нізкакрухмалістыя гародніна і зеляніна, напрыклад мяса з салатай ці рыба з гароднінай, ня варта спалучаць мяса з крухмалістымі прадуктамі, салодкай садавінай, мучнымі вырабамі.

Пытаньні і заданьні

1. Ці ясьце вы рыбу? Дадайце яе ў рацыён 1–2 разы на тыдзень.

2. Мінімізуйце спажываньне перапрацаванага чырвонага мяса.

3. Абмяжуйце спажываньне малака і сыру, а вось кефір і ёгурт у невялікіх колькасьцях карысныя.

8. Тлушчы

Тлушчам не пашанцавала мацней, чым астатнім макранутрыентам, яшчэ нядаўна яны лічыліся галоўнымі вінавайцамі атлусьценьня і сардэчна-сасудзістых захворваньняў. Апошнія дасьледаваньні паказалі, што самі па сабе тлушчы ні ў чым не вінаватыя, таму няма ніякага сэнсу імкнуцца да экстрэмальна нізкатлушчавых дыет. Але сыходзіць у іншую скрайнасьць — высокатлушчавыя і кета-дыеты — таксама неапраўдана. Тлушчы вельмі каларыйныя, таму іх даданьне ў рацыён павінна быць умераным, суправаджацьца памяншэньнем долі вугляводаў, асабліва высока- і сярэднеглікемічных. Калі вы зьмяншаеце колькасьць канцэнтраваных вугляводаў у вашым рацыёне, тлушчы цалкам могуць папоўніць дэфіцыт калёрыяў.

Упарадкуйце свае тлушчы:
• ежце тлушчы ў цэльных прадуктах харчаваньня. Так, спалучэньне цукар + тлушч не сустракаецца ў прыродзе, а толькі ў фастфудзе;
• аддавайце перавагу аліўкаваму алею;
• пазьбягайце ўжываць Амэга-6 расьлінныя тлушчы;
• дадавайце больш Амэга-3 тлушчаў;
• скараціце спажываньне шкодных тлушчаў.

Вылучаюць наступныя віды тлустых кіслот, якія ўваходзяць у склад тлушчаў: насычаныя (без падвойных сувязяў, напрыклад сьметанковае масла, какосавае), монаненасычаныя (Амэга-9, аліўкавы алей, авакада), полінаненасычаныя Амэга-3 (АЛК — альфа-ліноленавая ў ільняным алеі), ЭПК (эйказапэнтаенавая), ДГК (даказагексаенавая ў рыбіным тлушчы) і полінаненасычаныя Амэга-6 (сланечнікавы, кукурузны, соевы алеі).

Уплыў розных відаў тлушчаў на арганізм вызначаецца шмат у чым індывідуальнай генэтыкай, гэта тычыцца і пэўнай долі насычаных тлушчаў у рацыёне. Напрыклад, паводле майго ДНК-тэсту, нізкатлушчавая дыета з падвышанай доляй вугляводаў у мяне павялічвае рызыку атлусьценьня. Пры гэтым ад міжземнаморскай дыеты з падвышаным утрыманьнем монаненасычаных кіслотаў я атрымліваю шмат перавагаў, а вось наяўнасьць генэтычнага варыянту GG у rs5082 спрыяе больш актыўнаму набору вагі і павялічвае рызыку атлусьценьня пры спажываньні насычаных тлушчаў, чаго няма ў іншых генэтычных варыянтаў.

Умераная колькасьць насычаных тлушчаў будзе дарэчы ў рацыёне, але важным зьяўляецца кантэкст: аптымальна спажываць тлушчы ў складзе цэльных прадуктаў і ў спалучэньні з гароднінай і зелянінай. Полінаненасычаныя тлушчы Амэга-6 і Амэга-3 незаменныя для арганізма, але іх лішак шкодны. Рэч у тым, што яны мацней, чым іншыя віды тлушчаў, схільныя да перакіснага акісьлення, што вядзе да ўтварэньня таксічных злучэньняў. Так, лепш грэцкі гарэх, а не алей грэцкага гарэха, лепш пасыпаць салату ільнянымі семкамі, чым ужываць ільняны алей.

Сярод усіх тлустых кіслот самай карыснай зьяўляецца монаненасычаная алеінавая тлустая, яна ёсьць у авакада, аліўкавым алеі і да т. п. Як і іншыя монаненасычаныя кіслоты, яна зьмяншае ўзровень запаленьня, рызыку разьвіцця шматлікіх захворваньняў, паляпшае адчувальнасьць да інсуліну. Аліўкавы алей — самы вывучаны прадукт, які ўтрымлівае алеінавую кіслату. Спажываньне аліўкавага алею зьніжае рызыку сьмяротнасьці ад усіх прычынаў на 23 %, эфэктыўнае ў прафілактыцы сардэчна-сасудзістых захворваньняў, паляпшае ліпідны профіль і зьніжае запаленьне. Вельмі важна выбіраць правераны алей першага халоднага адціску, каб пазьбегнуць падробак.

Аптымальны выбар — **аліўкавы алей** першага халоднага адціску. Панюхайце яго, вы адчуеце расьлінны (травяны, фруктовы ці агароднінны) пах, а калі праглынаеце, то павінны адчуць горыч на языку (гэта алеурапэін) і раздражненьне і пякоту ў горле (алеакантал), аж да пакашліваньня. Гэта паказьнікі якасьці і карысьці алею, зьвязаныя з высокім утрыманьнем фітанутрыентаў алеурапэіну, алеаканталу і алеацыну. Гэтыя злучэньні валодаюць добра вывучанай супрацьзапаленчай актыўнасьцю, антыаксідантнай, яны павялічваюць адчувальнасьць да інсуліну, павялічваюць выпрацоўку аксіду азоту, памяншаюць выпрацоўку малекулаў адгезіі. Усё гэта прыводзіць да зьніжэньня рызыкі атэрасклерозу, дыябэту, раку, нэўрадэгенэратыўных захворваньняў, зьніжэньня артэрыяльнага ціску.

Апошнімі дзесяцігодзьдзямі мы сутыкнуліся зь лішкам танных алеяў, якія зьмяшчаюць шмат полінаненасычаных Амэга-6 тлустых кіслотаў (соевы, сланечнікавы, кукурузны і інш.). Зьяўляецца дысбаланс, і каб яго ўраўнаважыць, варта абмежаваць спажываньне Амэга-6 і павысіць у рацыёне колькасьць Амэга-3 тлустых кіслотаў. Для гэтага рэкамэндую ўжываць марскую тлустую рыбу 2–3 разы на тыдзень, у іншых выпадках можна зьвярнуцца да дадаткаў. Вымераць суадносіны Амэга-3 / Амэга-6 можна па аналізе крыві.

Зьвярніце ўвагу, што льняны алей не зьяўляецца паўнавартаснай крыніцай жывёльных Амэга-3 тлустых кіслотаў, патрэбных нашаму арганізму, у адрозьненьне ад рыбінага тлушчу.

Акрамя даданьня карысных тлушчаў, важна прыбраць шкодныя. Пазьбягайце смажаных тлушчаў, фастфуду, тлушчаў, якія доўга захоўваюцца. Транстлушчы часьцей за ўсё ўтрымліваюцца ў кандытарскіх вырабах і павялічваюць рызыку шматлікіх захворваньняў — максімальна абмяжоўвайце іх спажываньне.

Як ужо згадана вышэй, ня варта спажываць шмат расьлінных алеяў (за выключэньнем аліўкавага і какосавага), замест алею грэцкага арэха лепш ежце цэльныя арэхі, а замест ільнянога алею карысьней будзе пасыпаць салату здробненымі семкамі.

Пытаньні і заданьні

1. Пазьбягайце транстлушчаў у рацыёне.
2. Аддавайце перавагу аліўкаваму алею халоднага адціску.
3. Спажывайце дастаткова Амэга-3 тлустых кіслот ЭПК і ДГК, ня менш за 1 грам.

9. Водна-солевы балянс

Многія людзі ўпэўненыя, што пастаяннае ўжываньне вялікай колькасьці вады вельмі карыснае, але дасьледаваньні абвяргаюць гэта. Дадатковая вадкасьць не паляпшае здароўе. А для воднага балянсу ўлічваецца і вадкасьць у супах, гародніне і садавіне. Вада карысная, калі ўжываецца ў меру, каб пазьбегнуць абязводжваньня. Чыстая вада карысная для працы мозгу, кішачніка, смага часам можа выяўляцца і ў выглядзе голаду. Пачуцьцё смагі падкажа вам, колькі трэба піць, бо дакладная колькасьць вады залежыць ад мноства чыньнікаў: тэмпэратуры, вільготнасьці, зьедзеных прадуктаў, адзеньня, фізічнай актыўнасьці ды інш.

Я раю выкарыстоўваць правіла тэставага глытка: трымаць каля сябе ваду і пэрыядычна адпіваць па глытку. Калі пасьля глытка хочацца яшчэ піць — п'яце, колькі хочацца, ня хочацца больш — не п'яце. Спаталяйце смагу толькі чыстай вадой і максімальна абмяжоўвайце спажываньне «вадкіх калёрыяў» у выглядзе сокаў, смузі, газіровак, гарбаты ці кавы зь вяршкамі або цукрам. У вадкім выглядзе калёрыі горш дзейнічаюць на арганізм, і нам цяжка ўлічыць іх.

Вы можаце піць ваду перад ядой і падчас яды, без абмежаваньняў. Аднак запіваць ежу таму, што вы ня можаце яе пражаваць, — кепская ідэя. Дбайнае жаваньне з вылучэньнем сьліны важнае для паўнавартаснага стравваньня.

З напояў варта адзначыць каву, какаву і зялёную гарбату. Кава, нават дэкафэінізаваная, зьніжае рызыку многіх захворваньняў за кошт высокага ўтрыманьня антыаксідантаў, а таксама зьніжае рызыку разьвіцця некалькіх відаў раку. Але індывідуальнае дзеяньне кавы можа залежаць ад генэтыкі — у некаторых кава пагаршае ліпідны профіль, павялічвае ўзровень запаленьня, узмацняе трывогу.

Карысьць **горкай чакаляды або какавы**, якую нават называюць "салодкім асьпірынам", вялікая: яна зьніжае рызыку ўзьнікненьня многіх захворваньняў — ад сардэчна-сасудзістых да нэўрадэгенэратыўных. Флявоноіды какавы перадухіляюць гібель нэўронаў, зьніжаючы эксайтатаксічнасьць. Пажылыя людзі, якія выпівалі два кубкі какавы бяз цукру, дэманстравалі паляпшэньне мазгавога кровазвароту і лепшыя вынікі тэстаў. Яшчэ адзін кампанэнт — тэабрамін — расслабляе гладкія цягліцы: пашырае бронхі, зьніжае тонус сасудаў, павялічвае крывацёк у артэрыях сэрца і да т. п. Полфэнолы какавы зьніжаюць узровень запаленьня, памяншаюць апэтыт, таксама какава павялічвае адчувальнасьць да інсуліну і зьніжае рызыку дыябэту, паляпшае гастрыню зроку і здольнасьць адрозьніваць кантрасныя колеры.

Карысная **гарбата, асабліва зялёная**, а яшчэ больш матэ, праз высокае ўтрыманьне эпігалакатэхіну.

Іншыя безкафэінавыя напоі, напрыклад каркадэ або зёлкавыя гарбаты, таксама маюць карысныя ўласьцівасьці. А вось папулярныя віды расьліннага малака ды іншыя каляpыйныя напоі, у тым ліку сокі, я не рэкамэндую. Гэта можа прывесьці да залішняга спажываньня калёрыяў, а акрамя таго, дрэнна задавальняе пачуцьцё смагі.

Галоўнае правіла солевага балянсу — гэта балянс натрыю і калію. Наша цела эвалюцыйна створанае для асяродзьдзя, дзе мала натрыю і шмат калію, а цяпер атрымліваецца ўсё наадварот. Лішак солі павялічвае рызыку гіпэртэнзіі, затрымкі вадкасьці, павялічвае глікемічны індэкс прадуктаў і рызыку запаленчых працэсаў.

! Важна захоўваць здаровыя суадносіны натрыю і калію ў дыеце: 1:3 — 1:4.

Для гэтага перастаньце саліць, выкарыстоўваць соевы соўс, памяншайце колькасьць гатовых прадуктаў і паўфабрыкатаў (шмат натрыю ў хлебе і выпечцы, сырах, каўбасах і да т. п.), а таксама ежце больш цэльнай расьліннай ежы — менавіта яна зьяўляецца крыніцай калію.

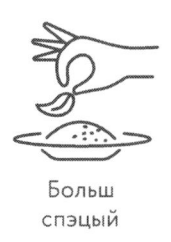

Больш спэцый

Як і ўсе скрайнасьці, поўнае пазьбяганьне солі небясьпечна. Дасьледаваньні паказалі, што вельмі малая і вельмі вялікая колькасьць солі шкодныя для здароўя. Калі вы часам зьядаеце гатовыя прадукты, то атрымліваеце зь імі дастаткова натрыю. Калі хочацца разнастаіць смак, выкарыстайце больш спэцый і пернасьцяў. Яны — сапраўдныя суперфуды, утрымліваюць шмат карысных злучэньняў, даюць сытасьць. Раней перац прадавалі на вагу золата, сёньня гэта даступна кожнаму. Чырвоны і чорны перцы, праванская трава, размарын, кмен, куркума, імберац, кроп, гвазьдзік, шафран і многія іншыя — гэта смачна і карысна! Насупераў мітам, спэцыі зьніжаюць пераяданьне, перац не правакуе язвавую хваробу, а наадварот — абараняе ад яе! Такія спэцыі, як размарын, абараняюць прадукты ад пашкоджаньняў пры тэрмаапрацоўцы.

Пытаньні і заданьні

1. Трымайце каля сябе ваду і рэгулярна рабіце тэставы глыток.
2. Смакуйце безкафэінавыя карысныя напоі: гарбата зь зёлак, каркадэ, какава.
3. Скараціце колькасьць солі, уключаючы соль у гатовых прадуктах харчаваньня.

10. Кіраваньне колькасьцю. Колькі есьці?

«Гэта ж нізкакалярыйныя булачкі», — так я супакойваў сябе, даядаючы дзявятую. Эвалюцыя чалавека праходзіла ва ўмовах пэрыядычнага недахопу калёрыяў, а часам — лішку. Таму наш арганізм прыстасаваўся набіраць тлушч, калі ёсьць лішак ежы, каб выжыць на гэтых запасах, калі ежы будзе неставаць. Але сёньня нас увесь час атачае ежа, за апошняе стагодзьдзе людзі сталі есьці нашмат больш.

! Памер булкі хлеба вырас на 23%, дзірка ў пончыку паменшылася, калярыйнасьць страваў у кулінарных кнігах вырасла на 44%. З 1900 года памер талерак у сярэднім вырас на 23%, што прыводзіць да 50 лішніх ккал на дзень і да +2,2 кг на год.

Лягічным і правільным рашэньнем будзе спроба есьці менш. Ужо шмат дзесяцігодзьдзяў залатым правілам пахуданьня зьяўляецца "спажываць менш калёрыяў, чым вытрачаць". Зьмена вагі залежыць ад розьніцы паміж спажываньнем і выдаткам энэргіі. Наша цела выдаткоўвае энэргію на базавы мэтабалізм, засваеньне ежы і фізычную актыўнасьць.

Існуюць розныя спосабы кіраваць колькасьцю зьедзенага: **колькасныя** (падлік каляражу і вытраты калёрыяў), **паўколькасныя** (зьмена прапорцыяў прадуктаў, выкарыстаньне рук для кантролю аб'ёму і да т. п.) і **якасныя** мэтады (вылучэньне меншага часу на ежу, перавага цэльных прадуктаў, павелічэньне колькасьці насычальных прадуктаў, кантроль прычынаў пераяданьня і да т. п.).

Падлічыць свой энэргетычны баланс можна з дапамогай адмысловых анляйн-калькулятараў, якія ўлічваюць і ваш узровень фізычнай актыўнасьці, масу, структуру цела. Сярэдні мужчына мае значэньне 2400 ккал, жанчына — 2000 ккал, а для пахуданьня, як правіла, прапануецца ствараць дэфіцыт каля 10 %, падтрымліваючы суадносіны бялкі-тлушчы-вугляводы як 20-30-50. Старое правіла абвяшчае, што дэфіцыт у 3500 ккал прывядзе да страты 500 грам вагі. Аднак пры практычным увасабленьні гэтае правіла мае шмат перашкодаў.

Ацэнка зьедзенага па руках

Усё ў вашых руках, у тым ліку і просты падлік колькасьці зьедзенага. Правіла рукі ці далоні — гэта выкарыстаньне нашых ручычаў як мерных інструмэнтаў. Параўноўваючы візуальна порцыю з дзьвюма далонямі, далоньню, кулаком, вялікім пальцам, мы можам арыентавацца ў аб'ёмах прадуктаў. Так, порцыя гародніны — гэта кулак, рэкамэндуюць ня меней за 5-6 порцый гародніны ў дзень, памер бялковых прадуктаў на адзін прыём ежы — як далонь, крупы — ня больш за жменю, тлушч — як верхняя фаланга вялікага пальца, кандытарскія вырабы — ня больш за два пальцы, ягад або садавіны — ня больш за жменю, салата — на дзьве далоні. На адзін кулак бялковых прадуктаў пажадана зьядаць ня менш за два кулакі гародніны.

Аднак на практыцы існуюць вялікія разыходжаньні і ваганьні вагі. Гэта зьвязана з тым, што падлічыць сапраўды свой каляраж складана, а колькасьць спальваных калёрыяў — таксама цяжка. Абодва бакі ўраўненьня, як паступленьне калёрыяў, так і спальваньне, могуць пастаянна мяняцца. Вы можаце спальваць розную колькасьць калёрыяў у залежнасьці ад адсотку цягліцаў, вашае масы, прапорцыі макранутрыентаў, асаблівасьцяў страваваньня (2–10 % калёрыяў не засвойваюцца), пры дэфіцыце калёрыяў мы падсьвядома менш рухаемся, пры прафіцыце — больш, па-рознаму працуе наш буры тлушч, што ўплывае на долю энэргіі, якую мы трацім на тэрмагенэз.

Ваганьні вагі не адлюстроўваюць зьмену структуры цела (цягліцы, тлушч, вада). Часта зьмены масы цела адбываюцца за кошт вады, напрыклад, пры нізкавугляводнай дыеце, калі мы губляем ваду, ці ў розныя дні мэнструальнага цыклю. Таму вымяраць зьмены масы цела лепш у адзін і той жа дзень цыклю. Зрэшты, і ўстрыманьне ад паходу ў туалет можа няўзнак дадаць вам кіляграм. Менавіта таму важна не худнець, а падтрымліваць здаровую структуру цела: больш цягічнай масы, аптымальны працэнт тлушчу ў правільных месцах.

Мэтад падліку калёрыяў дазваляе прааналізаваць свой рацыён і ўбачыць памылкі. Нават калі вы лічыце каляраж толькі прыблізна, гэты мэтад карысны, бо ня так важна падлічыць, як усьвядоміць, што вы ясьце, і выявіць харчовыя памылкі. Часта людзям важна ўсьвядоміць сапраўдную калярыйнасьць "карысных лёгкіх фінікаў", "усяго толькі" адной чакалядкі, убачыць рэальную калярыйнасьць свайго рацыёну, знайсьці прычыны гіпэркаляражу, падлічыць колькасьць бялку і цукру. Бо чалавек можа лічыць, што ня есьць салодкага, а разам з гэтым спажываць вялікую колькасьць схаванага цукру і тлушчу ў гатовых прадуктах харчаваньня.

Падлік калёрыяў можа быць карысны на раньніх этапах зьмены харчовых звычак. Але калі вы можаце абысьціся без падліку, то лепш абысьціся, таму што гэты мэтад мае шмат нэгатыўных эфэктаў. Напрыклад, падлік правакуе ствараць мацнейшы дэфіцыт, замяняць карысныя прадукты нездаровымі (бо ўсе калёрыі аднолькавыя!), прыводзіць да парушэньняў харчовых паводзінаў, калі чалавек пачынае баяцца ежы і імкнецца скарачаць каляраж, выклікае пачуцьцё віны, калі людзі спрабуюць «замаліць» свае харчовыя грахі спортам і да т. п. Вельмі многія людзі сьвядома або несьвядома скажаюць лічбы, заніжаючы каляраж і завышаючы паказьнікі сваёй рухальнай актыўнасьці, таму так важны дзёньнік харчаваньня.

«Страчваю час, а хацелася б вагу». Зьніжаючы колькасьць калёрыяў, многія дзівяцца, маўляў, ня ем ужо тры гадзіны, і чаму я да гэтага часу не схуднеў? Мне вельмі хочацца, каб вы зразумелі: мае сэнс укараняць у свае харчовыя паводзіны толькі тыя правілы, якіх вы можаце прытрымлівацца на працягу дзесяцігодзьдзяў. Усе кароткатэрміновыя дыеты шкодзяць і адно правакуюць набор вагі. Радыкальнае зьніжэньне вагі (crash diets) можа сур'ёзна нашкодзіць мэтабалізму (мэтабалічная адаптацыя), гарманальнай рэгуляцыі і харчовым паводзінам.

Героі ТБ-шоў The Biggest Loser, якія худнеюць за грошы, праз 6 гадоў пасьля перадачы моцна набралі вагу (13 з 14 удзельнікаў), а колькасьць спальваных імі калёрыяў была меншай. Таму тым людзям, якія моцна схуднелі за два тыдні, трэба хутчэй спачуваць, а не зайздросьціць.

Ліпастат

У нашым арганізьме існуюць мэханізмы падтрыманьня пэўнага адсотку тлушчу незалежна ад ваганьняў каляражу. Калі мы больш зьелі, то падсьвядома і рухаемся больш, больш вытрачаем на тэрмагенэз. Гэты мэханізм, які фармаваўся на працягу мільёнаў гадоў, нашмат дакладнейшы за праграмы для падліку калёрыяў і да таго ж цалкам аўтаматызаваны. Наш мозг апрацоўвае мноства ўваходных зьвестак і прымае рашэньні, якія ўплываюць на нашы харчовыя паводзіны, сытасьць і апэтыт. Занадта смачная ежа, лішак сьвятла, стрэсу, зьмена долі тлушчу зьбіваюць наш ліпастат.

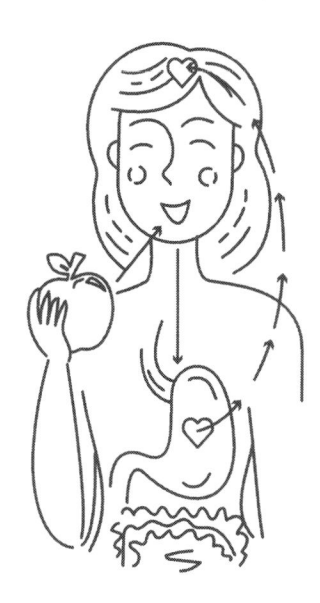

! **Рэгулярныя эпізоды пераяданьня таксама могуць парушыць нармальную працу мэханізмаў насычэньня, таму нядзіўна, што наступствы навагодніх сьвятаў «вісяць» у нас на баках да лета.**

Хранічнае запаленьне, напрыклад, вядзе да таго, што ў гіпаталямусе зьмяняецца актыўнасьць нэўронаў, і яны пачынаюць выпрацоўваць больш гармонаў голаду. А калі разьвіваецца лептынарэзыстэнтнасьць, то работа ліпастату зьмяняецца, чалавек пачынае думаць пра ежу, трызьніць ежай, захапляцца праглядам кулінарных шоў і набіраць вагу.

Калі ў вас ёсьць выразныя харчовыя правілы, напрыклад, вы датрымліваецеся чыстых прамежкаў, то вы не марнуеце мэнтальную энэргію на барацьбу з харчовымі спакусамі. Напрыклад, ідзяце вы паўз цукерню і адчуваеце спакусьлівы водар. Калі правілаў няма, вы пачынаеце думаць і сумнявацца, уключаць і хутка адключаць сілу волі.

Калі ў спэктаклі на сьцяне вісіць стрэльба, то яна абавязкова стрэліць, а калі ў вас у сумцы ляжыць баўнці, дык вы, ясная рэч, яго зьясьце і прыдумаеце потым сабе рацыянальнае апраўданьне для гэтага. Не спакушайце сябе дарма!

Старажытныя інстынкты працуюць супраць нас: мы хочам выжыць і працягнуць род, і, калі раней набор вагі пры цяжарнасьці дапамагаў выжыць маці і дзіцяці, то сёньня атлусьценьне павялічвае рызыкі для здароўя і зьмяншае фэртыльнасьць. Наш мозг заўсёды сканує прастору ў пошуках калёрыяў, і найболей прывабна для яго выглядаюць прадукты, якія лёгка займець: анлайн-замова, хуткая дастаўка дадому, танная ежа, акцыі, зьніжкі, гатовая ежа, якая не патрабує ані гатаваньня, ані нават жаваньня ці выкарыстаньня прыбораў, ежа з высокай калярыйнай шчыльнасьцю. **Менавіта таму так важна есьці цэльную простую ежу: немагчыма атрымаць харчовую залежнасьць і пераядаць варанай рыбай і сырой салерай.**

Цэнтрам кантролю вагі, вядома, зьяўляецца кантроль энэргетычнага балянсу. Але для палягчэньня яго важна зьмяніць свае звычкі, рэжым харчаваньня, від прадуктаў так, каб паменшыць колькасьць чыньнікаў, якія павялічваюць апэтыт і пераяданьне, і павялічыць колькасьць чыньнікаў, якія павялічваюць сытасьць і зьніжаюць спажываньне калёрыяў. Выпрацаваўшы такія звычкі, мы зможам не пераядаць нават без штодзённага падліку калёрыяў.

Пытаньні і заданьні

1. Вы перакусваеце? Падлічыце, колькі лішніх калёрыяў вы атрымліваеце выпадковымі перакусамі.

2. Як вы пераносіце пачуцьцё голаду?

3. На працягу аднаго тыдня падлічвайце свой сутачны каляраж і энэргетычны балянс.

11. Падтрымка асяродзьдзя

Наша цела хоча быць здаровым і супраціўляецца відавочнай шкодзе, але паступова гэтая сыстэма дае збой — з розных прычынаў, пачынаючы ад амаль прымусовага закормліваньня з самага дзяцінства, заканчваючы лішкам фастфуду, рэкламы і высокім узроўнем стрэсу.

> ! **Няўжо мы вымушаныя ўвесь час змагацца з сабой, валявым намаганьнем адводзяць вочы ад смачнай ежы? Наўрад ці гэта будзе эфэктыўна, бо нашая воля — канечны рэсурс.**

Вялікая колькасьць спэцыялістаў упэўненыя, што навучаньне падліку калёрыяў і іх штодзённы кантроль — аснова здаровага харчаваньня, а людзі, якія ня могуць прытрымлівацца гэтай сыстэмы, — слабавольныя стварэньні. Але дасьледаваньні паказваюць, што нават тыя людзі, што лічаць калёрыі, робяць хібы, якія даходзяць да 25% калярыйнасьці, пры гэтым падлічыць свой сапраўдны выдатак энэргіі вельмі цяжка. Дык што ж атрымліваецца — сыстэма добрая, а людзі, якія не могуць схуднець на ёй, — дрэнныя!? Насамрэч усё крыху больш складана.

Вядома, ня варта цалкам выключаць падлік калёрыяў: вы можаце палічыць свой каляраж на працягу аднаго-двух тыдняў, каб лепш арыентавацца ў "лічбах" таго, што вы зьядаеце.

Мноства харчовых рашэньняў прымаецца несьвядома, і толькі потым мозг рацыяналізуе ўжо прынятае рашэньне. Падлік калёрыяў і пляناваньне рацыёну патрабуюць канцэнтрацыі і валявых рашэньняў, што цяжка для чалавека з высокай працоўнай нагрузкай і ў стане хранічнага стрэсу. Акрамя таго, важным зьяўляецца і кіраваньне голадам, бо тое харчаваньне, якое не забясьпечвае больш-менш прымальны ўзровень сытасьці, выраканае на правал.

Спалучэньне «пастаянны голад + стрэс» непазьбежна прывядзе да зрыву, за якім рушыць усьлед рыкашэтны набор вагі. **Таму варта ствараць такую сыстэму харчаваньня, якая б дазволіла зьменшыць колькасьць зьяданых калёрыяў без павышэньня пачуцьця голаду і затратаў на валявы самакантроль.**

«Я мяркую, што калі адзіны інструмэнт, які вы маеце, — малаток, то заманліва разглядаць усё як цьвікі», - сказаў Маслоў. У дачыненьні да харчаваньня гэта канцэпцыя падліку калёрыяў. Зразумела, зьніжэньне каля-

ражу — гэта эпіцэнтар правіла «еж менш, будзь танчэйшым, жыві даўжэй». Правіла адно, але шляхоў яго дасягненьня шмат. Напрыклад, для адной тэарэмы Піфагора вядома ня менш за 400 розных слушных доказаў. Так і для зьніжэньня колькасьці спажываных калёрыяў можа быць шмат спосабаў, у тым ліку і тыя, дзе калёрыі лічыць ня трэба.

У падліку калёрыяў ёсьць шэраг нэгатыўных аспэктаў: гэта складана рабіць на доўгатэрміновай аснове, бо патрабуе валявых сьвядомых намаганьняў, людзі схільныя да самападману, падлік калёрыяў правакуе абмежавальныя паводзіны і разлады харчовых паводзінаў, пастаянна пачуцьцё голаду вельмі дыскамфортнае. Калёрыі ежы замест крыніцы энэргіі становяцца пагрозай, і гэта не спрыяе нашаму псыхічнаму здароўю. Таму для кожнага канкрэтнага чалавека важна абраць найболей аптымальны для яго падыход да паніжэньня каляражу. Для кагосьці гэта будзе проста зьніжэньне стрэсу і трывогі.

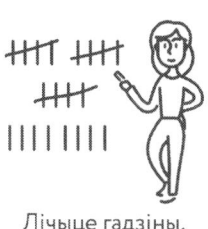

Лічыце гадзіны, а не калёрыі

Існуюць розныя прыёмы, кожны зь іх дае невялікі вынік, але ў суме яны дзейнічаюць эфэктыўна — напрыклад, кіраваньне сытасьцю, стварэньне асяродзьдзя без харчовых трыгераў, мікрамэнэджмэнт харчаваньня, прыёмы гастрафізікі. Стварыўшы такую сыстэму, вы будзеце есьці менш, а адчуваць сябе больш сытымі. Напрыклад, звужэньне харчовага акна да 6–8 гадзінаў ужо аўтаматычна прыводзіць да таго, што мы ямо на 500 ккал у сотні менш, а выбар цэльнай ежы замест перапрацаванай — да зьніжэньня каляражу на супастаўнае значэньне пры захаваньні ранейшай сытасьці.

Харчовае ўстрыманьне

Да ліку самых эфэктыўных стратэгіяў адносіцца звужэньне харчовага вакна і пэрыядычны фастынг, пра якія мы казалі вышэй. Лічым гадзіны, а не калёрыі, і не абмяжоўваем сябе ў ежы ў вузкім харчовым вакне: такое абмежаваньне дазваляе зьменшыць колькасьць зьяданага.

Удзельная калярыйная шчыльнасьць

Агульная ідэя — скарачаць колькасьць калярыйных прадуктаў, адначасова павялічваючы аб'ём малакалярыйных. Напрыклад, есьці ня проста крупы, а іх сумесь з гароднінай і зелянінай, заправіць салату кефірам або воцатам і да т. п. Так мы будзем есьці больш па аб'ёме, а дастатковы аб'ём ежы расьцягвае сьценкі страўніка, што стымулюе выдзяленьне гармонаў сытасьці.

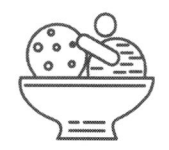

Павялічвайце аб'ём, памяньшая каляраж

Мяняйце прапорцыі прадуктаў

Напрыклад, дзьве трэці агародніны і трэць крупаў на талерцы. Можна і перакінуць прапорцыі, зрабіць салату з фасольлю, а не фасолю, пасыпаную невялікай колькасьцю зеляніны. Вы можаце падлічыць усе свае прадукты за дзень і намаляваць сваю асабістую «прадуктовую талерку» для лепшага разуменьня, што і ў якіх прапорцыях вы ясьце.

> **!** Прадукты з больш высокай удзельнай шчыльнасьцю варта есьці самымі апошнімі падчас сталаваньня.

Эфэктам насычэньня валодае і вада: 500 мл вады, выпітыя перад прыёмам ежы, зьмяншаюць аб'ём зьедзенага на 22 %. А калі вы дадасьце ў ваду імбірац або мэнтол, гэта дасьць яш-

чэ мацнейшае насычэньне. Іншае дасьледаваньне паказала, што зьедзены першым суп паменшаў пачуцьцё голаду і колькасьць зьедзеных калёрыяў на 100 ккал.

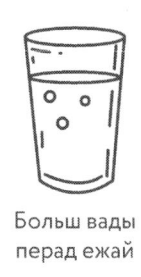

Больш вады перад ежай

Кіраваньне голадам і сытасьцю

Сытасьць — гэта зьнікненьне голаду, таму для таго, каб злавіць сытасьць, важна мець апэтыт перад ежай. Як толькі апэтыт зьнікае — гэта і ёсьць сапраўдны пункт сытасьці. Насычэньне — шматступенны працэс, дзе мы можам кіраваць кожным этапам: сэнсарнае насычэньне, мэханічнае, кішачнае, мазгавое, энэргетычнае.

Прадукты з высокім індэксам сытасьці

Важна ў кожны прыём ежы есьці ўволю, тады вы будзеце пачувацца сытымі да наступнага прыёму ежы. Наступныя кампанэнты павялічваюць сытасьць, зьніжаюць голад і колькасьць зьедзенага: вада, клятчатка, цьвёрдасьць ежы (яе трэба жаваць), розныя спэцыі, фітанутрыенты, кіслы, горкі і перны смакі, пахі і да т. п. Пах вельмі важны. Згадайце, якая нясмачная ежа, калі закладзены нос. Абавязкова нюхайце ежу перад тым, як яе зьесьці. Нават калі вы проста панюхаеце горкую чакаляду, гэта можа зьнізіць узровень гармону голаду грэліну. А наогул такія прадукты, як какава ці горкая чакаляда, імберац, чырвоны перац, паменшаюць апэтыт, павялічваюць сытасьць, зьніжаюць цягу да салодкага і могуць дапамагчы ў пахудзеньні.

Для розных прадуктаў ёсьць табліцы індэксаў, якія ацэньваюць суадносіны калярыйнасьці і сытасьці. Напрыклад, сытасьць 100 грамаў курыцы і 250 грамаў пірага аднолькавая. Часам параўноўваюць сытасьць адносна белага хлеба, прымаючы яе за 100 %: тады рыба дае сытасьць 225 %, амлет 209 %, яблыкі 197 %, а вось круасан 47 %, пончыкі 68 %, піражнае 65 % і да т. п. Наш мозг загадзя ацэньвае стравы, і мы несьвядома выбіраем той іх аб'ём, які забясьпечыць нам сытасьць, — гэта называецца «чаканая сытасьць страваў». Не выпадкова надзейнай «схемай» для пахуданьня лічыцца «гародніна + рыба», бо яны выдатна насычаюць і дапамагаюць кантраляваць голад, перадухіляючы пераяданьне!

Бабовыя, садавіна, гародніна, водарасьці, грыбы, цэльназерневае збожжа ўтрымоўваюць шмат клятчаткі, якая зьяўляецца магутным сродкам падтрыманьня сытасьці. Дасьледаваньні паказваюць, што даданьне бабовых можа павялічыць сытасьць на 31 % у параўнаньні з эквівалентнымі па макранутрыентах прадуктамі. Распушчальныя і глейкія тыпы клятчаткі, такія як пэктыны (яблык) і бэта-глюканы (авёс), даюць вялікую сытасьць: так, кожныя дадатковыя 14 грамаў клятчаткі на 10 % зьмяншаюць колькасьць зьяданых калёрыяў.

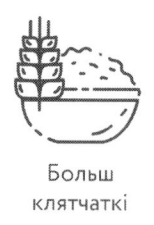

Больш клятчаткі

Падвышаюць апэтыт і пераяданьне высокаглікемічныя вугляводы і рафінаваныя прадукты, якія ўтрымліваюць вялікую колькасьць стымулятараў апэтыту і малую — тармазоў: глутамат, узмацняльнікі смаку, араматызатары, фарбавальнікі — некалярыйны фарбавальнік можа на 13 % павялічыць колькасьць зьедзенага. Акрамя гэтага, яны яшчэ й вельмі калярыйныя, бо ўтрымоўваюць

… 11. ПАДТРЫМКА АСЯРОДЗЬДЗЯ

шмат дададанага крухмалу, соі, тлушчу, цукру, солі і нізкае ўтрыманьне клятчаткі і бялку. Найбольш небясьпечная для нашай сыстэмы насычэньня камбінацыя цукар+тлушч. У прыродзе яна амаль не сустракаецца, але вось у гатовых прадуктах харчаваньня — паўсюдна. Такая ненатуральная камбінацыя стымулюе пераяданьне і правакуе харчовую залежнасьць.

Уплываюць на апэтыт і іншыя чыньнікі, напрыклад, узровень фізычнай актыўнасьці, вячэрняе асьвятленьне, наяўнасьць сацыяльных кантактаў. Людзі, якія больш рухаюцца, адчуваюць сябе больш сытымі і менш ядуць, занадта яркае сьвятло ўвечары можа правакаваць начны апэтыт, а самота ўзмацняе голад.

Прыбраць стымулятары апэтыту: соль, цукар, узмацняльнікі смаку, араматызатары

Бялок зьяўляецца адным з магутных чыньнікаў насычэньня. У дасьледаваньнях на жывёлах навукоўцы выявілі, што менавіта ваганьні бялку ў дыеце ўплываюць на іх паводзіны. Гэтую зьяву назвалі гіпотэзай бялковага рычага: яе сутнасьць у тым, што жывёлы імкнуцца ў першую чаргу набраць неабходны мінімум бялку і толькі затым зважаюць на тлушчы і вугляводы. Патрэбны набор бялку прыкметна зьніжае апэтыт і абмяжоўвае далейшае пераяданьне. Матэматычная мадэль, якая апісвае ваганьні макранутрыентаў, пацьвердзіла, што доля бялку ў агульнай колькасьці калёрыяў у розных людзей па ўсім сьвеце сапраўды вагаецца ў вузкіх межах (каля 10–15 %), у той час як прапорцыі тлушчаў і вугляводаў моцна вар'іруюцца. У паляўнічых-зьбіральнікаў сярэдняе ўтрыманьне бялку ў рацыёне было дастаткова высокім — ад 20 % да 30 % ад агульнай калярыйнасьці.

Ідэя аб тым, што павелічэньне долі бялку дапаможа зьнізіць пераяданьне і будзе спрыяць пахудзеньню, здаецца заманлівай, але гэта занадта моцнае спрашчэньне. Шэраг дасьледаваньняў паказвае, што доля бялку ў рацыёне мала адрозьніваецца ў людзей з атлусьценьнем і без, і што ключавая роля ў пахудзеньні належыць усё-ткі зьніжэньню колькасьці высокаглікемічных вугляводаў. Акрамя таго, высокабялковыя дыеты ў доўгатэрміновай пэрспэктыве маюць шэраг нэгатыўных уласьцівасьцей.

Як жа можна выкарыстоўваць насычальную сілу бялковага рычага? Важна есьці цэльныя бялковыя прадукты, а ня іх камбінацыі з вугляводамі і тлушчамі, накшталт гамбургера ці кашы зь мясам. Інакш для таго, каб ужыць неабходную колькасьць бялку, трэба будзе паралельна зьесьці шмат вугляводаў і тлушчаў. Па выніках дасьледаваньня, бялок з рыбы прыцішае апэтыт мацней, чым зь ялавічыны, так што вядомая мудрасьць пра аптымальную дыету «рыба + гародніна» знаходзіць сваё пацьверджаньне.

Я ўжо пісаў вышэй: для таго каб днём апэтыт быў меншы, важна зьядаць шмат бялку на сьняданак. Дасьледаваньне паказала, што высокабялковы сьняданак на 51 % мацней прыцішае апэтыт, чым проста павелічэньне колькасьці бялку ў рацыёне. Бялковы сьняданак, у параўнаньні з вугляводным, прыводзіць да на 65 % больш выяўленай страты масы цела пры пахудзеньні на працягу васьмі тыдняў дасьледаваньня.

Псыхалёгія харчаваньня

Памяць, гіпакамп і колькасьць зьедзенай ежы шчыльна зьвязаныя паміж сабой. У выпадках рэтраграднай амнэзіі, калі чалавек забываецца на тое, што адбываецца зь ім, ён увесь час адчувае моцны голад і хоча есьці. Наш мозг плянуе каляраж, зыходзячы са стратэгічных мэтаў. Таму дакладная памяць аб тым, што вы зьелі сёньня, зьніжае колькасьць зьедзенага. А вось калі вы елі, адцягваючыся на тэлевізар ці інстаграм, то гэтая яда запомніцца дрэнна, і вы будзеце прыкметна пераядаць у наступныя прыёмы ежы.

У дасьледаваньні ўдзельнікі ўяўлялі, што зьядаюць 3 ці 33 салодкіх дражэ, а затым атрымлівалі міску зь імі. Тыя, хто ва ўяўленьні маляваў 33 дражэ, у выніку зьядалі на 60 % менш. Так што нават візуалізацыя вялікай колькасьці ежы прывядзе да зьніжэньня аб'ёму фактычна зьедзенай ежы.

У іншым дасьледаваньні паддосьледныя атрымлівалі малочны кактэйль аднолькавай калярыйнасьці 380 ккал, але з рознымі этыкеткамі: на адных — з калярыйнасьцю 140 ккал, на іншых — 620 ккал. Адзначыўшы зыходны ўзровень грэліну, вымералі яго пасьля прыёму напою. У тых, хто выпіў 620 ккал, грэлін рэзка ўпаў (зьніжэньне грэліну — гэта сыгнал сытасьці), у тых, хто выпіў «дыетычныя» 140 ккал, — нічога не зьмянілася.

Трэніраваць памяць і ўяўленьне — карысна і для фігуры. Калі сядаеце есьці, успомніце, што вы елі мінулым разам. Вядзіце харчовы дзёньнік — гэтыя запісы аўтаматычна зьніжаюць колькасьць зьедзенага. Што практычнага мы можам засвоіць з гэтых урокаў для сябе?

Паважайце ежу

Калі мы сядаем за стол з думкай «толькі б не памерці з голаду ад гэтай травы», то ні задавальненьня, ні сытасьці не атрымаем. Калі ўспрымаем ежу з удзячнасьцю і падзякай, калі ведаем, колькі ў ёй вітамінаў, мінэралаў і карысных рэчываў, то гэтыя веды і павага трансфармуюцца ў сытасьць і задавальненьне.

! **Думайце пра ежу як пра крыніцу энэргіі.** Бо гэта сапраўды так: лічаныя месяцы таму энэргія, заключаная ў хімічных сувязях вашай броўкалі, была фатонамі, якія нарадзіліся ў тэрмаядзерных сонечных рэакцыях. Ведайце і паважайце ежу, і яна адкажа вам узаемнасьцю!

Згадваю свае перамовы з адной кавярняй. Ідэя была даць стравам назвы, якія гучаць цудоўна, каб пры замове госьць атрымліваў аркуш з падрабязным апісаньнем інгрэдыентаў, іх карысьці, уплыву на арганізм, працэсу гатаваньня. Чытаньне запускае мазгавую стадыю страваваньня, дазваляе весялей прабавіць час, чакаючы страву, пашырае спэктар харчовых ведаў. Такія назвы, як «далікатэсная гародніна на грылі беражлівага гатаваньня па рэцэптах праванскай кухні», павялічваюць колькасьць атрыманага «некалярыйнага» задавальненьня і насычэньня ад ежы. Пры гэтым ёсьць плюсы для рэстарана: продажы растуць, рэйтынг установы павялічваецца, кліенты гатовыя плаціць больш.

Дома мы заўсёды даём заданьне дзецям назваць усе інгрэдыенты стравы і даць ёй «смачную» назву. Рабіце так і самі — і ежа будзе смачнейшай. А вось у рэстаране будзьце больш уважлівымі да такіх назваў, яны могуць уводзіць вас у зман!

Стварэньне асяродзьдзя

Ваша непасрэднае асяродзьдзе істотна на вас уплывае: чым больш у вас сяброў з атлусьценьнем, тым вышэйшая рызыка набраць вагу і для вас. І наадварот, павелічэньне колькасьці людзей са звычайнай вагой вакол вас павялічвае і вашыя шанцы мець нармальную вагу. Пераезд у раён з больш высокім узроўнем даходу зьніжае рызыку атлусьценьня. Цікава, але ўплывае нават блізкасьць крамаў: чым бліжэй яны да доду, тым вышэйшая рызыка атлусьценьня. Усё гэта яшчэ раз нагадвае нам, што велізарную колькасьць харчовых рашэньняў мы прымаем несьвядома, таму так важна ствараць асяродзьдзе, якое нас падтрымлівае: **натхняцца сваімі мэтамі, камунікавацца з аднадумцамі і падтрымліваць правільны набор прадуктаў на кухні.**

Не трымайце ежу навідавоку, не захоўвайце дома снэкі і алькаголь, нават пад маркай «для гасьцей». Раскладзіце правільна ежу на паліцах і ў лядоўні: тое, што вы хочаце есьці часьцей, хай ляжыць на ўзроўні вачэй і ў празрыстых кантэйнэрах, тое, што хочаце есьць радзей, — далей ад вачэй і ў непразрыстых кантэйнэрах з накрыўкамі. Не захоўвайце на кухні паўфабрыкаты, а майце запас замарожанай гародніны, рыбы і яек. Выкла-

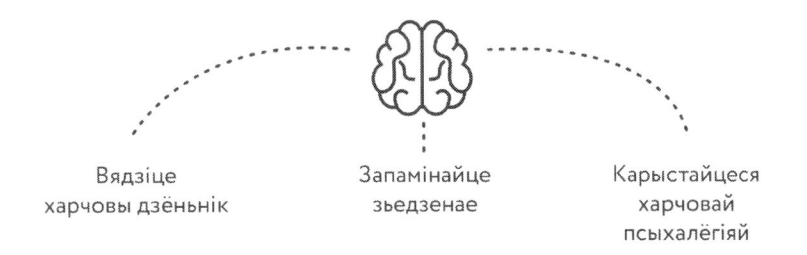

Вядзіце харчовы дзённік   Запамінайце зьедзенае   Карыстайцеся харчовай псыхалёгіяй

двайце на стол ня печыва з цукеркамі, а сырую парэзаную гародніну, гарэхі і несалодкую садавіну.

! Многія людзі ядуць на аўтамаце: калі бачаць, будуць есьці, пакуль ежа не скончыцца. Эфэктыўна будзе проста прыбраць спакусу з поля зроку і ўласнай кухні. Чым менш будзе правакацый, тым радзей вы ім будзеце паддавацца.

Геданістычнае пераяданьне — яда для задавальненьня, а абжорства, нагадаю, гэта сьмяротны грэх. Атрымліваць задавальненьне ад наталеньня голаду — цалкам натуральна, але часта людзі кампэнсуюць ежай недахоп камунікацыі, хобі, шпацыраў ды іншых простых чалавечых радасьцяў. Для таго каб паслабіць гэты патэрн, варта атрымліваць больш задавальненьня ад працэсу яды і адначасова ад іншых сфэраў свайго жыцьця. Ежце з задавальненьнем, а ня ежце дзеля задавальненьня!

Вы можаце выбіраць любімыя прадукты і даваць яркія назвы стравам, і пры гэтым запланаваць сабе на вечар прыемную справу — тады вы зьясьце на вячэру меней! Калі ў вас ёсьць залежнасьць ад ежы, то рэзкая адмова ад усяго «смачнага» можа прывесьці вас да зрыву, таму кампэнсуйце калярыйны дафамін некалярыйным.

Радасьць валодае тлушчаспаляльным эфэктам: мае назіраньні паказваюць, што займальнае хобі ці закаханасьць могуць лёгка пазбавіць чалавека ад лішніх кіляграмаў. Шэраг дасьледаваньняў зьвязвалі зьніжэньне ўзроўню дафаміну і атлусьценьне — разглядаліся вэрсіі зьніжэньня рухальнай актыўнасьці і адчувальнасьці да інсуліну.

Стрэсавае пераяданьне — частая зьява. Існуе анекдот, што ўсе хваробы ад нэрваў і пераяданьня, таму ня трэба перажываць і перажыраць. Навукоўцы высьветлілі, што нізкі сацыяльны статус, нявызначанасьць, беднасьць павялічваюць пераяданьне. Нават аднаразовы стрэс прыводзіць да таго, што пасьля яго паддосьледныя зьядаюць на 22 % калёрыяў больш. Што яшчэ горш, пераяданьне на тле стрэсу вядзе да павелічэньню менавіта вісцэральнага тлушчу, самага небясьпечнага для здароўя.

Стрэс, роўна як і стома, алькаголь, сьпешка, забароны, недасып, зьніжае самакантроль і павялічвае імпульсіўнасьць, што робіць нас больш адчувальнымі да вонкавых харчовых сыгналаў. Невыпадкова раней рэкляма аднаго вядомага напою з кафэінам і цукрам мела побач з рэклямным стэндам пункт продажу гэтага напою.

Талерка і прыборы

Кажуць, што пад дажджом суп можна есьці вечна. У адным дасьледаваньні да талеркі паддосьледных правялі шланг і ўвесь час папаўнялі міску супу. Гэтыя людзі зьелі на 73 % больш, чым тыя, хто наліваў сабе суп самастойна. Цікава, што ўдзельнікі, якія зьелі больш, не адчувалі сябе больш сытымі.

! Гэтую зьяву называюць «эфэкт пустой талеркі», калі мы схільныя зьядаць усё, што сабе паклалі. Таму важна накладваць дзьве траціны таго, што вы хочаце зьесьці, або выпрацаваць звычку не даядаць хаця б трошкі.

Памер мае значэньне: выкарыстоўваючы аптычныя ілюзіі, можна паўплываць на ўспрыманьне колькасьці ежы. Рэч у тым, што наш мозг ацэньвае колькасьць ежы яшчэ да таго, як мы пачалі есьці. Мы зьядаем «дастаткова» менавіта на думку мозгу.

Ілюзія Дэльбэфа — пра ўплыў кантэксту на ўспрыманьне. У клясычным яе варыянце ёсьць два колы аднолькавага памеру, але адно зь іх у кольцы вялікага дыямэтру, а другое — маленькага. Другое кола візуальна здаецца нам большым за першае, хоць насамрэч яны роўныя. Чым большая ваша талерка, тым меншай вашаму мозгу здаецца порцыя і тым больш вы ясьце.

Чым кантрасьнейшая талерка ў адносінах да ежы, тым менш мы накладаем: удзельнікі дасьледаваньня, якія выбіраюць пасту на белай талерцы, кладуць сабе на 30 % больш, чым удзельнікі з чырвонай талеркай. Чым кантрасьнейшы абрус у адносінах да талеркі, тым менш мы накладаем. Пры гэтым чым вышэйшы ўзровень адукацыі і чым больш уважлівы ўдзельнік, тым менш ён схільны да гэтай ілюзіі.

Памер і колер маюць значэньне. Калі сэрвіраваць напоі ў высокіх і тонкіх шклянках, удзельнікі вып'юць на 20 % менш. Выкарыстаньне лыжак вялікага памеру прыводзіць да павелічэньня зьедзенага на 14,5 %, а вось цяжкія талеркі, цяжкія прыборы, цяжкія шклянкі вядуць да паменшаньня зьедзенага. Падыграйце вашаму мозгу: больш салаты вы зьясьце зь вялікай зялёнай талеркі, а менш пасты ці рысу — зь невялікай чорнай ці чырвонай.

Сіні і блакітны колеры талеркі мацней за ўсё зьніжаюць апэтыт і памяншаюць колькасьць зьедзенага на 15 %. Кава ў сініх і шкляных кубках здаецца менш горкай, а вось белыя кубкі падсьвядома павялічваюць яе гаркату. Гарбата ў празрыстым посудзе здаецца менш гарачай, гарбата зь лімонам духмянейшай у жоўтым кубку, а напоі ў сініх кубках лепей спаталяюць смагу.

Салодкія дэсэрты на белай талерцы здаюцца на 7 % саладзейшымі і на 13 % смачнейшымі, чым на чорнай. З чырвонай талеркі мы зьядаем менш дэсэртаў, а з чырвоных кубкаў выпіваем менш салодкіх напояў, у параўнаньні зь сінімі ці белымі. Паэкспэрымэнтуйце.

Пытаньні і заданьні

1. Якія прадукты правакуюць пераяданьне?

2. Якія эмоцыі, паводзіны, самаадчуваньне падштурхоўваюць вас да пераяданьня?

3. Якія прадукты насычаюць вас надоўга?

12. Структура цела

Традыцыйна мы вымяраем сваю вагу і індэкс масы цела (ІМТ). Гэты індэкс састарэлы і часьцяком зьяўляецца толькі крыніцай стрэсу. Чаму? ІМТ — вельмі грубы ўсярэднены паказьнік, які выкарыстоўваецца для дасьледаваньня вялікіх груп людзей, пры гэтым сьціраюцца іх індывідуальныя адрозьненьні. Для пэрсанальнай ацэнкі гэты індэкс выкарыстоўваць нельга: рэч у тым, што з пункту гледжаньня ІМТ няма падзелу паміж цяглічнай і тлушчавай тканкай. Чалавек зь лішкамі тлушчу і атлет з разьвітой мускулатурай будуць мець аднолькавы ІМТ, а аднасачовая страта цягліц і павелічэньне тлушчу зь цягам часу можа нават не адбіцца на ІМТ.

> ! Наш мозг ці, напрыклад, ныркі ня могуць заўважна мяняць сваю вагу на працягу жыцьця. Толькі тлушчавая тканка, цяглічная і колькасьць вадкасьці (водна-солевы балянс) даюць ваганьні вагі.

Калі гаворка ідзе пра тлушчавую масу, трэба ўлічваць дзьве яе галоўныя разнавіднасьці — падскурны і вісцэральны тлушч. Вісцэральны тлушч разьмяшчаецца ў поласьцях цела і вельмі небясьпечны для здароўя, пры гэтым яго цяжка выявіць. Падскурны тлушч разьмяшчаецца ў падскурна-тлушчавай клятчатцы, для яго мае значэньне ня толькі колькасьць, але і характар разьмеркаваньня. Разьмеркаваньне залежыць як ад генэтычных асаблівасьцяў, так і ад гарманальнага статуту. Напрыклад, «ніжні» тлушч

12. СТРУКТУРА ЦЕЛА

на ягадзіцах валодае ахоўным дзеяньнем, а вось павышэньне тлушчавай праслойкі па контуры твару (паўмесяцовы твар) можа быць зьвязана зь лішкам картызолу. Характар разьмеркаваньня тлушчавай тканкі не залежыць ад велічыні ІМТ.

Праведзеныя дасьледаваньні на сумаістах паказалі, што нават у вельмі тоўстых, але фізічна актыўных спартсмэнаў назіраецца добрая адчувальнасьць да інсуліну, а вось у былых сумаістаў адчувальнасьць ужо горшая — і больш вісцэральнага тлушчу.

Колькасьць цяглічнай масы — таксама вельмі важны паказьнік здароўя чалавека. Чым больш цягліцаў, тым менш рызыкаў для здароўя і даўжэйшая працягласьць жыцьця. Праблема ў тым, што з узростам ахоп канцавінаў можа асабліва не мяняцца: цягліцы замяшчаюцца тлушчам, і чалавек гэтага не заўважае. **Адыліж страта цягліц (саркапэнія) — гэта адна з самых сур'ёзных, але разам з тым цалкам перадухільных пагроз для здароўя.**

Для ацэнкі здароўя трэба дакладна ацаніць колькасьць і разьмеркаваньне кожнага віду тлушчавай тканкі, іх суадносіны і колькасьць цягліц. Для зручнасьці давайце ўявім, што тлушч і цягліцы канкуруюць за пажыўныя рэчывы, якія знаходзяцца ў крыві. Калі перавагі мае тлушч, то энэргія ідзе туды, цягліцы — да цягліц. Перапаўненьне тлушчавых клетак узмацняе вылучэньне супрацьзапаленчых малекул і павялічвае рызыкі для здароўя. Атрымліваецца, што нам трэба стаць цяглічна-дамінантнымі.

Недасып дае фору тлушчу: пры недастатковай колькасьці сну цягліцы горш паглынаюць глюкозу, а тлушч лепш. А вось рэгулярныя трэніроўкі на працягу паўгода прыводзяць да зьмены актыўнасьці генаў тлушчавай тканіны, і яны пачынаюць меней запасіць тлушч.

Такім чынам, здаровы лад жыцьця яшчэ і ў тым, каб даць перавагі цягліцам, і дасягаецца гэта сыстэмным працяглым падыходам.

А што дамінуе ў вас?

Структура цела

Пры адной і той жа вазе не заўсёды можа быць аднолькавая структура цела. Як я кажу на курсах, «усё роўна, тоўсты ты ці худы, галоўнае — каб ня тлусты». Што гэта значыць? Людзі са звычайнай вагай могуць мець лішак вісцэральнага або агульнага тлушчу (больш тлушчу і менш цягліц), што павялічвае іх рызыкі для здароўя.

У сярэднім ад 45 % жанчынаў і 60 % мужчынаў з нармальным ІМТ маюць лішак вісцэральнага тлушчу, да 10 % мужчынаў і жанчынаў маюць выяўлены лішак вісцэральнага тлушчу. Нават худыя мадэлі могуць мець яго лішак. Такі стан называецца «худы тлусты», або TOFI — Thin Outside, Fat Inside.

Тофі — гэта як чалавек-бомба: праз нармальную вагу ён нават не падазрае, што яму нешта пагражае. Пры гэтым над ім «навісаюць» усе праявы мэтабалічнага сындрому: артэрыяльная гіпэртэнзія, цукровы дыябэт, сардэчна-сасудзістыя захворваньні, рак, дэпрэсіі і інш. Дасьледаваньні паказалі, што 22 % мужчынаў і 8 % жанчынаў мелі лішак вісцэральнага тлушчу нават пры нармальным аб'ёме таліі. МРТ паказвае значныя ваганьні вісцэральнага тлушчу: у двух людзей аднаго ўзросту, полу, росту, масы цела вісцэральны тлушч складае ад 5,86 да 1,65 літраў. Значная розьніца, праўда? Важна, што ў такіх людзей значна павышаныя рызыкі для здароўя і ёсьць зьмены ў аналізах: у 10–27 % асобаў са звычайнай масай цела сустракаюцца інсулінарэзістэнтнасьць і дысьліпідэмія.

Адваротны стан «тоўсты ня тлусты» — гэта FOTI — Fat Outside, Thin Inside, або мэтабалічна здаровае атлусьценьне. Ад 10 да 40 % пацыентаў маюць пры лішку вагі нармальныя паказьнікі вугляводнага абмену, ліпіднага профілю, артэрыяльнага ціску, узроўню глюкозы, С-рэактыўнага бялку і адчувальнасьці да інсуліну. Але лічыцца, што пры ІМТ > 30 кг/м² рэальная распаўсюджанасьць гэтага стану ня больш за 5–15 %. Пры дасьледаваньнях у такіх людзей няма лішку вісцэральнага тлушчу, а лішняя вага ў іх — за кошт падскурнага. Таксама яны захоўваюць высокі ўзровень фізычнай актыўнасьці.

Аднак вага ня можа расьці бясконца: дасьледаваньне блізьнятаў давало, што пры дасягненьні 20% тлушчу ў мужчынаў і 39% у жанчынаў вісцэральны тлушч пачынае актыўна расьці. Таму мужчынам нават пры нармальных аналізах ня варта мець працэнт тлушчу вышэй за 15%.

Залішняя вага — гэта ня проста касмэтычны недахоп, гэта сур'ёзнае павелічэньне рызыкі сардэчна-сасудзістых захворваньняў, дыябэту, дэпрэсіі, пухлінавых захворваньняў. Напрыклад, у пажылых жанчынаў нават зь невялікім атлусьценьнем рызыка раку маткі ў 10 разоў вышэй, чым пры нармальнай вазе.

! **Выяўнае атлусьценьне скарачае працягласьць жыцьця да 9 гадоў. Кожны кілаграм, які вы скінеце, падаўжае ваша жыцьцё на 3–4 месяцы.**

Падабаецца нам гэта ці не, але цяпер структура цела зьяўляецца адным з ключавых паказьнікаў сацыяльнага статусу чалавека. Успрыманьне статусу адбываецца на падкорцы, літаральна ў першыя сэкунды знаёмства, а ад ацэнкі статусу залежыць і камунікацыя, і разьмеркаваньне рэсурсаў. Дык вось, кожны лішні кілаграм вагі ў сярэднім адымае ад зарплаты 1%, незалежна ад полу, групы, сацыяльнага становішча. Самае непрыемнае, што праблема можа пачынацца ўжо ў дзяцінстве. Дзеці, якія пакутавалі ад атлусьценьня, пасталеўшы, атрымліваюць заробак на 18% менш, проста поўныя — на 4% менш. Гэта зьвязана з тым, што яны атрымліваюць менш навыкаў, чым аднагодкі.

Вісцэральны тлушч. У 1947 годзе прафэсар Жан Ваг апублікаваў работу, дзе адзначыў, што рызыка гіпэртэнзіі, ССЗ, падагры, дыябэту залежыць ня столькі ад масы цела, колькі ад разьмеркаваньня тлушчу, і можа сустракацца ў пацыентаў са звычайнай масай цела. Пасьля было ўстаноўлена, што менавіта вісцэральны тлушч — прычына разьвіцьця многіх захворваньняў, і што залішняя колькасьць вісцэральнага тлушчу можа быць і ў худых, і ў тоўстых. Вісцэральны тлушч больш супрацьзапаленчы, больш інэрваваны, мае больш высокі ўзровень ліполізу, уплывае на ўзровень сыстэмных гармонаў: лептыну, адыпанэктыну, палавыя гармоны. Застаецца пытаньне: чаму ён усё ж узьнікае?

Існуе некалькі тэорый, чаму расьце вісцэральны тлушч

Першая — гэта **«перапаўненьне»**, калі нарастае інсулінарэзістэнтнасьці печані, цяглі, тлушчавай тканіны, і тлушч адкладаецца ў «эктапічных» месцах: сальнік, печань, цягліцы, падстраўніца і інш. А яго адрозныя ад падскурнага тлушчу ўласьцівасьці тлумачацца нетыповай лакалізацыяй. У гэтым меркаваньні ёсьць рацыянальнае зерне: «мэтабалічна здаровае атлусьценьне» ня можа быць якім заўгодна вялікім: калі перавышэньне масы цела большае за 15%, то вісцэральны тлушч пачынае павялічвацца. Аднак гэта не тлумачыць фэномэну «худых тлустых».

Другая тэорыя пра тое, што **вісцэральны тлушч пачынае расьці пры гарманальных парушэньнях**: лептынрэзістэнтнасьці і інсулінрэзістэнтнасьці. Бо лептын, акрамя ўсё іншага, яшчэ і «рэгуліроўшчык» тлушчу, які ўплывае на характар яго адкладаў. Свой унёсак робіць парушэньне работы палавых гармонаў і картызол.

Схільнасьць менавіта да вісцэральнага атлусьценьня часьцей выяўляецца ў мужчынаў, асабліва пры недасыпе і хранічным стрэсе. У вісцэральных тлушчавых клетках больш рэцэптараў да картызолу, таму пры стрэсе яны растуць хутчэй за ўсё. Картызол павялічвае тлушч у жываце, верхняй палове цела і менш за ўсё — у нагах. Дэфіцыт тэстастэрону, які бывае пры стрэсе, пагаршае працэс. А чым шырэйшая талія і больш вісцэральнага тлушчу, тым меншы ўзровень тэстэстэрону.

Трэцяя, эвалюцыйная тэорыя тлумачыць унікальныя ўласьцівасьці вісцэральнага тлушчу праз **імуналагічную функцыю сальні-**

ка. Сальнік — гэта зморшчына вісцэральнай брушыны, якая грае важную ролю ў імунітэце — яна фільтруе кроў ад кішачніка. Імунныя клеткі сальніка адрозьніваюцца больш выяўленым тлушчавым абменам і высокай супрацьзапаленчай актыўнасьцю. І гэта нядзіўна, бо ў кішачніку велізарная колькасьць антыгенаў! Сальнік называюць «паліцэйскім жывата» — ён можа абараняць ад запаленьня органы і нават стрымліваць распаўсюджваньне запаленьня па брушной поласьці. Такія ўласьцівасьці сальніка дапамагалі ў асяродзьдзі з вялікай колькасьцю кішачных інфэкцыяў.

! Што адбываецца цяпер, у часы лепшай гігіены і меншай разнастайнасьці мікрафлёры? Запаленьне ў кішачніку першапачаткова выклікаюць не мікробы, а нездаровае харчаваньне.

Канцэнтраваныя насычаныя тлушчы, фруктоза, высокаканцэнтраваныя вугляводы нэгатыўна ўплываюць на мікрафлёру, што прыводзіць да разьвіцця постпрандыяльнай «мэтабалічнай эндатаксэміі», якая выяўляецца ў павышэньні ўзроўню цыркуляцыі ў крыві ліпапаліцукрыду і іншых запаленчых маркераў на працягу пяці гадзінаў пасьля яды. Зьверніце ўвагу, што віноватыя не вугляводы самі па сабе, а іх удзельная калярыйная шчыльнасьць.

Такім чынам, падвышаная актыўнасьць сальніка на тле хранічнага запаленьня прыводзіць да дэкампэнсацыі яго ахоўнай функцыі, утвараючы заганнае кола: больш запаленьня — больш вісцэральнага тлушчу — больш запаленьня.

Колькасьць тлушчавай тканкі **не зададзеная генэтычна**. Яна рэдка фармуецца да нараджэньня і яе колькасьць малая да падлеткавага ўзросту. Але пры наборы тлушчу больш за 20 % у мужчынаў, 39 % у жанчынаў вісцэральная тканка пачынае моцна расьці, а недасып, стрэс і зьніжэньне тэстастэрону павялічваюць яе ўзровень. Пры розных экстрэмальных «сушках» можна зьнізіць колькасьць падскурнага тлушчу, але больш устойлівы вісцэральны тлушч застаецца — успомніце атлетаў з выпнутымі жыватамі.

Менавіта зьніжэньне вісцэральнага тлушчу, а ня проста схудненьне, зьніжае рызыку для здароўя. Чым меней тлушчу ў лёгкіх, тым лягчэйшае цячэньне астмы; чым меней тлушчу ў падстраўніцы, тым лепшая адчувальнасьць да інсуліну; чым меней тлушчу ў печані, тым лепей усяму арганізму. Вісцэральнае схудненьне — гэта самае здаровае схудненьне: зьмена харчаваньня, добры сон, фізычная актыўнасьць.

Вісцэральны тлушч

Вісцэральны тлушч і агульны тлушч можна вымяраць рознымі спосабамі. Самы дакладны зь іх — гэта рэнтгенаўскае вымярэньне структуры цела, дзе можна ацаніць тлушчавую, цяглічную і касьцяную тканкі (DEXA). Але для паўсядзённага выкарыстаньня добра пасуе і антрапамэтрыя, і зьмешаныя спосабы, а таксама УГД.

Для вымярэньняў вам спатрэбіцца сантымэтровая стужка і паўгадзіны часу. Рэкамендуецца праводзіць такія вымярэньні раз на адзін-два тыдні.

Абхоп таліі. Вымярайце абхоп таліі з дапамогай мернай стужкі без адзеньня. Акружнасьць таліі павінна быць вымераная пасярэдзіне паміж ніжнім краем ніжняга рабра і вяршыняй падуздышнага грэбеня (верхняя костка таза, яе відаць у нас збоку). Пастаўце ногі разам, рукі расстаўце ўбакі, дыхайце спакойна, вымярайце ў канцы выдыху. Кожны замер паўтарайце двойчы, і калі паміж імі розьніца ў сантымэтар, то бярыце сярэдні вынік.

Для мужчынаў: норма — 94 см, павышаны паказьнік — да 102 см, звыш 102 см — **крытычны паказьнік**.

Для жанчынаў: норма — да 80 см, павышаны паказьнік — да 84 см, звыш 88 см — **высокая рызыка для здароўя**.

Чым шырэйшая талія, тым большая рызыка разьвіцця хваробаў сэрца, палавой сыстэмы, раку. Кожныя 5 сантымэтраў на таліі павялічваюць рызыку заўчаснае сьмерці на

17 %. Нават невялікае зьмяншэньне таліі карыснае для здароўя.

Абхоп сьцёгнаў. Вымерайце з дапамогай мернай стужкі акружнасьць сьцёгнаў у самым шырокім месцы (ніжэй за вялікія сьцегнавыя бугры).

Сярэднія значэньні: 90–107 см — мужчынскія сьцёгны, 90–110 см — жаночыя сьцёгны.

Занадта вузкія сьцёгны ў жанчынаў павялічваюць рызыку дыябэту, гіпэртэнзіі і жоўцекамянёвай хваробы. Нармальныя памеры ягадзіц зьвязаныя зь лепшым ліпідным профілем і меншай рызыкай шэрагу захворваньняў, ад сардэчна-сасудзістых да некаторых відаў раку. Гэтая сувязь больш характэрная для жанчынаў, чым для мужчынаў. Памер ягадзіц залежыць як ад разьвіцця цягліц, так і ад тыпу адкладу тлушчу.

Суадносіны талія-сьцёгны.

Для мужчын: норма 0,9 (0,88–0,92), павышаны паказьнік — 0,92–1,0, больш за 1,0 — атлусьценьне.

Для жанчын: норма 0,7 (0,68–0,77), павышаны паказьнік — 0,75–0,85, больш за 0,85 — атлусьценьне.

Гэты паказьнік зьвязаны зь нізкай рызыкай разьвіцця дыябэту, сардэчна-сасудзістых захворваньняў і гармон-залежных ракаў (у жанчынаў яечнікаў і грудзей, у мужчынаў — падкарэньніцы), з нармальнай фэртыльнасьцю і большай прывабнасьцю.

ABSI індэкс (www.absicalculator.eu). Індэкс формы цела паказвае адносіны паміж аб'ёмам таліі, ростам і вагой. Формула складаная, скарыстаемся калькулятарам, які ёсьць на сайце. Акрамя лічбаў, гэты індэкс яшчэ дае і ацэнку рызыкаў: чым вышэй лічба, тым вышэй рызыка хваробаў.

У мяне ён роўны 0,76. Гэтая лічба азначае, што ў мяне рызыка хваробаў меншая, чым у сярэднім (сярэдняя рызыка = 1).

Акружнасьць шыі. Вымерайце з дапамогай мернай стужкі акружнасьць шыі ў самым вузкім месцы. Звычайна акружнасьць шыі вымяраюць паміж сярэднім шыйным пазванком і сярэдзінай шыі сьпераду крыху ніжэй за выступ гартані.

Для мужчын: оптымум — да 35,5 см, норма — да 40 см, павышаны паказьнік — ад 45 см.

Для жанчын: оптымум — менш за 32 см, норма — да 34,5 см, павышаны паказьнік — 40 см.

Аптымальны (нармальны) абхоп шыі — паказьнік нізкае рызыкі мэтабалічных парушэньняў. Чым таўсьцейшая шыя, тым ніжэйшы ўзровень «добрага» халестэрыну і горшая адчувальнасьць да інсуліну, мацнейшая рызыка мэтабалічных парушэньняў, падвышанага ціску і рызыкі апноэ.

Павелічэньне абхопу шыі ў спартоўцаў, якія прыцэльна прымяняюць практыкаваньні для яе ўмацаваньня, не зьвязана з ростам рызыкі.

Суадносіны рост-талія. Для гэтага абхоп жывата ў см дзеляць на рост у см. Можна зваротным спосабам разьлічыць ідэальную талію для дадзенага росту і вылічыць, колькі сантымэтраў трэба прыбраць для дасягненьня нормы.

Паказьнікі: 0,40–0,48 — норма, 0,48–0,56 — павышаны паказьнік, больш за 0,57 — крытычна высокая рызыка мэтабалічных парушэньняў.

Вышыня жывата. Вышыня жывата — гэта найменшая адлегласьць паміж двума гарызанталямі: той, якая ляжыць на паверхні жывата, і той, якая датыкаецца пазванка сьпіны. Вымяраць трэба, прыціснуўшыся сьпінай да падлогі і сагнуўшы ногі ў каленях, на ўзроўні крыжа. Норма — да 25 сантымэтраў. Вышыня жывата больш за 25 см — гэта рызыка разьвіцця хваробы Альцгаймэра.

Інструмэнтальныя і лябараторныя мэтады. Залаты стандарт ацэнкі структуры цела — гэта **DEXA-сканаваньне** (Dual-Energy X-Ray Absorptiometry). Але гэта дорага, зьвязана з апраменьваньнем і не заўсёды даступна для ацэнкі дынамікі.

Вымярэньне біяэлектрычнага супраціву (біяімпэданс) дае памылкі да 10 % пры параўнаньні з DEXA. Чым менш электродаў, тым горшая дакладнасьць вымярэньня, але шалі з 8 электродамі паказваюць досыць высокую дакладнасьць, да 94 % карэляцыі з DEXA.

Біяімпэданс карысны, калі адсочваць дынаміку на адным апараце з аднолькавымі ўмовамі, але чым мацней ваш целасклад адрозьніваецца ад сярэдніх значэньняў, тым вышэйшай будзе яго памылка. У худых біяімпэданс пераацэньвае сухую масу цела і недаацэньвае яе ў поўных.

На біяімпэданс уплываюць і ўмовы яго правядзеньня. Так, нават невялікае абязводжваньне на 5 кг прыніжае сухую масу цела і завышае ўтрыманьне тлушчу, прыём ежы можа завысіць утрыманьне тлушчу на 4,2 %, фізычная актыўнасьць нават за 2 гадзіны да зьмены можа прывесьці да пераацэнкі сухой масы цела да 12 кг.

Ультрагукавое дасьледаваньне можа ацаніць шэраг маркераў вісцэральнага атлусьценьня.

Спачатку робім дасьледаваньне печані: лінейныя памеры, прыкметы тлушчавага гепатозу, стан жоўцевага пухіра.

Затым вымяраем таўшчыню эпікардыяльнага тлушчу (рызыкі растуць пры лічбе больш за 5 мм), колькасьць якога карэлюе з узроўнем вісцэральнага тлушчу, і таўшчыню пэрыкардыяльнага тлушчу (сардэчныя рызыкі).

Пасьля чаго вымяраем адлегласьць паміж белай лініяй жывата і пярэдняй сьценкай аорты (больш за 100 мм — вісцэральнае атлусьценьне).

Дадаткова можна разьлічыць індэкс тлушчу брушной сьценкі (ІТБС) — гэта адносіны максімальнай таўшчыні перадбрушнога тлушчу да мінімуму таўшчыні падскурнага тлушчу. Гэтыя паказьнікі проста вымяраць у дынаміцы (лепш на адным апараце ў аднаго спэцыяліста).

УГД печані і падстраўніцы важныя для ацэнкі правільнага пахуданьня. Да 25 % хворых з тлушчавай хваробай печані могуць не пакутаваць на атлусьценьне, але мець інсулінарэзістэнтнасьць. Тлушчавая хвароба шырока распаўсюджаная: бывае ў кожнага трэцяга чалавека. **Прыкметай гепатозу** зьяўляецца павелічэньне памераў печані, пры павышэньні фэрмэнтаў трэба выключыць вірусныя гепатыты ды іншыя іх формы. Таксама назіраецца дыфузнае павышэньне рэхагеннасьці печані, зярністасьць парэнхімы і да т. п.

УГД падстраўніцы таксама можа паказаць прыкметы назапашваньня ў ёй тлушчу, што **папярэднічае зьяўленьню цукроўкі**. *«Тлустая» падстраўнікавая залоза праяўляецца павелічэньнем яе памеру, дыфузным павышэньнем рэхагеннасьці органа. Колькасьць панкрэатычнага тлушчу зваротна прапарцыйная сакрэцыі інсуліну, узровень якога нармалізуецца пры зьніжэньні тлушчу ў падстраўніцы.*

Доктар, задуменна: «Пацыенты... Уга, печань у вас здаровая!» — «Але ж гэта добра?» — «На жаль, я кажу аб памерах!»

Многія з вас, напэўна, елі тлустую печань. Фуа-гра — гэта печань качак ці гусей, гвалтоўна перакормленых вугляводамі і зачыненых у клеткі. Лад жыцьця шматлікіх з нас нічым не адрозьніваецца ад ладу жыцьця качак, выгадаваных пшаніцай для атрыманьня тлустай печані: нерухомасьць і частае гіпэркалярыйнае харчаваньне высокавугляводнай ежай. **Адно адрозьненьне — мы робім гэта добраахвотна.**

У норме ў печані зьмяшчаецца каля 5 % тлушчу, і перавышэньне гэтага невысокага парога ўжо выклікае праблемы са здароўем, якія доўгі час працякаюць утоена. Людзі, якія пераядаюць і вядуць малярухомы лад жыцьця, могуць атрымаць сваё «фуа-гра» ўсярэдзіне ў выглядзе тлушчавай дыстрафіі печані. Добрая навіна — тлушчавая дыстрафія печані цалкам зварачальная: худнееце вы — худнее і печань, і гэты працэс можна кантраляваць па УГД.

Падскурны тлушч

У агульным аб'ёме тлушчавай тканіны вісцэральны тлушч у норме складае ня больш за 8–10 %, большая частка — гэта падскурны тлушч. Хоць падскурны тлушч і спрабуюць «спаліць», у нармальных прапорцыях ён карысны для здароўя: выпрацоўвае многія карысныя гармоны, напрыклад адыпанэктын, якія зьніжаюць рызыку сардэчна-сасудзістых захворваньняў і дыябэту. Пры старэньні колькасьць падскурнай тлушчавай клятчаткі памяншаецца прапарцыйна ўзросту.

Выдаленьне падскурнага тлушчу пры ліпасакцыі не прыводзіць да паляпшэньня стану чалавека, а вось рызыка сьмерці ўзрастае ў некалькі разоў, прычым рызыка вышэйшая для мужчынаў.

Яе разьмеркаваньне і колькасьць можна ацаніць дакладна — **каліпэрамэтрыяй**, а прыблізна — візуальна, падышоўшы да люстэрка.

У мужчынаў:

30 % і больш тлушчу — выступае жывот, талія шырэйшая за сьцёгны і зьніклыя пад тлушчам цягліцы (атлусьценьне);

25 % адпавядае шырокай таліі і невялікаму жывату (лішняя вага);

20 % — гэта гладкі прэс, але без прыкметных кубікаў, вылучаюцца асобныя цягліцы (здаровы выгляд);

15 % — часткова акрэсленыя верхнія кубікі прэсу, добра вылучаюцца асобныя цягліцы, але вянознасьці рук і ног няма (спартыўны выгляд);

10 % — выразна бачныя ўсе кубікі прэсу, вянознасьць канцавінаў, выразна вылучаюцца ўсе цягліцы (атлетычны выгляд).

Для мужчынаў нармальны працэнт тлушчу ад 10 да 17 %, небясьпечным для здароўя зьяўляецца зьніжэньне меней за 8 %.

У жанчынаў:

40 % і больш тлушчу — выступае жывот, страта формаў, рост бакоў (атлусьценьне);

35 % — захаваньне формы, невялікі жывот, рост сьцёгнаў (лішняя вага);

30 % — аб'ём на сьцёгнах і таліі, жаноцкія формы (здаровы выгляд);

25 % — сьцёгны меншыя, захаваньне жаночай фігуры і грудзей (ладнасьць);

20 % — бачныя бакавыя лініі прэса, меншыя грудзі, вылучаюцца асобныя цягліцы (спартыўны выгляд).

Нармальным працэнтам тлушчу ў жанчынаў лічыцца 20–29 %.

Менш за 20 % тлушчу ўжо выглядае эстэтычна ня вельмі прывабна. Зьніжэньне тлушчу менш за 13 % (калі бачныя кубікі прэсу) вядзе да заўважнага зьніжэньня эстрагену, парушэньня мэнструальнага цыклю, зьнікненьня авуляцыі ды іншых небясьпечных для здароўя наступстваў.

Акрамя агульнай колькасьці, важнае і разьмеркаваньне падскурнага тлушчу. **Ідэальная фігура — гэта мінімум тлушчу на таліі, плоскі жывот і вытарклыя ягадзіцы.** Добра худнець у таліі, але ня вельмі добра худнець у сьцёгнах. «Карысны» тлушч бывае розны, напрыклад, асабліва вылучаецца ягадзічны або ягадзічна-сьцегнавы тлушч. Чым больш яго колькасьць (абхоп сьцёгнаў), тым менш рызыка дыябэту і сардэчна-сасудзістых захворваньняў. Ягадзічная тлушчавая тканка зьвязаная зь лепшай адчувальнасьцю да інсуліну, зь лепшым ліпідным профілем. Нават у мужчынаў колькасьць тлушчу тут зваротна прапарцыйная ўзроўню С-рэактыўнага бялку.

Што ж робіць гэты тлушч асаблівым? Гэты тлушч мае іншы профіль актыўнасьці важных генаў: выдзяляе больш супрацьзапаленчых малекул, а таксама можа працаваць як «буфер», паглынаючы лішак свабодных тлустых кіслот, — гэта важны чыньнік разьвіцьця інсулінарэзістэнтнасьці. У людзей, якія страчваюць ягадзічны тлушч, растуць мэтабалічныя рызыкі.

Цікава, што ў мышэц перасадка такога тлушчу перадухіляла разьвіцьцё інсулінарэзістэнтнасьці і запаленьня на высакатлушчавай дыеце.

Гармоны кіруюць фігурай рознымі спосабамі, напрыклад уплываючы на экспрэсію адрэнарэцэптараў бэта-1 (спальвае) і альфа-2 (набірае) у тлушчавых клетках. Колькасьць рэцэптараў да эстрагенаў нашмат вышэйшая ў зоне ягадзіц, чым у жываце. Эстрагены павялічваюць колькасьць альфа-2 у вобласьці грудзей і ягадзіц і памяншаюць у вобласьці таліі і ног. На жаль, лякальнае тлушчаспаленьне практычна немагчымае. **У тых часьтках цела, дзе больш альфа-2, чым бэта-1, тлушч будзе сыходзіць пры тлушчаспаленьні слабей, чым у іншых месцах, — розьніца можа быць сяміразовай!**

12. СТРУКТУРА ЦЕЛА

Праблемныя месцы могуць сыходзіць толькі пры моцным зьнясіленьні, што шкодна для здароўя. Пры гэтым хранічны стрэс прыводзіць да таго, што «праблемныя» месцы будуць яшчэ мацней назапашваць тлушч: картызол мяняе суадносіны адрэнарэцэптараў, так пры стрэсе альфа-2 становіцца больш у верхняй палове цела. А вось гармоны шчытавіцы і тэстастэрон павялічваюць адчувальнасьць бэта-2 рэцэптараў, таму пры дастатковым узроўні тэстастэрону мужчынам нашмат лягчэй скінуць вісцэральны тлушч, ды і схуднець у цэлым. Востры стрэс можа дапамагчы паскорыць тлушчаспальваньне і ў праблемных зонах.

Пазьбягайце працяглых галодных дыетаў і хранічнага стрэсу — яны могуць «пераплавіць» структуру цела і павялічыць колькасьць праблемных зонаў.

Пытаньні і заданьні

1. Колькі вы важыце?
2. Якія ў вас суадносіны талія-сьцёгны?
3. Які ў вас адсотак падскурнага тлушчу?

Калі есьці?
Рэжым харчаваньня

Рэгулярны фастынг 24/0

Чыстыя прамежкі безь перакусаў

Аптымальная частасьць харчаваньня

Шчыльны высокабялковы сьняданак

Звужайце харчовае вакно плыўна
— 12/12 тыповая
— 10/14
— 8/16 папулярная
— 6/18
— 4/20 дыета ваяра

Лёгкая раньняя вячэра

Большую частку калёрыяў зьесьці ўдзень

Што есьці?
Выбар прадуктаў

Дыета зь нізкай глікемічнай нагрузкай: прыбраць цукар, больш харчовых валокнаў, гародніны, зеляніны, садавіны, ягад

Якасны бялок: без перапрацаванага мяса

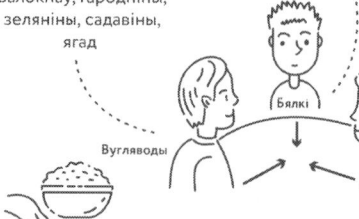

Якасныя тлушчы: балянс амега-3 і амега-6, прыбарць транстлушчы

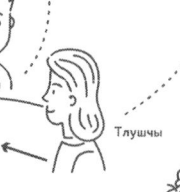

Вугляводы — Бялкі — Тлушчы

Меншая ўдзельная калярыйная шчыльнасьць

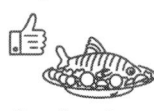

Вышэйшая ўдзельная біялягічная каштоўнасьць

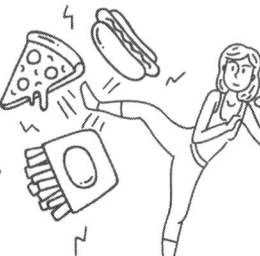

Разастайнае харчаваньне

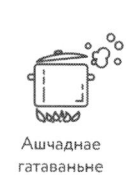

Ашчаднае гатаваньне

Ежце больш цэльных прадуктаў, меньш перапрацаваных

Як есьці?
Рытуал ежы

Больш задавальненьня
— Кампанія
— Посуд і прыборы
— Сэрвіроўка

Ежце ўсьвядомлённа
— Увага на ежы
— Называйце смакі й водары
— Вывучайце ежу

Адрозьнівайце фізічны голад і эмацыйны голад

Паўза перад ядой: **5 хвілін**

Ежце павольна: **20 хвілін**

Адкладзіце прыборы ўбок

Рабіце перапынкі падчас ежы

→ Салат → Бялкі → Вугляводы → Дэсерт →

Датрымлівайцеся правільнага парадку

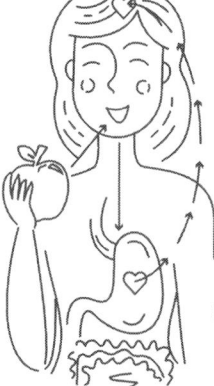

Колькі есьці?
Кіраваньне каляражам

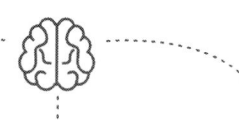

Вядзіце харчовы дзёньнік

Запамінайце зьедзенае

Карыстайцеся харчовай псыхалёгіяй

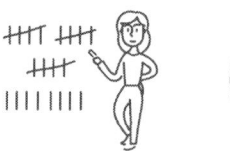

Лічыце гадзіны, а не калёрыі

Павялічвайце аб'ём, памяншая каляраж

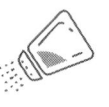

Прадукты з высокім індэксам сытасьці

Прыбраць стымулятары апэтыту: соль, цукар, узмацняльнікі смаку, араматызатары

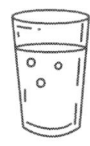

Больш вады перад ежай

Больш клятчаткі

Больш спэцый

РАЗЬДЗЕЛ 5

Рухальная актыўнасьць

1. «Малаrухомы» мозг

Уявім сабе тыповы лад жыцьця сучаснага гарадзкога чалавека: раніцай гараджанін устае, едзе на працу, дзе праводзіць седзячы за сталом восем гадзінаў, адцягваючыся на каву і абед, затым едзе назад дадому, таксама седзячы, бавіць час у фатэлі перад экранам ці зь сябрамі за сталом. У лепшым выпадку пару разоў на тыдзень ходзіць у сілоўню і, магчыма, пагуляць у парк на выхадных. Стамляючыся ад сядзеньня, аддае перавагу адпачынку на канапе напаўлежачы.

Гэта — малаrухомы, сядзячы лад жыцьця, пагроза здароўю і самаадчуваньню, прычына нізкай энэргічнасьці. Чым меней мы трацім энэргіі, тым болей стомленымі пачуваемся.

Праблема ўласна ў сядзеньні: атрымліваецца, што больш за дзесяць гадзінаў на дзень чалавек сядзіць, і гэта прыводзіць да безьлічы неспрыяльных праяваў, у тым ліку і не зьвязаных зь лішняй вагой: болі ў сьпіне, артэрыяльная гіпэртэнзія, гемарой, дэпрэсія і многае іншае.

Цяпер уявім чалавека, які жыве па падобным графіку, але ўключае ў свой лад жыцьця больш руху: робіць з раніцы зарадку, на працу едзе роварам або выходзіць на прыпынак раней, каб прайсьціся пешшу, карыстаецца лесьвіцай замест ліфта, ходзіць, размаўляючы па тэлефоне, частку працы робіць стоячы, сустракаецца зь сябрамі за тэнісам ці прабежкай, трымае дома гіру, каб раз на дзень бадзёра яе пакідаць, можа глядзець серыял на велатрэнажоры, любіць адпачываць актыўна.

Гэта — актыўны лад жыцьця, абарона здароўя, крыніца энэргіі і матывацыі кожны дзень.

Ня варта прыдумляць, што для руху ў нас няма часу. Мы нарадзіліся для руху і можам паўнавартасна жыць, рухаючыся больш. Як слушна кажуць, практыкаваньні могуць замяніць шмат лекаў, але ніводны зь іх не заменіць практыкаваньняў.

Паглядзіце на сябе ў люстэрка: вы можаце ўбачыць, як фізычная актыўнасьць зьмяніла нас у працэсе эвалюцыі. На нашым целе ёсьць некалькі дзясяткаў прыкметаў, напрыклад, доўгія ногі, адсутнасьць футра, пашыраныя потавыя залозы, вузкая талія, якая дазваляе махаць рукамі пры бегу, вялікія ягадзічныя цягліцы, форма чэрапа, астуджальная кроў (у жывёлаў сыстэма астуджэньня працуе горш), патылічная зьвязка, якая стабілізуе галаву, невялікая пятавіца (пятавая косьць), адмысловае ўладкаваньне эластычных зьвязкаў — усё гэта прынады для трывушчасьці пры бегу. Каля двух мільёнаў гадоў таму нашы продкі маглі бегма на доўгай дыстанцыі загнаць жывёлаў да зьнясіленьня і так палявалі. Таму нашае цела ідэальна прыстасаванае для працяглага бегу.

З фізычнай актыўнасьцю шчыльна зьвязаныя многія органы і сыстэмы, у тым ліку мэтабалізм і функцыянаваньне галаўнога мозгу. Мы проста створаныя для руху: 80 % нашага цела і 80 % мозгу «працуюць на рух», а 40 % цела — гэта цягліцы.

У працэсе эвалюцыі ішоў адбор на трывушчасьць і рухомасьць; той, хто ня рухаўся, — гінуў. Цывілізацыя прынесла нам магчымасьць перасоўвацца на тысячы кілямэтраў, пры гэтым мы рухаемся ўсё менш і менш. Грамадзкі і асабісты транспарт, цягнікі, самалёты — усё гэта скарачае нашу рухальную актыўнасьць. Замест карыстаньня лесьвіцамі мы езьдзім на ліфтах, а рост насельніцтва ў гарадах прывёў да таго, што вуліца становіцца загазаваным, шумным і небясьпечным месцам, што, натуральна, зьмяншае наша жаданьне персоўвацца па ёй пешшу.

Наша праца стала амаль цалкам разумовай — ня толькі ў офісе, але й дома. Мы купляем ежу, якую нам прывозіць кур'ер, посуд мые пасудамыйная машына, адзеньне мые пральная машына, прыбірае робат-пыласос. Шмат часу мы бавім не на вуліцы, а ў памяшканьнях, дзе заўсёды ёсьць магчымасьць прысесьці.

! Наша культура вучыць, што «ў нагах праўды няма», а выхаваньне дзяцей спыняе высокі ўзровень актыўнасьці і гульні, прымушае сядзець ціха і абмяжоўваць рухі. Так наш мозг прывучаецца да таго, што трэба паводзіцца скавана, нерухома, і робіцца «маларухомым».

У сярэднім 30–50 % людзей вядуць маларухомы лад жыцьця, а яшчэ 20–40 % хоць і рухаюцца больш, але гэтага ўсё роўна недастаткова для падтрыманьня аптымальнага здароўя. Рух — гэта натуральная чалавечая патрэба, такая ж, як патрэба ў ежы, вадзе, бясьпецы або інтэрнэце. Многія людзі недаацэньваюць пагрозу дэфіцыту фізычнае актыўнасьці, прытым што менавіта адсутнасьць руху зьяўляецца адной зь вядучых прычынаў неінфэкцыйнай хворнасьці і пашкоджвае практычна ўсе органы і сыстэмы арганізма.

Фізычная дэтрэнаванасьць — гэта чыньнік рызыкі заўчаснага старэньня. Стан нашых цягліцаў шмат у чым вызначае наш біялягічны ўзрост. Як гаворыцца ў анекдоце: «Трэнэр сказаў, што спорт дадасьць мне некалькі гадоў жыцьця, і гэта праўда. Я зрабіў 10 адцісканьняў, і па адчуваньнях мне 85». **Чым ніжэйшая ваша трывушчасьць, тым вы сапраўды «старэйшыя». Слабы — значыць, стары. Моцны — значыць, малады, незалежна ад вашага пашпартнага ўзросту. Станавіцеся мацнейшымі!**

Дэфіцыт руху — гэта чацьвёрты па значнасьці чыньнік рызыкі сьмерці: кожны трэці дарослы ў сьвеце рухаецца недастаткова і 9 % усіх заўчасных сьмерцяў у сьвеце зьвязаныя менавіта зь недахопам руху. Яшчэ са школьных часоў, калі дзеці з хваробай вызвалялася ад фізкультуры, існуе міт: калі вы захварэлі, то найлепшым выйсьцем будзе ляжаць і меней рухацца. Гэта ня так. Рухацца важна ня толькі для зьніжэньня рызыкі захворваньняў, але й хворым людзям.

Напрыклад, нават пры ракавых захворваньнях сілавыя трэніроўкі дазваляюць як захаваць, так і павялічыць цяглічную масу, лягчэй пераносіць хіміятэрапію, палепшыць зыходы. Раней лекары забаранялі рухацца і пасьля праблемаў з сэрцам, і пры расьсеянным склерозе. Цяпер жа даведзена, што раньняя рухальная рэабілітацыя дапамагае пры хваробах сэрца, а пры расьсеянным склерозе нават запавольвае разьвіцьцё хваробы.

Пытаньні і заданьні

1. Наколькі энэргічным вы выглядаеце і пачуваецеся?

2. Якімі відамі спорту або актыўнасьці вы захапляецеся?

3. Ці «сядзячы» ў вас мозг? У сытуацыях чаканьня вы адразу шукаеце крэсла ці гатовыя пастаяць?

2. Здароўе і рух

«Як суконшчыкі чысьцяць сукны, выбіваючы іх ад пылу, так і гімнастыка чысьціць арганізм», — словы Гіпакрата, а яму можна верыць. Сапраўды, рух стымулюе аўтафагію — самаачышчэньне клетак.

! Жыцьцё — гэта рух, і калі руху становіцца менш, то становіцца менш і жыцьця.

Гэта такое замкнёнае кола: чым больш мы фізычна актыўныя, тым лягчэй нам падтрымліваць гэтую самую актыўнасць. Апроч іншага, практыкаваньні важныя для падтрыманьня дастатковай цяглічнай масы: у сярэднім з 35 гадоў пачынае адбывацца паступовая страта цяглічнай масы, якая з узростам толькі ўзмацняецца (саркапэнія), і цягліцы замяшчаюцца тлушчам.

Размаўляючы з многімі людзьмі, я дзіўлюся, наколькі мы недаацэньваем важнасць руху і пераацэньваем важнасць спорту. Рух ня толькі для таго, каб напампоўвацца, рух уплывае на ўсе сфэры жыцьця — ад упэўненасьці ў сабе, кантролю апэтыту, паляпшэньня працы мозгу і шматлікага іншага. Фізычная актыўнасьць — гэта яшчэ і прывабнасьць і сэксуальнасьць за кошт кантролю вагі, лепшай структуры цела і выдатнага цяглічнага тонусу.

Рэч ня толькі ў колькасьці, але і ў якасьці цягліцаў. «Гультаяватыя» цягліцы горш спальваюць тлушчы, а вось фізычная актыўнасьць зьмяняе мэтабалізм цягліцаў, амаладжвае іх, павялічвае ў іх колькасьць мітахондрый, павялічвае іх актыўнасьць. Такія «актыўныя» цягліцы лепш спальваюць тлушчы, выдзяляюць больш чыньнікаў росту, абараняюць ад лішку глюкозы і тлушчу ў крыві пры стрэсе. Таму не хвалюйцеся, што цягліцы не растуць, — яны проста пачынаюць працаваць нашмат лепш.

Мэтабалізм

Цягліцы важныя ня толькі для руху, яны таксама зьяўляюцца магутнай абаронай мэтабалізму. Фізычная актыўнасьць і цяглічны тонус зьмяншаюць рызыку атлусьценьня і цукроўкі, павялічваюць адчувальнасьць да інсуліну. Цяпер, калі я пішу гэтыя радкі, мільёны людзей па ўсім сьвеце замкнёныя ў дамах на карантын. **Адыліж часта мы зусім добраахвотна замыкаем самі сябе.** *Актыўнасць меншая за 1000 крокаў на дзень за паўмесяца ў людзей зь пераддыябэтам выклікае моцнае пагаршэньне вугляводнага абмену. Умераныя сілавыя трэніроўкі ўсяго два разы на тыдзень аднаўляюць адчувальнасьць да глюкозы ў кожнага трэцяга ў гэтай жа групе людзей.*

Сэрца

Фізычная актыўнасьць павялічвае эластычнасьць сасудаў, паляпшае працу сэрца, спрыяе выдзяленьню рэчываў, якія расслабляюць сасуды і паляпшаюць крываўцёк.

У прадстаўнікоў плямёнаў паляўнічых-зьбіральнікаў нават з узростам не адбываецца прыкметнага павелічэньня артэрыяльнай гіпэртэнзіі. Чаму? Таму што іх звычайная паўсядзённая актыўнасьць, такая як хада пешшу, зьмена паставы, сядзеньне на кукішках, у 14 (!) разоў большая, чым у эўрапейцаў. Чыньнік сонца, якое таксама зьмяншае ціск, таксама грае сваю ролю.

Пры любой актыўнасьці выдзяляецца аксід азоту NO — ён ня толькі зьніжае ціск, але і пашырае сасуды, запавольвае працэсы старэньня, паляпшае працу мітахондрый, памяншае акісьляльны стрэс, важны для імунітэту. У мужчынаў першымі часта пакутуюць сасуды чэлеса, а эрэктыльныя парушэньні ў два разы павялічваюць імавернасьць ня толькі інфаркту, інсульту, але і на 33 % павялічваюць рызыку ранняй сьмерці. Ужо калі вам пляваць на вашыя цягліцы, няўжо вам наплявяць і на сваю эрэкцыю?

Батанік ці мацак?

Напэўна кожны чуў показкі пра разумнага, але кволага «батаніка» і дурнога, але дужага «мацака». У рэальнасьці гэта хутчэй выключэньне, чым правіла. Даведзена, што чым вышэйшы ў дзіцяці ўзровень актыўнасьці і чым лепш у яго разьвітыя цягліцы, тым больш эфэктыўна яно праходзіць тэсты на памяць, можа лягчэй засяродзіцца і лепей вучыцца.

Зрэшты, ніколі ня позна пачаць займацца спортам. У дарослых людзей розныя віды актыўнасьці паляпшаюць розныя мазгавыя функцыі: сілавыя трэніроўкі ўплываюць на выканаўчыя функцыі і асацыятыўную памяць,

Практыкаваньні амалоджваюць цягліцы

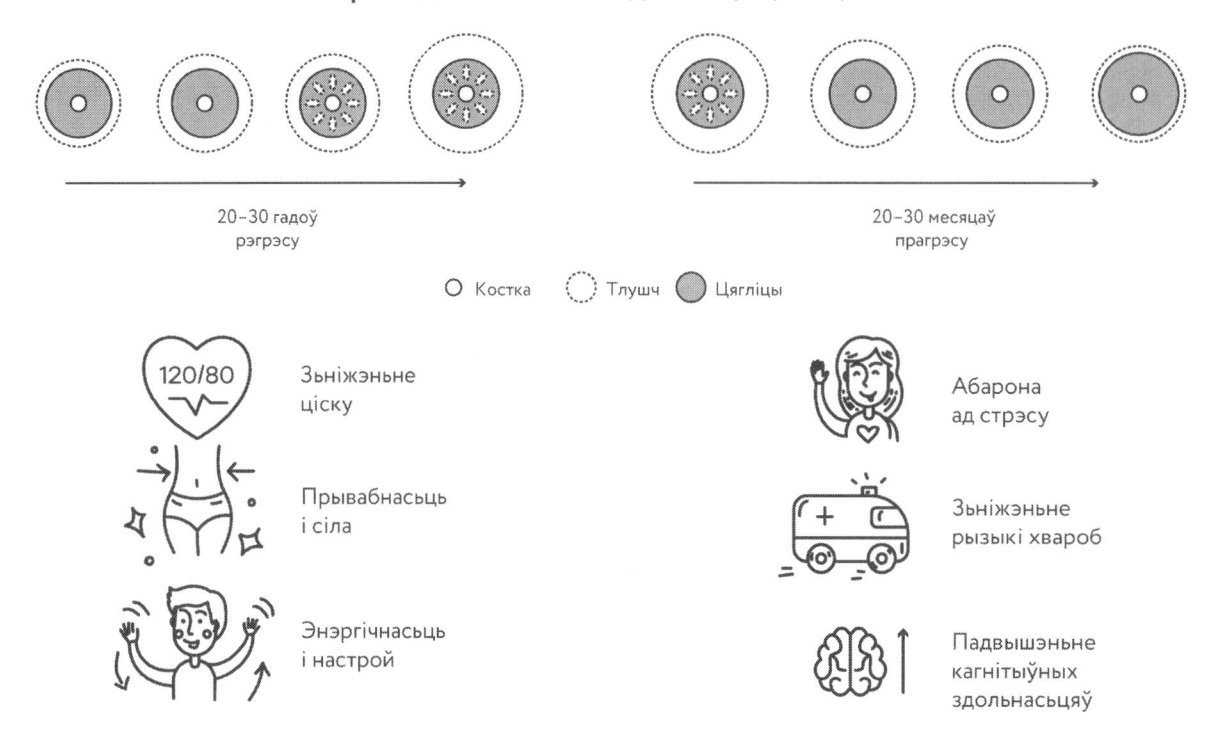

20–30 гадоў рэгрэсу

20–30 месяцаў прагрэсу

○ Костка ◌ Тлушч ● Цягліцы

- Зьніжэньне ціску
- Прывабнасьць і сіла
- Энэргічнасьць і настрой
- Абарона ад стрэсу
- Зьніжэньне рызыкі хвароб
- Падвышэньне кагнітыўных здольнасьцяў

аэробныя — на вербальную памяць, бег басанож або лазаньне па дрэвах — апэратыўную памяць.

У пажылых людзей 45-хвілінны шпацыр хуткім крокам тры разы на тыдзень можа павялічыць аб'ём гіпакампа на 2–3%. Гучыць ня вельмі натхняльна, але гэтага достаткова, каб зь лішкам перакрыць узроставае паніжэньне яго аб'ёму.

Як казаў Ніцшэ, «не давярай аніводнай думцы, якая нарадзілася ў нерухомасьці». Рух пачынаецца з актыўнасьці нэўронаў, і вельмі многія структуры мозгу так ці інакш зьвязаныя з рухам. Таму фізічная актыўнасьць крытычна важная як для мазгавой прадуктыўнасьці, так і для прафілактыкі нэўрадэгенэратыўных захворваньняў. Достаткова рухаючыся, мы зьніжаем выяўленасьць дэпрэсіі ды павышаем выпрацоўку асаблівага нэўратрафічнага чыньніка мозгу BDNF, які павялічвае нэўрапластычнасьць.

Далёка ня ўсе віды актыўнасьці стымулююць моцнае выдзяленьне чыньніку росту нэўронаў і гліяльных клетак, напрыклад расьцяжка аказалася неэфэктыўная, а вось бег і сілавыя віды спорту выдатна дапамагаюць «паразумнець». Таму я не лічу ёгу і расьцяжку адэкватнай заменай фізічнай актыўнасьці.

Фізічная актыўнасьць запавольвае старэньне і значна паляпшае якасьць жыцьця ў старасьці: на 20% паляпшае якасьць жыцьця, аддаляе непрацаздольнасьць і можа падаўжаць пэрыяд здароўя на цэлых 15 гадоў! Пры гэтым розныя віды спорту падаўжаюць жыцьцё ад 3 да 6 гадоў. Акрамя таго, достаткавы ўзровень руху на 11% зьмяншае сьмяротнасьць ад ракавых хваробаў: анкалягічныя хворыя, якія займаюцца фізічнай актыўнасьцю, маюць лепшыя зыходы.

Рухальная актыўнасьць і стрэс

Натуральная рэакцыя на стрэсары — «біць або бегчы», таму актыўнасьць дапамагае бясьпечна ўтылізаваць мэтабалічныя стрэсавыя эфэкты і выкарыстоўваць «па прызначэньні» стрэсавы выкід тлушчаў і глюкозы ў кроў. Фізічная актыўнасьць ня толькі зьніжае картызол, але й дапамагае падтрымліваць аптымальны ўзровень тэстастэрону, які «падае» пры стрэсе. Чым больш вы натрэніраваныя фізічна, тым больш стрэсаўстойлі-

2. ЗДАРОЎЕ І РУХ

выя і стрыманыя на перамовах: невыпадкова многія палітыкі і бізнэсмэны актыўна займаюцца спортам, а многія спартоўцы пасьпяховыя ў бізнэсе і палітыцы.

Сярэдняй актыўнасьці недастаткова: у людзей, якія рухаюцца «ўмерана», рызыка дэпрэсіі на 25% вышэйшая ў параўнаньні з тымі, хто актыўна займаецца спортам.

Аздаравіце свае гены. Фізычная актыўнасьць аздараўляе ня толькі звонку, але і знутры: зьніжае ўзровень хранічнага запаленьня, а таксама актывуе многія карысныя для здароўя гены і рэгулятарныя каскады, напрыклад AMPK, што зьніжае залішнюю «дзейнасьць» ужо вядомага нам mTOR і стымулюе аўтафагію.

У адным з дасьледаваньняў менавіта фізычная актыўнасьць змагла павысіць экспрэсію некалькіх сотняў ахоўных генаў. Іншыя навукоўцы вывучалі эпігенэтычны ўплыў спорту на актыўнасьць генаў: удзельнікаў прымушалі круціць пэдалі велатрэнажора адной нагой цэлыя тры месяцы. Дзіўнае заданьне, але яно дапамагло выключыць уплыў іншых чыньнікаў. Высьветлілася, што цягліцы на назе зьмяніліся ў пяці тысячах пунктаў, акрамя таго спорт уплываў на актыўнасьць 175 генаў у клетках сэрца, прымушаючы іх больш актыўна аднаўляцца і расьці.

Актыўнасьць — гэта сапраўдны лек. Тыя, хто яго не прымае, мае рызыку зьяўленьня хваробаў сэрца на 45% вышэй, астэапарозу — на 59%, дыябэту — на 50%. Спорт памяншае рызыку разьвіцьця больш за 15 відаў раку: кішачніка, малочнай залозы, эндамэтрыя, нырак, печані, стрававода, лёгкіх, страўніка, маткі, лімфомы, міеломы. Пры гэтым для многіх відаў раку ступень зьніжэньня рызыкі была дозазалежнай, то бок больш спорту — менш рызыка. Вядома, занадта захапляцца бегам пад пякучым сонцам ня трэба: у дасьледаваньні выявілі павелічэньне рызыкі разьвіцьця мэляномы пры павышэньні актыўнасьці. Актыўнасьць паляпшае шматлікія біямаркеры: зьмяншаюцца паказьнікі запаленьня, мачавой кіслаты, ціску, глікаванага гемаглабіну. Можа нават паменшыцца таўшчыня комплексу інтым-мэдыя, што говорыць пра адваротнае разьвіцьцё атэрасклерозу.

> ! **Чым даўжэй вы трэніруецеся, тым больш прыкметна нарастае розьніца паміж вамі і тымі, хто ляжыць на канапе, менавіта ў разрэзе рызыкі для здароўя. І наадварот: калі вы рухаецеся менш, усе гэтыя лічбы працуюць супраць вас.**

Гіпадынамія павялічвае рызыку інфаркту ў два разы, сьмяротнасьці ад яго — у тры разы, таксама павышаецца рызыка атэрасклерозу і трамбаўтварэньня. Расьце рызыка захворваньняў суставаў, зьніжаецца лібіда, нарастае атлусьценьне. Кожны трэці выпадак цукроўкі, кожны чацьвёрты выпадак раку малочнай залозы і тоўстай кішкі зьвязаны зь нізкай рухальнай актыўнасьцю. Што ўжо казаць пра вэнозны застой, завалы, гемарой. Гіпадынамія на 50% павышае рызыку сьмяротнасьці ад усіх прычынаў і на 150% рызыку сардэчна-сасудзістых захворваньняў.

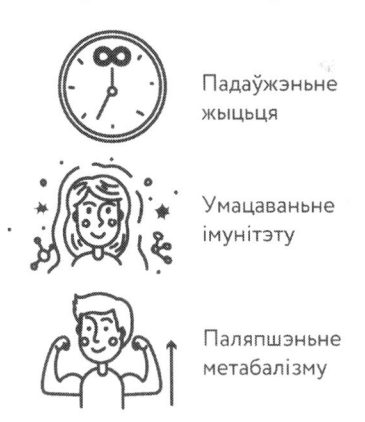

- Падаўжэньне жыцьця
- Умацаваньне імунітэту
- Паляпшэньне мэтабалізму

Таўсьцейшыя людзі сядзяць на дзьве гадзіны даўжэй, чым людзі са звычайнай масай цела. Узьнікае заганнае кола: чым больш сядзім, тым таўсьцейшымі робімся, а чым таўсьцейшымі мы робімся, тым цяжэй нам рухацца. Як апэтыт прыходзіць падчас ежы, так і цяглічная радасьць зьяўляецца пасьля руху. Чым актыўней мы рухаемся, тым лягчэй нам гэта рабіць, тым лепей працуюць цягліцы і тым болей задавальненьня мы атрымліваем і меней сядзім.

Тромбаўтварэньне

Нерухомасьць зьвязаная з павелічэньнем рызыкі тромбаў: чым менш працуюць ногі, тым мацнейшы застой, бо праца цягліцаў ніжніх канцавінаў важная для забесьпячэньня вэнознага звароту (т.зв. «цяглічнае сэрца»). Часьцей за ўсё тромбы ўтвараюцца ў нагах, але могуць трапляць у лёгкія (ТЭЛА — тромбаэмбалія лёгачнай артэрыі, у 25 % пры буйным тромбе надыходзіць раптоўная сьмерць), сэрца (інфаркт), мозг (інсульт), выклікаючы цяжкія наступствы. Пастаянная ўмераная побытавая фізічная актыўнасьць — важны чыньнік даўгалецьця, у тым ліку для прафілактыкі тромбаўтварэньня.

Навукоўцы апісваюць «офісны трамбоз», «трамбоз вандроўцы», «трамбоз геймэра»: апісаныя неаднаразовыя выпадкі, калі геймэры атрымлівалі гострыя трамбозы ног пры працяглай гульні і паміралі ад ТЭЛА. Спалучэньне нерухомасьці, абязводжваньня і стрэсу (адрэналін узмацняе зьвіньнаньне крыві) правакуе гэтыя выпадкі. Іншыя прычыны нерухомасьці: пералёты, падарожжы, шпіталізацыі, сядзячая праца. Кожныя дзьве гадзіны за кампутарам звыш мяжы ў 2,5 гадзіны павышаюць рызыку трамбозу лёгачнай артэрыі на 40 %.

Эвалюцыйна нам патрэбныя розныя спосабы актыўнасьці. Мы, як нашчадкі паляўнічых-зьбіральнікаў, маем патрэбу ў працяглай нізкаінтэнсіўнай нагрузцы — як зьбіральнікі, і ў сярэдняй або высокаінтэнсіўнай — як паляўнічыя і ваяры. Паляваньне — гэта працяглая хада, затым бег (перасьлед здабычы), у пэўны момант часу набор высокай хуткасьці й магутнасьці.

! Ідэальнага і прыдатнага для ўсіх спорту няма, але ёсьць камбінацыя розных відаў актыўнасьці, аптымальная для большасьці людзей.

Гэтая структура фізічнае актыўнасьці можа быць уяўленая ў выглядзе пірага. Разумею, што мэтафара пірага як мадэлі рухомасьці ня вельмі здорава гучыць, затое навочна дэманструе, як усё працуе. Такім чынам, цеста пірага — гэта нетрэніроўная актыўнасьць, а вось начыньне — адмысловыя заняткі спортам або любая іншая фізічная нагрузка. Таму спачатку трэба «замясіць цеста», то бок стварыць дастатковы і пастаянны ўзровень нетрэніроўнай актыўнасьці, а затым дадаваць «начыньне».

Таксама фізічную актыўнасьць можна паказаць у выглядзе піраміды, дзе на вяршыні знаходзяцца высокаінтэнсіўныя трэніроўкі, а ўнізе — нізкаінтэнсіўныя.

Мэта:

• высокаінтэнсіўная фізічная актыўнасьць: мінімум 4–6 хвілінаў на дзень, оптымум — 10 хвілінаў, ня больш за 3 трэніроўкі на тыдзень;

• сярэднеінтэнсіўная аэробная фізічная актыўнасьць: каля 3–4 гадзінаў на тыдзень;

• шмат нетрэніроўнай актыўнасьці: ня менш за 7–10 тысячаў крокаў ці 4–6 гадзінаў «ня седзячы».

Такое спалучэньне сілавых і аэробных трэніровак, дастатковы час хадзьбы і скарачэньне часу сядзеньня на крэсьле працуе лепш за ўсё. Дасьледаваньні паказалі, што злучэньне некалькіх тыпаў мацней паляпшае фізычную працаздольнасьць, чым даўжэйшыя заняткі адным відам спорту.

Пытаньні і заданьні

1. Як мяняецца ваша самаадчуваньне, калі вы рухаецеся шмат? А калі седзіце ўвесь дзень?

2. Ці заўважалі вы, што былыя спартоўцы пасьпяховыя і ў бізнэсе?

3. Ці зьвярталі вы ўвагу, што нават пры захворваньнях умераная фізічная актыўнасьць паляпшае стан?

3. Меней сядзець

Часта на кансультацыях людзі скардзяцца, што ў іх літаральна няма сілаў рухацца, яны хутка стамляюцца, адчуваюць сябе дрэнна,

3. МЕНЕЙ СЯДЗЕЦЬ

а рух узмацняе апэтыт. Няўжо трэба сябе ламаць і прымушаць бегаць, калі ня хочацца? А рэч у тым, што пры атлусьценьні, а таксама пры шэрагу іншых станаў, такіх як лептынарэзыстэнтнасьць ды інсулінарэзыстэнтнасьць, пры выгараньні, дэпрэсіі, арганізм як бы пераходзіць у «энэргазьберагальны рэжым», павялічваючы спажываньне калёрыяў і зьніжаючы актыўнасьць. Таму пачынаць у такім разе трэба з простай актыўнасьці, з рухаў, якія прыносяць задавальненьне.

Давайце разьбяромся, што мы павінны прыбраць са свайго жыцьця для паляпшэньня фізычнае актыўнасьці.

> **!** Самае важнае — гэта скараціць агульны час, праведзены седзячы і лежачы, і разьбіць прамежкі доўгага становішча седзячы на драбнейшыя, зрабіўшы рухальную актыўнасьць раўнамернай на працягу дня.

Меней сядзець. Становішча седзячы — гэта асноўная форма гіпадынаміі, на другім месцы — становішча лежачы. Больш за палову ўсіх людзей праводзяць свой дзень, седзячы ў самых розных формах: у офісе, за стырном аўтамабіля, дома ў фатэлі і да т. п. Калі мы сядзім, то цягліцы кора (восевыя цягліцы цела, якія ўдзельнічаюць у падтрыманьні цела) не працуюць, таму ў становішчы седзячы і лежачы мы трацім менш калёрыяў, сэрцу цяжэй прапампоўваць кроў, плюс назапашваецца яшчэ цэлы набор нэгатыўных наступстваў.

Сядзеньне звыш 4–6 гадзінаў на дзень наносіць нам шкоду, якая толькі часткова кампэнсуецца фізычнымі практыкаваньнямі. У выніку працяглага сядзеньня ў цягліцах на 90 % памяншаецца актыўнасьць фэрмэнту ліпапратэінліпазы, якая расчапляе тлушчы. Кароткая і сярэдняя працягласьць нагрузкі істотна не ўплывае на гэты працэс. Галоўная задача — скарачаць час, праведзены ў становішчы седзячы: падлічыць, колькі гадзінаў на дзень вы седзіце, жахнуцца гэтаму і скласьці плян па скарачэньні гэтага часу.

Што рабіць? Першая ідэя — устаць

Нашы продкі садзіліся толькі для адпачынку, калі стамляліся. Многія доўгажыхары, хоць і не займаюцца спэцыяльна спортам, цэлы дзень знаходзяцца ў руху і амаль не сядзяць. Карысна частку сядзячай працы перанесьці "на ногі" і пачаць працаваць стоячы. У гэтым няма нічога незвычайнага: яшчэ нядаўна людзі працавалі стоячы, за канторкамі. Калі мы працуем стоячы, у нас задзейнічаныя буйныя групы цягліц, а нагрузка на сьпіну ў два разы меншая ў параўнаньні зь сядзеньнем.

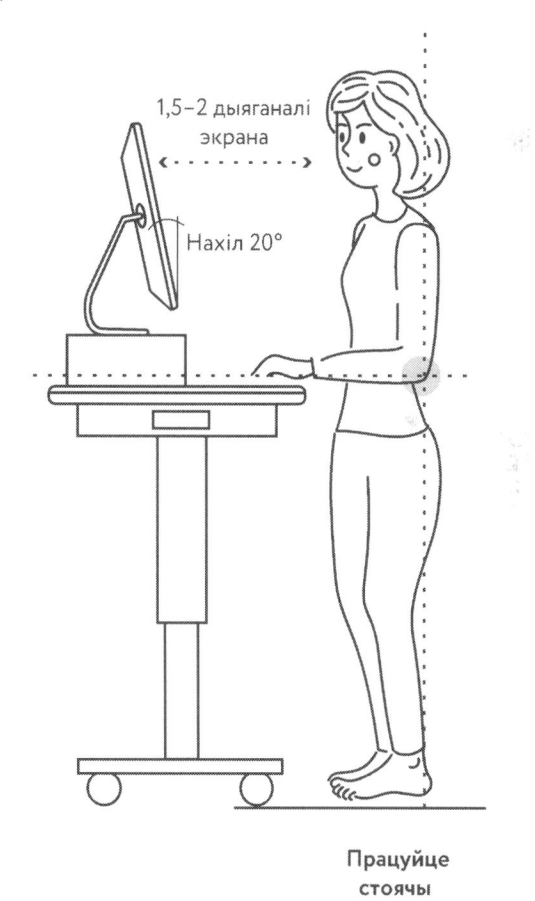

Працуйце стоячы

Цяпер існуе вялікая колькасьць сталоў і спэцыяльных падставак для працы стоячы — вы можаце выбраць на свой густ. Галоўнае — сачыце за базавай эрганомікай.

Праца стоячы спальвае на 1,36 кілакалёрыяў у хвіліну больш, чым сядзеньне. Гэта амаль 80 дадатковых калёрыяў у гадзіну. Стаяньне на працягу дзьвюх гадзінаў на

2 % зьніжае ўзровень глюкозы ў крыві і на 11 % — узровень трыгліцерыдаў. Становішча стоячы — гэта больш моцная поза, таму мы лепей трываем стрэс і падвышаем прадуктыўнасьць, бо пракрастынаваць стоячы нашмат складаней.

Скарачайце колькасьць гадзінаў, праведзеных седзячы, і дома

Прагляд тэлевізара, кампутарныя гульні і да т. п. таксама шкодныя. Любімы сэрыял можна паглядзець і зь велатрэнажора, а ад тэлевізара варта наогул адмовіцца: глядзець «скрыню» — гэта ўжо мавэтон.

Сядзеньне сядзеньню ня роўнае. Назіраючы за сваімі дзецьмі, я заўважаю, што яны актыўна выкарыстоўваюць позу на кукішках, паднімаючы рэчы з зямлі і разглядаючы казюрак. У эўрапейскай культуры існуе негаласнае табу на сядзеньне на кукішках, лічыцца, што так сядзяць некультурныя ці чужыя людзі. Аднак са старажытных часоў, дзясяткі тысячаў гадоў таму назад, людзі часта сядзелі на кукішках. Рэч у тым, што пры сталым выкарыстаньні гэтай позы на касьцях утвораца дадатковыя паверхні — фасэткі. Таму тым людзям, хто не сядзіць так зь дзяцінства, поза здаецца нязручнай як праз асаблівасьці разьвіцьця шкілета, так і праз скарочанае ахілесава сухажыльле. Напрыклад, у Японіі больш за 20 % маладых людзей ужо ня могуць пратрымацца некалькі хвілінаў у гэтай позе.

Навукоўцы, дасьледуючы лад жыцьця паляўнічых-зьбіральнікаў хадза, выявілі, што яны даволі шмат сядзяць. Вывучэньне паказала, што з пункту гледжаньня біямэханікі сядзеньне на кукішках дае нашмат больш высокую статычную нагрузку на цягліцы ног і кора, чым звычайнае сядзеньне, набліжаючыся да хады! Гэта вядзе і да меншых рызыкаў для здароўя. Поза на кукішках можа быць адным з элементаў дынамічнае позы, разам зь сядзеньнем на крэсьле, з працай стоячы, працай лежачы. Акрамя таго, так бясьпечней за ўсё паднімаць нешта з падлогі і нашмат карысьней для здароўя зьдзяйсьняць у ёй дэфэкацыю. На жаль, некаторым будзе складана яе выкарыстаць з ужо апісаных анатамічных прычынаў.

Выкарыстоўвайце дынамічную позу

Зьмена позы дапамагае пазьбегнуць зацякання цягліцаў, падвысіць прадуктыўнасьць. Ня трэба стаяць гадзінамі: як толькі адчулі стому ў нагах — сядайце і працуйце седзячы. Доўгае нерухомае стаяньне таксама можа нашкодзіць. Для адпачынку на 15 хвілінаў закіньце ногі на стол або сьцяну вышэй за ўзровень галавы — гэта паляпшае адток крыві. Вы можаце прыдумаць любыя зручныя вам працоўныя позы — галоўнае не захрасаць у іх надоўга. Працуйце пэрыядычна лежачы — гэта падвышае крэатыўнасьць.

Поза напаўлежачы не перагружае хрыбет і падабаецца многім. Напрыклад, Максім Багдановіч звычайна чытаў і пісаў толькі лежачы, лежачы працавалі палітык Уінстан Чэрчыль, пісьменьнік Марк Твен, а філёзаф Томас Гобс неяк нават пасьпісваў усе прасьціны — настолькі яму не хацелася вылазіць з-пад коўдры па паперу.

> ❗ Становішча стоячы — гэта «мацнейшая» поза, таму мы лепш пераносім стрэс і павялічваем прадукцыйнасьць, бо пракрастынаваць стоячы заўважна складаней!

Рабіце перапынкі

Небясьпечны ня толькі агульны час сядзеньня, але й працяглыя эпізоды нерухомасьці. Навукоўцы давялі, што чым больш перапынкаў, тым карысьней для здароўя: гэта ўплывае на аб'ём таліі, масу цела, узровень глюкозы і тлушчаў у крыві. Таму старайцеся рабіць перапынкі, кожную гадзіну ўстаючы з-за стала хаця б на хвіліну. Нават калі вы прыстанеце ўсяго на некалькі сэкундаў і проста сядзеце па-іншаму чыста анатамічна, будзе менш зацякання ў целе і лепш для вас.

Працаваць стоячы
Працаваць лежачы
Працоўны рэжым

Дынамічная паства
Ездзіць у транспарце стоячы

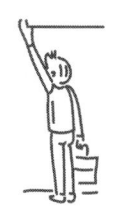

Запоўніце перапынкі рухам

Нават дзьве хвіліны фізычнай актыўнасьці могуць аказаць істотны ўплыў на здароўе. Такія перапынкі карысныя і для прадуктыўнасьці, бо перадухіляюць стомленасьць і выгараньне. Купіце пясочны гадзіньнік на 2–3–5 хвілін для міні-перапынкаў. Сходзіце да калегаў, падыдзіце да акна, спусьціцеся па лесьвіцы, выйдзіце на вуліцу і назад, выпіце вады, а калі ваш «сядзячы мозг» будзе спакушаць вас вольным месцам у транспарце — не паддавайцеся яму!

Поза пры апараженьні. Седзячы на звычайным унітазе, вы разьмяшчаеце кішачнік пад нефізіялягічным вуглом, абезрухамляеце пубарэктальныя цягліцы, якія патрэбныя для ўдзелу ў працэсе. Поза прыкметна ўплывае на працэс дэфэкацыі, які ўключае ступень ціску, паўнату апараженьня і яго лёгкасьць.

Нездаровы анарэктальны вугал павышае ціск у кішачніку і ўнутрыбрушны ціск (рызыка кілаў!), што зьяўляецца чыньнікам рызыкі разьвіцьця шэрагу хваробаў, ад запораў і гемарою да сындрому раздражнёнага кішачніка. Падвышаны ціск можа нават спрыяць парушэньню працы ілеацэкальнай засланкі і закіду зьмесьціва тоўстага кішачніка ў тонкі.

Ужо шмат гадоў у мяне стаіць падстаўка пад унітазам, вядомая як Squatty Potty, навуковая назва — прылада для пастуральнай мадыфікацыі дэфэкацыі (defecation postural modification devices or DPMDs). Дасьледаваньні паказваюць, што выкарыстаньне такіх падставак дапамагае ня толькі людзям з запорамі, але паляпшае дэфэкацыю і ў здаровых людзей, дапамагае пры праблемах з мочаспусканьнем у жанчынаў, у т.л. і пры цяжарнасьці, пры сындроме раздражнёнага кішачніка, гемарою. Вядома, падстаўка ня вырашыць усіх праблемаў з запорамі, але дапаможа прыкметна зьменшыць рызыкі ад нефізіялягічнага сядзеньня.

Пытаньні і заданьні

1. Колькі гадзінаў на дзень вы седзіце?
2. Як вы можаце дадаць працу стоячы ў свой графік? Складзіце сьпіс: не садзіцца ў транспарце, размаўляць стоячы, частку працы рабіць стоячы, чытаць стоячы і да т. п.
3. Купіце спэцыяльны працоўны стол або ўсталюеце стойку для працы стоячы.

4. Болей нетрэніроўнай актыўнасьці

Нетрэніроўная актыўнасьць — гэта ўвесь аб'ём паўсядзённай актыўнасьці, уключаючы хатнія справы, працу, камунікацыю і інш. Аб'ём гэтай нагрузкі можа вар'іравацца ў розных людзей ад 300 ккал да 800 ккал і нават больш. Да яе адносіцца, напрыклад, хадзьба пешшу, пад'ём па лесьвіцы, паход у краму, работа ў доме, у садзе, актыўная гэстыкуляцыя.

Сярод доўгажыхароў у самых розных пунктах зямлі няма спартоўцаў, якія бегаюць маратоны або падымаюць вялізныя цяжкасьці. Вось, напрыклад, пастухі ў Сардзініі — у іх шмат нізкаінтэнсіўнай фізычнай актыўнасьці, як і ў нашых продкаў паляўнічых-зьбіральнікаў.

Дасьледаваньні паказваюць, што з 2008 па 2013 год мы пачалі хадзіць на 800–1500 крокаў менш!

Самы просты спосаб павялічыць нетрэніроўную актыўнасьць — пачаць больш хадзіць. Хадзьба ня толькі карысная для фізычнага здароўя, але й паляпшае настрой, зьніжае гнеў, трывожнасьць і стомленасьць, яна

Шпацыры ў парках
Праца ў садзе
Прагулкі з сабакам
Хадзіць па ўсходах
Хадзіць, гаворачы
Пешкі ў краму

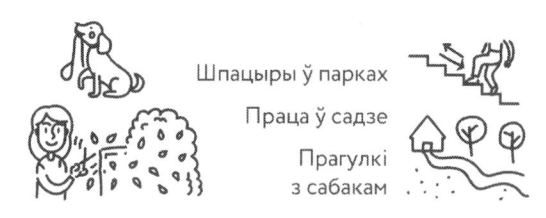

больш аздараўленчая, чым, напрыклад, расьцяжка. Гэта тое, што лёгка паддаецца кантролю з дапамогай тэлефона, і тое, што вы можаце зрабіць проста зараз.

Хадзьба — гэта базавы і просты спосаб, і нагрузку можна вымераць з дапамогай крокамера. Крытэрыі могуць быць любымі — каму гадзіна хадзьбы, каму 7–12 тысячаў крокаў штодня. Навукоўцы лічаць, што 7500 крокаў — гэта мінімальны паказьнік, які абараняе вашае здароўе, а вось 12 500 — аптымальны! Прайдзіце ўсяго 15 хвілінаў пасьля прыёму ежы — гэта дазволіць зьнізіць уздым узроўню глюкозы ў крыві.

Тыя, хто не трэніраваўся, але працаваў па гаспадарцы ці больш хадзіў, маюць на 27 % ніжэйшую рызыку інфаркту і на 30 % ніжэйшую за рызыку сьмерці ў параўнаньні з тымі, у каго няма і такой актыўнасьці.

Старайцеся, каб хадзьба не патрабавала асобных затратаў часу, а была ўкаранёная ў структуру вашага жыцця. Напрыклад, хадзіце размаўляць з калегамі, абмяркоўвайце справы ідучы, паркуйцеся крыху далей ад дома, сустракайцеся ў парку, завядзіце сабаку, слухайце аўдыякніжкі на хаду, адпраўляйцеся ў больш далёкую краму і да т. п. Каб выступленьні калегаў былі карацейшыя, скарыстайцеся старажытнай парадай — выступайце, стоячы толькі на адной назе. І самі трэніруйце балянс у хатніх умовах: чысьціце зубы, стоячы па чарзе то на адной, то на другой назе.

Можна зрабіць хадзьбу яшчэ больш эфэктыўнай: датрымлівайцеся пэўнага пульсу, паскарайцеся пэрыядычна, выбірайце няроўную паверхню (пясок, зямля ў парку), паднімайцеся па лесьвіцах — гэта спальвае нават больш калёрыяў, чым бег. Хадзьба на лыжах і скандынаўская хада пераўзыходзяць звычайную: магчыма, вы знойдзеце групу аматараў «пахадзіць з палкамі» ў вашым раё-

не — цяпер гэта вельмі папулярны від спорту.

Варта арганізаваць сваё жыцьцё так, каб хадзіць болей: напрыклад, жыць у прыватнай хаце, каб была магчымасьць гуляць на прыродзе і займацца садам. Завесьці сабаку — так, уладальнікі сабак ня толькі праходзяць на 2800 крокаў больш, але і нашмат лепш захоўваюць свой рэжым дня, часьцей бываюць на сонцы, адчуваюць менш стрэсу, радзей пакутуюць на атлусьценьне.

Дарога на працу. Дасьледаваньні паказваюць, што занадта доўгая дарога на працу, заторы зьяўляюцца сур'ёзнымі пагрозамі для здароўя. Чым даўжэй вы едзеце на працу, тым вышэйшая рызыка атлусьценьня і мэтабалічных парушэньняў (глюкоза, ліпідны профіль і да т. п.). Гараджане, якія ходзяць на працу пешшу і жывуць каля працы, маюць і больш здаровую масу цела. Працягласьць дарогі на працу звыш 30 міляў зьвязаная з павелічэньнем сьмяротнасьці. Заторы — гэта бізун нашага часу. Напрыклад, толькі Лондан Сіці штодня губляе за кошт затораў мільён фунтаў, а агульныя выдаткі часу, паліва і да т. п. складаюць у ЗША больш за сотню мільярдаў даляраў за год. Мы так ня любім заторы, ажно гатовыя ахвяраваць 5 хвілінамі вольнага часу, каб на хвіліну менш стаяць у заторы. Не сядзіце ў грамадскім транспарце, па магчымасьці дабірайцеся на працу актыўна, пешшу або на ровары, паркуйцеся ці выходзьце з мэтро трошкі раней, каб прайсьці крыху пешшу.

Пытаньні і заданьні

1. Колькі крокаў за дзень вы праходзіце? Палічыце з дапамогай смартфона. Паспрабуйце розныя віды хадзьбы.

2. Як вы можаце дадаць хадзьбу ці іншую актыўнасьць у свой працоўны дзень?

3. Знайдзіце прыгожыя і зручныя маршруты для працяглых пешых шпацыраў.

5. Аэробная актыўнасьць

Чаму бег з раніцы так уздымае настрой? Бо нічога горшага з вамі на працягу дня ўжо ня здарыцца! А калі бяз жартаў, то ўцячы ад шматлікіх праблемаў са здароўем сапраўды можна, калі вы дадасьце больш аэробнай актыўнасьці. Гэта практыкаваньні лёгкай ці сярэдняй інтэнсіўнасьці, сярод якіх — бег, ровар, танцы, фітнэс, канькі, скачкі са скакалкай і да т. п. Важна адзначыць, што такія віды трэніровак здольныя павярнуць назад атэрасклероз і рэальна палепшыць стан вашага сэрца і артэрый, «амаладзіць» іх.

Згодна зь некаторымі дасьледаваньнямі, практыкаваньні на трывушчасьць і інтэрвальныя трэніроўкі лепш запавольваюць старэньне, чым узьняцьце цяжараў. Тыя дарослыя, якія бегаюць па паўгадзіны пяць разоў на тыдзень, маюць тэламэры, якія адпавядаюць узросту на 10 гадоў маладзейшаму.

Калі вы толькі пачынаеце свае кардыётрэніроўкі, пажадана карыстацца пульсамерам. *Разьлічыце свой максімальны пульс (220 - узрост) і ад яго вылучыце наступныя зоны:*
• *разьмінкі — 50–60 % ад максімальнага;*
• *аднаўленьні — 60–70 %;*
• *фітнэс — 70–80 %;*
• *аэробная — 80–90 %;*
• *анаэробная — 90–95 %;*
• *максімальная нагрузка — больш за 95 % ад максімальнага пульсу.*

Аптымальна большую частку часу праводзіць у фітнэс-зоне, не пераходзячы ў анаэробную і максімальную. Вядома, гэты падзел даволі ўмоўны і шмат хто ўжо лічыць яго састарэлым, бо тлушч спальваецца пры любой нагрузцы. Умоўна кажучы, аэробны рэжым — гэта калі вы ня можаце спакойна размаўляць падчас нагрузкі.

Яшчэ прасьцейшая формула: аэробная актыўнасьць у шырэйшым дыяпазоне ЧСС — ад 65 % да 80 % ад максімальнага пульсу (220 — узрост).

Зь біяхімічнага пункту гледжаньня вылучаюць:
• аднаўленчы (кампэнсаторны) рэжым, калі ўзровень прадукту акісьленьня глюкозы лактату ніжэйшы за 2 ммоль / л, то бок такая хуткасьць бегу, калі вы можаце размаўляць, не адчуваючы прыкметных цяжкасьцяў у дыханьні;
• аэробная зона — паміж аэробным і лактатным парогам (узровень лактату вышэйшы за 4 ммоль / л), калі вы можаце пры бегу рабіць на 4 крокі ўдых і на 4 крокі выдых;
• анаэробная зона, калі лактат расьце яшчэ вышэй, і дыхаць можна толькі 3 крокі ўдых — 3 крокі выдых. Для трэніровак аптымальна прытрымлівацца аэробнай зоны.

> **!** **Простая і карысная фізычная актыўнасьць — гэта павольны бег трушком працягласьцю да 45 хвілін, з пульсам 60–80 % ад максімальнага сумарна ад 150 да 360 хвілінаў на тыдзень, г. зн. ад 3 да 5 трэніровак.**

Для бегу выбірайце прыгожае месца са сьвежым паветрам, зручны абутак, азнаёмцеся зь біямэханікай бегу і стартуйце. Перавагі аэробнай актыўнасьці ў тым, што яна бадзёрыць, уцягвае, дае цяглічную радасьць, мае мала пабочных эфэктаў, не патрабуе глыбокага засваеньня тэхнікі, плюс яе можна рабіць у групе ці з партнёрам.

Тэхніка бясьпекі пры бегу

Прызямляцца варта на мысок роўна пад цэнтрам цяжару цела. Імкніцеся не рабіць занадта доўгія крокі, няхай будзе для пачатку каля 90 крокаў у хвіліну. Рукі ў ідэале павінны быць сагнутыя і рухацца ўздоўж цела. Калі вы пачынаеце бегчы, ня горбіцеся, трымайце калені мяккімі, глядзіце наперад, а не ў зямлю. Удыхайце паветра носам, дыхайце раўнамерна. У працэсе бегу не разгойдвайцеся, сярэдняя лінія вашага цела павінна быць стабілізаваная. Перад трэніроўкай абавязкова рабіце разьмінку, прынамсі 10 хвілінаў лёгкага бегу ці хуткай хадзьбы.

Пачынайце з 20-хвілінных прабежак 2–4 разы на тыдзень, цалкам нармальна першы час пэрыядычна пераходзіць на крок. Навічкі могуць чаргаваць хвіліну бегу і хвіліну хуткай хадзьбы і рабіць так па 10–15 разоў. 2–3 такія трэніроўкі на тыдзень будзе цалкам дастаткова, празь некалькі месяцаў можна дадаць дадатковую трэніроўку. Абавязкова сьпіце даўжэй, каб лепш аднаўляцца.

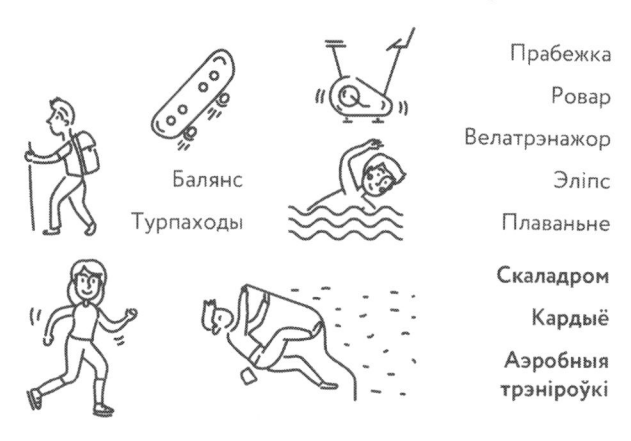

Прабежка
Ровар
Велатрэнажор
Эліпс
Плаваньне
Скаладром
Кардыё
Аэробныя трэніроўкі

Балянс
Турпаходы

Ваш натуральны тэмп павінен даваць магчымасьць казаць поўнымі сказамі: калі размаўляць цяжка, вы перавышаеце сваю аптымальную хуткасьць. Хуткае павышэньне нагрузкі прыводзіць да траўмаў, таму не павялічвайце штотыдзень колькасьць кілямэтраў больш, чым на 10%. Важнае і пачуцьцё меры, бо залішні аб'ём трэніровак падвышае рызыку траўмаў: калена бегуна, запаленьне ахілесава сухажыльля, сындром расколатай галёнкі і інш. Бегайце ў адмысловым бегавым абутку. Ідэальна бегаць па грунце, яшчэ лепш — па перасечанай мясцовасьці з прыгожымі краявідамі.

Дадайце няўстойлівасьці

Невідавочная пагроза для нашых цягліцаў — гэта роўныя паверхні. Роўная падлога, дарожка, калідор... гучыць і выглядае выдатна, дзе ж праблема? Рэч у тым, што наша рухальная сыстэма эвалюцыйна прыстасаваная да руху па няроўных паверхнях. Сыстэмы раўнавагі і каардынацыі без належнай нагрузкі заўчасна атрафуюцца, мы страчваем плястычнасьць і ўстойлівасьць. З узростам гэта прыводзіць да ўзмацненьня крохкасьці і прыкметнага зьніжэньня якасьці жыцьця.

Навукова ўстаноўлена, што хадзьба, бег і трэніроўкі на пяску заўважна адрозьніваюцца ад аналагічных на траве або на цьвёрдай паверхні. Пры занятках на пяску зьмяншаецца рызыка траўмаў, узмацняецца расход энэргіі пры выкананьні аднолькавага аб'ёму практыкаваньняў, павялічваецца адаптацыя, лепш трэніруецца раўнавага, павялічваецца максімальнае спажываньне кіслароду.

Дадайце больш няўстойлівасьці ў сваё жыцьцё і трэніроўкі. Ёсьць мноства прыстасаваньняў: балянсіры, батуты, фітдыскі, нацяжныя канаты і інш. Чым менш вакол нас пастуральных, то-бок зьвязаных з утрыманьнем паставы выклікаў, тым горшыя наша пастава і цяглічная сыстэма. Таму элемэнты няўстойлівасьці — як у трэніроўках, так і ў жыцьці — гэта проста, весела і вельмі карысна.

Трэйлранінг

Трэйлранінг (trail running), альбо бег па мяккіх паверхнях, уцягвае ў работу і ўмацоўвае больш цягліцаў ног і корпуса, чым бег па асфальце, а таксама зьмяншае нагрузку на зьвязкі і косткі. Бег па прамой цыклічны, а бег па прыродным маршруце не ўтрымлівае аднолькавых участкаў. Калі мы манатонна бяжым па асфальце, кожны крок падобны на папярэдні, і мы прызямляемся ступаком абсалютна аднолькава, гэта выклікае перагрузку і павялічвае рызыку траўмы. Пры бегу на прыродзе мы ставім нагу кожны раз крыху па-іншаму, і гэта раўнамерней разьмяркоўвае ўдарную нагрузку: даведзена, што бег па траве зьмяншае нагрузку на ступні на 17% у параўнаньні зь бегам па асфальце. Апроч фізычнае карысьці, такі бег патрабуе нашмат больш увагі, цалкам паглынае ваш розум, падтрымлівае засяроджанасьць. Так, трэба ўвесь час зьмяняць даўжыню кроку, пралічваць рухі на 5–6 крокаў наперад — і гэта дазваляе выдатна перазагружацца. Акрамя таго, больш разнастайнасьці і візуальнага задавальненьня заўсёды карысна для настрою і для здароўя.

Пытаньні і заданьні

1. Ці любіце вы бегаць?
2. Што можа матываваць вас да прабежкі? Модная форма і красоўкі? Прыгожы краявід? Партнёр па прабежцы? А калі ўсё адразу?
3. Ці маеце ровар? Ці часта вы ім карыстаецеся?

6. Анаэробная актыўнасьць

У мяне ў габінэце вісіць турнік, а пад ім ляжаць гантэлі і гіра. Гэта ня арт-інсталяцыя, а крыніца бадзёрасьці падчас працоўнага дня. За некалькі хвілінаў я магу ня толькі нагрузіць свае цягліцы, але й палепшыць разумовыя здольнасьці і ўзбадзёрыцца, не зьвяртаючыся да кафэіну.

Анаэробная актыўнасьць — гэта практыкаваньні, для выкананьня якіх энэргія выпрацоўваецца пры акісьленьні глюкозы ў адсутнасьці кіслароду. Калі аэробная актыўнасьць уключае больш-менш раўнамерныя практыкаваньні, то анаэробныя трэніроўкі звычайна маюць выразную пэрыядызацыю: спачатку актыўная праца, затым адпачынак, па прынцыпе «трэніруйся каротка, але цяжка». Да іх адносяцца сілавы спорт, армрэсьлінг, красфіт, спрынт і да т. п. Многія віды актыўнасьці могуць быць выкананыя ў розных рэжымах: бег-спрынт і бег трушком, спрынт на ровары і спакойная велапрагулка.

Разнастайце бег

Спачатку 100 мэтраў спрынту, потым 300 мэтраў пешшу, аднавіць дыханьне, затым зноў спрынт на максімальнай хуткасьці. Але такі від трэніроўкі не пасуе пачаткоўцам і супрацьпаказаны пры некаторых захворваньнях. Замест таго каб выконваць нагрузку «да канца», карысьней трэніравацца пры 80–90 % пульсу ад максімальнага. Такая актыўнасьць павялічвае ўзровень тэстастэрону, спрыяе цягліцаваму росту, дабратворна адбіваецца на здароўі костак і яшчэ на мностве іншых паказьнікаў арганізма.

Базавыя практыкаваньні

Сярод размаітасьці ўсемагчымых практыкаваньняў перавагу трэба аддаць базавым — не ізаляваным, — якія залучаюць вялікую колькасьць цяглічных груп і выконваюцца са свабоднымі вагамі або вагой свайго цела. Гэта палеатрыяда «штурхай-цягні-брыкай».

Штурхальныя рухі (адштурхваем ад сябе) уключаюць удары, кідкі, кіданьне прадметаў, адціскаьні і жымы.

Цягальныя рухі (прыцягваем сябе ці да сябе) уключаюць узьняцьце цяжараў, лазаньне па канаце, скалалазаньне, падцягваньні і цягі.

Брыкальныя рухі (адштурхваем/адштурхваемся нагамі) уключаюць скачкі, прысяданьні, выпады, удары нагамі.

Практыкаваньні з вольнымі вагамі працуюць лепш за ўсё, бо яны маюць поўны кінэтычны ланцуг, дзе перадача высілкаў ідзе ад падлогі да рук праз усё цела. Таксама практыкаваньні дапамагаюць утрымліваць раўнавагу і лепш прыкладаць сілу. Для хатніх умоў выдатна пасавацьмуць гіры — гэта зручна і эфэктыўна пры датрыманьні тэхнікі практыкаваньняў.

Сілавыя практыкаваньні. У прафэсійным спорце гэта жым лежачы, станавая цяга, прысяданьні са штангай. У хатніх умовах вы можаце рабіць прысяданьні, падцягваньні на турніку і адціскаваньні, працуючы са сваёй вагой. Выпады, адціскаваньні на брусах, заскакваньні, жым над галавой, практыкаваньні з гірай, жым штангі стоячы, бэрпі — гэта прыклады іншых відаў базавых практыкаваньняў, якія даюць найлепшы эфэкт для росту цягліцаў. Навічкі могуць цалкам скласьці зь іх сваю трэніроўку.

! Базавыя практыкаваньні патрабуюць ідэальнай тэхнікі, бо іх няправільнае выкананьне зь вялікімі вагамі павялічвае рызыку траўмы нават пры невялікіх памылках.

У кожным практыкаваньні спачатку вызначыце сваю максімальную вагу (досьледным шляхам і з дасьведчаным трэнерам!), а трэніруйцеся з вагамі 60–75 % ад максімуму — такая нагрузка добра пасуе для актывацыі росту розных цяглічных валокнаў. Сярэдні дыяпазон паўтораў (8–12 разоў) аптымальны для максімальнага росту цягліцаў, нізкая колькасьць паўтораў (1–5 разоў) зь яшчэ большымі вагамі паляпшае нэрвова-цяглічную адаптацыю.

Навічкам, людзям 40+ і ўсім, хто не імкнецца да рэкордаў, лепш выконваць практыкаваньні зь нізкай інтэнсіўнасьцю і максімальнай колькасьцю паўтораў — гэта карысьней для росту цягліцаў і аптымальна для даўгалецьця. Рэкамэндуецца выконваць практыкаваньні з 30–60 % максімальнай вагі і дыяпазонам паўтораў 15–20 разоў. Калі трэніровачны аб'ём аднолькавы, то як высока-, так і нізкаінтэнсіўныя сілавыя практыкаваньні даюць падобныя вынікі. Варта заўважыць, што **рызыка ўскладненьняў пры сярэднеінтэнсіўных сілавых трэніроўках яшчэ меншая, чым пры кардыянагрузках.**

Пры рэгулярным выкананьні нават адна трэніроўка на тыдзень дае рост цягліцаў, аптымальна дзьве-тры трэніроўкі на тыдзень, але ня больш — важна пазьбягаць перарэніраванасьці. Зьніжэньне сілавых вынікаў, страта задавальненьня ад трэніроўкі, млявасьць — сымптомы перагрузкі. Трэніруйцеся рэдка, але інтэнсіўна.

Павялічыць нагрузку можна, напрыклад, зьмяніўшы хуткасьць уздыму цяжараў, робячы вельмі павольную сілавую трэніроўку. Пры ёй цягліцы нашмат даўжэй знаходзяцца пад нагрузкай, што выклікае вялікую стомленасьць і зьяўляецца стымулам да цяглічнага росту.

Аднатыпная праграма трэніроўкі, асабліва хатняй, стамляе. Вы можаце лёгка разнастаіць кожнае з практыкаваньняў. Адціскацца можна, паставіўшы рукі на стосы кніг ці ногі — на ўзвышэньне, або нават на адной руцэ. А можна ўзяць гумовы джгут і адціскацца, заціснуўшы яго рукамі. Прысядаць можна дзясяткамі розных спосабаў, ад нажніцаў да прысяданьня на адной назе. Плянак існуе вялікая разнастайнасьць відаў — выбірайце і чаргуйце. Падтрымлівайце разнастайнасьць сваіх трэніровак, выбіраючы практыкаваньні, якія вам падабаюцца ці лепш пасую па біямэханіцы.

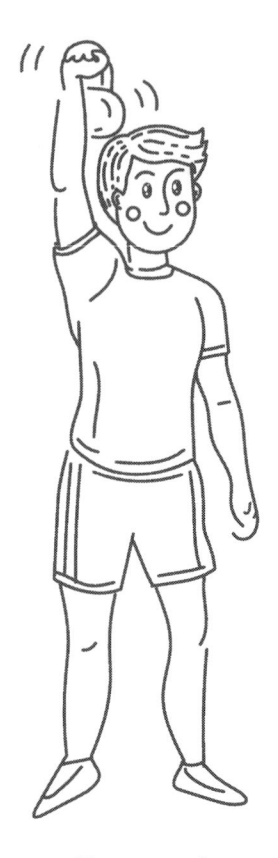

Пытаньні і заданьні

1. Купіце дадому гантэлі і гіру з магчымасьцю рэгуляваньня.

2. Ці ёсьць побач з вамі пляцоўка з турнікамі? Наведвайце яе — зможаце знайсьці аднадумцаў, што зробіць вашыя трэніроўкі больш займальнымі.

3. Для ўсіх практыкаваньняў з вагой вывучыце тэхніку і засвойце яе пад кантролем трэнера.

7. Высокаінтэнсіўныя інтэрвальныя практыкаваньні

Часам у спартовай залі я бачу, што людзі бавяць у ім шмат часу, але марнуюць яго: сядзяць у тэлефоне, глядзяць у акно, безуважліва аглядаюць навакольных. Калі вы прыйшлі займацца, трэба быць максімальна сфакусаванымі і добра выкладвацца. Тады нават кароткая трэніроўка будзе карыснай і эфэктыўнай.

Сутнасьць сыстэмы высокаінтэнсіўнай інтэрвальнай трэніроўкі ВІІТ (HIIT) заключаецца ў аб'яднаньні як аэробнага, так і анаэробнага падыходаў. Спачатку на кароткі прамежак (10–20 сэкундаў) часу мы перавышаем аэробны парог, выходзім у анаэробную зону, затым вяртаемся назад, працуючы даўжэйшы пэрыяд зь нізкай нагрузкай. Гэта дазваляе нагружаць абодва тыпы цяглічных валокнаў, ствараць большы кіслародны голад, што стымулюе тлушчаспаленьне, таксама ВІІТ эфэктыўна павялічваюць адчувальнасьць да інсуліну.

! **Трэніроўкі ВІІТ досыць кароткія, 20–30 хвілінаў, падыходы адсочвайце з дапамогай таймэра.**

Сярод розных сыстэмаў сваім мінімалізмам вылучаецца **табата**, дзе трэніроўка можа доўжыцца чатыры хвіліны і складаецца з васьмі раундаў, дзе 20 сэкундаў займае выканьне практыкаваньня, а 10 сэкундаў — адпачынак. Можна выканаць восем розных практыкаваньняў або чаргаваць меншую іх колькасьць. Падлічвайце колькасьць паўтораў у кожным падыходзе і складайце іх — гэта дапаможа вам адсочваць прагрэс. Можна спампаваць табата-таймэры, каб было зручней прытрымлівацца раўндаў. Або тры наступныя сэрыі з адпачынкам паміж імі па 3 хвіліны: 30 сэкундаў моцных практыкаваньняў, 15 сэкундаў адпачынку і так 8 разоў.

Таксама папулярны **красфіт** — камбінацыя элемэнтаў як ВІІТ, так і сілавых відаў спорту, бегу і да т. п. У яго аснове ляжаць разнастайныя функцыянальныя рухі, якія выконваюцца з высокай інтэнсіўнасьцю. Зрэшты, некаторыя дасьледнікі асьцерагаюцца, што шматлікія праграмы красфіту могуць быць небясьпечныя для здароўя.

Прыклад практыкаваньяў: 20-сэкундыя спрынты ў спалучэньні з 60-сэкунднай хадзьбой ці бегам трушком. ВІІТ на велатрэнажоры: вы 30 сэкундаў круціце пэдалі, максімальна выкладваючыся, затым 60 сэкундаў — вельмі павольна, аднаўляючыся. У такім рэжыме можна рабіць бэрпі, бег ва ўпоры лежачы, заскокваньні на плятформу, практыкаваньні "зорка" (jumping jacks), "скалалаз", скачкі "ўнутр-вонкі".

Нават 3–7–10 хвілінныя трэніроўкі карысныя. Але каб яны працавалі, яны павінны быць высокаінтэнсіўнымі, інтэрвальнымі, задзейнічаць буйныя цяглічы ўсяго цела, уключаць сілавыя і аэробныя практыкаваньні. Выкарыстоўвайце шматсустаўныя базавыя практыкаваньні з высокай энэргаёмістасьцю і не рабіце высокаінтэнсіўны раўнд даўжэй за 30 сэкундаў.

Дасьледаваньне паказала, што нават невялікія ўсплёскі фізычнай актыўнасьці прыкметна ўплываюць на мэтабалізм. Паддасьледныя зь сядзячым ладам жыцьця круцілі пэдалі пяць разоў па 45 сэкундаў (160 сэкундаў сумарна за дзень) на працягу трох дзён. Пасьля прыёму ежы ўзровень тлушчаў у крыві быў на 30 % ніжэйшы, чым да гэтага. Таму нават самая невялікая актыўнасьць лепшая, чым яе адсутнасьць. Адна хвіліна спрынту з інтэрваламі ў 20 сэкундаў (тры разы па 20) тры разы на тыдзень на працягу трох месяцаў прыводзіла да паляпшэньня паказьнікаў сардэчна-сасудзістай сыстэмы і мэтабалізму.

Пытаньні і заданьні

1. Няма часу на трэніроўку? Знайдзіце чатыры хвіліны для табаты.

2. Паспрабуйце разнастаіць бег ці ровар, дадаючы ўдарныя адрэзкі паскарэньня.

3. Якія практыкаваньні з вагой свайго цела вы ведаеце? Што яшчэ можаце да іх дадаць?

8. Спантанная рухальная актыўнасьць

Вядома, любая рухальная актыўнасьць і спорт карысныя для здароўя. Разнастайнасьць нашых рухаў можна ўмоўна падзяліць на адвольна-валявыя, якія выконваюцца сьвядома, і міжвольныя. Забясьпечваюць гэтыя тыпы рухаў розныя сыстэмы: пірамідная рухальная сыстэма для сьвядомых рухаў і экстрапірамідная (дафамінавая) сыстэма для спантанных рухаў і цяглічнага тонусу — і гэта акурат пра танцы з гульнямі. Гульні і танцы разьвіваюць зграбнасьць, лёгкасьць руху.

Як заўважыў ангельскі паэт Аляксандр Поўп: «Прыгожы почырк не даецца ад нараджэньня — яму трэба вучыцца, а лёгкасьць руху — адметная рыса таго, хто ўмее танцаваць».

Невыпадкова гульнявыя віды спорту лепш падаўжаюць жыцьцё, а танцы карысьнейшыя за фізычную актыўнасьць у шэрагу выпадкаў, напрыклад пры нэўрадэгэнэратыўных захворваньнях. Развучваючы новыя рухі, мы трэніруем яшчэ й рухальную памяць, што вельмі карысна для мозгу. Калі апошнім разам вы развучвалі новы для вас рух?

Больш гульняў і танцаў

У гульнях і танцах мы задзейнічаем нашмат больш цяглічных груп у большай разнастайнасьці рухальных патэрнаў і з пастаяннай зьменай кірунку руху. Яшчэ адзін плюс — міжвольнае ўцягваньне ў гульню без неабходнасьці валявога самапрымусу. Гэта найлепшы спосаб трэніравацца і аднача́сова адпачываць, а таксама яшчэ й камунікаваць, як гэта адбываецца пры занятках тэнісам, футболам, танцамі. Карысьць ад такой фізычнай актыўнасьці павялічваецца ў разы.

«Сапраўдная адукацыя ўключае ўменьне добра сьпяваць і танчыць», — сьцьвярджаў старажытнагрэцкі філёзаф Плятон. Старажытныя грэкі імкнуліся танцаваць усюды, ад пахаваньня да ваеннага паходу. Навучаньне танцам на працягу сотняў гадоў уваходзіла ў праграму арыстакратычнага выхаваньня, і гэтаму ёсьць навуковае абгрунтаваньне.

«Калі вы ўмееце гаварыць, то вы ўмееце сьпяваць, а калі вы ўмееце хадзіць — вы ўмееце і танцаваць». У дзяцінстве я быў дастаткова нязграбным, але затым пачаў займацца танцамі: спачатку народнымі, затым эўрапейскімі і лацінаамэрыканскімі, потым яшчэ год парнымі танцамі з жонкай. Часам, калі людзі зьвяртаюцца з пытаньнем, які від трэніровак ім яшчэ дадаць, гледзячы на іх змучаныя твары, я заўсёды раю танцы.

Навукова даведзена, што танцы павышаюць узровень дафаміну, паляпшаюць настрой і кагнітыўныя здольнасьці. Пасьля танцу вы адчуваеце меншы стрэс, лепш запамінаеце і прымаеце рашэньні, танец стымулюе нэўрапластычнасьць, паляпшае доўгачасовую памяць. Чалавек вагой 68 кг спальвае 322 ккал за гадзіну танца.

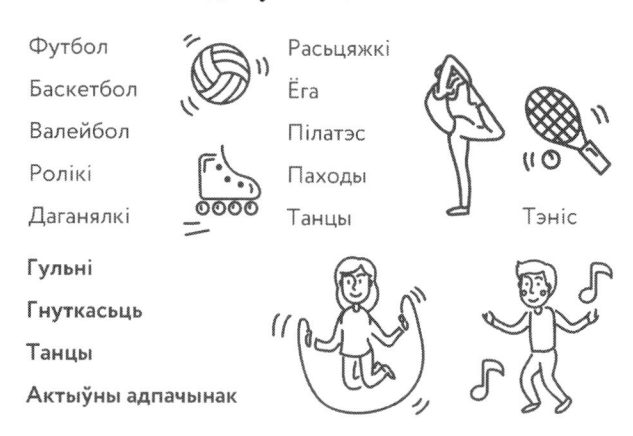

Футбол	Расьцяжкі	
Баскетбол	Ёга	
Валейбол	Пілатэс	
Ролікі	Паходы	
Даганялкі	Танцы	Тэніс

Гульні

Гнуткасьць

Танцы

Актыўны адпачынак

Гульнявыя віды актыўнасьці зь іншымі людзьмі аказваюцца прыкметна больш карыснымі, чым адзіночныя віды спорту, з пункту гледжаньня доўгатэрміновай пэрспэктывы. Мацней за ўсё падаўжаюць жыцьцё гульні з ракеткай — такія як бадмінтон, тэніс і сквош. Аматары тэнісу жывуць на 9,7 гадоў даўжэй, бадмінтону — на 6,2, футболу — на 5, ровару — на 3,7, плыўцы жывуць на 3,4 гады даўжэй, чым тыя, хто грэбуе фізычнымі практыкаваньнямі.

Галоўнае — ня трэба занадта старацца, хай гульня расслабляе вас. Як было заўважана: «Ніхто ня ставіцца да гульні ў тэніс так сур'ёзна, як аматары, якія гуляюць па выходных». Гульні паглынаюць вашу ўвагу, даюць адпачынак ад стрэсу, расслабляюць, даюць магчымасьць камунікаваць, канкураваць і перамагаць. Няважна, якая гульня, ад тэнісу да Pokemon go, важныя задавальненьне і сумесны рух. Асабліва патрэбная спантанная актыўнасьць тым, хто знаходзіцца ў дэпрэсіі ці выгараньні.

! **Гульні можна прыдумаць на пустым месцы, напрыклад хто сабʼе каменем пустую бутэльку на лецішчы, хто далей закіне камень у возера і да т. п.**

Здаровы чалавек заўсёды мае патрэбу ў руху. Зьніжэньне рухальнай актыўнасьці — гэта індыкатар перавышэньня фізычных або стрэсавых нагрузак. Як апэтыт прыходзіць падчас яды, так і задавальненьне ад руху прыходзіць падчас гульняў. Успомніце, як часта бывала, што вы не хацелі выбірацца на заняткі ці ў парк, а, выбраўшыся, атрымлівалі задавальненьне ад руху і былі радыя прынятаму рашэньню.

! **Атрымлівайце задавальненьне.**

Многія людзі пазьбягаюць і баяцца фізычных практыкаваньняў, таму што для іх гэта цяжкая, нецікавая і руцінная праца. Але ж гэта ня так! Добрая кампанія, цікавы маршрут, новыя адкрыцьці зробяць вашу трэніроўку вясёлай, драйвовай і энэргічнай. Падыходзьце творча да свайго паўсядзённага раскладу: падумайце, дзе можна дадаць крыху актыўнасьці. Сумесная фізычная актыўнасьць зь сямʼёй ці сябрамі спрыяе ўзмацненьню матывацыі. Ня стойце на месцы падчас прагулкі з сабакам, а рухайцеся і гуляйце зь ім, як у дзяцінстве.

Чым больш вы рухаецеся, тым больш вам хочацца рухацца!

Свой дом можна зрабіць куды больш рухомым, разьмясьціўшы розныя снарады і прыстасаваньні, якія стымулююць вас даўжэй рухацца: гіры, гантэлі, турнік, шведзкую сьценку, балансборды, слэклайн. Павесьце карціну ці фота зь людзьмі ў руху — такія выявы падштурхоўваюць і нас больш рухацца. А калі вы заведзяце сабаку, то гэта таксама аўтаматычна павялічыць і ваш узровень актыўнасьці. Выбіраючы дом ці кватэру, поруч зь якой ёсьць парк ці прыгожыя сьцежкі-дарожкі, вы будзеце часьцей на іх гуляць.

Танцаваць можна дома, падчас гатаваньня ці ўборкі, і ў дУшы, і ў душЫ. Нават такі сурʼёзны таварыш, як Ніцшэ, пісаў: «Дзень прайшоў дарма, калі я не танцаваў». Танец мае наймагутнейшы антыстрэсавы эфэкт, і ўсё чалавецтва з самых старажытных часоў танцавала і цешылася. Любую праблему на сьвеце можна вырашыць танцуючы!

Пытаньні і заданьні

1. Пры якой фізычнай актыўнасьці вы можаце яшчэ і актыўна камунікаваць зь сябрамі?

2. Шукаеце, якую нагрузку дадаць? Няхай гэта будуць гульні або танцы!

3. Паглядзіце на вуліцу як на спартзалу: якія практыкаваньні на турніках, на зямлі, на дрэвах, з уласнай вагой вы можаце прыдумаць?

9. Рэжым фізычнае актыўнасьці

Старажытнагрэцкі атлет Мілён Кратонскі штодня трэніраваўся, узвальваючы на плечы бычка і абыходзячы па коле гарадзкія сьцены. Па меры таго, як бычок рос, расла і сіла Мілёна. Так, прынцып паступовага павелічэньня нагрузкі й рэгулярнасьці вядомы яшчэ з антычных часоў.

Для прагрэсу і кантролю здаровы рэжым фізычнае актыўнасьці трэба плянаваць па тыднях і разьлічваць сумарную тыднёвую нагрузку. Многія людзі лічаць, што можна сядзець цэлы дзень і затым усё гэта кампэнсаваць трэніроўкай ці яшчэ радыкальней — кампэнсаваць тыдзень сядзеньня ў офісе трэніроўкай у выходныя. Вядома, любая актыўнасьць лепшая, чым яе адсутнасьць, аднак карысьнейшыя кароткія падыходы, раўнамерна разьмеркаваныя на працягу дня, ад ранішняй зарадкі да вечаровага шпацыру.

Улічваем усё:
- від і частасць трэніровак;
- павелічэньне нагрузкі;
- цыкляваньне трэніровак або хвалевую пэрыядызацыю;
- разнастайнасць відаў нагрузкі і ўмоваў;
- пункт супэркампэнсацыі, калі вашыя сілы цалкам аднавіліся пасьля трэніроўкі;
- адэкватнасць аднаўленьня.

Калі вы берацеся за фізычныя трэніроўкі ўпершыню ці пасьля доўгага перапынку, то вам варта пачынаць, паступова павялічваючы аб'ём і нагрузку, і толькі адно пасьля таго, як колькасць трэніровак і іх працягласць адпрацаваныя, пераходзіць да нарошчваньня інтэнсіўнасці нагрузкі. Працяглая аднолькавая праграма паступова вядзе да зьніжэньня вынікаў, таму для цягліцнага росту важна мяняць іх, шакаваць цягліцы, каб яны раслі.

Памятайце, што рэжым у здароўі — гэта самае істотнае для доўгатэрміновых вынікаў. Занадта працяглыя перапынкі паміж трэніроўкамі могуць заўважна запаволіць прагрэс, пры гэтым у дні стрэсу і дэдлайнаў, пры фастынгу важна палягчаць нагрузку да мінімальнай.

Прыкметамі **недатрэніраванасці** зьяўляецца адсутнасць росту паказьнікаў, а **ператрэніраванасць** выяўляецца ў парушэньнях псыхаэмацыйнага стану, млявасці, павышэньні пульсу або ціску ў спакоі, цягліцных болях, пагаршэньні спартыўных вынікаў, парушэньнях сну, разьбітасці на наступны дзень пасьля трэніроўкі, зьніжэньні імунітэту і страце матывацыі. Часта ператрэніраванасць бывае ў тых, хто спрабуе «кампэнсаваць» прапушчаную трэніроўку або паскорыць свой прагрэс занадта высокім прыростам нагрузкі — ня варта так рабіць! Для прафілактыкі ператрэніраванасці не падрасайце свой каляраж, дзяліце праграму на блёкі, аднаўляйцеся ў саўне і на масажы, пазьбягайце нутрыцэўтычных дэфіцытаў (мінэралы, вітаміны), рабіце перапынкі або паменшайце трэніровачны аб'ём пры прыкметах ператрэніраванасці.

Адсочвайце прагрэс

Прагрэс можна адсочваць: па крокамеры, па кілямэтрах бегу, па колькасці паднятае вагі ці колькасці падыходаў да турніка. Можна паставіць сабе плян у 100 ці больш прысяданьняў і гнутка разьмеркаваць іх на працягу дня, выпрацоўваючы свой плян да вечара, — выбірайце тое, што спрацуе для вас лепш.

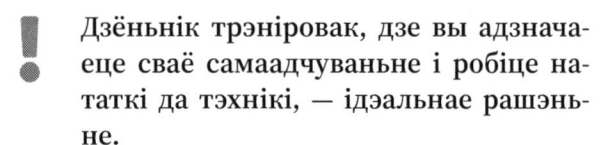

! Дзёньнік трэніровак, дзе вы адзначаеце сваё самаадчуваньне і робіце нататкі да тэхнікі, — ідэальнае рашэньне.

Сучасныя рэкамэндацыі па фізычнай актыўнасці гавораць, што дарослыя павінны аддаваць ня менш як 150 хвілінаў на тыдзень трэніроўкам сярэдняй інтэнсіўнасці або ня менш як 75 хвілінаў высокай інтэнсіўнасці, кожная трэніроўка павінна займаць ня менш як 10 хвілін. Для дадатковых перавагаў — адпаведна 300 хвілінаў сярэдняй і 150 хвілінаў высокай інтэнсіўнасці. Сілавым практыкаваньням трэба аддаваць два і больш дзён на тыдзень. Аднак і гэтыя значэньні не дацягваюць да оптымуму нагрузкі.

Лепей зусім мала, чым нічога

Карысць могуць прынесці самыя кароткія эпізоды актыўнасці: напрыклад, для станоўчага псыхалягічнага эфэкту часта дастаткова ўсяго 5–10 хвілінаў, а вось трэніроўкі больш за 45–60 хвілінаў лепш не рабіць, замяніце працягласць павелічэньнем іх частасці. Розныя дасьледаваньні паказваюць, што пры хадзьбе працягласьцю 1–2 гадзіны на тыдзень (то бок па 15–20 хвілінаў на дзень) зьніжаецца імавернасць інфаркту, інсульту і разьвіцьця дыябэту, памяншаецца рызыка заўчаснай сьмерці.

Дасьледаваньні паказалі, што нават адной высокаінтэнсіўнай інтэрвальнай трэніроўкі на тыдзень дастаткова, каб атрымаць паляпшэньне фізычнае формы, зьніжэньне ціску і паляпшэньне структуры цела. Пры гэтым адна такая трэніроўка мала чым саступае тром сярэднеінтэнсіўным трэніроўкам на тыдзень.

Прасьцей, яшчэ прасьцей

Калі ў вас мала часу, то выкарыстоўвайце простыя падыходы, напрыклад абярыце 2–3 ключавых практыкаваньні і рабіце іх кожны дзень. А каб уцягнуцца, можаце пачаць і з аднаго практыкаваньня ў некалькі падыходаў. Калі ў вас нестабільны графік і вам не ўдаецца вылучаць фіксаваны час для трэніровак, задайце сабе штотыднёвы аб'ём прысяданьняў, падцягваньняў, адціскаьняў, павесьце аркушык-сьпіс і рэгулярна на працягу дня выконвайце свой плян. Скажам, вы можаце пачаць з адціскаьняў, прысяданьняў і падцягваньняў — і гэтага мінімуму вам можа быць дастаткова для пачатку.

Сумарная актыўнасьць

А як падлічыць агульны ўзровень неабходнай актыўнасьці, калі я займаюся рознымі яе відамі? Бо карысна раўнамерна разьмяркоўваць яе віды: пагуляць у парку, прабегчыся, падняць цяжкасьці. Існуе такі паказьнік, як мэтабалічны эквівалент (Metabolic Equivalents, METs), — гэта адзінка вымярэньня фізычнай нагрузкі, якая паказвае стаўленьне ўзроўню мэтабалізму падчас актыўнасьці да ўзроўню мэтабалізму ў спакоі. Гэта значыць, што калі вы хутка ідзяце пешшу, то ваша актыўнасьць 4 MET, г. зн. вы выратраеце ў 4 разы больш энэргіі, чым лежачы. Адна адзінка MET прыблізна роўная 3,5 мл кіслароду на кілаграм вагі ў хвіліну. Для прыкладу, праца за кампутарам 3, тэніс 5, баскетбол 8, бег 10 MET.

Напрыклад, стандартная рэкамэндацыя ў 150 хвілінаў аэробных сярэднеінтэнсіўных практыкаваньняў (вышэй за 3 MET) або 75 хвілінаў бегу эквівалентная 450 MET-хвілінаў або 7,5 MET-гадзінаў на тыдзень. Такая актыўнасьць памяншае сьмяротнасьць на 20 % у параўнаньні з тымі, хто ўвогуле не займаецца. Аднак аптымальная актыўнасьць будзе вышэйшай, пачынаючы з 900 MET-хвілінаў або 15 MET-гадзінаў да 20 MET-гадзінаў. Так, жанчыны з актыўнасьцю 21 MET гадзіна на тыдзень маюць рызыку раку грудзей у 2 разы менш, чым 2 MET-гадзіны. Трэніруючыся з інтэнсіўнасьцю паміж 22–75 MET, мы можам зьнізіць рызыку сьмерці на 40 %, а вось большыя лічбы ўжо звязаныя з павышэньнем рызыкі. Выкарыстоўваючы табліцы MET значэньняў, вы можаце ацаніць свой тыднёвы ўзровень актыўнасьці.

Пытаньні і заданьні

1. Ці адсочваеце вы свой прагрэс у трэніровках? Вядзеньне дзёньніка трэніровак дапаможа вам паскорыць свой прагрэс.

2. Ці прытрымліваецеся вы рэжыму трэніровак?

3. Як у вас праяўляецца неда- і ператрэніраванасьць?

10. Бяз скрайнасьцяў

Мы, людзі, — істоты, схільныя да скрайнасьцяў: можам наносіць сабе шкоду ня толькі гіпадынаміяй, але й залішняй фізычнай актыўнасьцю. Навукоўцы высьветлілі, што прынцып «чым больш, тым лепш» у трэніровачным працэсе не працуе, графік рух / карысьць мае U-падобную форму, то бок оптымум карысьнейшы за максімум.

Як гэта бывае? Чалавек прыходзіць у фітнэс-клуб па спорт і здароўе, і, пад уздзеяньнем спэцыфічнага асяродзьдзя, паступова пераходзіць на стэроіды, прэпараты для спальваньня тлушчу і да т. п. У такіх месцах шмат людзей з парушаным вобразам цела, таму могуць паўстаць, напрыклад, такія нездаровыя памкненьні, як спроба максімальнага зьніжэньня падскурнага тлушчу, што чэравата гарманальнымі праблемамі, асабліва ў жанчынаў. У мужчынаў узьнікае бігорэксія, або цяглічная дысмарфафобія, — гэта як анарэксія, толькі наадварот: жаданьне любой цаной набраць больш масы суправаджаецца пераяданьнем і фіксацыяй на трэніроўках.

Зьвярніце ўвагу, што залішняе спажываньне бялку, а асабліва комплексаў амінакіслотаў BCAA можа скарачаць працягласьць жыцьця і неспрыяльна ўзьдзейнічаць на мэтабалізм.

Фітнэс-адыкцыя

Заняткі спортам спрыяюць павышэньню настрою, таму ў людзей, схільных да залежных паводзінаў, можа разьвіцца і фітнэс-адыкцыя — залежнасьць ад фізычнае актыўнасьці. У гэтым выпадку самаацэнка прывязваецца да спартовых посьпехаў і патрабуе нарошчваньня «дозы» і публічнага прызнаньня.

! Калі чалавек займаецца спортам дзеля эўфарыі, павялічвае час заняткаў, у выпадку пропуску ў яго пагаршаецца настрой, ён выпадае з сацыяльнага жыцьця і больш займаецца адзін, ці ігнаруе траўмы і боль, — гэта можна назваць залежнасьцю.

Шматгадзінныя маратоны, бег з высокім пульсам, злоўжываньне спрынтамі і сілавымі відамі спорту, уключаючы красфіт, можа павысіць рызыку арытмій, прыводзіць да небясьпечных для сэрца зьменаў, уключаючы гіпэртрафію і фіброз сэрца. Умераны бег можа падоўжыць жыцьцё на 6 гадоў, а цяжкая атлетыка — усяго на паўтара года.

Траўматычныя віды спорту, такія як рэгбі або бокс, павялічваюць рызыку посттраўматычнай дэмэнцыі. Удары па галаве багатыя ўскладненьнямі праз шмат гадоў, беражыце сваю галаву зь дзяцінства!

Часам у пагоні за гострымі адчуваньнямі чалавек выбірае экстрэмальныя віды спорту, дзе вялікая рызыка траўмы, і са здароўем тут таксама мала агульнага. Небясьпечным зьяўляецца і рэзкі пачатак заняткаў любым спортам — важна заўсёды дзейнічаць паступова. Калі вы бегаеце, вывучыце тэхніку бегу, купіце адпаведны абутак, купіце пульсамер і датрымлівайцеся правільнага пульсавага рэжыму. У цяжкай атлетыцы вучыцеся правільна разьлічваць вагу і заўсёды старанна вывучайце тэхніку практыкаваньняў. Калі ня ўпэўненыя — зьвярніцеся да трэнера ў пачатку заняткаў.

Плянуйце свой трэніровачны графік, пазьбягаючы як ператрэніраванасьці, так і занадта рэдкіх заняткаў.

Пытаньні і заданьні

1. Ад чаго залежаць вашыя мэты ў фізычнай актыўнасьці? Які вы бачыце сваю ідэальную форму?
2. Ці часта вы атрымліваеце спартыўныя траўмы? Ці можна іх пазьбегнуць?
3. Ці схільныя вы да фітнэс-адыкцыі?

11. Цягліцы

Існуе лекарскі анекдот, маўляў, пра жыцьцёвыя прыярытэты чалавека як віду можна сказаць па яго цягліцах, бо самая моцная — сківічная, а самая вялікая — ягадзічная. Насамрэч колькасьць цягічнай масы і яе функцыянальная актыўнасьць — важны рэсурс здароўя. Цягліцы зьяўляюцца магутнай абаронай мэтабалізму, зьніжаюць рызыку атлусьценьня і цукровага дыябэту, павялічваюць адчувальнасьць да інсуліну і абараняюць ад скокаў глюкозы і тлушчаў у крыві. Мацнейшыя цягліцы павялічваюць працягласьць жыцьця, зьмяншаюць рызыку мноства захворваньняў, ад сардэчна-сасудзістых да анкалягічных.

З узростам колькасьць цягліцаў зьмяншаецца, яны замяшчаюцца тлушчам, сілавыя паказьнікі і трывушчасьць становяцца меншымі, але гэты працэс можа быць перадухілены трэніроўкамі.

Мармуровае мяса. Вы пэўна ж ведаеце пра гэты далікатэс і нават, магчыма, яго каштавалі.

Гісторыя паходжаньня гэтага прадукту, які родам зь Японіі, паказальная і павучальная: перасечаная мясцовасьць, большасьць роўных участкаў засяваецца рысам, жывёлам няма дзе рухацца, таму яны вялікую частку часу праводзяць у стойлах, дзе іх кормяць збожжам, а не травой. Акрамя таго, у іх рацыён уключаюць піва і сакэ. Падгадаваных жывёлаў падвешваюць на лейцах, каб яны не маглі рухацца, але й не ляжалі. Як вынік, мяса гэтых жывёлаў зьмяшчае нутрыцяглічны тлушч — так атрымліваецца «мармуровае мяса». Калі жывёла есьць траву і свабодна рухаецца, яго мяса ніколі не будзе такім тлустым.

Нічога не нагадвае? Тое ж самае робяць людзі самі з сабой спалучэньнем нерухомасьці з ужываньнем збожжавых і алкагольных прадуктаў. **Гіпадынамія + высокавугляводнае харчаваньне + алькаголь = хуткая страта цяглічнай масы і адначасовае павелічэньне міжцяглічнага тлушчу.**

Пры гэтым працэс напачатку праходзіць неўпрыкметна, бо аб'ёмы рук і ног могуць заставацца ранейшымі, а вы толькі адчуваеце цяглічную слабасьць і згрыбеласьць. Саркапэнія, або страта цяглічнай масы, вельмі часта спалучаецца з атлусьценьнем, і тады выкарыстоўваюць тэрмін «саркапэнічнае атлусьценьне». Гэта нядзіўна, бо клеткі-папярэднікі ў цяглічнай і тлушчавай тканках агульныя.

Чым мацней падаюць сілавыя вынікі, тым менш у вас цяглічнай масы, а бывае і зваротная сытуацыя: вы павялічылі сілавую нагрузку, але ахоп канцавінаў раптам паменшыўся. Не сьпяшайцеся панікаваць: зьніжэньне аб'ёму зьвязанае не са стратай цягліцаў, а з памяншэньнем міжцяглічнага тлушчу. Чым больш міжцяглічнага тлушчу, тым больш друзлым выглядае цела чалавека, бо тлушч, у адрозьненьне ад цягліцаў, вісіць, бо ня мае тонусу.

Людзі пачынаюць «губляць» цягліцы вельмі рана: пры недастатковай фізычнай актыўнасьці пасьля 30 гадоў за кожныя 10 гадоў можа губляцца ад 3 да 5 % цяглічнай масы. У сярэднім да 50 гадоў губляецца каля 10 % і да 80 — яшчэ 30 %. Узроставае зьніжэньне сілы складае 20–40 працэнтаў у пажылых у параўнаньні з маладымі. Акрамя зьніжэньня фізычнай актыўнасьці важным чыньнікам рызыкі саркапэніі зьяўляецца зьніжэньне тэстастэрону і нізкае спажываньне бялку — для прафілактыкі рэкамендуецца павялічыць да 1,2–1,5 г на 1 кг вашай масы на дзень.

Павелічэньне сілы і цяглічнай масы з дапамогай трэніровак дасягалася нават людзьмі ва ўзросьце 90+. Адзін год трэніровак можа аднавіць 30 % страчанай сілы ў пажылых людзей, якую яны страчвалі на працягу апошніх 12 гадоў. Сілавыя трэніроўкі ў пажылых на працягу паўгода паказваюць амаладжэньне цягліцаў на клеткавым узроўні аж да 30-гадовага стану.

Саркапэнія — важны чыньнік рызыкі іншых хваробаў: астэапароз, дыябэт, сардэчна-сасудзістыя і іншыя захворваньні. Трэніроўкі зьніжаюць узровень запаленчых цытакінаў, нармалізуюць ціск, павышаюць адчувальнасьць да інсуліну, паляпшаюць гарманальны профіль, дапамагаюць падтрымліваць здароў'е костак. Менавіта сілавыя трэніроўкі зьяўляюцца самым эфэктыўным відам фізычнае трэніроўкі для лячэньня саркапэніі. Іншыя віды актыўнасьці, такія як бег, хоць і павялічваюць цяглічную масу, але павольней і ў меншым аб'ёме.

Пытаньні і заданьні

1. Да якога паверха вы падымаецца бяз дыхавіцы?

2. Калі вы глядзіце на сябе ў люстэрка, ці падабаецца вам, у якой вы форме?

3. Як зьмянілася вашыя сіла і трывушчасьць за апошнія 3 гады?

12. Цяглічная маса, сіла і функцыя

Існуе мноства спосабаў вымярэньня цяглічнай масы, сілы і функцыі. Разгледзім некалькі зь іх. Так, гэта ўжо згаданыя намі DEXA, біяімпэданс і антрапамэтрычныя мэтады, якія вы можаце выкарыстоўваць самі.

Абхоп пляча

Вымерайце мернай стужкай абхоп сярэдзіны пляча. Затым вазьміце пальцамі скуру пляча ў складку і вымерайце яе таўшчыню з дапамогай лінаркі. Паўтарыце вымярэньне, дамогшыся падобных значэньняў.

Абхоп пляча (біцэпс) = акружнасьць — (3,14 х таўшчыня зморшчыны). Нізкія значэньні абхопу пляча зьвязаныя з больш высокай рызыкай сьмяротнасьці, горшым мэнтальным здароўем і якасьцю жыцьця.

Значэньні:
Норма: больш за 28 см (мужчыны), 23 см (жанчыны).
Крытычныя значэньні: менш за 23 см (мужчыны) і 18 см (жанчыны).
Прамежкавыя значэньні — ніжэйшыя паказьнікі.

Колькасьць адцісканьняў, прысяданьняў

Маніторынг сваіх сілавых паказьнікаў — колькасьці адцісканьняў, прысяданьняў, падцягваньняў, як агульны лік, так і колькасьць за адну хвіліну, узьнятая вага і інш. — добры спосаб адзнакі стану цягліцавай сыстэмы.

Тыя мужчыны, якія змаглі адціснуцца за хвіліну больш за 40 разоў, мелі прыкметна меншую рызыку сардэчна-сасудзістых захворваньняў, чым тыя, хто адціскаўся менш за 10. Падлічыце, колькі разоў вы можаце падцягнуцца, прысесьці і адціснуцца за адзін падыход, запішыце гэтыя значэньні.

Хуткасьць хадзьбы

Чым хутчэй вы ходзіце, тым вышэйшы паказьнік здароўя. З дапамогай смартфона падлічыце сваю хуткасьць хадзьбы. Хуткасьць ніжэйшая за 2,16 км у гадзіну зьвязана з самай высокай рызыкай. Чым вышэйшая хуткасьць, тым лепшыя паказьнікі для здароўя.
Аптымальная хуткасьць — больш за 4,3 км за гадзіну.

Сіла сьціску ручыцы

Вымяраецца з дапамогай адмысловага дынамометра. Ня ведаю, як у вас, але ў мяне млявы поціск рук выклікае непрыемныя асацыяцыі. Цікава, што за апошнія дзесяцігоддзі поціск рукі мужчынаў стаў слабейшым, а ў жанчынаў, наадварот, мацнейшым. Дасьледаваньні паказваюць, што сьмяротнасьць ад сардэчна-сасудзістых, лёгачных захворваньняў, інсультаў і шэрагу відаў раку зьвязаная са зьмяншэньнем сілы сьціску. Больш высокія значэньні — характарыстыка павышэньня даўгалецьця і зьніжэньня рызыкі многіх захворваньняў.

Для мужчынаў аптымальныя значэньні — вышэй за 60 кг, норма — 45–60 кг.
Для жанчынаў аптымальныя значэньні — вышэй за 45 кг, норма — 25–45 кг.

Больш дакладныя значэньні можна атрымаць, калі суаднесьці сілу з масай цела. Сілу падзяліць на масу цела і памножыць на 100: у мужчынаў сярэднія значэньня складаюць 60–70 % масы цела, у жанчынаў — 45–50 %.

Планка

Прыміце ўпор лежачы на локцях. Засячыце час, на працягу якога вы можаце ўтрымліваць гэтую позу. Таксама можна рабіць бакавыя планкі (правую і левую). Аптымальна: больш за 180 сэкундаў. Нармальна: 100–180 сэкундаў.

Тэст на балянс

Пакладзіце рукі на пояс. Падніміце адну нагу і ўпрыце яе ступаком у процілеглую нагу на ўзроўні калена.

Засячыце час да страты раўнавагі або зрушэньня апорнай нагі: аптымальна — больш за 60 сэкундаў, нармальна — 40–60 сэкундаў.

Заплюшчыце вочы і зрабіце тое ж самае: аптымальна — больш за 27 сэкундаў, нармальна — 15–27 сэкундаў.

Тэсты на скачкі

Павесьце мерную стужку на сьцяну, адмераўшы два мэтры ад падлогі. Зафіксуйце кропку, да якой вы дацягваецеся рукой. Затым скокніце ў вышыню, імкнучыся дасягнуць найболей высокай кропкі, выніковы вынік лічыцца як розьніца паміж кропкамі. Паспрабуйце некалькі разоў, абярыце лепшы вынік: норма — 40–50 см, выдатны вынік —

больш за паўмэтра. Скачкі ў даўжыню: сагніце нагі ў каленях і скокніце наперад, дапамагаючы сабе махам рукамі. Норма — больш за 2 м 10 см, выдатны вынік — звыш 2 м 40 см.

Пытаньні і заданьні

1. Які ў вас ахоп біцэпса?
2. Вымерайце сілу ручыцы дынамометрам.
3. Колькі разоў вы можаце прысесьці, падцягнуцца, адціснуцца?

13. Кардыярэсьпіраторныя тэсты

Нагрузачныя тэсты вельмі эфэктыўныя для выяўленьня схаваных паталягічных працэсаў у арганізьме. Хуткасьць адхіленьня функцый пры нагрузцы і хуткасьць іх узнаўленьня зьяўляюцца інфарматыўнымі спосабамі ацэнкі рэзэрву функцыі і рэзэрву рэгуляцыі. Як той казаў, «дзе коратка — там і рвецца», таму такая ацэнка зьніжэньня рэзэрву і павышэньня, у шырокім сэнсе, «крохкасьці» вельмі карысная для прафілактыкі здароўя.

Стан сардэчна-сасудзістай і дыхальнай сыстэмаў — гэта найважнейшы паказьнік нашага здароўя і біялягічнага ўзросту. Іх больш высокія рэсурсы забясьпечваюць ня толькі лепшую фізычную форму і пераноснасьць нагрузак, але й даўгалецьце, а таксама зьніжэньне рызыкі розных захворваньняў. Чым вышэйшыя гэтыя рэсурсы, тым вышэйшыя вашыя кагнітыўныя здольнасьці, стрэсаўстойлівасьць, узровень энэргіі і многае іншае.

Трэніроўкі могуць палепшыць рэсурсы сардэчна-сасудзістай і цяглічнай сыстэмаў нават у самым сталым узросьце.

Артастатычная проба

Ацэньвае стан сардэчна-сасудзістай сыстэмы. Вызначце ваш пульс лежачы. Устаньце і праз тры хвіліны памерайце пульс яшчэ раз. Унясіце абодва значэньні.

Розьніца ў ЧСС: ня больш за 11 удараў — оптымум (чым менш, тым лепш), 12–18 — норма, больш за 19 — зьніжана.

Затрымка дыханьня

Затрымка дыханьня ацэньвае пераноснасьць гіпаксіі. Затрымайце дыханьне на поўным удыху, закрыўшы нос пальцамі. Значэньні: затрымка менш за 39 сэкундаў — паніжаны паказьнік, 40–49 — норма, вышэй за 50 — оптымум.

Проба Штанге

Гэтая проба ацэньвае рэсурсы дыхальнай і сардэчна-сасудзістай сыстэмаў. Памерайце свой пульс стоячы. Затым сядзьце на крэсла, зрабіце тры ўдыхі, потым затрымайце дыханьне (нос закрыць пальцамі) на поўным удыху. Засячыце час, які вы можаце вытрымаць, і памерайце свой пульс адразу пасьля першага ўдыху. Падлічыце пульс за 30 сэкундаў (пасьля тэсту) і падзяліце на значэньне пульсу за 30 сэкундаў (да тэсту), выніковае значэньне не павінна перавышаць 1,2. Аптымальная пераноснасьць гіпаксіі — да 1,1, нармальная пераноснасьць гіпаксіі — да 1,2, дрэнная пераноснасьць гіпаксіі — вышэй за 1,2.

Проба Руф'е–Дыксана

Ляжце на сьпіну, ляжыце на працягу 5 хвілінаў. Памерайце пульс за 15 сэкундаў (Р1), затым на працягу 45 сэкундаў зрабіце 30 прысяданьняў. Пасьля гэтага кладзіцеся і пмерайце пульс за першыя 15 сэкундаў (Р2). Праз 45 сэкундаў зноў памерайце пульс за 15 сэкундаў (Р3). Унясіце значэньні ў формулу: ((Р2−70) + 2(Р3−Р1))/10. Падлічыўшы, вы атрымаеце значэньне індэкса. Значэньні 0,1–5 паказваюць аптымальную фізычную працаздольнасьць, 5,1–8 — нармальную фізычную працаздольнасьць, больш за 8 — нізкую.

Максімальнае спажываньне кіслароду (МСК, ViO₂max)

МСК — гэта максімальны ўзровень выкарыстаньня і дастаўкі кіслароду пры максімальнай нагрузцы, вымяраецца ў мл / мін / кг і зьяўляецца адным з самых важных маркераў здароўя. Нізкія кардыярэсьпіраторныя рэзэрвы вядуць да павелічэньня рызыкі заўчаснае сьмерці і павышэньня рызыкі захворваньняў. Павелічэньне МСК зьніжае рызыку праз аптымізацыю работы сэрца, лепшага кровазабесьпячэньня цягліцаў і росту капіляраў у іх, паляпшэньня работы мітахондрыяў.

> **!** Па сутнасьці, ваш МСК — гэта паказьнік рэальнага біялягічнага, а ня пашпартнага ўзросту, бо можна і ў 50 гадоў мець паказьнікі 25-гадовага.

У нетрэніраваных людзей МСК зьніжаецца ўжо з 20 гадоў, прычым у мужчынаў страта адбываецца з хуткасьцю 0,5 мл / мін / кг, у жанчынаў — 0,3 мл / мін / кг за год. Пры гэтым людзі ва ўзросьце 55–70 гадоў, якія чатыры месяцы актыўна займаліся хадзьбой альбо бегам, павысілі МСК: мужчыны — на 27%, жанчыны — на 9%. Тыя, хто займаецца спортам, маюць паказьнікі МСК, якія значна пераўзыходзяць звычайных людзей. Так, мужчына ва ўзросьце 30 гадоў можа мець МСК 40 мл/кг/мін, а прафэсійны бягун — да 75 мл/кг/мін.

Сярэднімі зьяўляюцца велічыні МСК: для мужчыны 52 — (0,25 × узрост), для жанчыны 44 — (0,20 × узрост).

Мужчыны: оптымум — 45 і вышэй, норма — 40–45, паніжаны паказьнік — 30–40, крытычны — менш за 30.

Жанчыны: аптымальна — вышэй за 40, норма — 35–40, паніжаны паказьнік — 25–35, крытычны — ніжэй за 25.

Вымераць ViO₂max дакладней за ўсё можна ў лябараторыі. Менш дакладныя значэньні дае фітнэс-бранзалет. Вы можаце самі вымераць ViO₂max у тэсьце Купера. Для гэтага вам трэба прабегчы максімальна магчымую адлегласьць па роўнай мясцовасьці (стадыён зь вядомай акружнасьцю) за 12 хвілінаў. Унясіце адлегласьць, якую вы змаглі прабегчы, у мэтрах. Разьлік па формуле: $VO_2max = (D_{12} - 504{,}9) / 44{,}73$.

Пытаньні і заданьні

1. Якія вашыя вынікі ў артастатычнай пробе?

2. Падлічыце свае вынікі пробаў Штанге і Руф'е.

3. Памерайце свой МСК.

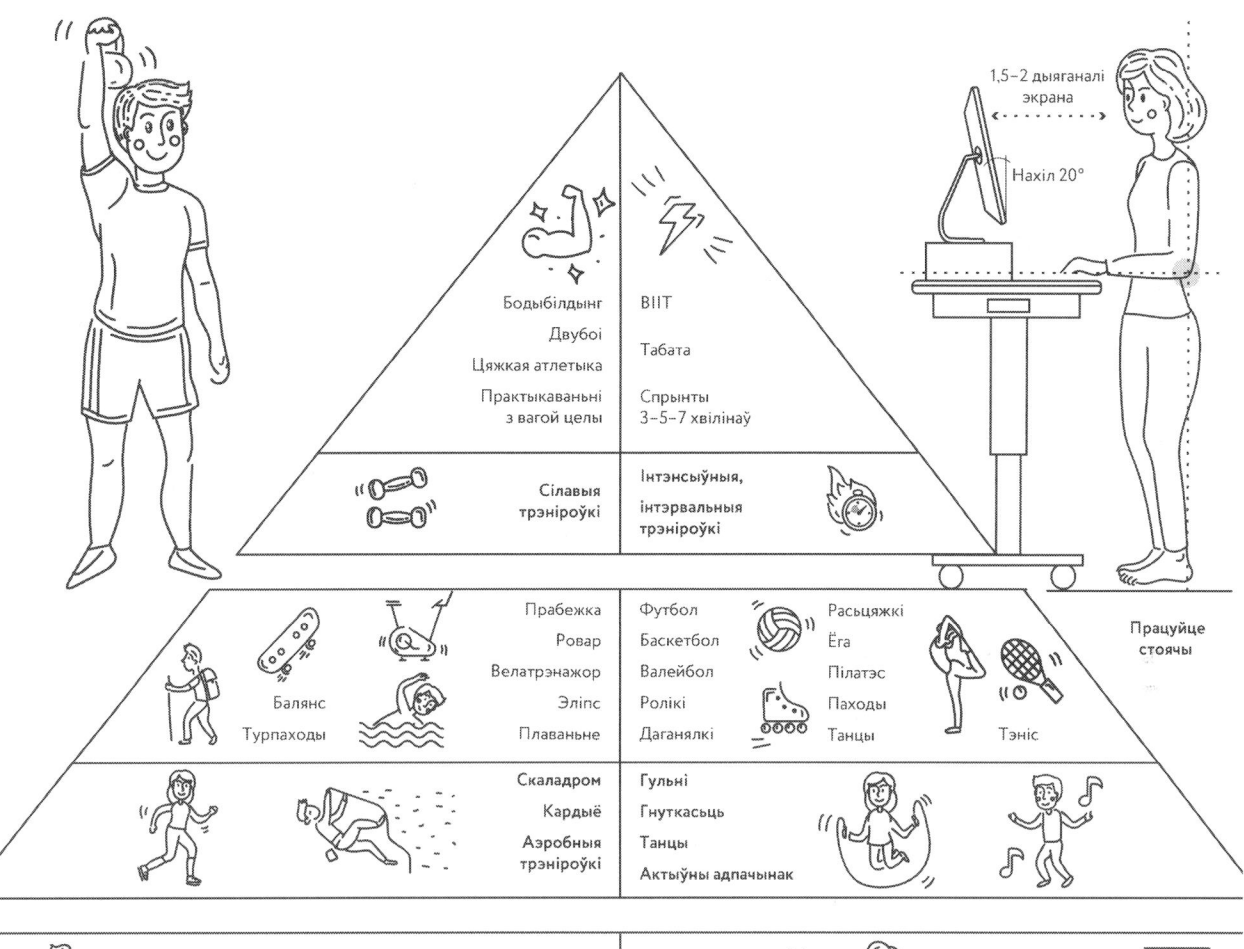

Піраміда фізічнай актыўнасці

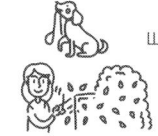

Верхні ўзровень:
- Бодыбілдынг
- Двубоі
- Цяжкая атлетыка
- Практыкаваньні з вагой целы
- ВІІТ
- Табата
- Спрынты 3-5-7 хвілінаў

Сілавыя трэніроўкі | Інтэнсыўныя, інтэрвальныя трэніроўкі

Сярэдні ўзровень:
- Балянс
- Турпаходы
- Прабежка
- Ровар
- Велатрэнажор
- Эліпс
- Плаваньне
- Футбол
- Баскетбол
- Валейбол
- Ролікі
- Даганялкі
- Расьцяжкі
- Ёга
- Пілатэс
- Паходы
- Танцы
- Тэніс

Скаладром | Гульні
Кардыё | Гнуткасць
Аэробныя трэніроўкі | Танцы
 | Актыўны адпачынак

Ніжні ўзровень:
- Шпацыры ў парках
- Праца ў садзе
- Прагулкі з сабакам
- Хадзіць па ўсходах
- Хадзіць, гаворачы
- Пешкі ў краму
- Працаваць стоячы
- Працаваць лежачы
- Працоўны рэжым
- Дынамічная паства
- Езьдзіць у транспарце стоячы

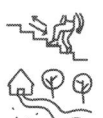

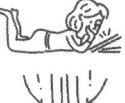

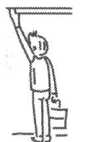

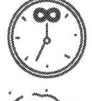

1,5–2 дыяганалі экрана
Нахіл 20°
Працуйце стоячы

Карысьці:
- Падаўжэньне жыцьця
- Умацаваньне імунітэту
- Паляпшэньне метабалізму
- Абарона ад стрэсу
- Зьніжэньне рызыкі хвароб
- Падвышэньне кагнітыўных здольнасьцяў
- 120/80 Зьніжэньне ціску
- Прывабнасьць і сіла
- Энэргічнасьць і настрой

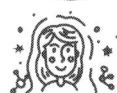

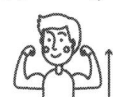

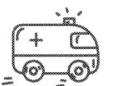

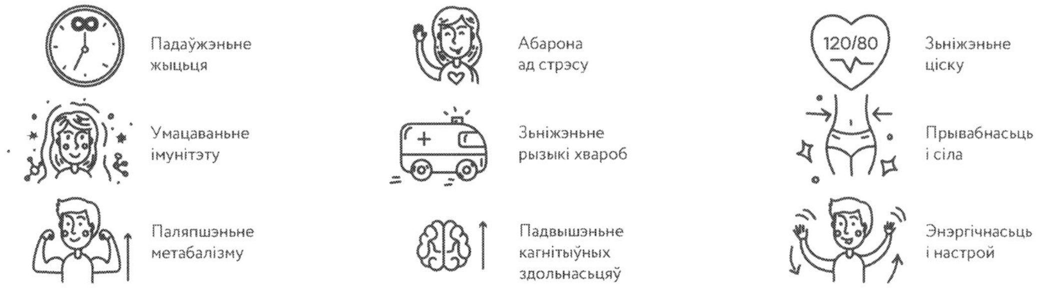

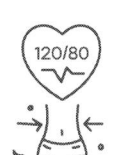

Практыкаваньні амалоджваюць цягліцы

20–30 гадоў рэгрэсу | 20–30 месяцаў прагрэсу

○ Костка ⊙ Тлушч ● Цягліцы

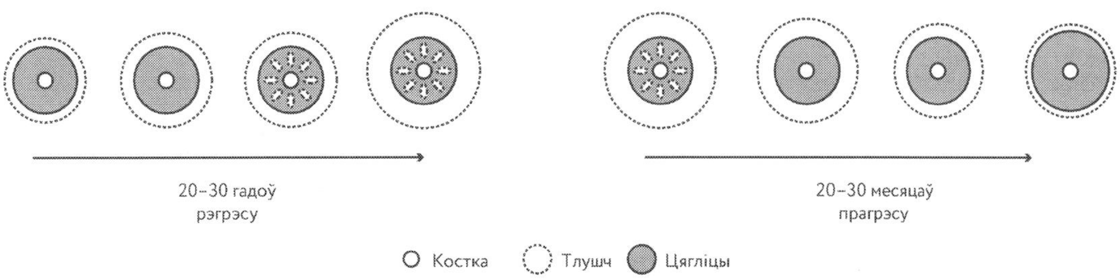

РАЗЬДЗЕЛ 6

Сон, біярытмы і сынхранізацыя

1. Сон як права і патрэба

«Калі мы кіруемся сваёй кармай, то яна нас вядзе за руку, а калі супраціўляемся — цягне за валасы», — так лічаць індуісты. Для мяне гэта пра тое, што мы, так ці інакш, цярэбім адзін і той жа шлях. Напрыклад, рэжым: мы часта супраціўляемся нашаму ўнутранаму гадзіньніку і біярытмам, жывём, ваюючы з сабой, – ня сьпім, калі трэба, і санлявыя, калі маем патрэбу ў энэргіі.

Адыліж мы толькі выйграем, калі засядлаем хвалю біярытмаў: як дасьведчаны сэрфэр імчыцца на грэбені ў акіяне, так і мы можам сьлізгаць рытмамі сну і актыўнасьці. **Падпарадкаваўшыся законам біялёгіі, мы зможам атрымліваць задавальненьне ад кожнага дня.**

Дзень і ноч — гэта ня дзьве розныя сфэры нашага жыцьця, а два бакі аднаго медаля, непарыўна зьвязаныя адзін з адным. Тое, як мы праводзім ноч, вызначае наш дзень, і наадварот, наш дзень уплывае на тое, як мы сьпім. Дзённы ўзровень энэргіі залежыць ад якасьці начнога сну: давайце ўявім, як выглядае дзень, калі мы паважаем свае біярытмы і калі спрабуем ім супраціўляцца. У гэтым разьдзеле мы будзем абмяркоўваць ня толькі сон, але й цыркадныя біярытмы, сынхранізацыю вашых унутраных цыкляў арганізма і ладу жыцьця.

Наш рэжым — гэта хрыбет нашага здароўя. Аптымальная цыркадная арганізацыя дня і ночы дапамагае аднавіць здароўе і падтрымліваць яго аптымальным, эфэктыўна дзейнічаць днём і напоўніцу аднаўляцца ноччу. Мы рэгулярна і з задавальненьнем спатольваем смагу й голад, дык давайце навучымся правільна задавальняць сваю фізыялягічную патрэбу ў сне, разьвіваць звычку спаць добра й моцна. Калі вы добра пачуваецеся ўвечары, моцна сьпіце, выдатна адчуваеце сябе пасьля абуджэньня — то вы здаровыя па-сапраўднаму. І рэч ня толькі ў цыркадных рытмах: важныя для моцнага сну і чыстае сумленьне, і задаволенасьць сваім жыцьцём.

Добры дзень

Узровень картызолу пачынае расьці ад самае раніцы: вы лёгка прачынаецеся без будзільніка, у вас шмат сілаў і выдатны настрой. Рассоўваеце шторы, зарадка, смачны сьняданак, падбадзёрлівы душ. Праглядаеце свае пляны і берацеся за працу. Днём узровень картызолу стабільны, вам стае энэргіі ды канцэнтрацыі. З задавальненьнем гуляеце на вуліцы. Увечары ўзровень картызолу зьніжаецца, вы расслабляецеся і адчуваеце прыемную стому. Адпачываеце, бавіце час зь сябрамі і сям'ёй, чытаеце і шпацыруеце. Уключаеце няяркае сьвятло. Да дзесяці гадзінаў зьяўляецца дрымотнасьць, вы кладзяцеся ў пасьцелю й лёгка правальваецеся ў моцны сон. Уначы сьпіце моцна, без абуджэньняў.

Кепскі дзень

Раніцай вам цяжка прачнуцца, вы пераводзіце будзільнік некалькі разоў, устаяце разьбітыя й нясьвежыя. Сьвятло рэжа вочы, і вы не рассоўваеце шторы. Няма апэтыту і жаданьня нешта рабіць. Уся раніца ідзе на тое, каб кафэінам, цукрам і інтэрнэт-сэрфінгам

1. СОН ЯК ПРАВА І ПАТРЭБА

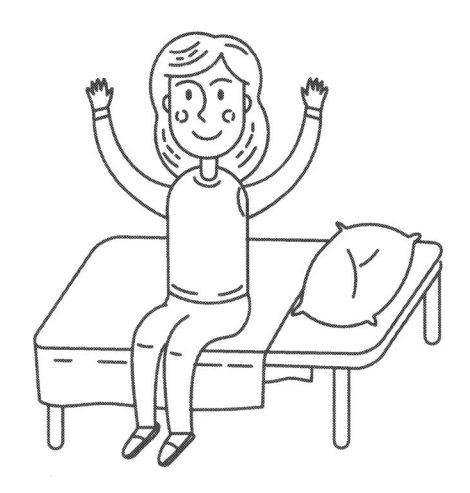

падняць сабе тонус. Бліжэй да абеду вы ўжо можаце працаваць, але ўзровень энэргіі нестабільны, вам складана доўга канцэнтравацца. Жаданьня выходзіць на вуліцу няма. К вечару хочацца забаваў, вы гледзіце сэрыялы або сядзіце ў сацсетках. Уначы жаданьня заснуць не зьяўляецца, але розумам вы разумееце, што час ужо ісьці ў ложак. Кладзяцеся спаць позна, доўга ня можаце заснуць, сьпіце неспакойна.

Немагчыма намаганьнем волі падняць сваю энэргічнасьць ці прымусіць сябе добра спаць. Трэба так арганізаваць свой рэжым і навакольнае асяродзьдзе, каб яны падзаводзілі ваш унутраны гадзіньнік кожны дзень. У гэтым разьдзеле мы гаворым пра тое, як забясьпечыць сабе здаровы сон, сынхранізаваць усе гадзіньнікі свайго арганізма — ад сьветлавых і тэмпэратурных да пэрыфэрычных гадзіньнікаў печані, кішачніка, цягліцаў і тлушчавай тканкі.

Дэфіцыт сну

Ці сталі б вы самі сябе катаваць? Адыліж многія людзі робяць гэта штодня, калі недасыпаюць. Катаваньне бессаньню — адно з самых жорсткіх, прыводзіць да галюцынацыяў і пакутаў. Некаторыя інквізітары аддавалі ёй перавагу, бо яна не пакідала сьлядоў на целе, але людзі былі гатовы прызнацца ў чым заўгодна. Для нас сон зьяўляецца ня проста адпачынкам, але й найважнейшым, хоць і нябачным, кампанэнтам здароўя. Няма ніводнага органа і фізыялягічнага працэсу, які быў бы незалежны ад сну.

> ! Якасны сон зьяўляецца такім эфэктыўным лекам, што многія праблемы са здароўем могуць быць вырашаныя «праз пасьцелю». З чым бы ні прыйшоў да мяне чалавек, мы абавязкова гаворым і пра сон.

«Нішто так не ўпрыгожвае чалавека, як васьмігадзінны сон» — нібы гэта жарт, але мы сапраўды можам адразу ўбачыць нявыспанага чалавека. Ён дрэнна выглядае, апухлы і крыху пакамечаны, няўважлівы, раздражняльны, безуважлівы. Дасьледаваньні паказваюць, што людзі зь недасыпам здаюцца нам менш прывабнымі, зь імі менш хочацца камунікаваць. **Дэфіцыт сну зьніжае ўсе нашыя рэзэрвы**: мы павольней рухаемся, пераядаем, становімся адчувальнейшымі да стрэсу, горай цямім і выглядаем старэйшымі. І галоўнае — зьніжаецца ўсьвядомленасьць, таму мы папросту не заўважаем у сабе гэтых зьменаў.

Чалавечы арганізм навучыўся падладжвацца пад цыклі дзень-ноч, каб аптымізаваць свой мэтабалізм і жыцьцядзейнасьць. Днём мы ямо, рухаемся, думаем, а ўначы адпачываем, перазагружаем і чысьцім мозг, аднаўляемся. Для забесьпячэньня максімальнай эфэктыўнасьці нам патрэбная траціна содняў падрыхтоўкі і адпачынку.

Сон — гэта таксама праца. Так-так, сон — гэта не пасіўны працэс у выглядзе ляжаньня на канапе, гэта актыўная дзейнасьць. Сон складаецца з асобных цыклаў, якія спалучаюць хуткія і павольныя фазы. Падчас павольнага сну адпачывае і аднаўляецца цела, а ў мозгу адбываецца перанос кароткачасовай памяці ў доўгачасовую. Падчас хуткага сну актыўны таламус, адбываецца апрацоўка чаканьняў, успаміны перажываюцца нанова, і мы бачым яркія сны, дзе зьмешваюцца рэальнасьць і выдумка, мінулае й будучыня, страхі і задавальненьні. **Некаторыя аддзелы мозгу працуюць пры гэтым нават больш актыўна, чым пры няспаньні.**

Кіруе сном і цыркаднымі (соднéвымі) біярытмамі цэлы шэраг мэханізмаў, самым важным зь якіх зьяўляецца супрахіязматычнае ядро гіпаталямуса. У ягоных нэўронах ёсьць пэўныя гены, якія цыклічна кадуюць сінтэз бялкоў CLOCK, BMAL1, PER 1–3. Зьмена канцэнтрацыі гэтых бялкоў уплывае на зарад клеткавай мэмбраны нэўронаў, што вядзе да пэрыядычнай генэрацыі імпульсу. Такая цыклічная актыўнасьць нэўронаў вызначае і ваганьні тэмпэратуры цела, і канцэнтрацыю шматлікіх гармонаў.

Працягласьць аднаго цыклю сну складае ў сярэднім 90 хвілінаў. Цыклічная актыўнасьць паўшар'яў мозгу і дынаміка паказьнікаў многіх органаў вагаецца з цыклем даўжынёй у 90 хвілінаў (да 110–120 хвілінаў у розных людзей). Ёсьць меркаваньне, што падобныя 90-хвілінныя цыклі актыўнасьці характэрныя і для пэрыяду няспаньня. Кожны такі цыкль складаецца зь 70 хвілінаў актыўнай фазы і 20 хвілінаў пасіўнай, у тым ліку таму рэкамэндуецца працаваць зь перапынкамі, у сярэднім раз на гадзіну. І невыпадкова сярэдняя працягласьць аднаго фільма ўсталявалася акурат на адзнацы ў 90 хвілінаў.

Сон — гэта біялягічная патрэба і права. Сёньня мы бачым эпідэмію парушэньняў сну, якія несумненна зьяўляюцца «хваробай цывілізацыі». Недасып адымае энэргію, прадуктыўнасьць, кароціць жыцьцё і павялічвае рызыку мноства захворваньняў. Здаровы сон — гэта падмурак здароўя, дабрабыту, прывабнасьці й посьпеху.

Пытаньні і заданьні

1. Ці лічыце вы свой сон добрым?
2. Як вы пачуваецеся пасьля недасыпу?
3. Ці адчуваеце вы сябе сьвежым пасьля сну?

2. Сон як новая раскоша: эвалюцыя сну

Салодкі ціхмяны сон — гэта безумоўная прыкмета здароўя. Але ў сучасным жыцьці ён сустракаецца ўсё радзей: парушэньні сну — прыкмета цывілізацыі. У плямёнаў паляўнічых-зьбіральнікаў бессані не сустракаецца, у іх мовах няма нават словаў для абазначэньня такой зьявы. Толькі 1,5–2,5 % зь іх не маглі заснуць уначы часьцей, чым раз на год.

> **!** Параўнайце гэта з хранічнай бессаньню, якая мучыць на працягу жыцьця ад 10 да 45 % людзей у разьвітых краінах.

Лічыцца, што нашыя продкі спалі даўжэй, дакладней і лепей за нас, засынаючы з заходам сонца і прачынаючыся на досьвітку. Часткова гэта праўда, часткова выдумка. У сучасных плямёнаў агульная працягласьць сну складае 5,7–7,1 гадзіны, зімой сон даўжэйшы на 53–57 хвілінаў праз падаўжэньне цёмнага часу соднýý. Вельмі важная якасьць сну, а ня толькі ягоная працягласьць.

Цікава, што і раней былі як «совы», так і «жаўрукі», але хранатып часьцей за ўсё мяняўся з узростам: маладыя «совы» па меры сталеньня становяцца «жаўрукамі». Гэта спрыяе натуральнаму падзелу працы — пакуль моладзь сьпіць, дарослыя займаюцца справамі. Навукоўцы называюць гэтай «гіпотэзай бабулі, якая дрэнна сьпіць», так што гэта ня бессань раніцай, а ваш мозг прачынаецца, каб не дапусьціць нападу драпежнікаў на стойбішча, пакуль моладзь сьпіць.

Ніколі ў плямёнах не было такога, каб усе спалі — амаль заўсёды нехта ня спаў. У любы час ночы аднáчасова ня спалі як мінімум восем дарослых чалавек. Навукоўцы назвалі гэта «**гіпотэзай вартавога**», калі гетэрагеннасьць генаў і асынхроннасьць сну дапамагае быць усяму племю напагатове. Гэта ўласьціва ня толькі людзям: напрыклад, сурыкаты таксама заўсёды выстаўляюць «вартавога».

Розныя плямёны кладуцца спаць і ўстаюць раніцай па тэмпэратуры, а не па сонцы. Так, абуджэньне здараецца ў пункце мінімальнай тэмпэратуры навакольнага асяродзьдзя. Пры гэтым тэмпэратура кончыкаў пальцаў зьніжаецца, а вось прыток крыві да мозгу павялічваецца, узровень картызолу таксама расьце.

Паляўнічыя-зьбіральнікі мала сьпяць удзень (толькі 7% дзённага часу было выдаткавана імі на сон) і ня сьпяць бімадальна — гаворка пра начны сон, пабіты пэрыядамі актыўнасьці. Увечары жыхары плямёнаў гутараць, танцуюць, сьпяваюць, любяць спаць разам, вялікімі групамі пад трэск вогнішча і дыханьне супляменьнікаў. Пастаянны рэжым рэгулярна парушаецца: прыкладна раз на месяц ладзіцца «баль», калі адбываюцца шаманскія абрады, танцы, забаўкі. Начныя размовы, як правіла, прысьвечаныя таму, з чым людзі не датыкаюцца ў паўсядзённым жыцьці, — гэта міты, гісторыі, аповеды пра продкаў.

Зьмяненьне асяродзьдзя. Праблема са сном і цыркаднымі біярытмамі зьявілася, калі мы змаглі кіраваць асьвятленьнем і тэмпэратурай паветра па-за залежнасьцю ад іх сутачных ваганьняў. Вынаходства лямпачкі дало нам сьвятло ў любы час соднаў, сьвятлодыёдныя лямпы забясьпечылі яшчэ больш яркае і ўзбуджальнае сьвятло. Праца ў памяшканьнях пазбавіла нас яркага сонечнага сьвятла. Цэнтральнае ацяпленьне зрабіла тэмпэратуру ў доме пастаяннай, бяз соднавых ваганьняў. Лядоўня дае нам ежу калі заўгодна, аўтамабіль і разумовая праца пазбаўляюць нас фізычнай актыўнасьці і фізычнай жа стомы, смартфон і тэлевізар гатовыя напампаваць нас трывожнымі навінамі ў любы час, ноччу ў нашых спальнях няма поўнай цемры і занадта шмат шуму. Усё гэта прывяло да таго, што наш унутраны гадзіньнік атрымлівае няслушную, узаемавыключальную інфармацыю з навакольнага асяродзьдзя і пачынае кіраваць унутранымі працэсамі арганізма няправільна. Вынік — множныя дэсынхрозы, то бок парушэньні біялягічнага рытму, самымі вядомымі зь якіх зьяўляюцца парушэньні сну.

! **Важна, каб дзень меў структуру, каб раніца, дзень, вечар і ноч адрозьніваліся паміж сабой. Заснуць намаганьнем волі не атрымаецца — трэба зьмяніць асяродзьдзе, каб наш мозг атрымліваў правільныя сыгналы.**

Сон для слабакоў ці сон як раскоша?

Калі ў пачатку мінулага стагодзьдзя людзі спалі крыху больш за 8 гадзінаў, то цяпер сярэдняя лічба складае 6,7–7 гадзінаў, то бок працягласьць сну зьнізілася амаль на 1/5 частку. Кожны другі чалавек незадаволены тым, як ён сьпіць. Пры гэтым сон успрымаецца як марнаваньне часу, як прыкмета ляноты, папулярныя прымаўкі «сон для слабакоў», «на тым сьвеце выспліся» і г. д.

Раней, калі вы не дасыпалі, гэта як бы служыла прыкметай вашай занятасьці, запатрабаванасьці. Такі стыль паводзінаў нават атрымаў назву «сонны мачызм». Але сёньня ўсё наадварот: дазволіць сабе не сьпяшацца, спаць столькі, колькі трэба, зьяўляецца прыкметай дастатку і посьпеху. «Салодкі сон у таго, хто працуе, ці мала ён есьць, а ці многа; а сытасьць багатаму спаць не дае», — сказана ў Бібліі, але сёньня бессань часта мучыць людзей беспрацоўных, бедных, самотных і зь нізкім узроўнем адукацыі. Гэта можа быць зьвязана з больш высокім узроўнем стрэсу, пражываньнем у больш шумных месцах і да т. п.

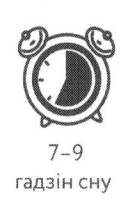

7–9
гадзін сну

Недасып

Колькасьць сну — гэта як колькасьць грошай. Ёсьць пражытачны мінімум, а ёсьць камфортная для жыцьця сума. Так і сон: вылучаюць «ядзерны», працягласьцю 5–6 гадзінаў, які забясьпечвае базавыя патрэбы арганізма, і аптымальны сон працягласьцю 7–9 гадзінаў, які патрэбны для здароўя.

Занадта доўгі сон таксама зьвязаны з падвышэньнем рызыкаў. Праблема тут, хутчэй за ўсё, не ў самой працягласьці, а ў тым, што за гэтым хаваюцца праблемы са здароўем. Напрыклад, доўгі сон і дзённая дрымотнасьць могуць маскіраваць недых (апноэ), які суправаджаецца нізкай якасьцю сну начнога і частымі абуджэньнямі.

Праблема **дэфіцыту сну** яшчэ і ў тым, што яго немагчыма кампэнсаваць: сонны доўг мае тэндэнцыю назапашвацца незваротна. Калі вы не даспалі тры гадзіны, то на наступную ноч паспіце ўсяго на гадзіну даўжэй, то бок дзьве гадзіны сну пайшло ў дэфіцыт. За бяссонную ноч вы адаспіцеся ўсяго на тры дадатковыя гадзіны, і чатыры гадзіны сыходзіць у дэфіцыт. Навукоўцы кажуць пра «сындром недастатковага сну», яго крытэрамі зьяўляюцца: пастаянная дрымотнасьць днём, вы сьпіце менш, чым трэба ў вашым узросьце, гэта доўжыцца больш за тры месяцы.

Людзі часта спрабуюць падмануць прыроду, спрабуючы кампэнсаваць на выходных свой недасып у працоўныя дні, — гэта нават атрымала азначэньне «сонная булімія» або «сацыяльны джэтлаг», нічога карыснага ў гэтым няма. Аднак дасьледаваньні паказваюць, што паспаць пра запас усё ж можна: калі вы перад адказнай справай больш паспіце, то зможаце паказаць лепшыя вынікі.

Парадокс сну

Сон — як эрэкцыя, чым больш думаеш і турбуешся пра гэта, тым горш становіцца. Калі ў дасьледаваньнях людзям увесь час нагадвалі, што трэба добра спаць, яны ўсё мацней перажывалі аб якасьці сну, і гэта прыводзіла да больш сур'ёзных парушэньняў сну. Многія людзі ў звычайным жыцьці пакутліва перажываюць бессань, чакаючы праблемаў з самаадчуваньнем на наступны дзень.

Не намагайцеся заснуць сілаю: прынука толькі ўзмацняе ўзбуджэньне, якое замінае заснуць. Стаўцеся прасьцей: «Ну, не магу спаць — значыць, ня буду». Паляпшаючы сон, важна пазьбягаць напругі й зацыкленьня.

Маніторынг сну і вядзеньне дзёньніка дапамогуць выбраць ідэальныя асабіста для вас вырашэньні праблемы са сном. Існуе вялікая колькасьць фітнэс-бранзалетаў і прыложкавых датчыкаў сну, якія могуць вымяраць структуру сну і нават вызначаць недых. Аднак усе яны маюць розную дакладнасьць і могуць заўважна памыляцца. Захапленьне якасьцю сну можа даходзіць да скрайніх формаў: артасомнія — гэта парушэньні сну, выкліканыя празьмерным пра яго клопатам. Памятайце, што нам трэба спаць, каб жыць, а ня жыць, каб спаць.

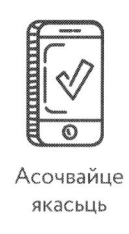

Асочвайце якасьць

Часам да мяне зьвяртаюцца людзі, зьбянтэжаныя і занепакоеныя зьменамі паказаньняў на датчыках пры адсутнасьці аб'ектыўных крытэраў парушэньняў сну: іх занепакоенасьць часта запускае заганнае кола і сапраўды пачынае замінае ім спаць.

Пытаньні і заданьні

1. Зь якімі праблемамі сну вы сутыкаецеся?

2. Што замінае вам спаць? Ці можна гэта ўхіліць?

3. Што дапамагае вам спаць мацней? Ці можна гэта выкарыстоўваць?

3. Цыркадныя рытмы і дэсынхрозы

«Засынаю як забіты і прачынаюся як забіты», — скардзіцца мой добры сябар на зьбіты рэжым. Сапраўды, навуковыя дасьледаваньні паказалі наяўнасьць узаемасувязі паміж слушным соднёвым рытмам арганізма і здароўем чалавека. У выпадку зьбітых біярытмаў — калі нашая актыўнасьць высокая і ноччу, і днём, — павялічваецца рызыка псыхічных расладаў, уключаючы дэпрэсію і нэўрозы. **Выбудаваць рэгулярны рэжым сну, харчаваньня, працы і руху будзе вельмі карысна — на гэтым грунтуецца ўсё астатняе здароўе.**

Сьвятло — гэта ключ, які заводзіць наш унутраны гадзіньнік. У сятчатцы ёсьць адмысловыя клеткі, якія рэагуюць менавіта на зьмену асьветленасьці, на заходы і сьвітанкі. Гэтыя фотаадчувальныя гангліянарныя клеткі працуюць нават у сьляпых людзей. Дзіўна, але наш цыркадны рытм складае не 24 гадзіны роўна, а 24 гадзіны і 20 хвілінаў. Таму безь сьветлавой падзаводкі нашыя гадзіньнікі могуць занадта моцна сыходзіць наперад.

Яркае сонечнае сьвятло сьцішае выпрацоўку мэлятаніну, гармону сну, а цемра стымулюе яго выпрацоўку. Таксама важным сыгналам зьяўляецца і тэмпэратура навакольнага асяродзьдзя, бо ўвечары сонца заходзіць і зьніжэньне тэмпэратуры — магутны сыгнал для сну. Сваю ролю граюць і пэрыфэрычныя «гадзіньнікі» органаў і сыстэмаў: харчовыя, рухальныя, стрэсавыя.

Таму моцны сон — гэта толькі вяршыня айсбэргу, паказьнік нармальнай працы нашых унутраных рытмаў на працягу ўсіх содняў. Пры незбалянсаваным рэжыме дня — напрыклад, калі вы працуеце ноччу ці не выходзіце на сьвятло ўдзень, — адбываецца дэсынхранізацыя біялягічных рытмаў: разузгадненьне рытмаў арганізма з рытмамі навакольнага асяродзьдзя з наступным разузгадненьнем розных рытмаў арганізма паміж сабой. Менавіта таму першае, што трэба рабіць для здароўя, — гэта ўсталяваць здаровы рэжым дня, каб сынхранізавана працавалі ўсе вашы ўнутраныя гадзіньнікі: харчовыя, сьветлавыя, тэмпэратурныя, стрэсавыя, цяглічныя.

Цемра ўключае выпрацоўку гармону мэлятаніну, які стымулюе працэсы аўтафагіі. Але калі вы ясьце ўначы, гэта павялічвае ўзровень гармону інсуліну, што прыгнятае выпрацоўку гармону росту і зьмяншае працэс аўтафагіі.

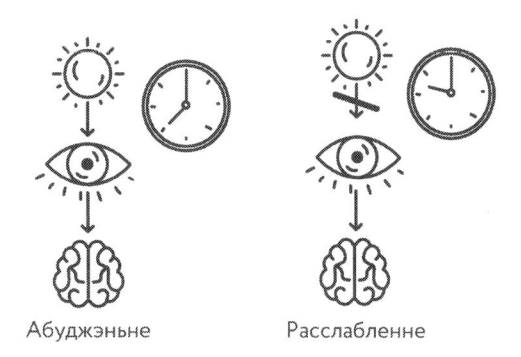

Абуджэньне   Расслабленне

Дэсынхрозы. Пры дэсынхрозах узьдзеяньне розных стымулаў адбываецца паапрыч. Пропуск сьняданку, сядзячы лад жыцьця з самае раніцы, стрэсавая праца — усё гэта паступова прыводзіць да разьвіцьця многіх хранічных захворваньняў, ад цукроўкі да дэпрэсіі. Для нармалізацыі біярытмаў раніцай важна на працягу гадзіны пасьля абуджэньня актываваць галоўныя «гадзіньнікі арганізма» з дапамогай сьвятла, тэмпэратуры, ежы, руху і стрэсу.

! **Тое, як вы праведзяце першую ранішнюю гадзіну, шмат у чым паўплывае на ваш настрой днём і на якасьць сну ўвечары і ўначы.**

Мы сутыкаемся зь неабходнасьцю адаптавацца да зьменаў сьветлавога рэжыму кожны год, называючы гэта «восеньскай маркотай» і «вясновым авітамінозам». Зрух рэжыму ўсяго на адну гадзіну хоць і незаўважны для асобнага чалавека, але сур'ёзна ўзьдзейнічае на грамадства ў цэлым.

Пераход на летні час, калі мы сьпім на гадзіну менш, прыводзіць да павелічэньня сьмяротных аварый на 6–8% на працягу тыдня пасьля пераводу стрэлак, павышае рызыку інфаркту, суіцыду, частасьць выкліку хуткай дапамогі. А вось пераход на зімовы час, калі мы сьпім на гадзіну больш, зьніжае рызыку інфаркту.

Дэсынхрозы (рассынхранізацыя) біярытмаў могуць узьнікнуць з прычыны авіяпералёту і зьмены гадзінных паясоў (джэтлаг), работы па начох, зьменнага графіку. Бывае, што ўдзельнікі працоўнай каманды жывуць у розных краінах, таму для анляйнабмеркаваньня праекта трэба адаптавацца да іншага часавага пояса — такая сучасная зьява завецца «лічбавы джэтлаг». Распаўсюджаны міт — ідэя аб тым, што сон можна чымсьці кампэнсаваць: ежай або дабаўкамі. На жаль, гэта не працуе: замены сну не існуе.

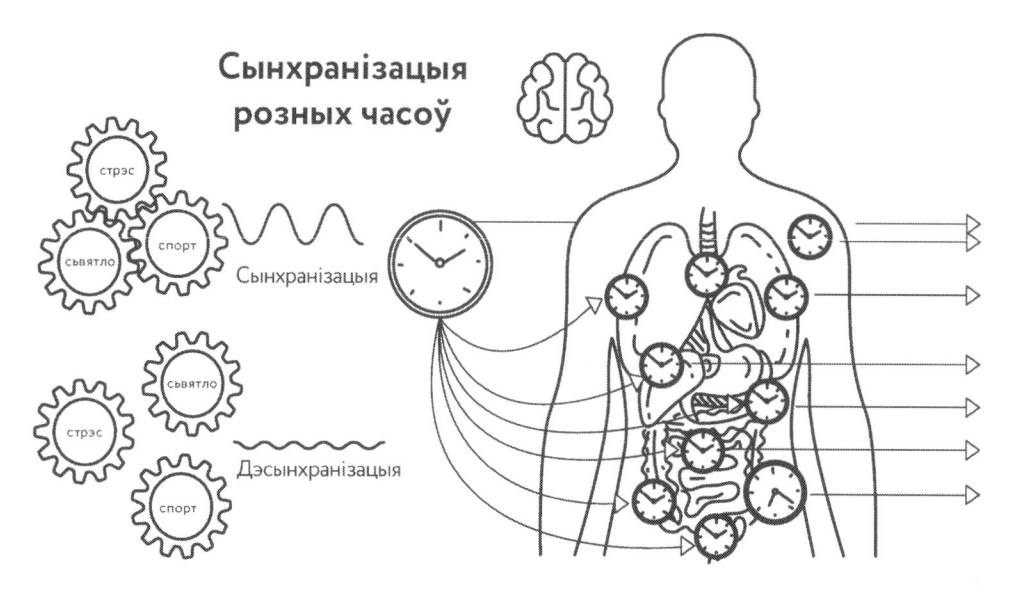

Як старэе наш унутраны гадзіньнік

З узростам, апроч бачных прыкметаў старэньня, адбываецца і старэньне нашага ўнутранага гадзіньніка. А гэта вядзе да таго, што мяняюцца і пагаршаюцца працэсы, якія ён кантралюе: зрушваюцца пікі ў амплітудзе ваганьняў тэмпэратуры, мэтабалітаў, гармонаў у крыві.

Меншымі становяцца ваганьні тэмпэратуры цела, а гэта вельмі важна: чым вышэйшая тэмпэратура цела днём, тым больш мы бадзёрыя, чым меншая яна ўначы, тым лепшыя сон і аднаўленьне. Узровень картызолу ўначы становіцца вышэйшым, а ягоны пік зрушваецца на больш раньні час — з узростам людзі пачынаюць прачынацца ўсё раней, і іх актыўнасьць раніцай вышэйшая.

Чым выкліканыя гэтыя адрозьненьні? З аднаго боку, гэта працэсы старэньня мозгу і ўжо згаданага супрахіязматычнага ядра; з другога боку, важным зьяўляецца зьніжэньне адчувальнасьці да сыгналаў, якія кіруюць гадзіньнікам. Напрыклад, наш крыш-

талік, пачынаючы з 18 гадоў, кожны год на 1% страчвае пранікальнасьць, што абмяжоўвае паступленьне сьвятла, асабліва сіняй часткі спэктру, які паляпшае працу гадзіньніка. Як мы ведаем, чым меней сьвятла ўдзень, тым горай працуюць нашыя цыркадныя рытмы. Таму нядзіўна, што выдаленьне катаракты паляпшае мэлятанінавы рытм і, адпаведна, якасьць сну. У адным з дасьледаваньняў у дамах састарэлых павелічэньне асьвятленьня днём і зьніжэньне колькасьці сьвятла ноччу ня толькі палепшыла начны сон, але й зьнізіла дзённую дрымотнасьць, палепшыла агульнае самаадчуваньне, павысіла кагнітыўныя здольнасьці.

Па сабе магу сказаць, што сонца — вялікі майстар нашых унутраных ключоў. Прытрымлівайцеся здаровага рэжыму дня, правільна сынхранізуйце сьвятло, тэмпэратуру, стрэс, харчаваньне і рух — і гэта станоўча паўплывае на працу вашага гадзіньніка і, як вынік, усяго арганізма.

Прынцып рэжыму і сынхранізацыі

Умацаваньне здароўя патрабуе надзейнага падмурка — структураваньня часу. Распарадак дня ляжыць на чатырох краевугольных камянях: гэта рэжым сну, ежы, рухальнай актыўнасьці і працы. Калі вам удалося стварыць свой рэжым дня і датрымлівацца яго, то большую частку працы вы ўжо выканалі. **Выбудаваны рэжым паступова ўвойдзе ў звычку і будзе служыць каркасам для здароўя ў цэлым.**

Лад жыцьця ў шматлікіх доўгажыхароў просты і прадказальны: напрыклад, пастухі на Сардзініі штодня прачынаюцца рана і выходзяць даглядаць за жывёламі, без адсыпаньня на выходных або позьняга «завісаньня» з фільмамі ў пятніцу.

Наш арганізм любіць прадказальнасьць: унутраны гадзіньнік лепш працуе, калі мы засынаем і прачынаемся ў адзін і той жа час, наш страўнік і кішачнік загадзя рыхтуюцца да прыёму ежы, таму так важны рэжым харчаваньня. Трэніроўкі больш эфэктыўныя, калі яны праходзяць па раскладзе, а не выпадкова час ад часу. У сваёй практыцы я пераканаўся, што без рэжыму нават найлепшыя пачынаньні вырачаныя. Напрыклад, у зьмене харчаваньня спачатку важна выправіць рэжым, а ня брацца адразу за зьмену прадуктаў ці зразаньне калярыйнасьці.

Цяпер багата ў каго бывае пераменны графік працы, частыя вячэрнія забаўкі, пад'яданьні на хаду — усё гэта вядзе да таго, што рытм жыцьця становіцца рваным, хаатычным. У адзін дзень чалавек пераядае, у іншы пералежвае, у трэці — недасыпае і спрабуе гэта кампэнсаваць у іншы час. Усё гэта — кепская ідэя.

Імкніцеся да таго, каб падтрымліваць рэжым харчаваньня, сну, руху, стрэсу і адпачынку, незалежна ад дня тыдня ці сэзону. Такі лад жыцьця дазволіць вам захаваць здароўе нават у моманты моцных нагрузак. Пры гэтым манатоннасьць жорсткага рэжыму валодае дэтрэніроўным эфэктам, пазбаўляючы нас карысных стрэсаў. Так, манатоннае харчаваньне прыводзіць да мэтабалічнай адаптацыі да дыеты, калі яна перастае працаваць. У занятках спортам праграма практыкаваньняў непазьбежна страчвае сваю эфэктыўнасьць, бо арганізм да яе прыстасоўваецца. **Рэдкія парушэньні рэжыму могуць пайсьці на карысьць як разнавід карыснага стрэсу — гармэзісу.**

Чым мацнейшая трэніроўка, тым даўжэйшае аднаўленьне, а новую трэба запланаваць у пункце супэркампэнсацыі. Яшчэ старажытныя грэкі, трэніруючы атлетаў, адзначылі магчымасьць павелічэньня прадукцыйнасьці за кошт правільнага чаргаваньня актыўнасьці й адпачынку. Правільнае чаргаваньне розных фізыялягічных станаў важнае для здароўя. Мае сэнс цыкляваць сваю актыўнасьць у залежнасьці ад гадавога сэзону: улетку, пры высокім узроўні сьвятла, мы можам дазволіць сабе больш вугляводаў, а ўзімку, калі рухаемся менш, — больш тлушчаў, а вугляводы варта зрэзаць. Пэрыядычны пост (фастынг) хаця і парушае рэжым, але ў цэлым карысны. Усё гэта будзе ўплываць на якасьць сну.

Пытаньні і заданьні

1. Ці выконваеце вы штодзённы рэжым харчаваньня (яда прыблізна ў адзін і той жа час), сну, руху?

2. Ці ўдаецца вам сынхранізаваць харчаваньне, рух і стрэс?

3. Ці адаптуеце вы свой рэжым да іншых зьменаў у вашым ладзе жыцьця?

4. Чым небясьпечны дэфіцыт сну?

Траціну жыцьця мы праводзім у сьне, і гэтая траціна моцна ўплывае на тое, як мы чуйнуем. Калі вы сёньня трывожныя, нягеглыя і марудлівыя, то, магчыма, рэч проста ў недасыпе. Пры дэфіцыце сну кагнітыўныя здольнасьці і ўсьвядомленасьць зьмяншаюцца першымі, як і настрой і рухальныя здольнасьці, але мы часта недаацэньваем гэтыя зьмены. Калі сон карацейшы 7 гадзінаў, то гэта можа ў 2,5 разы павялічваць рызыкі розных захворваньняў — атлусьценьня, дыябэту, дэпрэсіі, хваробы Альцгаймэра і іншых, і пагаршаць іх цячэньне.

Недахоп сну ўплывае на актыўнасьць генаў: актыўнасьць значнай часткі (711 генаў!) была дэфармаваная з прычыны недасыпу.

Мозг і кагнітыўныя здольнасьці

Дэфіцыт сну зьніжае кагнітыўныя здольнасьці: мы на 40 % горш запамінаем інфармацыю і асвойваем новыя навыкі. Людзі з частымі парушэньнямі сну робяць нашмат больш памылак на працы.

Сон павялічвае нэўрапластычнасьць, што дапамагае нам эфэктыўней адаптавацца да нечаканых сытуацыяў. Кіроўцы, якія ня выспаліся, вельмі няўважлівыя: у людзей зь бессаньню рызыка трапіць у аварыю ў 7 разоў большая, чым у тых, хто нармальна сьпіць. У цэлым больш за 20 % аварый адбываюцца праз дрымотнасьці кіроўцаў. Калі ласка, калі вы адчуваеце выразную дрымотнасьць — вашыя думкі блукаюць, вам цяжка сканцэнтраваць увагу, вы часта пазяхаеце, - не сядайце за стырно!

Недасып — сур'ёзная перашкода на шляху фармаваньня карысных звычак, затое выдатны каталізатар шкодных: пры недахопе сну чалавек шукае вонкавыя стымулятары, напрыклад кафэін, нікатын, цукар і гэтак далей. Нявыспаны чалавек запальчывы, раздражняльны і пакрыўджаны на ўвесь сьвет.

! Недахоп сну зьніжае даступнасьць дафамінавых рэцэптараў у мозгу, што прыводзіць да імпульсіўнасьці і прыняцьця горшых рашэньняў, меншай задаволенасьці жыцьцём, больш пэсімістычнага сьветаўспрыманьня.

Чым меней мы сьпім, тым меншая наша стрэсаўстойлівасьць. Так, скарачэньне сну ў два разы павышае ўзровень картызолу да вечара наступнага дня на 37 %. Многія гены, зьвязаныя з парушэньнямі сну, павялічваюць і рызыку дэпрэсіі: невыпадкова лячэньне дэпрэсіі можа прыкметна палепшыць якасьць сну і наадварот. Парушэньні сну прыводзяць да хваробаў, а хваробы ўзмацняюць парушэньні сну — чарговае заганнае кола. Няпаўнавартасны сон ставіць пад пагрозу ўсе нашыя спробы зьмяніцца і паздаравець, бо ў гэтым выпадку мы маем горшы самакантроль, пераядаем, прапускаем спартзалю. Дэфіцыт сну ўзмацняе цягу да харчовай узнагароды, прычым нявыспанаму чалавеку перапрацаваная ежа здаецца нашмат смачнейшай, чым таму, хто сьпіць добра.

Імунітэт

Недасып адмоўна ўплывае на працу імуннай сыстэмы, павялічваючы ўзровень хранічнага запаленьня. Калі сон скараціць напалову, то актыўнасьць проціпухлінных клетак падае на 70 %. Для шэрагу разнавіднасьцяў раку дэфіцыт сну зьяўляецца чыньнікам рызыкі: гэта, напрыклад, рак кішачніка, падкарэньніцы і грудзей. Нават эфэктыўнасьць вакцыны меншая, калі рабіць прышчэпку чалавеку, які ня выспаўся.

Цела

Недахоп сну зьніжае адчувальнасьць да інсуліну, зьніжае гармон сытасьці лептын і павышае гармон голаду грэлін. Чым менш вы сьпіце, тым імаверней зьясьце больш на наступны дзень, а гэта павялічвае рызыку атлусьценьня і цукроўкі. Калі вы трэніруецеся, то дэфіцыт сну можа зьвесьці на нішто ўсе вашыя намаганьні, затармазіўшы цяглічны рост. Таму так важна пасьля інтэнсіўных нагрузак спаць болей — для аптымальнага аднаўленьня.

У мужчынаў, якія сьпяць мала, узровень тэстастэрону адпавядае ўзросту на дзесяць гадоў старэйшаму. У жанчынаў дэфіцыт сну таксама парушае працу палавых гармонаў, зьмяншае лібіда. Пастаянны недахоп сну паскарае старэньне арганізма ў цэлым і старэньне скуры ў прыватнасьці. У кантрактах з мадэлямі агенцтвы пазначаюць у якасьці абавязковага пункту добры сон, і гэта не выпадкова.

Як паказалі дасьледаваньні, ужо пасьля першай бяссоннай ночы ў скуры зьніжаецца колькасьць вільгаці, зморшчыны глыбеюць, узмацняюцца лушчэньне й чырвань, зьніжаецца эластычнасьць. Да таго ж чым мацнейшы дэфіцыт сну, тым выяўнейшыя праявы на скуры.

Наагул з узростам якасьць сну пачынае мець усё важнейшае значэньне, бо структура сну парушаецца, і нам пачынае бракаваць павольнага сну, а гэта значыць, што горш адбываецца ўзнаўленьне.

> **Чым старэйшым вы становіцеся, тым больш увагі надайце якасьці сну.**

Якасьць сну

Начныя раздражняльнікі (шум, сьвятло, тэмпэратура) часта парушаюць сон, фрагмэнтуюць яго, выклікаюць мікраабуджэньне, якія мы потым ня можам згадаць. Так, нам здаецца, што мы абвыкаем да шуму ўначы, але ў рэальнасьці ён кожную ноч дзейнічае на наша цела нэгатыўна, выклікаючы падвышэньне ціску і стымулюючы актыўнасьць стрэсавай сымпатыйнай сыстэмы.

Пытаньні і заданьні

1. Ці часта вы ў дрымотным стане кіруеце аўтамабілем?

2. На якую ежу вас цягне пры недахопе сну? Як вы кантралюеце апэтыт?

3. Як вы выглядаеце пасьля недасыпу? Зрабіце фота і параўнайце з добрай ноччу.

5. Вечаровае і начное сьвятло

У «царства Марфэя» вядзе брама з дзьвюма форткамі: на наступленьне сну ўплывае як працэс стомленасьці — або «ціск сну», — так і цыркадныя біярытмы. Кожны з гэтых працэсаў можа быць парушаны рознымі спосабамі. Ціск сну аслабляецца лішкам кафэіну, высокім узроўнем стрэсу, недахопам рухальнай актыўнасьці. Парушыць цыркадныя біярытмы можна яркім сьвятлом, тэмпэратурай, позьняй вячэрай і да т. п. Таму й спосабы паўплываць на сон мы разгледзім у адпаведнасьці з гэтымі чыньнікамі. Паводле Бібліі, стварэньне сьвету пачалося з «адзьдзяленьня сьвятла ад цемры». Так і мы пачнём абмеркаваньне чыньнікаў, якія ўплываюць на сон, менавіта са сьвятла — галоўнага цыркаднага чыньніка, які кіруе нашым унутраным гадзіньнікам.

Сонечнае сьвятло — гэта крыніца жыцьця і сыгнал для нашага ўнутранага гадзіньніка, але лішак сьвятла сур'ёзна шкодзіць нашаму сну. **Адсутнасьць сьвятла** — гэта таксама важны сыгнал для арганізма для падрыхтоўкі да сну, які стымулюе выдзяленьне гармону цемры — мэлятаніну.

Вясёлка, якую вы бачыце пасьля дажджу, зьяўляецца, калі белае сьвятло раскладаецца ў спэктр кроплямі дажджу і паказвае нам сваю прыроду, хвалі рознай даўжыні. Хваля пэўнай даўжыні мае пэўны колер. На адным канцы спэктру — чырвоны, ён лёгка ўспрымаецца і слаба дзейнічае на нашы ўнутраныя гадзіны, на іншым канцы — высокаэнэргетычнае сьвятло сіняга спэктру, ён аказвае мацнейшае ўзьдзеяньне на наш мозг, прыгнятае выпрацоўку мэлятаніну.

Наш унутраны гадзіньнік увечары чакае такой жа сьветлавой карціны, як і ў прыродзе: плыўнага пераходу да вечаровага няяркага нізкага чырвонага сьвятла (як на заходзе сонца) і затым да поўнай начной цемры. Зьніжэньне яркасьці сьвятла таксама памяншае выпрацоўку картызолу, расслабляе, зьніжае апэтыт. Яркае вечарновае сьвятло, асабліва сьвятлодыёднае, з высокай актыўнасьцю сіняга спэктру, прыгнятае выпрацоўку гармону сну мэлятаніну і парушае працу ўнутранага гадзіньніка. Таму так важна выкарыстоўваць больш здаровыя крыніцы сьвятла, а таксама абмежаваць выкарыстаньне кампутараў і смартфонаў. Лепей зрабіць гэта як мінімум за дзьве гадзіны да сну, сынхронна зь дзённым часам заходу сонца.

Увечары:

• прыглушайце яркае верхняе сьвятло;

• выкарыстоўвайце лякальныя крыніцы сьвятла;

• пераключайцеся на лямпы напальваньня або іншыя лямпы са спэктрам сьвятла бяз піку ў сіняй частцы;

• не чытайце са смартфона, аддавайце перавагу звычайным кнігам або адмысловым прыладам для чытаньня электронных кніг;

• выкарыстоўвайце адмысловыя акуляры (blu-blockers), якія адлюстроўваюць сьвятло сіняга спэктру — у іх вы можаце працягнуць працаваць за экранамі, зьнізіўшы шкоду;

• усталюйце праграмы (F.lux і Twilight), якія зьніжаюць яркасьць экранаў і зьмяняюць іх спэктар — іх можна наладзіць на аўтаматычнае ўключэньне і выключэньне кожны дзень.

! Для расслабленьня ўвечары можа пасаваць таксама інфрачырвонае сьвятло. Існуюць адмысловыя лямпы і панэлі, зь якімі вы можаце паэкспэрымэнтаваць.

Ёсьць шэраг дасьледаваньняў, якія кажуць аб карысьці інфрачырвонага сьвятла для здароўя пры шматлікіх захворваньнях (дыябэт, сардэчна-сасудзістыя і інш.), траўмах (паскарэньне аднаўленьня) і для прыгажосьці (стымуляцыя ўтварэньня калягену ў скуры, памяншэньне зморшчын), але гэтае пытаньне патрабуе далейшага вывучэньня і больш надзейных доказаў.

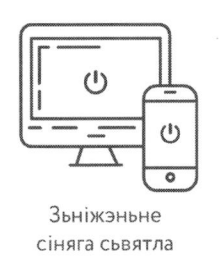

Зьніжэньне сіняга сьвятла

Калі жывёлы баяцца агню, дык на чалавека агонь аказвае антыстрэсавае ўзьдзеяньне, зьніжаючы ціск і нармалізуючы пульс. Сузіраньне шапаткога, зыркага, жывога вогнішча «паглынае» ўсе пачуцьці — слых, зрок, нюх, дотык, прыкоўвае да сябе ўвагу, а, такім чынам, становіцца пэўнага кшталту мэдытацыяй, здольнай зьменшыць неспакой.

Для мяне асабіста гэта адна з самых расслабляльных працэдураў — печка-камін на лецішчы. Калі агмень распалены, цяпло нібыта праймае цябе, выклікаючы расслабленьне й дрымоту, якім немажліва супрацівляцца.

Homo Sapiens з самага ўзьнікненьня віду карыстаўся агнём, за сотні тысячаў гадоў да зьяўленьня віду папярэднікі таксама карысталіся агнём. Агонь — гэта абарона, ежа, аб'яднаньне, выжываньне для нашых продкаў. Мэханізм дзеяньня полымя складаны: і цяпло, і фрактальнасьць языкоў полымя, і інфрачырвонае выпраменьваньне. Больш за тое, запіс агню на экране таксама працуе.

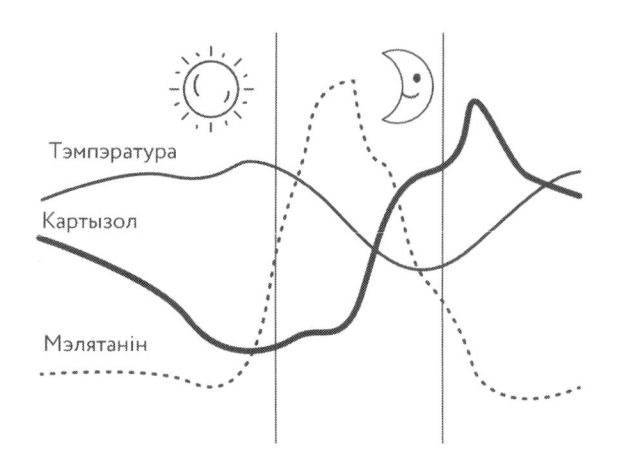

Начное сьвятло або сьветлавое забруджваньне

«Паглядзіце на сваю руку ў спальні. Што вы бачыце?» — такім простым спосабам навукоўцы вывучалі сувязь асьветленасьці ў спальні і рызыкі атлусьценьня. Варыянты адказу: «можна прачытаць тэкст», «можна бачыць супрацьлеглы бок пакоя», «можна бачыць толькі руку», «занадта цёмна, каб бачыць руку». Аказалася, **што чым сьвятлей у спальні, тым шырэйшая талія ва ўдзельніц дасьледаваньня**. Пры гэтым ня толькі пакутуе мэтабалізм, але й расьце рызыка паводзінных разладаў і дэпрэсіі.

Навукоўцы называюць гэта сьветлавым забруджваньнем: у нас шмат лішняга сьвятла як унутры дома, так і ад вулічных ліхтароў. Прыбярыце ці заклейце сьвятлодыёдныя індыкатары тэхнікі, павесьце шторы блэкаўт, калі гэта складана — выкарыстайце маску для сну. Маска павінна быць зручнай, ня ціснуць і надзейна трымацца: перабярыце некалькі мадэляў, каб знайсьці аптымальную для вас. Не карыстайцеся начнікамі, а калі ёсьць неабходнасьць уключыць сьвятло ночу, то выкарыстоўвайце ў сьвяцільнях чырвоныя лямпы — такое сьвятло слабей за ўсё прыгнятае выпрацоўку мэлятаніну.

Мы недаацэньваем небясьпеку сьвятла нізкай інтэнсіўнасьці. Высьветлена, што начное сьвятло інтэнсіўнасьцю ў 3–5 люкс акавае нэгатыўнае ўзьдзеяньне на здароўе: для прыкладу, 5 люкс — гэта яркасьць невялікай сьвечкі з адлегласьці 60 см.

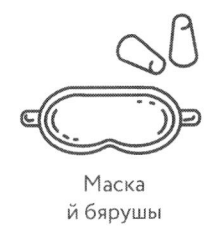

Маска й бярушы

Пытаньні і заданьні

1. Купіце акуляры для абароны ад сіняга сьвятла.
2. Выкарыстоўвайце правільнае вечаровае сьвятло.
3. Наколькі цёмна ў вас у спальні? Ці бачыце вы сваю руку?

6. Ранішняе і дзённае сьвятло

Калі ўвечары і ўначы мы зьніжаем яркасьць сьвятла, то раніцай і днём імкнёмся да яго: для моцага сну і аптымальнага самаадчуваньня нам важна атрымаць дастатковую колькасьць яркага сонечнага сьвятла. Наш унутраны гадзіньнік мае патрэбу ў вялікай колькасьці сьвятла, бо большую частку часу ў гісторыі нашага віду мы праводзілі па-за памяшканьнямі.

У сонечны дзень асьветленасьць дасягае 10 000 люкс, у пахмурны дзень — 1000 люкс, а ў нашых дамах і офісах усяго 100–300 люкс.

Старайцеся бываць на вуліцы ня менш за гадзіну на дзень — без сонцаахоўных акуляраў, кепак або капелюшоў. Лавіце сонца праз адчыненыя вокны, праводзіце больш часу на гаўбцы, зрабіце працоўнае месца ля вакна, працуйце тварам да вакна, прыбярыце ўсё, што замінае паступленьню сьвятла: расьліны, жалюзі, шторы. Выкарыстаньне люстэркаў і белага колеру павялічыць асьветленасьць памяшканьня.

! У адным з дасьледаваньняў людзі, якія працавалі каля вакна, атрымлівалі на 170 % больш сьвятла, чым тыя, хто сядзеў у глыбіні памяшканьня, і спалі на 46 хвілінаў даўжэй.

Калі вы жывяце ў клімаце, дзе ёсьць праблема зь яркім сонцам, то можна выкарыстоўваць фотатэрапію: набыць і ўключаць з раніцы на паўгадзіны прыбор зь яркасьцю сьвятла ня менш за 10.000 люкс — гэта дапамагае пераадолець восеньскую маркоту і палепшыць сон. У "цёмны час года" выкарыстоўвайце сьветлавы будзільнік. Ён здольны плыўна павялічваць яркасьць, імітуючы сьвітанак, — і гэта карыснае абуджэньне, бо прачынацца ад званка звычайнага будзільніка ня надта карысна.

Навукоўцы даўно вывучаюць эфэкты сонечнага сьвятла і высьветлілі, што менавіта яркае ранішняе сьвятло — самае карыснае для сну і здароўя. Я выходжу раніцай з дому ў офіс. Дарога займае каля 25 хвілін ва ўсходнім кірунку, іду амаль насустрач сонцу — і гэта вельмі дабратворна ўплывае на маё самаадчуваньне.

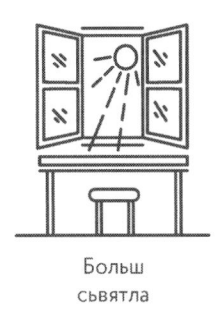

Больш сьвятла

Ранішняе сьвятло прыкметна зьніжае сымптомы дэпрэсіі. Дастаткова трох тыдняў ранішняга сьвятла па 30 хвілінаў — і частасьць дэпрэсіі зьмяншаецца на 49 %! Максімальных значэньняў эфэкт дасягае праз пяць тыдняў. Працуе гэта ва ўсіх узроставых групах.

Паўгадзіны сьвятла раніцай дастаткова, каб палепшыць вечаровую выпрацоўку мэлятаніну і стымуляваць яго больш раньняе выдзяленьне ўвечары. Таксама сьвятло дапамагае зьменшыць залішні ранішні картызол. Нармалізацыя цыркадных рытмаў станоўча адбіваецца ня толькі на гармонах, але й на абмене рэчываў: ранішняе сьвятло паляпшае адчувальнасьць да інсуліну і дапамагае схуднець. Зьніжэньне вагі пры гэтым невялікае, але яно ідзе выключна за кошт тлушчу, пры гэтым таксама зьмяншаецца апэтыт, асабліва вячэрні. Ранішняе сьвятло прыкметна паляпшае працу мозгу, эфэктыўны пры біпалярных разладах, трывожнасьці. Спартыўныя дасьледнікі таксама выявілі яго станоўчае дзеяньне: паўгадзіны яркага сьвятла раніцай паляпшаюць паказьнікі ў спартовай стральбе.

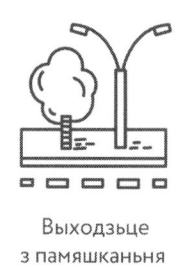

Выходзьце з памяшканьня

Пытаньні і заданьні

1. Як на вас уплывае сьвятло?
2. Ці дастаткова сьвятла раніцай у вас дома?
3. Калі вы схільныя да восеньскай маркоты, набудзьце лямпы для фотатэрапіі.

7. Тэмпэратура паветра

Захутаўся ў коўдру — горача, раскрыўся — холадна, высунуў адну нагу — ідэальна! Тэмпература цела, навакольнага асяродзьдзя і цеплаабмен паміж імі ўплываюць на наш сон. Ня толькі сьвятло цыклічна зьмяняецца ў навакольным асяродзьдзі, але й тэмпература. Як і многія іншыя біярытмы, тэмпература кіруецца содневым цыклам сонца, а ня ўзроўнем нашай актыўнасьці. Людзі, якія працуюць уначы і сьпяць удзень, дэманструюць той жа цыкл зьмены тэмпературы, што і астатнія. Найбольш нізкая тэмпература цела адзначаецца раніцай, каля 6 гадзінаў, а максімальнае значэньне дасягаецца ўвечары, каля 18 гадзінаў. З 19:00 тэмпература цела пачынае зьніжацца, дасягаючы найніжэйшага пункту ў 5 гадзінаў раніцы. Зьніжэньне тэмпературы цела і навакольнага асяродзьдзя — гэта сыгнал да расслабленьня і засынаньня.

Нашыя продкі навучыліся падаўжаць дзень вогнішчам, але й яно паступова згасае, а начная прахалода вабіць у ложак. Розныя плямёны ўстаюць і кладуцца спаць па тэмпературы, а не па сонцы: абуджэньне надыходзіць у пункце мінімальнай тэмпературы навакольнага асяродзьдзя раніцай. Пры гэтым тэмпература кончыкаў пальцаў зьніжаецца, а вось прыток да мозгу крыві павялічваецца, узровень картызолу таксама расьце.

Што ж адбываецца цяпер? Цэнтральнае ацяпленьне, цёплае адзеньне, пуховыя коўдры і ваўняныя пледы падтрымліваюць пастаянную тэмпературу, гэта перашкаджае астуджэньню цела і замінае заснуць. Даўно забыты такі аксэсуар, як начны каўпак: раней спальні не ацяпляліся, таму каўпак дапамагаў, каб ня мерзлі вушы. Мы жывём у пастаянным цеплавым камфорце і развучыліся кіраваць сваім тэмпературным рытмам. Пры бессані тэмпература цела вышэйшая, і вы напэўна ведаеце, як цяжка заснуць у сьпякоту. Нават невялікае зьніжэньне тэмпературы паляпшае хуткасьць засынаньня і якасьць сну.

> ! Зьніжайце ўвечары тэмпературу цела, прыбірайце ўсё, што замінае яму астываць і выводзіць лішнюю цеплыню.

Навукоўцы выявілі, што калі нагрэць мозг пацука за ўсё на 0,1 °C, то ён пачынае пазяхаць, а пазяханьне вядзе да зьніжэньня тэмпературы мозгу. Наш мозг спажывае 25% усёй энэргіі, і яму важна мець надзейную сыстэму астуджэньня для паўнавартаснай работы. Калі мы пазяхаем, то нашая насаглотка запаўняецца халодным паветрам, ніжняя сківіца нацягвае тканкі, адкрываючы доступ у гаймараву пазуху. Струмень паветра астуджае сьценкі пазухаў і кроў, зьмешчаную там у крывяносных сплеценьнях. А калі сківіцы сьціскаюцца, гэта спрыяе току астуджанай крыві ў сінусы мазгавой абалонкі. Так, акт пазяханьня астуджае мозг.

«Трымай галаву ў холадзе, жывот у голадзе, а ногі ў цяпле»

У норме мэтабалічная актыўнасьць у прэфрантальнай кары галаўнога мозгу павінна зьніжацца ўвечары. А вось пры бессані яна застаецца падвышанай. Паніжэньне тэмпэратуры мозгу запавольвае яго мэтабалізм: штучнае невялікае астуджэньне галавы зьяўляецца эфэктыўным спосабам змаганьня зь бессаньню. Нават адна галава над коўдрай дазваляе хутка астываць целу, бо на ёй шмат крывяносных сасудаў, разьмешчаных блізка да паверхні скуры. Цікава, што людзі не дрыжаць, калі холад зьведвае толькі галава.

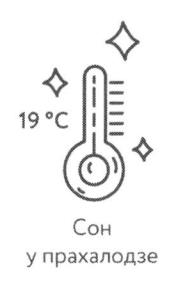

Ахалоньце. Падчас экспэрымэнту ў шапачках хворых зь бессаньню цыркулявала астуджаная вада. Вынікі паказалі, што сон паддосьледных амаль нічым не адрозьніваўся ад сну здаровых удзельніц. А для паўнавартаснага сну вельмі важнае чаргаваньне павольнага і хуткага сну, спалучанага з чаргаваньнем паніжанай і падвышанай тэмпэратуры.

Усё, што замінае нам пазбаўляцца ад цяпла, замінае і заснуць. Памятаеце гэтае прыемнае адчуваньне, калі гарачая падушка замінае спаць, і вы яе пераварочваеце прахалодным бокам?

Пачніце з таго, што астудзіце спальню: памяншайце на ноч апал, праветрывайце яе. Аптымальная тэмпэратура ў спальні складае 18–20 °C. Прахалоднае паветра астуджае ня толькі галаву, але й цела, бо мы ўдыхаем паветра тэмпэратуры навакольнага асяродзьдзя, а выдыхаем сагрэтае. Пазбавіцца ад лішняга цяпла можна і з дапамогай цяпла. Напрыклад, прыміце ванну, яна пашырае сасуды рук і ступняў, тым самым паляпшаючы адвядзеньне цяпла, а калі вы выходзіце, то эфэктыўна астываеце.

> **!** Зрабіце лёгкія практыкаваньні да першага поту і ахалоньце, прайдзіцеся ў лёгкім адзеньні вуліцай, выйдзіце пастаяць на гаўбцы, апранайцеся дома лёгка, кабне замінаць вывядзеньню цяпла.

Можна выкарыстоўваць грэлку ці шкарпэткі, каб трымаць «ногі ў цяпле». Сярод сасудаў рук і ног ёсьць вялікая колькасьць тых, што прымае актыўны ўдзел у тэрмарэгуляцыі. Калі ў нас халодныя ногі, значыць, сасуды там сьціснутыя, і вывядзеньня цяпла не адбываецца. Халодныя ногі могуць быць прычынай бессані: чым горшы пэрыфэрычны кровазварот, тым часьцей людзі скардзяцца на парушэньні сну.

Шкарпэткі дазваляюць павялічыць тэмпэратуру ў пэрыфэрычных частках цела, паляпшаюць якасьць сну, даючы хутчэйшае засынаньне, магчыма, стымулююць выдзяленьне мэлятаніну. Акрамя гэтага, ёсьць і іншыя нечаканыя бонусы: цёплыя шкарпэткі дазваляюць дасягнуць мацнейшага (на 30 %) аргазму.

Выкарыстоўвайце пасьцельную бялізну з натуральных матэрыялаў, якая добра праводзіць цяпло, выкарыстоўвайце астуджальныя падушкі, цяпер прадаюцца і астуджальныя намартрасьнікі, якія дазваляюць рэгуляваць тэмпэратуру. У дасьледаваньнях устаноўлена, што абцяжараныя да 6–8 кг мэталічнымі прутамі коўдры на 50 % палягчаюць бессань на працягу месяца, а за год сон нармалізуецца ў 78 % пацыентаў, таксама яны палягчаюць сон у людзей з трывогай, дэпрэсіяй і біпалярным разладам. Імаверна, што мэханізм дзеяньня абцяжараных коўдраў заключаецца ў актывізацыі рэцэптараў ціску на скуры, што зьніжае ўзровень стрэсу.

Таксама варта паспрабаваць **спаць голымі**. Гэта паляпшае вашу тэрмарэгуляцыю, не абмяжоўвае рухі, не замінае лімфаадтоку. Для параў сон галышом паляпшае ўзаемаадносіны, павялічвае ўзровень шчасьця і павялічвае частасьць сэксу.

Начная тэмпэратура

Аптымальная тэмпэратура ў спальні на працягу ўсёй ночы дапамагае павысіць якасьць сну, а акрамя гэтага схуднець і палепшыць мэталічнае здароўе нават для цалкам здаровых людзей. У адным з дасьледаваньняў параўноўваліся дзьве групы здаровых маладых людзей: адны спалі пры 24°C, іншыя — пры 19°C. Аказалася, што ўсяго за месяц у другой групы ў два разы павялічылася колькасьць бурага тлушчу, які спальвае тлушч з выдзяленьнем цяпла, і палепшылася адчувальнасьць да інсуліну, што зьяўляецца ахоўнымі чыньнікамі і зьніжае рызыкі захворваньняў.

Ранішняя тэмпэратура

Зарадка і ўмераная фізычная актыўнасьць раніцай спрыяюць уздыму тэмпэратуры цела і больш высокай актыўнасьці. Дасьледаваньні паказалі, што 20-хвілінная прабежка больш эфэктыўная для павышэньня ўзроўню энэргіі, чым кубак кавы, і парадак у галаве наводзіць лепш. Я зьяўляюся прыхільнікам бялковага сьняданку, бо бялок валодае найболей высокім тэрмагенным эфэктам у параўнаньні зь іншымі нутрыентамі. Паўсядзённая фізычная і разумовая актыўнасьці актывізуюцца пры павышэньні тэмпэратуры цела: памятаеце, што пастаянна зьніжаная тэмпэратура цела днём — гэта часты сымптом гіпатэрыёзу.

Тэмпэратура ў доме. 18 °C — гэта тэмпэратура, пры якой сярэднестатыстычны чалавек можа знаходзіцца працяглы час бязь верхняй вопраткі і шкоды для здароўя. Найбольш спрыяльнай зьяўляецца тэмпэратура, роўная 19–20 градусам. Сардэчна-сасудзістая сыстэма чалавека таксама лепш працуе пры тэмпэратуры ніжэйшай за 22 градусы.

Пытаньні і заданьні

1. Знайдзіце аптымальны балянс паміж прахаладой і цяплом.
2. Сьпіце ў прахалоднай спальні.
3. Адрэгулюйце ацяпленьне ў доме, каб пазьбегнуць завысокай тэмпэратуры.

8. Рэгулярнасьць засынаньня і абуджэньня

Засынаньне і абуджэньне — гэта працэсы, якім папярэднічае доўгая падрыхтоўка. Напрыклад, узровень гармону актыўнасьці і стрэсу картызолу пачынае паступова падымацца задоўга да таго, як вы прачняцеся. Калі гэты працэс збіць, то ёсьць імавернасьць дрэнна засыпаць ці прачынацца «ня з той нагі».

> ❗ **Рэжым сну стварае адчуваньне ўпарадкаванасьці:** навукоўцы высьветлілі, што ёсьць сувязь паміж рытуаламі, зьвязанымі са сном, і задаволенасьцю жыцьцём.

Уставайце заўсёды ў адзін і той жа час, незалежна ад таго, працоўны гэта ці выходны дзень. Класьціся спаць таксама важна ў адзін час, але калі раптам хіліць да сну, то, вядома, варта пайсьці ў ложак крыху раней. Павольны сон эвалюцыйна больш старажытны, таму пры недасыпе мозг першым кампэнсуе яго дэфіцыт. Калі вы засынаеце, то ў першай палове сну ён дамінуе, а колькасьць хуткага сну павялічваецца толькі ў другой палове сну. Калі вы занадта рана прачнуліся, то пазбавіліся большай часткі хуткага сну.

Карысна сфармаваць **рэжым здаровага сну:** стварыце вечаровы рытуал, то бок выразную пасьлядоўнасьць дзеяньняў да адыходу да сну. Гэта можа быць што заўгодна (шпацыр, душ, мэдытацыя, дыхальныя практыкі, кніга на ноч і г. д.), галоўнае — штодзённы пастаянны графік. Так вы выпрацуеце звычкі, якія значна палягчаюць засынаньне, і карыстацца такім рытуалам можна будзе ў новых сытуацыях, калі сон часта бывае клапо-

8. РЭГУЛЯРНАСЬЦЬ ЗАСЫНАНЬНЯ І АБУДЖЭНЬНЯ

ты. Часам мы парушаем графік з добрых прычынаў, напрыклад кладзёмся крыху раней, каб пабольш паспаць. Але калі мы не «нагулялі» сон, не адчулі дрымотнасьць, то **можам потым доўга валяцца ў спробе заснуць, а гэтага рабіць ня варта.**

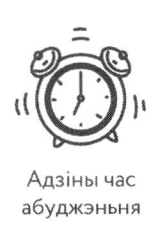

Адзіны час абуджэньня

Хранатып. Які ж ідэальны час засынаньня і абуджэньня? Розны для соваў і жаўранкаў. Аптымальна, калі пэрыяд вашай актыўнасьці супадае са сьветлавым днём. Большасьць людзей могуць лёгка мяняць свой графік, але вось генэтычным «совам» зрабіць гэта цяжэй. Зрэшты, хранатып толькі напалову вызначаецца генэтыкай, а ўсё астатняе — гэта ваш лад жыцьця. Мы можам кіраваць вонкавымі трыгерамі для зьмены цыркадных гадзінаў, каб наладжваць іх найлепшым для сябе чынам. Улічвайце ваш унутраны адказ на рэжым або зрабіце ДНК-тэст — на яго аснове можна атрымаць адказ па вашым хранатыпе.

Аналіз ДНК і хранатып. Падзялюся сваімі вынікамі. У сьніпе (ад анг. Single Nucleotide Polymorphism, SNP, вымаўляецца як «сьніп) rs7221412 у гене Period 1 у мяне АА. Значыць, мне зручней уставаць у сярэднім на гадзіну раней, чым носьбіту варыянту GG.

Адным з галоўных генаў, якія кіруюць нашым унутраным гадзіньнікам, зьяўляецца CLOCK ген. У мяне ў яго сьніпе rs1801260 вынік СТ (гетэразігота), прамежкавы варыянт. Носьбіты С алелі ў гэтым сьніпе больш схільныя да дэпрэсіяў, біпалярных разладаў, засынаюць пазьней, маюць больш высокі ўзровень актыўнасьці ўвечары і зьніжаную патрэбу ў сьне (у параўнаньні з ТТ).

Таксама ў сьніпе rs228697 у гене PER3 у мяне СС, а кожная алель С павялічвае перавагу ранішняй актыўнасьці. Атрымліваецца, у мяне відавочна пераважаюць гены «жаўрука», таму і над гэтай кнігай я працую пераважна раніцамі.

Ёсьць меркаваньне, што аптымальныя для сну гадзіны трапляюць на прамежак паміж 22:00 і 3 гадзінамі ночы — у той час ідзе актыўная выпрацоўка шматлікіх гармонаў. Разумна засыпаць крыху раней, адыходзячы да сну ў прамежак з 22 да 23:00. Для таго каб гэты час не высьлізгваў ад вас, можна спачатку ставіць будзільнік на 21.30, калі пара прыступаць да «вечаровых рытуалаў» і запісваць час адыходу да сну ў свой працоўны дзёньнік.

Калі вы ўвесь час прачынаецеся ў адзін час, то арганізм паступова прыстасуецца пад ваш рэжым. Можна экспэрымэнтаваць, напрыклад, падштурхоўваць час абуджэньня плюс-мінус 15–30 хвілінаў ад звыклага, каб ацаніць, наколькі лёгка вам уставаць. Так можна знайсьці аптымальны для вас час.

Совы мяняюцца

З досьведу сваёй працы магу ўпэўнена сказаць, што шматлікія людзі, якія лічаць сябе совамі, проста маюць зьбіты графік і лёгка перабудоўваюцца на ранішнюю і дзённую актыўнасьць. Дасьледаваньні паказваюць, што ў тых месцах, дзе людзі працуюць на вуліцы, роскід паміж совамі і жаўрукамі невялікі, усяго ў адну-дзьве гадзіны. Мяркуючы са зьвестак генэтыкі, сапраўдных соваў менш за 16 %. Сапраўды, дасьледаваньні паказваюць, што, калі совам ссунуць графік, адрэгуляваўшы іх сьветлавы і харчовы рэжымы, то яны атрымліваюць прыкметныя перавагі для здароўя: зьмяншаюцца стрэс і дэпрэсія, паляпшаюцца ня толькі кагнітыўныя, але і фізычныя здольнасьці! Таму для нармалізацыі графіка ўставайце на паўгадзіны раней, кладзіцеся таксама крыху раней — і так паступова знойдзеце свой баланс.

> ❗ Дасьледаваньні паказваюць, што ў тых месцах, дзе людзі працуюць на вуліцы, роскід паміж «совамі» і «жаўрукамі» невялікай, усяго ў адну-дзве гадзіны.

Рэгулярнасьць часу засынаньня і абуджэньня

Дасьледаваньні паказваюць, што тыя, хто мала спаў у будні і адсыпаўся на выходных, выяўлялі горшыя кагнітыўныя здольнасьці, мелі большую вагу і вялікія рызыкі цукроўкі і сардэчна-сасудзістых захворваньняў. Сацыяльны джэтлаг, то бок недасып у будні і даўжэйшы сон на выходных, зьбівае нашыя біярытмы, павялічвае рызыку дэпрэсіі, частасьць курэньня, ужываньня алькаголю. Калі вы не даспалі, то кладзіцеся раней ці пасьпіце адзін цыкл (паўтары гадзіны) днём. Памятайце, што рэжым — передусім.

Калі вы прачынаецеся на выходных нават на адну гадзіну пазьней, гэта павялічвае шанцы атлусьцяньня.

Для падтрыманьня рэжыму важна выкарыстоўваць ложак толькі для сну і сэксу. Ня варта спаць на ложку днём, працаваць і гуляць на ложку, глядзець тэлевізар, размаўляць па тэлефоне, чытаць кнігі, працаваць ці, горай за ўсё, — есьці.

Важна класьціся ў пасьцелю ня проста для адпачынку пры зьяўленьні стомы, а толькі калі вы сапраўды хочаце спаць. Калі вы дрэнна сьпіце, то ня трэба валяцца ў ложку. Выкарыстоўвайце мэтады кантролю стымуляцыі і абмежаваньня сну.

Кантроль стымуляцыі заключаецца ў тым, што ня варта ляжаць доўга ў ложку, калі ў вас бессань. Гэта важна для тых людзей, хто доўга варочаецца і ня можа заснуць, — ложак у іх пачынае асацыявацца з пакутлівымі спробамі. Калі ня можаце заснуць 20 хвілінаў, то ідзіце ў іншы пакой, пазаймайцеся любой спакойнай справай, напрыклад пачытайце. Калі захочацца спаць, зноў вяртайцеся ў пасьцелю.

Мэтад абмежаваньня сну грунтуецца на ўсталяваньні дакладных часавых рамак. Спачатку неабходна падлічыць рэальную працягласьць сну. Напрыклад, вы спалі 5 гадзінаў, але правялі ў ложку 8. Значыць, на наступную ноч вам неабходна правесьці ў ложку ня больш за 5 гадзінаў. Вядома, днём вы будзеце адчуваць дрымотнасьць, але засынаць будзеце хутчэй і спаць мацней. Як толькі якасьць сну палепшылася, падаўжайце перыяд знаходжаньня ў пасьцелі.

Пытаньні і заданьні

1. Вы жаўрук або сава? Як мяняецца ваш хранатып з узростам?
2. Прачынайцеся і засынайце ў адзін і той жа час.
3. Ці ёсьць у вас рытуалы засынаньня і абуджэньня?

9. Сьпіце ў цішыні

Як толькі ўзьніклі гарады, зьявілася і праблема начнога шуму. На самым пачатку нашай эры рымскі паэт Ювэнал пісаў: «Хворыя тут паміраюць, бо ня могуць спаць. Калі ж прыходзіць сон у арандаванай хаце? Гэта зусім ня проста, спаць у гэтым шумным горадзе! Вось чаму кожны тут хворы». Так, ужо ў Старажытным Рыме былі прынятыя першыя законы, якія забаранялі ўезд вазоў у начны горад для абароны сну яго насельнікаў. У наш жа час шум атручвае ня толькі сон, але й зьяўляецца самай частай прычынай канфліктаў паміж суседзямі.

Мы нават можам звыкнуць да начнога шуму, але гэта не паменшыць яго шкоднае ўзьдзеяньне на якасьць сну і на арганізм. Для рашэньня праблемы важна выявіць і прыбраць ключавыя крыніцы шуму ўначы: храп партнёра, работа бытавых прыбораў, шум з вуліцы ці з-за сьцяны.

Як хуткае рашэньне вы можаце выкарыстоўваць берушы: лепш за ўсё — якасныя васковыя берушы, якія можна замовіць індывідуальна. Магчыма, варта перабраць некалькі відаў, каб знайсьці анатамічна камфортныя менавіта для вас.

Зачыняйце вокны — тут часта гэта асноўная крыніца шуму. Зачыняйце дзьверы ў пакой, дзе працуе лядоўня ці кандыцыянэр: шум ад прыбораў не павінны перавышаць 30 дБ. Можна зьмяніць дызайн кватэры так, каб паменшыць узровень шуму: запланаваць спальню вокнамі ў двор, пераставіць мэблю, закрыць шум дываном, ужыць гукаізалюючыя і гукапаглынальныя матэрыялы.

! **Белы шум ці гукі прыроды могуць палегчыць засынаньне, але сьцеражыцеся белага шуму высокай інтэнсіўнасьці і працягласьці.**

Сон з партнёрам

На жаль, партнёр можа быць сур'ёзнай крыніцай шуму і нязручнасьці — ад храпу да рухаў цела ў сьне. Ідэальны выхад — спаць у розных пакоях: гэта забясьпечвае даўжэйшы сон, у ім у два разы менш абуджэньняў і на паўгадзіны даўжэйшая фаза доўгага сну. Калі сон сумесны, дык трэба, па магчымасьці, скасаваць усё, што можа перашкодзіць: вялікі ложак і два незалежныя матрацы, шумапаглынальныя дыванкі, бярушы, магчымасьць зручна ўставаць з пасьцелі для кожнага і да т. п.

Хатнія жывёлы

Сабакі і каты рэдка паважаюць ваш рэжым жыцьця, таму практычна кожны другі гаспадар скардзіцца на парушэньні сну. Проста не пускайце гадаванцаў у спальню. А ў цэлым хатнія жывёлы, асабліва сабакі, дабратворна ўплываюць на вашае здароўе.

Спальны рыштунак

Выбірайце для сябе вялікі ложак, дзе вам зручна паварочвацца з боку на бок. Для матраца важная пругкая падтрымка і магчымасьць зьмяняць позу, не правальваючыся, аптымальнай зьяўляецца сярэдняя жорсткасьць. Выбірайце невысокія падушкі, на якіх зручна захоўваць натуральны выгін шыі, — занадта высокія могуць пагоршыць крывацёк. Для пасьцельнае бялізны выкарыстоўвайце натуральныя тканіны — яны лепей праводзяць цяпло, менш электрызуюцца і прыцягваюць меней пылу.

Пытаньні і заданьні

1. Падбярыце сабе зручныя бярушы.
2. Які ўзровень шуму ў вас у спальні?
3. Вы храпяце?

10. Харчаваньне і сон

«Наемся — не магу заснуць, ня ем — не магу заснуць ад голаду», — скардзяцца многія. Час, калі мы ямо, уплывае на працу нашых «харчовых гадзінаў», бо адзін з галоўных гармонаў мэтабалізму інсулін працуе ў супрацьфазе з гармонам сну мэлятанінам. Чым больш мы зьядаем на вячэру і чым пазьней вячэраем, тым больш рызыкаў ня толькі для фігуры, але й для сну. Таксама яда на ноч аслабляе працэсы аўтафагіі — аднаўленьня і начнога «рамонту» клетак.

Важна **вячэраць умерана** — ня больш за 25 % ад сутачнага каляражу, і не пазьней, чым за 3–4 гадзіны да сну. З прадуктаў горш за ўсё на сон уплываюць цукар і рафінаваныя вугляводы. А вось клятчатка ў гародніне і зеляніне, наадварот, паляпшае якасьць сну і падаўжае фазу павольнага сну. Бялковыя прадукты валодаюць стымулюючым дзеяньнем, таму іх лепей зьядаць на сьняданак, а не на вячэру. Пазьбягайце прадуктаў, якія зьмяшчаюць аміны (напрыклад, тырамін), які стымулюе выдзяленьне норадрэналіну: гэта сыр, віно, соўсы, паўфабрыкаты, чакаляда.

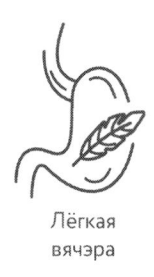

Лёгкая вячэра

Можна прапускаць вячэру, але, калі вы дрэнна кантралюеце апэтыт і голад, то гармон голаду грэлін, які валодае стымулюючым эфэктам, можа пагоршыць засынаньне. У такім разе лепей вячэраць так, каб засынаць без пачуцьця голаду.

Кафэін. Небясьпечнейшы за ўсё для сну кафэін, ён ёсьць у каве, гарбаце, многіх ахаладжальных напоях, батоніках. Кафэін і недасып утвараюць заганнае кола: мы горай сыпім, адчуваем дрымотнасьць, п'ём каву, гэта парушае сон на наступны дзень, і так па коле. Кафэін дзейнічае на адэназінавыя рэцэптары ў мозгу і бляке сыгналы стомленасьці, маскіруючы зьнясіленьне. Сярэдняе значэньне паўраспаду кафэіну 4–5 гадзінаў, але адмоўна ўздзейнічаць на сон ён можа і да 12 гадзінаў.

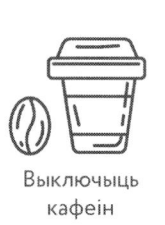

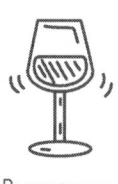

Навукоўцы ўсталявалі сувязь паміж ужываньнем кавы, парушэньнямі сну і стомленасьцю па раніцах. А ў некаторых людзей кава колькасьцю больш за тры кубкі ўзмацняе стрэс, трывогу і нэўроз.

Правядзіце рэвізію спажываньня кафэіну, складзіце свой «кафэінавы сьпіс». Не ўжывайце кафэінавыя напоі пасьля 14:00 (для некаторых нават пасьля 12:00), прайдзіце кафэінавы дэтокс, адмовіўшыся ад кафэіну на два тыдні, каб ацаніць індывідуальную рэакцыю. Таксама можна зрабіць кафэінавы дэтокс на выходныя.

Памятайце, што кафэін не генэруе энэргію, ён зьнясільвае вас. Кафэін, як і іншыя рэчывы, здольны вырашыць толькі тыя праблемы, якія сам і стварае.

! Акрамя кафэіну, шкодны і алькаголь, які моцна зьніжае якасьць сну, узмацняе храп, фрагментуе сон і асабліва моцна парушае фазу хуткага сну. Засынайце цьвярозымі!

Водны балянс

Залішняе спажываньне вадкасьці на ноч можа прывесьці да начных абуджэньняў для мочаспусканьня, што пагаршае якасьць сну. У норме павінна быць ня больш за 1–2 мочаспусканьні за ноч. Таму важна за дзьве гадзіны да сну ня піць вадкасьці (за выключэньнем здаволеньня смагі), а непасрэдна перад сном схадзіць у прыбіральню. Можна выпіць ня чаю ці кавы, а зёлкавай гарбаты, многія яе віды расслабляюць і могуць паляпшаць сон (мэліса, мята, чабор, рамонак).

Сындром начнога апэтыту

Частай прычынай парушэньняў сну зьяўляецца сындром начной ежы. Гэта камбінаванае парушэньне сну і харчаваньня: чым больш калёрыяў вы зьядаеце ўвечары і ўначы, тым горш гэта ўплывае на здароўе. Прыкметамі начнога апэтыту зьяўляюцца скаргі на эпізоды начной ці вечаровай яды, зьніжэньне настрою ўвечары, адсутнасьць апэтыту ранкам. Часта, калі пагаршэньне сну і апэтыту доўжацца ня менш за тры месяцы, гэта спалучаецца зь дзённай стомленасьцю, дэпрэсіяй, пачуцьцём віны. З карэкцыяй такога стану працуе псыхатэрапія, і, вядома, пойдзе на карысьць паляпшэньне рэжыму харчаваньня.

Дадаткі для сну

Дэфіцыт шматлікіх важных вітамінаў і мінералаў можа пагаршаць сон. Спрыяльна ўплывае папаўненьне дэфіцыту цынку і магнію. Вялікае значэньне маюць вітаміны групы В (B_6, B_9 і B_{12}), прычым папаўняць іх дэфіцыт лепш актыўнымі формамі: пірыдаксаль-5-фасфат, мэтылфалат, мэтылкабаламін. Дадаткі мэлятаніну дапамогуць толькі пажылым людзям або пры зьмене гадзінных паясоў. Паляпшаюць сон шматлікія расьлінныя сродкі: валяр'яна, лаванда, рамонак.

Зьвярніце ўвагу: шматлікія снатворныя могуць выклікаць залежнасьць, валодаюць мноствам эфэктаў і не захоўваюць нармальную структуру сну. Таму іх можна карыстаць адно ў выпадку скрайняй неабходнасьці і каротка-тэрмінова. Ужываць можна вышэйзгаданыя зёлкі.

Пытаньні і заданьні

1. Колькі вы п'яце кавы? Паспрабуйце прыбраць кафэін у другой палове дня.
2. Падбярыце для сябе расслабляльныя напоі без кафэіну на вечар.
3. Вячэрайце так, каб не адчуваць вострага голаду да засынаньня.

11. Зьменшыце вячэрні стрэс

«Меней ведаеш — мацней сьпіш» — гэтую прымаўку варта згадваць час ад часу. Сапраўды, стрэс зьяўляецца частай прычынай парушэньняў сну. Увечары, калі мы абдумваем праблемы мінулага дня, праз стому ўсё можа здавацца горш, чым ёсьць насамрэч, а наша рэакцыя на стрэс часта аказваецца небясьпечнейшай за сам стрэсар.

> **Пракручваньне стрэсавых сытуацыяў у галаве для нашага цела — гэта як шматразовае іх пражываньне нанова.**

Таму важна за пару гадзінаў да сну вылучыць «чысты» час, сказаўшы сабе: «Турбавацца пра гэта я буду заўтра», ну альбо «Пераначуем — болей пачуем». Загрузіце свой мозг, займіцеся прыборкай. Паспрабуйце адразу, як скончылі працу, перамыкацца ў «рэжым адпачынку»: выключайце тэлефон, не заходзьце ў сацсеткі. Не разважайце пра тое, што не залежыць асабіста ад вас, нават калі гэта значныя рэчы накшталт глабальнага пацяпленьня і курсу валютаў. Адмоўцеся ад прагляду ці чытаньня навінаў увечары, а мо й ня толькі ўвечары.

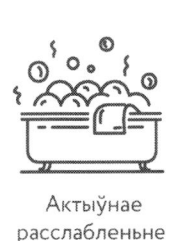

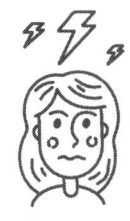

Актыўнае расслабленьне

Прыбраць стрэсавыя справы

Думайце пра тое, што асабіста вы можаце зрабіць: як смачна павячэраць, з кім паразмаўляць, што прыгожага надзець і як цудоўна выглядаць. Адцягвайцеся ад стрэсавых думак музыкай, прыродай, танцамі, цікавай кнігай, падкастам або аповедам. Чытаньне выдатна зьніжае ўзровень гармону стрэсу картызолу, а чытаньне ўслых мае яшчэ большы расслабленчы эфэкт.

Шмат хто скардзіцца: «Мне трэба добра выспацца, бо заўтра важны дзень. Але я не магу заснуць, бо заўтра важны дзень». Ня менш за 50 % усіх выпадкаў парушэньняў сну зьвязана з эмоцыямі або стрэсам, — так лічаць навукоўцы.

Антыстрэсавы рэжым, стан спакою вельмі важныя для стварэньня здаровага вечара і мусяць стаць часткай вечаровага рытуалу. Вылучыце гадзіну на клопат пра сябе, пацеце сваё цела і мозг.

Усе спосабы расслабленьня можна ўмоўна падзяліць на дзьве групы: зьверху (праз галаву) і зьнізу (празь цела).

Да **практыкаў «зьверху»** можна аднесьці чытаньне прыемнай літаратуры, вядзеньне дзёньніка, мэдытацыю, практыку падзякі і спагады — яны выдатна расслабляюць. Любыя практыкі ўсьвядомленасьці здымаюць стрэс і паляпшаюць якасьць сну. Яшчэ тысячы гадоў таму ўзьнікла парада «сонца хай ня зойдзе ў гневе вашым» (Эфэсянаў 4:26).

Разгрузіце мозг увечары: чым менш у галаве думак, тым лягчэй засынаецца. Выдатна дапамагаюць розныя тэхнікі накшталт фрырайтынгу, калі вы выпісваеце на аркуш паперы ўсё, што прыходзіць у галаву. Каб практыкаваньне было карысным, запішыце пляны на заўтрашні дзень — паводле дасьледаваньняў, гэта на цэлых 9 хвілінаў паскарае засынаньне.

Добра зьніжаюць стрэс і **практыкі «зьнізу»** — усе падыходы, якія накіраваныя на цела і актывізуюць блукальны нэрв: масаж, самамасаж, гарачая ванна, расьціраньне, дыхальныя практыкаваньні, саўна і лазьня, касмэтычныя і спа-працэдуры. Доўгі выдых і камфортная затрымка дыханьня на выдыху, глыбокае павольнае дыяфрагмальнае дыханьне — дыхальныя практыкі можна рабіць пад кантролем праграмаў.

Ёга, расьцяжкі, пілятэс таксама падыдуць: стрэс узмацняе цяглічную напругу, а такога роду практыкі дапамагаюць яе зьняць. Можна ўжываць тыбэцкі аплікатар, ролікі па целе, шчотку для цела, абдымкі, аўтагенную трэніроўку, цялесную мэдытацыю, нэрвова-цяглічную прагрэсіўную рэляксацыю — усё гэта выдатна працуе.

! Пазьбягайце спосабаў пасіўнага расслабленьня: ляжаньне перад тэлевізарам, сацсеткі, заяданьне стрэсу і да т. п. Гэта толькі скрадзе вашу ўвагу й сілы і кепска адаб'ецца на стане здароўя.

Актыўнае расслабленьне патрэбнае, каб прыбраць застойныя адмоўныя эмацыйныя перажываньні (разумовая жуйка, або румінацыя), калі мы ганяем адны і тыя ж перажываньні па коле. Навукова даведзена, што вядзеньне дзёньніка дапамагае зьменшыць стрэс і палепшыць сон. Таксама можна вылучыць сабе фіксаваны час «пахвалявацца», а па, скажам, 15 хвілінах больш не вяртацца да гэтых думак. Паспрабуйце пажартаваць зь сябе, абсурдызаваць ці пасьмяяцца з праблемы. Гіпэрбалізуйце сваё перажываньне — пасумуйце хвілінаў пяць ад усёй душы або патрасіцеся ад жаху. Многім людзям не дае заснуць пачуцьцё віны за незавершаныя справы. Раскідайце іх у штодзёньніку і адпачывайце з чыстым сумленьнем.

Прыбярыце ўсё, за што чапляецца ваш погляд, навядзіце парадак у доме і на працоўным стале (пісьмовым і кампутарным). Пачуцьцё завершанасьці дапамагае расслабіцца, невыпадкова пра моцны сон кажуць: «Спіць, як пшаніцу прадаўшы». Вымыйце посуд, выкіньце сьмецьце, падрыхтуйце сумку і адзеньне на заўтрашні дзень, навядзіце парадак вакол і на сваім целе. Усе гэтыя дзеяньні даюць пачуцьцё кантролю і гатоўнасьці, што важна для сну.

Спакойная музыка, водары эфірных алеяў, полымя сьвечак — усё гэта вы можаце ўключаць у свой вечаровы рытуал засынаньня.

Пытаньні і заданьні

1. Расслабце цела: падыхайце, расьцягніцеся, прыміце ванну.
2. Разгрузіце сабе галаву, запоўніце дзёньнік.
3. Падрыхтуйцеся да заўтрашняга дня.

12. Актыўнасьць, задавальненьне, дзённы сон і вільготнасьць паветра

Калі мы моцна стамляемся, то патрэба цела ў адпачынку лёгка занурае нас у сон. Стаміўшыся фізічна, мы літаральна сыпім хоць зубы выберы: нагрузка паляпшае сон, асабліва яго павольную фазу. Практычна любы від спорту паляпшае сон, але важна, каб вы займаліся даўжэй за 10 хвілінаў, да пачашчэньня пульсу — тады і расслабіцца потым будзе прасьцей.

Ранішняя зарадка — найлепшы від актыўнасьці для сну, як ні парадаксальна гучыць. Згодна з дасьледаваньнямі, тыя ўдзельнікі, хто рабіў практыкаваньні а 7-й раніцы, спалі лепш у параўнаньні з тымі, хто займаўся спортам у 13 ці 19 гадзінаў.

Калі трэніруецеся ўвечары, то не апранайцеся шчыльна і давайце целу астыць пасьля трэніровак — гэта дапамагае заснуць. Павольнае кардыё накшталт велатрэнажора, гімнастыкі можна практыкаваць непасрэдна перад сном, а вось сілавыя, спаборніцкія ці інтэрвальныя практыкаваньні за 2–3 гадзіны да сну лепш пазьбягаць. Расьцяжкі, пілятэс, ёга могуць дапамагчы скінуць цяглічную напругу і спаць мацней.

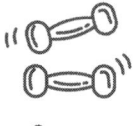

Зарадка

Актыўны спорт на ноч можа толькі пагоршыць сон празь пераўзбуджэньне. Фізічна актыўныя засынаюць у сярэднім на паўгадзіны раней, сыпяць на 15 хвілінаў даўжэй і радзей абуджаюцца ў сьне. Больш за 75 % тых, хто пачаў фізічныя практыкаваньні, адзначаюць паляпшэньне якасьці сну. Пры гэтым чым больш у вашым жыцьці актыўнасьці, тым больш сну трэба для аднаўленьня і цяглічнага росту, а без дастатковай колькасьці сну фізычныя здольнасьці прыкметна падаюць.

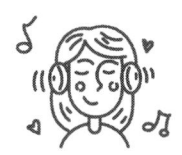

Задавальненьне, пазітыў і сэнс жыцьця

Пагадзіцеся, што эклер і сэрыял чым пазьнейшыя, тым смачнейшыя. Давайце разьбяромся, чаму так атрымліваецца і як жаданьне «пажыць для сябе яшчэ гадзінку» парушае сон.

Дэфіцыт задавальненьня прыводзіць да дэфіцыту сну. Калі мы з розных прычынаў (лішак стымуляцыі, самота, адмова ад хобі і інш.) атрымліваем менш задавальненьня ад жыцьця, наш мозг патрабуе пасьля працоўнага дня атрымаць больш задавальненьня і дафаміну. Зьніжэньне ўзроўню дафаміну парушае рытмы працы ўнутранага гадзіньніка, узмацняе дзённую дрымотнасьць, вядзе да зьяўленьня фрагмэнтацыі сну. Чалавека пачынае нястрымна цягнуць да забаваў увечары, ён імкнецца падоўжыць тое добрае самаадчуваньне, якое ў яго зьяўляецца, і гэта ўзмацняе недасып. Так узьнікае «адкладзены» стыль жыцьця. Таму так важна спаталяць свой эмацыйны голад прадуктыўна на працягу дня і загадзя прадумаць для сябе задавальненьні, няхай гэта будзе новы фільм і новае месца, хобі і камунікацыя, цікавая кніга і шпацыр.

! Запішыце тры задавальненьні, якія вы атрымалі сёньня, і абавязкова запланіруйце задавальненьне на заўтра — такое чаканьне будзе дабратворна ўплываць на ваша самаадчуваньне.

Больш задавальненьняў. Каб мацней спаць уначы, трэба болей цешыцца днём. У тых людзей, хто схільны да дэпрэсіі і парушэньняў сну, менш пазітыўных думак і больш нэгатыўных. Карысна прыцэльна працаваць над эмоцыямі і вучыцца шукаць добрае ў паўсядзённым жыцьці, пераадольваючы прыроджаную схільнасьць фіксавацца на нэгатыве.

Падумайце, што пазітыўнага і добрага было сёньня? А што пазітыўнага можа адбыцца заўтра? Якія дасягненьні ў вас сёньня? А чаго вы можаце дасягнуць заўтра? Усё роўна, вялікія ці малыя гэта будуць моманты й посьпехі, важнае адчуваньне вэктару вашага руху. Навукоўцы высьветлілі, што тыя людзі, якія маюць больш ясны напрамак руху ў жыцьці і ў якіх ясьнейшыя сэнсы жыцьця, лепей сьпяць.

Удзячнасьць

Пачуцьцё ўдзячнасьці й спагады актывуе антыстрэсавую сыстэму і выдатна расслабляе. Пагаварыце з блізкімі людзьмі, правядзіце зь імі «чысты» час без адцягненьня ўвагі на смартфон. Абдымкі, погляд воч-у-воч, камплімэнты, гумар расслабляюць. Падумайце пра важнае ў вашым жыцьці, пагартайце дзёньнік. Запішыце сытуацыі, у якіх вы былі ўдзячныя нечаму ці некаму. Адчуваньне сэнсу пражытага дня важнае, для таго каб пасьпяхова супрацьстаяць бягучым стрэсам.

Сэкс

Блізкасьць, абдымкі і сэкс важныя для дабрабыту і сну, а для многіх сем'яў сумесны сон — гэта яшчэ адна магчымасьць быць разам. Нават калі вы сьпіце асобна, рэгулярна прыходзьце да партнёра або запрашайце яго ў сваю спальню. Сэкс прыкметна (на 20%) паляпшае якасьць сну, эндарфіны і аксытацын дапамагаюць у гэтым. Ранішні сэкс можа быць выдатным пачаткам дня.

Якасьць паветра ў спальні

Вы схадзілі ў прыбіральню, прынялі душ, пачысьцілі зубы — спаць у «цялеснай чысьціні» прыемна. Аднак гэта яшчэ ня ўсе нашы выдзяленьні: мы выдыхаем у паветра прадукты абмену, часам іх нават называюць «газападобным калам». І днём, і падчас сну мы выдзяляем з дыханьнем вуглякіслы газ, адзін чалавек за гадзіну выдыхае 30 літраў CO_2! Куды ж ён зьнікае?

За час сну ў пакоі 20 м² прырост CO_2 будзе складаць 500 ppm кожную гадзіну, і калі ў спальні слабая вэнтыляцыя, то да абуджэньня яго ўзровень у дзесяць разоў перавысіць норму. Сон у спальні без вэнтыляцыі з высокай канцэнтрацыяй вуглякіслага газу прыводзіць да пагаршэньня кровазвароту галаўнога мозгу, стомленасьці, разьбітасьці і раздражняльнасьці, можа ўзмацніць храп, цяжар у галаве і галаўны боль.

Важна правяраць з дапамогай CO_2-датчыка якасьць паветра і, пры неабходнасьці, выправіць вэнтыляцыю: усталяваць прытокавы клапан паветра, праверыць цягу ў вэнтшахтах, адчыняць акно на мікраправетрываньне, трымаць дзьверы ў спальню адчыненымі.

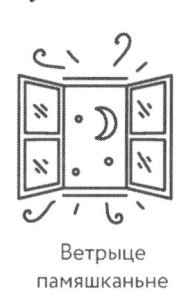

Ветрыце памяшканьне

Асабліва часта вільготнасьць падае зімой праз цэнтральнае ацяпленьне. **Нізкая вільготнасьць паветра вядзе да перасыханьня дыхальных шляхоў, што вядзе да закладзенасьці носа і павялічвае рызыку ГРЗ.** Таксама сухасьць памяшканьняў павялічвае колькасьць пылу ў паветры. Выкарыстоўвайце ўвільгятняльнік паветра і падтрымлівайце вільготнасьць у спальні ня менш за 50 %.

Чым лепшае паветра (вэнтыляцыя і вуглякіслы газ, дастатковая вільготнасьць, чысьціня), тым меншая рызыка недыху — апноэ. Старыя матрацы і тканіны могуць утрымліваць прадукты жыцьцядзейнасьці пылавых кляшчоў, якія раздражняюць дыхальныя шляхі. Пыл, які асядае на тканінах і

абіўках, таксама нэгатыўна ўплывае на дыханьне, таму пэрыядычная ўборка ці выдаленьне падобных пылазборнікаў са спальні станоўча адаб'ецца на якасьці сну.

Навукоўцы высьветлілі, што чысьціня паветра (колькасьць дробных часьціц Р2.5 у ім) амаль напалову скарачае якасьць сну і выклікае праблемы з засынаньнем. Паветраны фільтр (HEPA-фільтар) у вашай спальні будзе здаровым рашэньнем, асабліва калі вы жывяце ў буйным горадзе ці паветра ў вашым раёне бруднае (падрабязна пра гэта ў разьдзеле «Шкоднае асяродзьдзе»).

Дзённы сон

Гэта гісторыя пра тое, як нашыя дзіцячыя правілы — накшталт шмат гуляць на вуліцы і спаць днём — становяцца дарослымі задавальненьнямі. Дзённы сон добры ня толькі ў дзіцячым садку. У нашым біярытме ёсьць натуральны момант падзеньня актыўнасьці ў прамежку з 13 да 15 гадзінаў. Прыблізна праз 8 гадзінаў пасьля абуджэньня наш узровень картызолу зьніжаецца, і мы адчуваем стому й дрымотнасьць. Таму ў некаторых выпадках карысна крыху падрамаць, але ня ўсім і не заўсёды.

Дзённы сон натуральны для чалавека, яго традыцыя (сіеста, інэмуры) ёсьць у розных культурах. Дзённы сон павялічвае прадуктыўнасьць на 34 % і ўвагу на 54 %, паляпшае запамінаньне і кагнітыўныя здольнасьці. 20 хвілінаў сну эфэктыўнейшыя за некалькі кубкаў кавы і дапамагаюць згладзіць наступствы дрэннага сну ноччу. Сіеста нават тры разы на тыдзень на 37 % памяншае сьмяротнасьць ад інфаркту і зьніжае рызыку дэпрэсіі.

Аптымальна паспаць ня больш за 30 хвілінаў, каб не прачнуцца ў фазе глыбокага сну і ня трапіць пад інэрцыю сну — пагаршэньне самаадчуваньня пры абуджэньні ў глыбокай фазе. Занадта доўгі дзённы сон можа запаволіць засынаньне ўвечары.

Дзённы сон можна практыкаваць у любым месцы (офіс, дом, машына): стаўце будзільнік, выкарыстоўвайце маску для сну і бярушы. Можна выпіць кубак кавы да дрымоты, і кафэін пачне дзейнічаць акурат пасьля абуджэньня. Пры гэтым дзённая дрымотнасьць на тле нармальнай працягласьці начнога сну можа быць небясьпечным сымптомам недыху, цукроўкі, дэпрэсіі, парушэньня работы шчытавіцы, дэфіцыту жалеза. Выключыце гэтыя станы, не ігнаруйце такога роду дрымотнасьць, не заглушайце яе кафэінам.

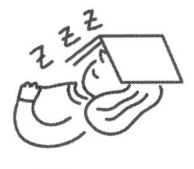

Дзённы сон

8-гадзінны сон ноччу і 20–30 хвілінаў сну днём у прамежак ад 13:00 да 15:00 — гэта, мабыць, самы аптымальны рэжым.

Пытаньні і заданьні

1. Заплянуйце сабе задавальненьні на ноч, структуруйце свой вечар.
2. Ці дапамагае вам дзённы сон?
3. Вызначыце ўзровень вільготнасьці ў спальні. Як можна яго аптымізаваць?

13. Бессань, недых і дэпрывацыя сну

Як і са стрэсам, часта неспакой пры парушэньнях сну можа прынесьці больш шкоды для здароўя, чым сама па сабе адсутнасьць сну. Адны людзі прымушаюць сябе заснуць сілай волі і трывожацца з нагоды наступнага дня, даводзячы сябе да зьнямогі. Іншыя пачынаюць ужываць снатворныя, але ж снатворныя ня лечаць прычыну, якая выклікала бессань, яны пагаршаюць архітэктуру сну, могуць выклікаць залежнасьць і мець заўважныя пабочныя эфекты. Той жа мэлятанін не зьяўляецца панацэяй і, на маю думку, можа нават прынесьці шкоду людзям маладога і сярэдняга ўзросту. Нават, здавалася б, бясьпечныя зёлкі, такія як валяр'яна, часам могуць выклікаць парадаксальную рэакцыю.

Няправільна рэагуючы на парушэньні сну, чалавек можа спрыяць разьвіцьцю «навучанай бессані», калі яна становіцца хранічнай. Вы баіцеся недасыпу, баіцеся не заснуць, гэта вядзе да ўзмацненьня ўзрушанасьці, і вы рэальна пачынаеце горай спаць. Важна ставіцца прасьцей, не катастрафізаваць сытуацыі, у якіх вы ня сьпіце, — у рэшце рэшт, гэта дапаможа лягчэй перажыць бяссонную ноч.

! Памятайце, што нават у бяссонныя ночы мы ўсё роўна сьпім больш, чым нам здаецца, бо маем тэндэнцыю прымяншаць колькасьць сну.

Акрамя першаснай бессані, ёсьць і другасная, выкліканая ўсталяванымі звонку прычынамі. Як толькі яны вырашаюцца, якасьць сну аўтаматычна паляпшаецца. Гэта могуць быць стрэсавыя сытуацыі, стымулятары, захворваньні. Напрыклад, на новым месцы нам бывае цяжка заснуць, але гэта натуральная біялягічная рэакцыя, калі нязвыкласьць і магчымыя небясьпекі прымушаюць наш мозг ня спаць. Многія хваробы выклікаюць праблемы са сном, на першым месцы сярод іх упэўнена стаяць недых і дэпрэсія. Меншы ўплыў на сон аказваюць сындром неспакойных ног, астма, энцэфаліт, хвароба Паркінсана і Альцгаймэра, захворваньні шчытавіцы.

Некаторыя сымптомы, напрыклад начная паліўнасьць, таксама могуць быць праявай недыху, сухотаў, мэнапаўзы, гіпаглікеміі пры дыябэце, тырэатаксікозе, гастраэзафагеяльнай рэфлюкснай хваробы і да т. п.

Парушэньні сну бываюць двух відаў: калі вам цяжка заснуць (парушэньне засынаньня) і калі вы прачынаецеся ўначы і ня можаце заснуць (парушэньне падтрыманьня сну). Цяжкасьці з засынаньнем часта бываюць зьвязаныя са стрэсавымі прычынамі, а вось цяжкасьці з абуджэньнем сярэдначы могуць быць зьвязаныя з дэпрэсіяй, і часам гэта адзіная праява схаванай дэпрэсіі. У маёй практыцы бывала, што менавіта лячэньне дэпрэсіі прыводзіла да паляпшэньня сну, усе шматлікія спробы палепшыць гігіену сну не ўплывалі на яго якасьць і працягласьць.

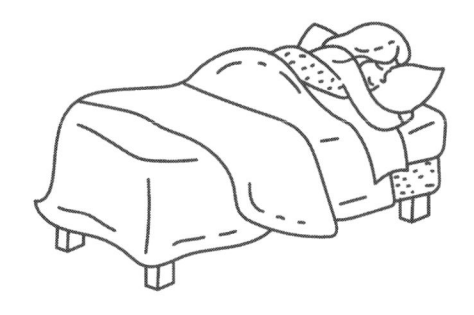

Недых (апноэ)

Недых — гэта частыя прыпынкі дыханьня ў сьне і самая частая прычына парушэньняў сну. Недых зьяўляецца цяжкім, але папраўным станам, на жаль, яго часта ня могуць дыягнаставаць. Недых падступны, ён маскіруецца храпам, у яго мала самастойных праяў, але пры гэтым ён правакуе разьвіцьцё шматлікіх іншых захворваньняў: атлусьценьне, сардэчна-сасудзістыя захворваньні, пашкоджаньні мозгу і інш. Часта да гэтай праблемы дадаюцца начная і ранішняя гіпэртэнзія і вісцэральная атлусьценьне. Начны недых можа зьвесьці на нішто спробы чалавека схуднець, а вось пасьля яго карэкцыі адбываецца памяншэньне вагі. Павелічэньне абхопу шыі — чыньнік рызыкі апноэ. Паводле розных ацэнак, недых можа ўкараціць жыцьцё на 15–20 гадоў, пры гэтым чалавек будзе ўвесь час пакутаваць ад дрымотнасьці, стомы, недахопу энэргіі.

Пры падазрэньні на недых неабходна зьвярнуцца да спэцыяліста для ўдакладненьня дыягнозу і лячэньня. Для зьніжэньня храпу не ўжывайце алькаголь, сьпіце на баку, трымайце гігіену дыхальных шляхоў, схуднейце. Ёсьць шмат розных дапаможных прыладаў: налепкі і пластыры на нос, насавыя і ротавыя ўкладышы, якія перашкаджаюць спадзеньню дыхальных шляхоў. Дыханьне праз рот можа пагоршыць сон і нават павысіць рызыку карыесу, адзінкавыя дасьледаваньні гавораць аб магчымай карысьці нават заклейваньня рота на ноч, хоць патрабуюцца дадатковыя дасьледаваньні для праверкі гэтай ідэі. Паменшыць выяўленасьць храпу дапаможа лячэньне захворваньняў і дэфармацый насавой поласьці, трэніроўка цяглінаў глоткі, ніжняй сківіцы і языка, артыкуляцыя, сьпевы, ігра на спэцыфічных інструмэнтах, такіх як дыджэрыду.

Дыягназ ставіцца пры полісамнаграфіі, але неаднаразовыя прыпынкі дыханьня ў сьне, гучны храп, частыя начныя мочапусканьні і дзённая дрымотнасьць — гэта тыповыя яго прыкметы. Калі ёсьць хаця б адна з гэтых прыкметаў, неабходна выключыць недых. Некаторыя гаджэты, напрыклад сыстэма для аналізу сну Sleep Analyze (Withings), могуць вызначаць недых.

Нактурыя

Начныя паходы ў прыбіральню часьцей за адзін раз (нактурыя) — гэта прыкмета парушэньня здароўя. Яны сустракаюцца ў кожнага трэцяга чалавека старэйшага за 30 і ня толькі зьніжаюць якасьць сну, але й могуць быць прадвесьнікамі многіх захворваньняў. Для больш дакладнага вызначэньня прычынаў варта пэўны час весьці дзёньнік мочапусканьня — адзначаць час і аб'ём кожнага мочапусканьня, з указаньнем сілы пазыву, дыскамфорту, неабходнасьці натужваньня і інш.

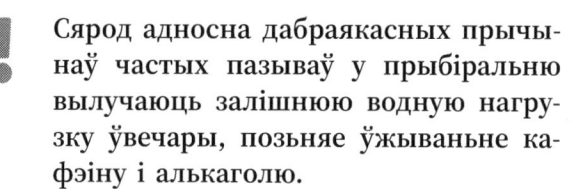

> ! Сярод адносна дабраякасных прычынаў частых пазываў у прыбіральню вылучаюць залішнюю водную нагрузку ўвечары, позьняе ўжываньне кафэіну і алькаголю.

Пачашчэньне начных паходаў у прыбіральню — гэта прыкмета старэньня. Пасьля 50 гадоў падвойваецца колькасьць начной мачы: чым старэйшы чалавек, тым больш мачы выдзяляецца ноччу. Аднак перад тым, як сьпісаць гэта на старэньне, трэба выключыць хваробы: сардэчная і ныраная недастатковасьць, сындром апноэ ў сьне, цукроўка, гіпэрплязія падкарэньніцы, інфэкцыі мачавых шляхоў, праляпс мачавога пухіра, дэфіцыт андрагенаў.

Бруксізм

Бруксізм (зубоўны скрогат) можа замінаць сну, але лечыцца ён дастаткова складана. Выкарыстоўваецца набор розных падыходаў — ад дадаткаў і зьніжэньня стрэсу да кіраваньня тонусам жавальнай мускулатуры, — таму для абароны зубоў ад пашкоджаньня варта выкарыстоўваць спэцыяльныя капы.

Сындром неспакойных ног

Сындром неспакойных ног досыць часта мае генэтычную схільнасьць і зьвязаны з абменам дафаміну. Ліквідацыя правакацыйных чыньнікаў, ад папаўненьня дэфіцыту жалеза да зьніжэньня колькасьці кавы, можа дапамагчы аблегчыць гэты стан. Таксама дапамагае лячэньне спадарожных захворваньняў, адмена лекаў, якія правакуюць гэты стан, і да т. п.

Дэпрывацыя сну

Працяглая адсутнасьць сну выклікае захворваньні, але ў малых дозах дэпрывацыя сну можа быць карыснай. Чалавечая культура з самых раньніх часоў утрымлівае рытуалы, пэрыядычна выконвальныя ўсю ноч: можна ўспомніць усяночныя чуваньні, вігіліі, будыйскі данчод-хурал ды іншыя абрады, якія трываюць да самай раніцы. Яшчэ старажытныя рымляне ведалі, што бяссонная ноч здольная на некаторы час пазбавіць чалавека ад дэпрэсіі. Сапраўды, дэпрывацыя сну дапамагае пры цяжкіх формах дэпрэсіі, якія не адказваюць на антыдэпрэсанты. Незвычайныя адчуваньні пасьля бяссоннай ночы часткова абумоўленыя ўздымам дафаміну.

Існуе некалькі хронабіялягічных мэтадаў лячэньня дэпрэсіі: поўная дэпрывацыя сну, тэрапія абуджэньнем, зрух фазаў сну, калі мы раней кладзёмся, лячэньне сьвятлом і цемрай, лячэньне яркім сьвятлом. Часта выкарыстоўваецца трайная хронатэрапія: спалучэньне дэпрывацыі сну, яркага сьвятла раніцай і раньняга адыходу да сну.

Зь немэдыкамэнтозных спосабаў хронатэрапія працуе нават лепш за фізычную актыўнасьць: паляпшэньне ў 41% у групе дэпрывацыі супраць 13% у групе трэніровак у першы тыдзень, 62% супраць 38% праз 28 тыдняў.

Адсутнасьць сну пасьля гострага стрэсу зьніжае рызыку посттраўматычнага стрэсавага разладу: падчас сну інфармацыя з кароткачасовай памяці пераходзіць у доўгачасовую, а адсутнасьць сну парушае гэты працэс. Бяссонная ноч сьцірае ўспаміны і аслабляе эмацыйную рэакцыю на мінулае. Парадаксальна, але адсутнасьць сну можа дапамагчы вылечыць бяссань. Абмежаваньне сну ўзмацняе «ціск сну», таму дрымотнасьць на наступную ноч можа ўзмацніцца. Як асобны мэтад гэта не практыкуецца, але выкарыстоўваецца ў складзе кагнітыўна-паводзіннай тэрапіі бяссані.

Кагнітыўна-паводзінная тэрапія зьяўляецца адным з самых эфэктыўных немэдыкамэнтозных спосабаў палепшыць якасьць сну без пабочных эфэктаў. Яе можна праходзіць у спэцыяліста або карыстацца многімі прынцыпамі самастойна.

Пытаньні і заданьні

1. Ці ёсьць у вас дзённая дрымотнасьць?
2. Ці моцна вы храпяце?
3. Ці часта вы ходзіце ў прыбіральню ночу?

14. Правільнае абуджэньне і раніца

Засынаньне з абуджэньнем — гэта найважнейшыя складнікі мастацтва моцнага сну. Калі вы ўстаяце «ня з той нагі», то ўвесь дзень ідзе наўскасяк. А посьпех прыходзіць ня проста да тых, хто рана ўстае, а хто прачынаецца энэргічным і пазітыўным. **Сапраўды, як сустрэнеш дзень, так яго і правядзеш.**

Найважнейшымі часткамі дня, якія забясьпечваюць зладжаную працу нашага ўнутранага гадзіньніка, зьяўляюцца раніца і вечар.

Аднамсовая падзаводка біярытмаў раніцай забясьпечвае нас зарадам бадзёрасьці на цэлы дзень. І наадварот: калі мы выкарыстоўваем розныя стымулы несынхранізавана, гэта можа прыводзіць да парушэньняў працы ўнутраных органаў: пропуск сьняданку павялічвае адчувальнасьць да стрэсу, што можа паўплываць на засынаньне, а недахоп сьвятла раніцай вядзе да дрымотнасьці.

Ранішняя сынхранізацыя

Калі людзі кладуцца позна, то раніца для іх пачынаецца стрэсава і ў мітусьні. Пры гэтым ранішні час самы рэсурсны, таму так важна хаця б паўгадзіны, а ў ідэале гадзіну, прысьвяціць асабіста сабе: няхай гэта будзе вядзеньне дзёньніка, плянаваньне, мэдытацыя, разважаньні, прыняцьце рашэньняў. Гэта дапаможа вам быць больш усьвядомленымі і сабранымі на працягу дня. Ваша ранішняя гадзіна асабіста для сябе можа быць крытычна важнай для вашага росту. Спытайце сябе раніцай, што добрага вы зробіце сёньня? Што вы зробіце, каб наблізіцца да сваіх мэтаў? А як бы вы правялі гэты дзень, ведаючы, што ён апошні?

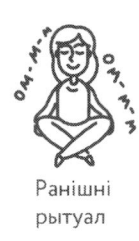

Ранішні рытуал

На працягу першай гадзіны пасьля абуджэньня заводзім усе гадзіньнікі нашага арганізма: уключаем яркае сьвятло, прымаем халодны ці кантрасны душ з расьціраньнем, робім кароткую інтэнсіўную зарадку, шчыльна сьнедаем з акцэнтам на бялковыя прадукты, вызначаем тры галоўныя задачы на сёньняшні дзень, у ідэале — трохі прайсьціся па дарозе на працу, пабываўшы на сонцы. Гэтыя дзеяньні дазваляюць скінуць інэрцыю сну, больш актыўна пачаць свой дзень.

Вечаровая сынхранізацыя

Вечаровая сынхранізацыя мяркуе адваротныя ранішняй дзеяньні: зьніжэньне яркасьці сьвятла, памяншэньне стрэсу, манатонныя і расслабляльныя дзеяньні, прахалода і спакой. Для адных такімі манатоннымі дзеяньнямі зьяўляюцца вязаньне ці чытаньне ўслых дзецям. Вельмі часта многія шкодныя звычкі, напрыклад пераяданьне, больш актыўныя ўвечары, калі чалавек стаміўся і ягоная воля аслабленая. Таму так важна мець добры плян дзеяньняў на вечар і вылучыць хоць паўгадзіны «чыстага» часу пабыць самнасам з сабою, якасна адпачыць. Без выразнага вечаровага пляну мозг будзе вас спакушаць ня самымі здаровымі варыянтамі.

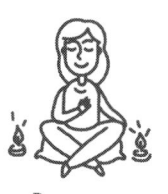

Рытуал сну

Калі раніца больш рацыянальная, то вечар часта бывае больш крэатыўным. Так, аналіз шахматнай гульні паказаў, што, незалежна ад вашага хранатыпу, раніцай стратэгія гульні заўсёды больш абдуманая і бясьпечная, а ўвечары хутчэйшая і рызыкоўная.

Важныя рашэньні, зьвязаныя з ацэнкай рызыкі, аптымальна прымаць толькі раніцай. Да вечара зьмена адчувальнасьці да дафаміну розных рэцэптараў і назапашваньне высокага ўзроўню гэтага гармону спрыяе большай імпульсіўнасьці, спантаннасьці, творчасьці. Галоўнае — тварыць за пісьмовым сталом, а не ісьці лавіць посьпех у казіно або шукаць задавальненьне ў лядоўні.

> ❗ Перад сном можна падумаць над якой-небудзь важнай задачай і пажадаць сабе знайсьці яе вырашэньне.

Як лёгка прачнуцца?

Тое, як вы прачынаецеся, — найважнейшы паказьнік здароўя. Многія людзі штодня прачынаюцца па будзільніку, але адчуваюць да

14. ПРАВІЛЬНАЕ АБУДЖЭНЬНЕ І РАНІЦА

яго нэгатыўныя пачуцьці. Будзільнік — крыніца стрэсу, ён разбурае структуру сну, дэсынхранізуе нас, вядзе да рэзкага ўздыму стрэсавых гармонаў, што можа быць небясьпечна для сардэчна-сасудзістай сыстэмы. Калі мы прачынаемся падчас фазы глыбокага сну, то можам адчуваць сябе пабітымі — такая інэрцыя сну прыводзіць да зьніжэньня настрою і эфэктыўнасьці. А калі мы пераносім час абуджэньня — «яшчэ пяць хвілінак, і яшчэ пяць», — то з кожным разам пачуваемся ўсё болей стомленымі.

Што ж рабіць?

• Датрымлівацца рэжыму і прачынацца ў адзін і той жа час — арганізм падладзіцца, мы будзем прачынацца роўна па заканчэньні цыклю сну і лёгка ўставаць;

• выкарыстоўваць сьветлавы будзільнік, які плаўна павышае яркасьць у пакоі і рыхтуе нас да абуджэньня;

• заводзіць «унутраны будзільнік», калі, засынаючы, мы выразна ўяўляем час абуджэньня. Так можна прачнуцца самастойна нават за пяць хвілінаў да званка будзільніка, які будзе выкарыстоўвацца толькі для страхоўкі;

• зь вечара наладжвацца на цікавае заўтра: калі нас чакаюць вялікія істотныя справы, мы лёгка прачынаемся.

Многія людзі ня бачаць ані сэнсу, ані задавальненьня ў заўтрашнім дні — нядзіўна, што ім так цяжка прачнуцца. Ці ёсьць дзеля чаго прачынацца вам?

Пытаньні і заданьні

1. Ці лёгка вы прачынаецеся?
2. Як вы бачыце сваю ідэальную раніцу?
3. Складзіце свой ранішні рытуал.

Раніца

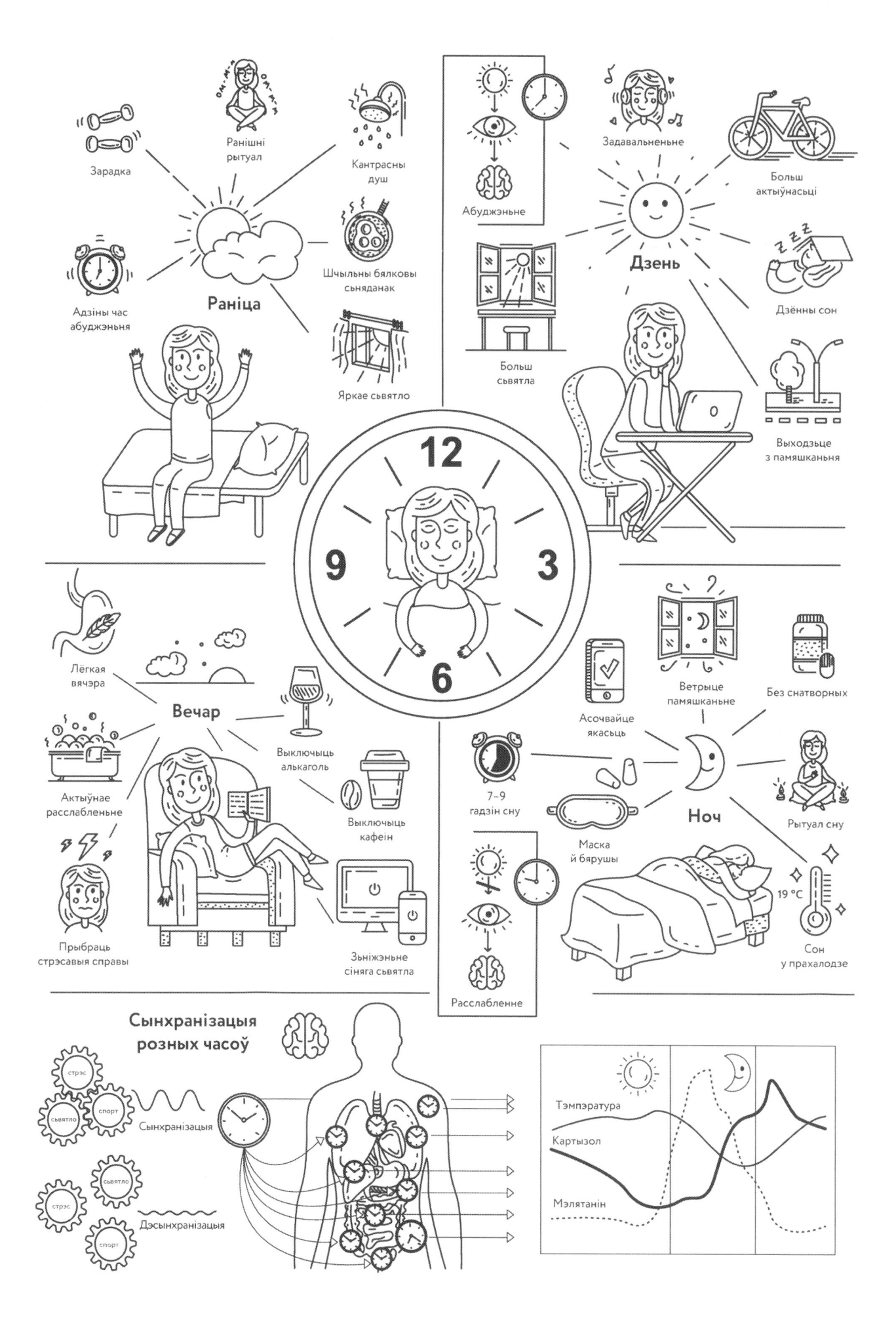

- Зарадка
- Ранішні рытуал
- Кантрасны душ
- Адзіны час абуджэньня
- Шчыльны бялковы сьняданак
- Яркае сьвятло

Дзень

- Абуджэньне
- Задавальненьне
- Больш актыўнасьці
- Больш сьвятла
- Дзённы сон
- Выходзьце з памяшканьня

Вечар

- Лёгкая вячэра
- Выключыць алькаголь
- Актыўнае расслабленьне
- Выключыць кафеін
- Прыбраць стрэсавыя справы
- Зьніжэньне сіняга сьвятла

Ноч

- Ветрыце памяшканьне
- Без снатворных
- 7–9 гадзін сну
- Асочвайце якасьць
- Маска й бярушы
- Рытуал сну
- 19 °C
- Сон у прахалодзе
- Расслабленне

Сынхранізацыя розных часоў

- стрэс, сьвятло, спорт — Сынхранізацыя
- стрэс, сьвятло, спорт — Дэсынхранізацыя

Тэмпэратура
Картызол
Мэлятанін

РАЗЬДЗЕЛ 7

Стрэсаўстойлівасьць

1. Што такое стрэс?

На працягу нашага жыцьця мы сутыкаемся як са спрыяльнымі магчымасьцямі, так і зь перашкодамі рознай ступені складанасьці. Для забесьпячэньня выжываньня арганізм разьвіў здольнасьць рэагаваць на пагрозу. Калі мы гаворым пра стрэс, то маем на ўвазе адначасова дзеяньне стрэсара і набор ахоўных стрэсавых рэакцый на яго. У нас ёсьць дзьве рэакцыі: даць рады з прычынай стрэсу або зьмяніць сваю рэакцыю на яго, адаптавацца да сытуацыі або здацца.

Для аптымальнай работы ўсіх сыстэмаў нашага арганізма павінны падтрымлівацца пэўныя ўмовы ўнутранага асяродзьдзя — гаворка пра гамэастаз, здольнасьць сыстэмы захоўваць пастаянства. Але чыньнікі навакольнага асяродзьдзя ўвесь час мяняюцца. Звычайна мэханізмы рэгуляцыі нашага цела згладжваюць гэтыя ваганьні, не выходзячы за пэўныя значэньні. Але калі ўзьдзеяньне занадта моцнае, то пастаянства ўнутранага асяродзьдзя парушаецца, і арганізм задзейнічае «цяжкую артылерыю», запускаючы стрэсавыя рэакцыі. Як часам яшчэ кажуць, стрэс — гэта вынік трэньня ўнутранага і вонкавага сьветаў.

! Стрэсавыя рэакцыі аднолькавыя пры розных відах стрэсараў, і іх мэта — забясьпечыць арганізм энэргіяй для выжываньня ды мінімізаваць страту. Таму, калі мы гаворым пра стрэс, заўжды будзем гаварыць і пра энэргічнасьць.

Пры запуску стрэсавай рэакцыі:

• спачатку ўзьнікае рэакцыя трывогі, калі ўключаюцца ўсе магчымасьці і рэсурсы арганізма;
• затым ідзе стадыя супраціву, калі мы супрацьстаім стрэсу;
• трэцяя стадыя — гэта або адаптацыя, калі мы здолелі прыстасавацца да стрэсара, або зьнясіленьне, калі нам забракавала рэсурсаў гэтага зрабіць.

Чым больш у чалавека рэсурсаў, тым большую нагрузку ён зможа адолець бяз шкоды для здароўя і тым вышэйшая імавернасьць, што ён прыстасуецца да стрэсу, павялічыўшы свае магчымасьці й навыкі. Ужо шмат гадоў я вяду навучальны курс стрэсаўстойлівасьці, які дапамагае людзям зьмяніць стаўленьне да стрэсу, знайсьці рэсурсы для росту і зьменаў. На курсе ўдзельнікі, абмяркоўваючы праблемы, часта дзівяцца — тое, што зьяўляецца стрэсам для аднаго, можа быць задавальненьнем для іншага.

Пры стрэсе вынік вызначае ўзровень BDNF — мазгавога чыньніка, які павялічвае нэўрапластычнасьць, то бок здольнасьць утвараць новыя сувязі паміж клеткамі. Калі ўзровень BDNF зьніжаецца, то чалавек, імаверна, выгарыць ад стрэсу, а калі падвышаецца — то зможа адаптавацца.

Запас рэсурсаў для супрацьстаяньня стрэсу называюць **адаптацыйнай энэргіяй**. Энэргія для адаптацыі назапашваецца і захоўваецца ў абмежаваным выглядзе і можа быць разьмеркаваная на розныя сфэры або сфакусаваная на адным выкліку. Калі чалавек выдаткоўвае сваю адаптацыйную энэргію хутчэй, чым назапашвае, гэта можа прывесьці да зьнясіленьня і захворваньняў.

! Стрэсаўстойлівасьць — гэта псыхалягічны рэсурс, зьвязаны з магчымасьцю трываць высокі ўзровень нагрузкі і стрэсу зь мінімальнай шкодай для здароўя, здабываючы карысьць са стрэсу.

Стрэсаўстойлівасьць залежыць ад рэсурсаў:
• фізычных: харчаваньне, сон і інш.;
• псыхалягічных: навыкі рэлаксацыі, копінг-стратэгіі і інш.;
• сацыяльных: падтрымка сяброў і інш.

Нізкая стрэсаўстойлівасьць вядзе да вычэрпваньня ўзроўню энэргіі і фармаваньня сындрому хранічнае стомы. Калі стрэс становіцца хранічным, гэта небясьпечна хранічнай жа стомаю, стратай працаздольнасьці, пастаяннай заклапочанасьцю праблемамі, іпахондрыяй, выгараньнем, дэпрэсіяй.

У сучасным жыцьці мы сутыкаемся з ростам няпэўнасьці, усё большым аб'ёмам інфармацыі і новых кантактаў, неабходнасьцю прымаць рашэньні і рабіць выбар пры велізарнай варыятыўнасьці — як вынік, наш арганізм запускае стрэсавую рэакцыю нашмат часьцей, чым было задумана першапачаткова падчас эвалюцыі. **Стрэсавая рэакцыя сёньня стала неадаптыўнай: нашая псыхіка не прыстасаваная да такой хуткасьці зьменаў, і нам трэба вучыцца не выгараць, калі мы хочам захаваць здароўе ва ўсё больш непрадказальнай будучыні.**

Стрэсавая аўтаматычная рэакцыя ў мінулым выдатна дапамагала нам выжыць, запускаючы дзеяньні і рэакцыі бязь іх асэнсаваньня і аналізу. Больш за тое, пры стрэсе нават ёсьць тэндэнцыя адключаць прэфрантальную кару, каб не запавольваць свае дзеяньні.

Вось нашыя клясычныя 5F стрэс-рэакцыі:
• заміраньне (freezing), калі трэба спыніцца, глядзець і слухаць;
• актыўнае нэрвовае ўзбуджэньне для мабілізацыі сілаў (fidget);
• уцёкі (flight);
• бойка (fight);
• здранцьвеньне (faint): калі нічога не працуе, то можна прыкінуцца мёртвым.

Праблема ў тым, што цяпер нашыя задачы ня могуць быць вырашаны ніводным з гэтых спосабаў. Можна прыкінуцца мёртвымі, але гэта не пакрые нашыя рахункі. Можна біцца, але гэта не дапаможа прыдумаць новую бізнэс-стратэгію. Можна ўцячы, але ад сябе нікуды не ўцячэш. **Менавіта таму стрэсаўстойлівасьць немагчымая без прыцэльнага падтрыманьня актыўнасьці прэфрантальнай кары. Для выжываньня нам неабходны ясны розум.**

2,5 тысячы гадоў таму Буда вылічыў, што невуцтва прыводзіць чалавека да пакутаў, а адзіная крыніца пакутаў — нашыя ўласныя ўчынкі. Накідваючыся на рашэньне праблемы аўтаматычна, неўсьвядомлена праз 5F, мы часьцяком адно пагаршаем стрэсавую сытуацыю.

Гостры і хранічны стрэс

Эвалюцыйна мы прыстасаваныя да **гострага стрэсу (рэакцыя бі-бяжы)** і нашмат горш прыстасаваныя да **хранічнага стрэсу**. У сучасным сьвеце шмат у каго відавочны дэфіцыт гострага стрэсу і лішак хранічнага.

Хранічны стрэс прыходзіць адусюль: занадта шумна (шумавое забруджваньне), занадта брудна (паветра, вада, плянэта ў цэлым), занадта сьветла (сьветлавое забруджваньне), занадта сыта (праблема пераяданьня) і да т. п.

Як мудра заўважылі самураі, абрынуўшы струмень вады на меч, мы прымусім яго блішчаць, калі ж вада будзе капаць па кроплі, то меч заржавее.

Хранічны стрэс як іржа — ён занадта слабы, каб запусьціць дзеяньне антыстрэсавых мэханізмаў, але на працягу доўгага часу прыносіць вялікую шкоду.

Прыкмета часу — **некантраляваны стрэс**, найбольш небясьпечны для здароўя. Часта стрэс выкарыстоўваецца як інструмэнт маніпуляцыі: рэкляма ўводзіць нас у стрэс, каб павялічыць пакупніцкую здольнасьць, палітыкі — каб мы ўдзельнічалі ў галасаваньні,

1. ШТО ТАКОЕ СТРЭС?

начальства — каб зрабіць нас паслухмянымі. У школе і ў войску стварэньне некантраляванага стрэсу — гэта звыклы спосаб зрабіць людзей больш кіраванымі. Нэгатыўная інфармацыя пра няшчасьці ці пакуты, як ні парадаксальна, прыцягвае больш увагі, бо мозг лічыць, што яна больш карысная для выжываньня, чым пазітыўныя навіны. Са зьяўленьнем смартфонаў мы ўвесь час знаходзімся пад атакай стрэсавых падзей.

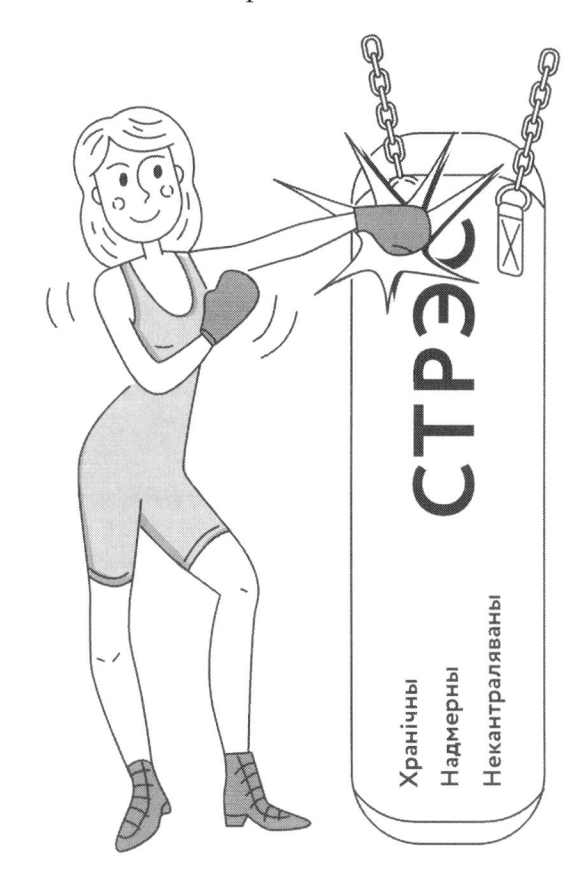

Сацыяльны стрэс

Людзі — істоты сацыяльныя, для нас быць у калектыве — значыць выжыць. У старажытнасьці чалавек, адрынуты племем, асуджаны на выгнаньне, быў выручаны. Таму мы і цяпер такія ўспрымальныя да сацыяльнага стрэсу. Сацыяльны боль часьцяком нашмат горшы за фізычны — бо фізычны мы перажываем адзін раз, а сацыяльны не слабее: публічнае прыніжэньне мы згадваем шматкроць.

Да ліку стрэсараў, важных для выжываньня, мозг адносіць аспэкты SCARF: status, certainty, autonomy, relatedness, fairness, г. зн. статус, упэўненасьць, самастойнасьць, агульнасьць і справядлівасьць. Нас чапляе несправядлівасьць у стаўленьні нас: калі хтосьці замахваецца на наш аўтарытэт, мы можам рэагаваць вельмі хваравіта.

Мы міжвольна і эмпатычна можам капіяваць стрэс у навакольных праз работу люстраных нэўронаў. Навукоўцы кажуць, што стрэс можа быць «заразны», і картызол узрастае, нават калі вы назіраеце за перажываньнямі іншых людзей. Цікава, што дэдлайн зьніжае эмпатычнасьць і ўспрыманьне чужога стрэсу.

Псыхалягічны стрэс

У жывёлаў стрэс мае фізычны характар, узьнікае, калі выжываньню пагражае прамая небясьпека, і адносна рэдкі ў іх жыцьці. А вось чалавек можа запускаць такую ж рэакцыю на ўяўныя пагрозы, якія малюе розум. Другая праблема ў працягласьці рэакцыі: драпежнік гоніцца за жывёлай ня больш за хвіліну, тут ужо ці цябе зьелі, ці ты ўцёк, у любым выпадку доўга турбавацца няма пра што. У чалавека ж псыхалягічны стрэсар можа дзейнічаць днямі і месяцамі, не паніжаючы інтэнсіўнасьці. У жыцьці цывілізаваных людзей дамінуюць менавіта псыхалягічныя стрэсары, таму пагражае нам не сама стрэсавая сытуацыя, а рэакцыя на яе ці нават яе чаканьне, напрыклад страх звальненьня.

Мы можам сотню разоў пракручваць і перажываць складаную сытуацыю, прымушаючы сваё цела зноў і зноў рэагаваць на яе, што вельмі шкодна для здароўя.

Псыхалягічны ціск складаецца з сотняў дробязяў: праблемы ў стасунках і на працы, асьцярогі рознага кшталту, нездаволеныя жаданьні і інш. Чым горш мы спраўляецца, тым мацнейшы на нас ціск, і наша адаптыўная сыстэма перастае вытрымліваць нагрузку. Кожны стрэсар узмацняе наш трывожны стан, а наш трывожны стан становіцца больш адчувальным да кожнага новага стрэсара.

Ёсьць усходняя прыпавесьць пра люстраны пакой у палацы шаха, які даваў дзясяткі адлюстраваньняў. Аднойчы туды забег сабака, які ўбачыў вакол мноства сабак, шчэрыў зубы, брахаў і кідаўся на люстэркі, адлюстраваньні шчэрыліся ў адказ, а рэха толькі ўзмацняла ягоны брэх. Раніцай служкі знайшлі ў пакоі мёртвага сабаку, хоць у люстраным пакоі не было нікога, хто мог бы яму нашкодзіць. Так і мы часта мацней пакутуем ад сваёй рэакцыі на думкі, жаданьні, пачуцьці, а не ад прамога дзеяньня навакольных стрэсараў.

! **Вялікае значэньне маюць псіхалагічныя ўсталёўкі: ад таго, як вы ацаняеце стрэсар, залежыць ваша фізіялягічная рэакцыя на яго і ваша магчымасьць да яго адаптавацца.**

Што ж ёсьць стрэсам? Адзін і той жа чыньнік для кагосьці можа быць стрэсарам, а для іншага — не. Спартовец лёгка падымае вагу, здольную траўмаваць пачаткоўца, дасьведчаны перамоўца спакойна сьпіць пасьля канфлікту, які б ня даў заснуць усю ноч звычайнаму чалавеку. Тое, што для нас зьяўляецца ці не зьяўляецца стрэсарам, шмат у чым залежыць выключна ад нашых рэсурсаў і навыкаў. Калі вы ўмацоўваецеся, ранейшая нагрузка выклікае ў вас ужо не стрэс, а толькі подзіў. Вялікае значэньне маюць псіхалягічныя ўстаноўкі: ад таго, як вы ацэньваеце стрэсар, залежыць ваша фізіялягічная рэакцыя на яго і ваша магчымасьць да яго адаптавацца.

Узьдзеяньне стрэсу на арганізм залежыць і ад іншых рэсурсаў здароўя. Напрыклад, пры стрэсе павышаецца артэрыяльны ціск, расьце ўзровень тлушчаў і глюкозы ў крыві — і гэта зьяўляецца рызыкай сардэчна-сасудзістых захворваньняў і дыябэту. Але калі вы займаецеся спортам, то вашыя цягліцы лёгка спаляць лішак тлушчаў і глюкозы, а яшчэ пры руху выдзяляецца аксід азоту, які зьмяншае артэрыяльны ціск. Так актыўнасьць абараняе вашае цела ад стрэсу. А вось калі ў стане стрэсу вы лежыце на канапе перад тэлевізарам і заядаеце яго піцай, гэта яшчэ мацней павялічвае ўсе рызыкі.

Няглежачы на тое, што ў гэтым разьдзеле ўвесь час выкарыстоўваецца слова «стрэс», я б рэкамэндаваў менш ужываць яго ў адносінах да свайго жыцьця. Кажучы «стрэс», мы як быццам ставім сабе дыягназ невылечнай хваробы, зь якой трэба зьмірыцца й жыць. Лепш скажыце сабе, маўляў, у мяне ёсьць задача ці праблема, што выклікае ў мяне пэўныя рэакцыі. І калі гэта задача, дык яе можна прааналізаваць і вырашыць, а ня «вытрываць».

Зрабіць зь лімонаў ліманад. Мне падабаецца мэтафара з гештальт-тэрапіі: *стрэс — гэта ежа. Чым гастрэйшыя вашыя зубы і мацнейшыя сківіцы, тым мацнейшы стрэс вы можаце ня проста перажаваць, але й засвоіць ягоныя карысныя ўласьцівасьці. Любыя падзеі як ежа — ці зможаце вы іх перастраваць?* Слушна заўважалі стоікі: «Нашыя дзеяньні могуць сутыкацца зь перашкодамі, але для нашых намераў ці плянаў перашкодаў не існуе. Бо мы здольныя падладжвацца і прыстасоўвацца. Сьвядомасьць прыстасоўваецца і абяртае на сваю карысьць перашкоду, якая стала на шляху нашых дзеяньняў. Перашкода на шляху дзеяньня спрыяе дзеяньню. Тое, што стаіць на шляху, становіцца шляхам». *Марк Аўрэлій, 170 год н.э.*

Пытаньні і заданьні

1. Ці гатовыя вы адхапіць «свой кавалак» ад жыцьця, адаптаваўшыся да новых умоваў? Ці вы лічыце, што мусіць зьмяніцца сам сьвет?

2. Успомніце сытуацыі, якія былі стрэсавымі для вас у мінулым, а цяпер вы лёгка даяце ім рады. Што дапамагло вам зьнізіць іх стрэсагеннасьць?

3. Якая ваша самая тыповая рэакцыя на стрэс? Ударыць, уцячы, замерці, дрыжаць? Ці дапамагае яна вам? Ці ўдавалася вам зьмяніць сваю тыповую рэакцыю?

2. Уплыў стрэсу на здароўе

Прымаўка сьцьвярджае, што «ўсе хваробы ад нэрваў, і толькі некаторыя — ад задавальненьня». Які стрэс найбольш небясьпечны? Той, што выклікае зьнясіленьне, якім мы не можам кіраваць. Замест адаптацыі такі стрэс выклікае страту рэсурсаў, выгараньне, зьнясіленьне, аж да дэпрэсіі. Гэта суправаджаецца адчуваньнем катастрофы, стратай сэнсу і задавальненьня ў жыцьці. Небясьпечная не аднаразовая стрэсавая рэакцыя, а менавіта сыстэматычнае ўздзеяньне на працягу доўгага часу: «шкодны» стрэс мае выразны назапашвальны эфэкт. У сучасным жыцьці мы сутыкаемся зь лішкам стрэсу эмацыйнага, некантраляванага, хранічнага, і пры гэтым нам можа бракаваць гострага стрэсу.

Гостры стрэс, такі як фізычная актыўнасьць, хоць і павялічвае ціск, але трэніруе сэрца — у выніку спорт зьніжае ціск і пульс у стане спакою, што зьяўляецца спрыяльным і карысным.

Для нашых далёкіх продкаў стрэс быў зьвязаны з прамой пагрозай для жыцьця, для выжываньня даводзілася разьвіваць фізычную актыўнасьць і эканоміць энэргію. Таму пры стрэсе запускаюцца рэакцыі, якія павышаюць гатоўнасьць да фізычнай актыўнасьці (рэакцыя «бі — бяжы»): павялічваецца ціск, пульс, пачашчаецца дыханьне, павялічваецца цяглічны тонус і канцэнтрацыя ў крыві глюкозы і тлушчаў. Калі такая рэакцыя запускаецца занадта часта, а пры гэтым мы шмат сядзім, то яна шкодзіць нам: павышэньне цукру павялічвае пашкоджаньне сасудаў і павышае рызыку дыябэту, павышэньне тлушчаў правакуе зьяўленьне атэрасклерозу, павышэньне ціску павялічвае рызыку сардэчна-сасудзістых захворваньяў і да т. п.

Хранічны стрэс і энэргія

Пры стрэсе арганізм пачынае запасіць энэргію, бо хранічны стрэс часта быў зьвязаны з голадам. Таму ў нас узмацняецца апэтыт, назапашваецца тлушч, адключаюцца «няважныя» палавая сыстэма, шчытавіца, імунітэт, касьцяная сыстэма — усё дзеля эканоміі энэргіі. **Калі гаворка ідзе пра выжываньне, то нам, вядома, не да размнажэньня.**

Разьвіваецца гіпадынамія — і гэта не «сьвядомае» нежаданьне рухацца, першаснае тут менавіта прыгнечаньне жаданьня руху мозгам. Пры гэтым чым менш мы рухаемся і больш ямо, тым яшчэ вышэйшая рызыка дэпрэсіі і яшчэ ніжэйшыя рэсурсы — так фармуецца замкнёнае кола.

Стрэс і запаленьне

Стрэс павялічвае ўзровень запаленьня. У выпадку нападу або ўцёкаў звычайна здараюцца раненьні, у раны могуць трапіць бактэрыі, таму важна загадзя павысіць актыўнасьць запаленчай рэакцыі — так эвалюцыйна арганізм прывык рэагаваць на стрэс. Таму пры стрэсе арганізм «па звычцы» назапашвае вадкасьць і натрый, павялічвае актыўнасьць сыстэмы згортваньня і ўзровень запаленчых малекулаў. У бойцы гэта дапамагло б справіцца са стратай крыві і хутчэй загаіць раны. У звычайным мірным жыцьці гэта толькі павялічвае нашы рызыкі: напрыклад, чым вышэйшы ўздым запаленчага маркера С-рэактыўнага бялку, тым вышэйшая рызыка разьвіцьця постстрэсавай дэпрэсіі.

Рэгуляцыя стрэсу

Стрэсавая сыстэма мае шмат **узроўняў рэгуляцыі**. На гарманальным узроўні працуюць гармоны картызол і адрэналін, ім дапамагае вэгетатыўная нэрвовая сыстэма. Яна складаецца са стрэсавай сімпатыйнай і антыстрэсавай парасімпатыйнай сыстэмаў, гэта як газ і тормаз у аўтамабілі.

! Гіпэрактыўнасьць сімпатыйнай нэрвовай сыстэмы пагаршае шкоду стрэсу, а, стымулюючы парасімпатычную сыстэму, мы можам заўважна прыслабіць дзеяньне стрэсу на наш арганізм.

Некантраляваны гостры стрэс празьмернай сілы павялічвае рызыку сьмерці. Напрыклад, крах біржы, як і землятрус, павялічвае ў найбліжэйшыя дні сьмяротнасьць ад сардэчна-сасудзістых захворваньняў. Нават пройгрыш любімай каманды можа павысіць сьмяротнасьць, а вось выйгрыш можа зьнізіць рызыку сьмяротнасьці бліжэйшымі днямі — такая адказнасьць перад заўзятарамі. Пастаноўка дыягнозу «рак» павялічвае рызыку сардэчна-сасудзістай сьмерці ў першы тыдзень амаль у шэсьць разоў, у першы месяц — у тры разы, а да канца года рызыка становіцца сярэдняй.

Стрэс нэгатыўна ўплывае на працу мозгу, зьніжае нэўрапластычнасьць, сінаптагенэз, нэўрагенэз, што вядзе да пагаршэньня памяці і павелічэньня рызыкі дэмэнцыі. Хранічныя стрэсы фізічна зьмяншаюць памер мозгу, пакутуюць найважнейшыя структуры мозгу: гіпакамп (памяншаецца на 7–15 %) і кара лобных доляў. Вобласьці прэфрантальнай кары адказваюць за самакантроль, а чым горшы самакантроль — тым горш вы даяце рады са стрэсам. І зноў фармуецца заганнае кола.

Стрэс і сэрца

Стрэс адмоўна ўзьдзейнічае на сэрца: узмацняе працу сімпатыйнай нэрвовай сыстэмы, пагаршае кровазабесьпячэньне, правакуе разьвіцьцё арытмій, стымулюе згусаньне крыві і г. д. Чым больш напругі на працы, тым вышэйшая рызыка атэрасклерозу каранарных сасудаў і падвышанага ціску. У Японіі нават існуе тэрмін «каросі» — сьмерць (інсульт або інфаркт) на працоўным месцы ад перапрацоўкі. Высокі ўзровень перажытага стрэсу летась у чатыры разы павялічвае рызыку інсульту. А ўсяго некалькі месяцаў перапрацоўкі па 10 гадзінаў за дзень на траціну павялічваюць імавернасьць інсульту.

Праграмы зьніжэньня стрэсу пасьля інфаркту прыводзяць да зьніжэньня сьмяротнасьці ў бліжэйшы год назіраньня, а праграма рэляксацыі на працягу 6–9 месяцаў зьніжае ня толькі стрэс, але й ягоныя наступствы — зварочвае атэрасклероз, прыводзіць да памяншэньня таўшчыні інтым-мэдыя сонных артэрыяў, зьніжае ЧСС, павышае варыябэльнасьць сардэчнага рытму, паляпшае пераноснасьць фізычнае нагрузкі, зьніжае частасьць прыступаў стэнакардыі, эпізодаў арытміі, а таксама колькасьці сьмерцяў ад ССЗ.

Стрэс зьніжае адчувальнасьць да інсуліну і павялічвае рызыку дыябэту. Стрэсавае пераяданьне пагаршае гэты працэс. Пры стрэсе лішак картызолу ўзмацняе страту цяглічнай масы і павялічвае набор тлушчу ў вобласьці жывата, правакуючы вісцэральнае атлусьценьне, а таксама ў верхняй частцы цела, уключаючы твар і шыю. Хранічны стрэс пагаршае структуру цела, прыводзячы да ўтварэньня ў розных частках цела «пастак тлушчу», устойлівых да пахуданьня. Стрэс вядзе да парушэньня працы імуннай і стрававальнай сыстэмаў, прама ці ўскосна шкодзіць усяму арганізму. Стрэс кароціць тэламэры, а чым карацейшыя тэламэры, тым вышэйшая хуткасьць старэньня.

Стрэс і нездаровыя паводзіны

Як трапна заўважыў Ірвін Ялам: «Чалавек не выбірае сваю хваробу, але ён выбірае стрэс — і менавіта стрэс выбірае хваробу». Бадай, найболей небясьпечным зьяўляецца тое, што стрэс робіць чалавека больш імпульсіўным і звужае гарызонт пляваньня. Чалавек пачынае для расслабленьня заядаць стрэс, які і сам па сабе ўзмацняе цягу да высокакалярыйнай ежы і дазваляе зьесьці неймаверную колькасьць ежы без адчуваньня насычэньня. Стрэс узмацняе цягу да нікатыну, алькаголю, іншым наркотыкам, азартным гульням, рызыкоўным паводзінам, залежным адносінам. Фармуецца нездаровая мадэль паводзінаў: пры стрэсе мы «ўзнагароджваем» сябе смачным, і гэта замацоўвае паводзіны «лузэра». Пакуль мы знаходзімся ў стане стрэсу і не рашылі задачу, варта пазьбягаць узнагародаў любога кшталту. Ёсьць рызыка пачаць змагацца стымулятарамі з такімі стрэсавымі сымптомамі, як стома або ангеданія, актыўна нарошчваючы іх дозы. У рэшце рэшт гэта прывядзе толькі да большага спусташэньня.

2. УПЛЫЎ СТРЭСУ НА ЗДАРОЎЕ

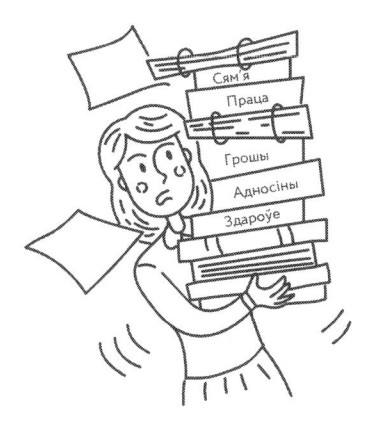

! У стане стрэсу вялікая рызыка зрыву і вяртаньня да ранейшых нездаровых мадэляў паводзінаў, таму, калі вы былі залежныя ад ежы, алькаголю ці курэньня, будзьце асабліва пільныя.

Скарачэньне HALT(S) часта выкарыстоўваецца ў прафіляктыцы і лячэньні залежнасьцяў як трыгеры зрыву. Hungry (галодны), angry (злы), lonely (самотны), tired (стомлены), S ёсьць некалькі Sad Sick Stressed Serious (сумны, стрэсаваны, сур'ёзны) — гэта трыгеры, якія запускаюць непажаданыя паводзіны і прыводзяць да таго, што мы прымаем няправільныя рашэньні і можам сарвацца. Калі вы знаходзіцеся ў адным з гэтых станаў, то лепш устрымацца ад высноваў, словаў і дзеяньняў. Бо гэтыя станы вельмі моцна ўплываюць на працэс мысьленьня, скажаючы яго, і гэтае скажэньне нам цяжка заўважыць. Спачатку трэ выправіць стан (паесьці, супакоіцца, пагутарыць, адпачыць), а затым — прымаць рашэньні.

Мысьленьне і стрэс

Актыўнасьць прэфрантальнай сыстэмы залежыць ад шматлікіх чыньнікаў — стрэсы, недасып, разумовая і фізычная перагрузка, выгараньне саслабляюць яе. Аслабленьне агульнага здароўя, гарманальны дысбалянс, дэфіцыт сонечнага сьвятла або зьбедненае асяродзьдзе — усё гэта зьніжае яе сілу. Акрамя агульнага зьніжэньня разумовай прадукцыйнасьці, адбываецца і сёе-тое горш: аслабляецца тармазны кантроль над падкоркавымі цэнтрамі, уключаючы мігдаліну, прылеглае ядро і да т. п. Растармажэньне вядзе да фэномэну «блуканьня розуму», якое на фоне стрэсу і стомы афарбоўваецца нэгатывам, бо ў стане стрэсу значнасьць нэгатыўных чыньнікаў вышэйшая і яны аўтаматычна прыцягваюць увагу.

Як гэта адбываецца? Спачатку ваша ўвага адзьдзяляецца ад вонкавых чыньнікаў і перанакіроўваецца на ўнутраную плынь інфармацыі, затым паніжаецца кантроль над сэнсавым зьместам сьвядомасьці, узмацняецца выманьне інфармацыі з памяці і ўсе мэты мысьленьня становяцца асабіста і эмацыйна афарбаванымі. Калі нэгатыўная думка ці эмоцыя прыходзіць, прэфранталка павінна зь ёй нешта зрабіць, неяк адрэагаваць.

Прэфрантальная кара мозгу — гэта інструмэнт, як Google. «Окей, Гугл, чаму мне кепска?» І вы атрымліваеце сотні й тысячы магчымых прычынаў, разгляд якіх («зварот да памяці») прымушае зноўку перажываць нэгатыўны вопыт і яшчэ мацней закручвае сьпіраль нэгатыву.

У стрэсе ў нас скача фокус увагі, адбываецца аўтаматычнае абмежаваньне ўспрыманьня інфармацыі, не зьвязанай з выжываньнем, нам цяжка адрозьніваць дэталі, бо ўзмацняецца палярызацыя мысьленьня (чорна-белае ўспрыманьне), пагаршаюцца пэўныя кагнітыўныя навыкі, памяншаецца здольнасьць улічваць наступствы сваіх дзеяньняў, узмацняецца стэрэатыпнасьць, могуць паўстаць фэномэн блякады мінулага досьведу і тунэльнае ўспрыманьне і яшчэ шмат іншых багаў. Самае непрыемнае ў гэтых багах — мы ня можам заўважыць іх знутры, то бок знаходзячыся ў стане стрэсу.

Ня ўсім сваім думкам вер

Адным з найважнейшых для мяне адкрыцьцяў ва ўсьвядомленасьці стаў навык адрозьніваць «слабыя» думкі, выкліканыя стрэсам і рэакцыяй на эмоцыі, ад маіх «моцных», сапраўдных думак, якія адлюстроўваюць рэальнасьць і мае асабістыя ўстаноўкі. Усьвядомленасьць дапамагае зразумець, што «слабыя» думкі — гэта толькі «ўнутраная прапаганда», рэакцыя на нерэалістычную ўнутраную карціну сьвету, фэйк. Калі мы сур'ёзна рэагуем на «слабыя» думкі, то ўспрымаем сваю слабасьць пасьля ГРЗ за слабахарактарнасьць, варожае ўспрыманьне іншага чалавека праз недасып як яго рэальную ацэнку, страх перад пачаткам праекта празь нізкі тэстастэрон за сваё прыроджанае няўменьне канкураваць.

Якая з гэтага выснова? З эмоцыямі ня варта «лягічна разьбірацца», калі яны зьяўляюцца толькі прадуктам вашага стрэсу, недасыпу, хваробы, г. зн. адлюстраваньнем «слабога» стану зь нізкім кагнітыўным кантролем і неадэкватным успрыманьнем рэальнасьці. Важна ў кожны момант разумець, што нашае мысьленьне залежыць ад стану розуму і цела. Чым вы слабейшыя фізычна, чым горшы кантроль увагі, тым горшае і кіраваньне падкоркай. Усьвядомленасьць, вядзеньне дзёньніка дазваляе заўважыць, як моцна мяняецца хада вашых думак у залежнасьці ад узроўню энэргіі.

Спытайце сябе: мае думкі проста цяпер — гэта рэальнасьць ці прадукт сьвядомасьці або стрэсу? Ёсьць клясычная мадэль успрыманьня АВС, дзе А — рэальная сытуацыя (як быццам запіс відэа), В — яе інтэрпрэтацыя сытуацыі (ацэначнае меркаваньне), С — нашыя рэакцыі ды імпульсы. Так мы можам асобна разгледзець усе кампанэнты нашага ўспрыманьня і ўбачыць неадпаведнасьці.

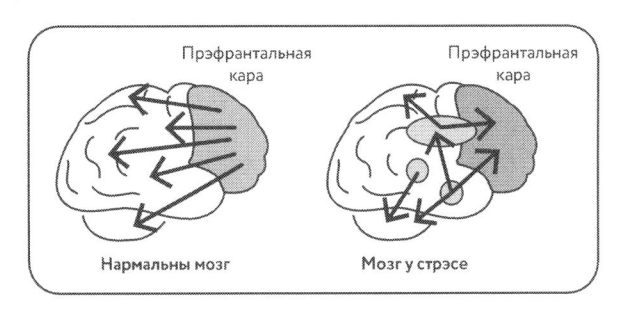

Верце думкам у моцныя моманты. Важна даваць ацэнкі, прымаць рашэньні, плянаваць, весьці перамовы толькі ў тыя моманты часу, калі ваша прэфранталка ў найлепшай форме — як правіла, гэта ранішні час. На працягу тыдня імкніцеся заставацца ў форме, сочачы за рэжымам і ўзроўнем актыўнасьці, каб як мага больш гадзінаў былі «моцнымі». Усё, што дапамагае палепшыць здароўе, аптымізаваць біямаркеры, умацаваць стрэсаўстойлівасьць — усё гэта павышае колькасьць «моцных» гадзінаў. Важны навык адрозьніваць «слабыя» думкі, выкліканыя стрэсам і рэакцыяй на эмоцыі, ад «моцных», сапраўдных думак, якія адлюстроўваюць рэальнасьць і асабістыя ўстаноўкі.

Вымярайце стрэс

Рыпеньне можа напалохаць нас толькі ў цемры, а ня ў сьветлым пакоі. Так і стрэс палохае нас, калі ён незразумелы. Пачніце вывучаць стрэс, і ўжо гэта аслабіць ягонае ўзьдзеяньне. Можна спалучаць розныя спосабы, бо ніводны зь іх не дасканалы. Возьмем аналіз стрэсу: можна здаць у лябараторыі шэраг стрэсавых паказьнікаў, напрыклад профіль картызолу або альфа-амілазу сьліны, можна з дапамогай датчыка маніторыць варыябэльнасьць пульсу, праходзіць апытанікі і ацэньваць як стрэсар, так і сваю рэакцыю на яго.

Важна ўмець назіраць, і найлепшы спосаб для гэтага — весьці **дзёньнік стрэсу**. Адзначайце, як вы рэагуеце на стрэсавы дзень: затор, складаная размова, таксічны калега, бессань, сьпешка, — і ацэньвайце, што вам дапамагае, а што яшчэ больш узмацняе стрэс. Зь якімі стрэсарамі вы сустракаецеся часта і яны сталі для вас звыклымі, а якія стрэсары рэдкія ў вашым жыцьці?

Адсочвайце рэакцыі на кожны ўзьніклы стрэсар:

• фізыялягічныя рэакцыі: потадзьдзяленьне, пачашчаны пульс, цяглічная напруга;

• псыхалягічныя рэакцыі: страх, турбота, зьбянтэжанасьць, скрайняе хваляваньне.

Ацаніце свае спосабы адаптацыі да стрэсара, прыёмы рэляксацыі, скарыстаныя ў гэты дзень, і іх эфэктыўнасьць. Адзначайце адчуваньні на працягу дня: фізычныя, напрыклад, галаўны боль, боль у страўніку ці ў сьпіне, і псыхалягічныя, напрыклад, прыступ неспакою, пачуцьцё няўпэўненасьці, адчуваньне цэйтноту.

Ацаніце сваю стрэсавую рэакцыю:
• парог рэакцыі: які стымул якой сілы выклікае ў вас стрэс;
• велічыня рэакцыі: як вы рэагуеце;
• хуткасьць згасаньня і аднаўленьня пасьля стрэсу: чым хутчэй вы вяртаецеся ў норму, тым вышэйшыя вашыя рэсурсы.

У інтэрнэце можна знайсьці вялікую колькасьць карысных апытанак, якія дапамогуць ацаніць вашую рэакцыю на стрэс і індывідуальныя асаблівасьці. Вы можаце зразумець, да якіх копінг-стратэгіяў зьвяртаецеся часьцей за ўсё, які ў вас тып паводзінаў: тып А — сімпатыйны, або тып Б — парасімпатыйны.

Варыябэльнасьць сардэчнага рытму можна вымяраць з дапамогаю бранзалета, датчыка, тэлефона, вымяраюцца шмат паказьнікаў, напрыклад SDNN, RMSSD, pNN50. Чым вышэй варыябэльнасьць пульсу, тым лепш. Разьлічваюцца і вытворныя: хвалі з высокай частатой HF паказваюць актыўнасьць парасімпатыйнай сыстэмы, а зь нізкай LF — сімпатыйнай. Калі мала HF, то брак расслабленьне, калі мала LF — то нізкі тонус. Суадносіны LF / HF характарызуе вэгетатыўны балянс.

Пытаньні і заданьні

1. Як хутка вы вяртаецеся ў норму пасьля перажытага стрэсу? (Чым хутчэй, тым лепш.)

2. Як мяняецца вашае ўспрыманьне сьвету, сябе і іншых людзей у момант стрэсу?

3. Як стрэс уплывае на вашыя паводзіны і якія шкодныя звычкі ён у вас правакуе? Пачніце весьці дзёньнік стрэсу, каб заўважыць гэта.

3. Стрэс і энэргія

Гостры стрэс можа зарадзіць нас энэргіяй, і стрэсавую падзею мы можам утаймаваць як неаб'езджанага жарабца. Хранічны ж стрэс — ён як паразіт, павольна высмоктвае сілы і энэргію з дня ў дзень. Як мы ўжо гаварылі, стрэсаўстойлівасьць непасрэдна зьвязаная з нашым узроўнем энэргіі і колькасьцю рэсурсаў. Чым менш у нас энэргіі, тым горш мы супрацьстаім стрэсу і тым менш у нас застанецца энэргіі — узнікае замкнёнае кола. Доўгае ўздзеяньне стрэсараў, кепскае аднаўленьне і нізкія рэсурсы прыводзяць да перагрузкі і зьнясіленьня, а гэта зьмяншае ўзровень даступнай нам энэргіі, якую мы можам накіраваць на вырашэньне сваіх праблемаў.

> **!** Многія людзі, якія хочуць зьмяніць сваё жыцьцё, ня могуць гэтага зрабіць проста таму, што не валодаюць дастатковым узроўнем энэргіі.

Канцэпцыя «аластатычнай нагрузкі» стрэсу кажа аб працяглым залішнім узьдзеяньні стрэсавых чыньнікаў, якія маюць назапашвальны нэгатыўны эфэкт. Калі нагрузка занадта вялікая, у арганізьме ўзьнікае канкурэнцыя паміж рознымі працэсамі. Можа бракаваць рэсурсаў на аднаўленьне або на імунітэт, бо прыярытэтам пры стрэсе зьяўляецца кароткатэрміновае выжываньне, а доўгатэрміновыя наступствы аказваюцца ня так важныя. У рэшце рэшт назапашаная стрэсавая нагрузка вядзе да паломкі ў самым уразьлівым месцы арганізма. Чым болей у вас стрэсу, тым меней сілаў, а чым меней сілаў, тым меншая гатоўнасьць супрацьстаяць стрэсу.

Псыхалягічныя рэсурсы — гэта як праграмы для кампутара. Чым лепшыя праграмы, тым больш эфэктыўна мы адаптуемся і вырашаем складаныя жыцьцёвыя сытуацыі. Да ліку такіх рэсурсаў можна аднесьці самакаштоўнасьць, самакантроль, самапавагу, прафэсійныя кампэтэнцыі, сацыяльнае асяродзьдзе, сям'ю, даход — усё, што прама або ўскосна павялічвае выжываньне ды імавернасьць дасягненьня мэтаў. Павялічваючы, пісьменна аднаўляючы і пераразьмяркоўваючы свае рэсурсы, мы пачынаем лягчэй прыстасоўвацца.

Таму разьвіцьцё стрэсаўстойлівасьці і ўключае ў сябе самыя розныя навыкі — гэта ня проста пра «ўмець адпачываць». Галоўным рэсурсам звычайна выступае самакантроль і самаарганізацыя, якія кантралююць і арганізуюць разьмеркаваньне іншых рэсурсаў і мацней за ўсё падаюць пры стрэсе.

Варонка зьнясіленьня

Калі мы пасьпяхова адольваем адну задачу, то ўпэўненыя, што можам адразу пацягнуць такую ж ці яшчэ больш складаную, забываючы пра неабходнасьць аднаўленьня сілаў. Шкодная прынятая ў культуры «гераізацыя працы» і небясьпечныя для здароўя віды работ, дзе да супрацоўнікаў выстаўляюцца высокія патрабаваньні, але забясьпечваецца нізкая падтрымка. Часта прафэсійная дзейнасьць страчвае часавыя рамкі, адцягвае і раніцай, і ўвечары. Каб лепей спраўляцца з працай, мы менш адпачываем і пачынаем скарачаць «непатрэбную» актыўнасьць: сустрэчы, хобі, забаўкі.

! Парадокс: чым больш мы прыбіраем сілкавальныя для нас заняткі, тым меней у нас застаецца сілаў.

Зьнясіленьне неўпрыкметаў выклікае страту задавальненьня ад жыцьця, разьвіваецца ангеданія. Нам усё меней хочацца нешта рабіць, узьнікае раздражняльнасьць, звужэньне кола кантактаў, пракрастынацыя, мяняецца сон, становіцца менш спантаннасьці й лёгкасьці ў паўсядзённым жыцьці, зьнікае жаданьне рабіць нават рутынныя справы. Узьнікае своеасаблівая сыпячка, якая суправаджаецца пачуцьцём хранічнае стомы — калі працяглы адпачынак перастае прыносіць палёгку, у адрозьненьне ад назапашанай стомы, калі адпачынак яшчэ дапамагае. Хранічны стрэс і нездаровы лад жыцьця могуць прывесьці і да мэтабалічных парушэньняў, разьвіцьця своеасаблівага «рэжыму дэфіцыту», пры якім усе працэсы скіраваныя на эканомію энэргіі і выжываньне. Калі людзі не выкарыстоўваюць свае навыкі, то пачынаюць іх страчваць: зьмяншаюцца цяглічная маса, кагнітыўныя здольнасьці, стрэсаўстойлівасьць і шматлікае іншае.

Стратэгія назапашваньня энэргіі

Пры хранічным стрэсе ўзьнікае звычка жыць адным днём. Людзі заклапочаныя здыманьнем стрэсу, бо рэальнасьць такая невыносная. Стрэс можна здымаць ілюзіямі або дафамінавай «халявай»: рызыкоўнымі паводзінамі, гіпэркалярыйнай ежай, альгаголем, азартнымі гульнямі, наркотыкамі і да т. п. Такі нездаровы лад жыцьця і стымуляцыя на час могуць падняць настрой і энэргію, але забіраюць сілы і энэргію ў заўтрашняга дня, узмацняючы стрэс. Пачаць назапашваньне энэргіі варта з увядзеньня антыстрэсавага рэжыму. Праца са стрэсам індывідуальная: залежыць ад генэтыкі, асабістых асаблівасьцяў, тыпу стрэсара, акалічнасьцяў і даступных вам рэсурсаў. Часта дапамагае нават зьмена ацэнкі сытуацыі. Зьмяніўшы бачаньне, можна зьмяніць і фізыялягічную рэакцыю на стрэсар, вызначыўшы яго як «не пагрозьлівы».

Чым мацней вы будзеце прымушаць сябе штосьці рабіць, тым вышэй будзе стрэс і, верагодна, гэта ня пойдзе вам на карысьць. Велізарныя планы могуць сарваць усю распачатую працу над сабой, таму пачынаць трэба зь невялікіх крокаў.

Моцны стрэс дае інфармацыю ў катэгарычнай форме: «Такім займацца нельга! Гэтага трэба пазьбягаць любым коштам!» Таму зону камфорту варта пашыраць паступова, дамагаючыся невялікіх зьменаў. Як толькі вы страчваеце цікавасьць ці адчуваеце агіду, варта спыніць заняткі: спорт, дыета ці вывучэньне новага навыку варта рабіць «па любові». Важна дадаць у кожны працэс задавальненьне, атрымліваючы кайф ад пераадоленьня сябе, ад прыгожага спартовага адзеньня або сэрвіроўкі стала. Рэгулярнасьць нават малых перамог і захаваньне рэжыму важныя для павелічэньня ўпэўненасьці ў сабе, што дасьць вам сілы для далейшага прагрэсу. Разглядайце свае заняткі як інвэстыцыю ў будучыню, бо карысьць — гэта і ёсьць задавальненьне ў будучыні.

Рэсурсы энэргічнасьці

Усе рэсурсы энэргічнасьці мы можам умоўна падзяліць на цэнтральныя і пэрыфэрычныя. Да цэнтральных можна аднесьці прэфрантальную кару, дафамінавую сыстэму і цэнтры, якія адказваюць за стрэс. Розныя дафамінавыя праблемы, ад залежнасьцяў да фрустрацыяў, забіраюць вельмі шмат энэргіі. Таму такія важныя ўсьвядомленасьць і разуменьне таго, што менавіта ў вашым жыцьці забірае энэргію і ўвагу, дзе вашыя «чорныя дзіркі».

Паспрабуйце ўпарадкаваць увагу. Прыбярыце паглынальнікі вашай увагі ў жыцьці, факусуйцеся на сваіх плянах, думайце пра будучыню, практыкуйце ўдзячнасьць таму, што ёсьць цяпер. Разьбярыцеся з інфармацыяй, якую вы «ўжываеце», і памятайце, што яна таксама сёе-тое есьць — вашую ўвагу! Што яшчэ крадзе энэргію? Часьцяком розныя крыўды, пачуцьцё віны, трывога, румінацыі могуць адымаць большую частку вашай энэргіі зусім непрадуктыўна.

Даданьне спантаннасьці, навізны, гульні, крэатыўнасьці, разнастайнасьці ў паўсядзённае жыцьцё дапаможа павысіць і ўзровень энэргіі. Варта паступова прыбіраць дафамінавую «халяву» (цукар, вугляводы, алькаголь, смартфон, балбатню) і дадаваць больш добрага дафаміну (хобі, масаж, камунікацыя, сонца, рух, перамогі і да т. п.).

Для адэкватнай працы мозгу неабходнае падсілкоўваньне задавальненьнем. Наш настрой, матывацыя, энэргія залежаць ад нэўрамэдыятара дафаміну. Навык шчасьця — гэта атрыманьне задавальненьня зь ненаркатычных крыніцаў. Чым менш чалавек атрымлівае задавальненьня ад свайго паўсядзённага жыцьця, тым больш актыўна ён зьвяртаецца да вонкавай стымуляцыі. Калі дафаміну бракуе, то ўзьнікае «сындром дэфіцыту задаволенасьці» — калі вам цяжка атрымліваць задавальненьне ад паўсядзённых справаў, учынкаў, стасункаў. Усё перастае цешыць, акрамя магутных гіпэрстымуляў, часьцяком небясьпечных ці перакручаных, а калі нешта кранае, хвалюе, то радасьць хутка зьнікае.

Праблема дэфіцыту задаволенасьці зьвязаная з самымі разнастайнымі відамі залежнасьцяў: алькаголь, курэньне, інтэрнэт, залежныя стасункі, пераяданьне, агрэсія, рызыкоўныя паводзіны, наркатычныя залежнасьці, парназалежнасьць і інш.

Чым мацней, часьцей і даўжэй вы стымулюеце сваю дафамінавую сыстэму задавальненьняў, тым меншую колькасьць дафаміну яна пасьля выпрацоўвае. Пасьля моцнай стымуляцыі любога кшталту назіраецца дысфарыя і ангеданія: лішак задавальненьняў у любым выглядзе зьмяншае адчувальнасьць дафамінавых рэцэптараў, вядзе да страты смаку ад жыцьця, зьмяншае жаданьне дасягаць нечага. **Таму важна прытрымлівацца ўмеранай аскезы і абмежаваньняў — парадаксальна, але яны зробяць асалоды больш яркімі і дапамогуць вярнуць матывацыю.**

«Не дазваляйце сабе аніякіх глупотаў, акрамя тых, якія прынясуць вам велізарнае задавальненьне»: сёньня ў тэрапіі пазітывам людзей вучаць атрымліваць задавальненьне ад плянаваньня, дзеяньня і навучаньня. Скароціце колькасьць справаў, якія вы ня хочаце рабіць, якія вам зусім не даспадобы, і дадайце больш справаў, якія павялічваюць настрой і якія вы робіце з задавальненьнем. Вы загадзя плянуеце сабе задавальненьні, каб атрымліваць радасьць ужо ад іх прадчуваньня — я называю гэта «дафамінавым маяком», — затым сьвядома атрымліваеце асалоду ад працэсу, пасьля гэтага дзеліцеся ўражаньнямі зь іншымі і разьвіваеце ўдзячнасьць ад перажытага. Радасьць лечыць і зараджае!

Пэрыфэрычныя рэсурсы энэргічнасьці — гэта ўсё, што знаходзіцца за межамі чарапной каробкі, гаворка як пра ўзьдзеяньне на цела, так і пра біяхімічныя аспэкты работы арганізма. Для таго каб выявіць магчымыя прычыны зьніжэньня энэргічнасьці на ўзроўні гармонаў і мэтабалізму, трэба правесьці шэраг дасьледаваньняў.

Парушэньні працы шчытавіцы (аналіз ТТГ, вольнага Т3), зьніжэньне тэстастэрону, павы-

шэньне запаленьня (С-рэактыўны бялок і ІЛ-6), нізкі ўзровень жалеза (фэрытын), інсулінарэзістэнтнасьць і высокі глікаваны гемаглабін, лептынарэзыстэнтнасьць, высокі гомацыстэін (і нізкія ўзроўні B_9 і B_{12}) могуць прыводзіць да зьніжэньня энэргічнасьці.

Базавая нармалізацыя ладу жыцьця таксама вельмі важная. Напрыклад, гіпадынамія зьніжае энэргічнасьць, а гармон голаду грэлін, наадварот, павялічвае і ўзровень дафаміну, і энэргічнасьць. Ясная рэч, бяз добрага сну тут не абысьціся.

Пытаньні і заданьні

1. Як часта вы намаганьнем прымушаеце сябе нешта рабіць?
2. Якія праблемы са здароўем абмяжоўваюць вашу стрэсаўстойлівасьць?
3. Складзіце сьпіс «уцечак» вашай энэргіі, дзе розныя крыўды, трывогі зьядаюць вашыя сілы.

4. Антыстрэсавы рэжым

Антыстрэсавы рэжым — гэта своеасаблівы стрэсавы тайм-мэнэджмэнт, у якім важна пазьбягаць зьнясіленьня, правільна разьмяркоўваць рэсурсы, надаваць дастатковы час аднаўленьню. Правільны выразны рэжым дня з рэжымамі харчаваньня, руху і сну вельмі важны для назапашваньня сілаў. Варта перагледзець свае задачы, прыбраць тыя, што мардуюць вас, і павялічыць тыя, што сілкуюць.

! Завядзіце антыдзёньнік, у які першымі ўносіце паўзы, адпачынак, рэлаксацыю і толькі пасьля гэтага — справы!

Ніцшэ неяк заўважыў, што «той, хто ня можа ўкладваць 2/3 дня асабіста для сябе, павінен быць названы рабом». Але сучасныя дасьледаваньні паказваюць, што для адчуваньня шчасьця працоўнаму чалавеку трэба дзьве з паловай гадзіны часу для сябе. Бо, з аднаго боку, яго лішак вядзе да таго, што людзі адчуваюць бязмэтнасьць, ды і ўсе мы маем патрэбу ў структураваньні часу, а з другога — дэфіцыт вольнага часу рэзка зьніжае ўзровень шчасьця.

Прынцып сыметрычнасьці аднаўленьня

Чым большыя нагрузкі, тым глыбей і даўжэй мусіць быць аднаўленьне. Часта адпачынкам можа быць пераключэньне тыпу дзейнасьці: гэта пераключае і дамінантныя нэрвовыя цэнтры.

Распазнаваньне зьнясіленьня

Антыстрэсавы рэжым пачынаецца з уменьня пачынаць адпачываць раней, чым стомісься, бо калі разьвіваецца зьнясіленьне — гэта прыводзіць да таго, што аслабляецца праца прэфрантальнай кары, узмацняецца актыўнасьць мігдаліны, мы рэагуем аўтаматычна і губляем самакантроль. Важна навучыцца распазнаваць свае самыя раньнія прыкметы стомленасьці.

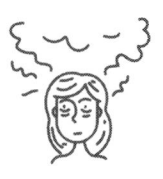

Распазнаваць зьнясіленьне

Напрыклад, вам хочацца «ўзбадзёрыцца», хочацца салодкага-тлустага-салёнага, ёсьць патрэба ў каве і стымулятарах, цягне пракрастынаваць, зьяўляецца пачуцьцё страты кантролю, разьюшваюць дробязі. Прыходзяць думкі стрэсу: «Чаму я? Гэта ўжо занадта! Мне павінна быць сорамна, я ніколі не змагу гэта зрабіць». А таксама словы "заўсёды", "я вінаваты", "усе яны", "пастаянна", "цалкам". Узьнікаюць адчуваньні загнанасьці, безвыходнасьці, перагрузкі, ціску, пратэсту, непрыманьня.

А якія ў вас самыя раньнія прыкметы стомленасьці?

Дзённы рэсурс прэфрантальнай кары ў нас абмежаваны, таму стрэсаўстойлівасьць — велічыня непастаянная, і ў выніку

4. АНТЫСТРЭСАВЫ РЭЖЫМ

стомленасьці ўзьнікае раздражняльнасьць, імпульсіўнасьць, схільнасьць да спакусаў і інш. Памятайце, што пераначуем — болей пачуем, плянуйце важныя справы на дні бяз моцных нагрузак, для самых важных ладзьце «прэфрантальныя панядзелкі», калі вы на максімуме сваіх сіл.

! **Першая палова дня, першая палова тыдня, час пасьля адпачынку, пасьля фізычнае актыўнасьці, як правіла, зьвязаныя з большай стрэсаўстойлівасьцю.**

Рабіце перапынкі

Паўзы — гэта нашая магчымасьць, мэтафарычна кажучы, "завастрыць сякеру" або "навастрыць касу". Тыя, хто рабіў такія перапынкі, заканчвалі свой дзень у больш добрым настроі. Чым цяжэйшая праца, тым больш эфэктыўныя такія невялікія паўзы. Што вы робіце падчас перапынку — ня так ужо важна, галоўнае, каб вы сябе да гэтага не прымушалі і вам падабалася тое, чым вы займаецеся.

Навукова ўстаноўлена, што перапынак у працы ў першай палове дня карысьнейшы для прадуктыўнасьці, чым у сярэдзіне ці канцы дня. Таксама было даведзена, што шмат кароткіх перапынкаў нашмат больш эфэктыўныя, чым адзін працяглы. Некаторыя дасьледаваньні паказваюць, што пры навучаньні новаму навыку неабходныя паўзы, роўныя часу навучаньня. 10 хвілінаў пазаймаліся? 10 хвілінаў і адпачывайце.

Я раю разьбіваць працу на фрагмэнты па **25–35 хвілінаў** зь невялікім перапынкам на 2–3 хвіліны, калі можна зьмяніць месца, папрысядаць, перакінуцца з калегам парай словаў, выпіць глыток вады. Для мяне ў паўзах лепш за ўсё працуе невялікая фізычная актыўнасьць, напрыклад сэт бэрпі ці хвіліна скачкоў.

Наступны цыкль — гэта тры малыя цыклі, ён складае ў сярэднім **1,5 гадзіны** (90 хвілінаў — гэта клясычны ультрадыяны рытм актыўнасьці), пасьля чаго перапынак на 15 хві-

лінаў. Тры паўтарагадзінныя цыклі складаюць адзін вялікі цыкль у 4,5 гадзіны. Паміж вялікімі цыкламі ёсьць адна гадзіна, якая звычайна спалучае фізычную актыўнасьць, прыём ежы і рэляксацыю. Атрымліваецца своеасаблівы фрактальны рэжым, дзе шмат структураваных перапынкаў. Такі рэжым я прыдумаў для сябе, ён рэальна дапамагае працаваць шмат і безь зьнясіленьня — і ўся справа ў структуры дня.

Пачатак працы і правільны настрой таксама маюць значэньне. Сфакусуйцеся на задачы, вылучыце сабе мэту, пункт гарызонту, паспрабуйце задаць пару цікавых пытаньняў да матэрыялу, знайсьці супярэчнасьці або займальную зачэпку, каб абудзіць цікавасьць.

Плянуйце

Плянаваньне — важны інструмэнт, які дае кантроль і здымае стрэс. Многія людзі складаюць доўгія сьпісы справаў, а затым, калі не пасьпяваюць усё зрабіць, адчуваюць толькі расчараваньне і стомлу. Я звычайна пляную кожны тыдзень і падводжу на выходных вынікі. Штораніцы стаўлю 1–3 важныя справы на дзень і арганізую рутыну вакол іх. Нашая працоўная памяць мае абмежаваны аб'ём, яе перапаўненьне адно выклікае трывогу і дае адчуваньне перагрузкі. Важна мець лёгкую галаву, каб ясна факусавацца на галоўным.

Для таго каб задзейнічаць энэргію эмоцыі, перафармулюйце задачы як міні-гісторыі. Напрыклад: «Сёньня я змог цудоўна расказаць у артыкуле пра важнасьць рэжыму дня і запаліць сэрцы сваіх чытачоў!» Няхай гэта захапляе і натхняе, няхай ваш плян будзе такім, каб неадкладна хацелася ўвасабляць яго ў жыцьцё.

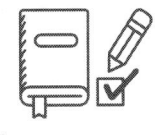

Плянаваньне

Падумайце, што вялікае вы можаце стварыць, як перасягнуць сябе ў сёньняшніх справах, кідайце сабе выклік. Пытайце сябе кожны раз: «Я зараз заняты ці прадуктыўны?» Занятасьць можа быць сучаснай лянотай — гэта калі вы імітуеце актыўную дзейнасьць замест таго, каб займацца сапраўды важнымі справамі. Не злоўжывайце рознымі «трэба» — гэта можа прывесьці да выгараньня. Лепш прааналізуйце прычыны пракрастынацыі і вырашыце іх.

Будзьце больш гнуткімі: жыцьцё дынамічнае і непрадказальнае, таму ня варта складаць дэталёвыя пляны наперад, а ўжо пагатоў пераносіць усе незавершаныя справы ў сваё заўтра.

Кожны дзень пачынайце з чыстага аркуша, з новага сьпісу справаў. Часам нечаканыя акалічнасьці могуць павялічваць колькасьць працы, і тады мы пачынаем неўпрыкметаў прапускаць прыёмы ежы, трэніроўкі, надаваць менш часу сваім хобі. Каб ня трапіць у пастку зьнясіленьня, важна правільна расставіць межы ў сваім жыцьці. Буфер паміж сабой і зьменлівымі абставінамі — гэта запас часу на выпадак такіх падзеяў.

Выязджайце на працу загадзя, каб нікуды і ніколі не сьпяшацца. Майце буфер паміж рознымі справамі, каб не адчуваць ціску дэфіцыту часу, а мець магчымасьць адпачыць і перазарадзіцца.

! **Калі ў вас заўсёды ёсьць запас часу для сябе, то вам не даводзіцца ахвяраваць асабістым, і нават само веданьне гэтага зьніжае стрэс.**

Межы — гэта мінімальныя і максімальныя адрэзкі часу, якія мы ўсталёўваем для сваіх справаў. Напрыклад, мінімум трэніровачнай актыўнасьці на тыдзень, максімум часу на адзін праект. Гэта важна, бо, як вядома, «праца займае час, адпушчаны на яе». Межы дапамагаюць пераадолець пачуцьцё сьпешкі, таму ствàрайце сабе прастору, дзе вы будзеце пачуваццa ў раскошы часу і сіл. Калі мы не пільнуем межаў і сыходзім ад сваіх мэтаў, гэта можа прывесьці да нездаровых наступстваў і пропуску магчымасьцяў. Як звычайна, рэжым — перадусім!

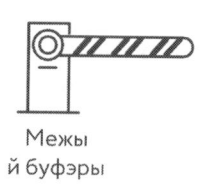

Межы й буфэры

Згадайце, як у фільме «Зьзяньне» герой Джэка Нікалсана бесьперапынна набіраў на друкарцы фразу "All work and no play makes Jack a dull boy" (Пастаянная праца без забаваў робіць Джэка нудным хлопцам).

Усталёўвайце прыярытэты

Прэфрантальная кара працуе лепш, калі ў нас выразна зададзеныя прыярытэты, інакш любая ўваходная інфармацыя будзе мець для мозгу аднолькавую важнасьць. Чым лепш мы бачым свае мэты, тым менш адцягваемся, застаёмся ўстойлівейшымі да стрэсаў і лепш працуем.

Перад працай выразна пагаварыце пра сябе, чым канкрэтна вы зьбіраецеся займацца: "Што я зараз буду рабіць і навошта?" Калі цяжка сказаць адразу, дык варта засяродзіцца і сфармуляваць.

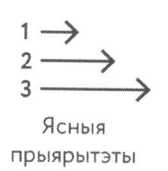

Ясныя прыярытэты

Вельмі важна мець у жыцьці вялікія мэты і ясныя прыярытэты, бо нашая стрэсавая сыстэма калібруецца ў залежнасьці ад выстаўленых задач. Калі ў вас у жыцьці ёсьць вялізная важная задача, то ў параўнаньні зь ёю значнасьць бытавых стрэсаў цьмянее, і яны не здаюцца сур'ёзнымі. Калі такіх мэтаў няма, то нават дробязі будуць лёгка чапляць і выводзіць зь сябе.

Ліквідуйце лішняе

Як той казаў, «мудрасьць у тым, каб выдаліць са свайго жыцьця ўсё няважнае». Вельмі часта перагрузка і стрэс узьнікаюць, калі мы бяром на сябе занадта шмат непатрэбных

4. АНТЫСТРЭСАВЫ РЭЖЫМ

спраўаў і абавязкаў. Іх дэлегаваньне — важная частка антыстрэсавага рэжыму. У ідэале мы павінны займацца тым, што ніхто акрамя нас у дадзенай сытуацыі ня можа зрабіць, ці тым, што найлепш атрымліваецца менавіта ў нас. Часьцей пытайцеся ў сябе: «А ці тым я займаюся?» Амаль усё вакол нас — гэта шум, карысных справаў шмат, а факусавацца важна на самых каштоўных для нас.

Ахоўнае тармажэньне — гэта нэрвовы працэс, які складаецца ў прыгнёце або апярэджаньні іншай хвалі ўзбуджэньня. Ахоўнае тармажэньне дапамагае нам спыняць думаць пра што-небудзь, закрываць працэсы. Скажыце сабе, што гэта няважна, нецікава, непатрэбна. Вельмі часта мы працягваем рабіць нешта па інэрцыі, і потым нам становіцца шкада выдтрачаных намаганьняў. Пазбаўляйцеся ад лішняга.

Разгружайце мозг

Не трымайце ў ім розныя ідэі, думкі і пляны — няхай пад рукой заўсёды будзе нататнік, куды можна ўсё занатаваць. Таксама ў канцы дня вы можаце выпісваць усе думкі, якія толькі прыходзяць вам у галаву, гэта выдатна памяншае стрэс. Прааналізуйце сваё працоўнае месца — што адцягвае вас? Спрасьціце свой дзень — выдаляйце ўсё, што замінае прадуктыўнасьці, максімальна палягчайце рутыну. Майце выразны алгарытм працы з уваходнай інфармацыяй, не дазваляйце яе плыні перагружаць вас.

Разгружайце мозг

! Выбірайце ў моманце: альбо запісаць і адкласьці, альбо зрабіць проста зараз, — але не трымайце інфармацыю ў галаве.

Ужывайце аўтаматызацыю

Зьвядзіце да мінімуму колькасьць рашэньняў, якія прымаюцца штодня, бо нават выбар адзеньня можа забраць у вас прыкметную колькасьць кагнітыўнай энэргіі.

Можна выкарыстоўваць наборы гатовых рашэньняў: камплекты адзеньня, мэню на дзень і на тыдзень, гатовыя чэк-сьпісы і сьпісы для розных сытуацыяў.

Купляйце сабе час

Дасьледаваньні паказваюць, што час можна купіць: гэта наём людзей пасядзець зь дзецьмі, прыбраць хату, пакасіць траву, ажно да асабістага памочніка. І вытраты на куплю часу робяць людзей нашмат больш шчасьлівымі, чым на куплю матэрыяльных дабротаў. Падумайце, якую працу вы можаце дэлегаваць іншым людзям, як расчысьціць сабе больш часу?

Вучыцеся гаварыць «не»

Мы хочам падабацца іншым людзям, таму нам хочацца згаджацца з імі — так задумана эвалюцыяй. Ветлівая адмова — гэта просты спосаб разгрузіць сябе. Навучыцеся адмаўляць, дазваляючы чалавеку захаваць твар. Трэніруйцеся супрацьстаяць грамадзкай думцы і ня бойцеся расчараваць іншых. Заўсёды бярыце паўзу, каб абдумаць любую прапанову, ніколі не згаджайцеся адразу.

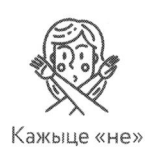

Кажыце «не»

Пераключайцеся

Пераключэньне паміж рознымі аспэктамі працы дапамагае адпачыць без адпачынку, бо за розныя аспэкты справаў адказваюць розныя нэўронавыя контуры. Напрыклад, вы можаце чаргаваць рутуну і навізну, працу з камандай і аўтаномнасьць, задачы — ад тых, дзе канцэнтрацыя не патрабуецца, да тых, якія займаюць максімум увагі.

⇌
Пераключэньне

Балянс рытуал–манатоннасьць

З аднаго боку, наш мозг любіць рытуалы, таму так эфэктыўна рабіць адно і тое ж у адзін і той жа час, выкарыстоўваць рытуалы для падрыхтоўкі да працы, адпачываць з дапамогай аднастайных паўтаральных дзеяньняў. Але зь іншага боку, важна пазьбягаць манатоннасьці, якая вядзе да зьніжэньня ўзроўню гармону актыўнасьці арэксіну. Мае сэнс кожны дзень рабіць нешта ўнікальнае, уносіць элемэнты навізны: спрабуйце сядзець на розных месцах, хадзіць рознымі маршрутамі, выкарыстоўваць розныя крыніцы інфармацыі.

Курс на аднаўленьне

У спорце існуе яснае разуменьне таго, што фізычныя нагрузкі без аднаўленьня небясьпечныя зьніжэньнем вынікаў. Адэкватнае аднаўленьне — ключ да росту. Дакладна гэтак жа і ў стрэсе — важна новую нагрузку браць не адразу пасьля папярэдняй, а ў пункце супэркампэнсацыі, калі энэргія ўжо аднавілася.

↻
Аднаўленьне

! **Фізычная актыўнасьць, час сярод блізкіх людзей — гэта выдатныя спосабы завяршыць стрэс і ўключыць рэжым аднаўленьня.**

Антыстрэсавы лад жыцьця мяркуе, што большую частку дня мы арганізуем як адпачынак, вылучаем ня больш за 4–6 гадзінаў на максімальнае засяроджваньне, а астатні час — на нізкастрэсавыя заняткі. Гэта дапамагае нам быць супэрпрадуктыўнымі, замест таго каб па 10 гадзінаў хаатычна пераключацца паміж рознымі справамі. Вылучайце хаця б адзін дзень на ў тыдзень на якасны адпачынак у выглядзе розных абмежаваньняў: бяз працы, без смартфона, на інфармацыйнай і дафамінавай дыеце, прысьвяціўшы яго адпачынку і разважаньням.

Фрамінгемскае дасьледаваньне сэрца вызначыла сувязь паміж адпачынкамі і сардэчнасудзістымі захворваньнямі: адпачынак менш за тры тыдні на год прыводзіў да павелічэньня сьмяротнасьці на 37%. Нічога дзіўна ў гэтым няма, іншыя дасьледаваньні таксама пацьвярджаюць гэтыя назіраньні. Вучыцеся адпачываць эфэктыўна. Вось некалькі ідэяў для якаснага адпачынку.

Папераджальны адпачынак супроць канчатковага. Чым раней вы пачалі адпачываць і рабіць перапынкі, тым даўжэй прапрацуеце безь зьнясіленьня. Ідэя «адпачываць толькі як усё скончу» заганная. Паўзы — гэта не марнаваньне часу, а «заточваньне касы». Падтрымлівайце ваш мозг у добрым стане, не перагружайце яго.

Запланаваны адпачынак супроць «які натрапіцца». Ідэальны адпачынак — гэта той, які вы загадзя запланавалі. Паспрабуйце ў штотыднёвік першымі ўносіць рэкрэацыйныя актыўнасьці, распішыце, дзе і як вы будзеце адпачываць, час для хобі і прыемных справаў. А ўжо на рэшту часу — працу. Прадчуваньне адпачынку — ужо адпачынак і стрэсаўстойлівасьць сёньня.

Зьмена кантэксту супроць манатоннасьці. Адпачываць і працаваць за адным сталом — гэта кепская ідэя. Выкарыстоўвайце розны кантэкст для розных актыўнасьцяў. Таму паехаць некуды, дзе няма ніякіх асацыяцыяў з працай ці звыклымі клопатамі, эфэктыўна разгружае.

Чысты адпачынак супроць паўработы. Спрабаваць паменшаць нагрузку на сябе, даваць працоўныя патураньні ці зьмяншаць тэмп ня вельмі карысна. Лепш перапыніцца і аднавіць свой узровень энэргіі. А пачынаючы працаваць — забясьпечыць сабе глыбокае зануреньне.

Спантаннасьць супроць «як звычайна». Спантаннасьць, выпадковасьць, навізна заўсёды асьвяжаюць і бадзёраць. Кіньце жэраба, куды пайсьці, тыцніце пальцам у мапу і пабывайце ў гэтым месцы. Любое адступленьне ад рутыны выдатна перазагружае. Крэатыўнасьць, лёгкая вар'яцінка добра балансуе стомленую прэфранталку.

Актыўны адпачынак супроць пасіўнага. Пасіўны адпачынак накшталт ляжаньня на канапе ці зразаньне вуглоў да дафаміну (выпіць, заесьці, сэрфіць) не такі эфэктыўны. Актыўны адпачынак вучыць вас атрымліваць дафамін больш складанымі, але больш эфэктыўнымі шляхамі. Схадзіць на танцы, згуляць у тэніс, пашпацыраваць у восеньскім парку.

Пераўтваральны адпачынак супроць спажывальнага. Адпачынак, калі мы проста пасіўна спажываем нешта, не такі эфэктыўны, як пераўтваральны адпачынак. Напрыклад, нават мэдыя можа валодаць эфэктам катарсісу, стымулюючы нас прарабіць унутраную працу. Творчасьць стымулюе ствараць новае, зьмяняць існае. Мы ня проста вяртаемся да сябе ранейшых, а ўзьнімаемся вышэй над сабой.

Пытаньні і заданьні

1. Якія самыя раньнія прыкметы стомы вы ў сабе заўважаеце?
2. Ці надаяце вы ўвагу плянаваньню сваёй працы і падтрымцы працаздольнасьці?
3. Чатыры кіты рэжыму: харчаваньне, рух, сон і праца. Ці атрымліваецца ў вас іх сынхранізаваць і падтрымліваць?

5. Добры стрэс

«Стрэс — гэта водар і смак жыцьця», — казаў Ганс Сэлье, заснавальнік вучэньня аб стрэсе. Сама энэргія стрэсу — бяз знакаў «плюс» або «мінус», стрэс як полымя — можа сагрэць, на ім можна гатаваць, але яно ж можа і пакінуць глыбокія апёкі.

Ня ўсякі стрэс — гэта шкодна, карысны стрэс мае асобную назву — эўстрэс. Ён забясьпечвае нас энэргіяй, павялічвае матывацыю і ўстойлівасьць.

Дасьледаваньні паказваюць, што паміж колькасьцю стрэсу і здароўем існуе U-падобная залежнасьць: малая і вялікая колькасьць стрэсу зьвязаная з горшым здароўем, а вось сярэдняя колькасьць стрэсу карысная. Людзі, якія перажылі шэраг небясьпечных сытуацыяў, шчасьлівейшыя, чым тыя, хто цалкам патрапляў пазьбегнуць стрэсавых сытуацый.

Карысны стрэс — гэта каротні і кіраваны стрэс, з магчымасьцю адэкватнага аднаўленьня. Асоба добры фізічны стрэс, на дэфіцыт якога мы пакутуем: гэта халодныя абліваньні, умераныя трэніроўкі.

Псыхалягічны гостры стрэс таксама можа быць карысны як каталізатар зьменаў. Калі цела і псыхіка адаптуюцца да нагрузкі, мы становімся мацнейшымі, а досьвед пераадоленьня стрэсавых сытуацыяў аказваецца карысны ў будучыні. Ганс Сэлье лічыў, што пазьбягаць трэба ня стрэсу, а зьнясіленьня ад яго.

Разглядаючы стрэс як сябра, мы ня толькі зьмяншаем шкоду ад яго, але й можам атрымліваць карысьць, ператвараючы перашкоды ў сродкі дасягненьня мэты. Калі няма напругі, дык робіцца нудна: кароткі стрэс павялічвае навучаньне і засваеньне новага, дапамагае нам хутчэй прымаць зьмены. Энэргія стрэсу — як хваля, на якой вы можаце пракаціцца і сілу якой можаце выкарыстоўваць. Любоў да зьменаў — гэта смак да жыцьця. Дасьледаваньні паказалі, што тыя, хто перажыў шэраг небясьпечных сытуацыяў, больш шчасьлівыя за тых, хто цалкам патрапляў пазьбегнуць стрэсавых сытуацыяў.

Успрыманьне стрэсу і ягонае шкоды

Калі мы ўспрымаем стрэс як шкодны фактар, гэта можа спрацаваць як нацэба (антыплацэба): перабольшаньне яго небясьпекі і неспакой з гэтай нагоды павялічвае рэальныя рызыкі для здароўя. Зьмяніўшы сваё стаўленьне, мы зьменім і свае рэакцыі, зьнізіўшы нэгатыўнае ўзьдзеяньне стрэсу.

Скарыстайце сілу стрэсу!

Добры стрэс

— Крыніца энэргіі

— Выклік

— Стымул для зьмен

— Гормэзіс

— Посттраўматычны ўзрост

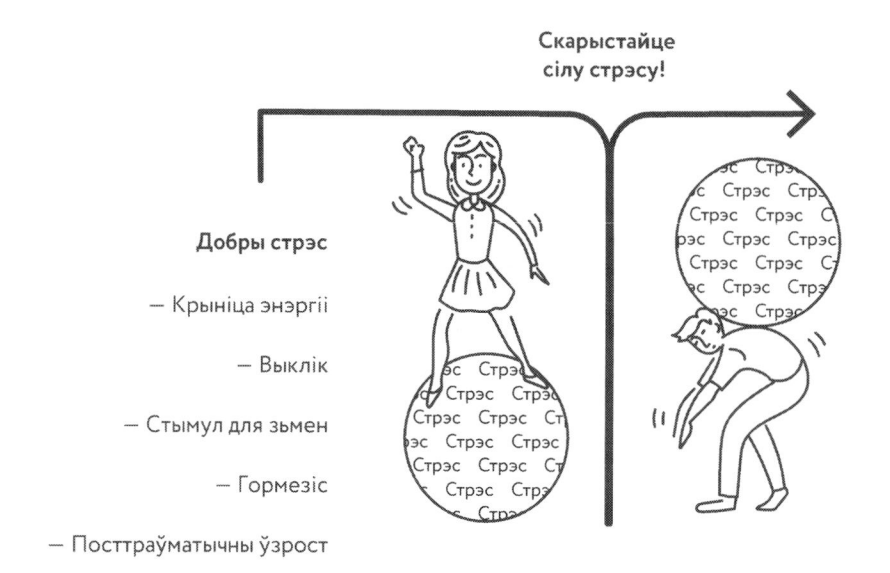

У адным з дасьледаваньняў паддосьледных ставілі пад псыхалягічны стрэс, прымушаючы выступаць і вырашаць задачы, у працэсе крытыкуючы іх, абрываючы, лаючы за памылкі. Але адной групе патлумачылі: стрэс ня нясе пагрозы, а дапамагае мабілізаваць рэсурсы, увагу і энэргію, пачашчэньне пульсу — гэта больш кіслароду, цяглічны тонус — гатоўнасьць змагацца і да т. п. Падрыхтаваныя ўдзельнікі паказалі лепшыя вынікі, хутчэй аднавіліся, а самае галоўнае — давалі іншую фізыялягічную рэакцыю: пры павышэньні пульсу ў іх назіралася расслабленьне сасудаў, а не звужэньне, як у кантрольнай групе. Такая рэакцыя зьніжае рызыку сардэчна-сасудзістых захворваньняў.

Калі мы сфакусаваныя на нэгатыўных чаканьнях, гэта можа адыграць ролю «самавыканальнага прароцтва», калі нашыя чаканьні вядуць да неадаптыўнай рэакцыі і перакопваюць нас у праўдзівасьці нашых уяўленьняў («а я казаў»).

Стрэс і перабудова нэўронавых сувязяў

«Для посьпеху ў жыцьці патрэбныя сувязі, моцныя нэўронныя сувязі», — жартуюць нэўрафізыёлягі. Але насамрэч нам патрэбныя гнуткія нэўронныя сувязі, бо нам трэба не вучыцца, а перавучвацца.

На гэта асабліва зважаў амэрыканскі футуроляг Элвін Тофлер: «Непісьменнымі ў XXI стагодзьдзі будуць лічыцца ня тыя, хто ня ўмее чытаць і пісаць, а тыя, хто ня ўмее вучыцца, развучвацца і перавучвацца». Так, для многіх японскіх фірмаў характэрная ратацыя і перавучваньне пэрсаналу новым спэцыяльнасьцям кожныя 3–5 гадоў.

Перавучвацца нашмат складаней, чым проста вучыцца новаму. Рэч у тым, што пры доўгім занятку адным і тым жа нэўронныя сувязі, якія кіруюць гэтым працэсам, становяцца досыць трывалымі. Гучыць быццам бы добра? Насамрэч гэта ня так. Устаноўлена, што здольны на больш эфэктыўнае навучаньне мозг валодае гнуткасьцю і здольнасьцю адразу перабудоўваць злучэньні з мэтай засваеньня новых ведаў — гэта называецца высокая нэўрапластычнасьць. Залішняя «калянасьць» нэўронавых шляхоў зьвязаная з горшай навучальнасьцю.

Як вядома, стрэс выклікае зьніжэньне колькасьці нэрвовых сувязяў (бяз гібелі нэўронаў) — вось гэта гучыць ня вельмі.

Часам менавіта зьніжэньне колькасьці нэрвовых сувязяў зьяўляецца дабрадайнай глебай для зьменаў, бо яно вядзе да фармаваньня «вольнага поля». Памятаеце ўсходнія фільмы, дзе стары мудры настаўнік укідвае вучня ў стан стрэсу і толькі потым пачынае навучаньне? Чаму ён гэта робіць? Мэта — выкарыстаньне стрэсу для аслабленьня звыклай хваткі звычак і стварэньня «поля для зьменаў». Сапраўды, значныя зьмены асобы рэдка адбываюцца самі па сабе, як правіла, іх крыніцай зьяўляецца сур'ёзны стрэс.

Гэты фэномэн атрымаў назву «посттраўматычнага росту», калі ў чалавека адбываецца пераацэнка каштоўнасьцяў, усьведамленьне каштоўнасьці жыцьця ў цэлым, узьнікае «гатоўнасьць да дзеяньняў», выяўляюцца новыя магчымасьці і па-іншаму ацэньваюцца асабістыя якасьці.

! Калі мы захоўваем кантроль, пачуцьцё ўласнае вартасьці і эфэктыўнасьці, імкненьне знайсьці асэнсаваную мэту ў жыцьці, пазітыўныя эмоцыі і пачуцьцё гумару, падтрымку блізкіх, то нам нашмат лягчэй атрымаць карысьць ад стрэсу.

Некаторыя навукоўцы нават вылучылі канцэпцыю «другога нараджэньня» аб тым, што для радыкальных зьменаў у жыцьці, для разьвіцьця лідэраў неабходнае ўзьдзеяньне траўмавальных падзей, якія зьмяняюць погляды, якія прыводзяць да азарэньня і пераасэнсаваньня.

Экспазыцыйная тэрапія

Некаторыя людзі лічаць, што можна зьменшыць стрэс, проста ўцякаючы або ўхіляючы яго крыніцы. Маўляў, няма стрэсу — няма праблемаў. Але, на жаль, гэта не працуе. Калі мы будзем пазьбягаць стрэсараў, то наша адчувальнасьць да стрэсу толькі вырасьце.

Чым часьцей мы робім тое, што выклікае ў нас стрэс, тым менш гэта нас траўмуе. Будысты і стоікі з даўніх часоў выкарыстоўвалі нэгатыўную візуалізацыю, пражываючы гора і няшчасьці, якія зь імі адбываліся.

Уяўляючы разьвіцьцё сцэнароў па найгоршым варыянце, мы ўсьведамляем, што нават у гэтым выпадку зможам знайсьці сілы жыць далей і даць рады са стрэсам. Заадно гэта дапаможа атрымліваць больш задавальненьня ад жыцьця — уявіце, што вы пазбавіліся ўсяго. А сутыкнуўшыся са стрэсам, уявіце і пражывіце яшчэ горшыя варыянты разьвіцьця падзеяў — гэта дапаможа зразумець, што цяпер ня ўсё так кепска.

Стрэс-прышчэпкавая тэрапія — гэта дазаванае дадаНьне стрэсу, калі мы вучымся трываць нагрузку.

Гармэзіс, або «Тое, што не забівае, робіць нас мацнейшымі»

Для нашага цела карысным зьяўляецца і дазаванае ўзьдзеяньне розных шкодных чыньнікаў. Яны стымулююць ахоўныя сілы і аднаўленьне арганізма, паляпшаюць здароўе. Да іх адносяцца фізычныя трэніроўкі, харчовыя абмежаваньні (фастынг і галаданьні), холад (розныя віды гартаваньня), цеплавыя чыньнікі (саўна), зьмена ўтрыманьня кіслароду (гіпаксічныя трэніроўкі або гіпэрбарычная аксігенацыя, гіпаксія на трэніроўцы, ныраньне, уздым у горы), узьдзеяньне на цела (іголкаўколваньне, масаж, нават драпіна і сіняк) і нават іянізавальная радыяцыя.

Як ні парадаксальна, але высьветлілася, што работнікі атамных станцый маюць у два разы меншую рызыку раку. З тэрапэўтычнымі мэтамі выкарыстоўваюцца радонавыя ванны.

Некаторыя злучэньні ў прадуктах харчаваньня, такія як поліфэнолы, таксама стымулююць гармэзіс — і гэта ўжо будзе фітанутрыентны стрэс: напрыклад, кафэін у расьлінах працуе як яд для абароны ад казюрак, але гэты аб'ём «яду» ўзьдзейнічае на чалавека падбадзёрліва. Або сілімарын — рэчыва ў пладах растаропшы — уплывае на печань чалавека і зьяўляецца гепатапратэктарам.

Пытаньні і заданьні

1. У якіх выпадках стрэс і нагрузка надаюць вам сілы і натхняюць?

2. Ці былі ў вашым жыцьці такія сытуацыі, калі стрэс мяняў вашыя погляды і прымушаў пераасэнсаваць каштоўнасьці?

3. Якія крыніцы карыснага стрэсу ёсьць у вашым жыцьці? Што яшчэ можна дадаць?

6. Псыхалягічныя рэсурсы стрэсаўстойлівасьці

Псыхалягічныя навыкі стрэсаўстойлівасьці — гэта наш «софт»: чым гэтыя праграмы лепш у нас прапісаныя, тым аптымальней мы спраўляемся са стрэсам, не пакутуем ад яго, а разьвіваемся зь ім. Мы ж не расьліны, не гародніна, якія прывязаны да зямлі, мы здольныя адаптавацца і мяняцца.

Мозг ня бачылі?

Часта дзеяньне моцнага стрэсара прыводзіць да аўтаматычнай рэакцыі, калі мігдаліна літаральна «крадзе мозг», і чалавек губляе кантроль над сабой, выбухае.

Кажуць, у цара Саламона таксама была праблема «крадзяжу мозгу», калі ён літаральна закіпаў ад лютасьці. Яму дапамог пярсьцёнак з фразай «Усё мінае». Досыць было пары сэкундаў, каб адцягнуцца і прачытаць надпіс, як імпульс цішэў. Аднойчы гэта не дапамагло, і ён сарваў пярсьцёнак... Але спрацаваў надпіс на ўнутраным баку: «І гэта міне».

Сэнсарная інфармацыя ўваходзіць у мозг, праходзіць праз таламус і далей ёсьць два шляхі: яна можа ісьці па «кароткім», актывуючы амігдалу (бі або бяжы), і па «доўгім» — праз прэфранталку (падумай, а потым рабі). У старажытнасьці кароткі хуткі шлях рэагаваньня дапамагаў нам выжыць пры нападзе драпежніка, але цяпер ён трымае нас у аброці страху і аўтаматызму. Свабода ад аўтаматычных рэакцый нараджаецца ў прэфрантальнай кары — тут жыве навык вытрымліваць паўзу між стымулам і рэакцыяй. Баз гэтага навыку мы выраныя паўтараць «дзень байбака».

Як пісаў псыхоляг Віктар Франкл: «Паміж стымулам і рэакцыяй ёсьць прамежак. У гэтым прамежку мы маем свабоду выбару сваёй рэакцыі. Ад гэтага выбару залежыць нашае разьвіцьцё і шчасьце».

Ацэнка стрэсара

Для таго каб абраць правільную рэакцыю, неабходна адэкватна ацэньваць стрэсар. У гэтым дапаможа паўза: усяго 4 сэкунды, удых і выдых, і гэтага будзе дастаткова, каб прэфрантальная кара ўключылася ў ацэнку сытуацыі. Не хвалюйцеся, што будзеце выглядаць недарэчна, хутчэй наадварот — такая марудлівасьць створыць вам імідж чалавека, які адказвае за свае словы. І нават калі стрэс непазбежны, правільнае яго выкарыстаньне ператворыць энэргію стрэсу ў натхненьне і выклік, а не ў трывогу. Далей, уласна, ацэнка: пагрозу нясе стрэс ці сама стрэсавая рэакцыя, ці патрэбныя дадатковыя ахоўныя меры? Вы ж памятаеце, што самым шкодным зьяўляецца некантраляваны стрэс, дык што ж вы можаце адразу ўзяць пад кантроль?

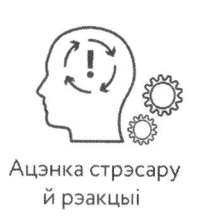

Ацэнка стрэсару й рэакцыі

Наш мозг перадуім ацэньвае стрэсар праз прызму нашай асобы, ці зьяўляецца стрэсар значным, спрыяльным або небясьпечным? Калі стрэсар небясьпечны, то ідзе ацэнка наяўных у нас рэсурсаў. Калі рэсурсаў стае, мы спакойна рашаем пытаньне. Калі рэсурсаў бракуе, то падключаюцца копінг-стратэгіі, калі мы можам зьмяніць саму сытуацыю або зьмяніць сваю эмацыйную рэакцыю на сытуацыю.

Калі рэсурсаў у нас мала, то мозг уключае псыхалягічныя абароны, пры якіх чалавек як быццам ізалюецца ад праблемы, не ўсьведамляе пагрозы, мае скажонае ўспрыманьне рэчаіснасьці. А вось копінг дазваляе больш мэтанакіравана падысьці да сытуацыі, якую мы ня можам вырашыць. Абавязкова перабярыце некалькі варыянтаў: калі ў вас толькі адна ідэя, што рабіць, дык гэта ня вельмі добра. Пачынайце дзейнічаць, толькі калі ў вас ёсьць мінімум тры розныя варыянты рашэньня пэўнай праблемы.

Варыянты:
- **ліквідаваць стрэсар**: прыняць меры для вырашэньня праблемы, адысьці ад праблемы;
- **зьнізіць узровень стрэсу**: адаптаваць сваю фізыялягічную рэакцыю;
- **зьмяніць сваё стаўленьне да стрэсара**: зьнізіць важнасьць стрэсара;
- **зьмяніць свае паводзіны**: выбраць іншую копінг-стратэгію.

Для таго каб сытуацыя стала стрэсавай, яна павінна зьмяшчаць адзін з чыньнікаў N.U.T.S.: навізна (Novelty), непрадказальнасьць (Unpredictability), ацэнка пагрозы (Threat perception), пачуцьцё страты кантролю (Sense of no control). Антыстрэс-канцэпцыяй будзе праца з кожным з гэтых чыньнікаў.

Ацаніце сваю рэакцыю: ці прапарцыйны ваш адказ стрэсу, ці ведаеце вы, калі выключыць стрэсавую рэакцыю і як яе абмежаваць у часе? Падумайце, як пераразьмеркаваць рэсурсы для вырашэньня ўзьніклай праблемы, што вам трэба адпусьціць, а якія рэсурсы можна выкарыстоўваць у гэтай сытуацыі. Калі нешта ўжо страчана, дык, магчыма, ужо ня варта за гэта і змагацца, крыўдаваць ці шкадаваць?

Копінг-стратэгіі (ад англ. to cope with — даваць раду, спраўляцца) — гэта праграмы, якіх прытрымліваецца чалавек, каб даць раду стрэсу. Яны могуць быць карыснымі ў адным выпадку і шкоднымі ў іншым. Выбар правільнай стратэгіі — важнае рашэньне, якое падвышае стрэсаўстойлівасьць. Можна дзейнічаць у адзіночку ці сацыяльна, можна актыўна вырашаць праблему альбо ўхіляцца ад яе, можна дзейнічаць актыўна ці пасіўна.

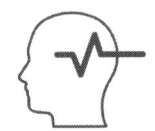

Копінг-стратэгіі

Тыповымі копінг-стратэгіямі зьяўляюцца:

1. **Канфрантацыя** — актыўнае вырашэньне праблемы, адстойваньне сваіх інтарэсаў у канкрэтных дзеяньнях, можа быць не заўсёды адаптыўнай.

2. **Дыстанцыяваньне** — зьніжэньне значнасьці праблемы, зьніжэньне эмацыйнай уцягнутасьці, абясцэньваньне стрэсара, пераключэньне ўвагі і да т. п. У некаторых сытуацыях карысным будзе «рэпрэсіўны копінг», калі людзі схільныя пазьбягаць нэгатыўных думак, эмоцыяў і ўспамінаў.

3. **Самакантроль** — пераадоленьне праблемы за кошт стрымліваньня эмоцыяў і мэтанакіраваных паводзінаў, высокае самавалоданьне.

4. **Пошук падтрымкі** — прыцягненьне вонкавых рэсурсаў, звычайна людзей, чаканьне дапамогі, парады, увагі.

5. **Прыняцьце адказнасьці** — прызнаньне сваёй адказнасьці за праблему, часта з элемэнтамі віны і самакрытыкі, можа спалучацца з хранічнай незадаволенасьцю сабой.

6. **Уцёкі-пазьбяганьне** — ухіленьне ад вырашэньня праблемы за кошт яе адмаўленьня, фантазіі або рэгрэсіі. У некаторых катастрафічных выпадках адмаўленьне можа быць найлепшай стратэгіяй, каб захоўваць надзею.

7. **Плянаваньне** — аналіз сытуацыі і выпрацоўка рацыянальнай стратэгіі яе вырашэньня.

8. **Станоўчая пераацэнка** — пераасэнсаваньне праблемы як стымулу для асобаснага росту, знаходжаньне ў ёй станоўчых моманаў.

Дадатковыя чыньнікі стрэсаўстойлівасьці ўключаюць давер і шчаснае сацыяльнае асяродзьдзе, каапэрацыю з іншымі людзьмі і, як ні парадаксальна, пэўнае самаўзвышэньне: лічыцца, што прымаць свае абмежаваньні карысна, але часам завышаная самаацэнка і нерэалістычныя перадузятасьці адносна сябе спрыяюць дабрабыту і павышаюць устойлівасьць перад стрэсам.

Пытаньні і заданьні

1. Ці ўмееце вы зрабіць паўзу перад рэакцыяй на стрэсар?

2. Якія чыньнікі робяць сытуацыю стрэсавай? Як зь імі можна справіцца?

3. Якімі копінг-стратэгіямі часьцей за ўсё вы карыстаецеся? Ці эфэктыўныя, ці адэкватныя яны?

7. Жыцьцеўстойлівасьць

Калі копінг-стратэгіі — гэта, хутчэй, альгарытмы дзеяньня, то жыцьцеўстойлівасьць — гэта ўласьцівасьць асобы, самы важны псыхалягічны рэсурс стрэсаўстойлівасьці. Жыцьцеўстойлівасьць — гэта цэлая сыстэма перакананьняў пра сябе, сьвет і адносіны зь ім, гэта сапраўдная «мужнасьць быць» у рэальным сьвеце. З пункту гледжаньня нашае цьвёрдасьці і сілы супрацьдзеяньня мы — гэта тое, як мы змагаемся. Людзі з высокай жыцьцеўстойлівасьцю менш хварэюць і маюць лепшае здароўе незалежна ад узроўню стрэсу і нават у адсутнасьці сацыяльнай падтрымкі. Жыцьцеўстойлівасьць узмацняе ўзровень шчасьця і ўпэўненасьці ў сабе, дапамагае чалавеку вытрымліваць стрэсавую сытуацыю, захоўваючы пры гэтым унутраны балянс і гармонію, палягчае адэкватнае бачаньне сытуацыі, прызнаньне сваіх рэальных магчымасьцяў і сваёй уразьлівасьці. Менавіта гэта, у сваю чаргу, дапамагае трансфармаваць нэгатыўныя ўражаньні ў новыя магчымасьці і «рабіць ліманад зь лімонаў». Калі ж мы мінаем небясьпечныя сытуацыі, то падобная мяккасьць паступова разбурае нашу стрэсасутаўстойлівасьць.

Такі тып людзей, якія ўхіляюцца, мае горш разьвітую ўсьвядомленасьць, самаідэнтыфікацыю, яны ня могуць адэкватна ацэньваць сытуацыі і лічаць сябе няздольнымі кантраляваць тое, што адбываецца зь імі. Мяккія людзі пазьбягаюць стрэсаў або «цярпяць» іх, часта пэсімістычна настроеныя, маюць нізкую матывацыю і сыходзяць у ілюзіі замест рашэньня праблемаў.

! **Давайце разьбяромся, зь якіх ключавых кампанэнтаў складаецца разьвіцьцё жыцьцеўстойлівасьці.**

Уключанасьць

. Уключанасьць — гэта перакананасьць у тым, што вялікая ўцягнутасьць ва ўсё, што адбываецца навокал, дае й вялікія шанцы знайсьці нешта цікавае і важнае для сябе асабіста. Гэта адчуваньне ўдзелу ў плыні жыцьця, поўнае ўключэньне ў вырашэньне жыцьцёвых задач, разуменьне таго, што я магу прымаць ва ўсім удзел і ўплываць на тое, што адбываецца.

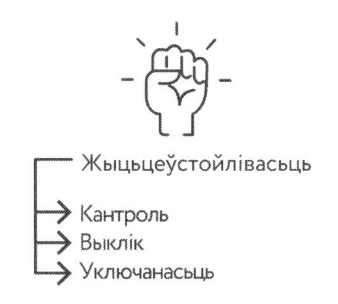

- Жыцьцеўстойлівасьць
  → Кантроль
  → Выклік
  → Уключанасьць

! **Калі мы ўключаныя ў жыцьцё, то мы поўнасьцю аддаёмся сваёй справе, падзяляем яе сэнсы і мэты, прымаем на сябе абавязкі да выканьня.**

Наша асоба як бы зьліваецца з намерам выканаць справу і дасягнуць выніку, з адчуваньнем, што ўсё магчыма, што мы здольныя рэалізаваць сябе, і гэта, вядома, дае адчуваньне ўласнай каштоўнасьці. Таму асьцерагайцеся тых людзей, якія маніпуляцыямі выклікаюць думкі, што «ад вас нічога не залежыць, ня трэба нават спрабаваць». Калі мы ўключаныя, сьвет для нас не абыякавы, і мы матываваныя на актыўнасьць.

Выключанасьць, ці адчужэньне ад таго, што адбываецца, узмацняе адчувальнасьць да стрэсу і прыносіць адчуваньне, што жыцьцё праходзіць міма. Актыўна прымайце ўдзел ва ўсіх аспектах жыцьця: сходзіць на мітынг, паўдзельнічаць у сходах груп, арганізаваць якую-небудзь справу, уключыўшыся ў жыцьцё свайго пад'езда, школы, калектыву, і далей пашыраючы зону ўплыву. Цікаўцеся тым, што адбываецца вакол вас, і вырашайце заўважаныя праблемы. Пазыцыя «мая хата з краю» небясьпечная для здароўя.

Кантроль

Унутраны локус кантролю — гэта ўпэўненасьць (аб'ектыўная або суб'ектыўная) у тым, што мы можам уплываць на ходу падзей, што мы здольныя дамінаваць над абставінамі, зьмяніць усё ў лепшы бок, пасьпяхова супрацьстаяць нават самым цяжкім момантам жыцьця. Калі нас пазбавіць кантролю, гэта выклікае адчуваньне бездапаможнасьці і павялічвае нэгатыўнае дзеяньне стрэсу. Некантраляваны стрэс часта выкарыстоўваецца як маніпулятарная тэхніка для павышэньня кіравальнасьці ў школах, войсках, сэктах ды іншых гіерархічных калектывах, дзе пачаткоўцаў выпрабоўваюць.

Экспэрымэнты амэрыканскага псыхоляга Марціна Сэлігмана паказалі, што працяглы некантраляваны стрэс вядзе да фарміраваньня вывучанай бездапаможнасьці, калі жывёлы і людзі адмаўляюцца нат спрабаваць нешта зьмяніць нават у спрыяльных абставінах. Гэта прыводзіць да пасіўнасьці, нежаданьня штосьці зьмяняць. Вывучаная бездапаможнасьць зьвязаная з дэпрэсіяй і павелічэньнем рызыкі шматлікіх захворваньняў. Любая магчымасьць кантролю вядзе да таго, што стрэс пераносіцца лягчэй, гэта працуе і ў людзей, і ў жывёлаў.

Некантраляваны стрэс складаецца з наступных кампанэнтаў:
• немагчымасьць прыстасавацца да ўзьдзеяньня;
• немагчымасьць пазьбегнуць узьдзеяньня або пазбавіцца яго;
• немагчымасьць прадказаць пачатак і канец узьдзеяньня.

Важна: выявіць крыніцу некантраляванага стрэсу ў сваім жыцьці і высьветліць, якая асаблівасьць гэтага стрэсара робіць ягонае дзеяньне некантраляваным.

У экспэрымэнтах у доме састарэлых павелічэньне магчымасьці выбіраць бытавыя аспэкты свайго жыцьця (музыка, ежа, абстаноўка пакояў і да т. п.) прывялі да прыкметнага паляпшэньня здароўя ва ўдзельнікаў. Калі на людзей узьдзейнічае шум, але ім сказана, што яны могуць пазбавіцца яго па жаданьні, яны трываюць такое ўзьдзеяньне нашмат лягчэй і захоўваюць больш высокую працаздольнасьць.

На стан уплывае кантроль нават у паўсядзённых дробязях: напрыклад, самае спакойнае месца ў перапоўненым ліфце — ля панэлі з кнопкамі. Нават такія моманты могуць павялічыць адчуваньне кіраваньня сваім жыцьцём. Пры гэтым трэба менш увагі надаваць рэчам, якія мы дакладна ня можам кантраляваць. Стаўце сабе мэтай, напрыклад, ня выйграць матч, а зрабіць усё магчымае, каб яго выйграць, — бо ня ўсё залежыць ад вас. Не марнуйце час на шкадаваньне аб мінулым: калі вы спрабуеце паўплываць на тое, што ўжо немагчыма зьмяніць, гэта павялічвае рызыку бездапаможнасьці.

Аўтаномная зона паводзінаў

Любыя падзеі, якія адбываюцца, дзяліце на «магу кантраляваць» і «не магу кантраляваць», факусуючыся на першых і не марнуючы сілаў на перажываньні аб другіх. Падзяліце ўсе свае дзеяньні на **рэактыўныя**, якія вы абавязаны рабіць, і **праактыўныя**, якія вы можаце рабіць, а можаце і не рабіць, і нікому ня мусіце справаздачыцца. Павелічэньне колькасьці праактыўных дзеяньняў дабратворна ўплывае на стрэсаўстойлівасьць, бо вельмі важна рабіць хоць нешта, чым не рабіць нічога.

Нават калі кантроль уяўны, ён усё роўна працуе станоўча. Напрыклад, вы седзіце на доўгай нуднай нарадзе. Цярпець, абурацца, шкадаваць аб страчаным часе — найгоршы выбар у гэтай сытуацыі. Паспрабуйце неўзаметку зьняць абутак і даць нагам адпачыць. У заторы — чым рэагаваць лютасьцю, лепей паслухайце музыку ці аўдыёкніжку і зрабіце самамасаж стомленай шыі.

Пошукавая актыўнасьць — гэта любая дзейнасьць, калі мы імкнёмся зьмяніць стрэсавую сытуацыю, нягледзячы на пагрозы і нават пры адсутнасьці гарантыяў посьпеху. Успомніце прыпавесьць пра жабку і збан малака: у жабкі не было гарантыяў, што яе скачкі дапамогуць, тым ня менш яна не здавалася і выбралася вонкі. Воля да жыцьця, канструктыўная агрэсія і настойлівасьць дапамагаюць у сытуацыях нават безь відавочнага рашэньня. Будзьце настойлівыя, адкрытыя новаму досьведу, улічвайце і заўважайце нюансы сытуацыі, і гэта можа падказаць вам шлях.

! **Заўсёды рабіце першы крок: стрэс пачынаецца зь непрыняцьця мераў, а як толькі вы разумееце, што можаце нешта зрабіць для рашэньня праблемы (даведацца, патэлефанаваць, скласьці плян), стрэс памяншаецца.**

Самастойнасьць і працоўны стрэс

Адна з рэчаў, якія я больш за ўсё шаную ў маёй працы, — гэта ступень свабоды ў выбары таго, што і як трэба рабіць. Працоўная самастойнасьць — гэта рэч вельмі карысная для здароўя, яна значна зьніжае ўзровень стрэсу.

Дасьледаваньні паказваюць, што пры параўнаньні людзей з аднолькавым статусам, заробкам і месцам працы, рызыка дэпрэсіі ніжэйшая, калі кантроль над сваёй працай вышэйшы. Таксама ёсьць цалкам выразная залежнасьць паміж рызыкай сардэчна-сасудзістых захворваньняў і працоўнай самастойнасьцю.

Чым больш вы можаце кантраляваць такія аспэкты свайго працоўнага месца, як кіраваньне сьвятлом, кандыцыянэрам, магчымасьць ставіць фатаграфіі, вешаць асабістыя рэчы, ставіць расьліны, мяняць і перасоўваць мэблю, тым больш гэта карысна для здароўя.

Рэалізацыя сваёй ідэнтычнасьці на працоўным месцы павышае прадуктыўнасьць на 30 %. Павялічвайце сваю магчымасьць кіраваць прасторай, у якім вы знаходзіцеся. Часьцяком нам шкодзіць ня гэтулькі стрэс, колькі адчуваньне свайго бясьсільля і безпаможнасьці, немагчымасьці паўплываць на рэчы й падзеі. А калі нізкі кантроль спалучаецца з падвышанымі патрабаваньнямі і адсутнасьцю падтрымкі, то рызыка для здароўя ўзрастае яшчэ мацней.

Якая ў вас ступень працоўнай самастойнасьці? Ці спрабуеце вы яе пашырыць?

Выклік

Стрэс — гэта асабісты выклік, жыцьцё — гэта зьмены, мы мяняемся, пакуль мы жывыя, адаптацыя — гэта ключ да разьвіцьця: такое стаўленьне да стрэсу і магчымасьць прымаць жыцьцёвыя выклікі зьяўляецца важным чыньнікам жыцьцяздольнасьці. Калі мы бачым у стрэсе магчымасьць для разьвіцьця, гэта дазваляе нам заставацца адкрытымі ўсяму, што адбываецца.

Рэакцыя «зьбліжэньня» часьцей за ўсё прадуктыўнейшая за рэакцыю «пазьбяганьня» стрэсара. Прымаючы выклік, мы гатовы перажыць любы досьвед, і добры, і дрэнны. У кожным выпадку гэта спрыяе разьвіцьцю, бо нават памылка ці пройгрыш даюць нам каштоўную інфармацыю. Боязь прайграць зьбядняе нашае жыцьцё, фанатычнае імкненьне да бясьпекі і камфорту аслабляе нас.

Падумайце, які выклік можа быць у вашых стрэсарах? Чаму яны могуць вас навучыць? Разгледзьце і перафармулюйце свае задачы як выклікі, якія вы вітаеце, а ня цяжар, які імкняцеся пазьбегнуць.

Самаэфэктыўнасьць

Гэта ўпэўненасьць у тым, што мы можам выканаць пэўную працу. Чым больш у нас практычных навыкаў для выкананьня канкрэтнай дзейнасьці, тым больш мы ў сабе і ўпэўненыя. Чым вышэй наш досьвед, тым менш напругі мы адчуваем.

Важнай часткай самаэфэктыўнасьці зьяўляецца паняцьце спасьціжэньня — то бок перакананасьці, што сьвет вакол нас разумны і яго можна зразумець, а падзеі можна хаця б часткова перадбачыць.

Упэўненасьць у спасьціжэньні дапамагае нам не пазьбягаць нявызначаных сытуацый, а брацца за іх вырашэньне, бо мы ўпэўненыя, што знойдзем там парадак і сэнс. Вельмі часта загрузка чалавека працай, пазбаўленай сэнсу, прыводзіць да выгараньня. Таму разглядзіце ў сваіх стрэсарах сэнс і выклік — гэта дазволіць трываць стрэсавыя сытуацыі нашмат лягчэй. Разьвівайце навык талера-

8. АПТЫМІЗМ, ГУМАР І ГНУТКАСЬЦЬ

ваць нявызначанасьць, а ў працоўных сытуацыях імкніцеся іх давызначаць: задавайце правільныя пытаньні, патрабуйце поўных інструкцыяў, удакладняйце і бярыце на сябе адказнасьць за вырашэньне незразумелых пытаньняў.

Яркая мэтафара стрэсаўстойлівасьці — гэта **неваляшка** (ванька-ўстанька). Як бы вы яе ні адхілялі, як бы ні кідалі, яна хутка вяртаецца ў зыходны стан. Японская неваляшка дарма лічыцца сымбалем непахіснасьці імкненьняў яе ўладальніка. Бо ня так важна, што выбіла вас зь сядла, важна, як хутка вы ўзьберацеся назад. Калі парушаецца гамэастаз, то чым меншае адхіленьне і чым хутчэй сыстэма вяртаецца ў норму, тым яна мацнейшая і тым лепш працуюць мэханізмы рэгуляцыі. Як хутка вы вяртаецеся ў норму пасьля стрэсу?

Пытаньні і заданьні

1. Дайце нырца ў жыцьцё: у якіх падзеях, што адбываюцца поруч з вамі, вы не прымаеце ўдзелу? Паспрабуйце гэта зрабіць і актыўна паўплываць нават на лякальным узроўні.

2. Якія стрэсары ў вашым жыцьці можна аднесьці да некантраляваных? Што ў гэтых сытуацыях вы ўсё ж можаце ўзяць пад кантроль?

3. Паспрабуйце ўспрыняць стрэс як выклік. Чаму вы можаце навучыцца, калі яго прымеце?

8. Аптымізм, гумар і гнуткасьць

Бачачы пустую шклянку, пэсіміст злуецца, што ўжо ўсё выпілі, а аптыміст радуецца, што яшчэ не налілі, пэсіміст лічыць, што жыцьцё ідзе кульмігам, а аптыміст радуецца, што яно танчыць брэйк-данс. Пад аптымізмам мы разумеем не жыцьцё ў ілюзіях, а толькі пэўны пункт гледжаньня на факты, погляд на жыцьцё са станоўчага боку, упэўненасьць у лепшых варыянтах будучыні. Аптымізм надае ўпэўненасьць, дае пачуцьцё апоры, зьмяншае рызыку захворваньняў і можа прыкметна падаўжаць жыцьцё. Аптымізм практычны, бо дае больш варыянтаў дзеяньняў, больш магчымасьцяў.

Дасьледаваньні паказалі, што працяглась жыцьця жанчынаў-аптымістак на 15 % даўжэйшая, у мужчынаў сувязь з аптымізмам была слабейшай. Таксама аптымісты радзей прастуджваюцца і маюць меншую рызыку сардэчна-сасудзістых захворваньняў.

Калі мы ня верым, што лепшая будучыня магчымая, то мы нават не паварушымся, каб нешта зрабіць. Таму аптыміст бачыць зусім іншую рэальнасьць, чым пэсіміст.

> **!** **Можна сказаць, што разьвіцьцё аптымізму — гэта своеасаблівая трэніроўка розуму, калі нашая ўвага даўжэй затрымліваецца на станоўчых аспэктах.**

На жаль, эвалюцыйна наш мозг уладкаваны так, каб зьвяртаць больш увагі і надаваць значэньне менавіта нэгатыўнаму. Зьвяртаньне ўвагі на пагрозы раней дапамагала выжываць, але цяпер адно зьніжае нашу стрэсаўстойлівасьць. Аптымізм — гэта калі мы тлумачым па-рознаму посьпехі і няўдачы. Пры гэтым зьмяняецца спосаб тлумачэньня падзеяў, галоўнымі аспэктамі якога зьяўляюцца сталасьць, унівэрсальнасьць, пэрсаналізацыя.

У выпадку аптымістычнага сьветапогляду мы тлумачым посьпехі як асабістыя — зьвязаныя з маімі намаганьнямі; як агульныя — я добры ня толькі ў гэтай справе, але і наогул; і як пастаянныя — мне заўсёды шанцуе, а ня толькі сёньня. А няўдачы — як безасабовыя, то бок залежныя і ад вонкавых абставінаў; канкрэтныя, г. зн. ня я дрэнны, а я памыліўся адно ў гэтай сытуацыі; і часовыя — у мяне не атрымалася толькі сёньня. Пэсімісты ўспрымаюць усё наадварот: дрэнныя рэчы яны бачаць як асабістыя, агульныя і пастаянныя, а добрыя — як безасабовыя, канкрэтныя і часовыя.

Трэнаваньне аптымізму заключаецца ў тым, каб сьвядома факусаваць увагу на станоўчых аспэктах, разглядаць іх у аптымі-

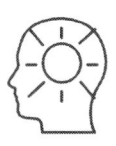

Аптымізм

стычнай атрыбуцыі і памяняць стыль разгляду няўдачаў. Гэта можна рабіць, напрыклад, у пісьмовым выглядзе. Іншыя спосабы ўключаюць кагнітыўныя трэніроўкі, напрыклад існуе праграма, у якой вы на хуткасць вызначаеце радасныя твары сярод сумных і нэўтральных. Пры вядзеньні дзёньніка важна сьвядома мяняць свой стыль апісаньня і факусавацца на станоўчых аспектах таго, што адбываецца. Паспрабуйце пару дзён «пазітыўнай дыеты», калі вы глядзіце, чытаеце, думаеце толькі пазітыўныя рэчы і падзеі.

Гумар і сьмех — гэта выдатныя спосабы рэляксацыі і зьніжэньня стрэсу, а здольнасьць пасьмяяцца зь сябе — важная ўмова здароўя і практык здароўя, таму часьцей жартуйце, сьмейцеся, глядзіце больш камедый і чытайце вясёлыя кнігі.

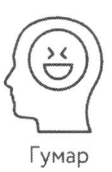

Гумар

У дасьледаваньні прагляд камедый і фільмаў жахаў прывёў да розьніцы ў 50 % у ступені пашырэньня сасудаў: гумар паляпшае аслабленьне сьценак артэрыяў. Таксама сьмех спрыяе выдзяленьню бэта-эндарфінаў, зьніжае боль, маркеры запаленьня. Яшчэ ў 60-х гадах XX стагодзьдзя былі закладзеныя асновы гелотатэрапіі — тэрапіі сьмехам, а цяпер карыстаецца папулярнасьцю такі кірунак, як ёга сьмеху.

Калі эўрапейцы ўпершыню ўзяліся за навуковае вывучэньне ўсходніх практык, то яны былі зьбітыя з панталыку тым, што тыбэцкія будысты ўвесь час жартавалі зь іх. Эўрапейцы спрабавалі настойваць на сур'ёзнасьці, але ім патлумачылі, што пачуцьцё гумару — гэта абавязковая ўмова разуменьня складаных мэдытатыўных практык. І сёньня можна ўбачыць, як людзі «вельмі сур'ёзна» мэдытуюць або займаюцца здаровым харчаваньнем, што прыкметна павышае рызыку артарэксіі.

Як зьвязаныя гумар і ўсьвядомленасьць? Абодва яны патрабуюць разгляду сытуацыі збоку, погляд мэта-назіральніка. А гэта магчыма пры актыўнай прэфрантальнай кары і пасавай зьвіліне, што ўжо гаворыць пра здароўе і зьніжэньне стрэсу. Калі вам ня сьмешна ані каліўца, то вы не ўсьвядомленыя ў гэтай сытуацыі ні на грам.

Мы часта сьмяёмся без нагоды, і гэта абсалютна нармальна, бо толькі 10 % сьмеху выклікана жартамі.

Цікава, што гумар пры старэньні і нэўрадэгенэратыўных захворваньнях часта мяняецца самым першым, як складаная мазгавая функцыя. Таму зьмена пачуцьця гумару можа быць трывожным сымптомам.

Сьмех расслабляе. Яшчэ філёзаф Імануіл Кант прыкмеціў: «Сьмех ёсьць афэкт ад раптоўнага пераўтварэньня напружанага чаканьня ў нішто». Сьмех робіць страшнае нястрашным. Таму многія людзі панічна баяцца сьмеху, баючыся, што сьмех пазбавіць іх «аўтарытэту». Для жанчынаў пачуцьцё гумару зьяўляецца важным крытэрам выбару партнёра. Сьмех у пары дазваляе партнёрам хутчэй здымаць напружаньне пасьля цяжкіх падзей, і ў цэлым сумеснае жыцьцё такой пары звычайна працягваецца даўжэй. Сьмех зьбліжае — гэта выдатная разрадка сытуацыі і сацыяльная эмоцыя, якая гуртуе людзей незалежна ад таго, ці быў жарт сьмешны.

Сьмех — гэта рэальны індыкатар блізкасьці.

Сьмех карысны для здароўя. Ён зьніжае ўзровень картызолу, паляпшае імунную функцыю, падаўжае жыцьцё як здаровым, так і хворым. Згодна з дасьледаваньнямі, сьмяротнасьць сярод хворых, якія маюць добрае пачуцьцё гумару, ніжэйшая на 31 %.

У дасьледаваньнях паказана, што сьмех паляпшае адчувальнасьць да інсуліну: дыябэтыкі і здаровыя людзі елі, а затым сядзелі на нуднай лекцыі ці на камэдыйным шоў. Пасьля шоў нават у дыябэтыкаў уздым цукру быў мінімальны ў параўнаньні з тымі, хто слухаў лекцыю. У іншай працы паказана спрыяльны ўплыў сьмеху на рэнін-ангіятэнзінавую сыстэму: сьмех зьніжаў рэнін плазмы.

! **З узростам мы сьмяёмся ўсё менш: дзіця сьмяецца ў 20 разоў больш за дарослага. Страта гумару гаворыць пра непамысныя зьмены асобы. Зьмена пачуцьця гумару — прыкмета шматлікіх парушэньняў, напрыклад старэньня.**

Сьмех дапамагае вучыцца. Навукоўцы ўстанавілі, што дзеці, якіх сьмяшылі, лепш навучаюцца, а дзеці, якія не рэагуюць на жарты, навучаюцца горш. Студэнты больш эфэктыўна запаміналі матэрыялы, калі выкладчыкі расказалі нешта сьмешнае, зьвязанае з тэмай урока. Калі я выкладаў у мэдунівэрсытэце, то таксама актыўна выкарыстоўваў гэты прыём.

Кагнітыўная гнуткасьць

Калі мы ўспрымаем сябе ў сытуацыі стрэсу як цьвёрды камень, на якім расьце ноша, то адчуваем, што можам трэснуць і рассыпацца, калі нагрузка стане крытычнай. Так і бура можа з коранем вырваць магутны дуб, а вось гнуткая вярба прыгнецца да зямлі і выжыве. Калі перапаліць сталь, яна стане вельмі крохкай!

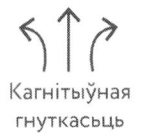

Кагнітыўная гнуткасьць

Гнуткасьць забясьпечвае нам запас трываласьці і лепшы кантроль над сваімі рэакцыямі. Пры стрэсе нам вельмі часта шкодзіць зацыкленасьць. Мы можам шматкроць пракручваць траўмавальную сытуацыю або фіксавацца толькі на адным яе аспэкце, выпускаючы з-пад увагі ўсё астатняе. Павелічэньне кагнітыўнай гнуткасьці, г. зн. здольнасьці пераключацца між сытуацыямі, — важны і карысны навык.

Мазгавой структурай, якая забясьпечвае гнуткасьць, зьяўляецца зьвіліна поясу, перадусім пярэдняя яе частка. Гэта наша своеасаблівая каробка перадач мозгу, яна асабліва актыўная тады, калі для рашэньня задачы патрабуецца прыкласьці разумовае намаганьне або сканцэнтравацца, калі трэба пераключаць увагу з аднаго аб'екта на іншы, з адной думкі на іншую, бачыць розныя варыянты, правільна спраўляцца зь пераменамі.

Кагнітыўная гнуткасьць забясьпечвае адначасовае абдумваньне мноства бакоў зьявы, бачаньне вялікай колькасьці розных аспэктаў сытуацыі, дапамагае зьмене ўстаноўкі і разуменьню разнастайных варыянтаў дзеяньня. Калі ў чалавека нізкая кагнітыўная гнуткасьць, то ён зацыклены на сваіх праблемах, у яго схільнасьць да абсэсіўна-кампульсіўных паводзінаў і працяглага ўтрыманьня траўмы ўнутры сябе, яму складана мяняцца і дамаўляцца з людзьмі.

Пастаянныя дрэнныя думкі пагаршаюць настрой, дрэнны настрой вядзе да пазьбяганьня патрэбных дзеяньняў, падае вера ў сябе, дрэнных думак становіцца яшчэ больш — і гэтак далей па коле. Або дрэнныя думкі прыводзяць да дрэннай ацэнкі іншых людзей, гэта пагаршае ўзаемадзеяньне, людзі рэагуюць нэгатыўна, што прыводзіць да яшчэ горшага іх ацэньваньня — і зноў па коле. Такіх сытуацый можа быць шмат, калі ня ўмець пераключацца.

Для павышэньня кагнітыўнай гнуткасьці важна ўмець адцягвацца, практыкаваць выпісваньне думак, прывучаць мозг да пастаяннага пошуку розных варыянтаў і опцый, новых ідэй — чым больш, тым лепш. Напрыклад, як з пункта А трапіць у пункт Б максімальна вялікай колькасьцю спосабаў? Дапамагаюць павысіць гнуткасьць камунікацыя і выслухоўваньне розных пунктаў гледжаньня. Карысна пасьмяяцца з сябе, давесьці сытуацыю да абсурду, каб яна вас адпусьціла. Паспрабуйце рэфрэймінг сытуацыі: як бы да яе паставіліся іншыя людзі, як бы вы зрабілі праз 5, 20, 40 гадоў і да т. п. Пэрыядычна выкідайце лішняе і наводзіце парадак — гэта таксама карысна для гнуткасьці.

! Практыкуйце спантаннасьць — станцуйце, сходзіце ў новае месца, зробіце што-небудзь незвычайнае. Альтруізм, перажываньне, дзеяньні ў інтарэсах іншых, клопат пра іншых дапамагае стаць больш гнуткім, бо зацыкленасьць на сваіх асабістых перажываньнях робіць нас менш гнуткімі.

Шанцунак

Кожны дзень па ўсім сьвеце людзі пачынаюць мноства праектаў, але толькі малая частка зь іх становіцца пасьпяховымі. Гэта здаецца дзіўным, бо вакол нас мноства пасьпяховых бізнэсаў, якія, як бачыцца збоку, можна лёгка ўзяць і скапіяваць, шмат гатовых сакрэтаў посьпеху, шмат схемаў, плянаў і стратэгій — бяры і рабі. Чаму ж гэта не працуе? Адказ заключаецца ў асаблівасьцях працы мозгу прыдакаў і няўдакаў. Тое, як працуе вашая зьвіліна поясу, уплывае на пасьпяховасьць і шанцунак, незалежна ад узроўню адукацыі, матывацыі або стартавага капіталу.

Прафэсар Рычард Вайсман на працягу шматлікіх гадоў вывучаў, як працуе мозг людзей, якія лічаць сябе прыдакамі і няўдакамі. Напрыклад, ён раздаваў паддосьледным газэту і прасіў іх падлічыць колькасьць фатаграфій у ёй. На другой старонцы газэты было вялікімі літарамі надрукавана, што ў газэце 43 фатаграфіі, можна далей не чытаць. У іншых досьледах устаўлялі надпіс: "Калі вы гэта чытаеце, то скажыце экспэрымэнтатарам, і атрымаеце 250 фунтаў". Прыдачыкі заўважалі гэтыя надпісы, спыняліся і атрымлівалі сумы грошай, а вось няўдакі працягвалі лічыць усе фатаграфіі да самага канца газэты і прапускалі фінансавую прапанову.

Фактар посьпеху зьвязаны з тым, што ўдачлівыя людзі маюць нашмат шырэйшы фокус увагі і не зацыкліваюцца на бягучым заданьні. Гэта дазваляе ім быць гнуткімі, хутка перабудоўвацца і аптымальным чынам выкарыстаць наяўныя рэсурсы. Удачлівыя людзі часьцей імкнуцца да нявызначанасьці і з задавальненьнем спрабуюць новае і нязвыклае, пашыраюць сваё камунікатыўнае кола. Цікава, але прыдакі і пасьпяховыя людзі часьцей, чым няўдакі, памыляюцца, але вельмі хутка аднаўляюцца пасьля памылак. У няўдакаў фокус увагі вельмі вузкі, яны ігнаруюць і не заўважаюць нічога, акрамя іх бягучага заданьня. Такая фіксацыя робіць іх трывожнымі, зацыкленымі, мэтай іх дзеяньняў становіцца пазьбяганьне памылак. Яны пагарджаюць альтэрнатыўнымі магчымасьцямі і ня могуць зьмяніць свае паводзіны, адмаўляюцца ад усяго нязвыклага, звужаюць круг знаёмстваў, выбіраючы "стабільнасьць", "быць як усё" і "што ж скажуць людзі?".

! Няўдакі шукаюць "ідэальнае" рашэньне, нейкі "цуд", сакрэт ад гуру, што будзе здольны вырашыць адразу ўсе іх праблемы за адзін падыход.

Калі чарговы рэцэпт не спрацоўвае, няўдака ня робіць высноў, а проста пераключаецца на іншы "рэцэпт посьпеху". Падобная кагнітыўная памылка называецца «памылкай выжылага» і тлумачыць, чаму не працуюць чужыя сакрэты посьпеху.

Як зрабіць свой розум гнуткім?

Важна дэталёва разгледзець усе ідэі, спосабы, у тым ліку тыя, якія вам не падабаюцца. Калі вы адчуваеце, што зацыкліваецеся на нечым, важна своечасова пераключыцца, адпачыць. Практыкуйце шматварыятыўнасьць і стымулюйце крэатыўнасьць: заўсёды майце альтэрнатыўныя спосабы дасягненьня мэты.

Празьмерныя стараньні пагаршаюць вашую эфэктыўнасьць. Закон оптымуму матывацыі Еркса-Додсана вястуе, што найлепшыя вынікі дасягаюцца пры сярэднім узроўні матывацыі. Пры гэтым чым складанейшая вашая задача, тым ніжэйшы ўзровень матывацыі патрэбны для прадуктыўнасьці. Г.зн. высокая матывацыя і напруга дапамогуць вам хутчэй выкапаць канаву, але ані не дапамогуць палепшыць працу кампаніі. Гумар, абсурдызацыя, парадокс, гульня і спантаннасьць дапамогуць вам стаць лягчэйшымі і спросьцяць жыцьцё.

Як і любая іншая зьмена, паляпшэньне кагнітыўнае гнуткасьці пачынаецца з усьведамленьня праблемы. Як толькі мы перастанем ваяваць з рэальнасьцю, яна разгорне перад намі велізарную прастору магчымасьцяў. Трэба расплюшчыць вочы, каб убачыць дары рэальнасьці. І чым гнутчэйшы наш мозг, тым лягчэй нам да іх дацягнуцца.

Займайцеся творчасьцю! Дасьледаваньні паказваюць, што многія праявы спантаннасьці, такія як экспрэсіўнае пісьмо, музыка, танец і арт-тэрапія паляпшаюць агульны стан чалавека, павышаюць стрэсаўстойлівасьць, зьніжаюць узровень картызолу. Арт-тэрапію хоць і разглядаюць як "сублімацыю", мне здаецца, лепш успрымаць гэтую мэтодыку як разнавід пошукавай актыўнасьці.

Арт-тэрапія — выдатны неканкурэнтны від дзейнасьці, які павышае актыўнасьць зьвіліны поясу, які зьніжае руміацыю. Ён паляпшае канцэнтрацыю ўвагі, дапамагае вырашыць унутрыасобасныя канфлікты і зьмяніць звыклыя паводзінныя стэрэатыпы.

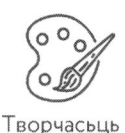

Творчасьць

Пры стрэсе выбар невялікі: альбо вывучаная бездапаможнасьць, альбо пошукавая актыўнасьць. Усё, што стымулюе новыя віды дзейнасьці, карыснае. Галоўнае — ня блытаць спантаннасьць і творчасьць з імпульсіўнасьцю і няўстойлівасьцю ўвагі, гэта зусім розныя працэсы. Часта можна ўбачыць, што дэфіцыт увагі і гіпэрактыўнасьць успрымаюцца як "творчыя імпульсы", але гэта ня так.

Сачыненьне, маляваньне, ігра на інструмэнтах — усё працуе выдатна, нават калі ў вас "пасрэдны" ўзровень. Таму, калі адчуваеце стрэс, займіцеся творчасьцю ці выявіце спантаннасьць любым са спосабаў. Дастаткова 45 хвілінаў творчасьці, каб прыкметна зьнізіць узровень картызолу.

Нам зь дзецьмі цяпер лепш за ўсё пасуе драма — экспрэсіўнае разыгрываньне роляў і сюжэтаў, ад коцікаў да трансформэраў.

Пытаньні і заданьні

1. Патрэніруйцеся аптымістычна рэагаваць на сытуацыі, як удалыя, так і няўдалыя. Спытайце сябе, што б падумаў аптыміст, ацэньваючы пастаянства, унівэрсальнасьць, пэрсаналізацыю праблемы.

2. Калі вы пачынаеце зацыклівацца на праблеме — адцягвайцеся. Што эфэктыўна пераключыць вашу ўвагу? Планка? Тэтрыс?

3. Заплянуйце дзень сьмехатэрапіі. Якія жарты, камэдыі, комікі і шоў сьмяшаць вас мацней за ўсё?

9. Цялесныя рэсурсы стрэсаўстойлівасьці. Вагус і аксытацын

Калі я вяду курс «Стрэсаўстойлівасьць», я цытую Айнштэйна, які казаў, што «немагчыма вырашыць праблему на тым жа ўзроўні, на якім яна ўзьнікла». Для таго каб даць рады стрэсу, можна падысьці «зьверху», праз псыхічныя рэсурсы стрэсаўстойлівасьці, якія мы разабралі. Але можна падысьці і «зьнізу», узьдзейнічаючы на цела. Аптымальна, вядома, спалучаць гэтыя падыходы.

Часьцяком, калі мы ня можам вырашыць праблему проста, то выкарыстоўваем **зрушаную актыўнасьць**, успомніце, напрыклад, сцэну з начной колкаю дроваў у фільме «Утаймаваньне свавольніка».

Зрушаная актыўнасьць узьнікае, калі ёсьць магутная матывацыя штосьці зрабіць, але ўмовы не дазваляюць, ці калі ёсьць некалькі супярэчлівых матывацый, і абраць дзеяньне цяжка. Часта зрушаная актыўнасьць узьнікае ў новай сытуацыі, калі няма гатовага рашэньня, і часьцей за ўсё такое дзеяньне будзе біялягічна не мэтазгоднае. Жывёлы пры стрэсе могуць імітаваць засынаньне, другія пачынаюць мыцца, трэція пазяхаць — г. зн. дзейнічаць «зрушана», не па сытуацыі.

Людзі таксама праяўляюць сябе па-рознаму: мы чухаем галаву, трымаемся за падбародзьдзе, круцім пярсьцёнак, мыем і без таго чыстыя паверхні, выцягваем вусны, грызём аловак. Часам паступаем зусім дзіўна: зрываемся на іншых людзях, увязваемся ў чужыя справы і да т. п. Такая рэакцыя не вырашае праблему, але дапамагае нам «зрабіць паўзу», палегчыць сымптомы стрэсу, а пры стрэсе любая актыўнасьць лепш, чым проста ляжаць на канапе.

! **Калі стрэс высокі, а зрабіць нічога нельга, зьвярніце сваю ўвагу на цела.**

Як мы ўжо з вамі ведаем, сымпатыйная нэрвовая сыстэма адказвае за стрэсавую рэакцыю, а парасымпатыйная за зьніжэньне стрэсу, гэта пэдаль тормазу стрэсавай рэакцыі.

Актывацыя парасымпатыйнае сыстэмы вядзе да зьніжэньня пульсу, ціску, пачырваненьня скуры, да паляпшэньня страваваньня і да т. п. І тут добра працуюць вагус (блукальны нэрв) і гармон аксытацын. Аксытацын стымулюе тонус вагуса, таму для зручнасьці мы будзем разглядаць «вагусныя» і «аксытацынавыя» спосабы стымуляцыі разам.

Роля аксытацыну

Аксытацын, апроч іншых сваіх уласьцівасьцяў, яшчэ і антыстрэсавы гармон. Ён выклікае пачуцьцё задавальненьня, зьніжэньне трывогі і пачуцьцё спакою, павялічвае давер і зьніжае страх. Яшчэ аксытацын зьніжае апэтыт і амалоджвае цяглiцы.

Дзеяньне аксытацыну мае гендэрную розьніцу. Калі мужчына кажа «адчапіся ад мяне — у мяне стрэс», то жанчына — «пагавары са мной — у мяне стрэс». Мужчынам павышэньне тэстастэрону дапамагае лягчэй пераадолець стрэс, а аксытацын можа яшчэ ніжэй апусьціць узровень тэстастэрону. А вось у жанчынаў аксытацын пры стрэсе працуе ідэальна.

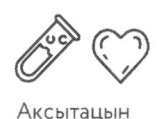

Аксытацын стымулюецца пры любых спосабах сацыяльнага "аб'яднаньня", калі мы адчуваем сувязь з кім-небудзь. Нават бескантактавыя спосабы, такія як пачуцьцё прыналежнасьці да нечага, позірк у вочы і камплімэнты, павялічваюць выдзяленьне аксытацыну. Асабліва магутна выклікаюць выкід аксытацыну маленькія дзеці — узьнікае замілаваньне і расслабленьне.

Большасьць цялесных спосабаў рэляксацыі так ці інакш уплываюць на актыўнасьць парасымпатыйнай нэрвовай сыстэмы. Галоўным нэрвам парасымпатыйнай сыстэмы зьяўляецца вагус, які злучае ўнутраныя органы і мозг, нясе інфармацыю пра стан цела.

Роля вагус

Актыўнасьць вагуса вызначаецца яго тонусам, які паказвае, наколькі хутка наша цела можа пераходзіць са стану стрэсу ў расслаблены стан. Чым ніжэйшы тонус вагуса, тым складаней нам расслабляцца і тым мацней стрэс дзейнічае на наша цела, павялічваючы рызыкі сардэчна-сасудзістых захворваньняў, дыябэту і атлусьценьня, узроўню запаленьня і інш. Нармальны тонус вагуса зьвязаны зь лепшым псыхічным і фізычным здароўем, рэсурсам адаптацыі да вонкавых абставінаў..

Проста зараз зрабіце просты досьлед. Набярыце ракавіну халоднай вады (можна кінуць крыху лёду), памерайце свой пульс. Затым глыбока ўдыхніце і пагрузіце твар. Памерайце пульс зноў — ён прыкметна запаволіўся, а вы супакоіліся. Гэта старажытны ныральны рэфлекс, які працуе праз блукальны нэрв, які актывуе парасымпатыйную антыстрэсавую сыстэму.

Існуе некалькі гіпотэзаў аб уплыве вагуса на здароўе. Тэорыя Тэера кажа, што вагус уплывае на стрэсаўстойлівасьць і эмацыйны стан і можа вызначаць працягласьць жыцьця і сярэдні IQ. Тэорыя Трэйсі вястуе, што вагус прыгнятае сыстэмнае хранічнае запаленьне і тым самым карысны. Мэдыятарам парасымпатыйнай сыстэмы зьяўляецца ацэтылхалін, які можа зьніжаць узровень запаленьня і рызыку многіх захворванняў, ад дэпрэсіі да аўтаімунных.

Алькалёіды, якія ўтрымліваюцца ў пасьлёнавых (перац, таматы, баклажаны і інш.), стымулююць тонус вагуса і зьніжаюць узровень запаленьня ў арганізьме. Алькалёіды з пасьлёнавых падобныя па ўзьдзеяньні на нікатынам. Навукоўцы ўсталявалі, што нікатын зьніжае рызыку хваробы Паркінсана, памяншае праявы дэфіцыту ўвагі і гіперактыўнасьці, а таксама частасьць і выяўленасьць сымптомаў шэрагу аўтаімунных хваробаў. Узьдзеяньне нікатыну на дафамінавыя рэцэптары, якія гінуць пры хваробе Паркінсана, даведзенае як для людзей, так і для жывёл. Кожная порцыя пасьлёнавых на 31% можа зьніжаць рызыку хваробы Паркінсана. Наймацнейшы ахоўны эфэкт назіраецца ў салодкага перцу: хто есьць перцы пяць разоў на тыдзень, захворвае на 50% радзей, чым тыя, хто ўжывае іх менш разу на тыдзень.

Тонус вагуса ўплывае і на нашыя **сацыяльныя паводзіны**: чым больш у нас сацыяльных кантактаў, чым больш пазітыву ў камунікацыі, тым вышэйшы тонус вагуса. А чым вышэйшы тонус, тым больш мы маем камунікуем, — узьнікае чарговае замкнёнае кола. Нізкі тонус вагуса зьвязаны з кепскім настроем і пачуцьцём адзіноты. Вызначыць тонус вагуса можна, напрыклад, ацэньваючы ўзровень дыхальнай арытміі — гэта невялікае павышэньне пульсу пры ўдыху і зьніжэньне на выдыху. Зручнейшым зьяўляецца вымярэньне тонусу вагуса праз варыябельнасьць пульсу, што даступна ў шматлікіх праграмах. Чым больш у нас сацыяльных кантактаў, тым вышэйшы тонус вагуса. Нізкі тонус вагуса зьвязаны з кепскім настроем і адчуваньнем самоты.

Сацыяльныя рэсурсы. У адным з дасьледаваньняў навукоўцы раілі кожны дзень запісваць тры сацыяльныя кантакты і ацэньваць іх, згаджаючыся ці абвяргаючы сьцьверджаньні: "я адчуваў гармонію з гэтым чалавекам пры камунікацыі" і "я адчуваў блізкасьць з гэтым чалавекам пры камунікацыі". А таксама ім раілі ацэньваць па пяцібальнай шкале ўзровень станоўчых (удзячнасьці, на-

Сацыяльныя рэсурсы стрэсаўстойлівасьці

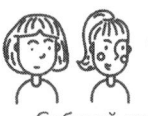

Сябры й калегі

Падтрымка

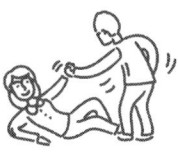

Дапамога

дзея, натхненьне, радасьць, цікавасьць, любоў, гонар, спакой, зьдзіўленьне, пашанота) і адмоўных эмоцыяў (злосьць, нуда, агіда, пагарда, зьбянтэжанасьць, страх, віна, нянавісьць, смутак, сорам) з падлікам сярэдніх значэньняў. Высьветлілася, што эмацыйная ўсьвядомленасьць, то бок здольнасьць разьбірацца ў сваіх эмоцыях, прыкметна павялічвае тонус вагуса. Падрабязна пра ўсьвядомленасьць пагаворым у наступным разьдзеле. У дасьледаваньнях устаноўлена, што рэгулярная мэдытацыя дабрыні й любові павышае тонус вагуса. Таму гадуйце ў сабе пачуцьці любові, добразычлівасьці, спагады да навакольных — гэта карысна і вам.

Кампліменты, абдымкі, знаходжаньне ў бясьпечным асяродзьдзі, погляд вочы ў вочы, пацалункі, абдымкі, сэкс. Паціскаць можна і цацкі, і хатніх жывёл, а можна і паплакаць — гэта таксама актывуе вагус. Пацалунак ня меншы за 6 сэкундаў, абдымкі ня меншыя за 20 сэкундаў будуць найболей карыснымі.

Рэгулярная фізычная актыўнасьць

Рухальная актыўнасьць імітуе натуральны эвалюцыйны мэханізм «бі–бяжы» і дапамагае прыбраць лішнія глюкозу і тлушчы, якія цыркулююць у крыві. Для спартоўцаў і аматараў характэрны высокі тонус вагуса. Цяглічная актыўнасць павышае ўзровень нэўратрафічнага чыньніка BDNF, што павышае нэўрапластычнасьць і нашы шанцы супрацьстаяць стрэсу, разьвіваць новыя навыкі. На гэта лепш за ўсё працуюць аэробныя практыкаваньні з 60–70 % узмацненьнем рытму сэрца ня менш за 30 хвілінаў. Зрэшты, пасуе і кароткая інтэнсіўная нагрузка: тры хвіліны спрынту на 20 % павялічваюць кагнітыўныя здольнасці. Наагул скачкі, спантанная актыўнасць і танцы паднімаюць BDNF нашмат мацней у параўнаньні з фітнэсам.

Цяглічны тонус

Пры стрэсе назіраецца ўзмацненьне цяглічнага тонусу, а такі стан заціснутасьці некамфортны. Цяглічныя рэлаксацыі і расьцяжкі могуць дапамагчы з гэтым.

Напрыклад, прагрэсіўная цяглічная рэлаксацыя, дзе выкарыстоўваецца напруга цягліц, якая затым прыводзіць да іх паслабленьня. Пасьлядоўнасьць такая: напружваем ручыцы і перадплеччы (трэба моцна сьціснуць кулакі, паклаўшы вялікія пальцы зьверху), верхнія цягліцы рук (уціснуць локці ў сьпінку крэсла або стол), твар (падняць бровы, заплюшчыць вочы, наморшчыць нос, зрабіць усьмешку з апушчанымі куточкамі вуснаў), шыю (уціснуць падбародак у вобласьць адамава яблыка), тулава (адвесьці лапаткі назад і моцна прагнуць сьпіну), ногі (падняць уверх і напружыць, пальцы ў падлогу, затым тое ж самае, але пальцы ў стол). У кожным сьціску затрымайцеся на некалькі ўдыхаў, а затым зрабіце павольны выдых, расслабляючы цягліцы.

Таксама фізічная актыўнасць павялічвае тонус вагуса, зьмяншае пульс супакою. Чым больш вы трэніраваныя, тым больш стрэсаўстойлівыя. А акрамя гэтага, фізічная актыўнасць — гэта найлепшы спосаб завяршэньня стрэсавай рэакцыі і яе наступстваў. Бо для нашага цела любы стрэс — гэта фізічная актыўнасць, "бі або бяжы".

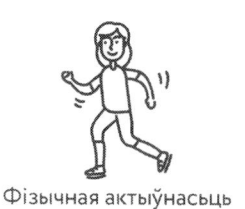

Аўтагенная трэніроўка

Гэта просты і эфэктыўны спосаб рэлаксацыі, заснаваны на візуалізацыі. Пачынаючы з ручыцаў і ступакоў, далей рухаючыся па ўсім целе, мы па чарзе ўяўляем у іх «цяжар» — на расслабленьне цяглічнага тонусу, і «цяпло» — на пашырэньне сасудаў скурнага покрыва. Візуалізацыя прахалоды на лобе можа дапамагчы ў аслабленьні галаўнога болю.

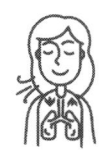

Дыхальныя практыкі

Пры стрэсе ў нас запускаецца мэханізм пачашчэньня дыханьня. Гэта адаптыўны мэханізм, гатоўнасьць арганізма да «бегчыбіцца». У чым фізіялягічны мэханізм гэтай зьявы? Гіпэрвэнтыляцыя — гэта прыстасоўвальны эвалюцыйны стрэсавы мэханізм. Пры зьніжэньні CO_2 павялічваецца ўзровень унутрыклеткавага кальцыю. Гэта актывуе скарачальныя ўласцівасьці ўсіх цяглічных тканак, узмацняе цяглічную напругу, павялічвае адчувальнасьць рэцэптараў да адрэналіну. Таму павольнае дыханьне рэальна расслабляе, зьніжаючы цяглічны тонус і адчувальнасьць да адрэналіну.

Гіпэрвэнтыляцыя вядзе да павелічэньня скарачальнай актыўнасьці і шкілетных цягліцаў, і гладкіх цягліцаў сасудаў. Але самае важнае — гэта вымываньне вуглякіслага газу з крыві, што прыводзіць да звужэньня крывяносных сасудаў у галаўным мозгу і выклікае зьніжэньне крывацёку. Гэта можа прыводзіць да галавакружэньня, звужэньня прытомнасьці, зьніжэнь-

ня ўвагі, паколваньня, здранцьвеньня, спазмаў, часам выяўляецца як адчуваньне здушваньня ў грудзях, як ком у горле і да т. п.

Спакойнае мернае глыбокае дыханьне зьніжае актыўнасьць сымпатыйнай стрэсавай сыстэмы і павышае актыўнасьць парасымпатыйнай, стымулюе блукальны нэрв і запавольвае частасьць сардэчных скарачэньняў.

Для расслабляльнага дыханьня патрэбныя: кароткі ўдых, доўгі выдых (у некалькі разоў даўжэйшы за ўдых), глыбокае павольнае дыяфрагмальнае дыханьне, затрымкі на выдыху ў межах камфорту. Можна лічыць пра сябе, напрыклад удых на 4 лікі, выдых на 8 лікаў, затрымка на выдыху на 6 лікаў. Такое "ўсьвядомленае дыханьне" на лік дапамагае пры шматлікіх захворваньнях, паляпшае сон, зьніжае ціск, паляпшае ўвагу.

Пры неабходнасьці скарыстайцеся праграмамі для дыханьня — іх цяпер мноства, і трымайце абразок праграмы на галоўным экране смартфона, так вам будзе прасьцей згадаць пра неабходнасьць "падыхаць".

Электрастымуляцыя вагуса

Апошнім часам атрымала распаўсюджваньне празскурная стымуляцыя вагуса простымі прыборамі, у тым ліку і для хатняга выкарыстаньня. Яна прызначаная для барацьбы зь мігрэньню, дэпрэсіяй (уключаючы працяглую, цяжкую, устойлівую да антыдэпрэсантаў), эпілепсіяй, экспэрымэнтальна выкарыстоўваецца як частка супрацьзапаленчай і антыстрэсавай тэрапіі.

Прапрацоўка мяккіх тканак. Людзі здавёндаўна практыкавалі лазьні, водныя працэдуры, масаж як спосабы палепшыць сваё здароўе і самаадчуваньне. Практычна ўсе падыходы, накіраваныя на цягліцы і скуру, надкосьніцу, карысныя пры стрэсе, стымулююць тонус вагуса і выдзяленьне аксытацыну. Гэта старанная расьціраньне цела ручніком або шчоткай для цела, прапрацоўка валікам мяккіх тканак, усе віды масажаў, акупунктура, расчэсваньне валасоў, касмэталягічныя працэдуры і СПА.

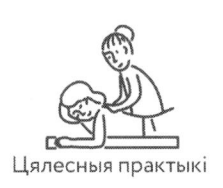

Цялесныя практыкі

Малпы выкарыстоўваюць грумінг — расчэсваньне — як спосаб зьніжэньня стрэсу і паляпшэньня сацыяльных сувязяў.

Пацалунак не меней за шэсьць сэкундаў, абдымкі не меней за 20 сэкундаў будуць найболей карысныя.

Харчаваньне. Частае дробавае харчаваньне, вялікая колькасьць бялку і цукру, лішак высокаглікемічных вугляводаў стымулююць mTOR і спрыяюць павелічэньню актыўнасьці сымпатыйнай сыстэмы. Таму цалкам можна сказаць, што "ты такі нэрвовы празь мяса". Дбайнае перажоўваньне, нізкая ўдзельная шчыльнасьць ежы (агародніна, зеляніна), ежа ў сямейным або сяброўскім коле, рэгулярны фастынг, адсутнасьць перакусаў, вялікая доля тлустай ежы спрыяюць паляпшэньню тонусу вагуса.

Ёсьць зьвесткі, што даданьне амэга-3, цынку, лакта- і біфідабактэрій, пра- і прэбіётыкаў можа таксама дапамагаць.

Загрызіце свой стрэс! На курсе, прысьвечаным харчаваньню, я шмат расказваю пра важнасьць жаваньня, на стрэсаўстойлівасьць гэты працэс таксама ўплывае. Жаваньне зьяўляецца дзейснай стрэсавай копінг-стратэгіяй, а пры лішку стрэсу часта назіраецца бруксізм — скрыгат зубамі ў сьне, які павялічвае рызыку карыесу ды іншых праблемаў. Дасьледаваньні паказваюць, што жаваньне зьніжае ўзровень выдзяленьня норадрэналіну ў мігдаліне, узроўні АКТГ і картызолу, таксама зьніжае актыўнасьць стрэсавай восі, дзейнічаючы праз картызолавыя рэцэптары ў гіпакампе, і кагнітыўны дэфіцыт, выкліканы стрэсавым пашкоджаньнем гіпакампа.

Чым больш інтэнсіўнае жаваньне, тым больш прыкметна зьніжаецца ўзровень картызолу і адрэналіну: хуткае жаваньне зьніжае ўзровень картызолу на 26 % за 20 хвілінаў. Што жаваць? Аптымальна гэта цьвёрдая ежа, напрыклад, морква ці яблык, — усе вынікі можна перанесьці й на жуйку.

Завядзіце сабаку. Наяўнасьць хатніх жывёлаў мае куды больш дадатных, чым адмоўных аспэктаў. Мы можам казаць нават пра PAT, або Pets As Therapy, дзе фэлінатэрапія — лячэньне коткамі, а каністатэрапія — лячэньне сабакамі. Сацыяльнае ўзьдзеяньне зьвязанае з тым, што хатнія жывёлы стымулююць камунікацыю, клопат, цялесныя кантакты, і гэта станоўча ўплывае на стрэсаўстойлівасьць. Так, рызыка інфаркту ва ўладальнікаў катоў на 30 % меншая, чым у тых, хто жыве бяз хатніх жывёл. Сабакі таксама станоўча ўплываюць як на зьніжэньне рызыкі сардэчна-сасудзістых захворваньняў, так і на артэрыяльны ціск і нават на ліпідны профіль крыві.

! Дастаткова некалькіх хвілінаў камунікацыі паміж гаспадаром і сабакам для зьніжэньня ўзроўню картызолу — і ў сабакі, дарэчы, таксама.

Пытаньні і заданьні

1. Схадзіце на масаж.

2. Паспрабуйце дыхальныя практыкі — яны вельмі эфэктыўныя і дзейнічаюць хутка. Усталюйце на тэлефон «дыхальную» праграму.

3. Пры стрэсе купіце моркву сярэдніх памераў і старанна яе згрызіце. Палягчэла?

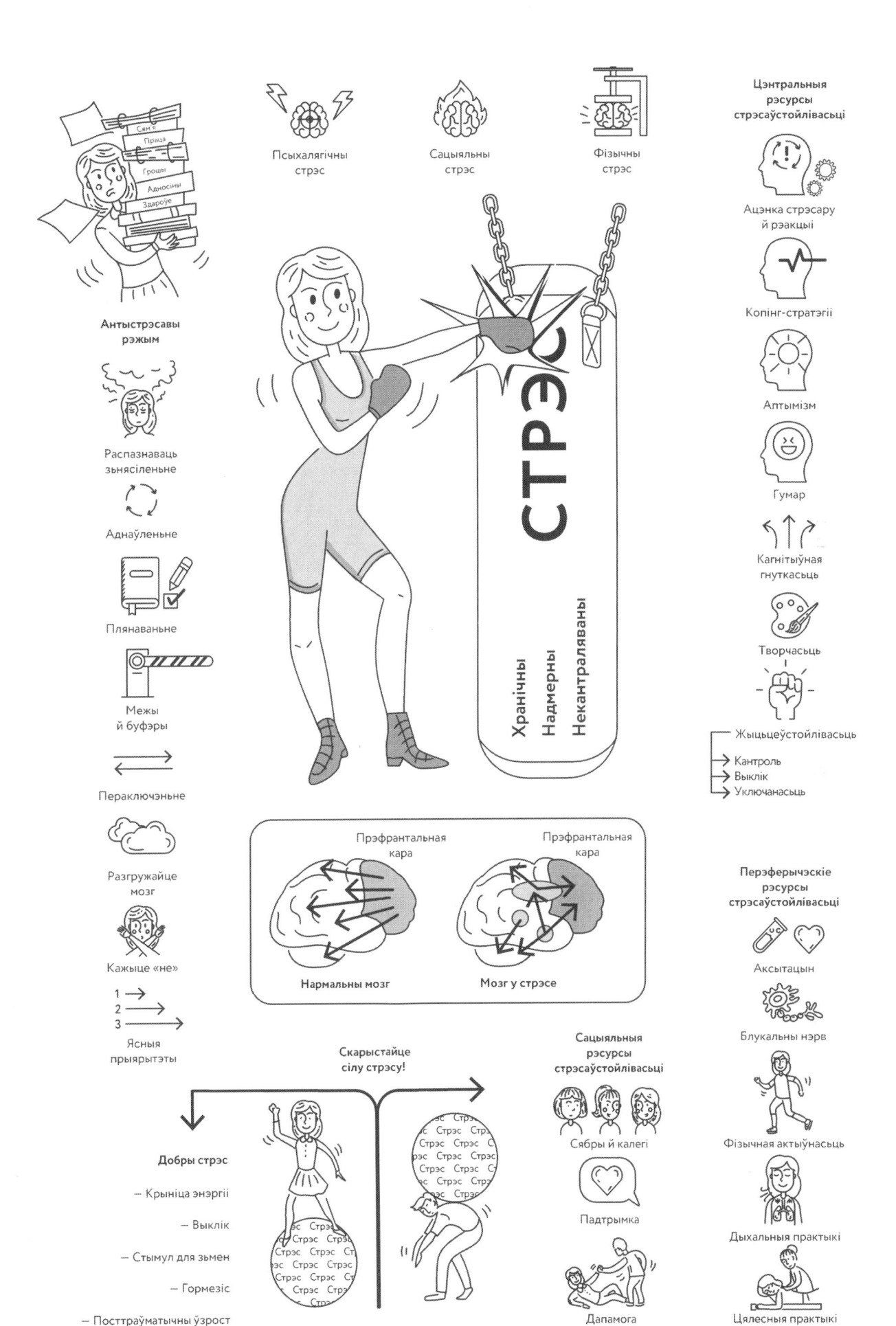

Псыхалягічны стрэс
Сацыяльны стрэс
Фізычны стрэс

Цэнтральныя рэсурсы стрэсаўстойлівасьці
- Ацэнка стрэсару й рэакцыі
- Копінг-стратэгіі
- Аптымізм
- Гумар
- Кагнітыўная гнуткасьць
- Творчасьць
- Жыцьцеўстойлівасьць
  → Кантроль
  → Выклік
  → Уключанасьць

Антыстрэсавы рэжым
- Распазнаваць зьнясіленьне
- Аднаўленьне
- Плянаваньне
- Межы й буфэры
- Пераключэньне
- Разгружайце мозг
- Кажыце «не»
- Ясныя прыярытэты

СТРЭС
Хранічны
Надмерны
Некантраляваны

Прэфрантальная кара — **Прэфрантальная кара**
Нармальны мозг — Мозг у стрэсе

Скарыстайце сілу стрэсу!

Добры стрэс
— Крыніца энэргіі
— Выклік
— Стымул для зьмен
— Гормезіс
— Посттраўматычны ўзрост

Сацыяльныя рэсурсы стрэсаўстойлівасьці
- Сябры й калегі
- Падтрымка
- Дапамога

Перэферычэскіе рэсурсы стрэсаўстойлівасьці
- Аксытацын
- Блукальны нэрв
- Фізычная актыўнасьць
- Дыхальныя практыкі
- Цялесныя практыкі

РАЗЬДЗЕЛ 8

Усьвядомленасьць

1. Спыніце свой розум

Для мяне ўсьвядомленасьць — гэта ня проста цікавая тэма, а пытаньне выжываньня і выратаваньня маіх нэрвовых клетак. Нядаўна добрая знаёмая спытала, як я спраўляюся з нэгатывам, які атрымліваю, напрыклад, мадэруючы камэнтары ў блогу. Часам я злуюся, але ўсьвядомленасьць дапамагае мне згадаць, што ўсё гэта таму, што я лічу сябе важным і абражаным. Тады нагадваю сабе, што я сьмяротны скураны мяшок з косткамі, і мой мозг стварае адно ілюзію важнасьці. Мая рэакцыя — гэта абарона ілюзіі, агрэсія іншых — гэта спосаб абароны іх ілюзій, і яны пакутуюць ня менш за мяне. Агульнае паміж намі — пакута, і нас аб'ядноўвае тое, што мы ўсе хочам спыніць пакуты.

Спачуваючы іншым, я вызваляюся ад злосьці і зычу дабра. Праўда, ня ўсім — мабыць, я яшчэ не настолькі ўсьвядомлены. Раней я няўмела абыходзіўся з эмоцыямі, пакутаваў ад перападаў настрою, шукаў ухвалы, але ўсьвядомленасьць перамяніла ўсё на лепшае. У моманты, калі я адчуваў сябе дрэнна, лічыў і сябе, і іншых людзей дрэннымі, пры няўдачах абыходзіўся з сабой жорстка і самакрытычна, часта падманваў сябе, адмаўляўся прымаць многія рэчы ў сабе і іншых, змагаўся супраць рэальнасьці і доўга ня мог адпусьціць састарэлае, прыдумляў нерэалістычныя чаканьні і пакутаваў праз тое, што яны не ажыцьцяўляюцца. Усьвядомленасьць зьмяніла й гэта.

Мэдытацыя

Мэдытацыя прыйшла ў маё жыцьцё рана. Яшчэ ў пятым класе, калі я хадзіў на заняткі каратэ, наш трэнер у пачатку і канцы трэніроўкі садзіў нас і прапаноўваў «засяродзіцца» на сваіх думках з заплюшчанымі вачамі, каб супакоіць іх. Тыя, хто гарбавацца ці адцягваўся, маглі атрымаць палкай па сьпіне, так што ў нас быў моцны стымул для пільнасьці. З таго часу я памятаю незвычайнае пачуцьцё яснасьці розуму, якое ўзьнікала пры мэдытацыі пасьля актыўнай і жорсткай трэніроўкі. Затым я мэдытаваў пэрыядамі ў 8–10 класах, ва ўнівэрсытэце — асабліва ў тыя часы, калі было шмат пераменаў і розум рабіўся асабліва неспакойным.

Практыкую ўсьвядомленасьць у розных формах і цяпер. Яна дае мне, не пабаюся гэтага слова, спакой і шчасьце. Толькі ўціхамірыўшы трывогу розуму, я пачынаю паўнавартасна жыць тут і цяпер — адэкватна рэагуючы на тое, што адбываецца, атрымліваючы задавальненьне ад таго, што побач, адчуваючы падзяку і ўдзячнасьць за магчымасьць займацца тым, што я раблю. Усьвядомленасьць дае мне сапраўдную свабоду ад чаканьняў у будучыні, ад трывог у мінулым, яна не чакае нічога ад мяне, а толькі прапануе атрымаць асалоду ад сапраўднага моманту і пражыць яго ярка і ўважліва. Кожная сэкунда нашага жыцьця ўнікальная, і толькі ўвага дапамагае адчуць водар сьвежасьці жыцьця.

Пачаць можна прасьцей. Для атрыманьня карысьці ад мэдытацыі ня трэба купляць фігурку Буды ці адразу зьяжджаць на працяглую віпасану. У гэтым разьдзеле мы з вамі

1. СПЫНІЦЕ СВОЙ РОЗУМ

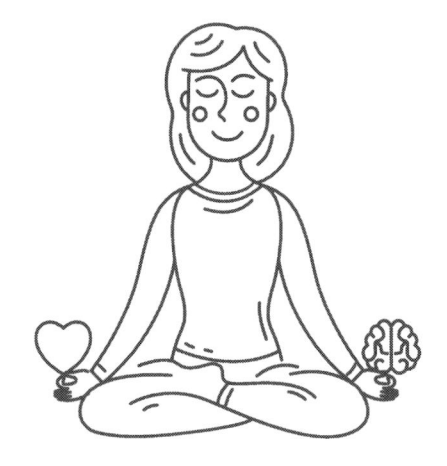

разьбяромся ў базавых паняцьцях усьвядомленасьці, даведаемся яе нэўрабіялягічныя мэханізмы, вывучым, як яна ўплывае на фізычнае і псыхічнае здароўе. Таксама разьбяром асноўныя кампанэнты ўсьвядомленасьці, асвоім практычныя навыкі фармальнай і нефармальнай практыкі — ад усьвядомленай хадзьбы да дыхальнай мэдытацыі. Мне хочацца, каб мае словы не стваралі ў вас ілюзію разуменьня, а былі адно кіраўніцтвам да дзеяньня. Бо ўсьвядомленасьць — гэта перадусім практыка, а ня гутарка, таму зразумець яе можна, толькі выконваючы практыкаваньні і заданьні. Доўга апісваць яе — гэта як чытаць пра сэкс або танцы: адно множыць памылкі.

Як добра заўважыў адзін з практыкаў пра ўсьвядомленасьць: "Вельмі рэкамэндую практыкаваць, але не магу сказаць, навошта".

Ачышчэньне сьвядомасьці

Бывае так, што ў чалавека ў галаве такія кепскія, цяжкія, брудныя і трывожныя думкі, што ён ня можа заставацца самнасам з сабою. Тады ён зьбягае з рэальнасьці з дапамогай наркотыкаў усіх відаў, ад хімічных допінгаў да занурэньня ў фантазіі і фанатычнага захапленьня ідэямі. Многія кажуць, маўляў, я хачу "пашырыць сьвядомасьць", але гэта небясьпечна разбурэньнямі, бо сьцены гэтыя — апорныя. Сьвядомасьць, як месца знаходжаньня нашага Я, трэба не пакідаць ці пашыраць, а чысьціць.

Многія людзі так баяцца застацца самнасам са сваімі думкамі, ажно аддаюць перавагу ў дасьледаваньнях удару электрычным токам, абы не адмаўляцца ад тэлефона. Пастаянная занятасьць таксама можа быць толькі ўцёкамі ад рэальнасьці. Хочаце ацаніць рэальную якасьць свайго жыцьця? Проста пасядзіце, нічога ня робячы, сам-насам са сваімі думкамі. Унутраныя адчуваньні й пакажуць ваш стан.

Калі вам трапіла пляма бруду на адзеньне, вы не пачынаеце размазваць яго, піць з гора або выкідваць адзеньне? Вы проста адціраеце пляму. Даглядайце сьвядомасьць так, як вы мыеце валасы і чысьціце зубы. Эмацыйная гігіена і ўвага да сваіх думак — гэта важная частка здароўя і аснова гарманічнага стану. Няхай ваш розум будзе прыемным домам, дзе хочацца жыць, дзе добра знаходзіцца ў цьвярозым і ясным стане, дзе вы можаце быць сумленным самі з сабой і заставацца сам-насам з самымі глыбокімі сваімі думкамі, а ня бегчы ад іх.

Павышэньне ўзроўню ўсьвядомленасьці

Калі вам цяжка апісаць свае эмоцыі, вы ўвесь час адцягваецеся, спрабуеце здушыць свае думкі, не заўважаеце свайго цела і адчуваньняў, адзначаеце складанасьці з канцэнтрацыяй, схільныя імпульсіўна рэагаваць на свае пачуцьці ці ўчынкі іншых людзей, часта ловіце сябе на дзеях і ўчынках на «аўтапілёце», забараняеце сабе думаць пра «няправільныя» рэчы, вам цяжка заўважаць адценьні ў прыродзе і дэталі на працы, вы ўвесь час спрабуеце выправіць мінулае ці фантазіруеце аб будучыні, то ў вас, імаверна, нізкі ўзровень усьвядомленасьці, і гэты разьдзел дапаможа вам яе падняць. Упэўнены, што ўсьвядомленасьць — гэта адзін з самых важных "мяккіх навыкаў" для кожнага чалавека.

! **Усьвядомленасьць робіць наш розум гнуткім, а гнуткасьць карысная для здароўя, няхай гэта будзе мэтабалічная — лёгкае пераключэньне паміж тлушчамі і вугляводамі, фізычная — добрая расьцяжка, або кагнітыўная — гаворка пра адаптыўнасьць.**

Для захаваньня псыхічнага здароўя важна ўмець хутка і лёгка пераключацца з адной думкі на іншую, своечасова мяняць свае паводзіны. Пры хранічным стрэсе ўсьвядомленасьць зьмяншаецца і людзі становяцца кагнітыўна «цьвёрдымі». Няўменьне своечасова адпачыць, паклапаціцца пра сябе, распазнаць праблему — усё гэта прыводзіць да выгараньня і трывожнасьці. Людзей мардуе ня столькі сам стрэс, колькі іх кагнітыўная жорсткасьць. Практыка ўсьвядомленасьці павялічвае і вашу гнуткасьць, і адаптыўнасьць да зьменаў.

У працэсе эвалюцыі мы адаптаваліся да пастаянных пераменаў дзейнасьці: цыркадныя рытмы, цыклі актыўнасьці, харчовыя вокны і шматлікае іншае. Таму так важна правільна балянсаваць паміж працаваць/адпачываць, рухацца/сядзець, есьці/пасьціцца, зарабляць/траціць, браць/аддаваць, ствараць/спажываць, быць рэактыўным/быць праактыўным, быць аднаму/сярод людзей, рабіць кароткатэрміновае/рабіць доўгатэрміновае, тран-жырыць/інвэставаць, крытыкаваць/падбадзёрваць, клапаціцца пра сябе/клапаціцца пра іншых.

Устойлівасьць

Практыка ўсьвядомленасьці дапаможа вам нашмат больш эфэктыўна спраўляцца з нарастальнай нагрузкай, захоўваць сваю ўвагу і фокус на важных для вас рэчах і пры гэтым не забываць пра патрэбы свайго цела. Чым лепш вы трымаеце балянс, тым больш упэўнена пачуваецеся ў новым сьвеце нарастальнай нявызначанасьці. Цікаўнасьць да сябе і цікавасьць, павага да свайго цела, думак, добрае і міласэрнае стаўленьне да сябе — гэта добры пачатак для практыкі ўсьвядомленасьці. Даведайцеся пра сябе лепей, надайце сабе ўвагу і стаўцеся да сябе болей сьвядома.

Пытаньні і заданьні

1. Як часта і куды вы спрабуеце "ўцячы" ад непрыемных думак?
2. Ці добра вы разумееце эмоцыі, якія адчуваеце?
3. Заўважайце моманты, калі вы дзейнічаеце на аўтапілёце.

2. Што такое ўсьвядомленасьць і як яе ўмацаваць?

Многія людзі ўспрымаюць усьвядомленасьць і мэдытацыі як нейкую веру ці рэлігію, але гэта ня так. Усьвядомленасьць — гэта ў першую чаргу трэніроўка мозгу: практыкуючыся, мы прапампоўваем сувязі паміж нэўронамі, умацоўваем нашу ўвагу гэтак жа, як нарошчваем мускулатуру ў спартовай залі.

Усьвядомленасьць — гэта форма самарэгуляцыі, здольнасьць канцэнтраваць безацэначную ўвагу на сваіх фізычных і разумовых працэсах. У яе ёсьць і іншыя назвы: прыняцьце, увага, уважлівасьць, майндфулнэс.

**Усьвядомленасьць — гэта бесьперапыннае адсочваньне бягучых перажываньняў, стан, у якім вы факусуецеся на пражываньні толькі цяперашняга моманту, імкнучыся не адцягвацца на падзеі мінулага або думкі пра будучыню, знаходзячыся "тут і цяпер". Калі мы практыкуем усьвядомленасьць, то вучымся наўмысна накіроўваць сваю ўвагу на розныя аспэкты існага моманту. Наўмысна — гэта значыць, што мы прыкладаем намаганьне і засяроджваньне, каб пастаянна прысутнічаць у сваім існым досьведзе, быць адкрытымі, успрымальнымі і адчуваць істую цікавасьць да сваёй сапраўднасьці-сучаснасьці.

2. ШТО ТАКОЕ ЎСЬВЯДОМЛЕНАСЬЦЬ І ЯК ЯЕ ЎМАЦАВАЦЬ?

! У выніку гэтай практыкі зь цягам часу мы вучымся ўспрымаць рэальнасьць бяз фільтраў розуму, бачыць сьвет такім, які ён ёсьць цяпер.

Як вы робіце практыкаваньне з гантэлямі? Факусуецеся на тэхніцы, падымаеце і апускаеце вагу пэўную колькасьць разоў. Дакладна гэтак жа і з усьвядомленасьцю, толькі замест узьняцьця-апусканьня цяжару вы ловіце-вяртаеце ўвагу. Практыкуючыся, вы кожным разам нагадваеце сабе, што цяпер робіце і для чаго, трэніруеце пільнасьць: заўважаеце, калі адцягнуліся, і вяртаеце ўвагу да аб'екта засяроджваньня — дыханьне, цела, думкі і да т. п.

Кампанэнты ўсьвядомленасьці

Для прагрэсу ў спартовай залі неабходны шэраг навыкаў: трэба вывучыць тэхніку практыкаваньняў, скласьці плян трэніровак, карэктаваць харчаваньне. Калі мы разьвіваем усьвядомленасьць, то зьвяртаем асаблівую ўвагу на **наступныя чатыры навыкі**:

• **навык назіраньня**: наколькі добра і ўважліва вы можаце заўважаць зьмены ўнутры сябе і звонку;

• **навык апісаньня досьведу**: уменьне дзеяць з усьвядомленасьцю;

• **безацэначнае стаўленьне да свайго ўнутранага досьведу**: калі мы не чапляем ярлыкі і катэгорыі, а прымаем зьявы такімі, якія яны ёсьць;

• **навык безрэакцыйнага стаўленьня**: калі мы ўстрымліваемся ад аўтаматычнага ўмяшаньня ў назіраны намі працэс.

Калі вам нахамілі, вы зможаце заўважыць, як словы запускаюць у вашым розуме і целе зваротную рэакцыю, і ўстрымацца ад аўтаматычнай рэакцыі, ператварыўшы звыклыя самашкадаваньне ці агрэсію ў трансфармавальныя спакой і любоўнае спачуваньне.

! Не навешваючы цэтлікі на іншага чалавека, мы пакідаем яму і сабе магчымасьць зьмяніцца і паступіць інакш.

Факусоўка ўвагі

Навошта факусаваць увагу? Калі трэніроўкі ўмацоўваюць цягліцы і павялічваюць трывушчасьць, то практыка ўсьвядомленасьці павялічвае памеры шэрагу структураў мозгу, павялічвае іх актыўнасьць, дапамагае выразьней факусаваць прамень увагі.

Уменьне накіроўваць сваю ўвагу можа радыкальна павысіць пасьпяховасьць вашых дзеяў. Навык кіраваньня ўвагай значна ўплывае на прадуктыўнасьць, бо ён можа быць ужыты да любой задачы — ад уменьня даваць раду стрэсу і пераяданьню да міжасобасных адносінаў і прафэсійных задач.

Уявіце сабе навык увагі ў выглядзе павелічальнага шкла. Сонечныя прамяні падаюць раўнамерна на ўсе прадметы — так і наша ўвага расьсейваецца, ня надта ўплываючы на навакольны сьвет. Але лінза можа сабраць прамяні ў адным пункце, што прывядзе да нагрэву і зьяўленьню полымя. Так і наша ўвага, сабраная з дапамогай прэфранатальнай кары ў адным пункце, прывядзе да посьпеху ў нашай працы і прагрэсу ў самаразьвіцці.

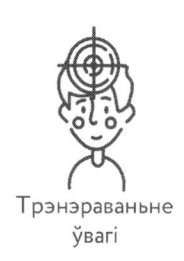

Трэнэраваньне ўвагі

Нэўрабіялёгія ўсьвядомленасьці

Для больш эфэктыўнай прапампоўкі цягліцаў карысна ведаць іх анатомію. Усьвядомленасьць узьнікае ў пэўных структурах мозгу. Розныя аддзелы мозгу аб'ядноўваюцца ў функцыянальныя нэўронныя сеткі або контуры. Зьмена рэжыму мысьленьня зьвязана са зьменай актыўнасьці гэтых нэўронных сетак.

Калі вы занятыя працай, актыўная **цэнтральная выканаўчая сетка**, якая адказвае за кантроль рэакцыі на розныя стымулы, рашэньне пэўных задач у паўсядзённым жыцьці.

Калі вы ўважліва чытаеце гэтую кнігу, то актыўная **саліентная сетка**, якая адказвае за ўсьвядомленасьць і ўвагу, аналіз сыгналаў, пазнавальныя і эмацыйныя функцыі, уменьне выбіраць з плыні інфармацыі найважнейшае.

Калі вы проста ляжыце на канапе і нічым не занятыя, то актывуецца сетка пасыўнага рэжыму працы мозгу, яна ж нэўронная сетка апэратыўнага спакою ці **дэфолтная сетка**. Яна можа ўключацца і пры выкананьні аўтаматычных дзеяньняў, якія не патрабуюць увагі. Напрыклад, калі вы едзеце за стырном і круціце на аўтамаце розныя думкі ў галаве.

Сетка пасыўнага рэжыму працы мозгу актыўная ў плода пачынаючы з 30 тыдня. Яна ўключаецца, калі вы бязьдзейнічаеце, занураныя ў думкі, мроіце наяве, факусуючыся на перажываньнях адносна вашай асобы. Можна сказаць, што гэтая сетка зьяўляецца цэнтрам «эга», яна прымярае ўспаміны і фантазіі да вашай асобы, фармуе аўтабіяграфію, самаацэнку, зьвязаная з маральна-этычнымі ацэнкамі ды эмпатыяй. Яна можа дапамагчы ствараць, крэатывіць, прыдумляць незвычайныя рэчы. Мозг з актыўнай сеткай пасыўнага рэжыму канструе розныя сытуацыі будучыні і мінуўшчыны, робіць прагнозы. Марыць і фантазаваць карысна, але занадта высокая актыўнасьць сеткі спакою шкодная.

Павышаная актыўнасьць сеткі спакою павялічвае зацыкленасьць на сабе. Мы адчуваем гэта як бязмэтнае блуканьне розуму, разумовую жуйку, яна ўключае пракручваньне думак-прусакоў, асьцярогі, страхі. Часам сетку спакою называюць «унутраным тэлевізарам», які трэба выключыць. Чым больш вы сфакусаваныя на ўнутраным дыялогу, тым горшая ваша эмацыйная ўспрымальнасьць і здольнасьць вырашаць рэальныя задачы. Чым больш мы думаем пра сябе, тым больш няшчасным робімся. У дасьледаваньнях паказана, што больш высокі ўзровень аўтаматызму і блуканьня розуму зьвязаны зь меншай задаволенасьцю і ўзроўнем шчасьця. У людзей з дэпрэсіяй назіраецца падвышаная актыўнасьць сеткі спакою, і яны ня могуць яе выключыць, вырашаючы пэўныя задачы.

У будызьме гэтую зьяву параўноўваюць з розумам, «напоўненым п'янымі малпамі, якія кідаюцца з галін дрэваў, скачуць і балбочуць не сьціхаючы». У шматлікіх духоўных практыках і псыхалягічных падыходах часта кажуць пра «ўтайманьне эга», угамаваньне блуканьня розуму, прыпынку ўнутранага дыялогу. З навуковага пункту гледжаньня ўсё гэта абазначае практыку зьніжэньня залішняй актыўнасьці сеткі спакою.

Як утаймаваць розум?

Нэўронныя сеткі ня могуць быць актыўныя адначасова, яны працуюць у супрацьфазе. Калі мы знаходзімся ў стане патоку, сканцэнтраваныя на важнай і цікавай працы, гэта задзейнічае і ўмацоўвае нашу цэнтральную выканаўчую сетку і зьніжае актыўнасьць сеткі спакою.

Невыпадкова раней выкарыстоўвалі такі мэтад лячэньня, як працатэрапія.

Калі мы практыкуем усьвядомленасьць, адсочваем нашы думкі і рэакцыі, гэта задзейнічае сетку выяўленьня значнасьці і зьмяншае актыўнасьць сеткі спакою. Гэтае зьніжэньне і пераключэньне на іншыя сеткі вядзе да «ўгамаваньня розуму» і дазваляе вам стаць больш сабранымі, сьвядомымі, больш уважлівымі ў жыцьці і працы. Цікавая праца з годнымі задачамі і практыка ўсьвядомленасьці — найлепшыя прылады для кіраваньня сваімі сеткамі.

Прапампаваны мозг

Як фізычная трэніроўка ў любым узросьце ідзе на карысьць цяглінам, так і мозг можа зьмяніцца дзякуючы эфэкту нэўрапластычнасьці. Практыкаваньні на трэніроўку ўсьвядомленасьці дабратворна ўплываюць на розныя аддзелы мозгу, а таксама на таўшчыню кары вялікіх паўшар'яў. Адсочваць прагрэс можна па ўстойлівасьці ўвагі ў кагнітыўных тэстах, а таксама з дапамогай адмысловых нэўрагарнітураў (Muse, Neuralink і інш.).

Будыйскія манахі, напрыклад, дэманструюць недасяжную для большасьці звычайных людзей асаблівую высокачастотную гама-актыўнасьць мозгу, якая ўплывае на глыбіню сьвядомасьці.

Характарыстыкі ўвагі

Мы можам ацаніць увагу па глыбіні канцэнтрацыі, па ўстойлівасьці, па яе разьмеркаваньні і пераключэньні. Увага працуе ў розных рэжымах: **агульная ўвага** — калі мы заўважаем мноства розных дэталяў і іх аналізуем, **сфакусаваная ўвага** — гэта здольнасьць устойліва канцэнтравацца на асобных дэталях. Усьвядомленасьць трэніруе абодва рэжымы і паляпшае іх узаемадзеяньне. Таксама прапампоўваецца і навык мэта-ўважлівасьці, то бок мы вучымся заўважаць моманты, калі адцягваемся. Зрэшты, асьцерагайцеся занадта старанна ацэньваць сябе і сваю мэдытацыю, таму што тады губляецца сэнс усьвядомленасьці, мы перастаём успрымаць рэчы такімі, як яны ёсьць.

Як практыкаваць усьвядомленасьць?

Першасна гэта рэлігійныя будысцкія практыкі, але ў заходніх краінах цяпер пераважае сьвецкі падыход да практыкі ўвагі, як да своеасаблівай мэнтальнай трэніроўкі. Гэта нескладана, тут няма посьпеху ці няўдачы, галоўнае — настойлівасьць і цікавасьць. Як жартуюць трэнеры, у мэдытацыі самае складанае — знайсьці на яе час. Ня бойцеся, што практыка ўсьвядомленасьці памяняе ваш характар радыкальна: вы ня зробіцеся супэраптымістам ці, наадварот, дэпрэсіўным — пры дэпрэсіі практыка ўсьвядомленасьці наогул проціпаказаная. Да ўсіх мэаўт ва ўсьвядомленасьці варта падыходзіць перадусім пазітыўна і са спагадай да сябе: «Я малайчына, зрабіў/зрабіла невялікі крок, заўтра паспрабую яшчэ».

Практыкаваць усьвядомленасьць можна як фармальна (штодзённыя мэдытацыі), так і нефармальна (калі вы гуляеце, ясьце, працуеце і да т. п.). Два найважнейшыя аспэкты практыкі на першым этапе, на якія я раю зьвярнуць асаблівую ўвагу, — гэта **навык накіроўваць і ўтрымліваць увагу на цяперашнім моманце і безрэакцыйнае стаўленьне да свайго досьведу**. Калі вы нязграбна пасьлізнуліся, утрымайцеся ў моманце цяпер, а ня думайце, як выглядаеце збоку, і ня лайце сябе за нязграбнасьць. Калі складана зрабіць гэта адразу, паспрабуйце для пачатку глядзець на непрыемныя сытуацыі постфактум, пытаючыся ў сябе, дзе быў той момант, калі я на аўтамаце на кагосьці сарваўся?

Пытаньні і заданьні

1. Ацаніце сваю здольнасьць факусаваць увагу. Вы можаце зрабіць гэта адвольна на любой тэме альбо толькі на важнай для вас? Колькі часу вы можаце падтрымліваць канцэнтрацыю на цікавым заданьні? А на нецікавым?

2. Сфакусуйцеся на працы. Складаныя цікавыя задачы карысныя для мозга. Успомніце сваю дзіцячую захопленасьць!

3. Паспрабуйце пераключаць сябе. Усьвядомце розьніцу, калі вы сфакусаваныя на сваіх асабістых праблемах і калі вы думаеце пра беды іншых людзей.

3. Чым карысная ўсьвядомленасьць для розуму і цела

Як пражыць у тры разы даўжэй? Усьвядомленасьць — адзін зь нямногіх спосабаў гэта зрабіць. Бо калі мы праводзім гады на аўтапілёце, жывём у сваіх думках у мінулым ці будучыні, то рэальнае жыцьцё праходзіць нібы на паскоранай перамотцы. Жыцьцё на аўтапілёце пазбаўленае задавальненьня і не запамінаецца. Людзі на сьмяротным ложы часьцей за ўсё шкадуюць аб тым, што надавалі мала чыстай увагі зусім звычайным сытуацыям: сям'і, радасці, адпачынку.

! Калі вы жывяце сьвядома дзьве гадзіны ў дзень, то, павялічыўшы колькасьць усьвядомленых гадзінаў да шасьці, вы як быццам падоўжыце і сваё жыцьцё ў тры разы.

Усьвядомленасьць станоўча ўплывае ня толькі на псыхалягічнае здароўе, але й зьмяншае рызыкі шматлікіх захворваньняў. Імаверна, гэта адбываецца як праз эфэкт паніжэньня стрэсу, так і праз прыняцьце больш усьвядомленых і здаровых рашэньняў у сваім жыцьці. Чым вышэйшая усьвядомленасьць, тым вышэйшая і прадуктыўнасьць чалавека — назіраецца дозазалежны эфэкт.

Параўнаньне розных праграмаў усьвядомленасьці паказвае, што для заўважнага станоўчага ўплыву на здароўе патрабуецца рэгулярная штодзённая мэдытацыя працягласьцю ня меней за 20–30 хвілінаў у адзін ці два падыходы. Чым вышэйшая канцэнтрацыя ўвагі дасягаецца, тым вышэйшыя вынікі дае практыка.

Здаровыя паводзіны

Больш усьвядомленыя людзі менш схільныя да пераяданьня і курэньня, спажываньня алькаголю і наркотыкаў; праграмы ўсьвядомленасьці эфэктыўна дапамагаюць пазбавіцца ад залежнасьцяў. Усьвядомленасьць робіць вас больш аўтаномнымі і рацыянальнымі, а працяглая мэдытацыя зьніжае аб'ём прыляглага ядра, і вы становіцеся больш незалежнымі ад узнагародаў. У адным з дасьледаваньняў нават аднаразовая мэдытацыя ўплывала на прыняцьце больш аптымальных фінансавых рашэньняў і дапамагала ігнараваць прыроджаныя перадузятасьці і кагнітыўныя скажэньні.

Увага — гэта ня проста кагнітыўны навык, але й працэс зьмены мозгу. Калі нам нешта цікава, расьце ўзровень дафаміну, актывуюцца працэсы нэўрапластычнасьці, што вядзе да структурнай зьмены мозгу. Чым больш прыцэльную ўвагу вы можаце надаць сваім справам, тым хутчэй у іх удасканальваецеся. А вось займаючыся гэтым жа, але безуважна, вы ніколі ня зможаце дасягнуць у гэтай справе дасканаласьці.

Практыка ўсьвядомленасьці паляпшае й якасьць мысьленьня, дапамагае прапампаваць сацыяльныя, пазнавальныя і эмацыйныя навыкі. Адбываецца ўзмацненьне кантролю прэфрантальнай кары над мігдалінай, таму мы лягчэй кантралюем эмацыйныя імпульсы, можам назіраць свае эмоцыі, а ня быць паглынутыя імі, і самі вырашаць, паддавацца імпульсу ці не.

Як вы памятаеце, пры стрэсе часта адбываецца «крадзеж мозгу», але той, хто практыкуе ўсьвядомленасьць, рэдка страчвае кантроль над сабой.

Чым лепш мы супрацьстаім імпульсам, тым гэта карысьней для нашых адносінаў і здароўя, тым больш слушныя рашэньні мы прымаем і тым лепш уяўляем сабе наступствы дзеяў. Таксама гэта вельмі важна, каб зьмяніць свае старыя звычкі.

Памятаеце вядомы зэфірны тэст, які дасьледаваў тэму адтэрмінаванага задавальненьня? Здольнасьць дзяцей праяўляць цярплівасьць і супрацьстаяць спакусе вызначае іх посьпех у далейшым жыцьці!

Здаровае цела

Практыка ўсьвядомленасьці аказвае магутнае ахоўнае ўзьдзеяньне на цела, павялічвае варыябэльнасьць пульсу, тонус вагуса і ўзровень аксытацыну. Таксама яна зьвязаная і з большым сардэчна-сасудзістым і мэтабалічным здароўем (вышэйшая адчувальнасьць да інсуліну, меншая рызыка дыябэту). Мэдытацыя зьніжае артэрыяльны ціск, паляпшае працу эндатэлію крывяносных сасудаў, памяншае раздражняльнасьць, трывогу і рызыку дэпрэсіі. 10-тыднёвая праграма мэдытацыі на 50 % паменшыла ўзровень успрыманага болю.

У дасьледаваньнях група паддосьледных, якія рэгулярна мэдытуюць, паказвае зьніжэньне сьмяротнасьці на 23 %, у тым ліку і прыкметнае памяншэньне сьмяротнасьці ад пухлінавых і сардэчна-сасудзістых захворваньняў. Мэдытоўцы больш шчасьлівыя і задаволеныя сва-

ім шлюбам, паводле дасьледаваньняў, у іх на 11% памяншаецца ўзровень стрэсу, зьніжаецца імавернасьць рэцыдыву дэпрэсіі.

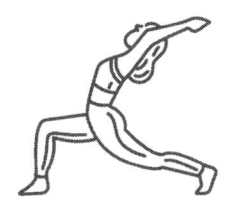

Таксама мэдытацыя зьніжае ўзровень хранічнага запаленьня, вядзе й да прыгнячэньня актыўнасьці запаленчага чыньніка NF-kB, дапамагае павысіць колькасьць CD4 + лімфацытаў у ВІЧ-пацыентаў і павышае актыўнасьць тэламэразы. Уплыў мэдытацыяў на імунітэт дозазалежны, калі яны не былі штодзённымі і былі карацейшымі, чым 20 хвілінаў (у суме), то эфэкт быў слабы. **Пры вакцынацыі супраць грыпу ў мэдытоўцаў выпрацоўваецца больш ахоўных антыцелаў у параўнаньні з тымі, хто не практыкуе. А чым больш антыцелаў — тым вышэйшы ўзровень імуннай абароны.**

Пабочныя эфэкты ўсьвядомленасьці

Як і любы дзейсны мэтад, усьвядомленасьць мае свае пабочныя эфэкты. Так, яна можа пагоршыць стан пры шэрагу псыхічных разладаў, у тым ліку некаторых відаў дэпрэсіі і біпалярнага разладу. Усьвядомленасьць — гэта ня спосаб рэляксацыі, а дасьледзіны свайго розуму, таму часта яна можа павялічыць узровень трывогі. Пачынаць практыку трэба паступова, а не з працяглых рэтрытаў ці прасунутых тэхнік — такіх, як мэдытацыя на сьмерць, напрыклад. Пазьбягайце аўтарытарных «гуру» ўсьвядомленасьці і прасьвятленьня. Часта людзі выкарыстоўваюць практыку ўсьвядомленасьці для дасягненьня нейкага асаблівага "прасьвятленьня". Але такі падыход можа толькі прапампаваць нарцысізм.

Ёсьць жарт пра манаха, які прыгаворвае падчас мэдытацыі: «О, я так крута мэдытую! Я разбурыў сваё эга і ўціхамірыў свой розум! Хутка я стану самым прасунутым у сваім храме!» Стаў лайк, калі пазбавіўся ацэначнага меркаваньня.

У наш час нас усюды вучаць быць уважлівымі да сваіх эмоцыяў, да эмацыйнай усьвядомленасьці. Але залішняя заклапочанасьць сваім эмацыйным дабрабытам можа прывесьці да таго, што мы пачынаем пазьбягаць нэгатыўных эмоцыяў ці надаваць ім завялікае значэньне. Фіксуючыся на эмоцыях, мы пачынаем зьвяртацца да тых спосабаў рашэньня праблемаў, калі самаадчуваньне важнейшае, чым дасягненьне мэты. Гэта зьніжае нашу жыцьцеўстойлівасьць і робіць нас залішне адчувальнымі.

Пераможцы думаюць пра дасягненьне мэты, нават нягледзячы на патэнцыйныя нэгатыўныя вынікі, а астатнія думаюць аб тым, як камфортна сябе адчуваць. Таму так важна не прывязвацца да эмоцыяў і не ісьці на шворцы «добрых» адчуваньняў. Часам нашмат важней тое, што вы робіце, чым тое, што вы адчуваеце!

Папулярнасьць усьвядомленасьці вядзе да таго, што яна часта скажаецца ці разумеецца няправільна. Напрыклад, людзі пачынаюць лічыць, што ўсьвядомленасьць мае на ўвазе пошук прычынаў усіх сваіх праблемаў унутры сябе і замірэньне з наваколем. Але гэта ня так. Наадварот, усьвядомленасьць дапамагае хутка разумець, калі прычынай пакуты зьяўляецца несправядлівасьць ці вонкавая агрэсія, і адэкватна рэагаваць на парушэньне межаў. Іншая памылковая думка, што ўсьвядомленасьць — гэта пра спакой розуму за кошт ігнараваньня або прыгнечаньня важных сыгналаў цела і псыхікі. Наадварот, яна дапамагае выявіць найважнейшыя свае адчуваньні й пачуцьці і дасьледаваць іх.

Усьвядомленасьць — гэта ня ўцёкі ад рэальнасьці, а набліжэньне да яе. Усьвядомленасьць не зьвязаная з культываваньнем абыякавага стаўленьня да сябе і іншых, яна неадзьдзельная ад дабрыні, любові і спагады. Усьвядомленасьць не зьвязаная з ігнараваньнем доўгатэрміновых плянаў, адмаўленьнем самарэфлексіі і бестурботным жыцьцём у стылі «жыві тут і цяпер, ня думай пра будучыню». Усьвядомленасьць — гэта ня спорт і не спаборніцтва ў духу «хто круцей мэдытуе».

Пытаньні і заданьні

1. Колькі гадзінаў на дзень вы губляеце на аўтаматычныя паводзіны?

2. Запішыце сваё жаданьне ці трывогу на аркушыку паперы і проста спакойна падыхайце, пабудзьце ў цішыні ў сапраўдным цяперашнім моманце. Вазьміце аркуш і прачытайце. Што зьмянілася?

3. Калі вы адчуваеце дыскамфорт, то памятайце, што ўсьвядомленасьць — гэта ўменьне ў першую чаргу не ісьці на шворцы нэгатыўных думак і вытрымліваць іх. Усьвядомлена супраціўляйцеся нэгатыву і дыскамфорту, вырашаючы свае праблемы, і затым адпачывайце як чэмпіён.

4. Хто крадзе нашу ўвагую і як стаць звышдрапежнікам

Чаму тэма ўсьвядомленасьці робіцца такой папулярнай і запатрабаванай у наш час? Навакольнае асяродзьдзе мяняецца, і за нашую ўвагу пачынае канкураваць усё большая колькасьць стымулаў, ад харчовых спакусаў да агрэсіўнай прапаганды. Калі мы не ўсьвядомленыя, то рэагуем на іх аўтаматычна і становімся падобныя на лялек-марыянэтак, якіх тузаюць за ніткі. Разьвіцьцё ўсьвядомленасьці — гэта пытаньне выжываньня ў сьвеце прывабаў і спакусаў, наш шлях да мэнтальнай свабоды.

Чаму ж мы схільныя марнаваць сваю ўвагу? Для нашага мозгу добра ўсё, што абяцае выжываньне і размнажэньне, але выжываньне ў старажытныя часы залежала зусім ад іншых чыньнікаў, чым цяпер. Людзі сутыкаліся зь вялікай колькасьцю пагрозаў, таму важна было падтрымліваць згуртаваныя групы і хутка адказваць на агрэсію ці ратавацца ўцёкамі. А для нашага ўзнаўленьня вельмі важны сацыяльны статут, таму мы схільныя залішне рэагаваць на ўсё, што яму пагражае. Наш мозг зважае на ўсё, што абяцае стаць круцей, багацей, вядомей, а таксама на ўсё, што можа прынесьці задавальненьне.

Лішак інфармацыі

Сёньня за дзень чалавек можа атрымаць новай інфармацыі больш, чым раней за год. Апавяшчэньні ў смартфонах, навіны ў сацсетках, рэкляма на вуліцы — гэта крадзе нашую ўвагу, прычым усё больш агрэсіўнымі спосабамі. У ход ідзе дэманстрацыя грошай, эротыка, сэкс, улада, страх, сьмерць, фудпорна — усё, што тузае за нашыя прыроджаныя ніткі ўвагі да выжываньня і размнажэньня.

Гэта вядзе літаральна да «эпідэміі безуважлівасьці», калі нашая ўвага распушчаецца сярод інфармацыйнага шуму. Чым больш раздражняльнікаў на нас дзейнічае, тым цяжэй нам супрацьстаяць рэакцыі, і гэта спусташае нашу энэргію. Апошнім часам праблемы з дэфіцытам увагі і гіпэрактыўнасьцю ўсё часьцей зьяўляюцца ня толькі ў дзяцей, але і ў дарослых. Так, за апошнія 10 гадоў колькасьць дарослых з такімі праблемамі ўзрасла на 43%. Дэфіцыт увагі выяўляецца як няўважлівасьць да дэталяў, складанасьць утрымліваць увагу падчас працы ці камунікацыі, няздольнасьць прытрымлівацца інструкцый, адцягвальнасьць, няпомнасьць, пазьбяганьне інтэлектуальна складанай працы.

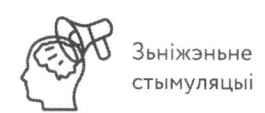

Зьніжэньне стымуляцыі

Дык мо варта адмовіцца ад смартфонаў? Вядома, тэлефоны ў гэтым не вінаватыя. Калі мы ня ўмеем кіраваць сваёй увагай, то яе лёгка перахапляюць вонкавыя сыгналы, а калі ўмеем, то самі выбіраем, куды яе накіраваць. Калі мы не кіруем увагай, дык наш мозг — адно раб эмоцыяў, змушаны прыдумляць розныя гісторыі, каб растлумачыць сабе ж свае хаатычныя паводзіны і аўтаматычныя рэакцыі на вонкавыя стымулы.

! **Усьвядомленасьць — гэта кіраваньне эмацыйным водгукам на вонкавыя стымулы, паўза паміж стымулам і рэакцыяй — вось дзе пачынаецца сапраўдная свабода.**

Як стаць звышдрапежнікам

Гэта не пра расу Чужых, а тэрмін зь біялёгіі, які пазначае жывёл на вяршыні харчовага ланцуга, якіх ніхто ня есьць, якія самі могуць адымаць чужую здабычу і нішчыць канкурэнтаў. Мне падабаецца мэтафара звышдрапежніка, бо яна досыць дакладна адлюстроўвае працэсы ў дафамінавых аддзелах мозгу (перадусім у стрыятуме), зьвязаныя з працэсам «прысваеньня значнасьці». Розныя вонкавыя і ўнутраныя стымулы канкуруюць адно з адным на адных і тых жа нэўронных контурах нашага мозгу. Які стымул перамагае, на той мы і рэагуем.

Усе стымулы можна разьдзяліць на дзьве групы: рэактыўныя (калі нешта вонкавае прыцягвае вашую ўвагу) і праактыўныя (калі вы самі вырашаеце, куды глядзець). Усьвядомленасьць трэніруе нашу праактыўную ўвагу і зьніжае рэактыўную.

Увага, як і сіла волі, рэсурс абмежаваны: для таго каб захаваць яе на праактыўнае ўмацаваньне, трэба перастаць марнатравіць і зьліваць яе на рэактыўнае рэагаваньне. Наша ўвага хоча "зьесьці" вялікую колькасьць "драпежнікаў". Драпежнік — гэта нейкі працэс, які спажывае нашую ўвагу і не дае наўзамен нічога карыснага. Напрыклад, бязмэтнае гартаньне стужкі, непатрэбныя імпульсіўныя пакупкі, прагляд коцікаў на ютубе. Калі вы заходзіце ў фэйсбук для пошуку чагосьці канкрэтнага або для камунікацыі з пэўным чалавекам (маючы фокус і мэту), то гэта будзе карысна.

Калі ж вы блукаеце бязмэтна, то непазьбежна станеце ахвярай алгарытмаў, якія падсоўваюць вам менавіта тое, што будзе зьядаць вашую ўвагу і высмоктваць энэргію. Вось вы паглядзелі навіны, эмацыйна спустошыліся, узбудзіліся і нічога важнага і карыснага для вас не адбылося.

Калі хочаце прачытаць навіны ці праверыць пошту, задайце сабе праверачнае пытаньне: вы чытаеце навіны ці яны чытаюць вас? Пошта правярае вас ці вы правяраеце пошту? Адкуль ідзе імпульс?

Кіно, кнігі, інтэрнэт, палітыкі, прадаўцы тавараў і паслугаў канкуруюць і змагаюцца за каштоўны рэсурс — вашую ўвагу, прыдумляючы ўсё больш удасканаленыя спосабы яе захопу. Як і ў выпадку наркотыкаў, заўсёды трэба павялічваць дозу, каб працавала. Падумайце, хто кіруе вашай увагай, што вас прыцягвае ці абіралі вы сьвядома рабіць тое, што вы робіце? А гэта важна, бо куды накіраваная ўвага, туды накіраваная і вашая энэргія.

Пытаньні і заданьні

1. Якія стымулы мацней за ўсё чапляюць вас? Вы ведаеце чаму? Што дапаможа вам павысіць устойлівасьць да іх уздзеяньня? Трэніруйце навык заўважаць, на што вы мацней за ўсё рэагуеце.

2. Прааналізуйце вашыя ўчынкі, дзе вы ўчыняеце рэактыўна, а дзе праактыўна? Вы карыстаецеся смартфонам альбо ён карыстаецца вамі? Трэніруйце навык заўважаць, калі вы паддаецеся вонкаваму ўплыву.

3. Што з вашага наваколля мацней за ўсё крадзе вашую ўвагу? Што можна з гэтым зрабіць? Трэніруйце навык прыбіраць са свайго асяродзьдзя тое, што замінае вашаму шляху да мэты, расчышчайце сабе дарогу і беражыце рэсурс увагі.

5. Паўсядзённая ўсьвядомленасьць, або Як прачнуцца?

«Прачніся, Нэа, ты ўграз у Матрыцы» — такая фраза была зьвернутая да галоўнага героя вядомага фільма. Калі мы жывём на аўтапілёце, то нашае ўспрыманьне сьвету невыразнае, як быццам мы сьпім і ўсё адбываецца не па-сапраўднаму, ня з намі. Практыкі ўсьвядомленасьці павялічваюць яснасьць і выразнасьць успрыманьня, мы як быццам абуджаемся ад сну і пачынаем бачыць рэчы і людзей такімі, якія яны ёсьць насамрэч.

Чаму ж наш мозг не забясьпечвае нам такое ўспрыманьне па змоўчаньні? Калі вы выставіце на смартфоне максімальную яркасьць, гучнасьць і відэадазвол, то батарэя хутка разрадзіцца і памяць перапоўніцца. Гэтак жа сама і з мозгам.

Наш мозг — дзівосны орган зь велізарнай магутнасьцю: хоць ён займае 2% масы цела, але можа паглынаць да 20% усёй энэргіі. Гэта шмат, таму падчас эвалюцыі выпрацаваліся рэжымы эканоміі пры апрацоўцы інфармацыі і прыняцьці рашэньняў. Ва ўмовах стрэсу няма часу старанна аналізаваць дэталі, трэба дзейнічаць як мага хутчэй, бо кожная сэкунда — гэта пытаньне жыцьця і сьмерці. Таму мозг аўтаматызуе мысьленьне і паводзіны. Аўтаматызацыя мысьленьня заключаецца ў тым, што мы ацэньваем тое, што адбываецца, катэгорыямі, вешаем цэтлікі, ставім адзнакі без дэталёвага аналізу сытуацыі. Зразумела, калі навакольны сьвет пастаянны, гэта палягчае мысьленьне.

! **Цяпер сьвет так хутка мяняецца і становіцца такім складаным, што звычка ўсё ацэньваць на аўтамаце адно робіць мысьленьне неадаптыўным і звужае нашыя магчымасьці.**

Паступова такія адзнакі фіксуюцца ў адзінай карціне сьвету, а на ўзроўні мозгу — у сыстэме сінаптычных сувязяў, якія адлюстроўваюць наш жыцьцёвы досьвед, а не рэальны сьвет. Тое, што раней дапамагала выжыць, цяпер шкодзіць. Спрошчаная карціна сьвету, з аднаго боку, аблягчае разуменьне, але й становіцца нашай турмой. Бо мы ацэньваем любую інфармацыю не бесстаронна, а параўноўваючы яе з фіксаванай "карцінкай" у галаве і на аснове гэтага прымаючы рашэньні аб тым, што трэба рабіць. Атрымліваецца, мы дзейнічаем зыходзячы з нашых уяўленьняў, а не з рэальных абставінаў.

Перадузятасьць мысьленьня — гэта калі мы схільныя выбіраць толькі тое, што лепш упісваецца ў нашу карціну сьвету, і ігнараваць астатняе. Мозг можа выкарыстоўваць псыхалягічныя абароны, скажаючы ўспрыманьне. Напрыклад, мы абясцэньваем штосьці, што ў нас не атрымалася. Пры стрэсе людзі могуць і зусім сыходзіць у фантазіі. Але такая абарона адно шкодзіць, бо чым горшыя нашыя мадэлі сьвету і чым мацней яны адрозьніваюцца ад рэальнасьці, тым горш мы дзейнічаем і тым большы стрэс адчуваем. Такім чынам, аўтаматызм успрыманьня і дзеяньні прыводзіць да страты адэкватнасьці ўспрыманьня і выбару, у выніку мы губляем магчымасьць разьвіцьця.

У аўтаматычным рэжыме мы дзейнічаем нягнутка, як робаты, можам выконваць пэўныя дзеяньні, нават не ўсьведамляючы іх. Такі аўтаматызм добры пры кіраваньні аўтамабілем або для боксу, але жыцьцё большае і разнастайнейшае, таму з аўтаматызмам нам цяжка адаптавацца, мяняцца, пазбаўляцца ад звычак, якія адно замінаюць. Стрэсавыя рэакцыі, сьпешка, трывога, дэфіцыт рэсурсаў, жаданьне пазбегнуць непажаданых эмоцыяў запускаюць і падсілкоўваюць аўтаматычнае рэагаваньне.

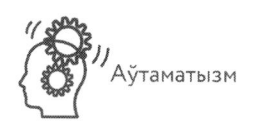

Аўтаматызм

Для нашага псыхічнага здароўя асабліва небясьпечнае аўтаматычнае рэагаваньне на думкі і эмоцыі. Тады нашыя рэакцыі ўтвараюць своеасаблівае "пракрустава ложа", пад якое мы падганяем навакольны сьвет, пастаянна знаходзячыся ў параўнаньні "жаданае-сапраўднае" — а гэта часта выклікае фрустрацыю. Нават уласныя эмоцыі мы імкнёмся не прымаць, а "вырашаць іх", разьбірацца з нэгатывам, напругай і стомаю. Але гэта толькі парадаксальным чынам узмацняе іх.

5. ПАЎСЯДЗЁННАЯ ЎСЬВЯДОМЛЕНАСЬЦЬ, АБО ЯК ПРАЧНУЦЦА?

> ❗ Мы схільныя змагацца з тым, што лічым няправільным, бо "ў няправільным сьвеце нельга быць шчасьлівым".

У рэжыме дзеяньня мы прымаем рашэньні на аўтапілёце, імкнёмся ўсё прааналізаваць, змагаемся за зьмены, верым у рэальнасьць нашых думак, пазьбягаем праблемаў і непрыемнасьцяў, думаем пра будучыню ці мінулае, нашыя рэсурсы спусташаюцца, мы прагнем утрымаць тое, што ў нас ёсьць, адчуваем, што ўжо ўсё ведаем, і зьяўляемся экспэртамі, шкадуем сябе, нудзімся ў рутыне, ацэньваем усё навокал, раздражняемся, дзейнічаем фармальна, факусуемся на выніку, імкнёмся быць як усе. Пазнаяце сябе?

У рэжыме ўсьвядомленасьці ўсё наадварот: мы робім усьвядомлены выбар, прымаем сьвет як ёсьць, ведаем, што нашыя думкі — толькі прадукт сьвядомасьці, набліжаемся да праблемаў і прымаем непрыемнае, жывём тут і цяпер, назапашваем рэсурсы, адпускаем непатрэбнае, глядзім на ўсё як першы раз, як пачатковец, добрыя да сябе, адчуваем цікавасьць, цярплівыя, даверлівыя, факусуемся на працэсе і дзейнічаем аўтаномна. Замест барацьбы з рэальнасьцю мы прымаем яе без ацэнкі. Мы прызнаём, што рэчы і людзі такія, якія ёсьць, бяз спробаў іх зьмяніць. Мы прызнаём, што рэальнасьць і нашыя перажываньні могуць быць і непрыемнымі, і балючымі, што мы можам і прайграваць. Але назіраючы за гэтымі пачуцьцямі, мы можам эфэктыўна атрымліваць досьвед тут і цяпер, вывучаць іх, а не асуджаць. Мы адмаўляемся ад прыгнечаньня ці сьвядомага кантролю эмоцыяў, але пры гэтым захоўваем магчымасьць не рэагаваць аўтаматычна на эмацыйныя імпульсы.

Зрабі паўзу

Гэта самая простая практыка ўсьвядомленасьці — рабіць паўзы пасьля ўзьдзеяньня на вас якога-небудзь стымулу, пры гэтым можна ўдыхнуць-выдыхнуць і прыслухацца да сябе. Своечасова спыніцца — гэта амаль мініатурная мэдытацыя. Невялікая паўза паміж стымулам і рэакцыяй дапамагае нам усьвядоміць тое, што адбываецца, і зрабіць выбар.

Спытайце сябе перад прыняцьцем рашэньня: «Што мне трэба проста цяпер?», «Як канкрэтна я магу пра сябе паклапаціцца зараз?» і «Якое аптымальнае рашэньне з улікам усіх абставінаў я магу прыняць?»

Паўсядзённая ўсьвядомленасьць

Паспрабуйце дадаць больш усьвядомленасьці ў паўсядзённыя моманты жыцьця. Напрыклад, паўхвіліны ўсьвядомленасьці, калі вы спыніліся на сьвятлафоры. Я заўсёды ўспрымаю гэта як сыгнал запаволіцца, зважаю на сваё цела, эмоцыі, дыханьне. Практыкуйце ў любы час, калі вам даводзіцца чакаць, асабліва калі нехта спазьняецца. Пачуцьцё раздражненьня — гэта паказьнік, што вы змагаецеся з рэальнасьцю і знаходзіцеся ў аўтаматычным рэжыме.

На працягу дня вяртайцеся да адчуваньняў цела. Якая ў вас поза? Ці зручна вы седзіце? Як да вас дакранаецца крэсла, як стаяць вашы ногі на падлозе, ці камфортна вам? Памяняйце позу — гэта карысна ў тым ліку для зьніжэньня нагрузкі на сьпіну. Рухайцеся ўверх па прыступках усьвядомленасьці: спачатку надайце ўвагу целу, затым эмоцыям, думкам, дзеям, мэтам, каштоўнасьцям.

> ❗ Выкарыстоўвайце вонкавыя напамінкі: усталюйце на тэлефоне (ёсьць адмысловыя праграмы), наляпіце стыкеры на экране — гэта будзе вяртаць вас ва ўсьвядомленасьць. Мяняйце напамінкі раз на тыдзень, інакш яны перастануць працаваць.

Дыханьне. Як вы цяпер дыхаеце? Вяртайце ўвагу да свайго дыханьня часьцей — акрамя павелічэньня ўсьвядомленасьці, гэта яшчэ і магутная антыстрэсавая практыка. Вылучыце сабе прастору для ўсьвядомленасьці, напрыклад гаўбец, дзе вас нішто і ніхто не адцягвае.

Усьвядомленая хадзьба. Адчувайце, як рухаюцца і спружыняць вашы ногі, накіруйце фокус увагі ад ступняў да каленяў ці да дыханьня. Цалкам перанясіцеся ў сапраўдны, цяперашні момант: адчуеце на скуры вецер і сонца, тэмпэратуру цела і паветра, будзьце ўважлівыя да таго, што вас атачае.

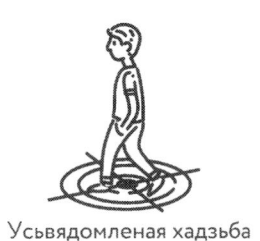

Усьвядомленая хадзьба

Усьвядомленае харчаваньне. Зрабіце прыём ежы мэдытацыяй, адкладзіце тэлефон і не адцягвайцеся. Зьвярніце ўвагу на сваю ежу, як быццам вы бачыце яе першы раз: на пах, кансістэнцыю, вонкавы выгляд. Сфакусуйцеся на адчуваньнях і смаку, як яны мяняюцца ў працэсе жаваньня, у сярэдзіне і ў канцы. Адчуйце, як рухаецца ваш язык, зубы. Адчуйце жаданьне праглынуць ежу, што суправаджае гэты працэс? Якія адчуваньні ў жываце пасьля праглынаньня?

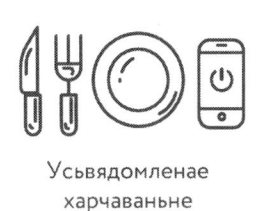

Усьвядомленае харчаваньне

Зрабіце ўсьвядомлена неўсьвядомленыя дзеяньні. Паспрабуйце сьвядома завязаць матузкі, пачысьціць зубы, папазіраваць перад люстэркам. Дадайце цікавасьці ў «нясмачныя» пэрыяды вашага жыцьця. Часьцей пытайцеся ў сябе, ці тое вы робіце, на што сыходзіць ваш час, ці сапраўды гэта вам трэба, ці можна зараз адрэагаваць інакш?

Мыцьцё посуду або ўмываньне. Паспрабуйце простыя хатнія справы рабіць так, быццам гэта нейкі сьвятарны рытуал. Напрыклад, мыйце посуд ня проста каб зрабіць яго чыстым, а дзеля самога працэсу. Уявіце, што гэта не талеркі, а каштоўныя сьвятыя статуі або прадметы мастацтва і што няма нічога больш важнага, чым зрабіць гэта. Падобным чынам можна зрабіць больш усьвядомленымі гатаваньне, умываньне ды іншыя справы.

Усьвядомленае кіраваньне. Як казаў Буда (але гэта не дакладна), «ты не затрымаўся ў заторы, ты і ёсьць затор», або Сёе-тое пра любоўнае кіраваньне і стрэс у заторы. Шкода затораў заключаецца ня толькі ў павелічэньні часу сядзеньня, павышэньні ўзроўню выхлапных газаў (на 76 % вышэй, чым пры звычайнай язьдзе), самае шкоднае ўзьдзеяньне затораў — гэта стрэс і страта ўсьвядомленасьці. Узмацненьне стрэсу пры дарожных затораx нават атрымала асобную назву — traffic stress syndrome. Асабліва схільныя да небясьпекі асобы тыпу А. Стрэс у заторы небясьпечны тым, што ён адносіцца да некантраляваных — то бок вы ня можаце пазбавіцца яго ці прадказаць працягласьць, ня можаце кантраляваць. Таму вельмі важна ў гэтым выпадку браць нешта пад кантроль (дыханьне, цяглічную напругу) або практыкаваць зрушаныя паводзіны (слухаць музыку, навучальныя падкасты, весьці перамовы, стэлефаноўвацца зь сябрамі і да т. п.).

Найлепшы варыянт, які я практыкую, — гэта сьвядомае кіраваньне. Практыка ўсьвядомленасьці мяркуе ўтрыманьне фокусу на сэнсарных перажываньнях: дыхальныя практыкі за стырном, факусаваць увагу на навакольным пейзажы. Але лепш за ўсё — любоўнае кіраваньне, калі мы замяняем імпульсы агрэсіі на іншых і сябе разуменьнем таго, што ўсе мы ў гэтым заторы — людзі, усе мы пакутуем і ўсе мы хочам пазбавіцца ад пакуты. Пажадайце іншым пазбавіцца ад пакуты і быць шчасьлівымі, саступіце паласу. Усьміхніцеся суседу па паласе. У ісьце вы факусуецеся на ўсьведамленьні пакутаў і цяжкасьцяў іншых людзей, што дазваляе вам натуральным чынам стаць спагадлівымі, а не крытычнымі як у стаўленьні да іншых, так і ў стаўленьні да сябе. Такая практыка павышае ўзровень станоўчых эмоцыяў, зьмяншае трывогу і стрэс.

Усьвядомлены смартфон. Дасьледаваньні паказваюць, што апавяшчэньні ад тэлефона ініцыююць узаемадзеяньне з імі толькі ў 11 % выпадкаў, а ў 89 % мы бяром яго самі. Многія людзі адзначаюць, што выкарыстоўваюць іх неўсьвядомлена, ня памятаюць, як бралі тэлефон у рукі. Мы часта робім гэта неўсьвядомлена, рэфлекторна, пад уздзеяньнем унутраных трыгераў. Зьвярніце сьвядома ўвагу, навошта вы берацё тэлефон. Магчыма, гэта ад нуды ці калі вы пачуваецеся няёмка. Мо тэлефон — гэта абарона або пазьбяганьне сваіх пачуцьцяў, пазьбяганьне камунікацыі? Спытайце сябе сумленна і ўсьвядомлена, навошта вы цяпер трымаеце тэлефон?

Усьвядомленае чытаньне. Калі вы чытаеце гэтыя радкі, зьвярніце ўвагу на шрыфт, фактуру паперы, прамежкі між словамі, пах паперы. Сфакусуйцеся на ідэях, зрабіце пазнакі на палях, канспэктуйце. У працэсе чытаньня праверце сябе: адкладзіце кнігу і паспрабуйце ўзнавіць апошнюю ідэю. Бо часта ўзьнікае ілюзія разуменьня, якая зьнікае, калі закрыць кнігу. Зрабіце гэта проста зараз! Чытаючы, зьвярніце ўвагу на сваю позу, на ўзьніклыя эмоцыі і адчуваньні.

Пытаньні і заданьні

1. У якіх сытуацыях аўтаматызм лепш, а разважаньні прытармажваюць вас? А ў якіх наадварот? Як часта вы спрабуеце "вырашыць праблему" сваіх эмоцыяў, выправіць іх, замест таго каб проста дазволіць ім быць з вамі?

2. Паспрабуйце заўважыць, як праяўляецца рэжым дзеяньня, напрыклад, у ацэнках: як часта вы ацэньваеце людзей замест таго, каб заўважаць дэталі іх дзеяньня і паводзін? Усьвядомленасьць — гэта вызначэньне абʼектыўных прыкметаў, а не раздача субʼектыўных ацэнак. Трэніруйце навык безрэакцыйнага ўспрыманьня.

3. У якіх паўсядзённых сытуацыях вам лягчэй за ўсё ўдаецца практыкаваць усьвядомленасьць? Вылучыце сабе ваш асабісты сьвядомы дзень або пару гадзінаў на бытавую ўсьвядомленасьць, каб практыкаваць усё, пра што гаварылася ў гэтым разьдзеле. Трэніруйце навык зьвяртаць увагу на сваё цела, эмоцыі, думкі.

6. Эмоцыі і ўсьвядомленасьць

Да эмоцыяў шмат хто ставіцца з пэўнай асьцярогай, прыгнятаючы і пазьбягаючы нэгатыву і баючыся некантраляванага запалу. Сапраўды, працяглыя нэгатыўныя эмоцыі ўплываюць на здароўе, як трапна заўважана, "іржа есьць жалеза, а смутак — сэрца". У грамадстве прынята стрымліваць свае эмоцыі і "валодаць сабой", а публічны паказ эмоцыяў часта лічыцца непажаданым. Эмацыйная ўсьвядомленасьць дапамагае нам знайсьці кампраміс: з аднаго боку, прымаць любыя эмоцыі, ідэнтыфікаваць іх і бачыць прычыны, а з другога — не рэагаваць на іх, не дазваляць эмоцыям зьліцца з намі цалкам. Так мы захоўваем адчувальнасьць і кантроль адначасова.

У рэжыме дзеяньня мы часта спрабуем "перамагчы" эмоцыі, заглушыць іх. Такое выціскане ў доўгатэрміновай пэрспэктыве можа прывесьці да нездаровых наступстваў, калі мы страчваем магчымасьць правільна распазнаваць, што ж мы насамрэч адчуваем. Узьнікае алексітымія — калі мы ня можам распазнаць, вытлумачыць або вэрбалізаваць адчуваньні, праява і перажываньне пачуцьцяў таксама выклікаюць цяжкасьці.

Алексітымія выяўляецца ў няўменьні адрозьніваць эмоцыі і цялесныя адчуваньні, таму часта ў алексітымікаў эмоцыі выяўляюцца ў выглядзе боляў: "Ты мне ціск падняў", "Мне ад цябе галава баліць". Эмоцыі — гэта каталізатар для дзеяньня, менавіта дзякуючы эмоцыям мы праяўляем актыўнасьць, клапочучыся як пра іншых, так і пра сябе. Алексітымікі маюць нізкі ўзровень самаўсьведамленьня і эмацыйнага інтэлекту, таму дрэнна разумеюць паводзіны і свае, і іншых людзей, у выніку разьвіваецца сацыяльная дэзадаптацыя.

Ад 5 да 23% здаровага насельніцтва маюць рысы алексітыміі, а менавіта: праявы прыгнечаных эмоцыяў у выглядзе боляў.

Няўменьне выказваць і апісваць свае эмоцыі вядзе да множных цяжкасьцяў і парушэньняў. Алексітымія зьвязаная з падвышанай рызыкай шызафрэніі, аўтызму, памежных разла-

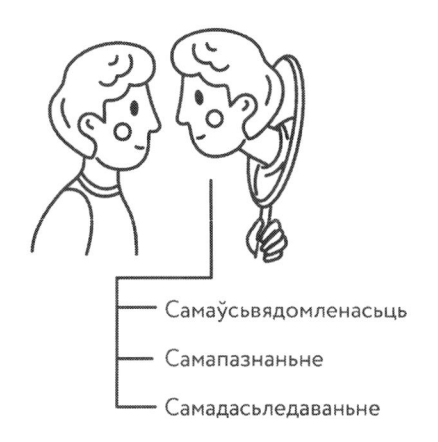

- Самаўсьвядомленасьць
- Самапазнаньне
- Самадасьледаваньне

даў асобы, псыхасаматычных захворваньняў, ужываньня наркотыкаў, парушэньняў харчовых паводзінаў, трывожных разладаў, гіпэртэнзіі, запаленчых захворваньняў кішачніка, мігрэні, паясьнічных боляў, астмы, фібраміалгіі і інш. Алекситымія ў мужчынаў сярэдняга ўзросту (якім "нельга плакаць") звязаная з двухразовым павелічэньнем сьмяротнасьці ад розных прычын, у тым ліку няшчасныя выпадкі і злачыннасьць.

Некаторыя аўтары лічаць, што алекситымія — гэта ахоўна-прыстасавальная рэакцыя ў сучасных умовах, якая абараняе ад дэпрэсіі і выгараньня. Ацаніць узровень алекситыміі можна, прайшоўшы тэсты (таронцкая шкала і да т. п.). Разьвівайце эмацыйны інтэлект, павялічвайце ўсьвядомленасьць і паважайце свае эмоцыі, выяўляйце эмоцыі спантанна і з душой. Для пачатку можна пашырыць свой эмацыйны слоўнік — ці ўсе тыпы і адценьні эмоцыяў вы адрозьніваеце і ўмееце выказваць? Ну і, вядома, беражыце галаву — ня толькі ў пераносным, але і ў прамым сэнсе. Траўма галавы ў шэсьць разоў павялічвае імавернасьць алекситыміі, як і хваробы Альцгаймэра, дарэчы.

Скіруйце ўвагу на вашыя эмоцыі

Для паўсядзённай трэніроўкі эмацыйнай усьвядомленасьці зважайце на ўсе кампанэнты эмоцыі, выяўляйце іх і сытуацыі, у якіх яны ўзьнікаюць. Прызнайце эмоцыі і не прыгнятайце іх, а калі страшна, то прызнайце і гэта.

Усьвядомце проста зараз:

- Пра што вы думаеце, якія ў вас **думкі**?
- Якія ў вас **пачуцьці**?
- Які цяпер дамінуючы **імпульс**, што хочацца зрабіць?
- Якія цялесныя **адчуваньні**?

Разьвівайце навык уважлівасьці, кожны раз заўважаючы і называючы ўсе чатыры кампанэнты.

Зьвярніце ўвагу, як зьвязаныя паміж сабой цялесныя адчуваньні, імпульс, думкі, пачуцьці. У адказах пазьбягайце пасіўных апісаньняў, лепш казаць ня "мне страшна", а "я адчуваю страх". Для экспэрымэнту паназірайце, як зьменяцца кампанэнты эмоцыі, калі вы паўплываеце на адзін зь іх, напрыклад, выпрастаеце сьпіну, усьміхнецеся, прыдумаеце падбадзёрлівую мэтафару, сканцэнтруецеся на станоўчых пачуцьцях.

> ❗ Калі вы нічога не адчуваеце, не прыдумляйце тое, чаго не адчуваеце, магчыма, вам складана вызначыць эмоцыю ў гэты момант, працягвайце назіраць.

Цяпер, калі вы лепш усьведамляеце свае эмоцыі, нашмат лягчэй не паддавацца імпульсам. Прыдумайце зразумелую для вас мэтафару. Напрыклад, вашыя эмоцыі — гэта чаўны, на якіх сядзяць думкі, імпульсы, пачуцьці і цялесныя праявы, і яны праплываюць міма вас, а вы седзіце на беразе. Вітайце як станоўчыя, так і адмоўныя эмоцыі. Ваш выбар — сядаць у гэты човен ці не.

Магчыма, вам паасавацьмуць іншыя мэтафары: кіно — эмоцыі паказваюць на экране, а вы — глядач у зале, аблокаў — вы ляжыце на зямлі, а па небе праносяцца аблокі-эмоцыі, хваляў — вы з дошкай для сэрфінгу стаіце на беразе мора і выбіраеце, якую хвалю прапусьціць, а на якой эмацыйнай хвалі пракаціцца.

Здушэньне эмоцыяў. Частую памылку робяць людзі, разьбіраючыся з эмоцыямі. Калі мы задаём сабе пытаньне: "Чаму мне так страшна?" — мозг можа знайсьці мноства тлумачэньняў. Аналізуючы кожную прычыну, мы яшчэ больш баімся і яшчэ мацней зацыкліваемся на гэтым. Калі вы спытаеце сябе: "Чаму мне добра?" — таксама будуць знойдзеныя дзясяткі адказаў.

Паспрабуйце спытаць сябе, чаму ж вы такі лёсік, пашукайце прычыны. Зьвярніце ўвагу, як у працэсе пошуку на вашым твары зьяўляецца ўсьмешка, выпростваюцца плечы, ясьнее ў галаве. А цяпер зьверніцеся да сябе: чаму ж я такі няшчасны? — і пачніце над гэтым разважаць. Заўважылі розьніцу? Хоць рэальнасьць, у якой вы знаходзіцеся, ані не зьмянілася.

Душачы нэгатыўныя пачуцьці, мы душым сваю эмацыйную ўсьвядомленасьць цалкам. Уявіце сабе градку, дзе растуць і гародніна, і пустазельле. Немагчыма вырасьціць ураджай, каб побач не зьявіліся пустазельныя расьліны. Выполваючы пустазельле, мы закопваем іх побач з гароднінай і яны служаць угнаеньнем. Так і нэгатыўныя эмоцыі ў канчатковым выніку ідуць нам на карысьць, утвараючы тло, на якім больш прыкметнымі і прыемнымі становяцца радасьць і задавальненьне. Дык падзякуем ім за гэта.

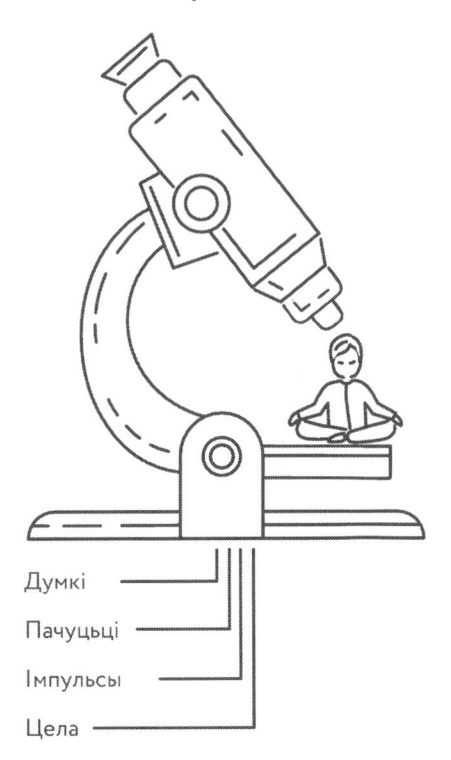

Думкі
Пачуцьці
Імпульсы
Цела

Разьвіцьцё эмацыйнай усьвядомленасьці дапаможа вам павысіць ваш эмацыйны інтэлект. Заўважана, што менавіта ён у многіх выпадках вызначае посьпех у жыцьці. Толькі пачаўшы разумець і кіраваць сваімі эмоцыямі, вы зможаце разумець і ўздзейнічаць на эмоцыі і іншых людзей. У сучасным сьвеце EQ (эмацыйны інтэлект) становіцца больш каштоўным, чым IQ: на тле глабальнай рабатызацыі ўменьне распазнаваць чалавечыя эмоцыі — найважнейшы soft skill (гнуткі навык).

Пытаньні і заданьні

1. Наколькі добра вы заўважаеце смагу, голад, сытасьць, напружаньне і іншыя праявы? Як яны праяўляюцца ў целе?

2. Раздрукуйце сьпіс эмоцыяў. Паспрабуйце выказаць кожную, заўважаючы ўсе кампанэнты. Ці здольныя людзі ясна разумець вашыя эмоцыі? Згуляйце з сябрамі ў "пазнаваньне" эмоцыяў адно аднаго.

3. Ці добра вы распазнаяце эмоцыі іншых людзей? Перад пачаткам гутаркі паспрабуйце вызначыць эмоцыі суразмоўцы і назваць іх.

7. Розум пачаткоўца

Калі працуеш над кнігай, старанна правяраеш кожную старонку. Але дастаткова іншаму чалавеку зірнуць, і ён зьлёту бачыць і памылкі друку, і іншыя памылкі, а я дзіўлюся, як я сам гэтага не заўважаў. Наш погляд "замыльваецца", і мы страчваем сьвежасьць успрыманьня, калі шматкроць робім адно і тое ж. Розум пачаткоўца — гэта важны навык усьвядомленасьці, які дапамагае зірнуць на звыклыя рэчы сьвежым позіркам, пазбаўляючыся ад сваіх забабонаў і чаканьняў.

Мы ж праціраем брудныя пыльныя вокны, каб любавацца небам і дрэвамі, так і практыка ўсьвядомленасьці асьвяжае нашае ўспрыманьне рэальнасьці.

Дзеючы аўтаматычна, мы даём усяму адназначныя ацэнкі і бачым адзіна слушны варыянт мысьленьня. Упэўненасьць у гэтым вядзе да зьбядненьня нашага ўспрыманьня, замінае бачыць сапраўдную прыроду рэчаў і людзей, мы нібыта глядзім праз фільтр уласных ідэй, якім належыць быць людзям і зьявам.

Сярод лекараў ёсьць жарты пра вузкіх адмыслоўцаў, «сфэра ведаў якіх абмежаваная дыямэтрам трубкі, якую яны ўстаўляюць у чалавека», і пра тое, што «вузкі спэцыяліст — гэта чалавек, які пазнае ўсё больш пра ўсё меншае і меншае, пакуль, нарэшце, не даведаецца ўсё ні пра што». Розум пачаткоўца валодае мноствам магчымых варыянтаў, ён гатовы вучыцца і мяняцца, а розум экспэрта ўжо ўсё ведае і не гатовы мяняцца, а толькі чапляецца за свае перакананьні.

Розум пачаткоўца — гэта пра ўспрыманьне ўнікальнасьці кожнага моманту, бо сапраўды — кожны момант нашага жыцьця новы, такога ніколі яшчэ не было, але ці здольныя мы заўважаць гэта? Гэта практыка ўсьвядомленасьці — глядзець на зьявы як быццам упершыню, успрымаючы іх цалкам і не адсякаючы нічога з успрымання, выяўляючы неардынарнасьць звычайных рэчаў. Уявіце, што вы іншаплянэтнік, які ўпершыню на Зямлі і дзівіцца ўсяму, што ён бачыць. Куды вядзе ваша цікаўнасьць? Шукаць і ствараць новае можна заўсёды, нават адну і тую ж фразу можна сказаць з рознымі адценьнямі, акцэнтамі ды інтанацыямі. Практыкуйце розум пачаткоўца ў рутыннай працы — вашыя вынікі і задаволенасьць ад працэсу будуць павялічвацца.

! **Калі мы разумеем, што кожная сэкунда нашага жыцьця ўнікальная і больш ніколі не паўторыцца, то можам прасякнуцца ўдзячнасьцю да таго, як мы жывём і чаму цешымся.**

Прачынаючыся кожную раніцу, спытайце сябе, у чым унікальнасьць менавіта гэтага дня і што вы можаце зрабіць, каб ён стаў яшчэ адным асаблівым днём вашага жыцьця.

Паспрабуйце ўключыць фантазію, каб дадаць навізны ў звыклыя дзеі. Адзін з настаўнікаў будызму прапануе ўявіць, што падчас прагулкі вы ідзяце не па дарозе, а па пялёстках жывых кветак. Уявіце гэта сабе — і зьверніце ўвагу, як зьмяніліся вашыя эмоцыі, думкі і хада.

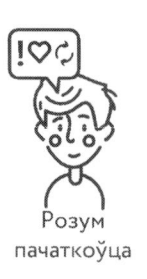

Розум
пачаткоўца

Станьце дасьледнікам

Падчас вучобы ў мэдыцынскім унівэрсытэце ў нас зь сябрамі была забаўка — седзячы на лаўцы, мы абмяркоўвалі мінака, прыкмячаючы ўсе мэдыцынскія дыягназы і асаблівасьці. Калі вы едзеце ў грамадскім транспарце ці стаіце ў заторы, патрэніруйцеся факусавацца на чым-небудзь на працягу некалькіх хвілінаў: адзначайце ўсе дробныя дэталі, паспаборнічайце зь сябрамі, хто зможа заўважыць больш.

Калі мы гаворым пра ўсьвядомленасьць, то важнае менавіта само назіраньне, а не высновы ці ацэнка.

Мы трэніруем навык назіраньня: дасьледуйце ўсё, што адбываецца звонку і ўсярэдзіне вас, вашыя думкі і адчуваньні, дазвольце сабе ўсьвядоміць гэта. Уявіце, што вы навукоўца або дэтэктыў і проста зьбіраеце факты. Калі мы ўсьведамляем дэталі, то выносім у сьвядомасьць шмат звычайна неўсьвядомленай інфармацыі, і ўжо гэта мяняе нашае да яе стаўленьне. Навучыцеся заўважаць, калі розум уключае кагнітыўныя фільтры і скажае рэальнасьць. Толькі ня стаўцеся да гэтага занадта сур'ёзна і захоўвайце пачуцьцё гумару й дасьледчай цікавасьці, не спрабуючы выправіць свае «няправільныя» рэакцыі.

Не сьпяшайцеся

Наш мозг уладкаваны так, што ўсё новае і незразумелае павялічвае ўзровень дафаміну. А дафамін вызначае ня толькі цягу да навізны, але й жаданьне знайсьці прычынна-выніковыя сувязі, зьвязаць тканіну сьвету ў адну карціну. Калі бярош кнігу пасьля блуканьняў па палях зь мікраскопам, яна здаецца адкрыцьцём, бо дае дакладныя адказы і тлумачыць усё, што ты бачыў, усё, што цябе зьдзіўляла.

Мікраскоп мне прынёс тата, калі я вучыўся ў пятым класе. Улетку мы жылі ў вёсцы, і я проста выправіўся зь мікраскопам у поле: у кроплях вады я бачыў, як рачкі ядуць водарасьці, назіраў за раеньнем дафній, а лязо дапамагала разгледзець дэталі будовы расьлінаў і казюрак. Перада мной як быццам раскрыўся цудоўны сьвет, яркі, незразумелы і прыцягальны. А вось урокі біялогіі ў школе былі сьмяротна нуднымі.

Спачатку табе расказваюць, што ты павінен убачыць, фармуючы чаканьне. Затым ты бачыш нашмат менш — рэальнасьць меншая за чаканьне, і дафамін ідзе ўніз. Ідэальна было б даваць магчымасьць разьвіваць цікаўнасьць, самім адчуць чараўніцтва адкрыцьцяў, напал цікаўнасьці, рызыку навізны і толькі потым, калі дзеці самі сфармуюць пытаньні адносна таго, што яны бачаць, адно тады растлумачыць і ўпарадкаваць. Атрымліваць веды трэба сьвядома, а не як цяпер — калі іх сілком запіхваюць у дзяцей, не пытаючыся іх згоды і не чакаючы гатоўнасьці. Тлумачачы занадта рана, мы забіваем навык задаваць пытаньні, забіваем жаданьне знаходзіць адказы і самае галоўнае — забіваем захапленьне навізной і цікаўнасьць.

Лінгвіст Ноам Хомскі ў лекцыі «Адукацыя: каму і навошта» прыводзіць прыклад, як занадта раньні аповед пра ДНК забівае цікавасьць і жаданьне да гэтай тэмы ў дзяцей у той момант, калі яны не гатовыя яе зразумець: «Мы сапсавалі выдатную гісторыю, распавёўшы яе зарана».

Было б выдатна, калі б, уваходзячы ў новую сферу, мы прыпыняліся, каб пасьпець зьдзівіцца, пазахапляцца, паламаць галаву, сфармуляваць пытаньні і захацець атрымаць на іх адказы. І толькі потым перайсьці непасрэдна да атрыманьня ведаў.

Пытаньні і заданьні

1. Пачынайце і новы праект, і новы дзень з чыстага аркуша. Не пераносьце цяжар клопатаў і трывог на свае новыя пачынаньні. Уявіце, што кожную раніцу вы нараджаецеся новым чалавекам, і ў вас ёсьць магчымасьць зрабіць менавіта так, як вы хочаце.

2. Практыкуйце розум пачаткоўца ў паўсядзённым жыцьці і ў працы. Паглядзіце на праблему збоку, растлумачце яе іншаму чалавеку. Не хавайцеся за складанасьцю: як трапна заўважыў Фэйнман: «Калі навукоўца ня можа растлумачыць васьмігадоваму хлопчыку, чым ён займаецца, — ён шарлатан».

3. Культывуйце цікаўнасьць. Спрабуйце новае, ідзіце, куды вас вабіць цікавасьць, купіце выпадковую кнігу, даведайцеся нешта, што выходзіць за межы вашае рутыны.

8. Фармальная практыка. Дыхальная мэдытацыя

Калі вы ўжо пачалі практыкаваць паўсядзённае ўсьвядомленасьць, то маглі заўважыць яе дабрадайнае ўзьдзеяньне. Але толькі рэгулярная паўсядзённая практыка мэдытацыі можа сапраўды глыбока і трансфармавальна паўзьдзейнічаць на вас. Мэдытацыя, як і лекі, працуе, калі прымаць яе кожны дзень увесь пэрыяд лячэньня. Добра практыкаваць усьвядомленасьць у штодзённасьці, нефармальна, а штодзённыя фармальныя практыкі патрэбныя, каб быў рост.

> ❗ Як немагчыма напампавацца або схуднець за пару дзён, так ня варта чакаць прасьвятленьня праз 20 хвілін мэдытацыі. Але пастаянная яе практыка прынясе свой каштоўны плён.

Сэанс мэдытацыі

Вылучыце сабе ад 5 да 30 хвілін, знайдзіце спакойнае месца, дзе вы зможаце заставацца ў расслабленай нерухомасьці. Адключыце тэлефон, папярэдзьце, каб вас не турбавалі, абярыце зручнае адзеньне. Поза для мэдытацыі можа быць любая, пры якой вы можаце захоўваць прамую сьпіну: сядзіце ўпэўнена, устойліва, з захаваньнем увагі, годнасьці й пільнасьці. Рукі пажадана разгарнуць далонямі ўверх, сківіцы расслабленыя, вусны мякка самкнёныя, язык кранаецца нёба за верхнімі зубамі. Локці хай будуць распраўленыя, а галава — роўна над хрыбтом. Сядзіце роўна, не адхіляючыся. Лепш не мэдытуйце лежачы — так вы можаце заснуць. Па першым часе няхай ваша мэдытацыя будзе кароткай, 5–10 хвілін. Ня варта мэдытаваць на працягу гадзіны-паўтары пасьля ежы і рабіць больш чым 1–2 сэсіі (з досьведам ваша практыка можа пашырыцца). Зважайце на зьмену свайго становішча і на станоўчыя адчуваньні, але не прывязвайцеся да іх і не рабіце сваёй мэтай.

Перад мэдытацыяй нагадвайце сабе, для чаго вы гэта робіце: "Я мэдытую для ўмацаваньня ўвагі і буду сабраны і ўважлівы ў мэдытацыі" ці "Няхай я буду шчасьлівы". Вельмі важна захоўваць энэргічнасьць, увагу, пільнасьць, не паддаючыся дрымотнасьці. Паназірайце за ваганьнямі фокусу ўвагі адносна гэтага моманту, не дазваляючы яму сасьлізгваць у мінулае ці будучыню: вось ваша дыханьне, цела, думкі, гукі. Затым плыўна звужайце фокус толькі на сваім целе, выбраўшы дыханьне, цялесныя адчуваньні або думкі. Адчуйце посмак мэдытацыі, калі яе завершыце. Адзначце спакой і прымірэньне розуму і як затым яны зьмяншаюцца ў звыклай плыні думак.

Часам мэдытацыя гострыць псыхалягічныя праблемы, бо шмат што пачынае выплываць на паверхню, і чалавек становіцца вельмі раздражняльным. У такім выпадку важна прымаць і такі вынік, гэта нармальна. Але калі мэдытацыя ўвесь час выклікае багата раздражненьня і ў практыцы ўвесь час усплываюць нявырашаныя праблемы, то варта папрацаваць з псыхолягам, каб спачатку расчысьціць сьвядомасьць.

Дыхальная мэдытацыя — гэта базавая тэхніка для практыкі ўсьвядомленасьці. Дыханьне ўнікальнае тым, што яно спантаннае і аўтаномнае, але мы можам браць яго

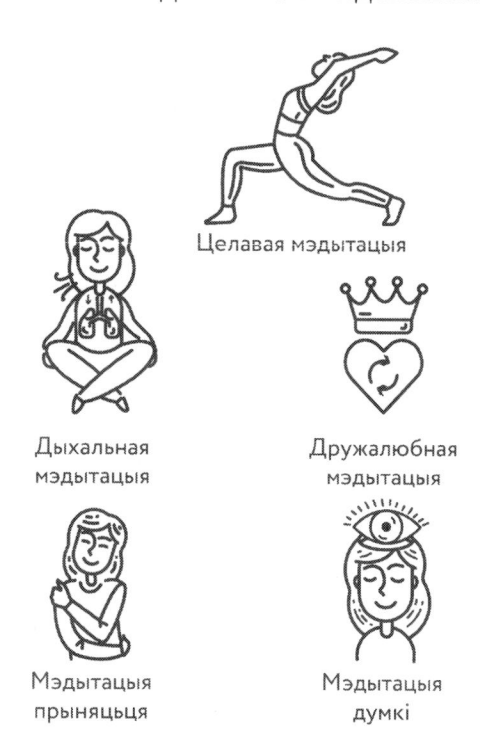

Целавая мэдытацыя

Дыхальная мэдытацыя

Дружалюбная мэдытацыя

Мэдытацыя прыняцьця

Мэдытацыя думкі

пад кантроль. Дыханьне — гэта індыкатар узроўню стрэсу, перамыкач розных станаў. Сядзьце, сфакусуйце сваю ўвагу на дыханьні. Зрабіце пяць расслабляльных доўгіх удыхаў-выдыхаў, перастаньце кантраляваць дыханьне і пачніце за ім назіраць. У працэсе вы можаце факусаваць сваё дыханьне на розных часткахх, адзначайце адчуваньні пры ўдыху і выдыху ў вобласьці ноздраў, грудзей, жываце, іншых частках цела. Зварніце ўвагу, як мяняюцца адчуваньні ў целе на ўдыху і на выдыху, зьверніце ўвагу на паўзы, якія разьдзяляюць удых і выдых.

Калі падчас мэдытацыі выплываюць непрыемныя думкі і эмоцыі, унутраныя камэнтары, то проста адзначайце, што адцягнуліся на іх, і вяртайце сваю ўвагу назад да дыханьня. Можаце пахваліць сябе, што хутка іх заўважылі, але ня варта лаяць сябе за гэта: адцягненьне і вяртаньне ўвагі — гэта неад'емныя часткі мэдытацыі. У канцы мэдытацыі хай увага ахопіць усё ваша цела адразу: уявіце, як вы ўдыхаеце і выдыхаеце ўсім целам адначасова. Утрыманьне ўвагі на дыханьні і зьяўляецца галоўнай мэтай мэдытацыі.

Пытаньні і заданьні

1. Усталюйце дыхальную праграму на тэлефон, у момант стрэсу проста дыхайце.

2. Выкарыстоўвайце нефармальную мэдытацыю, напрыклад кожны раз робячы некалькі павольных усьвядомленых дыхальных цыклаў, калі стаіце на сьвятлафоры, калі падымаецеся ў ліфце, калі сядаеце за стырно або выходзьце з машыны.

3. Зрабіце адзін сэанс дыхальнай мэдытацыі сёньня.

9. Думкі і ўсьвядомленасьць

Я люблю разглядаць аблокі, яны як нашыя думкі — неймавернай формы, рознага колеру і падобныя на мудрагелістыя вобразы. Я ведаю, што аблокі сыдуць пад узьдзеяньнем ветру, таму не спрабую іх разагнаць сам. Нават калі неба зацягнутае хмарамі, за імі заўсёды ёсьць яркае сонца і сіняе неба. Бывае, здаецца, што ў жыцьці няма нічога, апрача цяжкіх і цёмных думак. Але гэта ня так — неба і сонца заўсёды чыстыя, і ўсьвядомленасьць дапамагае памятаць пра гэта ў самыя цяжкія моманты.

! Згадайце гэты прыемны момант: калі ўзьлятаеш на самалёце ў дождж ці сьнег, прайшоўшы праз аблокі, бачыш сонца і неба! Гэтыя сонца і неба ёсьць з намі кожны дзень.

Зьвярніце ўвагу на тое, як праходзіць працэс мысьленьня — мы ж пастаянна размаўляем самі з сабой. Простае назіраньне паказвае, што нашыя думкі могуць нараджацца выпадкова і генэравацца мінулым досьведам, перажыванымі эмоцыямі, нашай ацэнкай сытуацыі, недасыпам і да т. п. Асабліва заўважна гэта пры стрэсе або ў стоме, калі зьяўляюцца тыповыя "стрэсавыя" думкі, якія звычайна зьнікаюць пасьля адпачынку.

Гэта прыводзіць да важнага разуменьня: нашыя думкі ня тоесныя нам самім. Мы не прымаем рашэньне адчуваць пэўны настрой або думаць нейкую думку — думкі нараджаюцца аўтаматычна, спантанна або пад вонкавым узьдзеяньнем. Думкі прыходзяць і сыходзяць, але вельмі часта пры нізкай усьвядомленасьці мы атаясамліваем сябе з думкамі і рэагуем адпаведным чынам.

Усьвядомленасьць вучыць заўважаць думкі і ня быць захопленымі іх патокам, дапамагае зразумець, што ня мы генэруем нашыя думкі па жаданьні, што шлейфы думак — гэта адлюстраваньне і сума мноства нэўронных сетак. Мэтай такога ўнутранага дыялёгу зьяўляецца фармаваньне кансэнсусу ў якім-небудзь пытаньні, мы можам пераконваць сябе нешта зрабіць ці не зрабіць, апраўдаць рашэньне, адказаць крыўдніку. Небясьпечна, калі мы ня можам гэтага зразумець, тады нават выпадковыя думкі могуць кіраваць нашымі рэакцыямі. Мозг часта стварае неадэкватныя мадэлі паводзінаў і ілюзіі, якія значаць для нас больш, чым рэальнасьць. Кагнітыўныя памылкі вядуць да павелічэньня стрэсу і пакутаў. А спробы зьмяніць мінулае ці паўплываць на няпэўную будучыню могуць толькі ўзмацняць стрэс.

Павышэньне ўсьвядомленасьці паляпшае яснасьць мысьленьня, разбураючы ілюзіі. Падчас практыкі ўсьвядомленасьці мы разьвіваем здольнасьць назіраць за сабой збоку, каб ня быць паглынутымі плыньню думак, вучымся ўсьвядамляць свае парывы, лепей разумець эмоцыі.

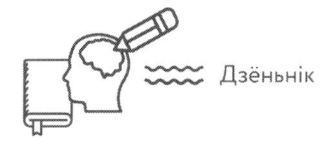

Дзёньнік

Мне падабаецца такая мэтафара. Уявіце сажалку з чыстай вадой, у якой відаць дно. Калі вы кінеце камень, то хвалі перашкодзяць бачыць дно. Каб ізноў атрымаць празрыстасьць, трэба проста чакаць. А калі кідаць камяні ўвесь час, то можна вельмі моцна ўзбаламуціць ваду ў сажалцы. Так і думкі віхруюць сумятню, парушаючы яснасьць розуму: чым больш думак мы пракручваем, тым мацней страчваем усьвядомленасьць.

У норме **мэханізм унутранага дыялёгу, размовы з самім сабой — гэта карысны інструмэнт для самарэфлексіі, ацэнкі свайго досьведу і стану. Ён дапамагае рацыянальна ацэньваць сябе і свае дзеяньні, аналізаваць сытуацыю, разьбірацца ў складаных паняцьцях у рабоце і навуцы. А яшчэ — падтрымліваць сябе, падбадзёрваць, знаходзіць аргумэнты для дзеяньняў. Выяўляючы свае тыповыя думкі, зьвярніце ўвагу, ці дапамагаюць яны вам у кожнай сытуацыі або толькі пагаршаюць яе.

Сумнявайцеся ў каштоўнасьці думак

Магчыма, гэта гучыць нязвыкла, але абсалютная большасьць нашых думак — проста шум: далёка ня ўсё, што ёсьць у вашай галаве, гэта добрыя думкі. Маецца шмат такога, што замінае і шкодзіць, і гэтыя думкі трэба як шкоднікаў распазнаваць і прыбіраць — або аспрэчыць рацыянальна, або абсурдызаваць, высьмеяць.

Ідэальна, калі мы можам свайго ўнутранага крытыка замяніць на ўнутранага сябра, сябе-з-будучыні ці ўнутранага настаўніка, якія падтрымаюць нас і да якіх заўсёды можна зьвярнуцца па дапамогу.

Калі наш унутраны дыялёг пачынае працаваць супраць нас, гэта можа выяўляцца ў самых розных формах. Напрыклад, пры гіпэрактыўнасьці дэфолтнай сеткі спакою мозгу (блуканьне розуму) узьнікаюць аўтаматычныя нэгатыўныя думкі. Іх лёгка пазнаць: яны часта ўтрымліваюць абагульненьні (заўсёды, кожны, усё, ніхто, ніколі, усюды і да т. п.), пачуцьцё віны (мусіш, павінная, абавязаны, трэба), акцэнтуюцца на нэгатыве (вы ня бачыце станоўчага ў сытуацыі). Узьнікае поўная ўпэўненасьць у разуменьні сытуацыі, аж да таго, што вы "ведаеце" думкі іншага чалавека. Важна разьвіваць безрэакцыйнае стаўленьне да такіх думак, каб не ісьці ў іх на шворцы. Часам нашыя думкі здаюцца нам вялікімі, іх прыемна думаць і здаецца, што адно толькі думаньне — карыснае. Але такія настойлівыя думкі, што пастаянна выклікаюцца ва ўласнай галаве, і фантазіі могуць быць адным з варыянтаў дафамінавай самастымуляцыі.

Калі вы ўвесь час ганяеце адныя й тыя ж думкі для задавальненьня, але яны не прыводзяць да рэальных зьменаў і вы зноў думаеце пра гэтыя ідэі для зьняцьця дыскамфорту, то гэта ня ёсьць здаровы спосаб мысьленьня. Спытайце сябе, навошта вы гэта робіце?

Паспрабуйце паэкспэрымэнтаваць

Напрыклад, набліжайцеся да таго, чаго вы імкнуліся пазьбягаць, адзначаючы зьмены сваёй плыні думак. Запісвайце думкі стасоўна якой-небудзь сытуацыі, затым спраўджвайце іх на рэальным становішчы рэчаў. Аддаляйцеся ад нефункцыянальных думак, станьце бесстароннім назіральнікам. Зразумейце, што такія думкі аўтаматычныя, сфармаваныя ў мінулым ці навязаныя вам, гэта ня вашае Я. Усьвядомце, што гэтыя думкі замінаюць вам адаптавацца да рэальнасьці, сумнявайцеся ў іх, калі яны не адпавядаюць рэальнасьці. Нават адны і тыя ж фізыялягічныя адчуваньні можна перамаркіраваць так, што гэта цалкам зьменіць іх ацэнку.

Напрыклад, стрэсавыя адчуваньні я ўспрымаю як магчымасьць, а не перашкоду, адказнасьць, а не трывогу, цікаўнасьць, а не насьцярожанасьць, натхненьне, а не хваляваньне.

Мэдытацыя «думкі»

Пачніце мэдытацыю з дыханьня. Пераключыцеся на думкі, назірайце ўзьнікненьне і зьнікненьне думак у розуме. Як быццам гэта аблокі плывуць па небе. Паспрабуйце заўважыць моманты іх узьнікненьня і распушчэньня. Не спрабуйце пазбавіцца думак або ісьці за імі, ня трэба спрабаваць падумаць аб нечым адмыслова. Часам думкі будуць вас зацягваць — заўважайце гэта і вяртайцеся назад. Калі думкі выклікаюць яркія эмоцыі, проста назірайце, не рэагуючы. Калі цяжка супрацьстаяць плыні думак, вяртайцеся да дыханьня, вяртайцеся да ўсьвядомленасьці і зноў пераключайцеся на назіраньне за разумоваю плыньню.

Пытаньні і заданьні

1. Як часта плыня думак захоплівае вас і вы ідэнтыфікуеце сябе зь ёй? Ці прыводзіла гэта да праблемаў?

2. Ці падбадзёрваеце вы сябе альбо крытыкуеце ва ўнутраным дыялёгу? Многім спартоўцам падтрымальны ўнутраны дыялёг («Ты справішся!») дапамагае перамагаць.

3. Паспрабуйце «адкруціць назад» ланцужок думак, успомніўшы, ад якой думкі вы перайшлі да папярэдняй, а ад яе — да яшчэ больш раньняй. Такое практыкаваньне паказвае, што хада думак часта зьвязаная з выпадковымі асацыяцыямі.

10. Прыняцьце

Аднойчы Буду плюнуў у твар незнаёмец, Буда проста выцерся і спытаў, ці ёсьць у таго што дадаць. На просьбы вучняў адпомсьціць заўважыў, што не абразіўся, бо не прыняў гэты ўчынак на свой рахунак.

Дзеючы аўтаматычна, мы можам прымаць на свой рахунак тое, што ня мае да нас ніякага дачыненьня. Нехта сьмяецца, і мы думаем, што гэта з нас, чуем ад сваякоў пра хваробы і пачынаем шукаць іх у сабе. Зь іншага боку, часта мы адмаўляем рэчы, якія адбываюцца з намі, свае асаблівасьці, праявы сваіх блізкіх і пратэстуем супраць рэальнасьці. Усё гэта вядзе да разбуральных наступстваў.

З намі могуць здарацца розныя рэчы, але прымаць ці не прымаць іх — гэта таксама пытаньне навыку ўсьвядомленасьці.

Прыняць рэальнасьць

Калі рэальнасьць не адпавядае нашай карціне сьвету, нашым чаканьням, то мы часта змагаемся зь ёй, адмаўляем або ігнаруем. Прыняцьце — гэта не пасіўны працэс, а па сутнасьці «мужнасьць быць», сьмеласьць удзельнічаць у тым, што адбываецца, непасрэдна, сумленна і адкрыта. Калі мы не гатовы прыняць дадзенасьць, наш мозг нібы пастаўлены на ручнік і ня можа пераключыцца. Паніжаная кагнітыўная гнуткасьць не дазваляе памяняць уяўленьні і перакананьні, мы становімся калянымі і рыгіднымі. Таму важна пэрыядычна заўважаць свае крыўды, шкадаваньні, чаканьні і ўяўленьні і зьвяраць іх на адэкватнасьць рэальнасьці.

Многія людзі адмаўляюцца ад прыняцьця, лічачы, што гэта слабасьць, адмова ад сваіх мэтаў і перакананьняў, спадатлівасьць або бяздумная паслухмянасьць. Але прыняцьце — гэта адно спакойнае канстатаваньне факту рэальнасьці без ацэнак, супраціву або спробаў зьбегчы ў ілюзіі.

Калі мы адаптуемся да новай рэальнасьці, то можам праходзіць усе вядомыя стадыі прыняцьця, бо кожная перамена — гэта сьмерць нашых ідэй і ўяўленьняў. Спачатку мы адмаўляем рэальнасьць ("Гэтага няма!"), затым можам угнявіцца ("Гэта несправядліва!"), затым мы гандлюемся, пасьля чаго можам упасьці ў дэпрэсію ("Няма сэнсу мяняцца, нічога ня выйдзе") і толькі пасьля гэтага прымаем зьмены. Усьвядомленае прыняцьце дазваляе напрасткі прымаць існыя зьмены. Чым мацней мы змагаемся з рэальнасьцю, тым даўжэй праходзім гэтыя фазы, зьнясільваем сябе і можам захрасаць у іх. Мы часта супраціўляемся сваім пачуцьцям, але, калі лаем сябе за слабасьць, стому, бязвольнасьць, параўноўваем свой стан з чаканым (як "трэба") і спрабуем гвалтам прывесьці сябе ў "правільны" стан — гэта адно пагаршае нашае самаадчуваньне.

Супраціў — як балота: чым адчайней мы рвёмся, тым мацней нас зацягвае. Спробы высілкам пазбавіцца болю толькі робяць яго мацнейшым. Прыняцьце болю і сваіх эмоцыяў, як ні парадаксальна, вядзе да зьніжэньня яго інтэнсіўнасьці.

Дасьледаваньні паказалі выразнае зьніжэньне актыўнасьці ў мазгавых цэнтрах, адказных за боль і адмоўныя эмоцыі, пасьля 20-хвілінай мэдытацыі.

Блізкае па сэнсе і прабачэньне (самапрабачэньне), калі мы адпускаем крыўды і шкадаваньні. Прабачэньне — гэта не апраўданьне крыўдзіцеля, а вызваленьне сябе ад спусташальных думак аб тым, што адбылося, і пошуку пакараньня або адплаты. Так мы пазбаўляемся вытраты сваёй энэргіі на пустое пракручваньне нэгатыўных думак, якія толькі ўзмацняюць стрэс. Разьвівайце навык прымірэньня зь іншымі і з сабой.

Не прымаць

Нам абсалютна дакладна ня варта прымаць абразы, абясцэньваньне, разбуральную крытыку, маніпуляцыі, якія ставяць пад пагрозу нашае псыхічнае здароўе. Асабліва калі мы прымаем іх на свой рахунак і спрабуем знайсьці ім прычыны або абгрунтаваньне. Агрэсар часта спрабуе пераканаць, што вы «заслугоўваеце» такога стаўленьня, ігнаруе вашыя аргумэнты, выкарыстоўваючы газлайтынг (ад ангельскае назвы п'есы «Газавае сьвятло»; форма псыхалягічнага гвалту), — прымушае вас сумнявацца ў адэкватнасьці свайго ўспрыманьня навакольнай рэчаіснасьці. Найлепшай абаронай у такім выпадку будзе ігнараваньне.

Нават у гэтым выпадку можна папрактыкаваць спачуваньне да людзей, якія так гавораць ці ўчыняюць, бо робяць яны гэта праз свой складаны ўнутранага стан.

Важна адрозьнівіць сытуацыі сапраўднага замаху на нашую псыхіку ад тых момантаў, дзе мы шкадуем сябе, скажаючы рэальнасьць, ці імкнёмся абараніць сваё эга.

Пытаньні і заданьні

1. Якую вашую індывідуальную асаблівасьць вам цяжка прыняць?

2. Што вам не падабаецца ў блізкіх людзях? Як гэта можна прыняць?

3. Ці ўмееце вы дараваць і мірыцца? Чым раней вы памірыцеся, тым менш разбуральная дзея крыўдаў. Складзіце сьпіс вашых крыўдаў і прабачайце сябе і іншых — па адной у дзень.

11. Чаканьні

Чаканьні — гэта праекцыя будучыні ў сапраўдны, цяперашні момант. Калі ў вас добрыя чаканьні, тыя вы пачуваецеся добра, калі дрэнныя — то нават самы добры дзень афарбоўваецца ў змрочныя тоны. Нашыя чаканьні — як і думкі, як і эмоцыі — часта фармуюцца неўсьвядомлена і зусім дакладна не нясуць ані карысьці, ані ўцехі. Таму важна навучыцца іх крытычна аналізаваць і выкарыстоўваць у сваіх мэтах. Давайце навучымся гэта рабіць: нам спатрэбіцца экскурс у базавыя прынцыпы працы дафамінавай сыстэмы мозгу.

Прадказаньне будучыні — гэта важная функцыя нашага мозгу, якая спрыяе выжываньню. Але неадэкватныя чаканьні або зацыкленасьць на іх могуць сур'ёзна шкодзіць нам. Дафамінавая сыстэма ўвесь час робіць прадказаньні наконт будучыні — вызначае іх імавернасьць і значнасьць для вас.

! Цяга пазбыцца няпэўнасьці спароджаная нашай глыбіннай патрэбай шукаць ва ўсім прычынна-выніковыя сувязі. Гэта важна для таго, каб мы разумелі, за што трэба ўзяцца, каб атрымаць узнагароду.

Дафамінавая сыстэма кідае косткі, увесь час робячы актыўныя здагадкі адносна нашай будучыні, бо "папярэджаны — значыць узброены". Па сутнасьці, чаканьні — гэта варыянты найбольш імаверных сцэнароў нашага жыцьця. Тое, што мы чакаем убачыць. Чаканьні могуць быць рэалістычныя, засаваныя на досьведзе, а могуць быць наданыя навакольнымі, культурай ці рэклямай. Чаканьні могуць быць і зусім фантастычныя, бо гэта ўсяго толькі актыўнасьць нэўронных дафамінавых контураў!

Спатканьне навосьлеп: чаканьні і рэальнасьць

Самае цікавае адбываецца, калі чаканьні сустракаюцца з рэальнасьцю, — мы можам назіраць актыўнасьць дафаміавай сыстэмы,

11. ЧАКАНЬНІ

якую навукоўцы называюць "памылка прадказаньня ўзнагароды". Што ж гэта такое?

Уявіце сабе такі экспэрымэнт. Лябараторная жывёла бачыць выбліск сьвятла, а затым атрымлівае пачастунак. Пры гэтым навукоўцы рэгіструюць актыўнасьць дафамінавых нэўронаў вэнтральнае вобласьці покрыўкі (аддзел сярэдняга мозгу). Калі даць сыгнал і ўзнагароду першы раз, то мы ўбачым моцную дафамінавую рэакцыю пасьля ўзнагароды. Але чым часьцей будзе паўтарацца гэты досьвед, тым мацней будзе зьніжацца рэакцыя на ўзнагароду — толькі рэакцыя на стымул (выбліск сьвятла) будзе заставацца моцнай.

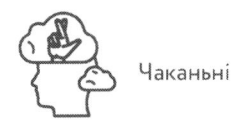

Чаканьні

Чаму так адбываецца? У гэтым выпадку дафамінавая сыстэма сфармавала пэўнае чаканьне. Чаканьне (Ч) цалкам супадае з рэальнасьцю (Р), выдзяленьне дафаміну нязначнае. Напрыклад, вы выканалі працу і вам заплацілі дакладна ў абяцаны тэрмін 100 % сумы. Усё добра, ніякіх асаблівых эмоцыяў. Але ўявіце, што б вы адчулі, калі б вам заплацілі 99 % ад абумоўленай сумы? Розумам вы разумееце, што 1 %, які вы недаатрымалі, знаходзіцца ў межах статыстычнай хібнасьці і малаважны. Але якія ён выклікае эмоцыі. Гнеў! Абурэньне! Настрой сапсаваны!

Дафамінавая сыстэма адразу вызначае, што рэальнасьць горшая за чаканьне, Ч<Р, і гэта прыводзіць да падзеньня дафаміну. У экспэрымэнце, калі даць сыгнал і ня даць узнагароду, узровень дафаміну прыкметна падае. Зьвярніце ўвагу, што 1 % несупадзеньня рэальнасьці і чаканьняў — гэта велічыня ў межах хібнасьці. І розумам мы можам разумець, што ня варта так гостра рэагаваць на сытуацыю. Тым ня менш, калі мы атрымалі 99 % замест чаканых 100 %, мы засмучаныя.

А што здарыцца, калі вам заплацяць 101 %? Той самы 1 %, але зьверху. Такая нечаканая дробязь зрушвае шалі: калі рэальнасьць нат крышачку лепшая, узровень дафаміну пачынае павышацца. Таму ў маркетынгу ўсе й апантаныя тым, каб пераўзыходзіць чаканьні кліентаў.

Пераўзыходзіць чаканьні можна ня толькі ў продажах. Падчас вучобы ў мэдыцынскім я заўважыў, як працуе гэты прынцып: калі студэнт добра адказвае білет на іспыце, але робіць шэраг невялікіх памылак, ён наўрад ці можа разьлічваць на пяцёрку. Але калі, адказваючы на іспыце, прыводзіць тыя факты ці паняцьці, якіх няма ў падручніку, гэта дапамагае палепшыць адзнаку і дазваляе прабачыць невялікія памылкі ў асноўным матэрыяле. Выкладчык не чакае, што раскажуць нешта акрамя матэрыялу з падручніка, таму ён асабліва шануе нават невялікія веды звыш яго.

Хто мацнейшы ў вашым мозгу: чаканьні ці рэальнасьць? Пры параўнаньні пад уздзеяньнем дафаміну актывуецца пярэдняя зьвіліна поясу мозгу, яна адказвае за кагнітыўную гнуткасьць і дапамагае ўзгадніць рэальнасьць і чаканьні. Калі яе актыўнасьць слабая, то рэальнасьць прымаецца ў штыкі ці нават ігнаруецца.

> ! Успомніце, наколькі кансэрватыўнымі бываюць старыя і дзеці — гэта зьвязана менавіта зь нізкай кагнітыўнай гнуткасьцю. Дзіця можа моцна знэрвавацца, калі драбнютка дробязь не супадае зь ягоным чаканьнем адносна падарунка ці забаўкі.

Занадта цьвёрдыя чаканьні зьвязаныя з тым, што мы можам умоўна назваць «шанцаваньне». Прыдакі маюць шырокія чаканьні, таму нават нечаканы варыянт не адпрэчваюць, а выяўляюць вялікую гнуткасьць, вывучаючы, як гэта можна выкарыстоўваць у сваіх мэтах. А вось у няўдакаў вельмі цьвёрды падыход, таму яны адкідаюць усё, што не супадае зь іх чаканьнямі нават у дробязях, і прапускаюць мноства цудоўных магчымасьцяў.

Зацыкленасьць на нэгатыўным чаканьні прыводзіць да таго, што яно можа стаць «самавыканальным прароцтвам». Увесь час пракручваючы ў галаве нейкае чаканьне ці прадказаньне, мы несьвядома павялічваем імавер-

насьць яго выкананьня. *Так нават фальшывае ўяўленьне можа стаць рэальным.*

Упарадкуйце чаканьні

Цяпер, ведаючы, як працуе наш мозг, мы можам зьмяніць свае паводзіны і зрабіць іх больш эфэктыўнымі і прыемнымі для сябе, уважліва прааналізаваўшы і прапрацаваўшы свае чаканьні. Бо чаканьні, будучы накіраванымі ў будучыню, рэальна ўплываюць на нашае самаадчуваньне і дзеі тут і цяпер.

Чаканьні адносна сябе ўплываюць на тое, як мы спраўляемся з задачамі і наколькі будзем настойлівыя ў іх дасягненьні. Калі мы бяромся за любую справу, то карысна падумаць: чаго мы чакаем ад яе выканання, наколькі выразна разумеем, чаго менавіта хочам, наколькі рэалістычныя нашыя чаканьні ад сябе і ад іншых?

Запішыце, чаго вы напраўду чакаеце ад сябе і як гэта стасуецца з вашымі глябальнымі мэтамі ў жыцьці і ўяўленьнем пра сябе.

Чаканьні адносна іншых. Нашыя чаканьні адносна іншых людзей уплываюць на тое, як мы да іх ставімся і ацэньваем іх учынкі. Часьцяком мы чакаем ад іншых людзей абсалютна нерэалістычных рэчаў: пранікліваа разуменьня, неабгрунтаванай цікавасьці і ледзь не чытаньня нашых думак ды адгадваньня пачуцьцяў. Гэта спараджае прэтэнзіі да навакольных, і мы засмучаемся, калі нашыя чаканьні не выконваюцца. **Захоўвайце міжасобасныя межы і не аблытвайце іншых сеткамі сваіх фантазій, камунікуйце ўжывую і ўсьвядомлена.**

Чаканьні павінны быць гнуткімі ў нашым зьменлівым сьвеце. Чым яны гнутчэйшыя, тым болей вы лёсік-прыдака. Калі яны занадта жорсткія, то дзейнічаюць як шоры — звужаюць ваш фокус увагі. Гэта робіць вас закасьцянелымі і нязграбнымі.

Абавязкова прадумайце некалькі розных варыянтаў таго, як могуць пайсьці вашыя справы.

Чаканьні могуць быць вонкавымі і ўнутранымі, важна адрозьніваць іх. Гэта дапаможа вам лепей зразумець матывы сваіх дзеяў. Вонкавыя чаканьні ўскладаюць на нас іншыя людзі і асяродзьдзе і часта бываюць неадэкватныя сытуацыі. Унутраныя чаканьні — гэта тое, чаго вы чакаеце ад сябе самі, гэта вашыя ўяўленьні аб сваіх магчымасьцях і здольнасьцях. Важна рацыянальна ацэньваць і тыя, і іншыя.

Чаканьні павінны быць рэалістычныя. Калі вы берацеся за справу зь нерэальнымі чаканьнямі да сябе і да праекту, то вашы шанцы на яго выкананьне прыкметна падаюць. Часта людзі спрабуюць ставіць сабе мэты, загадзя вырачаныя на няўдачу. І гэта вельмі небясьпечна, бо такія правалы і недаацэнкі могуць неўзабаве стаць нездаровай звычкай. Людзі прадукуюць велізарную колькасьць нерэалістычных уяўленьняў аб будучыні і спрабуюць іх дасягнуць. Але гонка за насалодамі вядзе да таго, што парог узнагароды расьце і трэба ўсё больш стымуляцыі, каб атрымаць жаданае. Рэальнасьць не супадае з чаканьнямі, і гэта мучыць людзей, мардуючы іх. Па сутнасьці, усе расчараваньні — гэта паказьнік няспелых і неадэкватных чаканьняў. Чым больш рэальныя нашыя чаканьні, тым лепей мы ўзаемадзейнічаем з рэальнасьцю.

Усьвядоміўшы, чаго мы чакаем, і зьмяніўшы свае чаканьні, мы можам паўплываць на свой выбар і нават на самаадчуваньне. Гэтае веданьне здольнае заўважна палепшыць нашае ўзаемадзеяньне з сабой і зь іншымі людзьмі. На працягу дня прыкмячайце, дзе вашыя чаканьні і рэальнасьць разыходзяцца, як вы спрабуеце супраціўляцца рэальнасьці. Гэта дапаможа вам заўважыць скажэньні ўспрыманьня. Зьвяртайце ўвагу на цела — напружаньне падкажа, дзе ёсьць барацьба. Асобнай увагі заслугоўвае супраціўленьне эга, калі менавіта яно не дае прымаць рэальнасьць. Паняцьце прыняцьця блізкае да пакоры, то бок раскрыцьця нашага ўнутранага сьвету для рэальнасьці, супрацьлегласьць — гэта ганарыстасьць, калі мы ня хочам прыняць тое, што ў нас ёсьць. Кожны раз, калі заўважаеце такое супраціўленьне, спачатку дазвольце сабе ў гэтым быць і толькі потым прымайце рашэньне, як менавіта варта рэагаваць.

Пытаньні і заданьні

1. Якія ў вас чаканьні ад ідэальнага жыцьця? Як гэта ўплывае на ваша паўсядзённае жыцьцё?

2. Ці чакаеце вы ад іншых дапамогі і падтрымкі альбо чакаеце ад сябе рашучых дзеяньняў? Ці часта вы нешта робіце толькі для таго, каб апраўдаць чаканьні навакольных? Ці цяжка вам стрываць, калі вы не апраўдваеце чаканьні блізкіх людзей?

3. Як часта вы адчуваеце расчараваньне, калі нешта не апраўдвае вашых чаканьняў?

12. Адпусканьне і фальшывая самаідэнтыфікацыя

Аднойчы чалавек прыйшоў да сьвятара, пачаў скардзіцца на цяжкае жыцьцё і атрымаў параду — купіць казу. Праз тыдзень ён зноў прыйшоў і атрымаў іншую параду — прадаць казу. Прадаўшы яе, чалавек быў бязьмерна ўдзячны за спакой і радасьць — каза прыносіла яму шмат непатрэбных клопатаў. У нашым жыцьці ёсьць велізарная колькасьць такіх "козаў", якіх нам можна і трэба пазбаўляцца.

! **Разьвіцьцё навыку фізычнага і мэнтальнага адпушчэньня вызваляе вялікую колькасьць энэргіі і дазваляе жыць больш сьвядома.**

Адпушчэньне ўяўляе зь сябе працэс вызваленьня ад высілкаў, чаканьняў, эмоцыяў і думак, якія нам баляць. Адпушчэньне — гэта простае дзеяньне розуму, як быццам вы выкідаеце сьмецьце. Часта наш розум лічыць звыклыя нам думкі або ідэі каштоўнымі толькі на той падставе, што мы іх падзялялі доўгі час ці ўклалі ў іх намаганьні. Але каб пазбавіцца пакут, якія прыносяць нам думкі, трэба проста перастаць іх утрымліваць і пракручваць. Мы часта чапляемся і за свае звычкі, але гэтае чапляньне адно спусташае нас.

Адпушчэньне

Адпушчэньне — гэта калі вы пакідаеце ў мінулым думкі, рэчы, сытуацыі і людзей і рухаецеся далей, выдыхаеце іх бяз злосьці. Адпушчэньне — гэта калі вы вызваляеце месца для лепшага ў вашым жыцьці. Адпушчэньне мяркуе мастацтва не прывязвацца і пільнаваць свае межы, адсякаць і адштурхваць непажаданае. Важна зразумець, што адпушчэньне ня значыць абыякавасьць або безадказнасьць, а значыць усьвядомлены высілак і здабыцьцё страчанай раўнавагі.

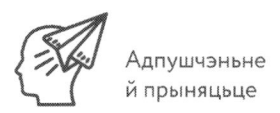

Адпушчэньне
й прыняцьце

Складзіце сьпіс таго ў сваім жыцьці, з чым бы вы хацелі разьвітацца. Падумайце аб тым, што вы трымаеце ў сабе, але хочаце адпусьціць, уявіце цану, якую плаціце за гэтае ўтрыманьне і якія альтэрнатывы губляеце. Што гэта? Гэта жаданьні, якія прымушаюць вас адно пакутаваць, гэта ідэі, якія не працуюць, людзі, якія вас не кахаюць? Напішыце, якія станоўчыя альтэрнатывы маглі б быць на месцы тых рэчаў, якія вы адпускаеце. "Пахавайце" гэты сьпіс — запячатайце яго і спаліце або закапайце.

Мінімалізм

Практыка мінімалізму — гэта ня голыя сьцены бяз рэчаў, а разьвіцьцё густу і выбіральнасьці, калі мы расчышчаем у сваім жыцьці месца для важнага, скідаем "старую скуру" навязаных пакупак і ўяўленьняў. Пачніце з матэрыяльных рэчаў і ўборкі, пакідаючы ў доме толькі тыя рэчы, якія цешаць, і пазбаўляючыся ад усяго астатняга. Пазбаўляцца таксама варта сьвядома, па магчымасьці прадаючы ці раздаючы рэчы, сартуючы сьмецьце. Абмяжуйце лішнія пакупкі, пакідаючы толькі самае патрэбнае і якаснае, бярыце нешта ў арэнду, пазьбягайце захламленьня.

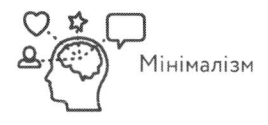

Мінімалізм

Чыстка нематэрыяльнага

Пасьля рэчавай разгрузкі надыходзіць час перайсьці на чыстку нематэрыяльнага. Дасягнуць новага мы можам, толькі адпусьціўшы старое. Перагрузка пагаршае вынікі, а пастаянная занятасьць зьяўляецца відам пракрастынацыі. "Калі гэта не адназначнае так, то гэта адназначнае не": у дачыненьні да працы і здароўя правіла "не рабі" дакладнейшае і карысьнейшае, чым правіла "рабі". Мы ведаем аб тым, што шкодна, нашмат больш, чым аб тым, што карысна. Тое, што было ўчора і сёньня няслушным і шкодным, наўрад ці стане слушным і карысным заўтра. А вось наконт карыснага сёньня — ня факт!

Вызваляйце працоўную памяць, матывацыю і запал да новых справаў і ўчынкаў. Дзейце як скульптар: для стварэньня цудоўнай статуі вам трэба проста прыбраць усё лішняе з каменя. Вам можа быць шкада вашых старых звычак, але дзейце бязьлітасна і рашуча, як яшчарка, якая адкідае хвост. Вырашайце праблемы замест іх абмеркаваньня і пакідайце іх у мінулым. Ня думайце аб тым, як упускаць у сваё жыцьцё сотню справаў, думайце, як адмаўляцца і рашуча казаць «не» вабнаму і бліскучаму. Толькі так вы зможаце дасягнуць фокусу і ўвагі. Менш — гэта больш. Менш — гэта здаравей.

Фальшывая самаідэнтыфікацыя

Оскар Уайльд неяк заўважыў, што «нават з самымі благімі звычкамі цяжка бывае разьвітацца. Мабыць, найцяжэй менавіта з благімі. Яны — такая істотная частка нашага „Я"». Падумайце, чаму вы трымаецеся за гэтыя рэчы і ідэі. Спытайце сябе, хіба вы — гэта рэчы ці думкі, якія вы так старанна ўтрымліваеце? Хіба вы — гэты страх, хіба вы — гэтая апантанасьць?

Мы часта ідэнтыфікуем сябе з тым, што трымаем, таму нам так цяжка адпусьціць гэта. Звычка робіцца доўгатэрміновай тады, калі аказваецца часткай самаідэнтыфікацыі, калі мы ўспрымаем яе як неад'емную частку нашага псыхалягічнага "Я". Мы звыклі лічыць сваю асобу ўстойлівай канструкцыяй, але насамрэч гэта не заўсёды так. Перш чым пераходзіць да псыхалягічнай самаідэнтыфікацыі, давайце паглядзім, як гэта працуе на ўзроўні цела.

Самы просты і паказальны спосаб убачыць, як мозг робіць часткай сябе вонкавыя аб'екты, — гэта зьмена схемы цела. Схема цела — гэта канструяваны мозгам віртуальны вобраз цела, які можа ўключаць і іншыя рэчы. Самы вядомы і просты вопыт — "ілюзія гумовае рукі". Бераце паддоследнага, перад ім ставіце гумовую руку (можна набітую ватай пальчатку ў рукаве), а рэальная рука ляжыць паралельна пальчатцы, але заслоненая экранам. Пачынаеце вадзіць аднолькавымі пэндзлікамі па абедзвюх руках сынхронна, дакранаючыся адных і тых жа месцаў адначасова. Потым, калі ўзьдзеяньне застаецца толькі на гумовай руцэ, паддоследны раптам заўважае, што працягвае адчуваць тактыльныя адчуваньні, быццам яна стала часткай яго цела. Гэта не намаўленьне: мяняюцца і фізыялягічныя паказьнікі, напрыклад, скурна-гальванічная рэакцыя, калі гумовай руцэ шкодзяць, а на сапраўднай схаванай руцэ зьніжаецца тэмпература.

Наш мозг уключае ў схему цела і прылады: ракетку ў тэнісістаў, кампутарную мыш, канькі, а мозг дасьведчаных кіроўцаў уключае цалкам аўтамабіль, так што яны разьлічваюць траекторыю аж да сантыметраў. Майстэрства літаральна пашырае межы нашага цела. Калі ўдарыць па гумовай руцэ, то паказьнікі стрэсу ў чалавека будуць зашкальваць. І гэта натуральна, бо яна ўжо нібы частка ягонага цела. Тое самае адбываецца, калі чалавек сутыкаецца і з інфармацыяй, якая супярэчыць ягонай самаідэнтыфікацыі.

Згодна зь меркаваньнем навукоўцаў, некаторыя погляды і каштоўнасьці настолькі важныя для ідэнтычнасьці чалавека, што мозг расцэньвае абстрактныя ідэі як пагрозу свайму фізычнаму існаваньню. Як толькі чалавек сутыкаецца з магчымасьцю, што ягоныя перакананьні могуць быць няслушныя, ён пачынае дзейнічаць рэфлекторна і агрэсіўна. Адна і тая ж ідэя можа быць часткай нашай псыхалягічнай самаідэнтыфікацыі або не. Звычайныя тэмы могуць лёгка палітызавацца і стаць часткай "веры". Звычайныя нэўтральныя факты з дапамогай прапаганды і намаўленьня можна лёгка перавесьці ў зону "псыхабароны", што выключае іх рацыянальнае абмеркаваньне, напрыклад, тэма глябальнага пацяпленьня.

У дасьледаваньні вывучалі набор перакананьняў, палітычных і непалітычных. Аказалася, што палітычныя перакананьні і каштоўнасьці былі глыбока зьвязаныя з ідэнтычнасьцю чалавека. Калі ў іх пачыналі сумнявацца, то мозг расцэньваў гэтыя абстрактныя ідэі як пагрозу фізычнаму існаваньню і запускаў магутную стрэсавую рэакцыю.

Што гэта значыць у дачыненьні да звычак? Мы можам успрымаць свае шкодныя звычкі як частку нашай асобы, таму ўсе спробы пазбавіцца іх мы будзем расцэньваць як замахі на нашую самасьць, як самапазбаўленьне чагосьці важнага.

Крытычна важным зьяўляецца асэнсаваньне звычкі і цягі як вонкавага, навязанага, чужароднага. Ярка і маляўніча гэта робіць Алан Кар — ён дапамагае дыстанцыявацца ад нікатынавай цягі, візуалізуючы яе ў выглядзе монстра, які засеў у нашым мозгу. Без правядзеньня мяжы барацьба са шкоднай звычкай будзе бессэнсоўная.

Важна вызначыць сваю **ідэнтычнасьць**: «Я той, хто харчуецца здаровай ежай, я той, каму падабаецца рух, я той, хто любіць мэнтальную чысьціню і не забруджвае мозг інфармацыйным сьмецьцем і гэтак далей». Мае шкодныя звычкі — гэта ня Я. Практыка ўсьвядомленасьці дапамагае ўбачыць гэта.

Звычка робіцца доўгатэрміновай тады, калі мы ўспрымаем яе як неад'емную частку нашага псыхалягічнага "Я". Мы звыклі лічыць сваю асобу ўстойлівай канструкцыяй, але насамрэч гэта не заўсёды так.

Ідэнтыфікуйце сябе з карыснымі звычкамі

У выпадку з добрымі звычкамі самаідэнтыфікацыя важнейшая за мэту: навучыцца атрымліваць задавальненьне ад руху ці сну лепш, чым "схуднець на 5 кг да вясны". Вы з большай імавернасьцю будзеце прытрымлівацца здаровага харчаваньня, калі пачняце ўспрымаць сябе як "чалавека, які клапоціцца пра ежу", станеце болей рухацца, калі пачняце лічыць сябе "актыўным чалавекам".

Нават суб'ектыўнае ўспрыманьне сябе як маладзейшага паляпшае здароўе. Звычкі, заснаваныя на асабістых каштоўнасьцях, зьвязаныя зь лепшай самаінтэграцыяй, больш высокай самаацэнкай і захаваньнем у доўгатэрміновай пэрспэктыве.

Мэдытацыя «Усьвядомленае адпусканьне»

Зручна ўладкуйцеся, сфакусуйцеся на дыханьні цягам некалькі хвілінаў. Затым уявіце, што кожны раз, выдыхаючы, вы выдыхаеце ўсё, што хочаце адпусьціць. Выдыхайце думкі, выдыхайце трывогі, напружаньне, размовы, мітусьню і тлум — усё, што замінаее вам. Хай з вамі застаецца толькі чыстае дыханьне, усё астатняе — выдыхайце. Адпусьціце кантроль дыханьня і кантроль над тым, што і як, вам здаецца, павінна адбывацца. Адпусьціўшы ўсё, што вас мучыць, вы, тым ня менш, застаецеся сабой і застаецеся ўсьвядомленымі.

Пытаньні і заданьні

1. Што ў сваім жыцьці вам хацелася б адпусьціць?

2. Зь якімі карыснымі і шкоднымі звычкамі вы сябе ідэнтыфікуеце?

3. Пачніце прыбіраць сваю хату па пакоі ў дзень, раздаючы ці выкідаючы ўсё лішняе. А проста зараз можна разабраць свой пра-

цоўны стол. Гэта лёгка і так зараджае энергіяй! Бо прывесьці тое, што вас атачае, у парадак — гэта значыць і ўпарадкаваць сваё жыцьцё.

13. Эга

Аднойчы Буда спытаў у манахаў, паказваючы на дрэвы:
— Вы б пакутавалі, калі б гэтыя дрэвы спалілі?
— Не, вядома, мы ж ня дрэвы, — адказалі манахі.
— Дык пакіньце і тое, што не зьяўляецца вамі, вашы пачуцьці і думкі, — гэта прывядзе вас да шчасьця, — сказаў Буда.

Чаму нашае эга не раўназначнае нашаму сапраўднаму Я? Чаму чым больш мы думаем пра сябе, тым больш няшчаснымі становімся? Чаму так важна для шчасьця прыслабіць хватку эга? Давайце паспрабуем адказаць на гэтыя няпростыя пытаньні.

Я — гэта я. У гэтым цьвёрда ўпэўнены кожны з нас. Гэтае адчуваньне самасьці закладзена ў падмурку нашай асобы, гэта стрыжань, вакол якога мы арганізуем усё сваё жыцьцё: нашы ўчынкі, досьвед, эмоцыі, жаданьні, рашэньні ўмацоўваюць і цэментуюць гэтае адчуваньне эга, адчуваньне Я.

! **Мы глядзім на сьвет праз эга-прызму і набор нашых характарыстыкаў, лічачы іх нечым унікальным, тым, што складае непарушную частку нашае асабістасьці.**

Аднак у мозгу не існуе асобнага цэнтра, дзе знаходзілася б эга. Лічыцца, што дэфолтная сетка мозгу, якая актыўная, калі мы нічога ня робім, занята аналізам усяго таго, што адбываецца, і рэфлексіяй з нагоды падзей і эмоцыяў. Яна стварае цэласную гісторыю, зьвязваючы розныя факты ў адно пасьлядоўнае апавяданне, канструюючы мінулае і разважаючы пра будучыню. Мы факусуемся на тым, што думаем пра падзеі і людзей, разважаем, а што людзі думаюць пра нас, вырашаем, што правільна, а што няправільна. Залішняя актыўнасьць дэфолтнай сеткі вядзе да турботаў, зьніжэньня настрою, а канцэнтрацыя ўвагі, наадварот, зьніжае зацыкленасьць на сабе і павышае ўзровень шчасьця.

Мы адчуваем сябе з дапамогай самасьвядомасьці. Як жа выглядае сьвядомасьць? Уявіце навальнічную хмару, у ёй мільярды кропляў са сваім зарадам, якія пэрыядычна акумулююцца і адбываецца разрад: грымоты і маланка. Новыя кроплі кандэнсуюцца, іншыя пакідаюць воблака з дажджом, але актыўнасьць хмары захоўваецца. Так і мільярды расьсеяных нэўронаў структуруюцца, разраджаюцца, паміж імі ўзьнікаюць найскладанейшыя патэрны ўзаемнай актыўнасьці — і ўзьнікае сьвядомасьць. Гэта такі глябальны нэўронавы карэлят, «дынамічнае ядро», якое само сябе сынхранізуе. У ім няма фізычных межаў, няма лякацыі ў мозгу, але ёсьць узгодненасьць.

Утайманьне эга

Што ж утрымлівае і зводзіць разам разнастайныя актыўнасьці нэўронаў у розных аддзелах мозгу? Гэта сынхронныя ваганьні нэўронных разрадаў, вядомыя як гама-рытмы мозгу (25–100 герц). Іх усплёск назіраецца пры рашэньні задач, якія патрабуюць максымальнай канцэнтрацыі ўвагі, пры высокім узроўні сьвядомага ўспрыманьня, шэраг аўтараў упэўнены, што гама-рытм адлюстроўвае працу сьвядомасьці. Цікава, што мэдытацыя павялічвае актыўнасьць гама-рытму і, мабыць, зьмяняе глыбінную структуру сьвядомасьці. Мадулююць актыўнасьць гама-рытму ў першую чаргу дафамінавыя нэўроны.

Сучасная нэўрабіялёгія лічыць, што адчуваньне самасьці, пачуцьцё свайго Я — гэта ня вынік існаваньня рэальнай асобы, а толькі праява актывацыі сьвядомай мадэлі арганізма, фэнамэнальнай сябе-мадэлі паводле Мэтцынгера.

Нямецкі філёсаф Томас Мэтцынгер выкарыстоўвае мэтафару тунэлю эга, дзе адчувань-

не Я — гэта ўнутраны канструкт, які толькі выбіральна паказвае нам фрагмэнты інфармацыі ад вонкавага сьвету. Але, хоць наша рэпрэзэнтацыя рэальнасьці вельмі слабая, мы адчуваем ілюзіі прамога ўспрыманьня ва ўсім яго багацьці, ілюзію цэласнасьці і бесьперапыннасьці існаваньня нашай нязьменнай асобы. Гэтая сымуляцыя зьбірае розныя часткі нашага арганізма ў адзіную мадэль, мы ўзаемадзейнічаем са сьветам празь яе.

Важна зразумець, што, хаця наш мозг і нараджае гэтую сімуляцыю, няма нікога, хто б яе ўключаў.

Гэтая сымуляцыя — фэномэн самаарганізацыі нэўронных сетак. Тунэль сьвядомасьці дапамагае нам бачыць і ўспрымаць сьвет ад першай асобы, што, несумненна, палягчае ўспрыманьне і кіраваньне як целам, так і розумам. Дзякуючы такому ўспрыманьню мы атрымліваем адчуваньне свабоды волі і доступ да ўнутранага псыхалягічнага поля, можам рэфлексаваць і працаваць над уласным працэсам спазнаньня, дзякуючы чаму чалавецтва ў выніку эвалюцыі стварыла навуку і культуру.

У будызьме таксама лічыцца, што асобы і праўдзівага Я не існуе, а ёсьць толькі імя, якім мы можам акрэсьліць зьвязаныя разам вопыт, пачуцьці і перажываньні. Па сутнасьці, калі мы будзем адымаць ад сябе асобныя фізычныя і псыхічныя складнікі, то зразумеем, што ніводны зь іх не зьяўляецца нашым Я, і калі мы іх усё прыбяром, то нічога не застанецца.

! **Маё адчуваньне Я — гэта толькі сутнасьць, згенэраваная мозгам на падставе майго досьведу, зь якой я часьцей за ўсё атаясамляю сябе. Хто ж я насамрэч — трэба вызначыць самастойна, і на гэта часам сыходзіць цэлае жыцьцё. Атаясамленьне сябе зь Я нараджае адно пакуты.**

«Пэрсона» — гэта набор розных кампанэнтаў, часьцей за ўсё недаўгавечных, якія ўвесь час зьмяняюцца і залежаць ад настрою, асяродзьдзя і нават надвор'я. Вось гэтую «пэрсону», якая зьяўляецца наборам пераменных, ня варта атаясамляць са сваім Я, гэта толькі нараджае пакуты. Калі мы ставім сваю «пэрсону» ў цэнтар, гэта вядзе да эгаізму і зацыкленасьці на зьменлівых жарсьцях і жаданьнях, якія ня маюць нічога агульнага з доўгатэрміновым шчасьцем. Абараняючы сваю ўразьлівую і непастаянную «пэрсону», робячы яе цэнтрам Сусьвету, мы пагаршаем псыхічныя разлады і памнажаем пакуты.

Калі мы лічым сваё эга сабой, то гэта змушае нас увесь час абараняць эга разам з усімі яго кампанэнтамі: думкамі, поглядамі, ідэямі. Такія людзі параўноўваюць сябе зь іншымі і адчуваюць неабходнасьць у напампоўцы эга прызнаньнем, хочуць заўсёды мець рацыю, іх самапавага залежыць ад перавагі. А любыя заўвагі яны ўспрымаюць як пагрозу і замах на іх ідэнтычнасьць.

! **Калі мы разумеем эфэмэрнасьць эга, то нашмат лягчэй прымаем зьмены і не адчуваем нэўратычнае патрэбы дамагацца ўвагі ад навакольных для падсілкоўваньня сваёй самапавагі.**

Многія людзі ідэнтыфікуюць сваё эга і праз учынкі, таму любую крытыку іх дзеяньняў успрымаюць як крытыку сваёй асобы. Гэта вядзе да таго, што яны любым коштам будуць пазьбягаць паразаў і памылак, бо ў іх сьветапоглядзе гэта роўнае краху іх асобы. Разьдзіманьне эга і самаацэнкі — гэта часты спосаб пачувацца лепш. Але ўвесь час карміць сябе лайкамі — гэта як жыць на цукерках: пачынаюцца ваганьні самаацэнкі, і ад эўфарыі мы падаем да роспачы і самакрытыкі.

Падзяляючы сваё эга, свае дзеяньні і сваю асобу, мы атрымліваем больш магчымасьцяў зьмяніць іх паасобку.

Нездаровае эга — гэта калі чалавек ставіць прызнаньне сябе вышэй за ўсё, ён імкнецца заўсёды выглядаць ідэальна ў вачах іншых, яму патрэбная ўвага. Ён лічыць сябе найлепшым, ня хоча вучыцца новаму і не ўспрымае крытыку, самасьцьвярджаецца за кошт іншых людзей. Такія людзі схільныя да жарсьцяў, а не дысцыпліны, яны безразважныя і імпульсіўныя. Нашыя продкі лічылі, што ганарыстасьць — гэта першы са сьмяротных грахоў, самы цяжкі грэх, які ўключае фанабэрыю, эгаізм і «неўпарадкаванае жаданьне перавагі».

Пытаньні і заданьні

1. Ці бывала так, што вы нешта рабілі і толькі потым шукалі абгрунтаваньне сваім учынкам?
2. Ці часта вы «корміце эга» пошукам прызнаньняў сваёй значнасьці, павышаючы самаацэнку? Ці часта вы адмаўляецеся нешта рабіць толькі таму, што баіцеся страціць павагу?
3. Наколькі моцна памяняліся вашыя погляды за апошнія 5–10 гадоў?

14. Дабрыня і спачуваньне

Адна з самых частых памылак маіх кліентаў — гэта жорсткасьць у стаўленьні да сябе пры ўкараненьні новых здаровых звычак. Людзі лаюць сябе за слабасьці і найменшыя адступленьні, прымушаюць сябе рабіць тое, чаго рабіць ня хочуць. Часта яны гатовыя пакараць сябе за промахі, быццам пачуцьцё віны можа неяк «кампэнсаваць правіну». Здаровае стаўленьне да сябе — гэта дабрыня і спагада. Нават самая карысная ежа, якую сілкам запіхалі ў сябе са злосьцю і агідай, ніколі ня пойдзе на карысьць.

Дабрыня

Дабрыня да сябе і да іншых — гэта важная частка ўсьвядомленасьці, безь якой яна пертвараецца ў абыякавасьць. **Часта мы паводзімся няправільна ў стаўленьні да сябе, калі ня хочам прымаць наяўныя пачуцьці.** Такое стаўленьне выяўляецца ў прыгнечаньні сваіх думак і эмоцыяў у выглядзе самакрытыкі. Крытыкуючы сябе, мы павялічваем узровень стрэсу і зьніжаем усьвядомленасьць. Залішняя крытыка можа прыводзіць да ізаляцыі, самаабвінавачаньня, неспакою.

Згодна з дасьледаваньнямі, самакрытыка не матывуе да разьвіцьця.

Годзе асуджаць сябе, вазьміце на ўзбраеньне правіла "са мною ўсё ў парадку" як пункт апоры. Дабрыня да сябе не павінна заставацца ідэяй, яна павінна стаць дзеяй, стылем жыцьця. І толькі здабыўшы дабрыню да сябе, мы зможам па-сапраўднаму праявіць клопат і спачуваньне да навакольных.

Дабрыня — гэта спагадлівае і паважлівае стаўленьне: пастаўцеся да сябе як да дзіцяці, якое плача: нам застаецца быць побач зь ім са спагадай і цеплынёй, аддаючы час і ўвагу. Глыбокае ўсьведамленьне праблемаў, якія адчуваем мы і іншыя людзі, нараджае шчырае жаданьне дапамагчы. Гэтак жа з дабрынёй мы можам ставіцца і да сваіх эмоцыяў, хоць яны могуць быць часам і непажаданымі, і непрыемнымі.

Многія людзі блытаюць клопат пра сябе з патураньнем і пачынаюць «шкадаваць» сябе. Напрыклад, "узнагароджваюць" сябе ежай або пропускам трэніровак. Але такое шкадаваньне — фальшывая дабрыня. Шкадуючы сябе і патураючы сабе, мы так зацыклюемся на сваіх праблемах, што можам ізаляваццца ад вонкавага сьвету пад маркай, што "нас ніхто не разумее і ў цэлым сьвеце мы адны". Важна прызнаць, што нашы праблемы не ўнікальныя, і іншыя людзі гэтак жа пакутуюць. Сапраўдная дабрыня і спагада — гэта разуменьне цяжкасцяў іншых людзей і зычэньне ім шчасьця і дабрабыту.

Практыка спагады і самаспагада — гэта:
• дабрыня: стаўленьне да сябе як да сябра;
• чалавечнасьць: разуменьне таго, што кожны робіць памылкі;
• усьвядомленасьць: безацэнкавае і безрэакцыйнае прыняцьце сваіх эмоцыяў.

> ❗ **Важна прызнаць, што нашыя праблемы не ўнікальныя і іншыя людзі гэтак жа пакутуюць. Праўдзівыя дабрыня і спачуваньне — гэта разуменьне цяжкасцяў іншых людзей і пажаданьне ім шчасця і дабрабыту.**

Спагада да сябе зьвязаная зь ніжэйшай трывогай і больш высокім узроўнем шчасьця, меншым жаданьнем параўноўваць сябе зь іншымі. Часта мы асацыюем спачуваньне са зьнясіленьнем ці выгараньнем, сапраўднае спачуваньне не выклікае стрэсу, а толькі дае гармонію і рашучасьць дапамагчы сабе і іншым.

Як практыкаваць спагаду да сябе?

Прызнайце свае праблемы і пажадайце сабе пазбавіцца ад іх. Уявіце, што б вы сказалі сябру, які трапіў у такую сытуацыю, і пажадайце гэта ж сабе. Можна напісаць ліст спагады сабе, напрыклад, ад імя вас у будучыні. Пры гэтым важна не зацыклівацца на сабе: калі вам дрэнна, дапамажыце тым, каму яшчэ горш, і гэта прыкметна аблегчыць ваш стан.

Пракруціце ў галаве падзеі апошніх дзён: калі хтосьці быў добры і спагадлівы да вас? Мы часта не заўважаем добрыя ўчынкі і факусуемся толькі на злых. Вядзіце на працягу тыдня дзёньнік дабрыні і спагады, адзначаючы там усе выпадкі, калі вы праяўлялі дабрыню і спагаду да іншых, а іншыя — да вас. Абавязкова запішыце ўсе выпадкі, калі вы былі добрыя і да сябе. Навучайце ваш розум заўважаць і шанаваць добрыя ўчынкі.

Дружалюбная мэдытацыя

Сядзьце, сфакусуйцеся на дыханьні. Калі ваша ўвага стабілізуецца, розум супакоіцца, вымавіце пра сябе наступныя фразы (вы можаце зьмяніць словы, каб вам было прыемней іх прамаўляць): «Няхай я вызвалюся ад пакут, няхай я буду здаровы і шчаслівы, няхай маё жыцьцё будзе лёгкім». Вымаўляйце фразы паволна, услухоўваючыся ўсьвядомлена ў тое, якую рэакцыю ў целе і думках выклікае кожнае слова. Пачніце зь сябе, затым тыя ж фразы паспрабуйце ў дачыненьні да блізкага чалавека, затым — далёкага знаёмага, а потым — незнаёмага чалавека. Затым уявіце недружалюбнага вам чалавека і падумайце, што і ён таксама хоча быць шчаслівым, і ў гэтым ёсьць ваш агульны лёс як людзей. Пажадайце яму тое самае. А зараз пашырце ваш фокус увагі на ўсіх людзей у цэлым, няхай усе будуць шчаслівыя, здаровыя і вольныя ад пакут. Калі падчас мэдытацыі вас адольваюць эмоцыі, вяртайцеся да дыханьня і затым працягвайце.

Будзьце добрыя

У простым побытавым сэнсе пад дабрынёй мы разумеем усё, што выклікае ў людзей станоўчую эмоцыю й адбываецца, зазвычай, бескарысьліва. Эфэкт бескарысьлівасьці злучаны з тым, што ў нас у мозгу розныя зоны адказваюць за бескарысьлівую дапамогу й пошук выгады. Альтруістычныя паводзіны зьяўляюцца магутным індуктарам вылучэньня нэўрамэдыятару дафаміну, што адказвае за матывацыю, энэргічнасьць і задавальненьне ад жыцьця. Альтруісты й валянтэры жывуць даўжэй, рызыка сьмерці ў іх зьніжана на 24 %. Некаторыя эксперты й зусім рэкамэндуюць валянтэрства як аздараўленчую стратэгію, яна выдатна працуе й для падлеткаў. Валянтэры ў параўнаньні з кантрольнай групай менш хварэюць, больш худнеюць і паляпшаюць паказьнікі тлушчавага памену. А калі альтруісты й захворваюць, то праводзяць на 38 % менш за час на стацыянарным лячэньні. Валянтэрства — гэта й спосаб павышэньня сацыяльнага статусу, бо людзі, якія паводзяць сябе альтруістычна, разглядаюцца як больш надзейныя.

Пытаньні і заданьні

1. Вазьміце сваё дзіцячае фота. Якія добрыя словы вы маглі б сказаць сабе? А як бы вы тадышніх сябе падтрымалі?

2. У якіх выпадках сёньня вы былі добрыя і ўважлівыя да сябе, клапаціліся пра свой розум і цела?

3. Што вы будзеце рабіць, калі нешта ў вас не атрымалася? Звычайныя варыянты рэакцыі, такія як крытыка сябе (узмацняе стрэс) або патураньне (узьняцьце настрою ежай, сэрфінгам, алькаголем і інш.), нездаровыя

спосабы. Будзьце спагадлівыя да сябе, прымаючы свае пачуцьці без асуджэньня.

15. Удзячнасьць

Марк Тулій Цыцэрон сьцьвярджаў, што «ні-воднай якасьцю я не хацеў бы валодаць у такой ступені, як уменьнем быць удзячным. Бо гэта ня толькі найвялікшая цнота, але й маці ўсіх іншых цнотаў».

У экспэрымэнтах вядзеньне дзёньніка ўдзячнасьці (калі запісваюць тры падзеі за дзень, за якія мы шчыра ўдзячныя) паказала перавагі перад вядзеньнем проста дзёньніка. Быць удзячнымі можна і трэба нават тады, калі ў нашым жыцьці ёсьць цяжкасьці.

Практыка ўсьвядомленае ўдзячнасьці

Практыка ўсьвядомленай падзякі — гэта эфэктыўная прылада, які дазваляе зрушыць фокус увагі на пазітыўныя перажываньні, пераключыць погляд са сваіх праблемаў на іншых людзей, і мае станоўчы ўплыў ня толькі на псыхалягічны стан, але й на фізычнае здароўе. Практыка ўдзячнасьці павялічвае ўвагу, аптымізм, энэргічнасьць, адносіны і робіць больш шчасьлівымі (калі быць дакладным, на 25%), зьніжае стрэс, паляпшае якасьць сну, працу імуннай сыстэмы, ліпідны профіль і ў цэлым зьвязаная з больш здаровым ладам жыцьця. Удзячнасьць дапамагае нам збалансаваць устаноўкі "даваць" і "браць", практыкаваць больш пазітыўны погляд на падзеі, а таксама стымулюе паводзіцца канструктыўна ў адносінах да сябе і іншых людзей.

Дзякуйце ў дэталях, заўсёды фіксуйце кантэкст. Напрыклад, «дзякуй, што выслухала мяне, калі я гаварыла пра гэтую справу. Мне была важная твая падтрымка».

Як вярнуць удзячнасьць за тое, што ў нас ёсьць, бо мы так хутка звыкаем да гэтага?! Уявіце, што вы стацілі рэчы, працу, блізкіх, здароўе… і падзякуйце, што гэта ўсё ў вас цяпер ёсьць. Напішыце ліст падзякі тым людзям, хто станоўча паўплываў на вашае жыцьцё.

Кожны месяц складайце шырокі сьпіс усяго, за што вы ўдзячныя ў сваім жыцьці. Кожны раз дзякуйце іншым людзям ад усяго сэрца, прымайце ўсё, што вам даюць. Вучыцеся дзякаваць нават за дробязі: за смачную гарбату, зручнае крэсла, яркае сонца сёньня — важнае ўсё. Вучыцеся дзякаваць ня толькі ў сваім дзёньніку, але й публічна — неістотна, дзелавая гэта перапіска або размова з сябрам. Рабіце камплімэнты, але заўсёды памятайце пра дарэчнасьць і пра тое, што падзяка павінна быць тонкай і далікатнай.

Рэгулярная практыка ўдзячнасьці мяняе актыўнасьць мозгу праз тры месяцы ўжываньня, дапамагаючы знайсьці баланс паміж нэгатыўным і пазітыўным у паўсядзённых уражаньнях.

Пытаньні і заданьні

1. Уголас падзякуйце сёньня каму-небудзь ад усяго сэрца. Як гэта паўплывала на вашыя паводзіны? А на паводзіны іншага чалавека?

2. Кожны дзень фіксуйце тры падзякі за тое, што добрага адбылося. Адзначайце «гаючую дзявятку»: тры падзякі, тры задавальненьні, тры дасягненьні за мінулы дзень.

3. Падзякуйце і сабе, калі вы выбралі клопат пра сябе або прынялі правільнае рашэньне ў няпростых абставінах.

16. Сьмерць і ўсьвядомленасьць

Як казаў Буда, «з усіх сьлядоў, якія пакідаюцца на зямлі, самыя вялікія належаць слану. Падобным жа чынам з усіх разважаньняў найважнейшае — гэта разважаньне аб сьмерці».

З антычных часоў практыка памятаньня аб сьмерці лічылася карыснай для ўмацаваньня духу. Стоікі лічылі важным штодня нагадваць аб сьмерці і з разуменьнем таго, што вы пражылі чарговы дзень, і жыць засталося яшчэ менш. Гэта дае адчуваньне хуткаплыннасьці і дапамагае зважаць на важнасьць кожнага дня, факусуе нас на тым, што мы лічым каштоўным. Бо ніхто з нас ня хоча памерці са шкадаваньнем аб пражытым.

Як пісаў Луцый Аннэй Сэнэка ў Маральных лістах да Луцылія: «Большасьць людзей так і кідаецца паміж страхам сьмерці і пакутамі жыцьця; нікчэмныя, яны і жыць ня хочуць, і памерці ня ўмеюць».

Memento mori

Ускосныя намёкі на сьмерць былі элемэнтам дызайну ў ранейшыя часы. Так, манахі часта трымалі на працоўным стале чалавечы чэрап для напаміну пра хуткаплыннасьць жыцьця, марнасьць задавальненьняў і непазьбежнасьць сьмерці.

Vanitas (vanitas, літар. — «мітусьня, ганарыстасьць») — жанр жывапісу, карціны якога поўняцца адсылкамі да крохкасьці быцьця. Алегорыі сьмерці: чэрап, гнілая садавіна, пажоўклыя кветкі, мыльныя бурбалкі (*homo bulla* — «чалавек ёсьць мыльная бурбалка»), недагаркі і амаль згаслыя сьвечкі, ігральныя карты, мэдыцынскія інструмэнты, даспехі і зброя, карнавальныя маскі, руіны. *Напамін пра непрыемнае зьніжае ўзровень дафаміну, што павялічвае разважлівасьць і асьцярожнасьць. А зьніжэньне ўзроўню дафаміну павялічвае адчувальнасьць мозгу да яго. Такім чынам, думкі аб сьмерці могуць быць карысныя, калі вы ўсьвядомленыя, уважлівыя і разважаеце пра сваю сьмерць, а не пра тленнасьць быцьця ў цэлым.*

Сьмерць — каталізатар усьвядомленасьці. Стаўленьне да сьмерці заўсёды займала важную частку ў практыцы ўсьвядомленасьці. Калі мы ігнаруем сьмерць і лічым сябе несьмяротнымі, то ў нас наперадзе шмат часу, які мы можам марнаваць як заўгодна і быць неўсьвядомленымі. Але калі мы памятаем, што нашае жыцьцё ня проста канчатковае, але й можа перапыніцца ў любы момант, то гэта стымул шанаваць і атрымліваць асалоду ад таго, што ёсьць цяпер. Нашае жыцьцё — гэта палёт стралы, што немагчыма паставіць на паўзу і якая непазьбежна ўпадзе.

Сучасныя дасьледаваньні паказваюць, што, калі слова «сьмерць» зьяўляецца на экране на 42 мілісэкунды, гэтага дастаткова, каб зьмяніць нашыя паводзіны.

Адаптацыя да страху сьмерці

Традыцыйна існуюць чатыры ключавыя варыянты адаптацыі да страху сьмерці:
• фантазіі пра неўміручасьць: вельмі папулярныя сёньня;
• мары пра ўваскрашэньне: сучасная разнавіднасьць — крыёніка;
• канцэпцыя несьмяротнай душы: у большасьці рэлігій;
• ідэя культурнай спадчыны: мэцэнаты, фундатары, пісьменьнікі, навукоўцы, паэты — стварыць тое, што цябе перажыве.

Высокая самаацэнка зьвязаная з большай супраціўляльнасьцю страху сьмерці: калі нам нагадваюць пра сьмерць, мы актывізуемся, каб лепш адпавядаць уласнаму ўяўленьню пра «лепшую версію сябе» або стандарты той культуры, у якой мы жывём.

Калі ёсьць напамін пра сьмерць, людзі стражэй асуджаюць іншых людзей, мацней падтрымліваюць грамадскія догмы і ваенныя дзеяньні, больш схільныя да ксэнафобіі і фанатызму, часьцей галасуюць за «важака», актыўнага лідэра, які пакарае ворагаў. Менавіта таму перадвыбарнае запалохваньне — гэта выпрабаваны інструмэнт дыктатараў. Калі нагадаць сабе пра сьмерць, мы пачынаем лепш ставіцца да тых, хто падобны да нас (месцам пражываньня, колерам скуры, поглядамі і інш.), і больш агрэсіўна — да чужынцаў. Дарэчы, гэтак жа дзейнічае і гармон аксітацын.

> ❗ Калі нагадаць пра сьмерць тым, хто курыць, яны пачынаюць яшчэ больш курыць. Курцы ўспрымаюць цыгарэту як частку Я-вобразу, таму пасьля лекцыі аб сьмяротнай небясьпецы курэньня зацягваюцца глыбей і кураць часьцей.

Калі разважаць пра сьмерць не абстрактную, а асабіста сваю, то праяўляецца іншы эфект. Тады людзі паводзяцца больш альтруістычна, часьцей прымаюць рашэньні аб донарстве і становяцца больш адкрытымі да абмеркаваньня ўласных праблемаў. Напамін аб сьмерці стымулюе паводзіны, зьвязаныя з умацаваньнем здароўя: людзі часьцей зьвяртаюцца да лекара або праводзяць самодыягностыкі, пачынаюць больш трэніравацца, але толькі ў тым выпадку, калі спорт зьвязаны зь іх самаацэнкай. Цікава, што ўскосныя намёкі на канечнасьць жыцьця актывуюць пачуцьцё гумару.

Шэраг дасьледаваньняў паказвае, што ўскосныя намёкі на сьмерць могуць узмацняць альтруізм. Так, двое актораў падыходзілі да мінакоў і гутарылі зь імі пра ўзаемадапамогу ды іншыя падобныя пытаньні. Потым адзін з артыстаў выпускаў з рук свае рэчы. Калі размова вялася ля могілак, то суразмоўца на 40 % часьцей дапамагаў падняць рэчы, а тэма гутаркі ні на што не ўплывала.

Калі я працаваў у шпіталі анэстэзіёлягам-рэаніматолягам, а пасьля гэтага пісаў дысэртацыю з выкарыстаньнем паталягаанатамічнага матэрыялу, то часта сустракаўся са сьмерцю і паміраньнем. Як было напісана ў прадмове аднаго падручніка па рэаніматалёгіі, «існуюць сотні вонкавых і ўнутраных чыньнікаў, якія могуць перапыніць ваша жыцьцё ў любы момант». Але напамін пра гэта не павінен траўмаваць, ён павінен павышаць вашу ўсьвядомленасьць і натхняць на бездакорнае пражываньне цяперашняга моманту з усёй магчымай любоўю і воляй да жыцьця.

Пытаньні і заданьні

1. Які сьлед пасьля сябе вы хацелі б пакінуць?

2. Ці думаеце вы часам пра сваю сьмерць?

3. Як вы рэагуеце на напамін пра сьмерць?

Мінулае ← Сучаснасьць → Будучыня

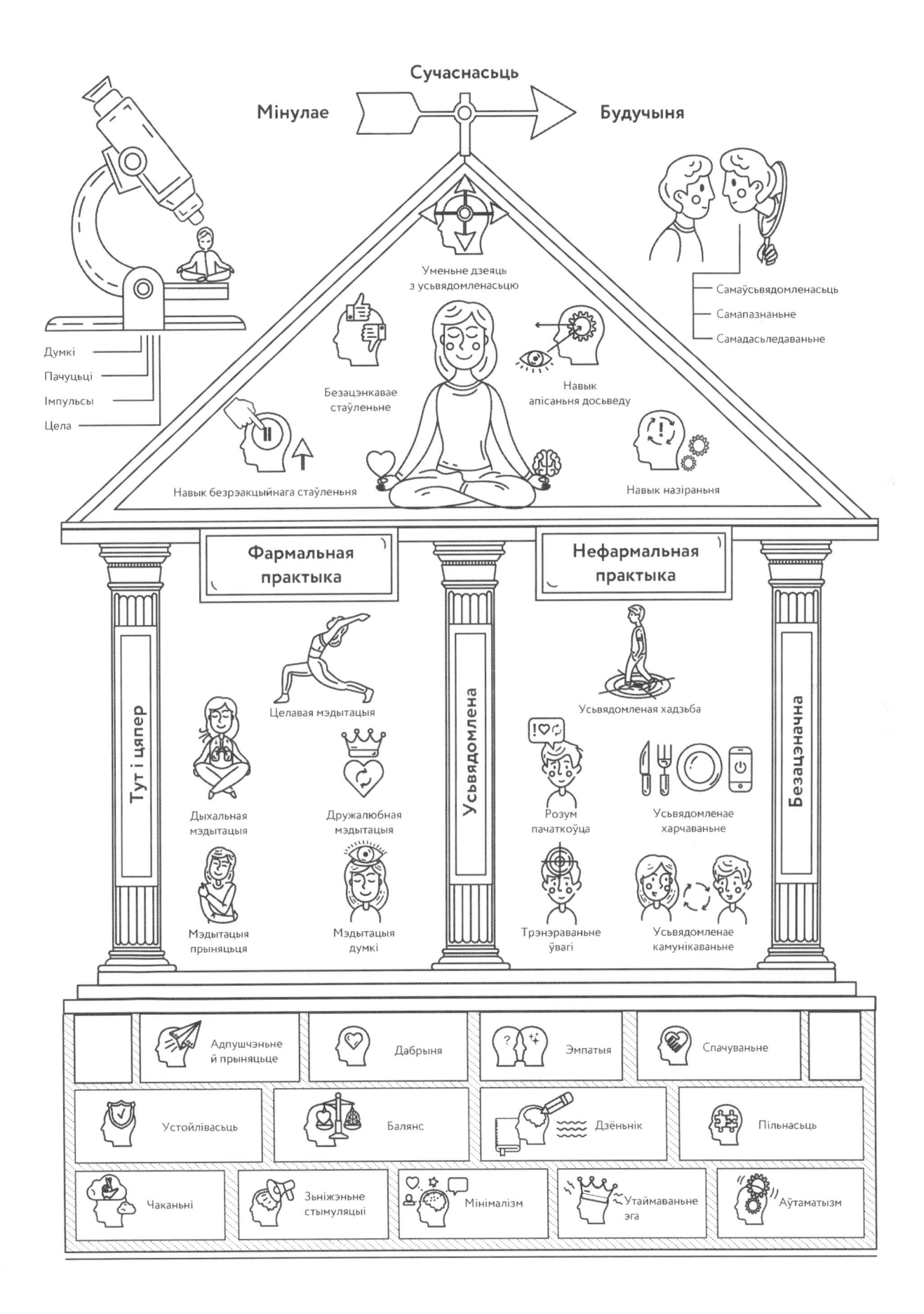

Думкі
Пачуцьці
Імпульсы
Цела

Уменьне дзеяць з усьвядомленасьцю

Безацэнкавае стаўленьне
Навык апісаньня досьведу
Навык безрэакцыйнага стаўленьня
Навык назіраньня

Самаўсьвядомленасьць
Самапазнаньне
Самадасьледаваньне

Фармальная практыка — **Нефармальная практыка**

Тут і цяпер | Усьвядомлена | Безацэнкавана

Цэлавая мэдытацыя
Дыхальная мэдытацыя
Дружалюбная мэдытацыя
Мэдытацыя прыняцьця
Мэдытацыя думкі

Усьвядомленая хадзьба
Розум пачаткоўца
Усьвядомленае харчаваньне
Трэнэраваньне ўвагі
Усьвядомленае камунікаваньне

Адпушчэньне й прыняцьце | Дабрыня | Эмпатыя | Спачуваньне

Устойлівасьць | Баланс | Дзёньнік | Пільнасьць

Чаканьні | Зьніжэньне стымуляцыі | Мінімалізм | Утайманьне эга | Аўтаматызм

РАЗЬДЗЕЛ 9

Сацыяльны статус

1. Воля да сілы

Старажытнагрэцкі філёзаф Плятон напісаў: «Найвялікшае дабро — здароўе, на другім месцы — прыгажосьць, на трэцім — багацьце». З тых даўніх часоў людзі не асабліва зьмяніліся: як толькі чалавек здавальняе базавыя патрэбы ў ежы і сьне, ён пераключаецца на здавальненьне сваіх сацыяльных запатрабаваньняў. Бо для нас, як істот сацыяльных, больш высокі статус значыць большы доступ да рэсурсаў, а значыць і большую імавернасьць выжываньня. Думкі пра кар'еру, дастатак і зьдзяйсьненьні заўсёды прыемныя і матывуюць нас.

Калі ўзяць самага зацюканага пеўня і прыляпіць на ягоную галаву буйны яркі грэбень, то яму адразу пачынаюць саступаць першае месца ля кармушкі і аказваць знакі ўвагі. Тэма павышэньня сацыяльнага статусу для людзей таксама неймаверна важная, а любыя пагрозы статусу, нават уяўныя, успрымаюцца вельмі гостра. Нават намёк на тое, што "мы не крутыя, некампэтэнтныя", моцна хвалюе, выклікаючы "статусную трывожнасьць".

Будучы на падпітку, навакольныя толькі й гавораць, што пра свой або чужы статус: "Ты мяне паважаеш?", "Ты ведаеш, хто я?", "Ты ведаеш, хто мае сябры?"

Сацыяльны статус — гэта становішча чалавека ў грамадстве, адзін з найважнейшых рэсурсаў здароўя. Эвалюцыйна ў нас выпрацаваліся дастаткова дакладныя мэханізмы ацэнкі статусу як іншых людзей, так і свайго, мы аўтаматычна мяняем свае паводзіны ў залежнасьці ад таго, як ацэньваем свой статус і як ацэньваюць наш статус іншыя людзі.

> ❗ **Вылічыць нечае становішча ў соцыуме вельмі лёгка — людзі заўсёды больш глядзяць на таго, хто мае вышэйшы статус.**

Калі ў вас высокі сацыяльны статус, вы карыстаецеся аўтарытэтам, вашае меркаваньне мае значэньне. Калі вы гаворыце, вас уважліва слухаюць і глядзяць на вас. Вашыя прапановы падтрымліваюць і прымаюць аргумэнтацыю. Вас лічаць небясьпечным і крыху пабойваюцца, вы можаце пастаяць за сябе і, у выпадку неабходнасьці, нанесьці страты ворагам і супернікам. Вы робіце шмат карыснага і незаменныя для каманды. З камандай вы на адной хвалі, кажаце "мы" і разумееце пачуцьці іншых. Вы вытрымліваеце канфліктныя сытуацыі і ня схільныя імгненна саступаць. Вы адчуваеце сваё права выказваць і мець меркаваньне, даваць свае адзнакі і абараняць свае асабістыя каштоўнасьці. У вас добрая самаацэнка, вы нават здаецеся сабе вышэйшымі і мацнейшымі, чым ёсьць насамрэч. У стрэсавай сытуацыі вы трымаеце паставу і паднятую ўгару галаву. Вам, у прынцыпе, здаецца, што навакольныя глядзяць на вас з захапленьнем і ўхвалай. Пасьля стрэсу вы хутка супакойваецеся і любіце мірыцца і дамаўляцца.

Калі ў вас нізкі сацыяльны статус, то заўважыць гэта таксама даволі проста. Калі вы гаворыце, вас ня слухаюць і на вас не глядзяць. Вашым меркаваньнем грэбуюць ці забываюць пра вас. Калі вы нешта прапануеце, гэта рэдка сустракае разуменьне і заці-

1. ВОЛЯ ДА СІЛЫ

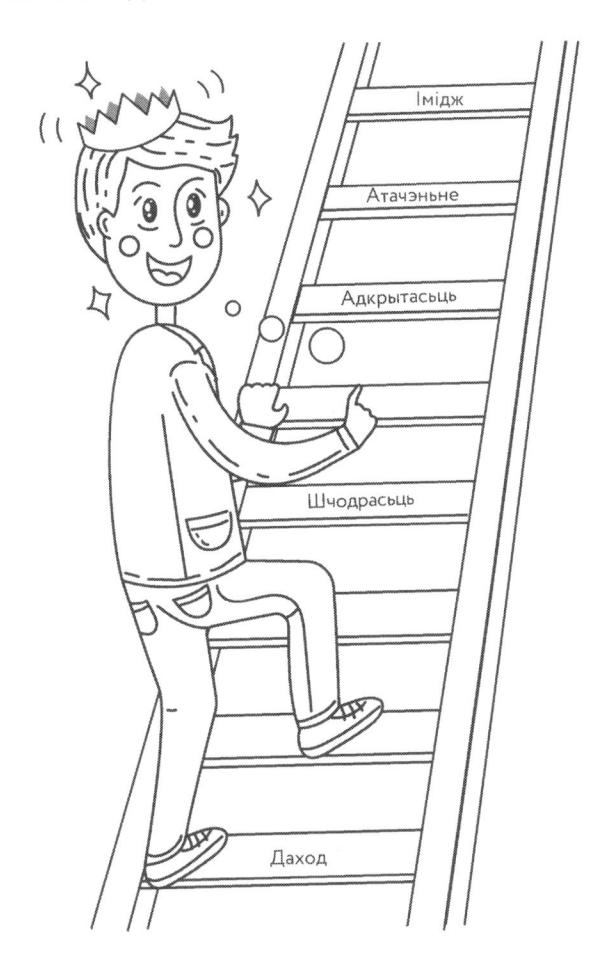

(Прыступкі лесвіцы: Імідж, Атачэньне, Адкрытасьць, Шчодрасьць, Даход)

каўленасьць. Іншыя ўспрымаюць вас як пухнатага і бяскрыўднага чалавека, які ня можа нашкодзіць. Вас лёгка замяніць у калектыве, бо нічога важнага вы ня робіце. У размове вы часьцей гаворыце «я», сфакусаваныя на сваіх унутраных перажываньнях. Зь цяжкасьцю вытрымліваеце позірк, аддаеце перавагу адыходу ад канфліктных сытуацый: лягчэй падпарадкавацца, чым адстойваць свае ідэі. У канфліктнай сытуацыі вам хочацца схавацца, сьціснуцца, схіліць галаву, каб вас не заўважылі. Вы баіцеся ацэньваць, прыслухоўваецеся да думак іншых ды ідзяце "ў іх на шворцы". У вас нізкая самаацэнка, вы здаецеся сабе маленькімі і слабымі, і ёсьць адчуваньне, што навакольныя глядзяць на вас з падазрэньнем ці няўхвальна. Канфлікты надоўга выбіваюць вас з каляіны, і вам складана аднавіцца.

У розных культурах і розных клясах стаўленьне да павышэньня статусу прыкметна адрозьніваецца. Але шлях героя, пераадоленьне сябе і сваіх страхаў, разьвіцьцё навыкаў, дарога да лідэрства — гэта важная частка дыскурсу ад антычных часоў да сучаснага заходняга сьвету. Пры гэтым пазыцыя "не высоўвацца" і "быць як усе" нам таксама добра знаёмая.

У адной антычнай гісторыі на пытаньне дыктатара, як захаваць уладу, мудрэц узяў серп і зрэзаў усе высокія каласы на полі, падраўняўшы яго. Так і таталітарныя рэжымы імкнуцца ўсярэдніваць грамадзян. Войны, рэпрэсіі, культ бедных і прыгнечаных, страх падацца заможным пад пагрозай рэпрэсій за доўгія гады глыбока ўеўся ў сьвядомасьць людзей. Мне расказалі, што ў вёсках сяляне стараліся пабудаваць дом горш, чым маглі і хацелі, каб не прыцягваць да сябе ўвагу, баючыся раскулачваньня. Такая адваротная сэлекцыя пасеяла страх вылучацца, страх зарабляць, страх публічнасьці. Выраз «ты што, самы разумны?», на жаль, у нашай культуры часьцей зьяўляецца абразай, а не камплімэнтам.

> ❗ Як толькі мы задавальняем базавыя патрэбы, пераключаемся на задавальненьне сваіх патрэбаў сацыяльных. Больш высокі статус значыць большы доступ да рэсурсаў, а значыць — і большую імавернасьць выжываньня.

Наша адукацыя, прафэсійная кар'ера, узровень даходу, прывабнасьць і посьпех уплываюць на ўсе сфэры жыцьця. Але проста імкненьне да ўлады разбуральнае — статус нараджаецца з нашых рэальных навыкаў і дзеяў, а спробы пераканаць іншых у сваёй крутасьці выклікаюць адно насьмешкі. Статус — гэта не прыроджаная рыса, ён можа мяняцца на працягу жыцьця і вельмі хутка. Многія людзі атрымліваюць статус выпадкова, але пры гэтым яны не разумнейшыя і ня здольнейшыя, хоць і актыўна спрабуюць пераканаць у сваёй выключнасьці астатніх.

Імкненьне да ўлады, адукацыі, прыгажосьці й багацьця — гэта прыродны базавы інстынкт, і ў ім няма нічога ганебнага. Ня трэба слухаць тых, хто пераконвае нас заставацца паслухмянымі ці пакорлівымі, верыць «багатым дзядзькам», вызначае за нас наш лёс. Дзейце актыўна і верце ў сябе. Становіцеся мацнейшымі, разумнейшымі, багацейшымі і ўплывовейшымі, гэта палепшыць вашае здароўе і падоўжыць жыцьцё.

Кампанэнты статусу зьвязаныя адзін з адным і актывуюць адзін аднаго. Так, цяпер структура стройнага і падцягнутага цела зьяўляецца адным з ключавых паказьнікаў сацыяльнага статусу чалавека. Успрыманьне статуту адбываецца на падкорцы, літаральна ў першыя сэкунды знаёмства, а ад ацэнкі статуту залежыць і камунікацыя, і разьмеркаваньне рэсурсаў. Мы жывём у час багацьця рэсурсаў і магчымасьцяў. Нам ня трэба малаціцца зь іншымі людзьмі за драбкі ежы, выракаючы іх на голад. У сьвеце ёсьць мільёны нішаў, дзе мы можам быць пасьпяховымі. Мы можам канкураваць і самі з сабой — становячыся лепшымі за сябе ўчорашніх, кідаючы выклік самому часу.

Пытаньні і заданьні

1. Як вы ставіцеся да публічных выступаў? Ацаніце ступень сваёй харызмы.
2. Спытайце сябе, у чым вы можаце быць лепымі за ўсіх у сьвеце?
3. Ці хочаце вы стаць багацейшымі, прыгажэйшымі, разумнейшымі? Што вы для гэтага зрабілі? Ці сталі вы багацейшымі, прыгажэйшымі, разумнейшымі за мінулы год?

2. Сацыяльны статус і герархія

Усе мы падсьвядома вельмі дакладна ўмеем вызначаць статус па вонкавым выглядзе, паставе, голасу, міміцы і да т. п. Нават па фатаграфіі з абліччам — без кантэксту адзеньня, аксэсуараў і інтэр'еру — мы можам ацаніць яго. З чаго ж складаецца статус? Ён уключае становішча ў грамадстве, узровень адукацыі, улады, даходу і шэраг іншых паказьнікаў. У чалавека ёсьць як прыроджаны статус (пол, раса, нацыянальнасьць і да т. п.), так і набыты, які дасягаецца з дапамогай асабістых намаганьняў. Статус шчыльна зьвязаны з выжываньнем і ўзроўнем стрэсу, а добры прыбытак дазваляе камфортней жыць, лепей харчавацца, больш часу надаваць здароўю і выгляду, вытрачаць сродкі на даражэйшае лячэньне і т. п.

Першарадны статус

У кожнага чалавека ёсьць свой першарадны статус — той, які, у асноўным, вызначае ягонае кола камунікацыі і шэраг іншых статусаў, так званы статусны набор. Першарадны статут чалавека часьцей за ўсё зьвязаны зь яго працай і складаецца зь ягонага становішча ў працоўнай герархіі, аўтарытэт, прыбытак і прэстыж працы. Таксама вылучаюць і іншыя статусы: якое месца чалавек займае ў сям'і, сярод сваіх сяброў, у сваім коле па інтарэсах і да т. п. Часам можа ўзьнікаць статусная несумеснасьць, калі ў адной групе чалавек займае высокі ранг, а ў іншай нізкі.

Адносны статус

Для чалавека яго адносны статус у групе нашмат важнейшы, чым абсалютны. У дасьледаваньнях людзі згаджаліся мець меншы ўзровень даходу ці менш прывабны выгляд, калі пры гэтым у навакольных будзе яшчэ менш грошай. І не згаджаліся на сытуацыі, дзе яны станавіліся б багацейшымі ці прыгажэйшымі, але ў асяродзьдзі яшчэ багацейшых і прыгажэйшых.

Калі Юлій Цэзар праяжджаў празь невялікі горад, то заўважыў, што "лепей быць першым тут, чым другім у Рыме".

> **!** Для многіх людзей спробы павысіць свой статус там, дзе большасць атачэньня мае вышэйшы статус, ды да таго ж і прыроджаны, могуць быць шкодныя для здароўя.

Калі б вы нічога не мянялі ў сваім жыцьці, але былі акружаны людзьмі з ніжэйшым статусам, то ваш узровень стрэсу зьнізіўся б, а працягласьць жыцьця — павялічылася. Такім чынам, нашмат важней, як ацэньваеце сябе вы і навакольныя — вас. Калі вы лічыце

2. САЦЫЯЛЬНЫ СТАТУС І ГЕРАРХІЯ

сябе багатым — усё выдатна. Калі вы багатыр, але баіцеся ўсё страціць, ці вашыя сябры зарабляюць на парадак вышэй, то тады гэтыя грошы наўрад ці пойдуць вам на карысьць.

Суб'ектыўны статус — гэта ўнутранае адчуваньне сваёй значнасці і ўлады. Уплыў суб'ектыўнай ацэнкі сацыяльнага статусу на здароўе і працягласьць жыцьця большы, чым у аб'ектыўнай. Чалавек з высокім становішчам, але пакутамі ад адчуваньня сваёй нікчэмнасьці, магчыма, будзе мець больш рызыкаў для здароўя, чым бяздомны ў начлежцы, які карыстаецца аўтарытэтам і ўладай.

Невыпадкова такая, здавалася б, неадаптыўная копінг-стратэгія, як самаўзвышэньне, валодае карысным узьдзеяньнем на здароўе. Але стварэньне ілюзій — гэта як абязбольваньне, якое ня лечыць, а толькі маскіруе сымптомы і пасуе адно для часовых мер.

Першабытная роўнасьць

Людзі маюць некалькі стратэгіяў арганізацыі ўзаемадзеяньня ў групах. Найстаражытнейшая праграма — гэта герархія, сацыяльная лесьвіца з вызначэньнем выразнага становішча кожнага чальца. Пры гэтым прасоўваньне магчымае толькі з дапамогай барацьбы. Але з пункту гледжаньня эфэктыўнасьці такія праграмы ня надта адаптыўныя і захаваліся ў сучасным сьвеце адно ў сілавых ведамствах.

Калі ў старажытных зьявіліся віды зброі, здольныя забіць на адлегласьці, — такія як дзіда і лук, — то грубая фізычная сіла стала мець меншае значэньне, і людзі пачалі дамаўляцца. Нашыя продкі, у адрозьненьне ад іншых прыматаў, навучыліся дзеяць кааліцыямі, вырацоўваць агульныя пляны дзеяў. Аўтарытэт у плямёнах грунтаваўся на прынцыпе роўнасьці без падпарадкаваньня аўтарытарнаму лідэру. Такая салідарнасьць племя была важная, бо індывідуальнае супрацьстаяньне важаку, вядома, небясьпечнае.

Эгалітарызм, або роўнасьць, узьнікшы ў паляўнічых-зьбіральнікаў, стаў часткай чалавечай культуры. Сфармаваліся плюралістычныя мадэлі, пры якіх людзі дамаўляюцца дзеяць, датрымліваючыся правілаў і захоўваючы павагу адно да аднаго.

Герархія

Тым ня менш старажытныя інстынкты працягваюць моцна на нас уплываць. У сучасным грамадстве людзі, трапляючы ў групы, аўтаматычна арганізуюцца ў сацыяльныя структуры. Умоўна можна вылучыць альфа-паводзіны, бэта і амега. Становішча чалавека ў герархіі залежыць ад прыроджаных якасьцяў (напрыклад, генэтыка і ўзровень унутрычэраўнага тэстастэрону) і яго навыкаў (стрэсаўстойлівасьць, сацыяльныя навыкі і інш.). Некаторыя людзі марнуюць усе сілы на прасоўваньне ўверх па сацыяльнай лесьвіцы, іншым гэта менш цікава. Найважнейшым крытэрам посьпеху зьяўляецца сіла пераканансьці ў сваёй перавазе і праве на ранг, а таксама зацятасьць і настойлівасьць. Чым мацнейшая гэтая пераканансьць, тым лягчэй чалавек трывае канфлікты. А вось калі ў чалавека такой упартасьці або ўпэўненасьці няма, то ён адчувае моцны дыскамфорт ад канфлікту, і яму прасьцей здацца ці адмовіцца ад канкурэнцыі.

У кожным з нас закладзены страх высоўвацца, і гэта не выпадкова. Бо ва ўмовах герархіі, калі ідзе жорсткая канкурэнцыя, адрозьнівацца — гэта значыць кінуць выклік важаку. Выклік мае на ўвазе бітву да сьмерці або выгнаньне таго, хто прайграў, са згрі, як гэта бывае ў малпаў. У такім разе быць амэгай выгадна, бо гэта дапамагае выжыць.

Альфы імкнуцца актыўна ўплываць на навакольны сьвет, правакуюць канкурэнцыю ды імкнуцца да перамогі, праяўляюць актыўную агрэсіўнасьць. Для альфы характэрны прыўзняты настрой, харызматычнасьць, паблажлівасьць, просталінейнасьць, выклік, паядынак па ясных правілах і сумленнасьць. Альфы намагаюцца максімальна пашырыць свой уплыў і нарасьціць сваю сілу. Пры гэтым альфы эгаістычныя, могуць быць асацыяльнымі і дэструктыўнымі, адмаўляюцца

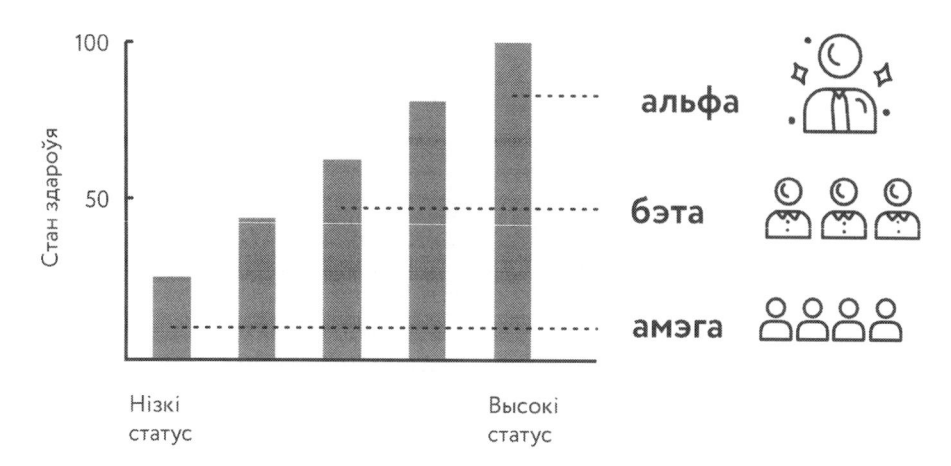

[График: Стан здароўя vs статус — альфа (высокі), бэта (сярэдні), амэга (нізкі)]

падпарадкоўвацца правілам, калі самі не зацікаўленыя ў іх выкананьні. Бяруць на сябе адказнасьць, ствараюць нешта арыгінальнае і ўнікальнае, імкнуцца стаць незалежнымі ад свайго асяродзьдзя і яго ацэнак.

Амэгі больш заклапочаныя тым, каб лепей пачувацца і рабіць уражаньне на навакольных, ім вельмі важна тое, як яны выглядаюць збоку. Пазьбягаюць канкурэнцыі і дазваляюць іншым быць актыўнымі, адмаўляюцца мяняць нешта ў навакольным сьвеце і складзенай сыстэме правілаў. Амэгі маюць дрэнную сацыяльную інтуіцыю. Для іх характэрныя эмацыйная нестабільнасьць, трывожнасьць, нежаданьне даваць свае асабістыя ацэнкі ці прытрымлівацца вызначаных прынцыпаў. Больш схільныя да пасіўнай агрэсіі, ныцьця ці абурэньня, лічаць сябе ахвярамі. Да станоўчых бакоў амэгаў можна аднесьці дысцыплінаванасьць, неканфліктнасьць, сьціпласьць і падпарадкаваньне правілам. Яны імкнуцца быць як усе, залежаць ад калектыву і прытрымліваюцца чужых правілаў. Пры гэтым пастаянна абсякаюць тых, хто спрабуе вылучыцца ці мае меркаваньне, адрознае ад меркаваньня большасьці.

Бэты займаюць прамежкавае становішча. У іх адсутнічаюць дакладныя правілы і мэты, як у альфаў, але яны імітуюць іх, спрабуючы прэтэндаваць на ролю лідэраў. Бэты імкнуцца забясьпечыць сабе камфорт праз пазітыўнае асяродзьдзе, стварэньне ілюзіі лідэра празь сьвіту, адзеньне і да т. п. Яны пазьбягаюць адказнасьці і перакладаюць працу на іншых людзей, пры гэтым забіраючы рэсурсы групы. Як і амэгі, бэты ў першую чаргу думаюць аб тым, як спадабацца іншым і ўразіць іх.

Пытаньні і заданьні

1. Ці ацэньваеце вы самі розныя ідэі, рэчы і людзей ці імкняцеся спачатку даведацца чужое меркаваньне?

2. Які ваш першарадны статус? Якія яшчэ статусы ў вас ёсьць? Як вы сябе ацэньваеце суб'ектыўна і ці адрозьніваецца гэтая ацэнка ад меркаваньня навакольных?

3. Ці лёгка вам вытрымліваць сутыкненьні і канфлікты?

3. Уплыў на здароўе. Чаму ў пераможцаў хутчэй гояцца раны?

Высокастатусныя жывёлы адрозьніваюцца дагледжанасьцю, ярчэйшай афарбоўкай, буйнейшымі грабянямі, ікламі, плаўнікамі і да т. п. Гэтак жа і ў людзей — чым вышэйшы статус, тым менш у яго праблемаў са здароўем, лепшы выгляд і вышэйшая працягласьць жыцьця. Сацыяльны статус — гэта незалежны рэсурс здароўя чалавека, і яго ўплыў мы часта недаацэньваем.

Сацыяльны статус уплывае на стан здароўя мноствам спосабаў. З аднаго боку, гэта доступ да лепшай мэдыцыны, умоваў жыцьця (паветра, дом, шум), меншы ўзровень стрэсу, больш здаровы лад жыцьця і сацыяльнага асяродзьдзя і т. п. У дасьледаваньнях вывучаюцца канкрэтныя мэханізмы ўплыву сацыяльнага статусу на актыўнасьць сымпатаадрэналавай сыстэмы, імуннай сыстэмы і нават актыўнасьць генаў.

Мозг і статус

Сацыяльны статус пачынае ўплываць на нас з самага дзяцінства, нават нараджэньне ў беднай сям'і аўтаматычна павялічвае рызыку для здароўя. Дзеці зь бяднейшых сем'яў горш вучацца, іх маўленьне разьвіваецца павольней. Нізкі сацыяльны статус бацькоў уплывае на мозг: вядзе да зьмены абмену сэратаніну, што павялічвае рызыку дэпрэсіі, павялічвае актыўнасьць мігдалападобнага цела, а гэта, у сваю чаргу, павялічвае трывожнасьць і зьмяншае стрэсаўстойлівасьць. У дзяцей, бацькі якіх атрымалі вышэйшую адукацыю, плошча кары галаўнога мозга на 3 % большая ў параўнаньні зь дзецьмі, бацькі якіх вышэйшай адукацыі не атрымалі.

Павышэньне статусу, атрыманьне славы і прызнаньня — гэтае пачуцьцё любяць усе людзі ва ўсім сьвеце. Рост статусу павышае ўзровень дафаміну, сэратаніну і тэстастэрону, а картызол пры гэтым зьніжаецца.

Калі ўзровень дафаміну ў галаўным мозгу павялічваецца, чалавек ясьней думае, у яго вышэйшыя актыўнасьць прэфрантальнай кары, нэўрапластычнасьць і кантроль эмоцыяў, канцэнтрацыя. Гэта робіць яго яшчэ больш актыўным, фармуючы станоўчую зваротную сувязь, як у прымаўцы: "Бедныя бяднеюць, а багатыя багацеюць".

Стрэс

Чым ніжэй статус, тым вышэй узровень АКТГ і картызолу. Людзі зь нізкім статусам больш нэрвовыя, горш спраўляюцца са стрэсам і мацней на яго рэагуюць. Людзі з больш высокім статусам адчуваюць большы ўзровень кантролю і ўлады, а значыць лягчэй даюць рады стрэсу і лепш вядуць справы.

Стрэсаўстойлівасьць дазваляе рабіць тое, чаго баішся, выходзіць з зоны камфорту.

Пры ўздзеяньні аднолькавага стрэсара пульс пачашчаецца мацней у тых, у каго ніжэйшы статус. Нізкі статус зьвязаны зь вялікай колькасьцю адмоўных эмоцыяў, бо наймацнейшым нэгатыўным мэханізмам дзеяньня беднасьці зьяўляецца пастаянны стрэс, часта некантраляваны. Больш высокі сацыяльны статус зьвязаны як зь меншым узроўнем трывожнасьці, так і зь ніжэйшым узроўнем запаленьня ў арганізьме.

Перамога

Перамога ня толькі павышае ўзровень тэстастэрону, але й павышае адчувальнасьць розных аддзелаў мозгу да ўздзеяньня тэстастэрону. Любая перамога — у шахматах, у відэагульні або ў бізнэсе — павышае ўзровень тэстастэрону.

Перамога павялічвае шчыльнасьць рэцэптараў тэстастэрону ў ядры ложа канчатковай палоскі, што ўплывае на сувязь прэфранталка-мігдаліна, і ў дафамінавых структурах (прылеглае ядро і вэнтральная покрыўка), што павялічвае выдзяленьне дафаміну ў адказ на павышэньне тэстастэрону.

Сацыяльны градыент — гэта адрозьненьні ў стане здароўя, зьвязаныя са зьменай становішча на герархічнай лесьвіцы. Даведзена, што статус — гэта незалежны чыньнік рызыкі хваробы. Чым ваш статус вышэйшы, тым меншая рызыка дэпрэсіі і сардэчна-сасудзістых захворваньняў. Пры нізкім статусе сардэчна-сасудзістыя хваробы пачынаюцца раней і працякаюць больш агрэсіўна — такім людзям патрабуецца і больш стараннае лячэньне.

У пераможцаў раны гояцца хутчэй — гэта было вядома яшчэ ў антычныя часы. Дасьледаваньні на малпах пацьвердзілі, што гэта сапраўды так.

Парадокс шкоды алькаголю

Бядняк — адэпт здаровага ладу жыцьця хварэе часьцей за пітушчага багацея

Сацыяльны градыент здароўя

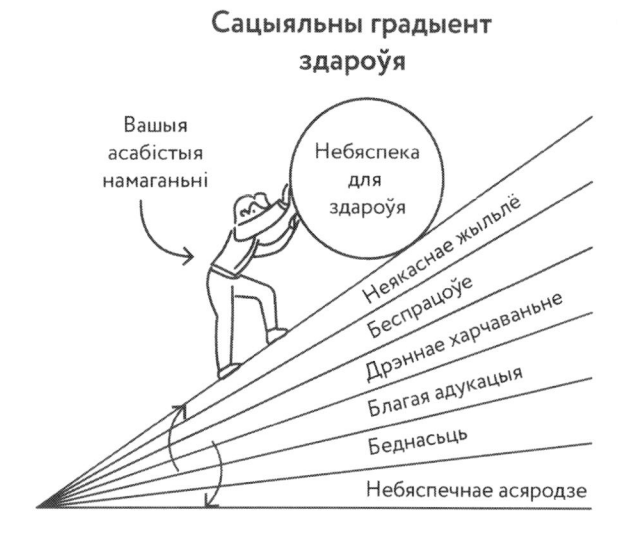

Вашыя асабістыя намаганьні → *Небяспека для здароўя*

- Неякаснае жыльлё
- Беспрацоўе
- Дрэннае харчаваньне
- Благая адукацыя
- Беднасьць
- Небяспечнае асяродзе

курца. Вядома, што людзі з высокім і нізкім сацыяльна-эканамічным статусам п'юць аднолькава, але рызыка сьмерці, зьвязаная з ужываньнем алькаголю, вышэйшая ў нізкастатусных.

Пры вывучэньні сардэчна-сасудзістых хваробаў высьветлілася, што багатыя высокаадукаваныя амэрыканцы, якія п'юць, кураць і не займаюцца спортам, радзей пакутуюць на сардэчна-сасудзістыя захворваньні, чым бедныя неадукаваныя амэрыканцы, якія робяць тое ж самае. Колькасьць інфарктаў і інсультаў у беднякоў, якія займаліся спортам, не курылі і не пілі, аказалася нават вышэйшай, чым у багацеяў з усімі чыньнікамі рызыкі.

Імунітэт. Нізкі статус сёньня — гэта не прысуд. Статус мяняецца хутка, разам зь ім мяняецца і яго ўплыў на здароўе. Зьмяненьне статусу ўплывае на актыўнасьць каля тысячы генаў. Даведзена, што павышэньне сацыяльнага статусу можа зьмяніць нашу імунную сыстэму, знізіць канцэнтрацыю гармонаў стрэсу і паменшыць запаленьне.

! Навукоўцы могуць вызначыць месца макакі ў герархіі нават па аналізе яе крыві.

У дасьледаваньні навукоўцы крапалі добраахвотнікам у нос вірус грыпу або рынавірус і адпраўлялі іх на карантын. Аказалася, што чым вышэй чалавек ацэньваў (суб'ектыўна) сваё сацыяльна-эканамічнае становішча, тым менш у яго была рызыка заражэньня. Магчыма, гэта зьвязана з тым, што больш высокі статут спалучаны зь лепшым сном, меншым стрэсам і лепшым станам імунітэту.

Працягласьць жыцьця

Невыпадкова кажуць, што найлепшы герапратэктар — гэта багацьце. Самыя вялікія і дарагія помнікі стаяць на магілах доўгажыхароў.

У ЗША розьніца ў працягласьці жыцьця паміж багатымі і беднымі перавышае 15 гадоў для мужчынаў і 10 гадоў для жанчынаў. Цікава, што ў бяднейшых краінах зь меншым узроўнем няроўнасьці такой моцнай розьніцы няма.

Ацэнка біялягічнага ўзросту ў блізьнятаў паказала, што няўдалая ў жыцьці сястра-блізьня на 7 і больш гадоў была біялягічна старэйшая за сваю пасьпяховую сястру. Сярод актораў Галівуду даўжэй жывуць уладальнікі Оскара — у сярэднім на 3 гады. Усяго толькі 4 гады беднасьці на працягу жыцьця ўжо прыводзяць да заўчаснага старэньня, што праяўляецца ў горшых паказьніках тэстаў на трывушчасьць.

Пытаньні і заданьні

1. Ня зайздрасьць, а натхненьне. Хто зь людзей з высокім статутам вас натхняе? Як яны яго дамагліся?
2. Пачніце весьці дзёньнік перамог. Запішыце і перажывіце зноў усе вашы дасягненьні.
3. Зрабіце сабе куток пераможцы. Зьбярыце ўсе граматы, дыплёмы, фота, усе доказы пасьпяховасьці з самых раньніх гадоў.

4. Псыхалёгія сацыяльнага статусу

Нізкі статус выракае нас на нізкія даходы, адсутнасьць магчымасьці выбіраць працу, асяродзьдзе, спосаб баўленьня часу. Адчуваньне безвыходнасьці, якое ўзьнікае пры немагчымасьці зьмяніць свой статус, штурхае на пошукі дафамінавай «халявы»: людзі больш кураць, п'юць і ў цэлым менш клапоцяцца пра здароўе, іх гарызонт плянаваньня звужаецца. Навошта ж жыць, калі надзеі няма? Нізкастатусныя людзі часьцей сутыкаюцца з прыніжэньнем і цкаваньнем, у іх часьцей узьнікаюць кагнітыўныя парушэньні, сардэчна-сасудзістыя захворваньні, зьніжэньне фэртыльнасьці.

! **Высокі сацыяльны статус — гэта ня проста карысна, але яшчэ й вельмі прыемна.**

Цешыць нават надзея на павышэньне статусу. Невыпадкова людзі так любяць гісторыі пра папялушак і супергерояў, гэтая тэма ёсьць у мностве літаратурных твораў. Зрэшты, ня трэба занадта імкнуцца. Існуе эфэкт "поўнага правалу", сутнасьць якога ў тым, што той, хто памыляецца й часам робіць глупствы, больш падабаецца людзям, чым той, хто не памыляецца ніколі.

Яшчэ з антычных часоў слава — гэта рухальная матывацыя герояў.

З даўніх часоў людзі любяць расказваць гісторыі, у якіх звычайны чалавек становіцца героем. Як правіла, гэта чалавек зь нізкім статусам, які атрымлівае заданьне і залучаецца ў ланцужок падзей. У працэсе ён атрымлівае дапамогу, праходзіць навучаньне ў мудраца ці багіні, пераадольвае чараду спакусаў і выпрабаваньняў, у працэсе чаго атрымлівае досьвед. Затым адбываецца фінальная бітва са злом, сьмерць і ўваскрашэньне героя ў іншасьвеце. Пасьля гэтага ён атрымлівае ўзнагароду і жонку, ягоны статус падвышаецца, і ён вяртаецца дамоў, каб дапамагчы іншым людзям і жыць доўга і шчасьліва. **Што ж, гэтыя гісторыі прынамсі вучаць нас, што для падвышэньня статуту трэба пастарацца!**

«Візуальны статус»

У шматлікіх плямёнах паляўнічых-зьбіральнікаў правадыру важней раздаваць падарункі і ежу, каб здабыць павагу суплямменьнікаў, а не назапашваць іх для абмену ці продажу. Пошук павагі і прызнаньня — гэта частая рухальная сіла нашых учынкаў. Чым ніжэйшы статус, тым мацней хочацца яго ўзьняць. А вось людзі з больш высокім статусам адчуваюць меншую неабходнасьць яго даводзіць. Так, чым ніжэйшы статус, тым мацней мужчына заклапочаны давядзеньнем мужнасьці і нават часьцей ходзіць у спартовую залу.

Нізкі статус суправаджаецца адчуваньнем безвыходнасьці і штурхае нас на пошукі лёгкіх спосабаў атрыманьня задавальненьня — алькаголь, наркотыкі і інш. Мы менш клапоцімся пра сябе і сваё здароўе, бо навошта жыць, калі надзеі няма?

Паняцьці "сіла" і "статус" не заўсёды ідэнтычныя. У ідэальным сьвеце ўнутраная сіла чалавека (рэальны кантроль каштоўных рэсурсаў і ўменьняў) зьвязаная зь ягоным статусам (павага, якую чалавек атрымлівае ад іншых пры дэманстрацыі сваіх навыкаў). Але статус можна хутка падняць з дапамогай адмысловых дэманстратыўных сыгналаў, як біялягічных, так і сацыяльных ("крутое аўто", "уплывовыя сябры" і інш.). Калі чалавек пачуваецца бясьсілым, то ён спрабуе гэта кампэнсаваць, зьвяртаючыся дзеля павышэньня сацыяльнага статуту да мноства пацешных рэчаў. Напрыклад — купля рэчаў большага памеру для візуальнага павелічэньня цела.

Велізарная хата, велізарны тэлевізар, велізарная машына — усё гэта спробы дэманстрацыі статуту. Вельмі часта людзі зь нізкім статусам яшчэ больш пагаршаюць свой фінансавы стан, спрабуючы зрабіць уражаньне на навакольных, павялічваючы свой "візуальны статус" — максімум дарагіх упрыгожаньняў і адзеньня, нават калі гэта недарэчна і выглядае вульгарна. Людзі кампэнсуюць нізкі статус шопінгам, пераяданьнем і гатовыя дзеля гэтага браць крэдыты.

Дасьледаваньні паказваюць, што калі штучна прынізіць статус чалавека, то ён гатовы заплаціць вялікую суму за "прэстыжныя" тавары. Чым вышэйшы ў пакупніцы даход, тым зь меншым памерам лягатыпу яна выбірае торбу.

Экспэрымэнтальнае зьніжэньне статусу і выкліканьне бясьсільля ў чалавеку прыводзіла да таго, што ён выбіраў вялікія порцыі ежы, асабліва ў прысутнасьці іншых. Людзі з высокім статусам выбіралі меншыя порцыі пры любых абставінах, бо няма патрэбы дэманстраваць тое, у чым яны і так упэўненыя. Чаму? У старажытнасьці той, каму дастаўся большы кавалак і ў каго было больш тлушчу, лічыўся лепшым паляўнічым. Зь іншага боку, гэта форма дэманстратыўнага спажываньня. Людзі — істоты глыбока сацыяльныя, і часта нашыя дзеі можна зразумець адно праз прызму міжасобасных камунікацыяў і герархічных пасылаў.

Ня верце

Цікава, што дамінаваньне ў групе і кампэтэнтнасьць могуць быць зусім не зьвязаныя. Але нашыя кагнітыўныя скажэньні працуюць так, што словы любога чалавека з больш высокім статутам здаюцца нам праўдзівымі, і мы схільныя яму давяраць. Мы нават лепш распазнаём эмоцыі на тварах высокастатусных людзей, чым нізкастатусных. Статус іншых уплывае на тое, будзем мы рызыкаваць ці не. Вельмі часта аўтарытэты прыгнятаюць нас: сустракаючы старэйшых па статусе, мы неўсьвядомлена ім падпарадкоўваемся, аўтаматычна лічачы іх разумнейшымі. Крытычна адсочвайце сваё жаданьне падпарадкавацца чужому статусу, пераадольвайце яго.

Паказальны экспэрымэнт зь дзьвюма клеткамі з малпамі, у адной зь іх — альфа-самец, у іншай — амэга. Калі амэгу пакласьці банан у клетку, то ён будзе баяцца ўзяць яго, асьцерагаючыся адплаты. Але калі завесіць клетку з альфай тканінай, то амэга спакойна есьць банан.

«Стварэньне я дрыготкае або права маю?»

Калі мы расьцём у спрыяльным сацыяльным асяродзьдзі, то літаральна ўбіраем яго і, у залежнасьці ад набытага статуту, па-рознаму рэагуем на сытуацыі. Людзі з высокім статутам у глыбіні душы ўпэўненыя, што могуць прэтэндаваць на тое, што належыць ім па праве. Пры нізкім статусе ў чалавека няма ўпэўненасьці, што ён наогул можа прэтэндаваць на больш высокі заробак або пасаду, ён як бы падзяляе ўсе магчымасьці на "гэта дазволена мне" і "гэта недапушчальна для мяне".

Для многіх людзей статуснай праблемай зьяўляецца іх заніжаная самаацэнка. Калі ў вас таксічнае асяродзьдзе, якое падрывае ўпэўненасьць у сабе, то важна зьмяніць яго на спрыяльнае. Важна перастаць выкарыстоўваць у свой бок нэгатыўны стыль звароту (лаяць, ненавідзець сябе, абзываць ці мець нэгатыўныя ўсталёўкі), а акрамя гэтага — сабраць набор пазітыўных уяўленьняў пра сябе (у чым вы добрыя, якія ў вас ёсьць разыначкі, дасягненьні, хто і калі вас хваліў і да т. п.). Адзначайце і запамінайце ўсё добрае, што пра вас гавораць, а дрэннае не прымайце блізка да сэрца.

Высакастатусныя людзі вераць: усё, што ёсьць у сьвеце, прызначана для іх, і яны могуць гэтым карыстацца і могуць вырашыць любую задачу. Нізкастатусныя людзі лічаць, што магчымасьці — гэта для іншых людзей, а яны гэтага навартыя, і гэтыя задачы — невырашальныя ў прынцыпе.

У музеі, напрыклад, высокастатусныя людзі самі даюць ацэнкі карцінам і прадметам мастацтва; калі ім нешта не падабаецца, яны могуць сказаць, што гэта "дрэнная" статуя або карціна. Людзі зь сярэднім статутам чытаюць даведнік і спрабуюць зразумець, якую карціну лічыць добрай, а нізкастатусныя людзі наогул ня могуць ацаніць і выказаць сваё меркаваньне. Нашыя кагнітыўныя скажэньні працуюць так, што словы любога чалавека з больш высокім статусам здаюцца нам праўдзівымі. Вельмі часта аўтарытэты душаць нас: мы неўсьвядомлена ім падпарадкоўваемся, аўтаматычна лічачы іх разумнейшымі.

Такая ўпэўненасьць праяўляецца ня толькі на ўзроўні думак, але й на ўзроўні цела. Больш высокі статус і ўзровень дафаміну робяць чалавека расслабленым, забясьпечваюць добры цяглічны тонус, што вядзе да лепшага валоданьня целам, прыгожай паставы, плястычнасьці рухаў. Іх дэманструюць свабодныя позы, упэўненасьць у сабе. У сваю чаргу нізкі статус — гэта нязграбнасьць і заціснутасьць.

Манэра трымацца — гэта агульнае ўражаньне ад становішча галавы, позірку, паставы і хады. Уладная манэра паводзіцца, узнаўленьне моцных позаў вядзе да таго, што чалавек аўтаматычна прымярае на сябе пазыцыю лідэра. Моцныя позы зьвязаныя з большай стрэсаўстойлівасьцю, меншым узроўнем картызолу і вялікім — тэстастэрону.

Вышэйшы статус дазваляе лягчэй рызыкаваць: у выпадку посьпеху дасягаецца яшчэ больш высокі статус, а калі здараецца няўдача, дык усё адно застаецца запас магчымасьцяў. Калі ў чалавека ёсьць першапачатковы запас, то можна доўга шукаць і экспэрымэнтаваць, таму высокастатусныя людзі не баяцца прайграць. А калі чалавек адчувае, што ў яго мала сілаў і магчымасьцяў, то ён не рызыкуе і выбірае больш сьціплы, але надзейны варыянт.

Праўда, чым надзейнейшы варыянт, тым меншая магчымасьць вялікага выйгрышу.

Чым менш рэсурсы, тым часьцей чалавек жыве адным днём, бо пры стрэсе галоўнае — выжыць! Нізкастатусныя людзі часта бестурботныя, бо ў іх нізкі гарызонт плянаваньня: зароблены грошы марнуюць на забаўкі, а не інвэстуюць у будучыню. Людзі, якія выраслі ў такім асяродзьдзі, маюць мала шанцаў падняцца вышэй, і нават калі ў іх зьяўляецца больш грошай, то яны працягваюць распараджацца імі як бедныя. Прыклады лятарэяў паказальныя — практычна ўсе лёсікі спусьцілі свае мільёны і аказаліся больш няшчаснымі, чым да выйгрышу.

Выпрабаваньне мядзянымі трубамі

Выпрабаваньне ўладай — самае цяжкае. Калі непадрыхтаваныя людзі выпадкова прыходзяць да ўлады — без паступовага ўзыходжаньня, а ў выніку прызначэньняў або крызісу, — улада можа сказіць іх карціну сьвету і прымусіць пакутаваць тых, хто апынуўся ніжэй у герархіі. Павышэньне статусу павышае веру ў сваю асаблівасьць, абранасьць і свае рашэньні, якія здаюцца адзіна слушнымі. Кіраўнікі лепш разумеюць эмоцыі іншых людзей, але яны ж адчуваюць менш эмпатыі да іх.

Нэўрабіёлягі нават кажуць пра «сындром ганарыстасьці» ці гібрыс-сындром. Тыя, хто знаходзіўся доўга ва ўладзе, часта паступалі так, як людзі з чэрапна-мазгавой траўмай: яны былі імпульсіўныя, схільныя рызыкаваць, страчвалі эмпатыю, выяўлялі самадзейнасьць, ігнаравалі здаровы глузд. Чым даўжэй знаходзіцца чалавек ва ўладзе, тым ён мацней страчвае кантакт з рэальнасьцю, адчувае больш пагарды да астатніх людзей, праяўляе больш некампэтэнтнасьці і паступова страчвае кантакт з рэальнасьцю.

Як слушна кажуць, «улада разбэшчвае, а абсалютная ўлада разбэшчвае абсалютна». У багатых людзей зь цягам часу таксама выяўляецца дэфармацыя асобы: чым багацейшы чалавек, тым больш ён схільны хлусіць і парушаць закон, браць і даваць хабары і ўхваляць неэтычныя паводзіны.

Больш высокі статус павялічвае схільнасьць да рызыкі, у тым ліку не толькі ў новых праектах, але й у агрэсіі да навакольных, і нават рызыкі неабароненага сэксу.

Пытаньні і заданьні

1. Зь якім гераічным пэрсанажам вы сябе асацыюеце? Чаму?

2. Ці часта вы завышаеце свае здольнасьці і спрабуеце пусьціць пыл у вочы? Памятайце, што гэта можа выклікаць нэгатыўную рэакцыю навакольных.

3. Ці падабаецца вам камандаваць? Якія эмоцыі вы пры гэтым адчуваеце?

5. Праца і даход

Ваша праца і ўзровень даходу — важная частка статусу. Першачарговы статус для большасьці людзей — прафэсійны. Таму нізкая пасада, непрэстыжная малааплатная пазыцыя, страта працы, выхад на пэнсію зьніжаюць сацыяльны статус. А вось прэстыжная праца, павышэньне на пасадзе, прафэсійная кампэтэнтнасьць павышаюць ня толькі статус, але й самаацэнку.

Праца — гэта ня проста даход, але й статус, структураваньне часу, калектыў, самаідэнтыфікацыя. Таму яе страта зьмяншае і задаволенасьць жыцьцём. Беспрацоўе павышае рызыку заўчаснае сьмерці на 63%, прычым эфэкт мацнейшы для мужчынаў маладзейшых за 50 гадоў. На 60% павялічваецца рызыка інсульту, у два разы часьцей здараюцца праблемы са здароўем, у тым ліку анкалёгія і псыхічныя захворваньні.

Статус, прама ці ўскосна, зьвязаны з вашымі рэсурсамі. Чым большымі рэсурсамі вы валодаеце, незалежна ад іх разнавіднасьці — абаяньне, харызма, уплыў, улада, грошы, сіла, рэдкія навыкі або здольнасьці, то бок усё тое, што адрозьнівае вас ад навакольных, — тым вышэйшы будзе ваш статус. Любыя дзеяньні, якія вядуць да росту вашае сілы й рэсурсаў, добрыя і карысныя.

Ніцшэ пісаў, што «каштоўнасьць — гэта найвялікшая колькасьць улады (перадусім над сабой), якую чалавек можа засвоіць».

Узровень даходу

Фінансавы стан моцна ўплывае на статус чалавека і ягонае здароўе. Гэта вельмі заўважна ў краінах з платнай мэдыцынскай дапамогай і меншы ўплыў мае ў дзяржавах з роўным доступам да мэдыцынскіх паслуг. Дастатковы ўзровень капіталу, яго правільнае ўкладаньне гарантуе вам абарону, догляд, здаровае харчаваньне і лячэньне на працягу ўсяго жыцьця.

> ! **Падушка бясьпекі, нават пры адсутнасьці вялікіх вытратаў, дзейнічае заспакаяльна і дазваляе аптымістычна глядзець наперад. У іншай сытуацыі — зьмірыцеся зь няпэўнасьцю, бо лепшае, што можна зрабіць для будучыні, — трэніраваць сваю адаптыўнасьць.**

Што сказаць, калі нават просты мэханічны пералік грошай можа зьняць болевыя адчуваньні, спрыяючы выдзяленьню эндарфінаў. Нездарма Скрудж Макдак (герой «Качыных гісторый», качар-мільярдэр) купаўся ў золаце! Павышайце свой узровень фінансавай пісьменнасьці, заўсёды адкладайце частку прыбытку, пазьбягайце крэдытаў і даўгоў. Фінансавыя крызісы цяжэй за ўсё ўплываюць менавіта на бедных, павялічваючы рызыкі сардэчна-сасудзістых захворваньняў, самагубстваў і да т. п.

У наш час звыклыя працы і тыпы занятасьці перажываюць сур'ёзныя зьмены. Расьце доля анляйн-работы. Узмацняецца расслаеньне ў даходах, зьнікае сярэдні клас. Рынак працы становіцца глябальным. Аўтаматызацыя скарачае колькасьць працоўных месцаў, а за наяўныя ўзрастае канкурэнцыя. Таму, імаверна, нам давядзецца на працягу жыцьця некалькі разоў мяняць прафэсію. Неўзабаве нам трэба будзе ня проста вучыцца, а пераўчвацца.

Soft skills

У такіх абставінах выйгрышным будзе валоданьне адразу некалькімі навыкамі, спалучэньне якіх робіць вас унікальным спэцыялістам. Запатрабаваным будзе і добрае валоданьне мяккімі навыкамі (soft skills), або мэтакампэтэнцыямі. Яны ўключаюць у сябе адказнасьць, уменьне самастойна распланаваць і арганізаваць працу, камунікатыўнасьць, адаптыўнасьць, эмацыйны інтэлект, крытычнае мысьленьне, крэатыўнасьць, уменьне дзейнічаць у камандзе, лідэрства, гнуткасьць, веданьне моваў, умень-

5. ПРАЦА І ДАХОД

не кіраваць праектамі, укараняць інавацыі, бачыць трэнды і апераджаць.

Беднасьць і здароўе

Калі добры даход абараняе ад хваробаў, то беднасьць зьяўляецца адной з ключавых прычынаў пагаршэньня здароўя. Беднасьць шкодзіць мноствам спосабаў, пачынальна ад стрэсу і дрэннага харчаваньня да адсутнасьці дастатковай мэдыцынскай дапамогі. Як трапна напісаў Пётр Сталыпін: «Беднасьць — гэта найгоршае з рабстваў. Сьмешна гаварыць людзям пра свабоду або пра свабоды. Спачатку давядзіце ўзровень іх дабрабыту да той прынамсі найніжэйшай грані, дзе мінімальная задаволенасьць робіць чалавека свабодным».

Чым больш гадоў дзіця пражыло ў беднасьці, тым мацнейшая стрэсавая нагрузка і горшая працоўная памяць і IQ. Адмоўнае ўздзеяньне стрэсу прыводзіць да дысбалянсу структураў мозгу, якія адказваюць за працэс самарэгуляцыі, вынік — больш частае спажываньне алькаголю, курэньне, леснасьць, атлусьценьне, дрэнны сон. Менавіта парушэньне самарэгуляцыі зьяўляецца крытычным чыньнікам дзеяньня беднасьці. Пры кепскай самарэгуляцыі чалавек прымае кепскія рашэньні на працягу ўсяго свайго жыцьця і перадае іх дзецям.

Але ці заўжды гэта адбываецца менавіта так? Мы ведаем, што фізыялягічнае ўздзеяньне стрэсу шмат у чым залежыць ад яго ўспрыманьня чалавекам і магчымасьці справіцца зь ім. Калі ёсьць рэсурс падтрымкі, то стрэс не выклікае разьвіцьця вывучанай бездапаможнасьці. У 1955 годзе Эмі Вэрнэр і Рут Сміт запусьцілі дасьледаваньне, у якім падрабязна вывучылі ўсіх дзяцей, народжаных на адной выспе на працягу 40 гадоў. Яны вылучылі групу рызыкі, а менавіта дзяцей, чые бацькі былі беднымі, часта выпівалі, мелі псыхічныя хваробы, білі іх. Навукоўцы былі ўпэўненыя, што з гэтых дзяцей не атрымаецца нічога талковага.

Аднак 30 % з групы рызыкі захавалі здароўе і дабіліся посьпеху ў жыцьці, нягледзячы на цяжкае дзяцінства. Навукоўцы назвалі іх псыхіку "элястычнай" і змаглі вылучыць умовы такой адаптацыі. Такія дзеці эмацыйна адключаліся ад праблемаў бацькоў, умелі актыўна вырашаць свае праблемы, былі экстравэртамі і больш размаўлялі зь іншымі людзьмі, маглі пазітыўна зірнуць на траўмавальныя падзеі.

Гэтыя дзеці мелі больш крыніц эмацыйнай падтрымкі ад братоў і сясьцёр, іншых людзей на працягу дзяцінства і падлеткавага пэрыяду. У іх была апора і ўзор для пераймання з бліжэйшага асяродзьдзя (настаўнік, суседзі, сваякі), яны мелі шырэйшае камунікацыйнае кола, былі мяккімі, дапытлівымі і прыязнымі з навакольнымі, але пры гэтым самастойнымі і прынцыповымі ў дасягненьні сваіх мэтаў. Ужо ў падлеткавым узросьце на першае месца ў прыярытэтах яны ставілі кар'еру і працу, у той час як іх аднагодкі нават ня думалі пра гэта.

Як мы бачым, самарэгуляцыя і тут выступае важным чыньнікам. Такім чынам, пры наяўнасьці падтрымкі і актыўнай пазыцыі нават магутны стрэс не выклікае вывучанай бездапаможнасьці і не зьяўляецца прысудам. Але толькі траціна дзяцей здольная яго пераадолець — і тое адно пры выпадковых удалых абставінах.

Фінансавая бясьпека

Фінансавая забясьпечанасьць у другой палове жыцьця зьяўляецца важнай умовай падаўжэньня маладосьці й здаровага старэньня. Ровень дабрабыту ўплывае на здароўе чалавека некалькімі мэханізмамі, гэта зьніжэньне стрэсу, апроч гэтага, дастатковы ровень прыбытку дазваляе атрымаць якаснейшыя мэдычныя паслугі, лепш сілкавацца й больш займацца спортам. Жыцьцё ў крэдыт і буйныя абавязкі таксама нэгатыўна ўплываюць на працягласьць жыцьця, павялічваючы ровень хранічнага стрэсу. Жыцьцё ў крэдыт шкодзіць будучым запашаньням, зьніжае вашу гнуткасьць і павялічвае залежнасьць ад працадаўцы. Усталявана, што буйныя абавязкі на 11,7 % павялічваюць ровень стрэсу, на 13,2 % — рызыку дэпрэсіі, зьніжаюць самаацэнку, павялічваюць артэрыяльны ціск і рызыкі інсульту й інфаркту. Наяўнасьць вольных сродкаў павялічвае вашу здольнасьць эфэктыўна спраўляцца з узьніклымі цяжкасьцямі зь меншым стрэсам. Зазвычай, аптымальны момант пачатку адкладваньня сродкаў на будучыя запашаньні даводзіцца на пэрыяд 30–40 гадоў. Пачніце зьбіраць, хай нават невялікімі сумамі, мінімальны ровень эканоміі павінен быць вышэй за 10%. Абавязкова варта зьвярнуць увагу на падвышэньне сваёй фінансавай пісьменнасьці. Яна важная для доўгатэрміновага пляванаваньня й для таго, каб пазьбегнуць спусташэньня. Страта больш за 70% захаваньняў у сьпелым веку моцна павялічвае рызыку сьмерці.

Пытаньні і заданьні

1. Колькі вы зарабляеце? Ці дастаткова вам гэтага? Колькі вы хочаце зарабляць?

2. Ці адкладаеце вы грошы? Ці ёсьць у вас даўгі або крэдыты? Ці часта вы растрачваеце грошы на непатрэбныя рэчы?

3. Якімі капіталамі вы валодаеце і як іх выкарыстоўваеце? Ці лічыце вы сваю фінансавую пісьменнасьць дастатковай?

6. Адукацыя

Быць разумнымі цяпер модна, сэксуальна і карысна для здароўя. Чым вышэйшая навуковая ступень, тым даўжэй жыве яе ўладальнік. Кандыдаты навук жывуць даўжэй за тых, у каго няма вучонай ступені, дактары навук — даўжэй за кандыдатаў, акадэмікі зьяўляюцца самымі доўгажыхарамі. Павышэньне ўзроўню адукацыі дапамагае павышаць навыкі і прафэсійную кампэтэнцыю, упэўненасьць у сабе, пашыраць кругагляд, знаёміцца з новымі людзьмі і нясе безьліч іншых плюсаў. Сучасны падыход мяркуе пастаянную бесьперапынную адукацыю на працягу ўсяго жыцьця. Стаўленьне да яе закладаецца зь дзяцінства — так, па колькасьці кніг у доме дзіцяці можна прадказаць яго статус і будучы ўзровень адукацыі.

Людзі з вышэйшай адукацыяй у ЗША жывуць даўжэй за тых, хто ня мае яе, у іх меншая рызыка дэпрэсіі, трывожных разладаў, цукроўкі 2 тыпу, бранхіяльнай астмы і сардэчна-сасудзістых захворваньняў. Кожны год дадатковага навучаньня павялічвае заробак на 6% і павялічвае працягласьць жыцьця на 1 год.

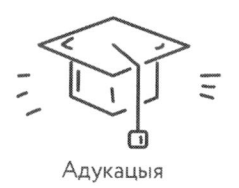

Адукацыя

Больш адукаваныя людзі ў цэлым лепш клапоцяцца аб здароўі, часьцей займаюцца прафілактыкай і маюць менш шкодных звычак. Вучоба трэніруе мозг і можа перадухіляць ці запавольваць разьвіцьцё нэўрадэгенэратыўных захворваньняў. Людзі з больш высокім узроўнем адукацыі лепей даюць раду эмоцыям, прымаюць больш здаровыя рашэньні, эфэктыўней плянуюць жыцьцё, маюць больш здаровыя стасункі ў сям'і і меншы ўзровень разводаў.

Апошнім часам людзі, якія маюць высокі статус, усё больш пазьбягаюць "дэманстратыўнага спажываньня" і купляюць усё менш рэчаў. Пачынаючы з 2007 года зьвесткі амэрыканскага дасьледаваньня спажывецкіх тратаў паказваюць, што самыя багатыя людзі краіны (1% насельніцтва, які зарабляе ў раёне 300 тысячаў даляраў на год і вышэй) сталі вытрачаць значна менш на матэрыяльныя даброты, у той час як прадстаўнікі сярэдняга класа (якія зарабляюць прыкладна 70 тысячаў даляраў на год) выдаткоўваюць столькі ж, колькі раней, і больш за тое — іх выдаткі на прадметы раскошы паступова растуць.

На што ж выдаткоўваюцца багатыя? Статус эліты замацоўваецца культурным капіталам, і "новыя" багатыя аддаюць перавагу траце грошай ня столькі на прадметы раскошы, колькі на адукацыю, здароўе, паслугі ды інвэстыцыі ў сфэру разьвіцьця чалавечага патэнцыялу.

«Недэманстратыўнае спажываньне» новага клясу мяркуе значныя выдаткі на адукацыю — сюды сыходзіць амаль 6% расходаў найбагацейшых амэрыканцаў. Для параўнаньня: у прадстаўнікоў сярэдняга класа доля гэтых расходаў крыху перавышае 1%.

Пачынаючы з 1996 года выдаткі амэрыканскай эліты на адукацыю выраслі ў 3,5 разы, а ў сярэдняга класа не зьмяніліся наогул. Адукацыя даражэе: за дзесяць гадоў, з 2003–2013 гг., кошт навучаньня ў каледжы вырас на 80%, у той час як кошты на жаночае адзеньне павысіліся толькі на 6%.

Здаровае харчаваньне, фізычная актыўнасьць, тэхнікі паляпшэньня работы мозгу, зьніжэньня стрэсу, а таксама дасьведчанасьць у гэтых пытаньнях ужо дае вам агульныя тэмы для размоў і своеасаблівы сацыяльны статус. Ясная рэч, гэтыя інвэстыцыі не выпадковыя, і такое ўкладаньне грошай істотна ўплывае на якасьць жыцьця таго, хто гэта робіць. Акрамя таго, гэта павышае шанцы на жыцьцёвы посьпех для дзяцей новай эліты.

Сацыяльная мабільнасьць — павышэньне статусу і пераход у іншую клясу — таксама залежыць ад інтэлекту і ўзроўню адукацыі. Таму невыпадкова навучаньне заўсёды лічылася спосабам "выбіцца ў людзі". Навучаньне ў прэстыжным унівэрсытэце ня толькі ўплывае на разьвіцьцё здольнасьцяў і навыкаў, але й карыснае ў пляне дабратворнага сацыяльнага асяродзьдзя і высокіх чаканьняў навакольных.

Пытаньні і заданьні

1. Якая ў вас адукацыя? Ці вучыліся вы дзе-небудзь за апошні год?
2. Ці шмат вы чытаеце кніг, у тым ліку навукова-папулярную літаратуру?
3. Чаму б вы хацелі навучыцца, якія навыкі займець?

7. Прыгажосьць і прывабнасьць

Многія людзі, якія зьвяртаюцца да мяне па здароўе, маюць на ўвазе ў першую чаргу прывабнасьць. Мы так уладкаваныя, што для нашага мозгу ўсё прыгожае будзе здаровым. Літаральна за 13 мілісэкундаў мы складаем сваё першае ўражаньне пра чалавека: наш мозг безумоўна верыць прыгажосьці, і нам здаецца, што прывабнейшы чалавек разумнейшы, больш сумленны і здольны, нават без належных падставаў для гэтага.

! **Прыгажосьць для мозгу — гэта прыкмета здароўя, фэртыльнасьці і больш высокіх разумовых і фізычных здольнасьцяў.**

Людзі, якія знаходзяцца ў верхняй траціне па прывабнасьці, зарабляюць значна больш, чым астатнія. Працадаўцы больш давяраюць больш сымпатычным мужчынам і жанчынам і ахвотна прасоўваюць іх жа па службе. Эфэкт арэолу прывабнасьці настолькі моцны, што вядзе ў 10% выпадкаў да павышэньня зарплаты. А калі падняць судовыя справы, то можна ўбачыць, што прыгажуны і прыгажуні атрымліваюць значна меншыя тэрміны за свае злачынствы. Прыгажосьць — гэта сыгнал статусу, і наадварот: статусныя людзі аўтаматычна ўспрымаюцца як больш прыгожыя.

Нам здаецца прыгожым усё, што гаворыць пра здароўе і высокі статус, таму крытэры прыгажосьці вар'іраваліся ў залежнасьці ад гістарычнай сытуацыі і кантэксту. Напрыклад, у тыя часы, калі ежы было мала, залішняя вага шанавалася як паказьнік статуту. Цяпер, калі нас атачае лішак ежы, падцягнутае цела кажа аб тым, што чалавек пасьпяхова супрацьстаіць харчовым спакусам і досыць валявы для рэгулярнай фізычнай актыўнасьці.

Раней багатыя, якія праводзілі больш часу ў памяшканьнях, мелі сьвятлейшы колер скуры, чым сяляне — працаўнікі палёў. Таму бледны колер скуры быў паказьнікам прыгажосьці і прывабнасьці, яго імкнуліся імітаваць з дапамогай бялілаў. Цяпер наадварот — бледны колер скуры маюць офісныя работнікі, якія праводзяць большую частку часу на працы, а за-

гар дэманструе магчымасьць рэгулярна бываць на моры і лічыцца больш прывабным.

Часта прывабнасьць залежыць ад стану «ацэншчыка». Напрыклад, мужчынам зь нізкім даходам больш падабаецца вялікі памер грудзей, з высокім даходам — сярэдні. Мужчыны ў стрэсе аддаюць перавагу больш поўным жанчынам, спакойныя мужчыны — больш худым.

Мы эвалюцыйна запраграмаваныя ўспрымаць прыгожым усё, што спрыяе выжыванню, таму здароўе заўсёды прывабнае. Мы ўспрымаем прыгажосьць як гармонію целасклада і асобы, як своеасаблівае зьзяньне абаяньня чалавека, цэласнасьць ягонага вобразу. Нам падабаюцца станоўчыя эмоцыі, якія мы адчуваем побач з прыгожым чалавекам.

У структуры прывабнасьці вылучаюць немадыфікоўныя чыньнікі, якія ня выправіць без апэрацыі (і ня трэба гэтага рабіць!), і мадыфікоўныя, на якія трэба і можна ўплываць. Зыходная вонкавая прывабнасьць — гэта 60% прыгажосьці, а 40% складаюць паводзінныя чыньнікі (маўленьне, пастава, міміка і інш.). Напрыклад, добрая пастава з распраўленымі плячыма і паднятай галавой падкрэсьлівае шыю, візуальна памяншае жывот і павялічвае грудзі. А хада можа ўразіць нават на адлегласьці.

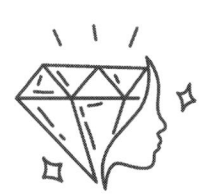

Прыгажосьць
і прывабнасьць

Прыкметы прыгажосьці

Апішам некаторыя зь іх. Калі мы глядзім на твар, то заўважаем шырыню зрэнак. Чым шырэй, тым прывабней, — гэта сыгналізуе пра ўвагу і цікаўнасьць. Прывабнымі здаюцца і лімбальныя кольцы, і беласьць цьвердавіцаў. Міміка асобы, расслабленая і ясная, адкрыты позірк заўсёды ўспрымаюцца прывабна, як і маленькае падбародзьдзе, прыўзьнятыя скулы, невялікі памер ніжняй часткі твару, поўныя вусны. Дарэчы, пры стрэсе тлушч мае тэндэнцыю адкладацца па вонкавым контуры твару, візуальна «уцяжараючы» яго.

Пры агульным поглядзе мы несьвядома ацэньваем агульную сыметрыю і сыметрыю твару. Праверыць сваю сыметрыю твару можна з дапамогай адмысловых праграмаў. Чым сыметрычнейшы ваш твар, тым здаравей і прывабней ён выглядае для навакольных. Паказьнікам здароўя зьяўляецца і цялесная сыметрыя, ацаніць яе можна, вымераўшы шчыкалатку, запясьце, памеры частак цела справа і злева.

Колер твару, суадносіны талія-сьцёгны, пах і многае іншае залежаць ад узроўню эстрагену — чым ён вышэйшы, тым больш прывабнай здаецца жанчына. Так, суадносіны талія-сьцёгны 0,7 гаворыць пра аптымальны ўзровень эстрагену і нізкую рызыку дыябэту і раку, а таксама зьяўляюцца самымі прывабнымі. Балянс палавых гармонаў выяўляецца ў прапорцыях нашых рук, твару і нават у голасе.

Памер галасавых зьвязак уплывае на вышыню голасу. Мужчыны аддаюць перавагу высокаму голасу ў жанчынаў, а жанчыны — нізкаму ў мужчынаў. Самы прывабны мужчынскі голас роўны 120 Гц, жаночы голас — 235 Гц, і гэта таксама лёгка вымераць з дапамогай праграмы. Узровень тэстастэрону ў мужчынаў і ў жанчынаў будзе вызначаць іх упартасьць у дасягненьні больш высокага сацыяльнага статусу. Чым вышэй статус — тым вышэй тэстастэрон.

Высыпаньні на скуры і да т. п. адразу зьніжаюць прывабнасьць чалавека. Акнэ і плямы — гэта ня проста касмэтычныя недахопы, а вяршыня айсбэргу. Акнэ зьвязанае з павышанай рызыкай шэрагу захворваньняў у будучыні, а цёмныя плямы на скуры ля шыі і локцяў могуць быць прыкметай інсулінарэзістэнтнасьці.

У нашым арганізьме ёсьць асаблівая паводзінная імунная сыстэма — гэта набор рэакцый, якія зьмяняюць нашы паводзіны пры магчымым кантакце; такі мэханізм дапамагае нам пазьбягаць інфэкцый ды іх прыкметаў. Мозг уплывае на імунітэт і наадварот. Людзі, у якіх ёсьць любыя прыкметы хваробы, як вонкавыя, так і ўнутраныя, здаюцца нам непрыемнымі, меней прывабнымі.

Калі дадаць невялікую прыкмету хваробы ці траўмы (плямы, драпіны і да т. п.), то практыка «хуткіх» спатканьняў паказала, што прывабнасьць адразу зьніжаецца на 80 %. Зьніжэньне ўзроўню хранічнага запаленьня ня толькі зьніжае ўзровень рызыкі мноства хваробаў і паскоранага старэньня, але й робіць вас больш прывабнымі.

Кіраваньне ўвагай

Чым больш чалавек прыцягвае ўвагу, тым больш прыцягальным ён нам здаецца, няважна якім спосабам. Таму больш прывабнымі здаюцца публічныя асобы, музыканты, апавядальнікі і да т. п. Усё, што дзівіць нас і цешыць, кіруе ўвагай. А вось калі партнёр ня можа ўтрымаць нашую ўвагу, нам нудна, то ён здаецца непрыцягальным. Часам здольнасьць слухаць, дабрыня і клапатлівасьць робяць чалавека больш прывабным і цікавым.

Як казала Марлен Дытрых: «Мужчыну, хутчэй, можа зацікавіць жанчына, якая выяўляе да яго цікавасьць, чым жанчына з прыгожымі нагамі».

Ці падабаецеся вы сабе самі? Уменьне падабаецца — гэта важны навык, які вам вельмі спатрэбіцца. Пачаць можна з паляпшэньня вобразу цела з дапамогай люстэрка і фотаапарата. На жаль, шмат у каго даволі нэгатыўнае ўспрыманьне свайго цела, калі вы не падабаецеся сабе ні на фота, ні ў люстэрку.

Самы просты і эфэктыўны спосаб палепшыць вобраз цела — гэта люстэрковая тэрапія. Станьце перад люстэркам і ўсьвядомлена разглядайце сябе: без ацэнак, у гэтым моманце, сумысна. Без ацэнак — назіраем, а не ацэньваем. У гэтым моманце — не рэфлексуем, не ўспамінаем, а проста адзначаем, што ёсьць цяпер. Сумысна — фіксуючы ўвагу і не даючы ёй высьлізгваць. Апісвайце розныя часткі свайго цела, прыміце здаровую паставу, "разгорнутую", экспансіўную позу замест сьціснутай. Гэта паляпшае кантакт з рэальнасьцю, робіць нашыя ўяўленьні пра сябе больш рэалістычнымі, а значыць і больш здаровымі. Важна навучыцца як мага даўжэй разглядаць сябе без адзінай нэгатыўнай думкі.

Запішыцеся на фотасэсію і навучыцеся, што трэба рабіць, каб добра атрымлівацца на здымках і выглядаць гэтак жа ў рэальным жыцьці. Якая менавіта ўсьмешка пасуе вам лепш за ўсё? Як сесьці, каб сьвятло падкрэсьлівала вашыя найлепшыя рысы? Як прыгожа ўставаць, як трымаць рукі і ногі? Мэта — стварыць сабе набор якасных партрэтаў, дзе вы вельмі сабе й іншым падабаецеся. Раздрукуйце такія фота, зрабіце зь іх альбом і трымайце каля сябе.

Пытаньні і заданьні

1. Паспрабуйце розныя выразы твару. Якія вам пасуюць болей? А які ў вас паўсядзённы выраз твару?

2. Замоўце сабе фотасэсію. Абярыце тую позу і сьвятло, пры якіх вы максімальна прывабныя. Сама фотасэсія станоўча ўплывае на самаацэнку.

3. Ацаніце свой узровень сыметрыі. Зрабіце фота твару з розных паловак, памерайце аб'ёмы і даўжыню рук і ног з абодвух бакоў. Ці вялікая розьніца? Вялікая сыметрыя лічыцца больш прывабнай.

8. Невэрбальнае: пастава і позірк

Я люблю глядзець на прыгожыя будынкі, прыгожых людзей і прыўкрасную прыроду, бо здаровае асяродзьдзе робіць здаравейшымі й нас саміх. Аднак бывае, што вонкава прывабны чалавек можа імгненна абясцэніць свае фізычныя дадзеныя, а ня вельмі прывабны вонкава — адразу стаць неймаверна прыцягальным. Тры ключавыя чыньнікі — гэта маўленьне, невэрбаліка, улучна зь мімікай твару і выражэньнем эмоцыяў, і пастава, улучна з хадой. У адрозьненьне ад вы́гляду, іх лёгка разьвіваць і трэніраваць. Проста дзіўна, што людзі марнуюць вялізныя грошы на касмэтыку, адзеньне, каштоўнасьці, замест таго каб прыцэльна разьвіць гэтыя навыкі. Невыпадкова ключавымі навыкамі ў арыстакратычным выхаваньні былі навучаньне манэрам, правільнаму выражэньню эмоцыяў і ўменьню захоўваць стрыманасьць, а таксама ўменьне трымаць паставу.

Калі я быў студэнтам мэдычнага ўнівэрсытэта, то рэгулярна падзарабляў. Розная праца ня толькі прыносіла грошы, але й шмат чаму вучыла, знаёміла з мноствам цікавых людзей. Напрыклад, займаючыся масажам, я заўважыў, што гэта дапамагае ўхіліць і цягліцную напругу, і іншыя сымптомы, але не на працяглы час. Паколькі мяне заўсёды цікавіла прафілактыка, я пачаў разьбірацца ў гэтым пытаньні. Пачаў пытацца пра эрганоміку, паставу, звыклыя позы, стрэс і разьбірацца, як лад жыцьця ўплывае на болі ў сьпіне. Паступова, паглыбляючыся ў праблему, я пачаў даваць усё больш эфэктыўныя парады, якія зьніжалі частату боляў, і кліенты ўсё радзей прыходзілі на масаж. Чым лепшай рабілася іх пастава, тым радзей турбавала паясьніца. З пункту гледжаньня маркетынгу такая стратэгія, вядома, поўнае глупства, але мне заўсёды больш цікава ўсталёўваць прычынна-выніковыя сувязі і дапамагаць вырашыць праблему. Хоць я ўжо даўно не займаюся масажам, але, як сапраўдны кінэстэтык, па-ранейшаму люблю вывучаць пытаньні аб працы цягліц, тонусе, балянсе, гнуткасьці і паставе. У мяне таксама ёсьць анлайн-курс "Здаровая пастава".

Плюс у разьвіцьці невэрбальных навыкаў у тым, што яны ўтвараюць станоўчае кола самападмацаваньня. Бо наш мозг пастаянна назірае за целам і ў шматлікіх сытуацыях ацэньвае нас і іншых людзей менавіта праз рэакцыі нашага цела. Людзі блытаюць павышэньне частаты пульсу праз іншыя чыньнікі з рэакцыяй на фота чалавека і прыпісваюць яму большую прывабнасьць, абапіраючыся на сваю фізыялягічную рэакцыю. Гэтак жа працуе, напрыклад, **пастава**. Як трапна заўважыў адзін генэрал, "чым лепшая паста-

ва, тым меншая імавернасьць, што жаўнер пабяжыць з поля бою".

> **У стрэсавай сытуацыі, калі вы захоўваеце адкрытую позу з прамой сьпінай, то і мозг рэагуе на стрэсар менш.**

Пачынаючы з антычных часоў, пастава лічылася прыкметай вольнага чалавека, гэтае ж уяўленьне затым перайшло ў рыцарскую і шляхецкую культуру. Дзеці арыстакратаў навучаліся танцам, верхавой язьдзе, фэхтаваньню, да іх былі прыстаўленыя гувэрнанткі, якія ўвесь час нагадвалі ім аб неабходнасьці "трымаць сьпіну". Зь цягам часу гэта ўваходзіла ў звычку. Шляхта была зьвязаная з ваеннай службай, таму вялікая ўвага надавалася выпраўцы сярод жаўнераў, што і цяпер захавалася ў многіх войсках сьвету.

Людзям зь нізкім статусам заканадаўча забаранялася стаяць у прысутнасьці высокастатусных асоб, падымаць галаву, глядзець ім у вочы. Тое, як разьмешчана вашае цела, уплывае, часьцяком неўпрыкметаў, на мноства самых розных працэсаў: ад глыбіні голасу да адвагі. Слушнае і адваротнае: якім бы прыгожым вы ні былі, дрэнная пастава можа сапсаваць усё. Правільная пастава робіць рухі плыўнымі і прыгожымі, а хаду — лёгкай і ўстойлівай.

У прыродзе і ў людзей, і ў жывёл, існуе неўсьвядомленае правіла: асобіна з дрэннай паставай падсьвядома падпарадкоўваецца чалавеку з правільнай паставай. Чалавек з сутулай сьпінай і схіленай галавой усрымаецца як просьбіт, вінаваты, журботны, абцяжараны праблемамі, ня вельмі здаровы. Пастава, уменьне трымаць сябе з годнасьцю, станістасьць, выпраўка — гэта ўсё вонкавыя праявы статусу.

Народная мудрасьць кажа: "Без паставы конь — карова".

Пастава зьяўляецца адлюстраваньнем узроўняў дафаміну і сэратаніну, пры іх падзеньні яна становіцца дрэннай. Больш высокі ўзровень дафаміну пры высокім статуце прыводзіць да таго, што нашы цягліцы больш разьняволеныя, а рухі больш плястычныя. Прыняўшы правільную паставу, вы імгненна атрымліваеце павелічэньне тэстастэрону, зьніжэньне картызолу, павелічэньне ўзроўняў сэратаніну і дафаміну. Мужчыны так выглядаюць больш мужнымі, а жанчыны — больш жаноцкімі.

Паспрабуйце ўстаць перад люстэркам і выпрастацца. Атрымліваецца лёгка. Але чаму ж тады так шмат людзей са скручанымі сьпінамі? Рэч у тым, што пастава рэгулюецца ў першую чаргу несьвядомымі працэсамі, якія грунтуюцца на выхаваньні, рухальных патэрнах і шматлікім іншым. Таму як толькі вы адышлі ад люстэрка, то зноў прынялі сваю звыклую позу. Таму працуйце над паставай, мімікай, выразам твару, невэрбальнымі позамі.

! **Чалавек з высокім статусам умее выкарыстоўваць свабодныя позы, займаць больш месца ў прасторы, быць разьняволеным, валодаць «кацíным нарцысізмам».**

Валоданьне сваім целам, артыстызм, плястычнасьць і здаровае самалюбаваньне — прыкметы здароўя. А вось скаваны твар, падціснутыя вусны, напружанае цела, закрытыя позы — гэта прыкметы няўпэўненасьці.

Добрая пастава можа дапамагчы і ў іншым. У адным з дасьледаваньняў навукоўцы паказвалі людзям, якія адбываюць турэмнае зьняволеньне, відэа розных людзей і пыталіся, каго б зь іх яны абралі ў якасьці ахвяры. Аказалася, што адказы злачынцаў у большасьці выпадкаў супадаюць. Лёгкая мішэнь — гэта чалавек, які знаходзіцца не ў сапраўдным моманце, гарбаціцца, мітусіцца, нязграбна ходзіць, хавае позірк, мае нясьмелыя рухі. Такі набор прыкметаў часам называюць "пастава ахвяры". А калі вы ходзіце ўпэўнена, маеце ганарлівую паставу, уважлівыя — то вы зьяўляецеся "складанай мішэньню", і рызыка нападу на вас меншая.

Чым радасьнейшы чалавек, тым ён прывабнейшы. Тое, як мы выглядаем і рухаемся, залежыць ад работы ніграстрыярнага шляху. Ніграстрыярны шлях — гэта дафаміна-

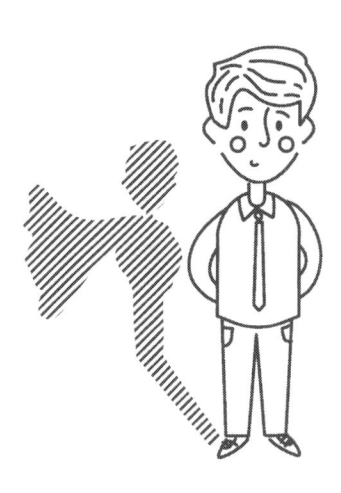

вы шлях мозгу, які рэгулюе цяглічны тонус, цягліцы твару, каардынацыю, позы і рухальныя праявы эмоцыяў (сьмех, усьмешкі, радасьць). Пры нізкім узроўні дафаміну ваш твар скаваны, цягліцы напружаныя, рухі нязграбныя, поза згорбленая. Калі вы радасныя, то вочы зьзяюць, цела разьняволенае, твар усьцешаны і адкрыты, пастава ганарлівая. Так радасьць робіць вас прыгажэйшымі.

"Сустракаюць па адзежцы"

Чым вы "большыя", тым "важнейшыя". Разьдзімаюцца ў памеры жабы, вайскоўцы апранаюць велізарныя фуражкі і эпалеты, каб здавацца больш значнымі і небясьпечнымі. Умерана разьвітая мускулатура, высокі рост — прыкметы статусу. Сярод амэрыканцаў ростам 170–180 см кожныя 2,5 см павялічваюць заробак на 2%. Шанец атрымаць больш высокую пасаду вышэйшы ў высокіх людзей, таму адзеньне і абцасы, якія візуальна павялічваюць рост, важныя для кар'еры мужчынаў і жанчынаў. Стаць «большымі» можна проста выпрастаўшыся і расправіўшы плечы, ну, ці можна залезьці на бранявік — калі вы маленькага росту.

Позірк і пастава. Чым ніжэйшая ваша галава, тым горшая ваша пастава. У маім анлайн-курсе «Здаровая пастава» мы пачынаем працу менавіта са зьмены позірку, бо куды вы глядзіце, туды й нахіляецца галава. А куды нахіляецца галава, туды ідзе і зьмена тонусу цягліц цела. Давайце правядзём экспэрымэнт. Прыслухайцеся да тонусу цягліц: як толькі вы сагняце галаву, аўтаматычна ўзьнікне паве-

лічэньне тонусу цягліц пярэдняга боку цела і жаданьне сагнуць канцавіны. А калі вы падымеце галаву, то павялічыцца тонус цягліц-разгінальнікаў задняй паверхні цела. Паспрабавалі?

Цяпер пераходзім да вачэй. Як мы ведаем, глядзець "зьнізу ўверх" ці "глядзець звысака" зьвязана ня з ростам, а з напрамкам позірку. Паспрабуйце паглядзець уніз і пры гэтым пачніце адхіляць галаву назад. Адчуваеце супраціў? А зараз падыміце вочы ўгару і пачніце таксама адхіляць галаву назад. Адчуваеце розьніцу? Зараз прарабіце тое ж самае з нахілам наперад: позірк уверх — і апускайце плыўна галаву, адчуваеце супраціў? Цяпер позірк уніз — і апускайце галаву, адразу ідзе, так? Куды скіраваны погляд, туды ідзе й галава.

Таму важна глядзець "нароўні", не апускаць вочы, працуючы, сачыць за становішчам экрана, каб не глядзець уніз. Аптымальны вугал сярэдзіны манітора ад гарызанталі — 15 градусаў. Калі вы трымаеце смартфоны ўнізе, позірк заўсёды будзе ісьці ўніз. Праблема заключаецца ў тым, што прымусова ўтрымліваць паставу — гэта непрацоўная стратэгія. Як толькі вы адцягваецеся, цяглічныя патэрны вяртаюць яе ў ранейшае становішча.

Вочы — люстэрка душы. І гэтая прымаўка яшчэ больш справядлівая, чым можа падацца. Бо нашыя вочы — гэта ўнікальны «прадукт» сацыяльнай эвалюцыі, створаны, каб лепш разумець іншых людзей. Рухі вачэй іншага чалавека могуць вельмі шмат сказаць пра асаблівасьці яго мысьленьня, бо карэлююць з ходам плянаваньня яго дзеяў. Але я спынюся на сваім любімым дафаміне і яго ролі ў рэгуляцыі руху вачэй.

Як мы з вамі ведаем, дафамін — гэта нэўрамэдыятар экстрапіраміднай рухальнай сыстэмы, дзе ёсьць асаблівае акуламаторнае кола, якое праграмуе рухі вачэй. Вокуруальныя патэрны адлюстроўваюць шматлікія кагнітыўныя працэсы, такія як прагназаваньне, памяць, мэтанакіраваныя паводзіны. Стан дафамінавай сыстэмы таксама прыкметна адбіваецца на руху вачэй. У высокадафамінавых і высакастатусных людзей «вочы зьзяюць», у залежных або шызоідных «шклянеюць», а пры дэпрэсіі «згасаюць». Усе гэтыя назіраньні могуць быць навукова фармалізаваныя.

Старажытныя лічылі бляск у вачах мерай унутранай энэргіі, "сьвятлом жыцьця". Сапраўды, вочы могуць быць "разумнымі" ці "дурнымі", бо іх рухі адлюстроўваюць ход мысьленьня чалавека. Варта ня толькі ўважліва слухаць суразмоўцу, а яшчэ глядзець у ягоныя вочы. Вочы, як і цела, нясуць мноства важнай невэрбальнай інфармацыі, якую практычна немагчыма падрабіць. Заўважайце, як мяняецца позірк суразмоўцы на розных тэмах, як вочы ажыўляюцца на цікавым і страчваюць бляск на нудным. Бо чым больш значнае нешта для нас, тым больш мы гэта заўважаем. Дафамін адказвае за значнасьць, а значнасьць кіруе нашай увагай.

Пытаньні і заданьні

1. Прывыкайце трымаць позірк і галаву вышэй.
2. Пачніце займацца паставай і хадой.
3. Уявіце нешта вельмі важнае і прыемнае для вас, напоўніўшы сябе цеплынёй. Паглядзіце зараз гэтымі вачыма на чалавека.

9. Павышэньне статусу

Першае і самае важнае, што вы можаце зрабіць для павышэньня статусу, — гэта зразумець, што вы — звычайны чалавек, такі ж, як і ўсе астатнія. Паміж людзьмі агульнага нашмат больш, чым здаецца, агульны і наш лёс — бо мы жывём у адным грамадстве, на адной плянэце, пад адным сонцам і дыхаем адным паветрам. Калі мы гэта разумеем, то можам дазволіць сабе і памыляцца, і дзейнічаць, усьведамляючы, што не сьвятыя гаршкі лепяць. Так, мы звычайныя людзі, але можам стаць лепшымі, можам паглынаць веды, выпраўляць памылкі, расьці і разьвівацца. А як толькі мы ўяўляем сябе экспэртамі-профі, то атрымліваецца, што ўжо й мяняць нічога ня трэба.

Разьвіцьцё і рост — гэта складнікі жыцьця, яго аснова. Мы мяняемся кожную сэкунду, у нашых клетках руйнуюцца старыя бялкі і сынтэзуюцца новыя (аўтафагія), у мозгу руйнуюцца старыя нэўронныя шляхі і ўзьнікаюць новыя (нэўрапластычнасьць), нават актыўнасьць генаў мяняецца пад уздзеяньнем ладу жыцьця (эпігенэтыка). Мы можам і абавязаныя станавіцца здаравейшымі, у любым узросьце мы здольныя стаць прыгажэйшымі, мацнейшымі, разумнейшымі, уважлівейшымі. Гэта натуральны працэс росту, цяга да сілы, інстынкт жыцьця.

! Калі наша разьвіцьцё спыняецца, калі мы ня хочам сябе палепшыць — гэта першы крок да дэградацыі.

Эфэкт Чорнай каралевы

Часта людзі зьдзіўлена пытаюцца: навошта мне штосьці рабіць, калі я не хачу нічога палепшыць? Гэта адносіцца і да розных сфэраў жыцьця.

«Як у вас усё марудна! — усьміхнулася Каралева. — Тут трэба бегчы з усяе моцы, каб застацца на адным месцы». (Пераклад Веры Бурлак.)

Эфэкт Чорнай каралевы ў навуковай трактоўцы гучыць наступным чынам: «Адносна эвалюцыйнай сыстэмы віду неабходныя пастаянныя зьмяненьне і адаптацыя, каб падтрымліваць яго існаваньне ў навакольным біялягічным сьвеце, які пастаянна эвалюцыянуе разам зь ім».

Гэта значыць, што, калі вакол вас усё мяняецца, а вы — не, то вы будзеце непазьбежна і моцна адставаць ад прагрэсу, нават калі станеце працаваць ня горш, чым раней. Менавіта таму найлепшыя лекі ад шматлікіх праблемаў — гэта рост вашых рэсурсаў, вашых здольнасьцяў. Вы, напэўна, чулі, што многія праблемы нельга вырашыць на тым узроўні, дзе яны ўзьніклі. Згодны, іх трэба проста перарасьці.

Па меры таго, як вы павялічваеце свае фізычныя, псыхалягічныя, сацыяльныя рэсурсы, вы набіраеце такую хуткасьць, што вашыя праблемы сыходзяць аўтаматычна. Нягледзячы на важнасьць статусу для чалавека, імкненьне выключна да прасоўваньня па герархічнай лесьвіцы не зьяўляецца здаровым. Як мы даведаліся ў першым разьдзеле, здароўе, улада, уплыў, прыгажосьць і багацьце — гэта другасныя каштоўнасьці, яны ўзьнікаюць, калі мы дасягаем сваіх першасных мэт. Калі вы рэалізуецеся як прафэсіянал, то атрымліваеце і прызнаньне, і грошы, калі вы захоўваеце радасьць жыцьця, то проста прамянееце здароўем і прывабнасьцю. Павышэньне даходаў, прасоўваньне па службе, павышэньне ўзроўню адукацыі, павышэньне прыгажосьці — усё павышае ваш статус. Чым вышэйшыя вашыя агульныя рэсурсы, тым вышэйшы статус.

Пачніце зь сябе

Толькі пасьля таго, як мы падпарадкаваліся сабе, навучыліся кіраваць сваёй увагай, разьвіваючы асабістыя рэсурсы, — мы можам накіраваць сваю актыўнасьць у вонкавы сьвет для павышэньня статусу. Калі ў нас лішак сіл і энэргіі, мы хочам мяняць сьвет і актыўна выкарыстоўваць свае магчымасьці — так наша воля да ўлады, воля да статусу рэалізуецца ў здаровай манэры.

Імітацыя статуту, яго дэманстрацыя, фальсіфікацыя сваіх здольнасьцяў, спроба пераймаць, а ня быць, — усё гэта выйдзе вонкі ў першым жа крызісе. Таму лепш адразу пакіньце спробы падманваць сябе і іншых. Пачніце з таго, што ёсьць: сьціпласьць — найлепшы пачатак для зьменаў. Любіце сябе доўгатэрміновага, а не кароткатэрміновага, вытрачайце час і грошы на інвэстыцыі ў сябе, а не на тое, каб зрабіць уражаньне на іншых людзей, якія вам, па вялікім рахунку, абыякавыя.

Станьце найлепшымі

Павышэньне статусу мае на ўвазе практыку імкненьня быць найлепшымі ў чым-небудзь. На шчасьце, цяпер у сьвеце ёсьць бясконцая колькасьць нішаў у бізнэсе, навуцы, хобі, спорце і да т. п., дзе вы можаце разьвівацца. Неабавязкова для гэтага па-

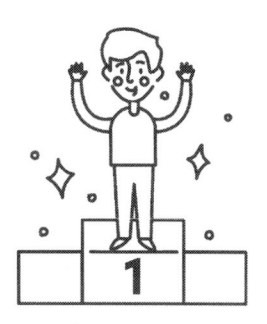

Быць лепшым

кідаць сваю працу — вы можаце мець высокі статус і ў непрацоўны час. Для мозгу галоўнае перамагчы, ня так ужо і важна — у дваровым футболе або выйграць чэмпіянат. Станьце найлепшымі ў вывучэньні гісторыі свайго горада, у ігры на рэдкім музычным інструмэнце, арганізуйце валанцёрскі клюб, працай якога будзеце кіраваць. Віртуальнае асяродзьдзе дапамагае атрымаць доступ да любых ведаў і сабраць аднадумцаў. Падрабязна аб тым, як абраць сваю нішу, апавядаю ў наступным разьдзеле.

Як кажуць на Усходзе, "дасягнуўшы дао ў адным, ты спасьцігаеш дао ва ўсім астатнім".

Асвоіўшы навык, як стаць найлепшым у адной галіне, вы зможаце прымяніць яго і да астатніх сфэраў свайго жыцьця. Вы навучыцеся выкарыстоўваць жарсьць і ператвараць яе ў паліва для перамог. Ня трэба ганяць думкі, пасьпяховыя вы ці не, — проста працуйце і становіцеся ўсё лепш у сваёй справе.

Пераўзыходзьце самі сябе

Просты і экалягічны спосаб адчуваць сябе пераможцам — гуляць сёньняшнім Я супраць учорашняга. Гэтае адчуваньне перамогі сапраўды такое ж, як і пры перамозе над іншым: пераўзыходзьце сябе мінулага ў здаровых звычках, навыках, якасьці камунікацыі ды іншых рэсурсах здароўя.

! Важна разьвіваць усьвядомленасьць і вучыцца глядзець на сябе з боку: вядзіце дзёньнік перамог, адзначайце, пераглядайце свае дасягненьні, змахніце пыл са старых кубкаў і грамат.

Станьце небясьпечнымі

Любому чалавеку, які небясьпечны для нас, мы прыпісваем больш высокі статус. Бяскрыўдны чалавек, які ня можа пастаяць за сябе, губляе аўтарытэт у нашых вачах. Таму для павышэньня статусу вам трэба стаць небясьпечнымі: гэта значыць — умець "наносіць удар" (псыхалягічны або фізычны) іншым людзям, а таксама "трымаць" зваротны ўдар. Заняткі адзінаборствамі, клюбы дэбатаў — месцы, дзе вы можаце навучыцца трываць пагрозу і небяспеку як фізычную, так і маўленчую, не хаваючыся ад яе. Упэўнены, што заняткі адзінаборствамі важныя для любога чалавека, бо стаць ваяром — гэта значыць не баяцца атрымаць удар, навучыцца яго трымаць і ўставаць пасьля паразы, каб працягнуць бой. Навучыўшыся гэта рабіць фізычна, вы зможаце лягчэй вытрымліваць і сацыяльныя канфлікты.

У школе я быў «батанікам», але бацькі своечасова аддалі мяне на заняткі каратэ і рукапашным боем. Я пачаў займацца без асаблівага энтузіязму, мне было складана ўдарыць чалавека ў твар. Але па меры таго, як гэты страх быў пераадолены, зьявілася псыхалягічная ўпэўненасьць і падчас разборак у школе.

Адчуваньне таго, што вы зараз можаце нанесьці шкоду суперніку, ваша ўнутраная маральная гатоўнасьць да канфлікту ці паядынку перадаецца на ўзроўні эмоцыяў, і яе ясна адчуваюць усе навакольныя. Нездарма кажуць у народзе, "калі ты баісься сабакі, ён гэта чуе па паху".

Станьце небясьпечнымі, але не пагражайце. Статус успрымаецца на ўзроўні падсьвядомасьці — як толькі вы пачынаеце выхваляцца сваім досьведам, пагражаць ці пышыцца сваімі магчымасьцямі — такая дэманстрацыя статусу толькі абясцэньвае нас. Кіраўнік, які крычыць: "падпарадкоўвайся мне, бо я твой бос", — проста сьмешны. Сапраўдны статус не патрабуе словаў. Выглядайце небясьпечнымі: веданьне, як адбіць фізычную агрэсію і фізычна ўправіцца з супернікам, аўтаматычна павышае ваш статус.

9. ПАВЫШЭНЬНЕ СТАТУСУ

Навучыцеся мірыцца

Чалавек з высокім статусам ня будзе хадзіць незадаволены і надзьмуты: навучыцеся ня толькі трываць канфлікты, але й мірыцца. Бо небясьпечная ня гэтулькі агрэсія, колькі няўменьне прымірыцца — гэта адно азлабляе вас і ўзмацняе агрэсію. Прымірэньне зьніжае няпэўнасьць і стрэс: узровень картызолу пасьля канфлікту адразу зьніжаецца да зыходнага і дапамагае аднавіць узаемаадносіны.

«Мірыся, мірыся, мірыся і больш не дзярыся» — у дзяцінстве моцнае сяброўства часта ўзьнікае з тым, з кім пабіўся.

Пачаць мірыцца варта не пазьней, чым праз пару хвілінаў пасьля канфлікту. Прымірэньне складаецца з выбачэньняў і затым пераходзіць у інтэнсіўныя сяброўскія дзеі для ўмацаваньня адносінаў.

Нэтворкінг

Таварыскасьць, уменьне знаёміцца, навык падтрыманьня вялікай колькасьці сацыяльных сувязяў — гэта прыкметы высокага статусу. Для буйных дасягненьняў пажадана ўмець акумуляваць і выкарыстоўваць досьвед, час і грошы іншых людзей. Падрабязна гэта разьбіраем у разьдзеле «Сацыяльнае асяродзьдзе».

Імідж і густ

Густ — гэта ўнівэрсальны клясавы і статусны сымбаль. Рэч ня проста ў кошце адзеньня ці дома, а ва ўсьвядомленым выбары. Людзі выбіраюць ня самае таннае ці самае дарагое, а робяць унікальны выбар, якому, па сутнасьці, няма альтэрнатывы. І гэты выбар абумоўлены глыбейшымі ведамі: напрыклад, паўпадпольны рэстаран з рэдкай стравай, якую больш нельга замовіць, або ўнікальная прадукцыя ручнога вырабу. Для разьвіцьця і культываваці густу патрэбнае жаданьне, час і, вядома, грошы. Падарожжы ўзбагачаюць густ, таму касмапалітызм заўсёды быў прывабны для людзей з высокім статусам. Што да вонкавага выгляду, то важней ня марка, а якасьць матэрыялу ці зробленыя па вашых мерках на замову гарнітур і абутак.

Як сказаў Оскар Уайльд, "добра завязаны гальштук — гэта першы важны крок у жыцьці". Апранайцеся па верхняй планцы прынятага ў вашым асяродзьдзі. Уплыў адзеньня на ўспрыманьне статусу вельмі высокі, ня варта грэбаваць гэтым інструмэнтам. Правільна падабранае адзеньне можа падкрэсьліць моцныя бакі вашай фігуры і схаваць слабыя. Кансультацыя стыліста можа дапамагчы вам знайсьці свой уласны стыль. Цікава, што паказьнікам статусу зьяўляецца адзеньне, у якім чалавек ходзіць дома, — вышэйшы клас прыгожа апранаецца і ў адзіноце, і дома, і на людзях.

Прыгожа і лёгка

Важна старанна апранацца, пры гэтым пазьбягаючы вульгарнасьці. Для тонкага густу характэрна знарочыстая нядбайнасьць — такая лёгкасьць выглядае, як быццам вам зусім не складана так выглядаць.

Тое, як мы апранутыя, уплывае нават на нашае мысьленьне. У адным з дасьледаваньняў паказана, што калі апрануць людзей у белыя "лябараторныя" халаты, то яны лепей рашаюць задачы, а калі сказаць, што гэта халат маляра, — горш, чым людзі ў звычайным адзеньні.

Невыпадкова кажуць: "Дайце дзяўчыне правільныя чаравікі, і яна заваюе ўвесь сьвет". Апранайцеся так, як апранаюцца людзі там, дзе вы хочаце быць, а ня там, дзе вы знаходзіцеся цяпер. Густ — гэта ўнівэрсальны клясавы і статусны сымбаль. Рэч ня проста ў кошце адзеньня ці дома, а ва ўсьвядомленым выбары. Людзі робяць унікальны выбар, які, па сутнасьці, ня мае альтэрнатывы.

Унікальнасьць

Больш высокі статус мае на ўвазе фармаваньне ўласнага стылю, уласных меркаваньняў і каштоўнасьцяў. Таму важна мець усярэдзіне яркі вобраз сябе, не баяцца экспэрымэнтаваць, займацца сабой, шукаць тое, што максімальна пасуе менавіта вам. Ваш імідж павінен вам пасаваць, адлюстроўваць вашую асабістую гісторыю і вашыя прэтэнзіі, адпавядаць узросту, прафэсіі, становішчу — а не капіяваць чужыя прыклады. Таму падкрэсьлівайце свае асаблівасьці, ганарыцеся імі, стварайце вакол іх сваю гісторыю.

Для прывабнасьці таксама важная ўнутраная кангруэнтнасьць, калі чалавек любіць сябе, песьціць, пазьбягае пераймальняў і самаразбурэньня. Прымаючы, мы паважаем сябе, і гэта праяўляецца ва ўсім, што мы робім. Мы бачым, як можам сябе палепшыць, абапіраючыся на рэальную зыходную сытуацыю. Калі чалавек сябе ня любіць, то ён схільны да самаразбуральных паводзінаў — ад нязручнага абутку да шкодных звычак. Навакольныя імгненна счытваюць невэрбаліку, таму ўсе спробы схаваць рэальныя пачуцьці лёгка распазнаюцца і ўспрымаюцца нэгатыўна.

Такт — здольнасьць улоўліваць сыгналы ад іншых людзей, сачыць за тым, што яны робяць, і нават прадбачыць іх промахі, каб зьмякчыць магчымую нязручнасьць ці неразуменьне. Паважаючы іншых людзей, мы выглядаем у іх вачах прывабнейшымі.

Шчодрасьць — гэта калі мы ня проста валодаем рэсурсамі, але й гатовыя ад лішку дзяліцца імі зь іншымі людзьмі, калі ў нас рэальна ёсьць што даць навакольным. Добрыя справы, валанцёрства, альтруізм, дабрачыннасьць, шчодрасьць паляпшаюць наш настрой, павышаюць статус і шматразова акупляюцца — і гаворка не толькі і ня столькі пра імідж. Альтруізм, асабліва ў спалучэньні з упэўненасьцю, што твая дапамога рэальна дапамагла, павялічвае ўзровень дафаміну ў мозгу, паляпшае самаадчуваньне і зьмяншае боль.

У адным з экспэрымэнтаў дабраахвотнікі ахвяравалі грошы сіротам. Затым паддосьледных ударылі токам, запісваючы рэакцыю мозгу на тамографе. Аказалася, што тыя, хто ўнёс ахвяраваньне, дэманстравалі меншую рэакцыю мозгу і адчуваньне болю ў параўнаньні з кантрольнай групай.

Кожны чалавек можа практыкаваць шчодрасьць у любы момант свайго часу: у адной прыпавесьці бядняк сустрэў Буду і паскардзіўся на галечу, а атрымаў адказ — прычына ў тым, што ён не практыкуе шчодрасьць. Бядняк адказаў, што ў яго нічога няма, на што Буда сказаў, што той можа быць шчодрым пяцьцю спосабамі: тварам — дарыць усьмешкі, вачамі — глядзець добрым позіркам любові і клопату, ротам — прамаўляць добрае і прыемнае для іншых, сэрцам — зычыць шчасьця і спакою, целам — рабіць добрае для іншых.

Маўленьне людзей з высокім і нізкім статусам мае прыкметныя адрозьненьні. Лідэры больш сфакусаваныя на навакольных, а не на сваіх пачуцьцях ці клопаце аб тым, як яны выглядаюць збоку. Яны выкарыстоўваюць займеньнікі "мы", "наша", а ня "я", "мой". Хто ўпэўнены ў сабе, той думае аб справе і аб іншых людзях, а няўпэўненыя зацыкліваюцца на сваіх адчуваньнях. Таксама для маўленьня людзей з высокім статусам характэрныя яснасьць, уменьне размаўляць па сутнасьці і бязь сьпешкі. Калі няма чаго сказаць, лепш прамаўчаць. Разьвівайце пачуцьцё гумару, уменьне пажартаваць і не прымаць жарты ўсур'ёз, бо ў групе ўзаемныя жарты і адказы на іх — гэта часьцяком прыхаваная агрэсія і канкурэнцыя. Невыпадкова, бо ўсьмешка ўзьнікла на аснове ашчэру, калі мы дэманстравалі адно аднаму іклы.

> ! **Густ** — гэта ўнівэрсальны класавы й статутны знак. Справа ня простая ў цане адзеньня ці хаты, а ва ўсьвядомленым выбары. Людзі робяць унікальны выбар, у якога, з грунту, няма альтэрнатывы.

Запатрабаванасьць

Калі вы карысныя чым-небудзь сваёй групе, а яшчэ лепш незаменныя, — тады ваш статус будзе вышэйшым. Наша здароўе шчыльна зьвязанае з той каштоўнасьцю і ўплывам, якія мы генэруем. Дапамога іншым людзям, актыўны ўдзел у грамадскім жыць-

9. ПАВЫШЭНЬНЕ СТАТУСУ

ці, бесперапынная адукацыя — працуе ўсё, што павышае вашую каштоўнасьць. Узмацняючы свае навыкі, рэсурсы, робячы карыснае і важнае, мы ўзнагароджваем сябе ня толькі грашыма, але й здароўем.

Павага і прызнаньне

Просты рэцэпт здароўя: самому прымаць рашэньні і купацца ў промнях прызнаньня і ўвагі навакольных. Напрыклад, доўгажыхароў больш у тых культурах, дзе да старых ставяцца з пашанай і павагай, а не здаюць іх у дамы састарэлых. Калі вы вучыце іншых і людзі атрымліваюць ад вас важную інфармацыю, глядзяць на вас з увагай — гэта павышае ваш статус. Ваша каштоўнасьць для групы — найлепшы паказьнік статусу. Чым больш людзей на вас глядзяць, тым вышэйшы ваш статус: нядзіўна, што дырыжоры жывуць даўжэй за ўсіх.

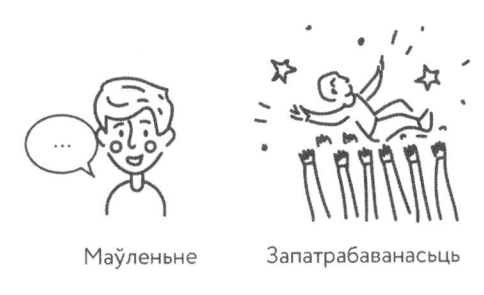

Маўленьне   Запатрабаванасьць

Ведайце меру

Ваша жаданьне спадабацца, ваша патрэба ва ўвазе — гэта самы моцны паказьнік нізкага статусу. Калі вы занадта стараецеся, прыпадаеце за ўвагай — гэта вас абясцэньвае. Любая празьмернасьць крытычна ўспрымаецца людзьмі, таму сьціпласьць — найлепшы пачатак і гарантыя вашай бясьпекі, бо сьціплы чалавек нашмат устойлівейшы да маніпуляцый. Сыгналы статусу ідуць невэрбальна, вы як бы хаваеце іх, але яны бачныя. Калі хваліць сябе ўслых, усё абаяньне зьнікне — у ідэале статус "боса" павінен выяўляцца нават у руху яго броваў. Вялікія справы робяцца ціха: лепш кажыце пра іншых людзей і пра тое, як і чым вы можаце дапамагчы ім, чым выпінайце сябе.

Ня так складана пачаць хадзіць у спартовую залу, як нікому не сказаць пра гэта, ня так складана навучыцца рабіць асаны, як не зрабіць пра гэта пост у інстаграме проста зь ёга-кілімка.

Харызма

Высокі статус можа ўспрымацца іншымі людзьмі з асьцярогай, таму харызма заключаецца ў валоданьні высокім статусам, шчодрасьцю і тактам. Калі мы парушаем асабістыя межы, людзі могуць успрыняць нашае ўварваньне як замах на іх статус, сумнеў у іх кампэтэнтнасьці — то бок як статусную пагрозу сабе. А вось наша адкрытасьць, павага асабістых межаў суразмоўцы, цікавасьць да яго, далікатнасьць і такт робяць нас бясьпечнымі ў яго вачах.

Харызма складаецца з трох асноўных кампанэнтаў: увагі (прысутнасьці), цеплыні (добразычлівасьці), сілы (энэргіі). Ясная рэч, гэтыя навыкі важна разьвіць спачатку ўнутры, у адносінах да сябе, і толькі затым выкарыстоўваць звонку. Давайце пагаворым, як праяўляецца кожны з гэтых кампанэнтаў.

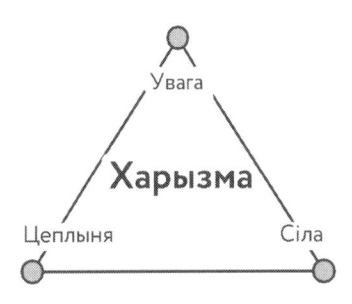

Увага
Харызма
Цеплыня   Сіла

Увага — найлепшы камплімэнт. Чым больш вы сфакусуецеся на суразмоўцы, тым больш харызматычныя будзеце, тым лепш зразумееце, гастрэй і эмацыйней зрэагуеце. Практыкуйце ўсьвядомленую камунікацыю: чалавек павінен ясна адчуваць, што ў гэты момант ён для вас важнейшы за ўсё. Зьвяртайцеся да чалавека, выкарыстоўваючы словы "вы", "вам", "ведаеце" і да т. п. Людзі счытваюць любое аслабленьне ўвагі да сваіх словаў і ацэньваюць вас нэгатыўна: чым мацней блукае ваш розум, тым больш адстаронена вы выглядаеце. Калі вы факусуецеся на сваіх эмоцыях і думках падчас гутаркі, то гэтае перажываньне выкідвае вас з плыні. Давайце суразмоўцу такую ўвагу, быццам ад гэтай размовы залежыць ваша жыцьцё. Калі вы размаўляеце па тэлефоне, то заплюшчыце вочы, каб максімальна засяродзіцца на голасе. Падтрымлівайце кантакт і невэрбальна, асабліва важны для гэтага зрокавы кантакт. Разьвітваючыся, на тры сэкунды затрымайце позірк на суразмоўцы.

Цеплыня — гэта пазітыўнае ўспрыманьне іншага чалавека, павага яго асабістых межаў, поглядаў, пазьбяганьне крытыкі. Калі мы ўдзячныя чалавеку, добразычлівыя да яго, спачуваем яго праблемам і даём яму магчымасьць адчуць сябе значным, то гэта павялічвае нашу харызматычнасьць. Каб ваша цела і голас адбілі цеплыню, знайдзіце тры рэчы, якія вам падабаюцца ў чалавеку, падумайце, чаму ён вас можа навучыць, падумайце аб перажытых ім пакутах.

Уявіце сабе ўсьмешлівае дзіця, калі гаворыце, тады ў вашым голасе зьявіцца цеплыня.

Сутнасьць цеплыні ў тым, каб дазволіць людзям зрабіць на вас уражаньне, а не наадварот. Важна зьвяртацца да "лепшай версіі" чалавека, чакаючы ад яго высокіх вынікаў і выяўляючы ўпэўненасьць, што ў яго ўсё атрымаецца. Ня бойцеся паказаць і свае слабасьці, бо любы чалавек слабы, і гэта ў вас агульнае. Цеплыня з вашага боку дазваляе іншым выказаць сваю зацікаўленасьць у вашых посьпехах, а не зайздрасьць. Пакажыце, што гэтыя людзі, так ці інакш, зрабілі ўклад у ваша прасоўваньне, пытайце меркаваньне іншых людзей, прасіце іх зрабіць невялікую ласку для вас.

Сіла — гэта валоданьне рэсурсамі і магчымасьцямі і гатоўнасьць іх ужываць. Упэўненасьць у сабе, бачаньне будучыні і трансьляцыя яго навакольным, натхненьне, сьмеласьць і рашучасьць, упэўненасьць у сабе паказваюць вашу сілу. Ваш статус, адзеньне, званьне — усё гэта ўплывае на ўспрыманьне сілы, але невэрбаліка, мабыць, галоўны яе кампанэнт. Цялесны, псыхалягічны дыскамфорт зьмяншаюць вашу прывабнасьць. Пазьбягайце хапатлівых рухаў, лішніх гэстаў, частых кіўкоў галавой, шматслоўя, нецярплівасьці, хваляваньня, словаў-паразітаў. Нэрвознасьць забівае харызму: спакой і стрыманасьць, паўзы ў маўленьні, плястычныя рухі ўспрымаюцца як паказьнік сілы і статуту.

Пытаньні і заданьні

1. Наколькі вы ўважлівыя да суразмоўцы? Выявіце максімум засяроджанасьці на ім.

2. У чым вы сёньняшні пераўзыходзіце сябе ўчорашняга?

3. Як вы можаце палепшыць свой гардэроб і свой стыль?

10. Ікігай. Навошта вы гэта робіце?

Старажытныя грэкі былі людзьмі, апантанымі войнамі, дэмакратыяй, адукацыяй, спортам, навукай і мастацтвам. Але на сьцяне іх галоўнага храма было напісана: «Спазнай самога сябе». Самапазнаньне яны лічылі нават важнейшым, чым здароўе. Жорсткае XX стагодзьдзе давала справядлівасьць гэтай думцы.

> ! Самымі жыцьцеўстойлівымі ў канцэнтрацыйных лягерах былі людзі з высокім пачуцьцём уласнае годнасьці і разьвітой самаідэнтыфікацыяй: арыстакраты, кадравыя ваенныя, палітычныя і рэлігійныя зьняволеныя. Тыя, хто добра разумеў і ведаў, хто яны і дзеля чаго жывуць.

Навукоўцы, якія вывучаюць доўгажыхароў, высьветлілі, што акрамя біялягічных прычын для здароўя і даўгалецьця вельмі важная асабістая ўсьвядомленасьць. У японцаў гэта завецца «ікігай» – адчуваньне ўласнага прызначэньня ў жыцьці. Цяпер ужо вядома, што фэномэн самасьвядомасьці зьвязаны з адмысловымі верацёнападобнымі клеткамі ў нашым мозгу, іх колькасьць карэлюе з узроўнем усьвядомленасьці і здароўя. Гэтыя клеткі зьяўляюцца злучным зьвяном паміж кантролем за ўнутранымі функцыямі арганізма і вышэйшымі псыхічнымі працэсамі. Таксама яны ўдзельнічаюць у фармаваньні кагнітыўных працэсаў, напрыклад пачуцьця «ўнутранага я», і зьяўляюцца цэнтральным участкам апрацоўкі нэрвовых сыгналаў, зьвязаных з пастаноўкай мэтаў. Кажучы прасьцей, чым вышэй ваш узровень самаідэнтычнасьці і самаўсьвядомленасьці, тым вы больш жыцьцеўстойлівы і здаровы чалавек.

Як казаў Ніцшэ, «той, хто ведае "навошта", пераадолее любое "як"». У нядаўнім мінулым мы дастаткова скептычна ўспрымалі «пошук сэнсу жыцьця». Сёньня ж можам упэўнена сьцьвярджаць, што сэнс — гэта навукова даказаны рэсурс здароўя, які можна і трэба прапампоўваць. Асэнсаванасьць жыцьця, мэты, пачуцьцё кірунку, ікігай — гэта ўсьвядомленае выманьне сэнсу са свайго паўсядзённага досьведу і сьвядомыя намеры, якія кіруюць нашымі паводзінамі.

Наяўнасьць мэты ў жыцьці — магутны чыньнік яе падаўжэньня, акрамя таго, істотна запавольвае зьніжэньне кагнітыўных функцый (рызыка хваробы Альцгаймэра ў 2,5 разы ніжэй) незалежна ад іншых чыньнікаў.

Акрамя аддаленых рызык, асэнсаванасьць пазітыўна ўплывае і на самаадчуваньне, напрыклад, чым больш асэнсаванае ваша жыцьцё, тым мацней і эфэктыўней вы сьпіце. І ня варта адразу пачынаць мучыцца пытаньнямі аб паходжаньні сусьвету, зрабіце свае разважаньні больш прадметнымі. Спытайце не "нашто", а "на што" вы прыйшлі ў гэты сьвет, а таксама "для чаго" і "для каго". Усьвядомлена паглядзіце на свае штодзённыя дзеяньні і задайце сабе тыя ж пытаньні. Не заўсёды адказы на іх будуць прыемнымі, але гэта тое, што напэўна варта пачаць рабіць. Адваротны бок сэнсу — гэта дасьледаваньне сябе, пошук сваёй самаідэнтычнасьці.

Самаідэнтычнасьць — гэта ваш адказ на пытаньне "хто я?". Цяпер пытаньне самаідэнтычнасьці і самапазнаньня вельмі актуальнае, бо крызіс сучаснага сьвету шмат у чым — гэта крызіс ідэнтычнасьці. Масавая вытворчасьць прывяла да стандартызацыі мноства рэчаў, ад прадуктаў да ідэй.

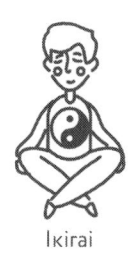

Ікігай

Разбурэньне сямейных сувязяў, псэўдадухоўнасьць, імітацыя ўражаньняў і прадметаў, разбурэньне лякальных культур — асабліва актыўна дэіндывідуалізацыя шчыравала ў таталітарных рэжымах, дзе адбывалася абязьлічваньне сем'яў, гарадоў і краін, а цяпер гэтую ролю ўзялі на сябе вэстэрнізацыя і глябалізацыя ў горшым сэнсе гэтага слова.

! **Калі ў стандартызацыі рэчаў ёсьць свае плюсы, напрыклад таннасьць, то стандартызацыя людзей таксама робіць іх "таньнейшымі".**

Спрабуючы кампэнсаваць экзістэнцыйны вакуум, людзі шукаюць сваю самаідэнтычнасьць. Рост нацыяналізму, рэлігійнасьці — гэта прыкметы браку самаідэнтычнасьці, бо людзям жыцьцёва важна сябе вызначыць, важна "кімсьці быць". Прамысловыя брэнды, дзяржавы, рэлігіі дзеюць аднолькава: яны ствараюць калектыўныя ідэнтычнасьці, да якіх чалавек "належыць" і якія ён нібыта павінен абараняць мацней, чым свае асабістыя інтарэсы. Але яны ніколі не сфармуюць вашу сапраўдную асобу. Апранаючы на сябе гатовыя ролі, мы толькі фармуем фальшывую самаідэнтычнасьць, і гэта абмяжоўвае нашы магчымасьці, паралізуе нашы рэсурсы.

Фальшывая ідэнтычнасьць фармуецца, калі чалавек вызначае сябе адно сваёй біяграфіяй, увесь час адсылаючы сябе ў мінулае і параўноўваючы зь ім. Або калі чалавек ідэнтыфікуе сябе з групай, якой належыць, напрыклад: мужчына, француз, мэханік, футбольны фанат, — пераймаючы стандарты групы як уласныя. Часам фальшывай ідэнтычнасьцю можа быць імкненьне існаваць у поўнай аўтаноміі і жыць толькі па сваіх законах па-за грамадствам. Маркетынг навязвае нам фальшывую ідэнтычнасьць "індывідуальнасьці", калі мы можам купіць мноства розных прадметаў і стварыць свой асабісты набор зь іх.

Што рабіць? У першую чаргу варта крытычна ставіцца да любой гатовай самаідэнтычнасьці. Гэта як зь ежай: усе ведаюць, чым небясьпечны фастфуд і што самая бясьпечная, карысная і смачная ежа — зробленая дома. Так і самаідэнтычнасьць — яе трэба вырошчваць і разьвіваць. Калі мы галодныя, мы часта ямо абы-што, а калі мы ня верым і ня ведаем сябе, то гатовыя прыняць любую ідэнтычнасьць. Страта прыналежнасьці — гэта моцны стрэс, і мы гатовыя верыць у што заўгодна, абы здабыць нейкую ўстойлівасьць. Таму людзі з аслабленай самаідэнтычнасьцю, «бяспамятныя», так лёгка ўнушальныя і схільныя прапагандзе. Але як няма здаровага фастфуду, так няма і ўнівэрсальнай самаідэнтычнасьці. Яе немагчыма купіць у краме, праца над яе стварэньнем запатрабуе ад вас значнага ўкладаньня часу і энэргіі, самае галоўнае ў гэтым пошуку — працягваць шукаць.

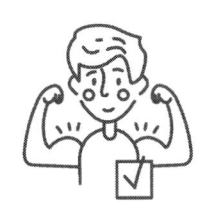

Самаідэнтычнасьць

Што вы пра сябе ведаеце? Да якога калена вы ведаеце свой радавод? Між іншым, веданьне сваіх каранёў — гэта адзін з важных аспэктаў самаідэнтычнасьці. *Што вы ведаеце аб месцы, дзе жывяце? Вы ведаеце свае слабыя бакі? Як вы іх абараняеце? У чым вашыя моцныя бакі? Як вы іх карыстаеце? Што вы ўмееце рабіць? Што вы ўмееце рабіць лепш за калег? Што вам сапраўды падабаецца і чаму?*

Калі вашыя веды пра сябе малыя, пачніце з простага пытаньня: «Чым я заняты, калі мне падабаецца, хто я?» У канчатковым выніку, гэтыя і падобныя пытаньні дапамогуць вам адказаць на галоўнае пытаньне: «Хто я і чым адрозьніваюся ад іншых?»

Тое, як вы адказваеце на гэтае пытаньне, шмат у чым вызначае ваша здароўе. Немагчыма спазнаць сябе, застаючыся нерухомым. Старажытныя грэкі лічылі, што спазнаць сябе — значыць выпрабаваць сябе. Любое спазнаньне — гэта падарожжа. Вы можаце вывучаць любыя незнаёмыя рэчы, капаць ушыркі, углыб, у бакі. Спазнаючы новае пра сябе, мы дадаём частку сябе. І гэта тычыцца ня толькі розуму, але й цела. Чым вышэй у вас узровень самаўсьвядомленасьці, чым лепш вы сябе ведаеце, тым лепшы выбар вы зможаце рабіць у любых сытуацыях і атрымліваць ад яго нашмат больш задавальненьня. **Бо здароўе — гэта здаровае задавальненьне сваіх, сапраўдных, а не чужых патрэбаў.**

Як добра заўважыў філёзаф Раман Кразнарык, «мы ўвайшлі ў эпоху новага багацьця, пры якім сэнс таго, што ты робіш, становіцца даражэйшым за грошы».

Цяпер недастаткова зрабіць проста харошы прадукт, патрэбны ўнікальны прадукт, а, застаючыся ўсераднёным, гэтага дасягнуць немагчыма. Дрэву для шырокай кроны патрэбныя глыбокія карані, так і чалавеку для вонкавых праяў патрэбныя разьвітыя самаўсьвядомленасьць і самаідэнтычнасьць. Будзьце адданыя ня вонкавай ідэі, а самому сабе — і гэта зробіць вас здаравейшымі й больш пасьпяховымі. Калі ад чужой ідэі лёгка адкаснуцца, то сапраўднае, ваша асабістае паклікаьне будзе заўсёды вас натхняць.

Некаторыя навукоўцы лічаць, што гонар за сваё паходжаньне зьяўляецца важным кампанэнтам посьпеху. Калі чалавек упэўнены зь дзяцінства, што ён пераўзыходзіць іншых, то гэтая вера будзе дапамагаць яму праяўляць свае якасьці. Існае пачуцьцё ўласнае перавагі неабходна падмацоўваць і даводзіць на практыцы, таму, калі дадаць да яго некаторую ўпэўненасьць у сабе, — гэта дапаможа дамагацца посьпеху. А ў спалучэньні са здольнасьцю да кантролю імпульсаў, г. зн. дысцыплінай, гэтая імавернасьць становіцца яшчэ вышэй.

Асабісты брэнд, або Стварыце сабе імя

Вашы рашэньні адносна стылю, захапленьняў, адзеньня і да т. п., у ідэале павінны адлюстроўваць вашыя каштоўнасьці і служыць павышэньню вашай пазнавальнасьці. Імя-брэнд адразу зьяўляецца гарантам якасьці, выклікае давер, прыцягвае, інфармуе.

Як дакладна сказаў заснавальнік Amazon Джэф Бэзас: "Асабісты брэнд — тое, што пра вас кажуць людзі, калі вас няма ў пакоі".

У аснове асабістага брэнда ляжаць тры ключавыя паняцьці: прафэсіяналізм, рэпутацыя і папулярнасьць. Калі чагосьці з гэтага бракуе, то сфармаваць асабісты брэнд будзе складана. Чым бы вы ні займаліся, будзьце сумленнымі. Разьвівайцеся як прафэсіянал, заявіце пра сябе і будзьце навідавоку, пішыце артыкулы, выступайце на тэлебачаньні, давайце гострыя і актуальныя камэнтары на важныя тэмы. Пры гэтым лепш рэклямуйце сваю справу, а не імя. Нават калі вы працуеце ў кампаніі, памятайце, што спачатку людзі давяраюць чалавеку і толькі потым — фірме, так за Amazon стаіць Джэф Бэзас, за Apple — Стыў Джобс, за Microsoft — Біл Гейтс. Як вашыя звычкі, адзеньне, сацсеткі, сайт, інтэрвію адлюстроўваюць ваш асабісты брэнд? Ці ёсьць у гэтым цэльнасьць?

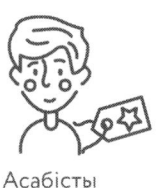

Асабісты брэнд

Як мы ўжо даведаліся, сацыяльны статус шмат у чым вынікае з унутраных адчуваньняў, і няма сэнсу шукаць яго звонку. Мы каштоўныя тым, што ствараем карысныя для іншых людзей каштоўнасьці, што мы важныя для іншых людзей. Гатовыя адказы на пытаньні аб сэнсе жыцьця, якія прапануюць розныя вучэньні, маюць шмат пабочных эфэктаў.

Пошук гэтых адказаў — толькі наша асабістая справа, стварэньне каштоўнасьцяў — толькі наша асабістая справа. Тое, як мы выкарыстоўваем сваё жыцьцё і ў што ператвараем свой гадзіньнік, — і ёсьць сэнс. Ён заключаны ў рэальнасьці і ў тым, як мы можам выкарыстоўваць яе ў сваіх мэтах. Адаптуючыся, дзейнічаючы ўважліва і гнутка, мы дасягаем сваіх мэтаў. Чакаць, што рэальнасьць зьменіцца, каб адпавядаць нашым уяўленьням пра яе, – глупства, але гэтым занятыя безьліч людзей.

Думайце над тым, як дзейнічаць і якія задачы вырашаць, а не спэкулюйце думкамі для тлумачэньня сваіх няўдач або пошуку апраўданьняў.

Як знайсьці ікігай?

Чым лепей мы сябе ведаем, прымаем свае рысы і асаблівасьці, тым лепшыя рашэньні прымаем. Важна вызначыць свае моцныя і слабыя рысы, свае крыніцы энэргіі і матывацыі, радасьці і задавальненьняў, зразумець, што прыводзіць нас у стан плыні, якія ў нас ёсьць чаканьні ад сябе і ад іншых. Падумаць, што трэба ў грамадстве, што найбольш запатрабавана?

> **!** Ікігай — гэта ня проста ваша жаданьне, а тое, што знаходзіцца на скрыжаваньні чатырох сфэраў: за што добра плацяць, што вы ўмееце рабіць, што вам падабаецца і што трэба людзям.

Некаторыя аўтары вылучаюць наступныя найважнейшыя чыньнікі ўсьвядомленай кар'еры: прыбытак, статус, выкарыстаньне талентаў, разуменьне значнасьці сваёй працы, задавальненьне.

Працягвайце пытацца ў сябе і назіраць. Што для вас самае каштоўнае? Чым ганарыцеся? Што ўмееце рабіць? У чым вы прафэсіянал? Якія навыкі трэба паляпшаць? Што вы любіце рабіць? Ад чаго замірае сэрца? Аб чым марыце? Што павышае вашу самаацэнку? Хто вы ў марах? Чаго вы чакаеце ад працы — калектыў, дасягненьні, кар'ера, грошы? Спытайце сябе шчыра: я падабаюся сабе, калі раблю гэта? Ці падабаецеся вы сабе раздражнёным, лежачы на канапе і купляючы тавары па акцыі? А зараз падумайце, чым вы бываеце занятыя, калі вам падабаецца, хто вы такі. Калі вы расьцяце, калі вы перамагаеце?

Гэта нармальна — шукаць сваё шчасьце і пакліканьне. Вы нікому нічога не павінны рабіць, калі гэта не прыносіць вам шчасьця і задавальненьня ад жыцьця. Назапасьцеся цярпеньнем, бо ваш пошук можа заняць доўгі час, і самае важнае ў ім — працягваць шукаць і дзейнічаць. Сходзіце ў кнігарню, пагартайце кнігі ў розных разьдзелах. Спытайце сябе, у якім разьдзеле вы б хацелі прачытаць усё? Успомніце людзей, якім вы зайздросьцілі і якіх пераймалі. Чым яны займаліся? Што вы любілі ва ўзросьце 13–15 гадоў? У якой справе вы з задавальненьнем бралі звышмерную працу ці гатовыя былі займацца гэтым бясплатна?

Самаацэнка і годнасьць

Часта людзі спрабуюць павышаць сваю самаацэнку штучна, а не праз павелічэньне сваіх рэсурсаў. Напампоўваньне ілюзій прыводзіць толькі да завышэньня прэтэнзій да навакольнага сьвету і павялічвае рызыку дэпрэсіі. Сьцьвярджаць сабе, што вы самы разумны, — ня зробіць вас разумнейшым. Зьмена самауяўленьня адбываецца ў выніку дзеяў, а не разважаньняў. Наш мозг, назіраючы за тым, што мы робім, мяняе нашу самаацэнку і ўяўленьні пра сябе. Калі вы баіцеся, але дзейнічаеце адважна, робіце гэта ўвесь час, то вы пачынаеце думаць пра сябе як пра адважнага чалавека.

Дзейаньне мяняе ўяўленьне, а не наадварот. Прычына высокай самаацэнкі — перамогі і спрыяльныя падзеі ў жыцьці чалавека. Для здаровай самаацэнкі важна параўноўваць сябе цяперашняга з сабой у мінулым, а пры параўнаньні зь іншымі людзьмі параўноўваць сябе з адэкватнай рэфэрэнтнай групай: чаго дамагліся людзі майго ўзросту за гэты тэрмін. Важна ў любой сытуацыі захоўваць годнасьць — гэта наша каштоўнасьць, павага да сябе, аўтаномія, удзел у прыняцьці рашэньняў і свабода выбару. Захоўваць гонар і самапавагу — важныя рысы статусу і пазітыўнае адчуваньне ўласнае каштоўнасьці.

Будзьце найлепшымі ў тым, што вы робіце. У японцаў ёсьць яшчэ адно паняцьце — кодавары, яно абазначае адказны падыход да сваёй справы. Гэта ваш асабісты прафэсійны стандарт, калі вы ўвесь час удасканальваецеся, выяўляючы ўвагу нават да самых дробных дэталяў і дамагаючыся ідэальных вынікаў.

Выбірайце тую справу, якая атрымліваецца, і ўдасканальвайцеся, становячыся лепшымі. Адчуваньне росту і перавагі — гэта тое, што павышае ваш статус і самаацэнку.

Факусуючыся на сваіх моцных баках, вы атрымліваеце імпульс да росту. Калі ў здароўі карысна закрываць свае слабыя бакі ў першую чаргу, то ў выпадку са статутам усё наадварот — адна ваша яркая рыса або талент важнейшыя за сотню слабасьцяў. Разьвівайце свае наймацнейшыя бакі, і яны кампэнсуюць усё астатняе. Адчуваньне прагрэсу і значнасьці матывуе — калі мы становімся лепш і лепш у тым, што для нас вельмі важна, калі мы служым глябальным мэтам, якія пераўзыходзяць нашы патрэбы.

Статус шчыльна зьвязаны са стварэньнем і захаваньнем вашага ўнутранага кодэксу. Не вашыя эмоцыі кіруюць вашым жыцьцём, а вашыя каштоўнасьці і прынцыпы вызначаюць тое, як вы разьмяркоўваеце свой час. Не стамляйцеся ў сябе пытацца, ці правільныя рэчы вы робіце? Веданьне сваіх здольнасьцяў і талентаў, выкарыстаньне іх вельмі важнае ў канкурэнтнай барацьбе.

Падумайце, у якіх сфэрах жыцьця вы хочаце рабіць гэтыя рэчы, ці робіце вы іх натуральна, адчуваеце ў працэсе задавальненьне і здавальненьне, лёгка вучыцеся, дзейнічаеце неардынарна і эфэктыўна нават пад ціскам?

Пытаньні і заданьні

1. У чым сэнс вашага жыцьця, на ваш погляд?

2. Ці ёсьць у вас асабісты брэнд?

3. Ці добрыя вы ў тым, што робіце? Ці хочаце стаць лепей?

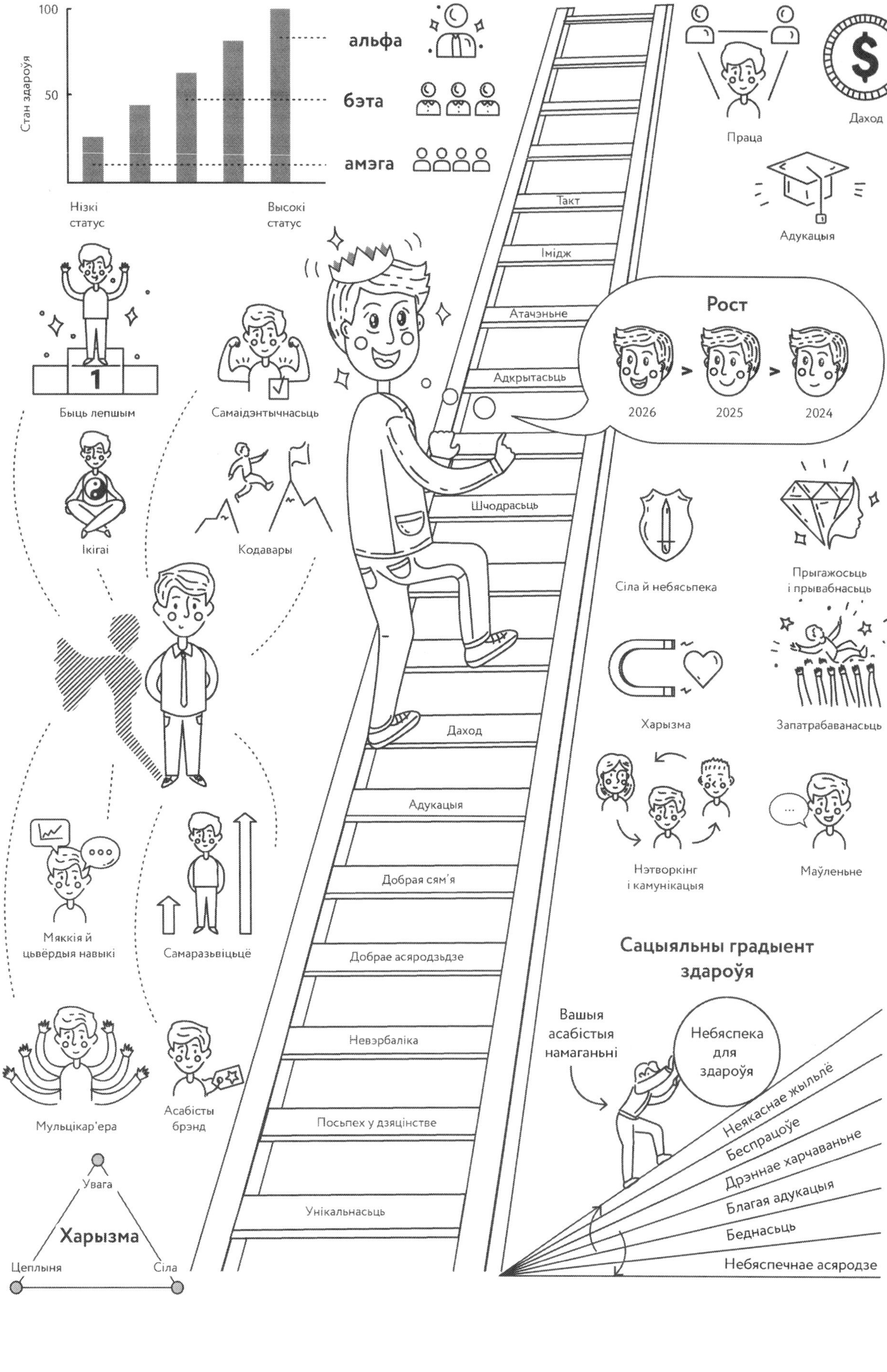
100
50
Стан здароўя
Нізкі статус
Высокі статус
альфа
бэта
амэга
Праца
Даход
Адукацыя
Такт
Імідж
Атачэньне
Адкрытасьць
Рост
2026
2025
2024
Шчодрасьць
Даход
Адукацыя
Добрая сям'я
Добрае асяродзьдзе
Невэрбаліка
Посьпех у дзяцінстве
Унікальнасьць
Быць лепшым
Самаідэнтычнасьць
Ікігаі
Кодавары
Мяккія й цьвёрдыя навыкі
Самаразьвіцьцё
Мульцікар'ера
Асабісты брэнд
Увага
Харызма
Цеплыня
Сіла
Сіла й небясьпека
Прыгажосьць і прывабнасьць
Харызма
Запатрабаванасьць
Нэтворкінг і камунікацыя
Маўленьне
Сацыяльны градыент здароўя
Вашыя асабістыя намаганьні
Небяспека для здароўя
Неякаснае жыльлё
Беспрацоўе
Дрэннае харчаваньне
Благая адукацыя
Беднасьць
Небяспечнае асяродзе

РАЗЬДЗЕЛ 10

Сацыяльнае атачэньне

1. Сацыяльны мозг

Я дапамагаю людзям стаць здаравейшымі, але й яны, у сваю чаргу, вельмі дапамагаюць мне. Камунікацыя з разумнымі, моцнымі, крэатыўнымі, упэўненымі людзьмі — гэта адна з самых прыемных характарыстык маёй працы. Ня будзе перабольшаньнем, калі я скажу, што яны мяне натхнялі і падбадзёрвалі ў важных рашэньнях і справах. Людзі вакол нас заўважна ўплываюць на тое, што мы робім, і тое, як мы сябе адчуваем.

Скажы мне, хто твой сябар, і я скажу, хто ты

Калі вы камунікуеце з разумнымі, ветлівымі людзьмі, якія сочаць за сваім здароўем, маўленьнем і вонкавым выглядам, маюць мэты ў жыцьці ды імкнуцца іх дасягнуць, ня маюць шкодных звычак, добра зарабляюць і бескарысьліва дапамагаюць адно аднаму ў дасягненьні мэтаў, шчыльна камунікуюць, бавяць час і сябруюць, то з высокай ступеньню імавернасьці вы будзеце такім жа. Чым больш вы камунікуеце, тым больш задавальненьня атрымліваеце і тым больш вам хочацца гэта рабіць.

А калі вам цяжка знаходзіць агульную мову зь іншымі людзьмі, вы падазроныя, зь цяжкасьцю разумееце іншых і чакаеце ад іх ці то любові, ці то прызнаньня вашых паслуг, калі вашы сябры, знаёмыя і калегі ня сочаць за здароўем, выпіваюць або кураць, безыніцыятыўныя, не разьвіваюцца, кепска выглядаюць і ня сочаць за сабой, то, хутчэй за ўсё, і вы падобныя да свайго асяродзьдзя.

! Калі вы дрэнна разумееце іншых, ня ўмееце камунікаваць, вам абыякавыя іншыя людзі, то й яны ня будуць імкнуцца падтрымліваць з вамі сувязі — так узьнікае заганнае кола варожасьці і недастатковага разуменьня.

Са старажытных часоў людзі жылі невялікімі плямёнамі, дзе ўсе адно аднаго ведалі і ўзаемадзейнічалі. Людзі арганізоўваліся для калектыўнага паляваньня — адны высочваюць здабычу, другія гоняць яе, трэція чакаюць у засадзе, — для падтрымкі ў канфліктах зь іншымі плямёнамі. Уменьне дамаўляцца, разумець адно аднаго і падтрымліваць лягло ў аснову сучаснай цывілізацыі. У выпадку посьпеху племені перамагаў кожны, а калі прайгравала племя, то загінуць маглі ўсе.

Таму ў нас генэтычна закладзенае імкненьне дапамагаць блізкім людзям, радавацца іх посьпеху. Чым больш пасьпяхова дзейнічае ваша «племя», тым больш посьпеху ў вас асабіста. А вось дасягнуць вялікіх мэтаў у адзіночку вельмі складана, таму часта прычынай праблемаў сёньня зьяўляецца ізаляцыя ад неабходных вам людзей, якія маглі б дапамагчы рэалізаваць ваш патэнцыял.

Аптымальнае сацыяльнае атачэньне — гэта найлепшае асяродзьдзе для росту, падтрымкі і самарэалізацыі.

Сацыяльная ізаляцыя

Ізаляцыя згубная як для здароўя, так і для кар'еры. "Выгнаньне з племені лічылася больш жорсткім пакараньнем, чым кара сьмерцю", — лічылася, што чалавек, ізаляваны ад грамадства, вырачаны на пакуты і гі-

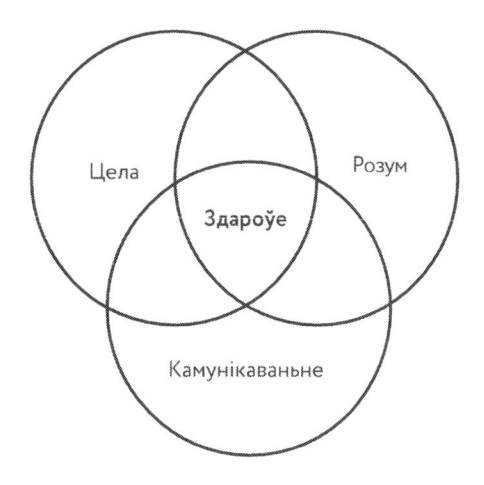

Дыяграма Вена: Цела, Розум, Камунікаваньне — перасякаюцца ў "Здароўе".

бель. Людзі — істоты глыбока сацыяльныя і зьвязаныя з навакольнымі нашмат мацней, чым мы можам сабе ўявіць.

Як заўважыў пісьменьнік Оскар Уайльд: «Бываць у грамадстве проста нудна. А быць па-за грамадствам — ужо трагедыя».

Сучасныя ідэі індывідуальнасьці і незалежнасьці ствараюць ілюзію, што кожны з нас — паўнаўладны гаспадар лёсу, але ў рэчаіснасьці сацыяльнае атачэньне — адзін з наймагутнейшых рэсурсаў здароўя. Разьвіваючы болей глыбокіх сувязяў, паляпшаючы якасьць камунікацыі, мы мяняем да лепшага як сябе, так і іншых людзей.

Вывучэньне мозгу прыматаў і чалавека паказала, што стылю камунікацыі адпавядае пэўная нэўрахімія мозгу. Напрыклад, у шымпанзэ высокі ўзровень ацэтылхаліну і нізкі ўзровень дафаміну ў паласатым целе мозгу, і гэта прыводзіць да таго, што малпы схільныя дзейнічаць, арыентуючыся на ўнутраныя падбухторваньні, ігнаруючы навакольных. У сучасных людзей нэўрахімія мозгу іншая: ужо ў нашых далёкіх продкаў стала больш дафаміну і сэратаніну і менш ацэтылхаліну. Так мы сталі матываваць сябе тым, што вакол нас, а не сваімі асабістымі жаданьнямі, навучыліся быць больш уважлівымі да навакольных, улічваць іх інтарэсы, дамаўляцца і, што самае важнае, фармаваць устойлівыя сем'і.

Пакажыце іклы! Падыдзіце да люстэрка і паглядзіце на свае зубы. Нашыя іклы зусім маленькія — і гэта адна з прыкметаў зьніжэньня агрэсіі да іншых асобінаў.

Гіпотэза антраполяга Лаўджоя тлумачыць, як разьвіліся **тры ўнікальныя прыкметы чалавека: кароткія іклы, схаваная авуляцыя і двуногасьць.** Такім чынам, нашыя продкі з нейкіх прычынаў пачалі практыкаваць сумеснае выкормліваньне дзяцей, бо рэпрадуктыўны посьпех у прыматаў залежыць ня так ад пладавітасьці, як ад выжывальнасьці дзіцянятаў. Эвалюцыйным посьпехам лічылася манагамная пара і мноства нашчадкаў. Гэта прывяло да разьвіцця двуногасьці (для таго, каб прыносіць ежу і забясьпечваць самак і дзяцей ежай), зьніжэньня ўнутрыгрупавой агрэсіі за самак і памяншэньня іклоў, якія іх адпужвалі, зьяўленьня схаванай авуляцыі (ніжэйшая імавернасьць прывабнасьці для іншых самцоў). Зьніжэньне ўнутрыгрупавой агрэсіі прывяло да лепшай каапэрацыі і стымулявала разьвіцьцё галаўнога мозгу.

Цалкам магчыма, што менавіта манагамія зрабіла нас людзьмі. Калі самцы перастаюць канкураваць за самак, то ім лягчэй дамаўляцца паміж сабой і каапэравацца для здабычы ежы. Таму зьмена нэўрахіміі нашага мозгу прывяла да мацнейшага кантролю над эмоцыямі, стрымліваньня агрэсіі і ўтварэньня доўгатэрміновых сувязяў — у выглядзе як сем'яў, так і ўстойлівых сяброўскіх стасункаў.

Наш мозг зьмяніўся і стаў нашмат больш сацыяльным, мы сталі жыць у сем'ях і сябраваць сем'ямі. Усталяваньне шматлікіх сямейных і сяброўскіх сувязяў спрыяла назапашваньню культурных навыкаў і далейшай эвалюцыі і прагрэсу. «Сэкс-бомбы» і «дрэнныя хлопцы» — гэта не адаптацыя, а водгульле старэйшай праграмы паводзінаў.

Актыўнае сацыяльнае жыцьцё ў племені, актыўныя ўзаемадзеяньні зь людзьмі — усё гэта прыводзіла да таго, што сацыяльны статус і лепшае разуменьне адно аднаго стала забясьпечваць большы рэпрадуктыўны посьпех. Пераход ад герархіі да эгалітарызму прывёў да таго, што вырашальнай стала не фізычная сіла, а інтэлект, уменьне пралічваць учынкі іншых, разумець матывацыю і пачуцьці суродзічаў, мець у галаве дынамічныя мадэлі іх псыхікі. Чым больш у нас кан-

1. САЦЫЯЛЬНЫ МОЗГ

тактаў, тым большае разьвіцьцё зонаў мозгу, адказных за памяць і распазнаньне людзей.

Тэорыя сацыяльнага мозгу

Тэорыя сацыяльнага мозгу лічыць, што менавіта ўзаемадзеяньне з суродзічамі было і ёсьць рухальнай сілай эвалюцыі. Наш «сацыяльны мозг» уключае многія аддзелы мозгу: лобныя долі, скроневыя, мігдаліну і да т. п. Разуменьне іншых людзей — гэта надзвычай складаны навык, бо трэба адрозьніваць намёкі, падман, разумець інтанацыі, міміку, супастаўляць гэта з сытуацыяй і асаблівасьцямі чалавека — усё гэта патрабуе інтэнсіўнага разьвіцьця мозгу.

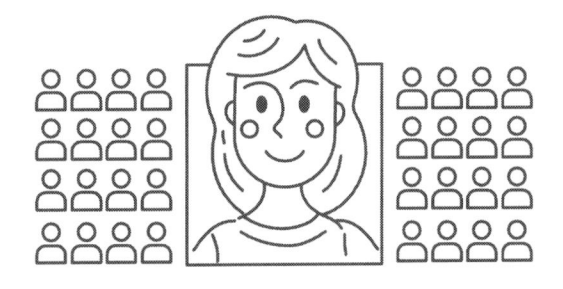

Вы — сярэдняе па сваім асяродзьдзі

— Рызыка захворваньняў і звычак

— Узровень прыбытку, кар'ерныя магчымасьці

— Шчасьце й здаволенасьць

! У сярэднім чалавек можа сябраваць, то бок рэгулярна падтрымліваць адносіны, даведвацца і памятаць характарыстыкі 150 чалавек (а некаторыя «прасунутыя карыстальнікі» і больш за 200), што ўдвая больш, чым малпы.

Гэта называецца «колькасьць Данбара» і сьведчыць пра абмежаваньне колькасьці пастаянных сацыяльных сувязяў. Лік 150 увесь час прайграецца ў чалавечай гісторыі: сярэдні памер вёскі, колькасьць людзей у племені, памер ваеннага атрада, колькасьць актыўных сяброў у сацсетках і г. д.

Сацыябэльнасьць чалавека карэлюе з памерамі лобных і скроневых доляў чалавека, якія павялічваліся ў працэсе эвалюцыі.

Пашкоджаньне асобных частак мозгу, напрыклад лобных доляў, прыводзіць да таго, што людзі хоць і захоўваюць памяць пра сацыяльны сьвет і яго нормы, але робяць моцныя памылкі ва ўспрыманьні эмоцыяў, невэрбалікі, ня могуць разумець іронію ці даваць слушныя маральныя ацэнкі.

Такім чынам, нашае мысьленьне шчыльна завязанае на сацыяльным асяродзьдзі і ўзаемадзеяньні зь ім. Зьбядненьне колькасьці сувязяў вельмі ўплывае на нашае здароўе — як прама, так і ўскосна, праз узровень стрэсу, атрыманьне важных ведаў і да т. п. Для адэкватнага сацыяльнага ўзаемадзеяньня важныя разьвітыя сацыяльныя навыкі. Многія людзі не атрымліваюць усіх магчымых задавальненьняў ці перавагі ад камунікацыі, бо маюць неадаптыўныя мадэлі паводзінаў, засвоеныя яшчэ зь дзяцінства.

Важную ролю ў камунікацыі граюць **люстраныя нэўроны**, дзякуючы якім мы можам аўтаматычна прайграваць эмацыйныя рэакцыі нашага бліжэйшага атачэньня, менавіта таму так важна заўсёды сачыць, хто знаходзіцца навокал. Атачэньне дае нам мноства сыгналаў, якія ўхваляюць ці крытыкуюць тое, што мы робім і як рэагуем на стымулы, і такім чынам навучае нас. Наш унутраны сацыёмэтар успрымае ўзровень грамадзкае ўхвалы, яго зьмены прыкметна адбіваюцца на нашым самаадчуваньні. На падставе грамадзкае ўхвалы мы мадэлюем і свае паводзіны. Таму ад навакольных можа залежаць, возьмемся мы за пэўныя праекты ці не, будзем упартыя ці здадзімся. Люстраныя нэўроны могуць прыносіць нам радасьць, калі людзі вакол усьміхаюцца, але калі вакол нас пахмурныя твары, то й наш настрой будзе зьніжацца.

Можна і трэба вучыцца камунікацыі. Многія людзі ўспрымаюць таварыскасьць як нейкую спрадвечную прыроджаную характарыстыку чалавека. Нехта сьцьвярджае, што ён — інтравэрт, і яму не наканавана камунікаваць ушчыльную. Іншыя баяцца падацца дурнаватымі ці нягеглымі, стаць аб'ектам насьмешак. Насамрэч кожны з нас, нават глыбокі інтравэрт, звышсацыяльны. Цяга да камунікацыі, уменьне разумець іншых закладзеныя ў нашых генах, трэба толькі рэалізаваць гэты навык, навучыцца карыстацца інструмэнтам. Чым больш мы будзем разумець іншых людзей, вывучаць іх, тым цікавейшымі яны нам падаюцца. Чым больш цікавасці мы да іх адчуваем, тым больш нязмушанай і яркай будзе камунікацыя. Адпаведна, чым больш задавальненьня мы атрымаем, тым больш актыўна будзем знаёміцца і ўзаемадзейнічаць з навакольнымі.

Нам патрэбныя іншыя людзі, каб пераадолець сваю ізаляцыю і адзіноту. Але зьявіцца яны могуць, калі мы дапаможам ім у гэтым. Ня трэба рабіць ідэю "адзіноты" рамантычнай і цудоўнай, у ёй няма нічога карыснага, яна небясьпечная для здароўя. Пераадолейце свае перадузятасьці і чаканьні ад іншых людзей, ідзіце ім насустрач. Дапамажыце іншым пазбавіцца ад адзіноты і забабонаў у дачыненьні да камунікацыі, гэта ўзбагаціць кожнага з вас.

У дзяцінстве я мала камунікаваў з аднагодкамі, аддаваў перавагу ўсё рабіць і вывучаць самому. Пасьля заканчэньня мэдыцынскага ўнівэрсытэта пайшоў на спэцыялізацыю анэстэзіёляг-рэаніматоляг адно з тае прычыны, што лекары гэтай спэцыяльнасьці менш за ўсё маюць зносіны з пацыентамі (а таксама мне падабалася рэаніматалёгія і прыборы). Але, пачаўшы выкладаць у мэдыцынскім унівэрсытэце, а затым у сваёй школе здароўя, я разьвіў навыкі зносінаў і стаў атрымліваць нашмат больш задавальненьня ад камунікацыі і новых людзей. Зрэшты, мне яшчэ вельмі далёка да «камунікатыўных геніяў».

> Павялічвайце якасьць і колькасьць сацыяльных сувязяў і зносін

Інвэстуйце ў сувязі

Сацыяльныя адносіны — гэта важны рэсурс, у яго варта сыстэмна інвэставаць, бо добрыя сувязі не ўзьнікаюць самі па сабе. Стывен Ковi, аўтар кнігі "Сем навыкаў высокаэфэктыўных людзей", апісвае адносіны як стварэньне эмацыйнага банкаўскага рахунку, які вызначае ўзровень даверу ў адносінах.

! **Калі вы паважліва і сумленна ставіцеся да чалавека на рэгулярнай аснове, ягоны давер да вас расьце.**

Высокі ўзровень даверу робіць магчымым эфэктыўныя камунікацыю, супрацоўніцтва, каапэрацыю.

Нават памылкі могуць быць дараваныя пры высокім капітале даверу. Але калі вы камунікуеце непаважліва, злоўжываеце даверам, не даяце чалавеку выказацца, ігнаруеце ці раздражняецеся, то ваш эмацыйны рахунак растае. Пры нізкім узроўні даверу да вашых словаў і прапановаў ставяцца насьцярожана і падазрона, што абцяжарвае камунікацыю і разбурае яе. Гэта можа адбывацца як між мужам і жонкай, так і ўнутры кампаніі.

Пытаньні і заданьні

1. Вы — тыповы прадстаўнік вашага атачэньня ці не?

2. Ці падзяляеце вы посьпех вашых сяброў альбо зайздросьціце яму?

3. Наколькі таварыскім вы сябе лічыце? Ці спрабавалі вы разьвіваць гэты навык?

2. Эпідэмія самоты

Навукоўцы сур'ёзна занепакоеныя эпідэміяй самоты. Сябры і камунікацыя — гэта незаменныя вітаміны для нашага мозгу, бо ўся гісторыя чалавека прайшла ў цесным кантакце зь іншымі: ад вялікай сям'і да згуртаванай супольнасьці. Самота, нават не ўсьвядомленая, глыбока нефізыялягічная для нашага арганізма, нам эвалюцыйна прызначана

2. ЭПІДЭМІЯ САМОТЫ

быць у кантакце са сваякамі й суродзічамі. Наш мозг успрымае змушаную адзіноту як сымптом хваробы і рэагуе на яго адпаведна.

Але цяпер грамадства ўсё больш атамізуецца, распадаецца. З аднаго боку, у нас усё больш магчымасьцяў мяняць сваё атачэньне, вандраваць, быць на сувязі. Адваротны бок мабільнасьці — гэта зьніжэньне колькасьці доўгатэрміновых сувязяў і слабое ўкараненьне людзей. Мы бачым, што ўсё больш людзей пачуваюцца самотнымі: у заходніх краінах гэтая лічба складае 20–40 % дарослага насельніцтва. Сучаснае грамадства часта завуць "вадкім" (liquid society), калі сталыя пераезды прыводзяць да таго, што ў нас менее грамадскіх сувязяў, мы надаём недастаткова ўвагі адносінам у адрозьненьне ад традыцыйнай мадэлі вялікай сям'і, дзе пад адным дахам жывуць розныя пакаленьні.

У Японіі паўмільёна хікікіморы (хікі) — людзей, якія імкнуцца да поўнай сацыяльнай ізаляцыі, у Швэцыі амаль палова гаспадарак — гэта самотныя і бязьдзетныя дарослыя людзі, у Брытаніі больш за 9 мільёнаў самотнікаў і самотніц, у ЗША больш за 40 мільёнаў людзей старэйшых за 45 гадоў самотныя. Калі ў 1900 годзе толькі 5 % людзей лічылі сябе самотнымі, дык цяпер іх ня менш за 25 %. Скарачаюцца і спосабы баўленьня часу, мы ўсё меней зьбіраемся разам на мерапрыемствы, радзей гуляем у гульні або займаемся спортам. Нават у межах адной сям'і людзі ўсё менш камунікуюць і радзей ядуць за адным сталом.

Прычынаў багата: гэта і зьмена эканамічных адносінаў, калі зьяўленьне пэнсій зрабіла пэнсіянэраў незалежнымі, і фінансавая незалежнасьць кожнага чалавека, які можа дазволіць сабе забясьпечваць выдаткі на жыцьцё самастойна, і ўзмацненьне дзяржавы. Парадокс: чым больш мы давяраем дзяржаве, тым меншая неабходнасьць зьвяртацца па дапамогу да сяброў. Ва ўсім сьвеце цяпер адбываецца зьніжэньне цікавасьці да грамадскіх аб'яднаньняў, памяншэньне колькасьці добраахвотных асацыяцыяў. Гэтыя працэсы могуць быць даволі небясьпечнымі для дэмакратычных краінаў, бо зьмяншаюць салідарнасьць грамадства.

Гарадзкое асяродзьдзе. Большую частку сваёй эвалюцыі чалавек праводзіў у атачэньні людзей, якіх ён добра ведаў ці якія былі яго сваякамі, сустрэчы зь незнаёмцамі адбываліся рэдка. Чым больш вакол нас людзей, тым цяжэй нам падтрымліваць зь імі сувязь: сёньня жыхары буйных гарадоў ня ведаюць нават сваіх суседзяў, а лішак незнаёмцаў павялічвае стрэс ад высокай няпэўнасьці і недахопу кантролю. Парадаксальна, але больш высокая фізычная шчыльнасьць людзей прыводзіць да росту псыхалягічнага адчужэньня.

Пераяжджаючы, я заўсёды знаёмлюся з суседзямі і бяру ўдзел у грамадскіх справах. Вядома, часта ў вялікім горадзе людзі разьяднаныя і іх цяжка арганізаваць, скажам, на тое, каб разьбіць кветнікі на вуліцы ці адрамантаваць пад'езд. Таму часта большую частку затратаў даводзілася браць на сябе асабіста, але ў працэсе звычайна хто-небудзь далучаўся. Лішак незнаёмых людзей павялічвае стрэс, а высокая фізычная шчыльнасьць насельніцтва вядзе да росту псыхалягічнага адчужэньня.

Высакашчыльнае гарадзкое асяродзьдзе ня вельмі спрыяльнае для фізычнай актыўнасьці: колькасьць прагулачных сьцежак і бясьпечных грамадскіх месцаў скарачаецца. Яно таксама спрыяе і нездароваму харчаваньню праз мноства крамаў і рэстарацыяў, рэклямы фастфуду, дарагіх якасных прадуктаў. Высокі ўзровень стрэсу павялічвае і вялікую імавернасьць дэпрэсіі ды трывожных разладаў. Сувязь шчыльнасьці насельніцтва і ўзроўню шчасьця неадназначная ў розных частках сьвету. На індывідуалісцкім Захадзе дзейнічае правіла, што гараджане менш шчасьлівыя: чым большы горад, тым меншы ўзровень шчасьця. Іншыя дасьледаваньні абвяргаюць гэта і гавораць пра большую сувязь шчасьця і даходу: у Азіі, дзе ёсьць схільнасьць да калектывізму, жыхары буйных гарадоў пачуваюцца шчасьліўшымі.

Колькасьць злачынстваў у хмарачосах павялічваецца амаль прапарцыйна іх вышыні. Калі ў трохпавярховых дамах учыняецца 8,8 злачынстваў на тысячу жыхароў, то ў шаснаццаціпавярховых — да 20,2. Таксама гараджане значна часьцей пакутуюць на разнастайныя парушэньні псыхікі, напрыклад трывожны нэўроз і афэктыўны разлад. Навукова даведзена сувязь актыўнасьці мігдаліны і шчыльнасьці насельніцтва: чым у буйнейшым населеным пункце жыве чалавек, тым мацней актывуецца ў яго мігдаліна ў адказ на стрэс.

! **Анляйн-камунікацыя наўрад ці заменіць рэальную: у ёй няма фізычнага кантакту, невэрбальны кантакт — слабы, і няма магчымасьці атрымліваць досьвед сумеснага пражывання падзеяў.**

Чым большы горад, тым больш адзіноты: высокая шчыльнасьць людзей спрыяе адчужанасьці. Тут часта выяўляецца звышасьцярожнасьць, калі людзі не карыстаюцца наяўнай магчымасьцю для камунікацыі, лічачы самоту больш спакойнай. Але гэта наша памылка, калі мы думаем, што самота палепшыць нашае самаадчуваньне. Насамрэч, яна можа адно пагоршыць яго, а вось камунікацыя — дапамагае.

У буйных гарадах ужо зьявілася паслуга "сябар на гадзіну", калі вы можаце купіць увагу іншых людзей.

Анляйн-камунікацыя ня можа замяніць рэальную, бо практычна 80 % успрыманьня — гэта невэрбальная інфармацыя (позірк, гэсты і г. д.) суразмоўцы і агульны для вас кантэкст, які аб'ядноўвае (вы ў адзін час у адным месцы і пражываеце разам адзін момант). А вось пры камунікаваньні анляйн вы не атрымліваеце ўсёй інфармацыі пра суразмоўцу, вы ў розным кантэксьце, мо нават у розныя моманты часу. Усё гэта вядзе да таго, што мы губляем значную частку таго, што хочам данесьці, і нашмат горш разумеем суразмоўцу. Таму ўзьнікае моцнае скажэньне, якое прыводзіць да неадэкватных высноваў і заключэньняў. А сфармаванае меркаваньне потым ужо цяжка будзе зьмяніць.

Камунікацыйны голад. Само па сабе пачуцьцё самоты не небясьпечнае, гэта біялагічны сыгнал нашага арганізму, як смага ці голад, і задаволіць яго можна камунікацыяй. Каб выжыць, камунікуй зь іншымі — так кажа нам інстынкт. Голад можна задаволіць як якаснай ежай, карыснай для здароўя, так і фастфудам, які яго сьцішае, але шкодны ў пэрспэктыве. Задаволіць пачуцьцё самоты можна і сацсеткамі ці плёткамі, але ў пэрспэктыве злоўжываньне анляйн-камунікацыяй пагаршае сытуацыю. Можна забіць пачуцьцё адзіноты і заяданьнем, тады фармуецца заганнае кола: я самотны, таму тоўсты, і я тоўсты, таму самотны.

Ясная рэч, ня варта кідацца ў скрайнасьці і лічыць любую адзіноту шкоднай. У гэтым разьдзеле гаворка ідзе менавіта пра змушаную самоту. Дасьледаваньні паказваюць, што людзі з больш высокім IQ менш маюць патрэбу ў сябрах і атрымліваюць задавальненьне ад жыцьця. Па сутнасьці, быць аднаму, жыць аднаму і быць адзінокім — гэта розныя рэчы, якія па-рознаму ўплываюць на здароўе.

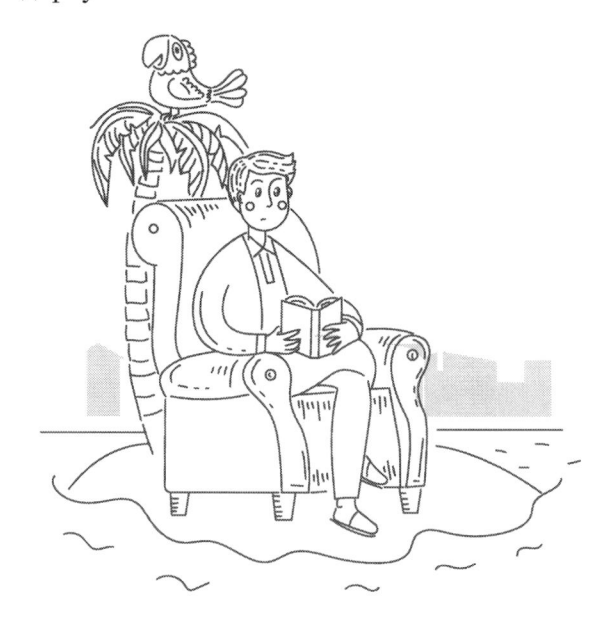

Пытаньні і заданьні

1. Ацаніце вашыя сацыяльныя сувязі якасна і колькасна. Ці дастаткова іх вам?

2. Ці любіце вы быць сам-адзін? У якіх сытуацыях быць аднаму прыемна?

3. Што вы робіце, калі адчуваеце самоту?

3. Сацыяльнае атачэньне і здароўе

Лепш сто сяброў, чым сто рублёў: сапраўды, а колькі каштуе сябар? Ацэнкі, праведзеныя ў ЗША, паказваюць, што калі самотны чалавек заводзіць моцнае сяброўства, то ўзьдзеяньне на ўзровень шчасьця аналягічнае павышэньню гадавога заробку на 60 тысячаў даляраў.

Сяброўства і камунікацыя — гэта прафіляктыка і лячэньне шматлікіх захворваньняў. Нават прымаўка ёсьць: чалавек безь сяброў што печ бяз дроў. Адчуваньне сувязі зь іншымі людзьмі — гэта глыбінная патрэба чалавека, таму калі ўжо не сяброўства, то актыўны ўдзел у сацыяльных справах, напрыклад валанцёрства, таксама павышае ўзровень задавальненьня. Адзін з надзейных спосабаў справіцца з болем — гэта дапамагаць іншым людзям, якім яшчэ горш. А вось сацыяльная ізаляцыя або адрыньваньне, здрада блізкіх выклікаюць боль ня менш рэальны, чым фізічны, і да таго ж ён можа не згасаць з часам.

Калі дыета і фізічная актыўнасьць могуць да 20–30 % зьнізіць рызыку сьмяротнасьці, то сямейная і сяброўская падтрымка зьніжае яе на 45 %, а моцны шлюб — на 49 %. Вельмі важна і карысна часьцей бываць сярод людзей, якія вас шчыра любяць, людзей, якія даюць вам паверыць у сябе, людзей, якія чакаюць ад вас посьпеху.

Навукоўцы ацанілі шкоду змушанай самоты, прыраўняўшы яе да 15 скураным цыгарэтам у дзень, што перавышае нават небясьпеку атлусьценьня і малакрухомага ладу жыцьця. Рызыка ранняй сьмерці сярод людзей, якія адчуваюць адзіноту і пакінутасьць, павялічваецца на 26 %, жыцьцё на самоце ў кватэры ці доме — на 32 %, сацыяльная ізаляцыя — на 29 %.

! Прыналежнасьць да рэлігійных суполак зьніжае рызыку сьмерці на 20 %, што было даведзена на прыкладзе прыхаджанаў цэркваў. Апроч зьніжэньня рызыкі шэрагу захворваньняў, гэта спрыяе ўсталяваньню дадатковых сацыяльных сувязяў.

У самотных вышэйшая рызыка ішэмічнай хваробы сэрца, гіпэртаніі, інсульту, дэмэнцыі, суіцыдальных спробаў і дэпрэсіі. Адзінота павялічвае рызыкі для здароўя, уплываючы на маркеры здароўя, такія як ліпідны профіль, С-рэактыўны бялок, артэрыяльны ціск і да т. п. Мэханізмы ў гэтага розныя: разьвіцьцё дэпрэсіі, зьніжэньне фізычнай актыўнасьці, павелічэньне ўзроўню стрэсу, зьніжэньне ўзроўню падтрымкі, грэбаваньне мэдыцынскім абслугоўваньнем і да т. п. Калі вы шмат часу праводзіце сярод іншых, то вам важна, як вы выглядаеце, як вы рухаецеся, таму вы сочыце за харчаваньнем і актыўнасьцю. Праз сацыяльную ізаляцыю зьяўляецца жаданьне "запусьціць сябе", павышаецца рызыка шкодных звычак, такіх як курэньне і алькагалізм.

Маладыя і пажылыя людзі найболей уразьлівыя перад ізаляцыяй. Разьвітыя сацыяльныя сувязі ў падлеткаў абараняюць ад атлусьценьня ня горш, чым рухальная актыўнасьць. Чым больш у чалавека ва ўзросьце значных адносінаў зь іншымі людзьмі, тым лепш працуе мозг і менш рызыка Альцгаймэра. Анкалягічныя пацыенты лепш пераносяць хіміятэрапію, калі ў іх ёсьць суседзі па палаце. У таварыскіх людзей меншая рызыка дыябэту 2 тыпу, а ў людзей з дэфіцытам камунікацыі рызыка дыябэту ўзрастае на 42 % у мужчынаў і на 112 % у жанчынаў. Страта кожнага сябра на 12 % павялічвае рызыку дыябэту.

! Варожасьць і недружалюбнасьць павялічваюць сьмяротнасьць ад сардэчна-сасудзістых захворваньняў незалежна ад іншых фактараў.

Пры адзіноце мозг пачынае менш актыўна рэагаваць на станоўчыя стымулы і становіцца больш адчувальны да нэгатыўных, што пагаршае стрэсаўстойлівасьць. Самотным людзям трэба болей часу, каб заснуць, яны часьцей прачынаюцца ноччу і менш глыбока сьпяць. Нават невялікая размова зь незнаёмцамі або малазнаёмымі людзьмі зьніжае ўзровень стрэсу; павелічэньне колькасьці нават слабых сацыяльных сувязяў — напрыклад, прадавец крамы або сусед па доме, — дабратворна ўплывае на стрэсаўстойлівасьць і ўзровень шчасьця. А вось варожасьць і непрыязь павялічваюць сьмяротнасьць ад сардэчна-сасудзістых захворваньняў незалежна ад іншых чыньнікаў.

Соцыум і актыўнае даўгалецьце

У доўгажыхароў Акінавы ёсьць такія традыцыі, як маai, юімару, наараі.

Актыўнае сацыяльнае жыцьцё (маai) — гэта супольны лад узаемавыручкі, неад'емная частка іх ладу жыцьця: побач з акінаўцам заўсёды ёсьць сябры і іх фінансавая і псыхалягічная падтрымка. Нават разуменьне, што ў выпадку бяды ты ня будзеш самотны, ужо дае антыстрэсавы эфэкт. Маai — гэта сустрэчы аднадумцаў, якія зьбіраюцца для падтрымкі каго-небудзь або для заняцця агульнай справай. Нават цяпер да 50 % акінаўцаў уваходзяць у маai, часта адзін чалавек уваходзіць у некалькі маai — гэта могуць быць школьныя таварышы ці «клюбы па інтарэсах».

Юімару (мару — кола) — гэта права роўнасьці, а **наараі (праламленьне хлеба)** — гэта традыцыя прымаць ежу ў кампаніі блізкіх. Сумеснае сталаваньне як у коле сям'і, так і зь сябрамі і калегамі — вельмі карысная ідэя, старайцеся радзей есьці ў адзіноце. Для даўгалецьця важна і тое, што пажылых паважаюць, яны захоўваюць права прыняцьця рашэньняў, зьяўляюцца апорай сям'і і аўтарытэтам.

На жаль, у многіх заходніх краінах пажылыя людзі альбо аказваюцца ў ізаляцыі, альбо трапляюць у дамы састарэлых, дзе іх самастойнасьць абмяжоўваецца, што вельмі шкодна для здароўя і даўгалецьця.

Цікавым прыкладам зьяўляецца і эфэкт Разэта. Гэта горад, заснаваны італьянскімі мігрантамі ў Пэнсільваніі. Разэта прыцягнуў увагу дасьледнікаў нізкім узроўнем сардэчна-сасудзістых захворваньняў — удвая меншым, чым у цэлым па ЗША. Дасьледаваньні паказалі, што **асаблівых адрозьненьняў у ладзе жыцьця ў жыхароў няма, за выключэньнем дзіўнай арганізацыі сацыяльнага жыцьця:** 22 грамадскія арганізацыі ў мястэчку на 2000 чалавек, дух раўнапраўя і роўнасьці, вялікія сем'і з традыцыямі павагі старэйшых, клопат жыхароў адно пра аднаго і адчуваньне згуртаваньня і адзінства.

Узровень даходу

Ваш сярэдні даход роўны сярэдняму арыфмэтычнаму даходу найбольш значных для вас людзей у вашым асяродзьдзі. Калі вы ў сярэдняй траціне вашых сяброў па даходзе, то ваша імавернасьць больш зарабляць у бліжэйшыя гады высокая, а калі вы ў верхняй траціне — то шанцы падняць свой даход памяншаюцца ў шмат разоў. Забясьпечаныя сябры аўтаматычна стымулююць вас зарабляць больш, пры гэтым лепей каб яны былі багацейшымі за вас, скажам, ня ў тысячу, а ў два разы.

Пытаньні і заданьні

1. Як уплывае на вашае здароўе ізаляцыя?
2. Ці камфортна вам сярод тых людзей, якіх вы ведаеце?
3. Ці дапамагае камунікацыя лепшаму самаадчуваньню пры стрэсе або хваробе?

4. Сацыяльныя сувязі

У працэсе эвалюцыі ў нашых продкаў паступова павялічваліся магчымасьці мозгу, каб запамінаць і апрацоўваць псыхалягічныя мадэлі стану розных людзей. Як мы ўжо казалі, сярэдняя колькасьць сувязяў — 150, ад 100 да 230 чалавек. Калі колькасьць расьце, мозгу цяжэй памятаць кожнага і выбудоўваць з ім адносіны. Бо для падтрыманьня ўсіх гэтых сувязей актуальнымі патрабуецца час і намаганьні. Калі ў вас узьнікаюць новыя кантакты, старыя паступова зьнікаюць.

Памер сярэдняга племені ў паселішчах каменнага веку не перавышаў 200 чалавек; калі людзей ставала болей, племя дзялілася. Сярод суплеменьнікаў усе адно аднаго ведалі, памяталі і стваралі стабільныя адносіны.

Ёсьць і больш шчыльныя групы: падзелім 150 на 3 і атрымаем 50 — гэта памер групы аднадумцаў, калег. А група з 15 чалавек — гэта тыя людзі, падзеі ў жыцьці якіх эмацыйна ўплываюць на нас і цікавыя нам. Падзелім яшчэ на 3 — атрымаем 5. Пяць чалавек — гэта самыя блізкія людзі, зь якімі мы можам падзяліць свае патаемныя жаданьні і страхі. Або можна ўмоўна вылучыць узровень сям'і, затым блізкіх сяброў, на якіх можна разьлічваць, затым "племя" ці "вёска" (агульныя інтарэсы) і ўзровень "слабых сувязяў", уключаючы інтэрнэт-сяброў.

Зрабіце простае практыкаваньне: выпішыце ўсіх людзей, з кім вы камунікуеце і пачуваецеся камфортна. Колькі атрымалася? Цяпер разьбіце іх па групах — блізкае кола, сярэдняе, далёкае — ці ўсе ў вас ёсьць? Памятайце, што месца ў нашым мозгу могуць займаць ня толькі рэальныя, але і выдуманыя або віртуальныя пэрсанажы, мэдыяпэрсоны. Вы можаце сачыць за сваім кумірам, калі вучыцеся ў яго нечаму карыснаму.

Калі мозгу бракуе камунікацыі, ён гатовы занурыцца ў бульварныя плёткі. Але ці сапраўды вам трэба ведаць розныя фэйкавыя «зорныя» навіны?! Камунікацыя з рэальнымі людзьмі нашмат карысьнейшая для здароўя.

! **Кожная сувязь характарызуецца сваёй «сілай»: чым больш працяглыя стасункі, чым вышэйшая эмацыйная блізкасьць, давер і чым часьцей мы робім адно аднаму ўзаемныя паслугі, тым мацнейшая сувязь. Але вялікае значэньне маюць і "слабыя" сувязі.**

Слабыя сувязі — гэта людзі, зь якімі мы сустракаемся, але не знаёмы блізка: калегі, суседзі, прадаўцы, былыя аднаклясьнікі і да т. п. Яны не зьяўляюцца нашымі сябрамі і адносяцца да іншых клястараў, і, такім парадкам, могуць даць нам доступ да новай інфармацыі, ідэй, знаёмстваў, магчымасьцяў і да таго ж прывесьці да пашырэньня нашага ўплыву. Гэтыя сувязі могуць быць значна больш разнастайнымі, плюралістычнымі, і мы можам падтрымліваць тысячы такіх «слабых» сацыяльных сувязяў.

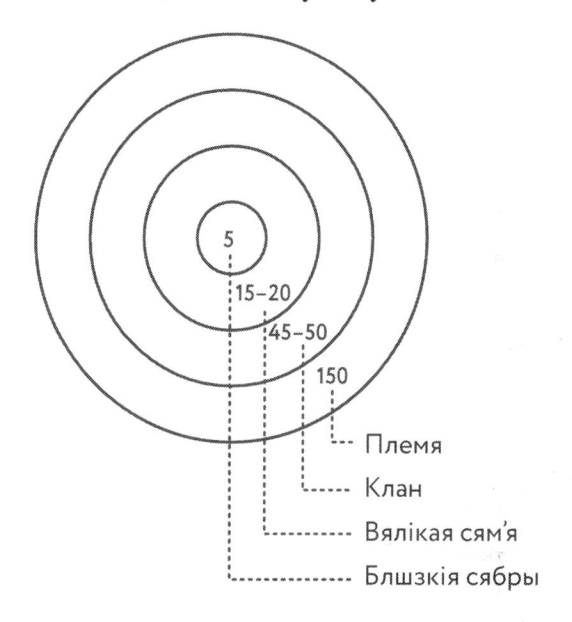

```
        5
      15–20
     45–50
      150
            ---- Племя
            ---- Клан
            ---- Вялікая сям'я
            ---- Блшзкія сябры
```

Як павялічыць свой сацыяльны капітал

Вядома, ня варта хадзіць і высільвацца, каб з кім-небудзь пасябраваць, калі ўжо гэта карысна для здароўя. Аднавіць старую сувязь лягчэй, чым выбудаваць новую: складзіце сьпіс добрых знаёмых, якія выпалі з поля ўвагі, і аднавіце гэтыя адносіны. Знаёміцца — гэта навык, які трэніруецца гэтак жа, як іншыя навыкі. Пра гэта напісаныя кнігі, ёсьць курсы камунікацыі і прамоўніцкага майстэрства. Калі вам замінаюць псыхалягічныя праблемы, то дапаможа псыхатэрапія. Навык прыходзіць і ўмацоўваецца толькі з практыкай, таму трэніруйцеся ўсюды, дзе будзе дарэчы знаёміцца і ўступаць у кантакт.

"Мяне клічуць Андрэй, я пішу кнігу, яна дапаможа вам стаць здаравейшымі і прыгажэйшымі", — калі вы назваліся, вам прасьцей выказвацца і заводзіць знаёмствы. У гутарцы бу-

- Старыя сябры
- Новыя сябры
- Будучыя сябры

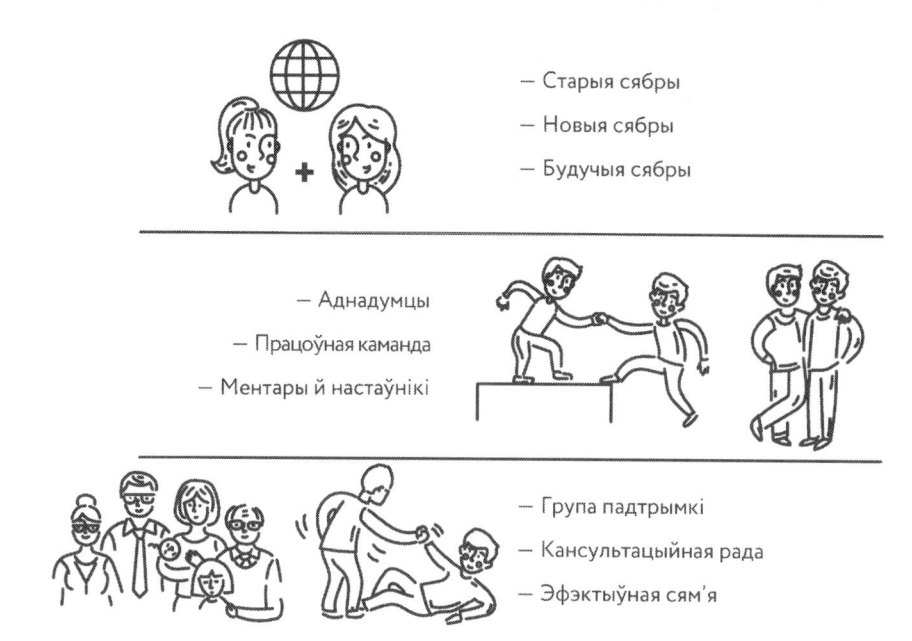

- Аднадумцы
- Працоўная каманда
- Ментары й настаўнікі

- Група падтрымкі
- Кансультацыйная рада
- Эфэктыўная сям'я

дзьце прыязныя, дапамагайце людзям і шчыра цікаўцеся імі, тады вы будзеце ненавязьлівыя і самі атрымаеце задавальненьне і прыемны посмак. Спытайце сябе, чаму вы можаце навучыцца ў гэтага чалавека? Вучыцеся і самі быць цікавымі і крэатыўнымі, разумець невэрбаліку і ўважліва слухаць, выбірайце ўнівэрсальныя тэмы: здароўе, праца, дзеці, агульныя знаёмыя.

Нашыя сацыяльныя сувязі — гэта наш сацыяльны капітал, сукупнасьць псыхалягічных стасункаў, якія спрыяюць павышэньню дабрабыту. Чым больш у вас якасных сацыяльных сувязяў, тым большыя вашыя рэсурсы і шырэйшыя магчымасьці.

! Зьбіраць карысныя знаёмствы, весьці базу дадзеных, адзначаючы розныя дэталі пра людзей як для моцных, так і для слабых сувязяў, — гэта добрая ідэя.

Знаёмце адно з адным сваіх сяброў, бо чым шчыльнейшая сацыяльная сетка, тым яна эфэктыўнейшая. Новыя знаёмствы вы можаце завесьці, уступіўшы ў цікавыя вам суполкі, грамадзкія арганізацыі, клюб выпускнікоў, адукацыйныя курсы або заняўшыся новымі праектамі на працы. Карысна знаёміцца з тымі, хто сам зьвязаны зь вялікай колькасьцю людзей, напрыклад з палітыкамі, блогерамі, рэстаратарамі, спартоўцамі, акторамі, грамадзкімі дзеячамі, піяршчыкамі, журналістамі і да т. п. Знаёмцеся і камунікуйце ў кавярнях, рэстарацыях, на спартовых занятках, канфэрэнцыях, канцэртах, працы.

Сацыяльныя сеткі — гэта зручны інструмэнт для нэтворкінгу. Шмат разоў я спачатку знаёміўся і камунікаваў анляйн, а сустракаўся асабіста толькі праз месяцы ці нават гады камунікацыі. Знайсьці цікавых вам людзей можна і ў коле вашых знаёмых, і сярод падпісантаў спэцыялізаваных суполак. Камунікуючы, камэнтуючы нататкі і артыкулы, уступаючы ў дыскусіі, вы можаце лёгка знайсьці аднадумцаў.

Знаёмцеся мэтанакіравана

Не пускайце знаёмствы на самацёк: складзіце сьпіс тых людзей, з кім хацелі б пазнаёміцца, а калі ідзяце на канфэрэнцыю ці мерапрыемства, то загадзя зьбярыце інфармацыю пра тых, хто там будзе. Бо любому чалавеку прыемна, калі ім цікавяцца і абмяркоўваюць важныя для яго тэмы.

Будзьце карысныя

Спытайце сябе, чым я магу быць карысны сябру? У чым яго выгада ад камунікацыі са мной? Дапамагайце іншым у дасягненьні іх мэтаў. Не чакайце рэакцыі ў адказ або падзякі, шукайце, як вы можаце зрабіць іншых людзей больш шчаслівымі. Шчодрасьць — гэта ключ да камунікацыі і посьпеху. Навучаючы іншых, ствараючы супольнасьць, вы таксама дапамагаеце іншым і ўтвараеце моцныя сувязі. Радуйцеся вашым сябрам, натхняйцеся імі, дзякуйце, у тым ліку і публічна. Бо людзі запамінаюць ня тое, што вы сказалі, а тое, як яны сябе адчувалі ў камунікацыі з вамі.

Як заўважыў Оскар Уайльд, «усе спачуваюць няшчасьцям сваіх сяброў, ды толькі нямногія цешацца іх посьпехам».

Знаходзьце час для падтрыманьня сувязяў

«Сардэчны сябар не народзіцца раптам» — кажа народная мудрасьць: адносіны важна паглыбляць і падтрымліваць. Тут важнейшая якасьць, а ня колькасьць часу, калі вы сумесна перажываеце эмоцыі і нешта робіце разам. Нагадвайце пра сябе рознымі спосабамі: віншуйце, дзякуйце, дзяліцеся карысным. Лічыцца, што трэба ня менш за тры кантакты, каб чалавек вас запомніў.

Не сумуйце праз адмовы ці няўдачы — гэта натуральная частка практыкі. Сацыяльнае непрыманьне заўсёды непрыемнае, але не такое й страшнае. Звыкшы да адмоваў і пераканаўшыся, што вы не згараеце пры гэтым ад зьбянтэжанасьці, ідзіце практыкавацца далей. У шматлікіх людзей асьцярогі з нагоды сацыяльнага непрыманьня пры знаёмстве настолькі высокія, што яны саромеюцца нават пачаць. Ня бойцеся падацца дурнем і не мудрагельце, факусуйце ўвагу на суразмоўцы, а не на сваіх перажываньнях, — і ўсё ў вас атрымаецца.

Сям'я можа стаць як крыніцай неймавернай падтрымкі, так і разбуральнай сілай. Таму выбар мужа ці жонкі, выхаваньне дзяцей, адносіны з бацькамі і сваякамі павінны стаць важнай часткай жыцьця. Калі выбудаваць здаровыя адносіны, яны будуць вельмі карыснымі для нас: клопат, падтрым-ка, любоў, каханьне, адчуваньне, што ў табе маюць патрэбу, — гэта магутныя стымулы жыць даўжэй і лепш. Сем'і, дзе муж і жонка нешчасьлівыя адно з адным, толькі пагаршаюць здароўе і кароцяць жыцьцё. Развод, сьмерць мужа/жонкі значна павялічваюць рызыку хваробаў сэрца.

> ❗ **Добры шлюб падаўжае жыцьцё мужчынаў на 7 гадоў, а жанчынаў — на 2 гады. Няшчасны шлюб пагаршае здароўе абаіх сужэнцаў.**

У краінах, дзе шмат доўгажыхароў, сям'ю ставяць на першае месца, надаюць вялікае значэньне сямейным каштоўнасьцям, падтрымліваюць блізкіх, памятаюць і шануюць продкаў, рэгулярна наведваюць бацькоў. У вялікіх сем'ях пажылыя людзі, якія жывуць сумесна зь дзецьмі, лепш харчуюцца, больш актыўнічаюць і радзей хварэюць.

Невыпадкова навукоўцы тлумачаць вышэйшую працягласьць жыцьця людзей неабходнасьцю перадачы досьведу маладому пакаленьню і клопату пра яго: калі бацькі занятыя працай, бабулі і дзядулі дапамагаюць гадаваць дзяцей.

Дасьледніца сям'і Джэйн Ховард лічыць, што **ўсім эфэктыўным сем'ям уласьцівыя наступныя крытэры:**

• у іх ёсьць галава сям'і, вакол якога сабраны астатнія, і ён у курсе ўсяго;
• сямейнікі маюць падтрымку і натхненьне ўнутры сям'і;
• яны гасьцінныя;
• яны ўмеюць вырашаць праблемы ўнутры сям'і, захоўваючы сямейныя каштоўнасьці.

Таксама ў эфэктыўных сем'ях ёсьць пачуцьцё дома і любасьці, сувязь пакаленьняў і клопат пра пажылых сямейнікаў.

Многія людзі лічаць, што добрыя адносіны ўзьнікаюць самі сабой, як падарунак нябёсаў. Так бывае, але вельмі рэдка. Добрыя моцныя адносіны патрабуюць працяглай карпатлівай працы і ўвагі. Адносінамі трэба займацца. У адносінах карысна гарманічна разьмяркоўваць жаданьні і абавязкі, а таксама выконваць баланс між "даю" і "бяру", каб не сыходзіць як у навязьвасьць, так і ў сузалежнасьць.

Карысна для падтрыманьня сацыяльных сувязяў і вывучэньне сваёй **сямейнай гісторыі**. Глыбокае веданьне вашага радаводу шчыльна зьвязанае з маштабам вашага мысьленьня: вы ацэньваеце свае рашэньні яшчэ й з пункту гледжаньня ўплыву на жыцьцё вашых нашчадкаў. Улічваючы даныя эпігенэтыкі, гэта можа працаваць на некалькі пакаленьняў наперад. Вывучэньне сямейнай гісторыі карэлюе з унутраным локусам кантролю, больш высокай самаацэнкай, лепшай атмасфэрай у сям'і, лепшай згуртаванасьцю, меншым узроўнем турботы, меншай частасьцю паводзінных разладаў, больш эфэктыўным пераадоленьнем стрэсаў.

Імаверна, глыбокая рэтраспэктыва дапамагае больш думаць і пра сваю будучыню, бо за ўспаміны і за канструяваньне будучыні адказваюць адныя і тыя ж участкі мозгу.

Пытаньні і заданьні

1. Складзіце сьпіс людзей, якіх вы ведаеце. З кім зь іх варта ўмацаваць сувязь?

2. Складзіце сьпіс людзей, з кім бы вы хацелі пазнаёміцца. Як гэта можна зрабіць?

3. Вывучыце сваю генэалогію.

5. Сацыяльнае заражэньне

«Нашыя паводзіны — нешта накшталт заразнай хваробы: добрыя людзі пераймаюць благія звычкі, падобна таму як здаровыя заражаюцца ад хворых». Фрэнсіс Бэкан, філёзаф.

Велізарны ўплыў на нас аказвае ня толькі колькасьць сацыяльных сувязяў, але й іх якасьць. Нашае асяродзьдзе ўплывае на тое, як мы дзейнічаем, што адчуваем і пра што думаем. Выпішыце імёны пяці найбліжэйшых чалавек са свайго асяродзьдзя і ўявіце сярэдняе ад іх. Ці супадае гэта з вашым сьветаадчуваньнем?

Спрыяльнае атачэньне стварае пажыўнае асяродзьдзе, дзе людзі могуць неверагодна разьвіць свае таленты.

Філёзафы ў Атэнах, кіраўнікі і псыхолягі ў Вэне — таленты заўсёды былі сканцэнтраваныя лякальна, у межах адных школ або гарадоў. Многія геніяльныя навукоўцы, пісьменьнікі, музыкі, прадпрымальнікі былі знаёмыя адно з адным, абменьваліся ідэямі і шчыльна камунікавалі. Таму найлепшы спосаб прасунуцца да сваёй мэты — быць фізычна бліжэй да месца, дзе ў вас зьявіцца больш настаўнікаў і аднадумцаў. Хочаце стаць актором? Адпраўляйцеся ў Галівуд і ўладкоўвайцеся хаця б прыбіральнікам.

На што можа паўплываць атачэньне

Нашыя сувязі зь іншымі людзьмі залежаць ад іх сувязяў і гэтак далей. Даведзена, што на нас могуць уплываць сябры сяброў нашых сяброў. Можна ўявіць, што мы — як клетка сацыяльнага макраарганізма, своеасаблівага рою, па зьвёнах якога распаўсюджваюцца ідэі і звычкі. Дасьледаваньні паказалі, што, калі людзі пачынаюць набіраць вагу, іх сябры на 20 % набіраюць лішнія кіло, а сябры сяброў — у сярэднім на 10 %. Такое сацыяльнае заражэньне адбываецца неўсьвядомлена, мы проста схільныя капіяваць звычкі. Калі нашыя сябры пачынаюць часьцей есьці больш калярыйную ежу, мы «заражаемся» гэтым прыкладам.

Сацыяльнае заражэньне — гэта калі чалавек мяняе свае паводзіны пад узьдзеяньнем навакольных людзей, пры гэтым ён капіюе ня толькі ідэі, але й спосабы іх рэалізацыі. Эвалюцыйны навык капіяваць эмоцыі быў магутным і карысным мэханізмам выжываньня, важным для каардынацыі групы. Чым больш згуртавана мы дзеялі на паляваньні і пры абароне ад ворагаў, тым вышэй была імавернасьць выжыць. Нашыя люстраныя нэўроны капіююць стрэс, радасьць ды іншыя эмоцыі.

! Пераманьне закладзена ў нашы інстынкты: мы ўсьміхаемся ў адказ на ўсьмешку, хмурымся, убачыўшы хмурнага чалавека, пазяхаем, калі бачым які пазяхае.

5. САЦЫЯЛЬНАЕ ЗАРАЖЭНЬНЕ

Сацыяльнае «заражэньне» распаўсюджваецца на мноства станаў: дэпрэсія, рызыка суіцыду, атлусьценьне, алькагалізм, курэньне, шлюб, дзеці, развод, узровень прыбытку і інш. Адна лыжка дзёгцю псуе бочку мёду — і напраўду, мы часта капіюем дзеі іншых, спрыяючы распаўсюджваньню звычкі або ідэі па ўсіх сваіх сацыяльных сувязях. Цікава, што мы можам нават не разумець сапраўдных прычынаў сваіх паводзінаў. Нам здаецца, што гэта нашае асабістае рашэньне, але гэта адно перайманьне.

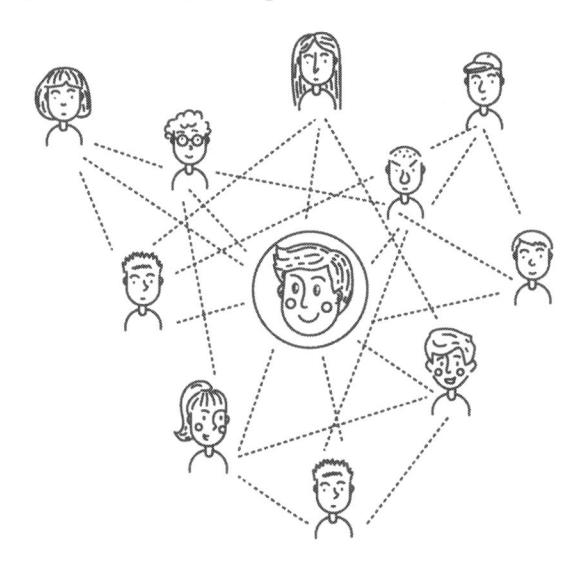

Калі ваш сябар пачаў курыць, то ваша рызыка закурыць павышаецца на 61%, у вашага сваяка нарадзілася дзіця — імавернасьць завесьці дзіця ў вас павышаецца на 15% на бліжэйшыя два гады. Мужчыны, у якіх калега скончыў жыцьцё самагубствам, маюць у 3,5 разы вышэйшую рызыку суіцыду.

Хваля зьменаў рухаецца як да нас, так і ад нас. Так ці інакш, мы зьвязаныя з 400 людзьмі на ўзроўні двух поціскаў рукі, і кожны з гэтых людзей уплывае на нас. Таму важна ня толькі што робіць ваш сябар, але й якія ў яго сябры. Мы ўплываем на сяброў, яны на сваіх сяброў, тыя — на сваіх сяброў — так нашы ўчынкі могуць рэальна ўплываць на жыцьцё людзей, якіх мы ніколі ня бачылі. На шчасьце, добрыя звычкі гэтак жа капіюцца і распаўсюджваюцца, як і шкодныя.

На нас уплывае ня толькі наша назіраньне за сабой, але й назіраньне іншых людзей за на- *мі: і навакольныя, і дыстанцыйныя настаўнікі зьмяняюць нашы паводзіны. Ня толькі жывыя людзі: нават партрэты і проста намаляваныя вочы дзейнічаюць на наш сацыяльны мозг такім жа чынам. Яда ў прысутнасьці выяваў іншых людзей здаецца смачнейшай, чым звычайна, а вось шкодныя прадукты губляюць сваю прывабнасьць — у параўнаньні зь ядой на самоце. А выявы людзей, якія рухаюцца, павялічваюць фізычную актыўнасьць.*

Дзелячыся зь сябрамі шчасьлівымі момантамі свайго жыцьця, вы на 9% павялічвае іх імавернасьць шчасьця, а аповед пра няшчасьці можа прывесьці да зьніжэньня ўзроўню шчасьця на 7%.

Ваш настрой уплывае на іншых: прыйдучы да працы ці вярнуўшыся дахаты, прывядзіце сябе ў норму, надайце час псыхалягічнай гігіене. Гэта важна ня толькі для вас, але й для вашых блізкіх.

З кім ты ясі

Узьдзейнічаюць на нас і хуткаплынныя кантакты: напрыклад, калі ў рэстаране ў афіцыянта залішняя вага, то людзі звычайна зьядаюць больш, у 4 разы часьцей замаўляюць дэсэрт і на 17% часьцей алькаголь. Наш мозг схільны прыдумляць гісторыі, зьвязваючы ўсе факты навакол: калі ўсё вакол тоўстыя, то, магчыма, і табе варта назапасіць некалькі кіляграмаў, бо "быць як усе" — гэта камфортна для мозгу і, як ён лічыць, важна для выжываньня. За апошнія два гады жыхары ЗША сталі на 62% часьцей абедаць адны. Добра гэта ці дрэнна? З аднаго боку, пераяданьне сацыяльна заразнае: калі ваш блізкі сябар пакутуе на атлусьценьне, рызыка лішняй вагі ў вас павялічваецца на 171%, а імавернасьць своечасова спыніцца ў час яды ў кампаніі зьмяншаецца на 60%. Многія людзі знаёмыя з гэтым эфэктам не па чутках.

> ❗ У пажылых мужчынаў ежа ў адзіноце (пры наяўнасьці сям'і) у 2,4 разы павялічвае рызыку дэпрэсіі і на 50% рызыку сьмерці.

Зь іншага боку, яда ў атачэньні сям'і і блізкіх аказвае магутны ахоўны эфэкт. У цэлым, у коле сям'і і блізкіх мы ямо менш, але хутчэй, а ў кампаніі — больш, але павольней. Акрамя гэтага, яда ў коле сям'і і сяброў зьяўляецца магутным інструмэнтам згуртоўваньня, выхаваньня, станоўча ўплывае і на пасьпяховасьць у школе, і на колькасьць зьяданай гародніны.

Дыстанцыёнка. Многія людзі і кампаніі заўважылі падзеньне крэатыўнасьці і прадуктыўнасьці супрацоўнікаў на дыстанцыёнцы. Людзі — істоты сацыяльныя, і на нашы паводзіны моцна ўплываюць іншыя людзі, хто значны для нас, мы схільныя капіяваць іх паводзіны і нават падладжвацца пад чаканьні. Усё гэта стварае сацыяльны ціск, аксытацынавую агульнасьць і ўключае племянныя інстынкты добра працаваць разам у імя выжываньня. Усё гэта матывуе нас на падкорцы, не вытрачаючы нашы валявыя працэсы. А калі людзей гэтых побач няма, то матывацыя падае і складаней засяродзіцца без сацыяльнага ціску.

Высокапрадуктыўны супрацоўнік павышае прадуктыўнасьць усіх суседзяў на 15 % у радыюсе каля 7 мэтраў. Нават самыя слабыя супрацоўнікі шчыруюць на 10 % лепей, калі побач працуюць іх калегі. Атрымліваецца, што эфэктыўнасьць распаўсюджваецца па камандзе, валодаючы "эфэктам пераліву". Зрэшты, для таксічных людзей тое самае — яны прыкметна зьніжаюць эфэктыўнасьць каманды. Атрымліваецца, што, калі за тваёй працай назіраюць, ты аўтаматычна больш сабраны і матываваны паводзіць сябе правільна. Прысутнасьць іншага чалавека аўтаматычна дапамагае вам засяродзіцца і робіць больш уважлівымі.

Гэта можна выкарыстоўваць, каб мяняць звычкі і працаваць у камандзе ў цеснай сувязі, напрыклад, наняць сабе куратара. Так худнеюць Weight Watchers і дапамагаюць адно аднаму ананімныя алькаголікі. А пад кіраўніцтвам трэнэра людзі выкладваюцца нашмат мацней, чым калі займаюцца ў адзіноце. Можна паспрабаваць працаваць у пастаянным відэакантакце з камандай на працягу ўсяго працоўнага дня. А можна і пад наглядам незнаёмца, як прапануе, напрыклад, сэрвіс Focusmate.

Пытаньні і заданьні

1. Ці часта вы капіюеце звычкі іншых людзей?

2. Ці перадаецца ваш настрой навакольным?

3. Як уплываюць на вашую матывацыю людзі вакол вас?

6. Разьвівайце сацыяльныя навыкі

Як апэтыт прыходзіць падчас яды, так і радасьць ад камунікацыі прыходзіць падчас размовы. Вядома, ёсьць людзі больш таварыскія, у працэсе жыцьця ў кагосьці лепш атрымліваецца заводзіць знаёмствы, хтосьці больш камунікуе і яшчэ больш шліфуе свае навыкі. Іншыя з раньняга ўзросту саромеюцца, пазьбягаюць камунікацыі, што яшчэ мацней пагаршае гэтыя навыкі, — і так фармуецца чарговае заганнае кола. Разьвытыя сацыяльныя навыкі важныя для адаптыўнасьці і нашага фізычнага і сацыяльнага здароўя, робяць нас супэрпрафэсіяналамі і часта даюць магчымасьць прэтэндаваць на самыя прыбытковыя пасады. Посьпех ні да каго не прыходзіць паасобку, таму навыкі фармаваньня каманды і падтрыманьня ў ёй здаровай сацыяльнай атмасфэры вельмі запатрабаваныя.

Эмацыйны інтэлект. Пачынаецца разьвіцьцё эмацыйнага інтэлекту з усьвядомленасьці і ўменьня разумець і выяўляць свае эмоцыі. Людзі зь нізкім эмацыйным інтэлектам пакутуюць ад няўпэўненасьці, самакрытычнасьці і ня могуць эфэктыўна ўзаемадзейнічаць з навакольнымі. Чым лепш вы разумееце самі сябе і дакладней сыгналізуеце аб сваіх намерах іншым, тым лягчэй вас зразумець і прыемней з вамі размаўляць. Гэта спрыяе зьяўленьню пачуцьця агульнасьці і эфэктыўнай сумеснай рабоце.

6. РАЗЬВІВАЙЦЕ САЦЫЯЛЬНЫЯ НАВЫКІ

! Эмацыйную пісьменнасьць можна ўмоўна падзяліць на 4 часткі: усьведамленьне сваіх пачуцьцяў, кіраваньне эмоцыямі, суперажываньне, эмацыйная інтэрактыўнасьць.

Уважлівасьць. У кожным з нас ёсьць мэханізм разуменьня іншых людзей: мы ўмеем адрозьніваць падман, дакладна ацэньваем людзей, можам бачыць, як яны рэагуюць на нашы словы, і мяняць свой стыль камунікацыі так, каб навакольным было прыемна з намі размаўляць. Калі мы няўважлівыя да іншых людзей, то не атрымліваем ад іх зваротнай сувязі і нам цяжка палепшыць эфэктыўнасьць камунікацыі.

Назірайце ўважліва за сацыяльным кантэкстам, ацэньваючы дарэчнасьць тых ці іншых паводзінаў. Улік кантэксту важны, і заўсёды ёсьць падказкі, як лепей паводзіцца тут і зараз. У мяне ёсьць сябар — прыроджаны геній камунікацыі, вельмі эмпатычны і гнуткі, які разумее людзей з аднаго позірку. А вось у мяне сацыяльная інтуіцыя слабая, я не разумеў невэрбальных сыгналаў і рэакцый іншых людзей. Але самаадукацыя і ўважлівасьць дапамаглі мне яе разьвіць, я стаў нашмат лепш заўважаць рэакцыі іншых людзей і правільней на іх рэагаваць.

Знайдзіце камунікацыйнага генія і назірайце, як ён камунікуе. Нават простае назіраньне дапаможа вам лягчэй засвоіць гэтыя навыкі, пераймаючы іх. Гэта сапраўды працуе.

Шчырая ўважлівасьць да іншых нараджаецца зь цікавасьці, а цікавасьць узьнікае, калі мы знаходзім у чалавеку нешта важнае для нас, нешта агульнае паміж намі, нейкую рысу, якая робіць чалавека асаблівым, нешта, чаму чалавек можа нас навучыць або чым узбагаціць. Часта адсутнасьць увагі да іншага — гэта наша зацыкленасьць на сабе і сацыяльны інфантылізм, неразьвітасьць сацыяльных навыкаў, эгаізм. На жаль, шматлікія людзі лічаць, што іх мэта ў камунікацыі — самапрэзэнтацыя, яны кажуць аб сабе, імкнучыся выказаць сваё меркаваньне і ацэнку, нават не задаючыся пытаньнем, ці трэба гэта суразмоўцу. Вядома, такая манэра выклікае толькі непрыманьне. Сапраўдная камунікацыя — гэта ўзаемная цікавасьць, калі абаім размова карысная, цікавая і прыносіць задавальненьне.

Важна зацугляць сваю гордасьць і сфакусавацца на суразмоўцы. Што яму цікава? Пра што ён хоча і пра што ня хоча гаварыць? Што яго непакоіць? Як я магу дапамагчы яму? Што цёплага я магу сказаць і як падтрымаць? Як зрабіць, каб пасьля размовы ў нас застаўся прыемны посмак? Для адказу на гэтыя пытаньні ў нас у мозгу ёсьць адмысловыя цэнтры, якія могуць мадэляваць псыхічны стан іншага чалавека, трэба толькі шчыра зацікавіцца ім. Пастаўце сябе на яго месца: чаму ён так паводзіцца? Паспрабуйце прымерыць на сябе ягоныя эмоцыі. Пакажыце, што разумееце яго. камунікуючы, кажыце не пра сябе, а пра суразмоўцу.

Як трапна сказаў доктар філязофіі Уорэн Беньніс: «Калі я паабедаў з Гладстоўнам, то зразумеў, што ён — самы разумны чалавек у сьвеце. Але калі я паабедаў з Дызраэлі, то зразумеў, што самы разумны чалавек на сьвеце — я».

У любой сытуацыі будзьце ветлівыя з усімі. Няветлівасьць ня толькі непрыемная для навакольных, яна зьмяншае і ваш сацыяльны статус. Навучыцеся правільна пачынаць і заканчваць размову — гэтыя моманты ўплываюць на ўспрыманьне камунікацыі. Пільнуйце асабістыя межы. Калі вас не пытаюцца напрамую, ня ўмешвайцеся, не давайце парадаў, не крытыкуйце. І я ўпэўнены, што заўсёды можна знайсьці нагоду пахваліць чалавека. Пазітыўны стыль камунікацыі матывуе і гуртуе каманду.

Камплімэнты і пахвала павінны быць разумнымі, дарэчнымі, умеранымі і шчырымі, інакш прывядуць да супрацьлеглага эфэкту. Уважліва назіраючы за суразмоўцам, вы зразумееце, што можна пахваліць невідавочнае (напрыклад, камплімэнт пра выгляд у многіх сытуацыях будзе недарэчным). Напрыклад, тыя рэчы, якія чалавек умее добра рабіць: яго энэргічнасьць і накіраванасьць, экспэртнасьць у чымсьці, можна падзякаваць яму за цікавую інфармацыю, атачэньне, эмоцыі, якія ён нараджае ў вас. Таксама важна і прымаць зьвернутыя да вас камплімэнты годна і з павагай, дзякаваць суразмоўцу.

Мне зь дзяцінства было псыхалягічна цяжка хваліць людзей і рабіць ім камплімэнты, гэта здавалася штучным, я баяўся падацца навязьлівым. Але аказалася, што гэта проста і прыемна: цяпер хваліць іншых і рабіць ім камплімэнты прыносіць мне самому задавальненьня ня менш, чым тым, да каго зьвернутая пахвала.

Навучыцеся слухаць. Філёзаф Фрэнсіс Бэкан заўважыў: «Мужчына ўжо напалову закаханы ў кожную жанчыну, якая слухае, як ён гаворыць». Вы можаце прыкметна палепшыць свае сацыяльныя навыкі, калі навучыцеся актыўна слухаць суразмоўцу. Асабліва ўважліва мы павінны слухаць важнага нам чалавека, перадусім калі ён адчувае моцную эмоцыю або калі ёсьць рызыка ўзьнікненьня непаразуменьняў.

! **Шчырая ўвага ня толькі паляпшае разуменьне, гэта яшчэ і найлепшы камплімэнт. Спытайце сябе: ці адкрыты вы да суразмоўцы, ці адчуваеце да яго цікавасьць?**

Слухаючы суразмоўцу, я заўсёды імкнуся сфакусавацца на ім, зразумець як мага глыбей ня толькі яго маўленьне, але й эмоцыі і невэрбаліку. Калі я вучыўся ў мэдыцынскім унівэрсытэце, то выявіў цікаўны пабочны эфэкт гэтай звычкі — нават калі я не размаўляў з выкладчыкамі, але ўважліва слухаў яго на занятках і лекцыях, то ён па змоўчаньні пачынаў лічыць мяне разумным і кемлівым яшчэ да таго, як я адкрываў рот на іспыце.

Вашаму суразмоўцу вельмі важна ведаць, што вы яго разумееце, падзяляеце ягоныя пачуцьці і эмоцыі. Ня трэба сьлепа капіяваць яго гэсты і адлюстроўваць, як часта раяць, — проста ўпусьціце ягоныя эмоцыі ў сябе і вашае цела адрэагуе максімальна дакладна і дарэчна. Ня бойцеся выгараць, прымаючы пачуцьці, — спачуваньне і супера-жываньне валодаюць ахоўным эфэктам. Так, дасьледаваньне практыкі «мэдытацыя любові й дабрыні» паказала павелічэньне актыўнасьці парасімпатыйнай нэрвовай сыстэмы, якая зьмяншае ўзровень стрэсу.

Каб лепш слухаць, спачатку перастаньце гаварыць, дайце суразмоўцу магчымасьць выказацца. Невыпадкова ў нас два вухі і адзін рот: мы павінны ня толькі чуць словы, але й разумець пачуцьці суразмоўцы і падтэкст яго паведамленьняў. Для прыхільнае гутаркі стварыце атмасфэру цікавасьці, каб вашаму суразмоўцу было лёгка і вольна: зручна прысядзьце, прычыніце дзьверы, прыглушыце гучную музыку, адключыце тэлефон. Не адцягвайцеся на бытавыя справы, будзьце цярплівыя і спакойныя. Не глядзіце на гадзіньнік, ці тэлефон, ці іншых людзей — гэта можа забіць усю цікавасьць. Задавайце пытаньні, а не крытыкуйце ці спрачайцеся. Паспрабуйце пры камунікацыі забясьпечыць прамы кантакт, загадзя плянуйце час для сяброў і сям'і. Калі ваш час абмежаваны, загадзя абгаварыце тэрмін і папярэдзьце, што сьпяшаецеся, каб не давалося груба перарываць суразмоўцу.

Заахвочвайце суразмоўцу — гэта можна рабіць як кіўкамі, так і рэплікамі і праявай эмоцыяў. Для праверкі свайго разуменьня задавайце ўдакладняючыя пытаньні і вяртайце пачутыя словы, перафразуйце іх. Калі вы нечага не разумееце, прызнайце гэта. Пакажыце сваё суперажываньне, падзяліце пачуцьці суразмоўцы. Вытрымлівайце паўзу перад тым, як даць адказ. Абавязкова правільна завяршыце размову: скажыце прыемнае, пазычце посьпехаў, падсумуйце размову і дамоўцеся аб новай сустрэчы. Выяўляйце цікавасьць невэрбалікай: крыху падайцеся наперад, глядзіце ў твар, рабіце мікрагэсты.

Навучыцеся даваць актыўную канструктыўную рэакцыю ў камунікацыі. Напрыклад, ваш сябар кажа: «Я пасьпяхова завяршыў праект». Аптымальная рэакцыя: «Крута, ты столькі намаганьняў уклаў у яго. Я ганаруся табой! Што ты адчуваеш? Давай адсьвяткуем!» На жаль, часта людзі рэагуюць пасіўна «а, прыкольна» ці нэгатыўна «ха-ха, зараз ня будзе чым заняцца».

Трэніруйце эмоцыі. Важна ня толькі разумець, але яшчэ і дакладна выяўляць свае эмоцыі. Складзіце сьпіс эмоцыяў і паспрабуйце іх прымерыць на сябе, як быццам розныя строі. Трэніруйцеся зь люстэркам — так вы можаце ярчэй зразумець міміку і невэрбаліку.

! **Чым большы спэктар эмоцыяў і чым дакладней вы іх выражаеце, тым лягчэй вам будзе іх заўважаць не адно ў сябе, але й у іншых людзей.**

Паспрабуйце ў адной эмоцыі абраць найболей пасоўны і прыгожы спосаб яе выразу: зьбярыце фота вашых усьмешак ці вашага суму і прапануйце сябрам вызначыць эмоцыю. Калі яны памыляюцца, значыць, вы недакладна выяўляеце свае эмоцыі і можаце быць няслушна зразуметыя навакольнымі. Навучыцца адчуваць нэгатыўныя эмоцыі таксама важна — гэта дапаможа вам быць больш стрыманымі і канструктыўней рэагаваць.

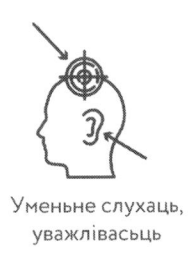

Уменьне слухаць, уважлівасьць

Альтруізм. Горшае, што можна зрабіць, — гэта знаёміцца для таго, каб выкарыстоўваць людзей або чакаць ад іх паслуг. Такая стратэгія заўсёды пройгрышная. Камунікацыя — узнагарода сама па сабе. Падтрыманьне сувязяў і дапамога іншым людзям у першую чаргу карысныя для вашага здароўя, а ўсё астатняе — прыемны бонус. Сапраўдная камунікацыя — гэта імкненьне зрабіць іншых шчасьлівымі. Пытайце сябе «чым я магу дапамагчы гэтаму чалавеку», а не «што я магу ад яго атрымаць?».

Агульныя інтарэсы. Не фіксуйцеся на адрозьненьнях, знайдзіце агульнае з вашым суразмоўцам. Прызнайце безумоўна і безумоўна значнасьць вашага суразмоўцы, усё роўна хто ён. Камунікацыя заўсёды дапамагае нам атрымліваць выдатную зваротную сувязь адносна ўсяго, што мы робім.

Падзяка і пахвала. Выказвайце ўдзячнасьць пры кожным зручным выпадку. Найлепшае ўздзеяньне на чалавека — гэта заахвочваньне жаданых паводзінаў, а ня крытыка. Будзьце паблажлівыя і не судзіце іншых людзей, не чакайце асаблівага стаўленьня — такія залішнія чаканьні могуць сапсаваць усё задавальненьне ад камунікацыі.

Звычка да падзякі цудоўна здымае стрэс: нават за ядой мы можам у думках падзякаваць сотні людзей, чыя праца дапамагла вырасьціць і даставіць прадукты, якія вы ясьце, зрабіць моцны стол, за якім вы седзіце, і пабудаваць дом, дзе вы жывяце.

Прасіце аб дапамозе. Уменьне зьвяртацца па дапамогу вельмі важнае, бо нашыя сацыяльныя сувязі сапраўды могуць нам дапамагчы — эмацыйна, інфармацыйна і мноствам іншых спосабаў. Ня бойцеся прасіць аб гэтым, бо для многіх людзей пасільная дапамога сапраўды прыемная, і яны з задавальненьнем паспрыяюць вырашэньню вашых праблемаў. Прасіце правільна: знайдзіце чалавека, прыцягніце яго ўвагу і выразна апішыце вашу праблему. Выкажыце свае пачуцьці адносна гэтай сытуацыі, удакладніце, чаго б вы хацелі. І затым апішыце магчымыя наступствы. Калі вам дапамагаюць, прымайце гэта годна, падкрэсьліце ролю чалавека і важнасьць яго ўдзелу, дзякуйце.

! **Вы і вашыя знаёмыя фармуеце сыстэму ўзаемных сувязяў — калі ўсе яе ўдзельнікі адчуваюць неабходнасьць адно ў адным, гэта ўзбагачае кожнага з вас.**

Позірк вочы ў вочы і аксытацын. У наш век смартфонаў мы глядзім адно на аднаго нашмат менш. Хочацца, каб мы падарылі сваім каханым і блізкім нешта большае, чым падарункі — падарылі ім свой чысты час, сваю шчырую ўвагу і позірк вочы-ў-вочы. Нашыя вочы створаныя для камунікацыі. Белая цьвердавіца чалавечага вока разьвілася зь неабходнасьці адсочваць рухі вачэй і кірунак позірку. Людзі валодаюць найбольшымі суадносінамі адкрытай цьвердавіцы ў контуры вока, і наш контур вачэй гарызантальна падоўжаны.

Нованароджаныя ўжо зь пяці дзён адсочваюць позірк і адрозьніваюць, калі ім глядзяць у вочы. У дзяцей погляд вочы-ў-вочы стымулюе разьвіцьцё сацыяльных навыкаў, маўленчай памяці.

Калі мы ўсталёўваем позірк вочы-ў-вочы, гэта запускае ў нашым мозгу магутныя зьмены: узмацняецца актыўнасьць «сацыяльнага мозгу», пярэдняй зьвіліны поясу, мозачкаў, лімбічнай сыстэмы, люстраных нэўронаў. Мы становімся больш адчувальныя і эмпатычныя, позірк «разагравае» нас для камунікацыі, павялічвае самаўсьведамленасьць. Падсьвядома запускаецца «аўтаматычная мімікрыя», калі людзі сынхранізуюць свае рухі вачэй, утвараючы «танец» поглядаў, калі вытрымліваюцца достатковая частасьць і працяглась позіркаў. Па меры росту даверу працяглась кантакту плаўна ўзрастае. Тыя, хто праходзіць гэты тэст візуальнай сынхранізацыі, могуць прэтэндаваць і на бліжэйшую камунікацыю.

Калі вы гледзіце, узровень аксытацыну расьце, вам прыемна і хочацца працягваць глядзець у вочы, часьцей дакранацца, быць побач. Так фармуюцца доўгатэрміновыя завесы прыхільнасьці ў бацькоў і дзяцей, закаханых, сабакі і яго гаспадара. Упэўнены, многія з вас адчувалі прыемнае галавакружэньне ад доўгага позірку каханага чалавека. А вось калі чалавек пазьбягае позірку, аксытацын зьніжаецца, вам менш хочацца шукаць кантакт і глядзець на чалавека, і сувязь паміж вамі слабее — такім чынам закручваецца так званая адмоўная аксытацынавая пятля. Мы ацэньваем тых людзей, хто падтрымлівае з намі прыязны кантакт вачыма, як больш разумных і шчырых, больш верым таму, што яны гавораць.

Дасьледаваньні паказваюць, што незнаёмцы, зь якімі мы ўстанавілі прыязны глядзельны кантакт, ацэньваюцца як больш «падобныя», «якія маюць нешта агульнае з намі».

Аднак доўгі позірк ад чужых людзей выклікае варожасьць. Аксытацын узмацняе жаданьне абараняць сваіх і можа стымуляваць нанясеньне «апераджальных удараў» па чужынцах з мэтай абароны ад магчымай агрэсіі зь іх боку. Працяглы кантакт расцэньваецца як уварваньне ў асабістую прастору.

Пры статусных сутыкненьнях доўгі позірк зьяўляецца выклікам, а здольнасьць вытрымаць пільны позірк іншага чалавека — паказьнікам сілы.

Самы вялікі падарунак на сьвяты і ня толькі, які мы можам зрабіць сваім блізкім, — гэта чыстая ўвага і суперажываньне, што немагчыма без глядзельнага кантакту. Адкладзіце тэлефоны і часьцей глядзіце на каханых, адказвайце на зьвернутыя на вас позіркі, фармуйце станоўчыя аксытацынавыя сувязі.

Пытаньні і заданьні

1. Ці заўсёды навакольныя дакладна разумеюць вашыя эмоцыі? Ці добра вы ўлоўліваеце сацыяльны кантэкст?
2. Ці часта вы робіце кампліменты і хваліце іншых людзей?
3. Наколькі ўважліва вы ўмееце слухаць суразмоўцу?

7. Асабістыя межы

Больш за дзьве тысячы гадоў таму ў Атэнах зарадзіўся рух стаіцызму. Яго інтэлектуальная спадчына — кнігі Сэнэкі, Эпіктэта і Марка Аўрэлія — прачытаныя мною ў поўным аб'ёме. Мой малодшы сын атрымаў імя Марк не ў апошнюю чаргу дзякуючы філёзафу-імператару, чыя кніга часта ляжала ў мяне на працоўным стале. Адной з найважнейшых ідэй стаіцызму было ўменьне адрозьніваць, што мы можам кантраляваць, а што — не, і праводзіць мяжу паміж гэтым. Мужна мяняць тое, на што мы можам уздзейнічаць, і прымаць тое, на што мы ня здольныя паўплываць.

Наш мозг па-рознаму рэагуе на падзеі ў залежнасьці ад таго, "нашымі" ці "ня нашымі" ён іх лічыць. "Нашым" мозг лічыць тое, што ідэнтыфікуе з сабой, чым можа кіраваць. У сваю псыхалягічную прастору ўваходзіць ня толькі цела, мы можам уключаць у сваю схему ўплыву і свае звычкі, ідэі, рэчы, іншых людзей і рэагаваць так, быццам гэта часткі нашага сапраўднага "Я". З узростам і ростам усьвядомленасьці, пазбаўляючыся ад інфантылізму, чалавек разумее, што ў іншых людзей ёсьць свае межы, жаданьні і адчуваньні.

Мы разумеем, што можам уплываць на свае думкі і дзеі і што ня варта ўмешвацца ў чужыя межы, спрабуючы зьмяніць думкі і дзеі іншых людзей. Разумеем, але ня ўсе і не заўсёды, і тэма асабістых межаў цяпер вельмі актуальная, мы ўсё часьцей ужываем словы: таксічныя стасункі, хэйт, абясцэньваньне, газлайтынг. Марку Аўрэлію такое і ня сьнілася.

Здаровыя асабістыя (псыхалягічныя) межы — гэта разуменьне ўласнага "Я" як асобнага ад іншых, разуменьне ўласных межаў і межаў іншых людзей, уменьне вырашаць жыцьцёвыя задачы самастойна. Гэтае разуменьне дазваляе эфэктыўна будаваць узаемадзеяньне: з аднаго боку, чалавек можа лёгка адмовіць, з другога — не навязваецца. Здаровыя межы ў камунікаваньні — гэта ўзаемная цікавасьць, а не калі адзін з удзельнікаў прымушае іншых людзей рабіць ці слухаць тое, чаго яны ня хочуць і што ім нецікава.

У любой сытуацыі важна выразна і сьвядома разьмежаваць тое, што ўсярэдзіне вашага локусу і што звонку. Напрыклад, пры канфлікце вы ня можаце кантраляваць эмоцыі і паводзіны іншага чалавека, а можаце — свае дзеі і рэакцыі. Процілегласьць кантролю — гэта бездапаможнасьць, калі чалавек наогул адмаўляецца браць кантроль за свае ўчынкі ды імкнецца сьпісваць усё на навакольныя чыньнікі й іншых людзей. Калі чалавек ня бачыць межаў, то ягонае сьветаўспрыманьне становіцца зьмененым — ён ня можа адрозьніць уласныя імпульсы і жаданьні ад індукаваных звонку, а таксама праецыруе свае жаданьні на навакольных. Калі такому чалавеку нехта падабаецца, то ён адчувае ілюзію, што суразмоўца таксама адчувае да яго сымпатыю. Калі такі чалавек хоча выпіць, то яму здаецца, што гэта бутэлька кліча яго.

Ня ўмешвайцеся ў чужыя межы. Здаровыя межы — гэта безумоўнае безацэннае прыняцьце іншых людзей і іх асаблівасьцяў. У разьдзеле "Усьвядомленасьць" мы разабраліся, чаму прыняцьце такое важнае, — яно дапамагае пазьбегнуць канфлікту вашых чаканьняў і рэальнасьці. Калі мы не паважаем і не прымаем межы іншых людзей, то парушаем іх умяшаньнем: крытыкуем, выказваем сваё «меркаваньне», даем непрошаныя парады, дапамагаем ці вырашаем нешта за іншых.

Спыніцеся. Спытайце сябе, ці прасілі вас пра гэта, ці сапраўды гэта трэба чалавеку? Калі вы парушаеце межы іншых людзей, то змушаеце іх абараняцца і нападаць на вас, пагаршаючы камунікацыю. Адзіны чалавек, чыю рэакцыю, думкі і паводзіны вы можаце кантраляваць, — гэта толькі вы самі.

Адрозьнівайце, што вашае, а што ня вашае. Гіпэркантроль і гіпэрапека — гэта кепска. Калі вы карыстаецеся слабасьцю іншых людзей, у канчатковым выніку такое ўварваньне будзе шкоднае і для вас. Нават калі вы дамагліся свайго, здушыўшы іх волю і супраціў, — гэта нездаровыя адносіны і яны ня пойдуць вам на карысьць у доўгатэрміновай пэрспэктыве.

Трэба быць уважлівымі і задаваць сабе пытаньні пра межы асабістай прасторы іншага. Ці хоча чалавек вас слухаць? Ці трэба вам умешвацца ў чужую размову? Навошта вы рабілі чужую працу, хаця вас пра гэта й не прасілі? Ці ўмешваліся вы ў баўленьне часу іншых без апавяшчэньня або іх жаданьня? Тэлефанавалі позна, пісалі недарэчна?

Вы можаце распаўсюджваць свае межы на непадуладныя вам задачы і людзей, уключаючы іх у сваё псыхалягічнае «цела» і затрачваючы неймаверную колькасьць энэргіі на спробы кантролю або перажываньні. Напрыклад, берацеся за задачу, рашэньне якой ад вас не залежыць, намагаецеся — але ў гэтым няма сэнсу.

Прыкмета здаровых межаў: вы не берацé на сябе чужы груз, ня лезеце ў чужую справу, берацеся за тое, на што можаце ўплываць. Дзейнічайце экалагічна: сумленнасьць з сабой і навакольнымі, адмова ад эмацыйнага і фізычнага гвалту, адмова ад падману і маніпуляцый. Многія людзі лічаць, што іх пакуты, перажываньні, меркаваньні маюць каштоўнасьць для навакольных. На жаль, гэта ваша ілюзія, што навакольныя абавязаны выслухоўваць усё, што з вас ліецца. Ня варта дзяліцца сваімі траўмамі і страхамі з усімі навакольнымі — такая споведзь ахвяры нікому не цікавая. Калі вы зьвяртаецеся да іншых, то ваша прапанова павінна быць прывабнай, а не выклікаць адрынаньне. Не рабіць і не балбатаць лішняга — выдатная крыніца сілаў і энэргіі. Спытайце сябе, ці будзе цікавая тая ці іншая інфармацыя вашаму суразмоўцу? Калі не разумееце, што яму цікава, то спытайце прама.

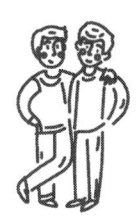

Абараняйце свае межы. Псыхалягічныя межы падобныя межам клетак арганізма: яны прапускаюць карысныя рэчывы і блякуюць пранікненьне шкодных. Абарона асабістых межаў — гэта сьвядомы допуск іншых людзей да ўнутраных перажываньняў, і толькі вы вырашаеце, хто, як і калі будзе з вамі ўзаемадзейнічаць. Важна дакладна выяўляць свае (не)жаданьні і ўмець адмаўляць, казаць "не" экалагічна і своечасова.

> **!** Не прымушайце сябе выслухоўваць нецікавыя рэчы, умейце выразна паказваць, калі вам нешта ня трэба ці некарысна.

Вучыцеся адсочваць, калі нехта спрабуе прымусіць вас нешта зрабіць рознымі спосабамі: маніпулюючы пачуцьцём віны, прымушаючы, запалохваючы і да т. п. Калі людзі не прымаюць вашыя ўмовы камунікацыі ды ігнаруюць вашыя запыты — спыняйце такую камунікацыю. Здаровыя межы абараняюць ад залежных адносінаў і дазваляюць не прымаць адказнасьць за тое, як сябе паводзяць ці пачуваюцца іншыя людзі. Ня бойцеся наступстваў адмовы, што на вас прытояць нейкую крыўду ці што бяз вас усё пойдзе ў глум — гэта перабольшаньні.

Ня ўмееце казаць «не»? Мастацтву ветліва адмаўляць прысьвечаны розныя кнігі.

Мы жывём у гэтым сьвеце не для таго, каб адпавядаць чаканьням іншых людзей, а іншыя людзі — не для таго, каб адпавядаць нашым. Сыходзьце ад чужых праблемаў, але не з дапамогай контратакі. Найлепшая абарона — гэта не падпарадкоўвацца чужым патрабаваньням і заставацца ва ўласных межах. Крыху ніжэй мы падрабязна пагаворым пра «ўсьвядомленае непадпарадкаваньне».

Выкладайцеся максімальна ў сваіх межах. Галоўнае — не мяжа, а тое, што ўнутры. Для таго каб межы функцыянавалі аптымальна, важна ўмець самастойна вырашаць бягучыя задачы, спраўляцца з эмацыйнымі выклікамі, рэгуляваць свой стан. На жаль, многія людзі так і не пераадолелі інфантыльнасьць, таму замест вырашэньня сваіх праблемаў чакаюць, што нехта прыйдзе і вырашыць іх пытаньні. Многія людзі маюць настолькі слабыя межы, ажно амаль зьліваюцца з навакольнымі, чакаючы ад іх дапамогі і дзеяў, і жывуць у пошуку "збаўцы". Чым больш абавязкаў або чаканьняў вы перакладаеце на іншых людзей, тым больш гэта забірае сілаў у вас: даводзіцца ўпрошваць, ціснуць ці маніпуляваць для атрыманьня жаданага.

> **!** Маніпуляцыі не працуюць, толькі вы самі можаце сябе па-сапраўднаму выратаваць — хоць бы як барон Мюнхгаўзэн, які выцягнуў сябе за валасы з багны.

Будзьце сьціплыя. Разуменьне сваіх межаў і абмежаваньняў дазваляе ставіць сабе задачы, адэкватныя вашым сілам. Сьціпласьць — гэта ўсьведамленьне і кантроль тых рэсурсаў, якімі вы валодаеце ў сапраўдны момант, то бок мы жывём "па сродках", а ня просім ці патрабуем дапамогі. Розныя ілюзіі адносна сябе і сваіх магчымасьцяў і псыхалягічныя абароны размываюць і затуманьваюць межы. Самаацэнка многіх людзей не зьяўляецца прадуктам іх унутранага локусу і задавальненьня ад зробленай працы, а завязаная толькі на іншых людзях. Калі вы ня можаце хваліць сябе, то пачынаеце жыць дзеля пахвалы іншых.

Сацыяльная ўхвала — гэта наркотык, калі яна становіцца асновай для вашага жыцьця. Зьмяненьне харчаваньня, трэніроўкі дзеля фатаграфіі ў інстаграме вырачаныя на правал у доўгатэрміновай пэрспэктыве: як толькі вонкавая ўхвала аслабла, чалавек адразу кідае заняткі.

Сапраўдная супэрсіла — гэта калі вы пачалі бегаць або запусьцілі новы праект, і нікому не сказалі. Няхай за вас гавораць справы, а ня словы. Будзьце самі сабе настаўнікамі: хваліце сябе за працу, за прагрэс. Няхай у вас будзе шмат асабістых таямніц, пра якія навакольныя ня ведаюць.

Пытаньні і заданьні

1. Наколькі добра вы разумееце межы іншых людзей?
2. Ці ўмееце вы ветліва абараняць асабістыя межы?
3. Ці часта вы выходзіце за асабістыя межы?

8. Небясьпекі сацыяльнага асяродзьдзя

Камунікацыя дае шмат плюсаў, але можа быць і крыніцай праблемаў. Мы ўжо разабраліся зь небясьпекай сацыяльнага заражэньня, але высокі ўзровень згуртаванасьці можа прывесьці і да таго, што мы будзем схільныя падпарадкоўвацца групе. Нашы продкі жылі ў маленькіх згуртаваных групах і варагавалі зь іншымі групамі, так адбываўся міжгрупавы адбор. Менавіта таму нашы найлепшыя якасьці шчыльна зьвязаныя з горшымі.

Так, альтруізм у людзей першапачаткова быў накіраваны толькі на чальцоў сваёй групы і разьвіваўся ў адзіным комплексе з варожасьцю да чужынцаў.

Аксытацын выклікае добразычлівае стаўленьне да іншых людзей, дазваляе верыць словам канкрэтнага чалавека, аднак гэта стасуецца толькі ўнутрыгрупавых адносінаў. Адначасова аксытацын стымулюе паменшэньне даверу да староньніх і ўзмацненьне культурных і расавых забабонаў.

Многія людзі гатовы ахвяраваць сваімі інтарэсамі, то бок зьдзейсьніць альтруістычны ўчынак дзеля сваіх. Пры гэтым яны часта зь ня меншай гатоўнасьцю ідуць на ахвяры дзеля таго, каб нашкодзіць прадстаўнікам варожых груп. Ваенныя подзьвігі і дзеяньні тэрарыстаў-самазабойцаў — тыповыя прыклады такіх паводзінаў. У чалавечых грамадствах альтруістычныя дзеяньні абодвух тыпаў, як правіла, высока цэняцца, лічацца «высокамаральнымі», «гераічнымі», «патрыятычнымі» і да т. п. На гэтым пабудаваная большая частка прапаганды.

У моцна згуртаванай групы ёсьць і іншыя мінусы. Калі вы не выконваеце правілы групы або пярэчыце прынятым большасьцю рашэньням, то група можа гуртавацца супраць вас і перашкаджаць вам дамагацца асабістых мэтаў.

Ведаеце, адкуль бярэцца страх публічнага выступу? Калі вы стаіце перад «зграяй», вылучаючыся сярод астатніх, і мноства пар вачэй накіравана толькі на вас, ёсьць генэтычны страх «быць зьедзеным» за думку ці ідэю, зь якой можа быць ня згодная большасьць. Бо той, хто кінуў выклік важаку або зграі, караўся выгнаньнем.

У закрытых групах высокі сацыяльны кантроль, гэта абрывае іншыя сувязі і абмяжоўвае вас. Больш за тое, у групе могуць пачаць распаўсюджвацца свае небясьпечныя правілы, якія ігнаруюць грамадзкія нормы: часта групавая салідарнасьць толькі ўмацоўвае намер жыць насуперак астатняму грамадзтву. Павышэньне даверу ўнутры такой групы зьніжае давер да навакольнага сьвету. Многія сэкты і закрытыя супольнасьці небясьпечныя для сваіх удзельнікаў.

Статкавы інстынкт

Для захаваньня ўстойлівасьці і аўтаноміі вельмі важна вытрымліваць сацыяльны ціск і ўмець супраціўляцца статкаваму інстынкту. Для нашага мозгу адрозьнівацца ад навакольных — гэта паводзінная памылка. Мозг заўжды дае нам зразумець, калі нашы дзеяньні ці меркаваньні супярэчаць навакольным, і мы пачуваемся вельмі некамфортна. А вось зьмена меркаваньня на агульнапрынятае прыносіць палягчэньне — але ня факт, што гэта правільна.

! У працэсе эвалюцыі, калі вонкавыя ўмовы былі пастаяннымі, адхіленьне ад паводзінаў групы магло каштаваць жыцьця: усе бягуць — і я бягу, усе выжылі ці ўсе загінулі.

Таму ў стабільных умовах або сыстэмах меркаваньне большасьці можа быць слушным. Напрыклад, эмоцыі людзей не мяняюцца, таму антычныя кнігі да гэтага часу нам цікавыя і ўтрымліваюць мноства карысных для нас ідэй. А вось калі асяродзьдзе новае ці хутказьменлівае, тут канфармізм будзе зусім не адаптыўны.

Асабліва ўразьлівыя падлеткі. Падчас пераходнага пэрыяду яны заклапочаныя меркаваньнем аднагодкаў, вельмі адчувальныя да таго, як да іх ставяцца і што пра іх думаюць іншыя людзі, востра рэагуюць на сацыяльны ціск, плёткі. Камунікацыя для падлеткаў — гэта крыніца задавальненьня і дафаміну, які падштурхоўвае іх да рызыкоўных паводзінаў. Важна разумець гэта, каб дапамагчы падлеткам прайсьці пэрыяд сталеньня бяз стратаў. Бо найлепшы час для фармаваньня сацыяльных сувязяў — 18–25 гадоў.

«Эфэкт аднагодка» — калі за падлеткам назіраюць яго сябры, у яго выдзяляецца больш дафаміну, чым пры тым жа дзеяньні, калі ён знаходзіцца адзін. У дарослых гэты эфэкт зьнікае. Таму падлеткі такія залежныя і адчувальныя да меркаваньня аднагодкаў.

Сацыяльны ціск. Грамадства зацікаўленае ў захаваньні стабільнасьці, таму заўсёды выкарыстоўвае мэханізмы ціску на тых, хто не падпарадкоўваецца агульнапрынятым нормам. Падобны кансэрватызм валодае і ахоўным эфэктам, засьцерагаючы ад небясьпечных новаўвядзеньняў. Падабаецца нам ці не, але сацыяльная ацэнка вельмі моцна ўплывае на нашы паводзіны. Мы імкнёмся заслужыць ухвалу і пазьбегнуць асуджэньня. Многія людзі спрабуюць рабіць усё, каб навакольныя былі пра іх «добрай думкі», або скарачаюць зносіны, адмаўляюцца ад праектаў і новых справаў толькі праз тое, каб пазьбегнуць крытыкі або неўхваленьня навакольных.

Важна памятаць: мы маем права ставіць свае інтарэсы вышэй за інтарэсы іншых людзей (не кранаючы пры гэтым іх асабістыя межы), мы маем права памыляцца і адчуваць самыя розныя пачуцьці, нават калі грамадская думка вызначае іх як «сацыяльна непрымальныя». Прызнавайцеся сабе шчыра, калі вы ўзрушаныя або злуецеся. Мы можам і нават абавязаныя мяняць сваё меркаваньне, калі адкрыліся дадатковыя абставіны, і паважаць меркаваньне большасьці ці паважаных чальцоў грамадства мы павінны не таму, што яны паважаныя ці іх большасьць, а з аб'ектыўных аргумэнтаў.

Таксічныя людзі

Чым больш людзей лезе ў ваша жыцьцё, тым хутчэй яно дае расколіну: сапраўды, у сьвеце ёсьць вялікая колькасьць людзей, якія імкнуцца, сьвядома ці неўсьвядомлена, парушаць межы навакольных, маніпуляваць эмоцыямі, палохаць або зьневажаць. Для абароны — перахапляйце кантроль у размове, мяняйце тэму, гаварыце пра суразмоўцу, а не пра сябе. Можна выкарыстаць вядомы аргумэнт прафэсара Праабражэнскага: "Проста не хачу". Не пускайцеся ў тлумачэньні — маніпулятары прымаюць гэта за праяву слабасьці. Дасьледаваньні паказалі, што калі ўкараніць у каманду аднаго чалавека зь неканструктыўнымі паводзінамі,

8. НЕБЯСЬПЕКІ САЦЫЯЛЬНАГА АСЯРОДЗЬДЗЯ

то яе эфэктыўнасьць упадзе на 30–40%. Таму важная ня толькі наяўнасьць моцных удзельнікаў, але й адсутнасьць слабых. Сярод людзей, зь якімі вы камунікуеце, адзначце тых, зносіны зь якімі робяць вас шчасьлівымі і натхняюць, і тых, хто толькі выцягвае вашу энэргію. Заплянуйце канкрэтныя крокі, каб павялічыць час камунікацыі зь першымі, а з другімі — максімальна скараціць і фармалізаваць.

Крытыка. Многія людзі вельмі гостра ўспрымаюць крытыку, але гэта неад'емная частка нашага жыцьця. Бывае дэструктыўная крытыка, накіраваная супраць нас асабіста і звычайна эмацыйна афарбаваная, яна абясцэньвае нас, факусуецца толькі на нэгатыўных аспэктах, не дае шанцу выправіць. Але крытыка можа быць і канструктыўнай, па сутнасьці — звычайнай зваротнай сувязьзю. Часьцей за ўсё яна скіраваная на вырашэньне праблемы, а ня супраць вас, нясе пазітыўны зарад, дае магчымасьць выправіць, падбадзёрвае і натхняе на вырашэньне праблемы.

Калі крытыка дэструктыўная, то не ўзмацняйце праблему, абараняючыся ці крытыкуючы апанэнта. Бо крытыкаваць вас могуць і не за справу, а толькі спрабуючы зацьвердзіцца за ваш кошт. Вы можаце перапыніць размову, падкрэсьліць нязгоду ці сказаць, што ў вольны час падумаеце над пачутым. А калі вам камфортней — можаце і праігнараваць сказанае. Калі вы сапраўды памыліліся, то прызнайце віну і выбачыцеся. Падзякуйце за заўвагу і падрабязна распытайце чалавека. Так ці інакш, вы маеце права на памылку: не памыляецца толькі той, хто нічога ня робіць. А ўменьне сумленна прызнаць свае памылкі і выправіць іх — гэта рыса сапраўды ўпэўненага ў сябе чалавека.

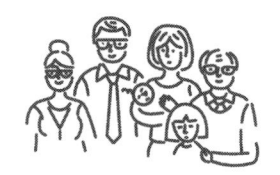

> **!** Сярод людзей, зь якімі вы маеце зносіны, адзначце тых, камунікаваньне зь якімі робіць вас шчасьлівей і натхняе, і тых, хто толькі выцягвае вашу энэргію. Заплянуйце пэўныя крокі, каб павялічыць час камунікаваньня зь першымі, а з другімі — максімальнае скараціць і фармалізаваць.

Фэномэн падпарадкаваньня. Навукоўцы лічаць, што схільнасьць да падпарадкаваньня сфармавалася ў працэсе эвалюцыі і закладзена ў нас генэтычна, бо выжывалі найбольш зладжаныя групы, якія падпарадкоўваюцца сваім лідэрам. Наогул падпарадкаваньне аўтарытэту, няхай гэта будзе старэйшыя па ўзросьце людзі, бацькі, прадстаўнікі ўлады ці рэлігіі, лічыцца дабрадзейнасьцю і выхоўваецца з самага дзяцінства ў пераважнай большасьці культур. Апроч эвалюцыйнай схільнасьці, мы праходзім велізарную школу падпарадкаваньня ў дзіцячым садку, школе, войску. Усе гэтыя структуры, так ці інакш, прымушаюць душыць свае жаданьні і імпульсы, абясцэньваюць уласную думку і ініцыятыву. Магчыма, ніхто спэцыяльна такой мэты ня ставіць, але ў сукупнасьці ўсе выхаваўчыя сродкі моцна душаць волю чалавека. **У выніку многія дарослыя людзі аўтаматычна падпарадкоўваюцца любому, хто ўяўляецца ім аўтарытэтам.**

Мы недаверліва ставімся да гэтага факту і лічым, што зможам запярэчыць злачыннаму загаду, але рэальнасьць — кусаецца. Прыклад фашысцкай Нямеччыны паказвае, што ўсяго за некалькі гадоў можна без прамой прынукі прымусіць людзей выконваць самыя жудасныя рэчы дзеля "агульнага дабра". Пры гэтым большасьць сама бярэцца за працу, бо яны "нічога такога ня робяць, а толькі выконваюць загад". У пасьляваенныя гады шырокае дасьледаваньне фэномэну падпарадкаваньня пачаў псыхоляг Стэнлі Мілгрэм, які паказаў, што большасьць людзей, падрадкоўваючыся нават выдуманаму аўтарытэту, наносяць іншаму чалавеку прамую шкоду, аж да сьмяротнай.

Чым вышэйшая схільнасьць згаджацца, тым вышэйшая рызыка злоўжываньня ўладай, карупцыі і скажэньня рэальнасьці. Лідэр, які звыкся дамагацца сьляпога падпарадкаваньня, неўзабаве губляе сувязь з рэальнасьцю і, пазбавіўшыся зваротнай сувязі, пачынае рабіць усё больш памылак. Калі лідэр бярэ ўсю адказнасьць і ініцыятыву на сябе, то яго падначаленыя, адпаведна, будуць паводзіць сябе безадказна і безыніцыятыўна.

! **Маўклівая згода большасьці зьяўляецца тым грунтам, дзе гіне магчымасьць разьвіцьця: прымушаючы і запалохваючы, не чакайце ад працаўнікоў паляпшэньняў, ідэяў і прарыўных рашэньняў.**

Вядома, уменьне падпарадкоўвацца і дакладна выконваць распараджэньні вельмі важнае для эфэктыўнай працы складаных сыстэм. Без лідэра і адзінаначальле праца арганізацый і кампаній можа быць паралізаваная бясконцым абмеркаваньнем і аналізам. Але падпарадкаваньне павінна быць не сьляпым, а ўсьвядомленым, а ў процівагу павінен быць разьвіты навык усьвядомленага непадпарадкаваньня.

Усьвядомленае непадпарадкаваньне — гэта ўменьне пярэчыць загаду, застаючыся ў рамках правілаў і ветлівасьці. Так будучыя навукоўцы павінны спазнаць крытычнае мысьленьне, студэнты — уступіць у дыскусію з выкладчыкам, пілоты самалёта — умець аспрэчваць загады капітана.

Аналіз шэрагу авіякатастрофаў паказаў, што іх прычынай быў загад капітана, а другі пілот, які меў пярэчаньні, баяўся іх выразна выказаць і абараніць сваё меркаваньне. Таму ў сучасных навучальных праграмах усіх чальцоў экіпажу вучаць выяўляць дастатковую настойлівасьць, каб прыцягнуць эфэктыўна вырашаць узьніклыя праблемы.

Любы лідэр, калі ён сапраўды ўпэўнены ў сваіх сілах і хоча разьвіцьця сваёй арганізацыі, зацікаўлены ў тым, каб мець перад сабой адэкватную карціну сьвету і зваротную сувязь, каб яго падначаленыя ўмелі сьвядома падыходзіць да выкананьня задач. Гэта можа зьберагчы ад сур'ёзных памылак.

У кнізе «Усьвядомленае непадпарадкаваньне» Айра Чэйлаф прыводзіць прыклад з новенькай медсястрой, якая атрымала загад увесьці прэпарат. Сястра ведала, што ён можа быць фатальны ў гэтым выпадку, і сказала пра тое лекару, на што атрымала адказ "ня ваша справа, уводзьце". Не ўступаючы ў прамы канфлікт, яна падрыхтавала кропельніцу і зьвярнулася да лекара, каб ён асабіста адкрыў заціск на ёй, бо яна ня будзе гэтага рабіць праз магчымыя ўскладненьні. Гэтага было дастаткова, каб лекар прыслухаўся і зьмяніў сваё меркаваньне.

У паўсядзённым жыцьці чалавек з уладай і аўтарытэтам можа прасіць ці патрабаваць, каб вы зрабілі нешта дрэннае, кіруючыся нават добрымі намерамі. Спытайце сябе, ці мае гэты аўтарытэт дастатковую кампэтэнтнасьць і ці легітымны ён? Выкананьне гэтага распараджэньня прынясе карысьць ці шкоду? Да ўсьвядомленага непадпарадкаваньня трэба падыходзіць творча: можна запытаць загад у пісьмовым выглядзе або прыводзіць меркаваньне іншых аўтарытэтаў. Знаходзьце саюзьнікаў і пачынайце пярэчыць як мага раней, да фармулёўкі канкрэтнага заданьня ці загаду. Прымаючы рашэньне аб выкананьні, арыентуйцеся на вышэйшыя каштоўнасьці, не дазваляйце ветлівасьці ці субардынацыі прымусіць вас пагадзіцца. Удакладняйце загад, ацэньвайце яго бясьпеку, законнасьць і практычнасьць і прапануйце альтэрнатыўныя магчымасьці і сцэнары.

! **Прымаючы рашэньне, не падпарадкоўвайцеся чужому аўтарытэту безумоўна. Пры гэтым заставайцеся ў рамках правілаў і ветлівасьці, а не пераходзіце ў адкрыты бунт.**

Як часта мы рабілі нешта не таму, што хацелі, а таму, што нехта сказаў? Як бы нам ні хацелася перакласьці адказнасьць за дзеі на іншых, яна заўжды ляжыць на нас. Кошт падпарадкаваньня ў нашым жыцьці нашмат вышэйшы, чым здаецца.

Займаючыся выхаваньнем сваіх дзяцей, вучыце іх ня слухацца — і рабіць гэта канструктыўна. Замест таго, каб патрабаваць абсалютнага падпарадкаваньня, пытайцеся, чаму вы просіце іх гэта зрабіць, якія ёсьць іншыя спосабы зрабіць гэта, што здарыцца, калі гэта ня будзе зроблена? Мадэлюйце сытуацыі або гульні, калі аўтарытэту падпарадкоўвацца катэгарычна нельга.

Асабістая адказнасьць — гэта цяжкі груз, але адначасова і надзейны падмурак. У канчатковым выніку, ад сьляпога падпарадкаваньня ў сьвеце больш жахаў і сьмерцяў, чым ад бунтаў. Вучыцеся рабіць правільна, выхоўвайце пачуцьцё асабістай свабоды, і, як напісаў Антон Паўлавіч Чэхаў, «гэты малады чалавек выціскае зь сябе па кроплях раба і як ён, прачнуўшыся адной цудоўнай раніцай, адчувае, што ў яго жылах цячэ ўжо ня рабская кроў, а сапраўдная чалавечая».

Пытаньні і заданьні

1. Ці атрымліваеце вы задавальненьне ад прыналежнасьці да нейкай сацыяльнай групы?

2. Ці моцна на вас узьдзейнічае сацыяльны ціск вашага атачэньня?

3. Ці цяжка вам супраціўляцца аўтарытэтам? Ці ўмееце вы сьвядома не падпарадкоўвацца?

9. Памяняйце асяродзьдзе

Як вы цяпер разумееце, асяродзьдзе праграмуе ўсе нашы паводзіны. Мозг увесь час аналізуе навакольнае асяродзьдзе, у якім галоўнае для яго — гэта сацыяльныя сыгналы ад іншых людзей. Іх каштоўнасьці, эмоцыі, зьмест размоў, памкненьні і амбіцыі — усё гэта падсумоўваецца і ўплывае на нас. Нядзіўна, што шмат каго натхняюць менавіта іншыя людзі, няхай нават і віртуальныя. Таму для таго, каб умацаваць здароўе, важна зьмяніць сваё асяродзьдзе на здаровае. Памкненьні іншых людзей сумуюцца, накіроўваючы вас да дасягненьня мэты. Калі вакол вас усе клапоцяцца пра здароўе — вы скапіюеце іх і неўзаметку для сябе пачняце прымаць больш здаровыя рашэньні.

Растлумачце і выпішыце вашыя мэты і каштоўнасьці, а таксама мэты і каштоўнасьці вашых бліжэйшых сяброў. Выпішыце імёны 5–7 бліжэйшых чалавек вакол вас. Куды яны вас цягнуць — уверх ці ўніз? Ці супадаюць вашыя жаданьні і пляны?

Сацыяльная дыета. Мы часта знаёмімся выпадкова. Але выпадкова цяжка выбудаваць добрую кар'еру і абзавесьціся здаровым асяродзьдзем, таму прадпрымайце мэтанакіраваныя дзеі. У знаёмствах з пэўнай мэтай няма нічога ганебнага. Знайдзіце тых, з кім вы будзеце рухацца ў адным напрамку. Падумайце, якія адносіны цягнуцца аўтаматычна і ўжо не патрэбныя вам, а якія кантакты шкодныя і іх трэба скараціць.

Знайдзіце або стварыце супольнасьці. Добры сябар — гэта добра, але знайсьці або стварыць супольнасьць аднадумцаў яшчэ лепш. Асяродзьдзе блізкіх вам па мэтах і каштоўнасьцях людзей — выдатная крыніца сацыяльнай ежы для вашага мозгу, найлепшая інфармацыйная і эмацыйная падтрымка для вас. Людзі, якія ўжо пераадолелі праблемы, якія турбуюць вас цяпер, — жывы доказ, што ўсё магчыма ў гэтым жыцьці, і гэта неймаверна натхняе. Калі мы маем вялікае кола зносінаў і ўважлівыя да таго, што кажуць навакольныя нас людзі, то любая інфармацыя можа стаць крыніцай натхненьня і азарэньня. Гэта называецца сэрэндыпнасьць (інтуітыўная празорлівасьць) — здольнасьць рабіць глыбокія высновы і знаходзіць ідэі ў выпадковых назіраньнях. Бо наш мозг абмежаваны кагнітыўнымі фільтрамі, а калі мы слухаем розных людзей, то можам зразумець шмат таго, пра што нават ня думалі і ня мелі ўяўленьня, і выкарыстоўваць гэта ў сваіх мэтах.

Грамадзянскі актывізм. Кожны чалавек мае магчымасьць займацца палітыкай і кіраваньнем, уплываючы на тое, што адбываецца вакол яго. Пачніце з вашага месца жыхарства ці працы, прымайце ўдзел у парадах, прафсаюзах, у розных грамадзянскіх актыўнасьцях. Стварыце супольнасьць, дзе вы зможаце культываваць і прасоўваць свае каштоўнасьці, — апроч іншага гэта прафілактыка вывучанай бездапаможнасьці.

Дасьледаваньні паказваюць, што дастаткова ўсяго 10% упэўненых людзей, каб зьмяніць меркаваньне грамадства.

Знайдзіце настаўніка. Настаўнік, як правіла, - гэта добраахвотны дарадца ці настаўнік, які вядзе вас у розных сфэрах жыцьця: трэнэр для спартоўца, дасьведчаны лекар для пачаткоўца, бізнэс-кансультант, асобасны коуч дапамагаюць у самаразьвіцьці. Добры настаўнік, а лепей некалькі, — гэта важны крок для разьвіцьця. Настаўнік дзеліцца ведамі, сувязямі, досьведам, матывуе, можа падбадзёрыць і зьберагчы ад памылак. Гэта чалавек, якім вы захапляецеся і хочаце ў нечым быць да яго падобнымі. Знайдзіце найлепшых у справе, у якой вы імкняцеся стаць майстрам, і станьце ў іх чаляднікам, знайдзіце тое, чым вы можаце быць для іх карыснымі.

! Быць настаўнікам і мець настаўніка — гэта важныя складнікі сацыяльнага атачэньня.

Сацыяльны імунітэт. Якому сацыяльнаму ўзьдзеяньню вы можаце пасьпяхова супрацьстаяць, а што ня ў сілах перамагчы? Прааналізуйце ваша атачэньне. У каго з вашых блізкіх звычкі ці рысы, якіх вы хочаце пазбавіцца? У каго зь іх звычкі ці рысы, якія вы хочаце займець? Каго вы капіюеце? Ад каго вы "заразіліся" сваімі звычкамі? Чый эмацыянальны, інтэлектуальны ўплыў варта выключыць, паменшыць, павялічыць? Як вы ўплываеце на іншых? Які ў вас прынцып адбору атачэньня? Якімі якасьцямі вы б хацелі, каб валодалі вашыя сябры і знаёмыя? Апішыце сваё "ідэальнае атачэньне". Якіх сяброў і якога ўплыву вам бракуе?

Пытаньні і заданьні

1. Знайдзіце сабе аднадумцаў у вашым праекце.

2. Ці ёсьць у вас настаўнік, рэальны ці ўяўны?

3. Хто зь людзей натхняе вас?

- Племя
- Клан
- Вялікая сям'я
- Блізкія сябры

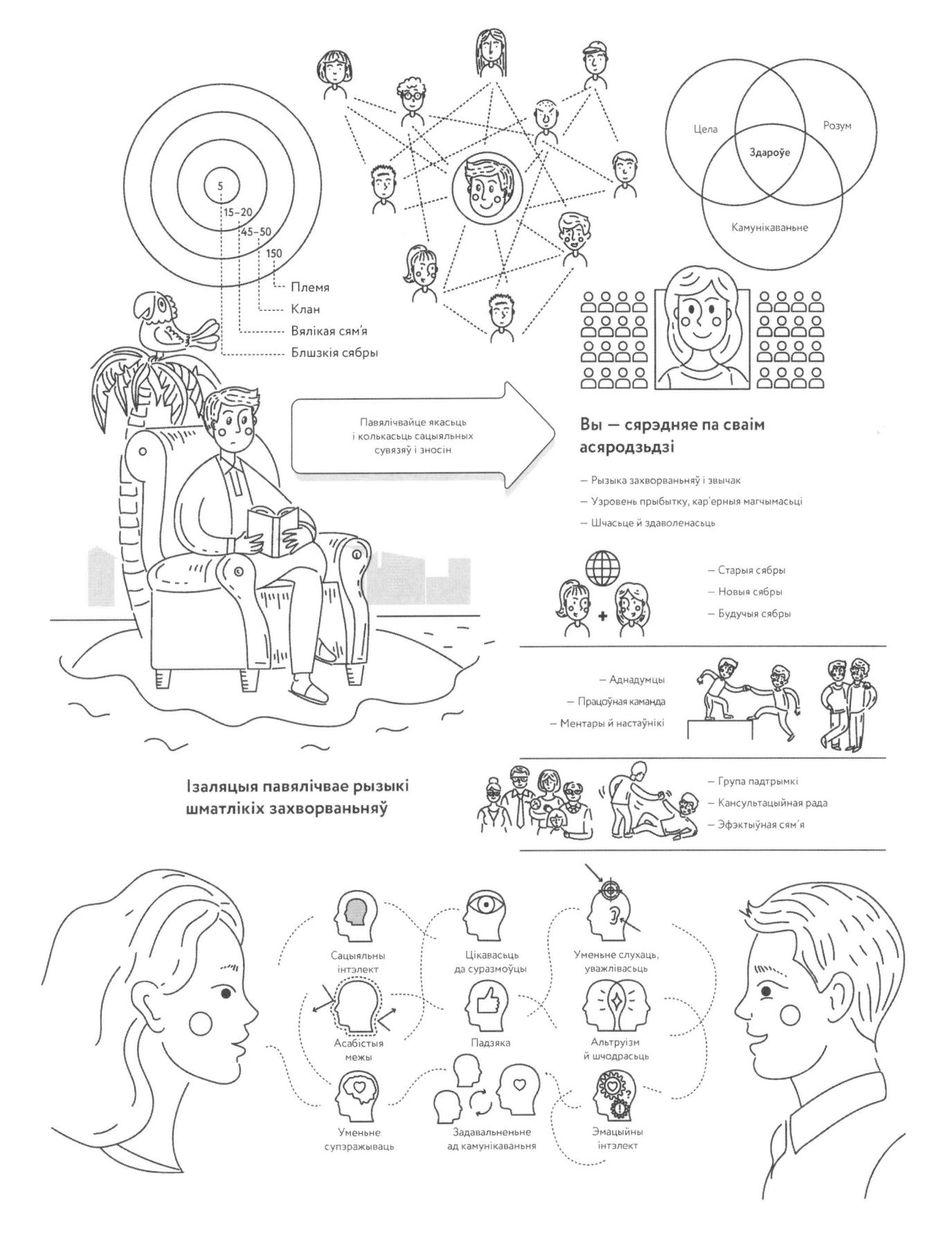

5
15–20
45–50
150

Цела — Розум
Здароўе
Камунікаваньне

Павялічвайце якасьць і колькасьць сацыяльных сувязяў і зносін

Вы — сярэдняе па сваім асяродзьдзі

— Рызыка захворваньняў і звычак
— Узровень прыбытку, кар'ерныя магчымасьці
— Шчасьце й задаволенасьць

— Старыя сябры
— Новыя сябры
— Будучыя сябры

— Аднадумцы
— Працоўная каманда
— Ментары й настаўнікі

— Група падтрымкі
— Кансультацыйная рада
— Эфектыўная сям'я

Ізаляцыя павялічвае рызыкі шматлікіх захворваньняў

- Сацыяльны інтэлект
- Цікавасьць да суразмоўцы
- Уменьне слухаць, уважлівасьць
- Асабістыя межы
- Падзяка
- Альтруізм й шчодрасьць
- Уменьне суперажываць
- Задавальненьне ад камунікаваньня
- Эмацыйны інтэлект

РАЗЬДЗЕЛ 11

Шкоднае асяродзьдзе

1. Нашае асяродзьдзе і здароўе

Кожны месяц мы робім мільён удыхаў і выдыхаў, і якасьць паветра вакол нас уплывае на наша здароўе, стан розуму і цела. Стан паветра ў памяшканьні можа быць у 2–5 разоў горшы, чым звонку, прычым гэта ня толькі сучасная праблема: у старажытнасьці людзі пакутавалі ад лішку дыму, абагравалочы свае хаты агмянямі без камінаў і паўнавартасных печаў. Актуальны чыньнік — гэта шум, якога становіцца ўсё больш у нашых гарадах і які не змаўкае нават ночу, а таксама лішак сьвятла і цяпла. Уплывае на наша здароўе і электрамагнітнае выпраменьваньне. Навакольнае асяродзьдзе інтэнсіўна забруджваецца таксінамі: плястык, цяжкія мэталы, бісфэнолы, антыбіётыкі і інш. Для падтрыманьня і ўмацаваньня здароўя нам важна ня толькі займацца сабой, але й мяняць навакольнае асяродзьдзе, зь якім мы так шчыльна злучаныя. Калі гены памяняць нельга, звычкі — цяжка, то асяродзьдзе — куды лягчэй.

Ня толькі мы ўплываем на асяродзьдзе — асяродзьдзе ўплывае на нас. Уявіце сабе чалавека, які жыве ва ўласнай хаце ці малапавярховай забудове, далёка ад магістралі, з зручнымі для шпацыраў ці прабежак сьцежкамі, дзе шмат дрэваў, чыстае паветра, ціхія вуліцы і знаёмыя суседзі. У такім асяродзьдзі ўсё цешыць вашае вока, разьнявольвае, тут хочацца выходзіць на вуліцу і шпацыраваць, спыняцца для сяброўскіх гутарак, любавацца прыродай, займацца спортам на турніках — усё гэта аўтаматычна спрыяе здароўю.

Калі ж чалавек жыве ва ўмовах цеснаты сучаснага індустрыяльнага горада, то навакольнае асяродзьдзе, хутчэй за ўсё, узмацняе стрэс і шкодзіць здароўю: шматпавярховая забудова, вузкія тратуары, сьмецьце на вуліцах, надпісы на сьценах, шмат незнаёмцаў (і маргіналы сустракаюцца), шчыльны рух аўтамабіляў, адсутнасьць паркаў і пешаходнай інфраструктуры, пастаянны шум, бруднае паветра, мала зеляніны, позірк упіраецца ў бэтонныя агароджы і парэпаную тынкоўку. У такім асяродзьдзі не ўзьнікае ані найменшага жаданьня выходзіць на вуліцу, і чалавек праводзіць вольныя гадзіны на канапе побач з кампутарам і лядоўняй, бо гэта куды больш бясьпечны і прыемны спосаб бавіцца часу ў такой сытуацыі.

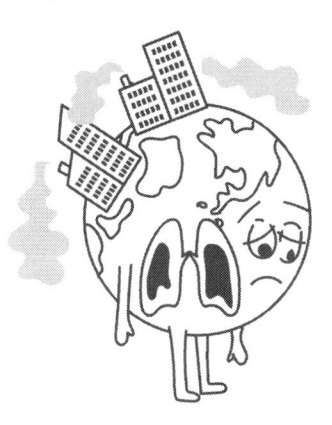

У розныя часы асяродзьдзе ўяўляла розныя пагрозы. У самым пачатку сваёй эвалюцыі чалавек пачаў актыўнае пераўтварэньне навакольнага асяродзьдзя ў сваіх інтарэсах, выкарыстоўваючы агонь, інструмэнты, аб'ядноўваючы намаганьні суплямяньнікаў. Цеснаце ў старажытных гарадах і антысанітарыя спрыялі разьвіццю эпідэмій і паразіта-

рных інфэкцыяш, і неабходнасьць супрацьстаяць хваробам і выжываць прысьцёбвала далейшае разьвіцьцё.

У апошнюю сотню гадоў людзі неймаверна хутка мяняюць навакольнае асяродзьдзе, мы не пасьпяваем адаптавацца, і гэтыя зьмены ня йдуць на карысьць нашаму здароўю. Мы пазбаўляемся шэрагу карысных чыньнікаў навакольнага асяродзьдзя, такіх як сонца, моцна ўзьдзейнічаюць шкодныя фактары, напрыклад бруднае паветра. Для многіх таксінаў і сьмецьця не існуе дзяржаўных межаў — яны разьмяркоўваюцца па ўсёй плянэце, назапашваюцца ў глебе, расьлінах і жывёлах і трапляюць у наш арганізм. Паветраныя таксіны таксама разносяцца па ўсёй зямной кулі і ўзьдзейнічаюць на ўсіх людзей.

На працягу свайго жыцьця мы жывём у розных месцах і часта выбіраем іх выпадкова. Нават у рамках аднаго дня мы бываем у пэўнай колькасьці месцаў. Прааналізуйце іх і падумайце, як яны ўплываюць на ваша здароўе. Магчыма, частку гэтых месцаў можна зьмяніць на больш здаровыя?

Аптымальныя ўмовы навакольнага асяродзьдзя — гэта такое асяродзьдзе, у якім у нас выяўляецца аптымальнае самаадчуваньне, мінімальная рызыка захворваньняў і высокая праяглаяць жыцьця. Вельмі часта сацыяльныя (атачэньне), фізычныя (шум, сьвятло, тэмпэратура, выпраменьваньне), хімічныя (паветра, вада, прадукты) і біялягічныя (цьвіль, паразіты) чыньнікі злучаюцца і дзейнічаюць разам. Таму важна падтрымліваць гігіену навакольнага асяродзьдзя. Вялікае значэньне мае мікраклімат у кватэры і хаце. Спалучэньне неспрыяльных аздобных матэрыялаў, тэмпэратуры, вільготнасьці, вэнтыляцыі можа прывесьці да сындрому "хворага дому", які разбурае здароўе сваіх насельнікаў і кароціць жыцьцё.

Многія людзі зьвяртаюцца да розных спосабаў "дэтаксікацыі", але, па сутнасьці, самы надзейны спосаб паменшыць таксічную нагрузку — гэта зьнізіць трапленьне шкодных рэчываў у арганізм, то бок палепшыць асяродзьдзе, у якім мы жывём. Наша мэта — навучыцца ў любым месцы выяўляць шкодныя чыньнікі асяродзьдзя і ліквідаваць іх, плюс папаўняць брак карысных чыньнікаў у сваім асяродзьдзі для фармаваньня аптымальных умоваў.

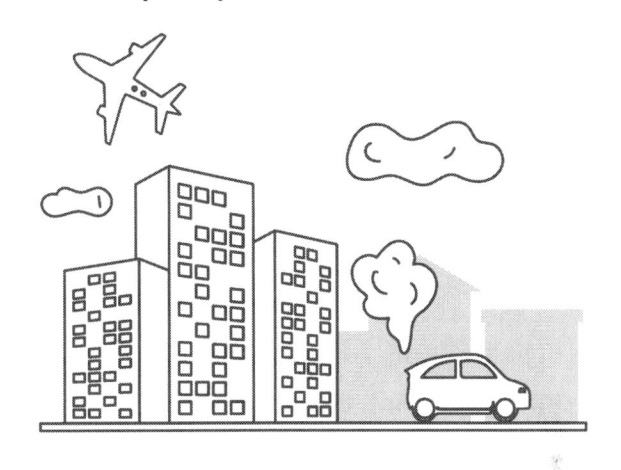

Пытаньні і заданьні

1. Ацаніце бясьпеку навакольнага асяродзьдзя ў месцы, дзе вы жывяце.
2. Што з чыньнікаў асяродзьдзя вакол вас падаецца самым небясьпечным? Як гэта можна зьмяніць?
3. У якім месцы і асяродзьдзі вы б хацелі жыць? Апішыце ваш ідэальны дом, мястэчка, горад, краіну.

2. Бруднае паветра і здароўе

Многія людзі лічаць, што ім бракуе кіслароду ў памяшканьні або на вуліцы, хоць рэальная прычына нядужаньня, як правіла, зусім іншая — забруджваньне паветра або сындром гіпэрвэнтыляцыі (пачашчанае дыханьне пры стрэсе, якое можа прывесьці да галавакружэньня).

> **!** Бруднае паветра — адзін з самых небясьпечных шкоднасных чыньнікаў навакольнага асяродзьдзя.

Сур'ёзнае навуковае вывучэньне шкоды бруднага паветра пачалося ў 1952 годзе, калі Лёндан накрыў смог ад спальваньня вугалю, што прывяло да тысячаў сьмерцяў. З таго часу чысьціня паветра стала рэгулявацца закана-

даўча, але да вырашэньня праблемы нам далёка.

Нягледзячы на забарону спальваньня вугалю, праблема бруднага паветра становіцца ўсё больш актуальнай праз павелічэньне колькасьці транспарту і працы заводаў. Больш за 90 % жыхароў плянэты сутыкаюцца з праблемай забруджваньня паветра. Апроч вонкавага забруджваньня існуе і ўнутранае, калі ў жылых памяшканьнях паляць, гатуюць ежу, топяць печы з дрэннай вэнтыляцыяй, паляць духмянкі і г. д.

У 30 разоў танчэй за волас!

Мацней за ўсё на нас уплываюць дробныя часьціцы, якія ўтвараюцца пры згараньні паліва. Яны разносяцца са струмянямі паветра, доўгі час не асядаючы на зямлю. Узважаныя часьціцы ўяўляюць сабой складаную сумесь, якая можа патрапіць глыбока ў лёгкія, а празь іх — у кроў.

Вылучаюць дзьве яе асноўныя разнавіднасьці: PM10 часьціцы, дыяметрам менш за 10 мкм, і PM2,5 часьціцы, дыяметрам менш за 2,5 мкм. Уявіце сабе волас, дык вось часьціца PM10 у сем разоў меншая за яго дыямэтар, а PM 2,5 — меншая ў 30 разоў. Чыстым лічыцца паветра са сярэднегадавым утрыманьнем часьціц PM 2,5 у паветры 10 мкг/м³ і сярэднясутачным 25 мкг/м³.

Часьціцы валодаюць рознымі па складзе кампанэнтамі: яны могуць утрымоўваць мэталы (Fe, Ni, Cu, Co, Cr), араматычныя гідракарбоны, эндатаксіны і да т. п. Таксама ў паветры можа быць шмат іншых забруджвальнікаў: бэнзапірэн, які ўтвараецца пры згараньні цьвёрдага паліва, сажысты вуглярод, прыземны азон, аксіды азоту, двухвокіс серы і інш. Як жартуюць жыхары мэгаполісаў, «ня толькі дыхаеш сьвежым паветрам на вуліцы, але і насычаешся мікраэлемэнтамі».

Чым небясьпечна? Бруднае паветра зьвязанае з 16 % усіх сьмерцяў, што практычна ў 15 разоў больш, чым гіне сёньня ва ўсім сьвеце ад войнаў і іншых формаў гвалту. Бруднае паветра скарачае працягласьць жыцьця больш чым на год. Высокі ўзровень часьціц PM2.5 адказны за 3 % усіх сардэчна-сасудзістых сьмерцяў і за 5 % сьмерцяў ад раку лёгкіх.

! У самых забруджаных гарадах вырашэньне праблемы магло б павялічыць чаканую працягласьць жыцьця на 20 месяцаў.

Бруднае паветра выклікае хуткія і павольныя зваротныя рэакцыі. Хуткая рэакцыя зьвязаная з раздражненьнем рэцэптараў лёгкіх, а павольны адказ — з павелічэньнем узроўню хранічнага запаленьня і ўзроўню С-рэактыўнага бялку. Кожныя дадатковыя 5 мкг/м³ часьціц на 1,3 % павялічваюць узровень С-рэактыўнага бялку. А запаленьне, як мы ведаем, павялічвае рызыку шматлікіх захворваньняў і паскарае старэньне, узмацняючы згусальнасць крыві, павялічваючы канцэнтрацыю фібрынагену. Бруднае паветра зьвязанае з павелічэньнем таўшчыні комплексу інтым-мэдыя (маркер прагрэсаваньня атэрасклерозу) і павялічвае рызыку інсульту і інфаркту. Таксама забруджваньне паветра павялічвае рызыку дыябэту, прыводзіць да зьніжэньня адчувальнасьці да інсуліну, пагаршае якасьць сну, зьніжае функцыі нырак.

Небясьпечным зьяўляецца і кароткачасовае забруджваньне: пры рэзкім забруджваньні паветра павялічваецца колькасьць шпіталізацый з астмай, пнэўманіяй, абструктыўнай хваробай лёгкіх, сардэчнымі прыступамі. Чым бруднейшае паветра ў горадзе, тым больш небясьпечна ў ім жыць.

Уплыў на мозг. Бруднае паветра пагаршае кагнітыўныя здольнасьці і памяншае ўзровень шчасьця, уплывае на мозг, зьмяншае прадукцыйнасьць, мяняе наша стаўленьне да рызыкі, павялічвае агрэсію і, як вынік, злачыннасьць. Запаленьне ад бруднага паветра зьвязана з рызыкай дэпрэсіі і суіцыду: павелічэньне забруджваньня паветра на 10 мкг/м³ на працягу трох дзён павышала рызыку самагубства на 2 %. Пражываньне паблізу ажыўленых трасаў павялічвае рызыку нэўрадэгенэратыўных захворваньняў.

3. Барацьба з брудным паветрам

! Рызыка хваробы Альцгаймэра на 12 % вышэйшая ў тых, хто жыве за 50 мэтраў ад дарогі, у параўнаньні з тымі, хто жыве на адлегласьці 200 і больш мэтраў. Пятая частка ўсіх выпадкаў захворваньняў можа быць выклікана брудным паветрам.

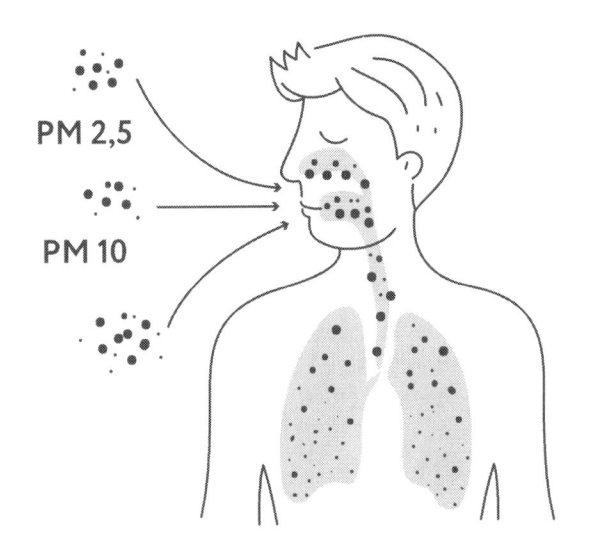

Асабліва адчувальныя да бруднага паветра дзеці, цяжарныя, старыя, людзі з хранічнымі захворваньнямі. Часьціцы сажы могуць патрапіць нават у пляцэнту — так, забруджваньне павялічвае рызыку заганаў разьвіцьця, выклікае затрымку росту і зьніжэньне аб'ёму мозгу ў дзяцей, пагаршэньне іх псыхічнага здароўя, уключаючы рызыку дзіцячых дэпрэсій. У розных дасьледаваньнях бруднае паветра павялічвае рызыку аўтызму ад 12 да 76 %. Дасьледаваньні на жывёлах пацьвярджаюць, што пражываньне паблізу ажыўленых трасаў шкодзіць мозгу нашчадкаш яшчэ на раньніх стадыях разьвіцьця, павялічваючы ўзровень нэўразапаленьня.

Пытаньні і заданьні

1. Як мяняецца ваша самаадчуваньне пры доўгім знаходжаньні ва ўмовах забруджанага паветра?

2. Ці заўважаеце вы розьніцу якасьці паветра ў горадзе і за яго межамі?

3. Ці шмат часу вы праводзіце ў транспарце?

3. Барацьба з брудным паветрам

Джэнтльмэн у 5 гадзінаў раніцы вывальваецца з бару і зьдзіўлена пытаецца: "Швайцар, што за дзіўны пах?" — "Гэта чыстае паветра, сэр".

Спадзявацца на свае органы пачуцьцяў для ацэнкі паветра не заўсёды добрая ідэя, бо мы прыстасоўваемся да любога асяродзьдзя і перастаём заўважаць працягла дзейсныя раздражняльнікі. Таму нам патрэбныя аб'ектыўныя спосабы вымярэньня якасьці паветра.

Першае, з чаго трэба пачаць, гэта весьці маніторынг якасьці паветра. У гарадах, дзе шмат датчыкаў, можна скарыстацца мапамі, на якіх выводзяцца штохвілінныя паказьнікі, і ўсталяваць іх на тэлефон. Калі ў вашым горадзе такой сыстэмы датчыкаў няма ці вы хочаце атрымаць высокую дакладнасьць вымярэньняў, то можна набыць датчык якасьці паветра для сябе — абавязкова з вымярэньнем колькасьці часьціц P2,5. Многія датчыкі сынхранізуюцца са смартфонамі, і канкрэтныя лічбы будуць заўсёды ў вас пад рукой. Некаторыя вытворцы дазваляюць уключыць свой датчык у глябальную сетку, напрыклад, AirVision. Так ваша вымярэньне становіцца даступным і для людзей побач.

Скарачайце ўзьдзеяньне. Уплыў забруджанага паветра мае назапашвальны эфэкт — гэта значыць, чым больш узровень і даўжэй узьдзеяньне, тым горш. Калі мінімізаваць узьдзеяньне бруднага паветра і дыхаць чыстым паветрам дома, то арганізм пасьпявае выводзіць тое, што патрапіла на вуліцы. Трымайцеся далей ад дарог, асабліва буйных.

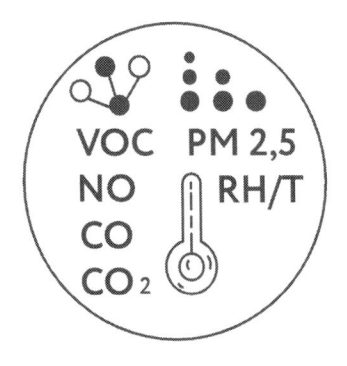

Кожны мэтар мае значэньне, бо з аддаленьнем ад крыніцы забруджваньне скарачаецца экспанентна, выхлапы разводзяцца чыстым паветрам. Гуляйце ці рабіце прагулкі не ў гадзіну пік і не адразу ж пасьля яе заканчэньня. Калі вы ідзяце з маленькімі дзецьмі, то паднімайце іх на рукі, каб трымаць вышэй за ўзровень выхлапных газаў. Ня стойце каля самай дарогі, калі чакаеце зялёнага сыгнала сьвятлафора. Памятайце, што важная ня проста адсутнасьць трасы або завода побач, але і кірунак ветру. Калі праз надвор'е, слабы вецер ці пажары ў горадзе паўстаў смог, па магчымасьці выязджайце за горад ці трымайце дома ўключаны фільтр ачысткі паветра (пра фільтры ніжэй) пры закрытых вокнах.

Аптымізуйце маршруты для прагулак і прабежак, выбірайце аддаленыя зялёныя вулачкі, гэта можа зьнізіць узьдзеяньне бруднага паветра на 50–60%.

! Будзе выдатна, калі навігатары навучацца пракладаць ня толькі самы хуткі, але й самы "зялёны" маршрут.

Гэтае правіла тычыцца і кіроўцаў, бо доўгая дарога за рулём і заторы павялічваюць рызыку ўдыханьня бруднага паветра. Не прыціскайце нос свайго аўтамабіля да выхлапной трубы машыны, якая стаіць наперадзе. У заторы лепш закрыць вокны і адключыць вэнтыляцыю салёна, гэта дазволіць зьменшыць забруджваньне ад суседніх машын. Па магчымасьці, менш карыстайцеся аўтамабілем у гадзіну пік. У некаторых машынах, напрыклад у Tesla, усталяваныя вельмі якасныя фільтры салёна, зьвяртайце на гэта ўвагу пры выбары і абслугоўваньні аўто.

Маскі. Звычайныя маскі, якія няшчыльна прылягаюць да твару, маюць вельмі слабую эфэктыўнасьць, затрымліваючы толькі 20% дробных часьціц. Выбірайце спэцыяльныя маскі з маркіроўкай N95 або N99 (затрымліваюць 95 і 99% часьціц 2.5). Улічвайце памер, зручнасьць, шчыльнасьць прылягання, працягласьць выкарыстаньня маскі, эфэктыўнасьць і тэрмін службы фільтраў. Звычайна такія маскі маюць працягласьць выкарыстаньня ня больш за 40 гадзінаў. Маркіроўка С абазначае вугальны фільтр, які затрымлівае азон або аксід серы, маркіроўка V — наяўнасьць клапана для вывядзеньня лішку вільготнасьці, P — здольнасьць фільтраваць і арганічныя забруджвальнікі.

Зьніжэньне ўзьдзеяньня забруджанага паветра працуе. Так, зьніжэньне канцэнтрацыі PM2,5 за ўсё на 2,5 мкг/м^3 прыводзіла да зьніжэньня сьмяротнасьці ад усіх прычынаў на 3,5%. Шматразова апісаны выпадкі, калі спыненьне работы заводаў праз забастоўкі прыводзіла да зьніжэньня захваральнасьці ў навакольных населеных пунктах у некалькі разоў: зьніжалася частата астмы, бранхіту, кашлю, кан'юктывіту.

Уступайце ў шэрагі грамадзянскіх актывістаў, патрабуйце ад мясцовых уладаў пераносу шкоднай прамысловасьці або ўстаноўкі ачышчальных збудаваньняў, стварэньня пешаходных вуліц, абмежаваньні руху асабістых аўтамабіляў, разьвіцця грамадскага транспарту, пераходу на электрамабілі, барацьбы са спальваньнем паліва, ляснымі пажарамі.

Вядзеньне здаровага ладу жыцьця, у прыватнасьці здаровае харчаваньне, дапамагае зьмякчыць узьдзеяньне бруднага паветра, бо шэраг прадуктаў валодае супрацьзапаленчымі ўласьцівасьцямі.

Часам людзі лічаць, што яны могуць «прывыкнуць» да бруднага паветра, як у анекдоце: «Ды як вы можаце дыхаць такім паветрам? — А мы не зацягваемся!». Але гэта небясьпечная памылка. Нават калі вы ня бачыце забруджваньня, гэта ня значыць, што яно ня шкодзіць вам.

У жылым памяшканьні

Дома мы праводзім шмат часу, таму важна забясьпечыць там аптымальную якасьць паветра — і гэта вам па сілах. Бо лёгкія могуць пасьпяваць чысьціцца, пакуль вы сьпіце і адпачываеце ад гарадзкога паветра. Прытокавая вэнтыляцыя з функцыяй ачысткі дапамагае забяспечыць паўнавартасную ачыстку і зьмену паветра. Калі вы выкарыстоўваеце кандыцыянэр, то яго трэба рэгулярна чысьціць і мяняць фільтры, інакш на іх могуць запасіцца бактэрыі і цьвіль, якія затым разносяцца па пакоі. Рэгулярна запускайце рэжым вэнтыляцыі, каб не размнажалася цьвіль.

! Заўсёды гатуйце ежу пры ўключанай выцяжцы, пазьбягайце залішне паліць сьвечкі ці араматычныя палачкі, не карыстайцеся аэразолямі і араматызатарамі.

Сачыце за тэхнічным станам награвальнікаў вады на газе, газавымі плітамі, абагравальнікамі і ўсімі прыборамі, дзе спальваецца паліва. Абмяжоўвайце колькасьць сынтэтычных мыйных сродкаў, лепш выкарыстоўваць ачыстку парай. Часьцей выносьце сьмецьце, трымайце бытавую хімію ў старанна закаркаваных ёмістасьцях далей ад дзяцей.

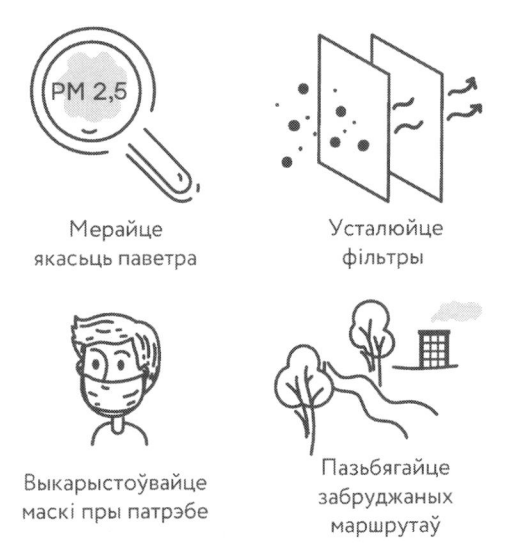

Мерайце якасьць паветра

Усталюйце фільтры

Выкарыстоўвайце маскі пры патрэбе

Пазьбягайце забруджаных маршрутаў

Усталюйце HEPA фільтр. Гэтае простае і эфэктыўнае рашэньне, бо менавіта HEPA фільтр лепш за ўсё чысьціць паветра ад небясьпечных PM 2.5 часьціц і зьмяншае іх канцэнтрацыю. Пры гэтым кантралюйце эфэктыўнасьць ачысткі датчыкам PM 2.5 (ён можа быць і ўбудаваны ў фільтр). Дасьледаваньні паказваюць, што выкарыстаньне такіх фільтраў паляпшае якасьць сну. Асабліва

яны важныя для дзяцей і цяжарных. Чыстае паветра ўначы вельмі важнае, бо гэта дае магчымасьць дыхальным шляхам ачысьціцца і хоць часткова кампэнсаваць дыханьне брудным паветрам днём.

Зьвярніце ўвагу, што з цягам часу эфэктыўнасьць фільтраў зьмяншаецца, і іх важна мяняць. Калі вы жывяце ў прыватным доме, то вялікая колькасьць дрэваў і кустоўя могуць захопліваць часьціцы і зьніжаць іх канцэнтрацыю ў паветры.

Пытаньні і заданьні

1. Ацаніце якасьць паветра дома і на вуліцы, выкарыстоўваючы грамадзкія сыстэмы назіраньня або ўсталяваўшы ўласныя датчыкі. Таксама вы можаце далучыць праз інтэрнэт свой датчык да глябальнага анлайн-маніторынгу якасьці паветра, каб зрабіць гэтую інфармацыю даступнай для ўсіх.

2. Вывучыце карту вашага раёна: ці ёсьць побач прадпрыемствы? Вывучыце аб'ём выкідаў і ружу вятроў.

3. Пры неабходнасьці купіце ачышчальнік паветра для вашай кватэры. Адзначце, як зьмянілася ваша самаадчуваньне пры паляпшэньні якасьці паветра.

4. Вуглякіслы газ у памяшканьні

У офісах увесь час ідуць бітвы паміж тымі, каму душна, і тымі, хто баіцца скавышоў. Ёсьць людзі, якія асабліва востра адчуваюць якасьць паветра, а ёсьць тыя, хто баіцца сьвежага паветра. Мы ўжо пагаварылі пра важнасьць чыстага паветра на вуліцы, але вялікае значэньне мае паветра, якім вы дыхаеце дома і на працы. Паветра ў памяшканьні часта ў некалькі разоў бруднейшае, чым звонку. Калі мы заходзім з вуліцы ў памяшканьне, то можам адчуць сьпёртасьць паветра, але гэтае адчуваньне хутка зьнікае — мы да яго звыкаем.

! **Сьпёртасьць** — гэта часта лішак вуглякіслага газу, які выдыхаюць людзі. Гэта нябачны, але шкодны ў высокіх канцэнтрацыях чыньнік.

Сярэдняя канцэнтрацыя вуглякіслага газу (CO_2) складае ў вонкавым паветры 0,035 %, ці 350 ppm. Але ў гарадах, дзе больш спальваньня паліва, яго канцэнтрацыя можа дасягаць і 500 ppm. Галоўная крыніца вуглякіслага газу ўнутры памяшканьняў — гэта мы самі. Кожны чалавек на кожным выдыху выдыхае паветра з падвышаным утрыманьнем вуглякіслага газу, які ўтварыўся ў выніку жыцьцядзейнасьці. Каб падтрымліваць узровень CO_2 на нармальных 800 ppm на аднаго чалавека ў пакоі, патрабуецца вэнтыляцыя каля 34 м³/гадзіну! Калі вокны і дзьверы зашпунтаваныя, а вэнтыляцыя не працуе, то ўзровень CO_2 хутка пачне зашкальваць.

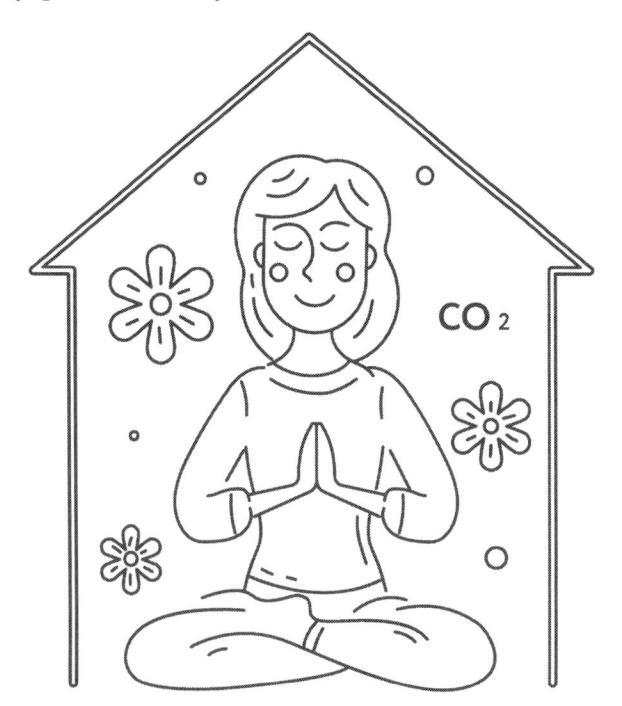

Праблема вэнтыляцыі існуе: з аднаго боку, будаўнікі часта грэбуюць нормамі, робячы няўдалыя сыстэмы вэнтыляцыі, эфэктыўнасьць работы якіх ніхто не правярае. Зь цягам часу шахты могуць забівацца брудам, зашывацца — звонку гэта не прыкметна. Зьяўленьне плястыкавых вокнаў яшчэ пагоршыла сытуацыю. Бо ў драўляных вокнах было шмат невялікіх шчылінаў, якія забясьпечвалі мікравэнтыляцыю, а цяпер гэтага няма. Часта мы закрываемся "наглуха" для цішыні або цяпла. Зьяўленьне ізалявальных матэрыялаў, ушчыльняльнікаў, пракладак для дзьвярэй і вокнаў дазваляе нам цалкам зашпунтаваць сябе ў хатах. А калі прытоку паветра няма, то і вэнтыляцыя перастае працаваць як мае быць.

Перадусім — вымяраем! Існуе вялікая колькасьць датчыкаў, як аўтаномных, так і такіх, што сынхранізуюцца са смартфонамі. Хоць мы вымяраем узровень вуглякіслага газу, гэтая лічба кажа нам і аб якасьці вэнтыляцыі ў цэлым. Чым менш узровень CO_2, тым лепш якасьць паветра, уключаючы разнастайную колькасьць выдыханых намі малекул і нават бактэрыяў. CO_2 выступае як газ-дэтэктар якасьці паветра.

Ідэальныя ўзроўні CO_2 — да 450 ppm, прымальна да 600–800, стандартная норма да 1000, ад 1000 да 2500 — млявасьць, зьніжэньне самаадчуваньня, дрэнны сон і да т. п., вышэй за 2500 ppm — пажадана пакінуць памяшканьне.

Высокі ўзровень CO_2 уплывае на тонус сасудаў галаўнога мозгу, зьніжае прадуктыўнасьць, уважлівасьць і ініцыятыўнасьць. Яго высокія ўзроўні непажадана ўзьдзейнічаюць на мозг і цела, павялічваецца кіслотнасьць плазмы крыві, зьмяняецца тонус сасудаў. Павялічваецца частата галаўных боляў, рэзка падае прадуктыўнасьць, пагаршаецца памяць і шматлікія паказьнікі мысьленьня, асабліва ў рашэньні складаных задач. Чым менш пакой, больш у ім людзей — тым вышэй узровень CO_2.

Акрамя мозгу, растуць рызыкі для цела. Напрыклад, павялічваецца ўзровень запаленьня праз актывацыю NLRP3 інфламасомаў і павышэньне ўзроўню IL-1β, узмацняецца пульс спакою, павышаецца рызыка дэпрэсіі. Цікава, што гіпэркапнія і зьніжэньне pH плазмы стымулюе арэксінавыя нэўроны і ўзмацняе апэтыт! Ёсьць дасьледаваньні аб тым, што гіпэркапнія непасрэдна стымулюе рост тлушчавых клетак. Таксама пры працяглых падвышаных узроўнях вуглякіслага газу вышэй рызыка саркапэніі, астэапарозу, хранічных хваробаў нырак. Высокія ўзроўні вуглякіслага газу 2,000 — 3,000 ppm узмацняюць кальцыфікацыю нырак і паскараюць дэмінэралізацыю костак.

Асабліва небясьпечна гэта ў офісах, дзе ў адным памяшканьні можа аднaчасова знаходзіцца вялікая колькасьць людзей. У школах узровень CO_2 вышэйшы за 1000 ppm у некалькі разоў павялічваў захворваньне на ВРЗ. Узмацняецца выдзяленьне вуглякіслага газу пры занятках спортам, а калі спартзаля не абсталяваная адэкватнай вэнтыляцыяй, гэта можа нэгатыўна паўплываць на здароўе спартоўцаў.

Чым больш людзей, тым інтэнсіўнейшая патрабуецца вэнтыляцыя для падтрыманьня нармальнай канцэнтрацыі вуглякіслага газу. Выбірайце памяшканьні зь вялікім аб'ёмам, каб вам заўсёды ставала, чым дыхаць. Пры куплі жыльля пажадана лічыць ня толькі квадратныя мэтры, але і кубічныя. Гэх, я так люблю высокія столі! Памятайце, што кандыцыянэр забясьпечвае астуджэньне паветра, ганяючы адзін і той жа яго аб'ём, таму без прытоку сьвежага паветра будзе назапашвацца вуглякіслы газ.

Прыток і адток паветра. Неабходна забясьпечыць як прыток паветра, так і яго адток. Пры адсутнасьці аднаго ці іншага якасьць вэнтыляцыі падае. Эфэктыўнасьць выцяжкі праверыць лёгка — запаліце запалку і патушыце, дым ад яе павінен уцягвацца ў адтуліну. У ідэале сіла выцяжкі павінна быць такой, каб утрымліваць аркуш паперы.

! **Ветраньне дома дапамагае хутка ачысьціць паветра, але пры закрытых вокнах і адсутнасьці выцяжкі вуглякіслы газ за пару гадзінаў зноў назапасіцца да небясьпечных узроўняў.**

На жаль, проста адкрыць вокны не заўсёды магчыма, бо гэта астуджае кватэру, упускае шум, праз адкрытыя вокны паступае паветра без папярэдняй ачысткі.

Па меры павелічэньня эфэктыўнасьці прытоку паветра ў хаце важна зрабіць: прыто-

кавыя клапаны пасіўныя, затым прытокавая прымусовая вэнтыляцыя з ачысткай паветра, прытокавая-выцяжная вэнтыляцыя з CO_2-датчыкам, якая падтрымлівае дакладны ўзровень CO_2 у залежнасьці ад колькасьці людзей у памяшканьні і дазваляе эканоміць электрычнасьць і цеплыню, калі ў пакоі нікога няма. Для эканоміі цяпла ёсьць адмысловыя сыстэмы рэкупэрацыі. Вядома, такія сыстэмы дарагія, палепшыць сытуацыю дапамагаюць і простыя пасіўныя прытокавыя клапаны і прачыстка вэнтыляцыйных шахт, усталёўка ў іх прымусовай выцяжкі. Зьніжэньне ўзроўню CO_2 зьніжае колькасьць лятучых арганічных злучэньняў, фармальдэгіду, колькасьць бактэрыяў і грыбкоў у паветры.

Пытаньні і заданьні

1. Вымерайце ўзровень вуглякіслага газу дома ў дзённы і вячэрні час.

2. Праверце працу выцяжных шахтаў у вас у хаце. Ці дастатковая ў іх цяга?

3. Пры неабходнасьці, усталюйце пасіўныя або актыўныя сыстэмы прытоку паветра.

5. Шум

Шум не раздражняе адно тады, калі ты ў ім удзельнічаеш — так кажуць, і гэта праўда. Сярод стрэсагенных чыньнікаў для насельнікаў кватэр шум упэўнена займае адно зь першых месцаў. Сваю кватэру, дзе я цяпер пішу гэтыя радкі, я абраў, у тым ліку, па крытэры цішыні — верхні паверх, вуглавая кватэра і вокны на тры бакі, стары цагляны дом. Прымусіў мяне гэта зрабіць няўдалы папярэдні досьвед з шумнымі суседзямі.

Выдатна разумею фразу гішпанскага пісьменьніка Рамона Сэрна, што "ўключаны пыласос у суседа ўцягвае ўсе нашы думкі".

Чаму ж так цяжка прыстасавацца да шуму? Бо мы рэагуем на яго вельмі хутка. Гук — гэта адна з крыніц інфармацыі аб навакольным сьвеце. Нас атачаюць гукі, як прыемныя прыродныя: птушкі, хвалі, дождж, так і небясьпечныя: гук стоенага злодзея або выбух пэтардаў. Асаблівасьць у тым, што мы рэагуем на гукавыя раздражняльнікі хутчэй, чым на візуальныя, 140–160 мілісэкунд супраць 180–200, таму цяжэй тармазіць сваё раздражненьне.

! Запуск стрэсавай рэакцыі на нязвыклы гук, які перавышае звычайны фон, — гэта старажытны эвалюцыйны мэханізм выжываньня.

Да шумавога забруджваньня, як і да сьпёртага паветра, можна звыкнуць і перастаць заўважаць, але вось псыхалягічнае прывыканьне не суправаджаецца фізычным.

Клясычны прыклад уплыву шуму — гэта гісторыя публічнай школы 98 у Мангэтэне, дзе шум ад чыгункі стаў перашкаджаць дзецям вучыцца. Пра гэта даведалася псыхоляг Арлін Бронзафт і вывучыла сытуацыю. Аказалася, што ў тым крыле школы, якое выходзіць вокнамі на пуці, шум прывёў да адставаньня ў пасьпяховасьці на 11 месяцаў у параўнаньні з аднагодкамі ў ціхім крыле школы. Шум перашкаджаў чуць, адцягваў увагу, настаўнікі былі вымушаныя павышаць голас. Сіла ведаў вялікая — пасьля апублікаваньня вынікаў і грамадзкай дыскусіі ўлады ўстанавілі спэцыяльныя гумовыя супрацьшумавыя пракладкі паміж шпаламі і рэйкамі каля школы. Шум зьнізіўся ўсяго на 8 дб, але гэтага было дастаткова, каб праз некалькі месяцаў адрозьненьні ў пасьпяховасьці зьніклі.

Самы небясьпечны хранічны стрэс — гэта той, якога мы не заўважаем: нязручнае крэсла прыводзіць да гіпадынаміі, сіні экран увечары зьбівае біярытмы, начны шум мы ігнаруем, калі ён не замінае спаць. Гэта распаўсюджаная і небясьпечная памылка: «Калі я не прачынаюся ад шуму, то ён не небясьпечны». На жаль, гэта ня так. Падчас сну слыхавая сыстэма працягвае функцыянаваць, і фізыялягічныя рэакцыі не адаптуюцца нават праз месяцы і гады начнога шуму: гэта скокі пульсу, выкід адрэналіну, парушэньне фазаў сну ды іншыя стрэсавыя рэакцыі. Вы можаце не высыпацца, бо ваш сон праз шум фрагментуецца, і ў выніку мы маем карціну недасыпу пры нармальнай колькасьці гадзінаў сну.

Начны шум — гэта нябачная крыніца хранічнага стрэсу, які назапашваецца. Ён выклікае эндатэліяльную дысфункцыю (пашыральнасьць артэрый), павялічвае аксідатыўны стрэс, пагаршае імунітэт і павялічвае ціск. У шэрагу дасьледаваньняў паказана залежнасьць частаты артэрыяльнай гіпэртэнзіі ад ажыўленасьці вуліцы, куды выходзяць вокны спальні: калі на дарогу, рызыка значна вышэйшая. Яшчэ вышэйшая рызыка ў тых, хто сьпіць з адкрытымі вокнамі, якія выходзяць на дарогу.

Цішыня на вагу золата. Чым вышэйшая шчыльнасьць насельніцтва і больш мэханізмаў вакол нас, тым больш і шуму. У сучасным сьвеце, калі шчыльнасьць насельніцтва ўзрастае, шчыльнасьць забудовы расьце, колькасьць аўтамабіляў павялічваецца, зьяўляецца больш гукаўзнаўляльных прылад, шумных прыбораў і да т. п., колькасьць шуму становіцца неймаверна вялікая ў любы час содняў. Гэтая зьява атрымала назву "шумавое забруджваньне" — па аналёгіі са сьветлавым, цеплавым, інфармацыйным.

! Цішыня цяпер становіцца рэсурсам, раскошай, за якую людзі гатовыя плаціць вялікія грошы.

Больш за палову насельніцтва падвяргаюцца рэгулярнаму ўздзеяньню шуму вышэй за 55 дэцыбелаў (пры норме да 40). Асноўныя крыніцы шумавога забруджваньня — гэта транспарт (аўтамабілі, матацыклы, цягнікі, самалёты), забаўляльныя мерапрыемствы і кавярні, шум ад суседзяў. Часта ўнутры рэстарацыяў, ня кажучы ўжо пра клюбы, гук мацнейшы за норму.

Чым гэта небясьпечна? Шум адмоўна дзейнічае на многія сыстэмы, перш за ўсё на сардэчна-сасудзістую і нэрвовую. Сярод людзей, якія працуюць у шумных умовах, прыкметна вышэй працэнт псыхічных парушэньняў. Шум павышае артэрыяльны ціск, вядзе да пастаяннага павышанага ўзроўню гармону стрэсу картызолу, пагаршае якасьць сну і можа прыводзіць да дрымотнасьці і няшчасных выпадкаў днём, бессані, атлусьценьня, гіпэртэнзіі, дэпрэсіі, парушэньня кагнітыўных здольнасьцяў, павышае рызыку інфаркту міякарда (ужо пры ўзроўні вышэй за 50дБ).

Акустычны стрэс можа назапашвацца. Калі ад шуму на працы можна аднавіцца дома, то шум з раніцы да ночы наносіць узмоцненую шкоду здароўю. Самы ўразьлівы час — гэта моманты засынаньня і абуджэньня. Шум падчас засынаньня падаўжае пэрыяд адыходу да сну, замінае яму. Моцнае раздражненьне ад шуму зьвязанае яшчэ і з асаблівасьцямі асобы пэўнага чалавека. Кагосьці больш ятрыць шум суседзяў, кагосьці — аўтамабіляў. Шум адымае вялікую колькасьць псыхічных рэсурсаў, бо павялічвае ўрушанасьць і адцягвае, патрабуючы канцэнтрацыі ўвагі. Шум пагаршае прыняцьце рашэньняў і зьмяншае здольнасьць супраціўляцца стрэсу.

Людзі з наяўнымі псыхалягічнымі праблемамі, дэпрэсіяй могуць больш гостра рэагаваць на шум, чым астатнія.

Пачынаючы з узроўню 45 дБ, кожныя дадатковыя 5дБ павялічваюць акружнасьць таліі на 2 мм. Дзеці, якія растуць у шуме, адстаюць ад аднагодкаў: кожныя 5дБ шуму дадаюць яшчэ 2 месяцы да таго моманту, як дзіця пачне чытаць. Пастаяннае ўзьдзеяньне інтэнсіўнага шуму (80 дБ і больш) можа стаць прычынай гастрыту і нават язвавай хваробы, бо могуць парушацца сакраторная і маторная функцыі страўніка.

Адно з дасьледаваньняў паказала, што жыхары вёскі, над якой пралятаюць самалёты, часьцей зьвяртаюцца да лекара, чым жыхары вёсак, разьмешчаных убаку ад авіямаршрутаў. Галоўнай крыніцай гарадзкога, то бок вонкавага шуму часьцей за ўсё зьяўляецца аўтатранспарт — больш за 60 % скаргаў на шум жыхароў усяго сьвету зьвязаны менавіта з аўтамабілямі і грамадзкім транспартам.

Гукі ўплываюць на нас і больш тонкімі мэханізмамі, мяняючы наша ўспрыманьне рэальнасьці. Напрыклад, француская музыка ў краме павялічвае імавернасьць таго, што вы купіце францускае віно. Гучная музыка аслабляе ўспрыманьне салодкага і салёнага, што можа правакаваць пераяданьне. Таму важна есьці пад прыемную і нягучную музыку. Часьцей слухайце любімыя песьні і мэлёдыі — гэта выдатная антыстрэсавая мэтодыка.

Пытаньні і заданьні

1. Вымерайце ўзровень шуму на працы і дома. Ці перавышае ён норму?

2. Ці замінае шум вам засыпаць? Ці прачынаецеся вы ад шуму?

3. Вам лягчэй працаваць у цішыні ці фонавы шум вам дапамагае?

6. Як змагацца з шумам

Самая эфэктыўная мера — гэта заканадаўчыя абмежаваньні ды іх выкананьне. Забараняюцца самыя розныя крыніцы шуму, так, у XVI стагоддзі каралева Брытаніі Лізавета забараніла скандалы і сямейныя сваркі пасьля 22:00, а ў Швайцарыі і сёньня забаронена пасьля 22:00 карыстацца душам і прыбіральняй. Вы можаце выступіць за ціхую гадзіну ў вашым доме, прагаласаваць за выкарыстаньне шумапаглынальных пакрыцьцяў у месцах агульнага карыстаньня, забарону праслухоўвання гучнай музыкі і да т. п. Зялёныя зоны ў горадзе і павелічэньне колькасьці электратранспарту памяншаюць колькасьць шуму.

Зьмены ў рамках кватэры варта пачаць з вымярэньня шуму і выяўленьня яго асноўных крыніц. Замерайце ўзровень шуму ў асобных памяшканьнях: ваш працоўны габінэт, спальня, дзіцячы пакой. Для гэтага можна выкарыстоўваць адмысловыя праграмы, напрыклад SoundPrint, IHearU або NoiseTube — яны ператвараюць смартфон у шумамер. Вызначце асноўныя крыніцы шуму ў вашай кватэры: суседзі, адкрытыя вокны, гучныя электрапрыборы?

Для мяне ўзровень шуму — гэта адзін з найважнейшых крытэрыяў выбару жыльля: удале-

чыні ад буйной дарогі, з вокнамі ў двор, зь мінімальнай колькасьцю кантактаў з суседнімі кватэрамі.

Калі вы плянуеце рамонт, то загадзя вымярайце гукаізаляцыю сьценаў і, калі ёсьць неабходнасьць, плянуйце яе ўсталёўку. Ёсьць шмат розных падыходаў: вібрападвесная столь, спэцыяльная гукаізаляцыя падлогі і сьценаў, шумапаглынальныя дзьверы, шматкамэрныя шклопакеты, прытокавая вэнтыляцыя. Максімальная лічба, на якую здольныя паменшыць шум шматслаёвыя канструкцыі, — 15 дБ. Практычна гэта мяжа для дадатковай гукаізаляцыі існых сьценаў і перакрыцьцяў. Памятайце пра неабходнасьць гукаізаляцыі камунікацый (паветраводы і трубы, інжынэрнае абсталяваньне), а таксама «слабых месцаў», такіх як разэткі і дзьверы. Купляйце бытавую тэхніку (лядоўню, кандыцыянэр) зь нізкім узроўнем шуму, ён пазначаны ў апісаньні прыбораў.

Калі мы вядзём гаворку пра памяшканьне, важна ўлічваць і акустычны камфорт, які парушаецца залішнім адлюстраваньнем гуку, што значна павялічвае зашумленасьць памяшканьня. Пры гэтым староньнія шумы змушаюць увесь час напружваць слых і падвышаць голас. Паляпшэньне акустычнага камфорту мяркуе стварэньне гукапаглынальных паверхняў: калі сьцены і столь памяшканьня зробленыя зь цьвёрдых матэрыялаў, якія добра адбіваюць гук (напрыклад, з гіпса-кардонных лістоў), то ў памяшканьні будзе назірацца падвышаная гулкасьць. Стварэньне камфортнага асяродзьдзя вырашаецца з дапамогай выкарыстаньня ў інтэр'еры памяшканьняў дэкаратыўных акустычных панэляў. Сэнсу дабівацца поўнай цішыні няма, яна можа быць нават некамфортная для чалавека.

Навушнікі і бярушы. Бярушы — старажытнае вынаходства, ім некалькі тысячаў гадоў: яшчэ Адысэй заляпіў воскам вушы сваёй камандзе, каб яны не паддаліся песьням сырэнаў і не разьбілі аб скалы карабель. Бярушы — гэта просты, танны і вельмі эфэктыўны спосаб барацьбы з шумам. Цікава, але яны паляпшаюць сон нават у тых людзей,

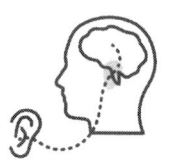

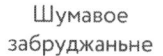

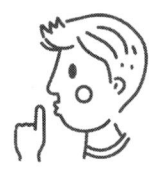

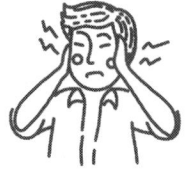

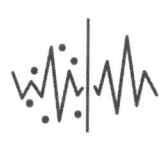

хто ўпэўнены, што гукі ім не замінаюць. Я сам даўно карыстаюся бярушамі і вельмі шаную іх ахоўнае дзеяньне на мой сон і нэрвы. Бярушы дапамагаюць адпачыць у транспарце, ноччу, калі ў вас маленькія дзеці або гучныя суседзі. Асабліва гэта актуальна для людзей, якія адчуваюць стомленасьць ад шуму або маюць павышаную да яго адчувальнасьць.

Ёсьць шмат відаў бярушаў: гумовыя, сіліконавыя, васковыя і да т. п. Я аддаю перавагу васковым, бо яны разьмякчаюцца і прымаюць форму слыхавога праходу, ня цісну́ць на ягоныя сьценкі, у адрозьненьне ад паралёнавых. Для самых прасунутых ёсьць індывідуальныя бярушы, якія могуць вырабіць са зьлепку вуха.

Яшчэ адным спосабам абароны вушэй, прыдатным для паўсядзённай працы, зьяўляюцца шумавыя фільтры, якія выбарча адсякаюць толькі гучныя гукі, пакідаючы спэктар чалавечага голасу. Такімі бярушамі ці навушнікамі можна карыстацца на вуліцы, у мэтро ці ў самалёце, а таксама працуючы сярод шуму. Цяпер шмат навушнікаў з функцыяй шумапрыглушэньня, якая счытвае гук звонку і памяншае яго, транслюючы ўнутр у супрацьфазе.

Выкарыстоўвайце белы і ружовы шум. Адна з карысных уласьцівасьцяў белага шуму — стварыць тло, якое маскіруе іншыя гукі. Бо найболей непрыемным для сну ці канцэнтрацыі ўвагі зьяўляецца ня сам гук, а рэзкая зьмена гукавога тла. Наадварот, шматлікія прыродныя гукі, такія як шолах ветру, шум хваляў ці дажджу, валодаюць карыснымі эфэктамі. Белы гук рэкамэндуюць для палягчэньня засынаньня дзяцей, для лепшай канцэнтрацыі, ён эфэктыўны для людзей з тынітусам (звон у вушах), паляпшае якасьць і глыбіню сну, дапамагае склейваць фрагмэнты сну.

Аднак белы шум высокай гучнасьці можа быць шкодны для мозгу, асабліва для мозгу маленькіх дзяцей, таму варта выкарыстоўваць яго зь нізкай гучнасьцю і не на настаяннай аснове.

Акрамя белага шуму, ёсьць і шэраг іншых, ад ружовага да карычневага. Калі белы шум мае роўную інтэнсіўнасьць на ўсіх частотах, то спэктральная шчыльнасьць ружовага шуму памяншаецца з павелічэньнем частаты, і ён таксама выдатна маскіруе гукі. Белы і ружовы шумы выкарыстоўваюць у офісах, што дазваляе павысіць канцэнтрацыю і памяць, зьнізіць адцягвальнасьць. Ружовы шум у дасьледаваньнях дапамагае палепшыць фазу глыбокага сну ў пажылых пацыентаў і вынікі кагнітыўных тэстаў. Адсотак памылак пры працы пад ружовы шум не нашмат вышэйшы, чым пры працы ў поўнай цішыні.

Вы можаце знайсьці на Youtube разнастайныя запісы шумоў ці гукаў прыроды.

Музыка і прадуктыўнасьць. Многім людзям музыка дапамагае сфакусавацца і больш прадуктыўна працаваць. Універсальных рэкамэндацыяў тут няма, галоўнае — кіравацца асабістымі перавагамі і экспэрымэнтаваць. У ідэале тып музыкі мусіць адпавядаць тыпу вашае працы. Музыка можа матываваць і паляпшаць агульны настрой. Многім дапамагаюць мэлёдыі для рэляксу, клясычная музыка і да т. п.

Насалоджвайцеся цішынёй. Цішыня мае тэрапэўтычнае значэньне і зьяўляецца рэсурсам: практыка маўчаньня і захаваньня цішыні распаўсюджаная ў розных духоўных традыцыях. На Усходзе практыка маўчаньня называецца "маўна", Махатма Гандзі прысьвячаў ёй дзень на тыдзень.

У горадзе, дзе я вырас, быў манастыр манахаў картэзіянцаў, якія шырока выкарыстоўвалі практыку маўчаньня. Зьняты пра іх жыцьцё фільм так і называўся — "Вялікае бязмоўе".

Практыка маўчаньня ўключае як адмову ад маўленьня, так і адсутнасьць шумнага асяродзьдзя, а таксама — "цішыню розуму". Цяпер шматлікія з нас пачуваюцца ў цішыні некамфортна і імкнуцца заглушыць яе радыё ці тэлевізарам, у гутарцы зь іншымі мы пазьбягаем паўзаў, запаўняючы іх пустой балбатнёй.

> ❗ **Устрыманасьць ад пустых размоваў, ныцьця, крытыкі, скаргаў, парадаў — усё гэта трэніруе ўвагу і робіць маўленьне мацнейшым і выразнейшым.**

Дасьледаваньні пацьвярджаюць, што дзьве гадзіны поўнай цішыні могуць стымуляваць нэўрагенэз у гіпакампе і палепшыць кагнітыўныя здольнасьці. Пэрыядычна рабіце «ціхі час» у офісе — устрыманьне ад размоваў і перапіскі — гэта дапаможа павысіць прадуктыўнасьць. Дадайце ў свой дзень моманты цішыні між працай і сустрэчамі, бо, як слушна заўважыў Барыс Пастарнак, "цішыня — ты найлепшае з таго, што я чуў".

Пытаньні і заданьні

1. Ці адчуваеце вы ўзьдзеяньне акустычнага стрэсу?

2. Паэкспэрымэнтуйце зь бярушамі. Як цішыня ўплывае на вашую працоўную прадуктыўнасьць, на якасьць сну?

3. Падумайце, як можна аптымізаваць вашае жыльлё для зьніжэньня ўзроўню шумавога забруджваньня з вонкавых і ўнутраных крыніцаў?

7. Хворы дом — хворыя жыхары

Калі мы разглядаем старадаўнія карціны віктарыянскай эпохі, то ўвагу, апроч іншага, прыцягвае яркі зялёны колер сьценаў і ярка-зялёнае адзеньне. Сама каралева Вікторыя любіла смарагдава-зялёныя сукенкі, чым задала моду сярод сваіх падначаленых. Гэтая фарба адценьня «парыская зяляніна» ў сваёй аснове ўтрымлівала мыш'як, і ёю фарбавалі сьцены, тканіны, цацкі. Такія «зялёныя» дамы падрывалі здароўе сваіх жыхароў і выклікалі цяжкія атручэньні, у тым ліку і са сьмяротным зыходам. Толькі праз сто гадоў выкарыстаньня гэтага фарбавальніка яго шкоду ўсьвядомілі ў поўнай меры і замянілі бясьпечнымі аналягамі.

Сучасныя рэаліі такія, што больш за 90 % свайго часу чалавек праводзіць у памяшканьні. Гэтаму спрыяюць узмацненьне урбанізацыі, ушчыльненьне гарадоў і пагаршэньне гарадзкога асяродзьдзя. На жаль, гарады часта робяцца ўсё больш небясьпечнымі для фізычнага, псыхалягічнага і сацыяльнага здароўя, таму дом становіцца крэпасьцю, сховішчам і месцам адпачынку. З павелічэньнем колькасьці людзей, якія працуюць дыстанцыйна, дом становіцца офісам, спартзаляй, канцэртнай заляй, студыяй, рэстарацыяй і гэтак далей. Разьвіцьцё інтэрнэт-тэхналёгіяў імкліва скарачае неабходнасьць пакідаць кватэру. Таму ўплыў хатняга асяродзьдзя на здароўе заслугоўвае пільнай увагі.

Калі я пішу гэтыя радкі, амаль палова чалавецтва закрытая ў лакдаўне ў сваіх дамах праз ковід, што прымушае па-новаму пераасэнсаваць бясьпеку сваёй хаты. Бо здароўе гаспадароў залежыць ад здароўя іх дома!

Сындром хворага будынка. Ужо больш за сто гадоў існуе тэрмін «сындром хворага будынка» — калі выяўляецца прамая прычынна-выніковая сувязь паміж станам здароўя і пражываньнем у канкрэтным памяшканьні. Шэраг дасьледаваньняў паказвае, што каля 30 % будынкаў шкодзяць здароўю сваіх насельнікаў. Рэдка ўдаецца знайсьці адну-адзіную прычыну праблемаў — гэта зьвязана з тым, што сымптомы разладу здароўя ў людзей узьнікаюць пры знаходжаньні ў памяшканьнях, дзе парамэтры асяродзьдзя не перавышаюць агульнапрынятых гранічна дапушчальных канцэнтрацыяў. Найбольш імавернай прычынай гэтага зьяўляецца эфэкт узаемнага патэнцыявання дзеяньня дзясяткаў розных рэчываў у паветры памяшканьняў.

Усе нэгатыўныя чыньнікі можна падзяліць на дзьве групы:

1. Нездаровы мікраклімат. Гэта адмоўна дзейсныя нэгатыўныя фактары мікраклімату: вільготнасьць, тэмпэратура, сьвятло і інш. Іх лішак ці недахоп у пэўных умовах можа нэгатыўна адбівацца на здароўі. Асобна варта разгледзець мікраклімат дома, яго ўборку, вэнтыляцыю і наяўнасьць шкодных злучэньняў. Усе гэтыя чыньнікі могуць узаемадзейнічаць паміж сабой.

2. Прамыя пашкоджвальныя чыньнікі. З магчымых пашкоджвальных чыньнікаў можна назваць лішак вуглякіслага газу, электрасмог (інтэнсіўнае электрамагнітнае выпраменьваньне), алергенныя чыньнікі: зароднікі цьвілі, фэкаліі хатніх кляшчоў, сынтэтычныя раздражняльнікі (дробныя часьціцы плястыку і інш.), хімічныя рэчывы (часьцей за ўсё фэнол і фармальдэгід) і мноства іншых. Сам будынак, мэбля, абслугоўвальныя сыстэмы выдзяляюць небясьпечныя для здароўя рэчывы.

Аналіз паказвае, што ў паветры жылых памяшканьняў і офісаў можа адначасова прысутнічаць больш за сотню хімічных злучэньняў, якія часта ў некалькі разоў перавышаюць гранічна дапушчальныя канцэнтрацыі. Сярод іх — часьціцы волава, кадмію, ртуці, медзі, цынку, фэнолу, фармальдэгіду, таксічныя выпарэньні ад мыйных і чысьцільных сродкаў і інш.

У памяшканьнях паветра бруднейшае, чым на вуліцы, канцэнтрацыя ўнутры можа быць у сотні разоў вышэй, чым на адкрытым паветры. Пыл, часьціцы якога нябачныя для вока, практычна не асядае, увесь час вісіць у паветры і зьяўляецца адной з асноўных крыніц інфэкцыяў: мікробы і бактэрыі выкарыстоўваюць яе часьціцы (памерам меней за 10 мкм) для перасоўваньня і кантакту.

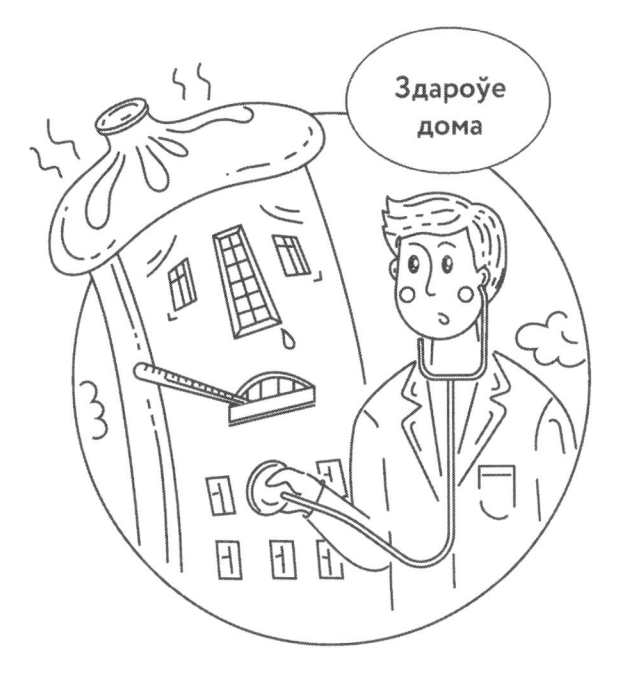

! **Высокая вільготнасьць у спалучэньні з кепскай вэнтыляцыяй павялічвае рызыку зьяўленьня цьвілі, удыханьня зароднікаў, якія могуць быць шкоднымі для здароўя. Крыніцай забруджваньня паветра ў памяшканьні можа стаць і занадта дбайная ўборка з выкарыстаньнем вялікай колькасьці сродкаў бытавой хіміі.**

Праводзіць дома занадта вялікую колькасьць часу — гэта ня вельмі ўдалая ідэя. У хаце мы менш рухаемся, у нас узьнікае дэфіцыт сонечнага сьвятла, зьбедненае візуальнае асяродзьдзе, мы больш ямо і схільныя больш ляжаць ды ізаляваца ад сацыяльных кантактаў. Ну і, зразумела, дамашняе асяродзьдзе можа быць ня занадта карысным. Так indoor — гэта значыць унутрыдомавы — лад жыцьця можа нэгатыўна ўплываць на нас.

Зрабіце ўсё магчымае, каб ваш дом стаў максімальна здаровым месцам, якое забясьпечвае аўтаномію і абарону ад агрэсіўнага гарадзкога асяродзьдзя, узнаўляе натуральнае асяродзьдзе жыцьця, падтрымлівае псыхалягічны камфорт, дае пачуцьцё бясьпекі і адлюстроўвае вашы індывідуальныя перавагі.

Здаровы дом — гэта прытулак, схоўня, месца, дзе мы можам адпачываць і аднаўляць свае сілы ў аптымальным для гэтага мікраатачэньні.

Пытаньні і заданьні

1. Ці лічыце вы свой дом бясьпечным для здароўя?
2. Як мяняецца ваша самаадчуваньне пры працяглым знаходжаньні ў памяшканьнях?
3. Колькі часу вы праводзіце дома? На вуліцы? У іншых памяшканьнях?

8. Пыл, кляшчы і цьвіль

Варта страсянуць посьцілку ў сонечнае надвор'е, як паветра напаўняецца незьлічонымі часьціцамі пылу — гэта тое, чым мы дыхаем у сябе дома. Пыл можа нашкодзіць нашай псыхіцы і ў выпадку, калі сваякі і госьці няўхваляльна ківаюць галавой пры выглядзе пласта пылу, і нашаму арганізму — калі мы яе ўдыхаем. Сапраўды, «пылінка ня бачная, ды выесьць вочы».

! **Вылучаюць чатыры асноўныя крыніцы ўзьнікненьня пылу: жывёлы, людзі, разбурэньне матэрыялаў дома і прынесеныя з вуліцы часьціцы.**

Вялікая колькасьць пылу — гэта тыповая праблема памяшканьняў. Рэгулярная ўборка і нізкі ўзровень пылу важныя для здароўя дома і яго жыхароў. У звычайнай кватэры ў год утвараецца да 40 кіляграмаў пылу, прыкметная іх частка трапляе ў нашы лёгкія. Бо за сотні мы ўдыхаем да 12 тысячаў літраў паветра, а ў кожным літры можа быць да 500 пылавых часьціц.

Пылавыя часьціцы могуць быць аэраалергенамі, сярод іх — пылавыя кляшчы ды іх фэкаліі, грыбы і іх зароднікі, прадукты жыцьцядзейнасьці сабакаў, катоў, прусакоў, пылок расьлінаў і інш. Гэта можа пашкоджваць сьлізістыя і павялічваць рызыку алергічных захворваньняў.

Цьвіль расьце ў вільготным асяродзьдзі, таму сачыце, каб узровень вільготнасьці ня быў занадта высокім. Важна правяраць і чысьціць асушальнікі і кандыцыянэры, інакш яны самі могуць стаць крыніцай бактэрыяльнага і грыбковага забруджваньня. Чысьціць фільтры ў кандыцыянэры трэба мінімум раз на два месяцы і не забываць прыбіраць пыл з самога прыбора. Цьвілёвасьць памяшканьняў можа павялічваць узровень хранічнага запаленьня.

Вялікае значэньне мае і ўплыў бактэрыяў. Напрыклад, пры залішняй вільготнасьці павялічваецца канцэнтрацыя бактэрыяў Streptomycetes і канцэнтрацыя выдзяляных ёю эндатаксінаў у паветры. Высокая канцэнтрацыя эндатаксінаў у паветры можа выклікаць разьвіцьцё недыху і рэўматычных захворваньняў. Абсалютная стэрыльнасьць жытла там таксама не патрэбная: доза бактэрыяў мае U-падобны ўплыў на здароўе. Пры нізкіх і сярэдніх узроўнях яна зьніжае рызыку алергій і недыху, а вось пры высокіх — павышае.

Адэкватная вэнтыляцыя зьмяншае канцэнтрацыю бактэрыяў і вірусаў у паветры. Гэта мінімізуе імавернасьць узьнікненьня інфэкцыяў, павялічвае прадукцыйнасьць працы супрацоўнікаў офісаў і пасьпяховасьць дзяцей у школах. У дасьледаваньнях ультрафіялетавае абеззараражаньне (кварцаваньне) элемэнтаў ацяпленьня ў офісах прыводзіла да зьніжэньня захворваньняў на ГРЗ.

! Абсалютная стэрыльнасьць жытла нам таксама не патрэбна: доза бактэрый мае U-вобразнае ўплыў на здароўі. Пры нізкіх і сярэдніх роўнях яна зьніжае рызыку алергій і астмы, а вось пры высокіх — павялічвае.

Не карміце кляшчоў. Галоўная крыніца пылу і ежы для кляшчоў — гэта адпадкі эпітэлію нашай скуры, які назапашваецца, у асноўным, у пасьцельнай бялізьне. Таму трэба штотыдзень старанна яе праць пры тэмпэратуры 60° С і вышэй. Калі вы выкарыстоўваеце тэкстыльныя канапы, то не ляжыце на іх голым і ня сьпіце без прасьціны або замяніце іх на скураныя. Абмяжуйце колькасьць дзіцячых мяккіх цацак і рэгулярна іх мыйце.

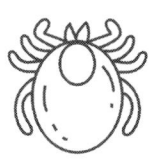

За сваё жыцьцё пылавы клешч вырабляе фэкаліяў у 2000 разоў больш, чым важыць сам, і менавіта яго адходы небясьпечнейшыя за ўсё. Кляшчы аддаюць перавагу цеплыні, вільгаць і эпітэлію скуры, таму нашы пасьцелі аптымальныя для іх жыцьцядзейнасьці і размнажэньня. Шмат іх можа быць у тапках і падушках.

Цьвіль

Самі па сабе цьвільныя грыбкі (любога кшталту: і брасьня на вадкасьцях, і плесьня — пушысты налёт на прадуктах, рэчах і рэштках) не выклікаюць інфэкцыяў — толькі ў людзей з сур'ёзным імунадэфіцытам. Але іх зароднікі і часьціцы, як жывыя, так і мёртвыя, у высокіх канцэнтрацыях могуць выклікаць алергічныя рэакцыі і ўзмацняць запаленьне. Звычайна цьвіль аддае перавагу тэмпературы вышэй за 20 градусаў і вільготнасьці вышэй за 50. Дрэнны паветраабмен і кандэнсат на сьценах і мэблі (волкія і няветраныя памяшканьні) павялічваюць рызыку зьяўленьня цьвілі.

Цьвіль можа пасяліцца ў сыстэмах апалу, кандыцыянэрах, пасудамыйных машынах, кветкавых гаршках, ванных, ня кажучы ўжо пра гарышчы і гаражы. Пазьбягайце працяглага знаходжаньня ў такіх памяшканьнях, кантралюйце гідраізаляцыю, сачыце за сьценамі, дахам і камунікацыямі: у іх не павінна быць працёкаў вады. Калі адна са сьценаў дома адсырэла, ня стаўце ўсутыч да яе мэблю. Высушвайце ручнікі, вяхоткі, сьмецьцевыя вёдры і не дазваляйце ім стаяць мокрымі доўгі час. Дбайнае ацяпленьне памяшканьняў зімой і восеньню паменшае рызыку цьвілі. Для апрацоўкі заражаных паверхняў выкарыстоўвайце спэцыяльныя супрацьплесьневыя сродкі, якія дазваляюць зьнішчыць яе на ўсёй глыбіні пранікненьня ў матэрыял.

Як змагацца за чысьціню

Антыпылавы дызайн. Арганізуйце сваю кватэру так, каб у ёй назапашвалася менш пылу і яе было зручна прыбіраць. Пазбаўцеся ад дываноў і палавікоў або зьменшыце іх колькасьць — гэта самыя галоўныя пылазборнікі. Шторы ня толькі зацямняюць кватэру, але й зьбіраюць шмат пылу. Зрэшты, цяпер ужо зьявіліся ў продажы запавесы, ачышчальныя ад пылу. Важна падтрымліваць вільготнасьць у 50–60 % — гэта перашкаджае залішняму ўтварэньню і распаўсюджваньню пылу: чым ніжэй вільготнасьць, тым больш будзе пылу. Адзеньне захоўвайце ў закрытых шафах. Ідэальна захоўваць розныя статуэткі і кнігі ў шафах за шклом. Прызнаюся, што нават мне гэта не ўдалося арганізаваць. Памятайце, што трэба рэгулярна адсоўваць мэблю і прыбіраць пылавыя пасткі, часта гэта месцы за батарэямі або на задняй сьценцы лядоўні.

Здаровая прыборка. Вільготная прыборка — важны складнік догляду за домам, ладзьце яе 1–2 разы на тыдзень. Звычайная вільготная прыборка выклікае прыкметнае скарачэньне мікрачасьціц пылу, і толькі праз тры дні іх колькасьць вяртаецца да ранейшага ўзроўню. Важна пазьбягаць выкарыстаньня хімічных мыйных сродкаў, лепш за ўсё ўжываць ачышчэньне парай і бясьпечнымі спосабамі, напрыклад вадой з содай.

Устаноўлена, што ў хатніх гаспадыняў, якія рэгулярна прыбіралі дом з дапамогай хімічных мыйных сродкаў, на 40 % часьцей сустракаўся недых, у параўнаньні з тымі, хто іх не выкарыстоўваў.

Заўсёды праводзіце прыборку зьверху ўніз, каб пазьбегнуць разносу пылу. Старадаўняя традыцыя выносіць рэчы на сонечнае сьвятло не пазбаўленая сэнсу. Рэч у тым, што ўльтрафіялет ня толькі забівае кляшчоў, але й за пару гадзінаў раскладае іх алергены, чаго ня можа зрабіць нават кіпячэньне.

Калі мы пачынаем перабіраць кнігі ці пыльныя рэчы, то канцэнтрацыя пылу драматычна павялічваецца і можа дасягаць 1000 мг на кубаметр паветра пры норме 10 мг. Мэханічнае ачышчэньне цьвілі ў 33 разы павялічвае канцэнтрацыю зароднікаў у паветры.

> ! **Прыбірайцеся ў рэспіратары, дзяцей і ўвогуле сямейнікаў выпраўляйце на шпацыр на паўтары гадзіны, разнасьцежвайце вокны.**

Аптымальна выкарыстоўваць пыласосы з HEPA-фільтрамі, распрацаваныя адмыслова для алергікаў. Калі ў вас ёсьць робат-пыласос, то можна запраграмаваць яго працу, калі вас няма дома і вокны адкрытыя. Так пыл, які ўздымаецца падчас прыборкі, не нашкодзіць вам. На жаль, большасьць звычайных пыласосаў толькі дробняць часьціцы пылу, а чым драбнейшыя часьціцы, тым глыбей яны трапляюць у лёгкія і мацней шкодзяць здароўю.

Паветраводы сыстэмаў прымусовага апалу і кандыцыянаваньні паветра могуць быць крыніцай забруджваньня ў хаце. Калі ў іх ёсьць цьвіль, скапленьне пылу і сьмецьця ці ў паветраводах пасяліліся паразіты, неабходна тэлефанаваць прафэсіяналам, каб усё вычысьціць.

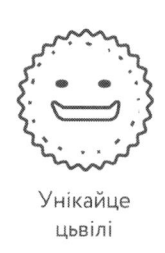

Унікайце цьвілі

Выкарыстоўвайце фільтры. Акрамя HEPA-фільтраў, якія забясьпечваюць высокаэфэктыўнае затрыманьне часьціц, ёсьць фотакаталітычныя, газаачышчальныя, электрастатычныя, ультрафіялетавыя і іншыя тыпы фільтраў. Некаторыя вытворцы камбінуюць розныя прынцыпы ачысткі ў адным прыборы. Эфэктыўнасьць працы фільтра трэба правяраць датчыкамі якасьці паветра.

Пытаньні і заданьні

1. Як часта і якім чынам вы ладзіце прыборку?

2. Падумайце, што можна зьмяніць у дызайне памяшканьня, каб там назапашвалася менш пылу і кляшчоў.

3. Падчас прыборкі праверце цяжкадаступныя месцы за шафамі, батарэямі, тэхнікай.

9. Электрамагнітныя палі ды электрастатычная электрычнасьць

У паветры лунае нешта нябачнае, што робіць шчасьлівымі ўсіх людзей. Пазбавіўшыся гэтага, людзі адчуваюць моцную пакуту і губляюць сэнс жыцьця. На жаль, гэта не флюіды любові, а Wi-Fi і іншыя хвалі. Электрамагнітнае выпрамяньваньне напаўняе нашае жыцьцё, але пытаньне яго ўзьдзеяньня на здароўе ўсё яшчэ вывучаецца.

Электрасмог. За апошні час у нашых кватэрах зьявілася мноства прыладаў, якія генеруюць электрамагнітныя палі. Паасобку кожны з прыбораў не небясьпечны, але сумарны іх уплыў (тэлефон, драды, імбрык, лядоўня, мультымедыя, ноўтбук, ЗВЧ-печка і інш.) выклікае асьцярогі ў пляне ўплыву на здароўе. Электрасмог — гэта сукупнасьць электрамагнітных палёў, разнастайных частотаў, якія ўзьдзейнічаюць на чалавека ў закрытых памяшканьнях.

У сапраўдны момант большасьць мэдыцынскіх супольнасьцяў лічыць узьдзеяньне электрамагнітнага выпрамяньваньня бясьпечным. Ступень біялягічнага ўзьдзеяньня электрамагнітных палёў на арганізм чалавека залежыць ад частаты ваганьняў, напружанасьці і інтэнсіўнасьці поля, а таксама працягласьці яго ўзьдзеяньня. Біялягічнае ўзьдзеяньне палёў розных дыяпазонаў неаднолькавае: паказаная шкода толькі вельмі высокіх яго значэньняў, таму жыць пад высакавольтнай лініяй перадач, вядома, небясьпечна.

Ад выкарыстаньня тэлефона назіраецца лякальнае павелічэньне тэмпэратуры, але малаверагодна, што гэта павялічвае рызыку раку. Адзінкавыя дасьледаваньні кажуць аб парушэньні выпрацоўкі мэлятаніну і зьніжэньні якасьці сну, але гэтыя дасьледаваньні назіральныя і не адлюстроўваюць прычынна-выніковай сувязі. Такім чынам, шкода ад электрамагнітнага выпрамяньваньня тэлефона вельмі малая.

Больш небясьпечнае няправільнае выкарыстаньне тэлефона, напрыклад, падчас кіраваньня аўтамабілем, у тым ліку з выкарыстаньнем гарнітуры. Гэта павялічвае рызыку дарожна-транспартных здарэньняў у 3–4 разы, але адбываецца праз страту ўвагі, а не праз электрамагнітнае выпрамяньваньне.

Тым ня менш, па меры павелічэньня колькасьці прыбораў і інтэнсіўнасьці выпрамяньвання (укараненьне больш магутных 5G сетак і да т. п.) важна захоўваць разумную засьцярогу і прытрымлівацца папераджальнай палітыкі, абмяжоўваць па меры магчымасьці залішняе ўзьдзеяньне электрамагнітных палёў.

Арганізуйце правільна праводку ў доме

Гэта ня толькі крыху паменшыць інтэнсіўнасьць поля, але й зьнізіць рызыку электратраўмы — хай усе разэткі будуць з зазямленьнем. Сачыце, каб відэльцы шчыльна ўваходзілі ў разэткі, а прыборы былі спраўныя. Праводка ў сьцяне не павінна праходзіць каля галавы, калі вы сьпіце (або лінія мусіць быць абасточаная).

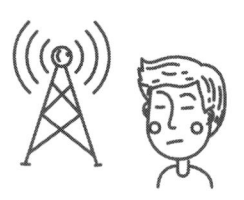

! Ідэальным варыянтам зьяўляецца выкарыстаньне адмысловых выключальнікаў: калі ўсе прылады выключаны, то сетка ў пакоі адключаецца.

Абарона адлегласьцю. Трымайце дыстанцыю: пры аддаленьні ад крыніцы электрычнага поля на падвойную адлегласьць напружанасьць поля зьніжаецца ў 4 разы. Пры аддаленьні на патройную адлегласьць велічыня поля зьніжаецца ў 9 разоў і г. д. Калі працуеце, не трымайце на стале шмат уключаных у сетку прыбораў. Адлегласьць у паўмэтра ад звычайнай праводкі напраўду эфэктыўная.

Датчыкі электрамагнітнага поля каштуюць нядорага, зь іх дапамогай вы можаце самастойна вывучыць абстаноўку ў вашай кватэры і рэальны ўплыў на яе прыбораў. Вымераць інтэнсіўнасьць палёў можна з дапамогай E-meter.

Выключайце Wi-Fi на ноч, ня сыпіце ля праводкі і ўключаных прыбораў, абмяжуйце колькасьць «разумнай» тэхнікі, якая патрабуе падлучэньня да інтэрнэту і пастаяннага ўключэньня ў сетку. Нават калі меры і не зьмяншаюць і без таго вельмі нізкую рызыку ад электрамагнітных палёў, гэта будзе карысна з іншых прычынаў: эканомія энэргіі, прыбіраньне сьвятла ад індыкатараў тэхнікі ўначы і да т. п.

Электрастатычная электрычнасьць. Яна ўзьнікае пры кантакце нашага цела з рознымі паверхнямі: калі вы здымаеце ваўняны швэдар або расчэсваеце валасы сынтэтычнай расчоскай, ваша цела «электрызуецца». Скапленьне электрастатычнай электрычнасьці павялічвае назапашваньне пылу, а вось нармальная вільготнасьць спрыяе расьсейваньню залішняга зараду.

! **Бытавыя значэньні электрамагнітнага поля не паказалі значнага ўплыву на здароўе.**

У мінулым людзі ўвесь час кантактавалі зь зямлёй. Але цяпер мы ізалюем сябе штучнымі матэрыяламі, ад лінолеўму і ляміна́ту да полівінілхлярыдных вырабаў, што прыводзіць да назапашваньня залішняга электрастатычнага зараду. Гэта яшчэ адзін сур'ёзны аргумэнт на карысьць клясычных натуральных матэрыялаў для будаўніцтва і рамонту. Існуюць адмысловыя антыстатычныя дабаўкі ў лякі і фарбы, якія расьсейваюць электрычнасьць і не зьбіраюць пыл. Можна зазямляць мэблю, трубы.

Шырокі выбор антыстатычных кілімкоў, якія падключаюцца да гнёздаў вузла зазямленьня, пры гэтым можна мантаваць любыя паверхні, толькі важна іх правільна зазямляць. Праўда, практычная каштоўнасьць і навуковая абгрунтаванасьць гэтых падыходаў сумнеўныя.

Падчас сну мы не ляжым нерухома ўвесь час, а пэрыядычна рухаемся. Большасьць сынтэтычных вырабаў лёгка электрызуюцца, насычаючыся электрастатычнымі зарадамі, пры гэтым яны іх слаба расьсейваюць. Гэта вядзе да назапашваньня зараду на целе, што можа адмоўна ўплываць на наша самаадчуваньне. Акрамя гэтага, зарады пэрыядычна разраджаюцца, што парушае наш сон. Выбірайце пасьцельную бялізну з натуральнае тканіны, якая не назапашвае лішні зарад; таксама сытуацыю палявшае хаджэньне басанож увечары і водныя працэдуры.

Пытаньні і заданьні

1. Ці шмат дратоў пад напругай і тэхнікі ля вашай галавы, калі вы сыпіце?

2. Праверце сваю праводку. Ці правільна падключаная і заземленая тэхніка?

3. Не насіце тэлефон у кішэні і карыстайцеся гарнітурай для доўгіх размоваў.

10. Вільготнасьць паветра

Просты ўплыў вільготнасьці. Чым менш вільготнасць паветра, тым мацней выпарэньне са скуры й сьлізістых абалонак. Вільготнасьць паветра — важны складнік здаровага і камфортнага мікраклімату. Камфортнай лічыцца вільготнасьць ад 40 % да 60 %, прычым для высокіх тэмпэратураў (больш за 30°) трэба імкнуцца да вільготнасьці 30–50 %, пры тэмпэратурах менш за 20° С, наадварот, камфортнай будзе вільготнасьць 50–70 %. Пры больш высокай вільготнасьці мы лепей пераносім нізкія тэмпэратуры, а пры нізкай — горай.

Нэгатыўны ўплыў падвышанай вільготнасьці

Вялікая канцэнтрацыя вільгаці не дазваляе целу чалавека падтрымліваць звычайную тэмпэратуру — не працуе належным чынам мэханізм тэрмарэгуляцыі. Каб астудзіць сябе, чалавечае цела выкарыстоўвае потавыдзяленьне. Пот, выпараючыся з паверхні скуры, выводзіць лішнюю цеплыню. Але што, калі выпарацца няма куды? Тады арганізм пачынае працаваць з падвышанай сілай, а гэта вядзе да зваротнага выніку — перагрэву. Калі пот зь цела выпараецца паволна, то цела астуджаецца вельмі слаба, і мы пачуваемся не зусім камфортна.

Асаблівае значэньне гэта мае для людзей, якія пакутуюць ад атэрасклерозу, гіпэртаніі, разнастайных захворваньняў сардэчнасасудзістай сыстэмы, — яны мусяць быць асабліва асьцярожныя ў сьпёку пры высокай вільготнасьці. Існуе магчымасьць рэзкага загастрэньня захворваньняў і некантраляваных прыступаў.

Нэгатыўны ўплыў сухога паветра. Чым ніжэй тэмпэратура паветра, тым менш у ім утрымліваецца вады. Таму вонкавае паветра, які награецца батарэямі, мае нізкую адносную вільготнасьць. Зімой яе значэньне можа падаць да 20 %. А аптымальныя значэньні — 40–60 %. На наша здароўе вільготнасьць паветра аказвае прамы і непрамы ўплыў, давайце іх разьбяром.

Прамы ўплыў вільготнасьці. Чым менш вільготнасьць паветра, тым мацней выпарэньне са скуры і сьлізістых абалонак. У нашым носе і горле ёсьць тонкі пласт сьлізі, які абараняе нас ад трапляньня вірусаў, гэтая сьлізь увесь час абнаўляецца і перашкаджае перасыханьню. Калі паветра сухое на працягу доўгага часу, то ў гэтай абароне ўтворацца расколіны, якія і зьяўляюцца ўваходнаю брамай для вірусаў.

Успомніце, як выглядае высахлая лужына ў гліняной зямлі — яе дно пакрытае расколінамі.

Перасыханьне сьлізістай дае нам нязручнасьць, таму мы кранаемся сьлізістай і тым самым пераносім вірус да «ўваходнае брамы».

І таму гэта павялічвае імавернасьць інфікаваньня — і сьлізісты бар'ер слабы, і самі перанесьлі вірус. Таксама сухасьць павялічвае колькасьць сымптомаў, зьвязаных з абцяжараным дыханьнем, памяншае выпрацоўку сьлязы, павялічвае стомленасьць вачэй. Калі вы шмат гаворыце, то ваш голас хутчэй стоміцца і будзе горш гучаць у сухім паветры. Таксама нізкая ці занадта высокая вільготнасьць уплывае на тэрмарэгуляцыю і якасьць сну.

Непрамы ўплыў вільготнасьці. Непрамы ўплыў вільготнасьці заключаецца ў тым, як яна ўплывае на цыркуляцыю ў паветры пылу і аэразоляў. Чым менш вільготнасьць, тым больш пылу і алергенаў знаходзіцца ў паветры і тым даўжэй яны вісяць. Таму вільготнае паветра і чысьцейшае. У сухім паветры таксама запасіцца і больш электрастатычнай напругі. Вільготнасьць уплывае на выдзяленьне са сьценаў і матэрыялаў фармальдэгіду. У сухім паветры таксама даўжэй лётаюць аэразолі са зьмешчанымі ў іх вірусамі і бактэрыямі. Стабільнасьць вірусу мінімальная пры 50 % вільготнасьці. Калі вільготнасьць 23 %, то ў паветры 70–77 % вірусных часьціц, якія зьявіліся пры размове ці кашлі, а вось пры вільготнасьці 43 % іх застаецца толькі 14 %. Гэта датычыцца і грыпу і каранавірусу.

Таксама сухое паветра вядзе да назапашваньня электрастатычнай электрычнасьці, назапашваньня пылу і павольнейшаму яе асяданьню. Мікрачасьціцы пылу яшчэ мацней раздражняюць высахлыя сьлізістыя абалонкі. Калі вы змушаныя доўгі час знаходзіцца ў памяшканьні з сухім паветрам, то паможа нос любым алеем: тлушчавая плёнка на паверхні сьлізістай будзе абараняць яе ад высыханьня. Прамываньне носа воднымі растворамі, на жаль, мае эфэкт кароткатэрміновы — ня больш за паўгадзіны.

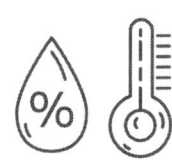

Нармальныя вільготнасьць і тэмпэратура

Як кантраляваць вільготнасьць

Каб вымераць вільготнасьць у памяшканьні, скарыстайцеся адмысловым прыборам, які называецца гідраметар. Як правіла, датчык убудоўваецца ва ўвільгатняльнікі, у вас можа быць некалькі датчыкаў у розных памяшканьнях для паасобнага кантролю. Ёсьць спэцыяльныя асушальнікі паветра, ёсьць ультрагукавыя ўвільгатняльнікі паветра, і можна лёгка падтрымліваць неабходны ўзровень вільготнасьці ў доме. Дасьледаваньні паказваюць, што павелічэньне вільготнасьці да 40 % здымае сымптомы раздражненьня. Оптымум вільготнасьці 40–60 %, занадта высокая вільготнасьць непажаданая, бо можа выклікаць шэраг іншых праблемаў. Выкарыстаньне буфэрных дыхальных матэрыялаў, накшталт мінімальна апрацаванага дрэва ці гіпсавых канструкцый, дазваляе ім убіраць лішак вільгаці з паветра і затым, пры высыханьні, аддаваць.

Пытаньні і заданьні

1. Які ўзровень вільготнасьці ў вас у памяшканьні?
2. Як вы пачуваецеся пры высокай і нізкай вільготнасьці?
3. Піце дастаткова вады, гэта дапамагае целу падтрымліваць водны балянс і цеплаабмен.

11. Пазьбягайце кантакту з таксінамі

Як мудра заўважыў нямецкі паэт Готхальд Эфраім Лесінг, «яд, які ня дзейнічае адразу, не становіцца менш небясьпечным». У пачатку разьдзелу мы казалі пра таксічны фарбавальнік XIX стагоддзі на аснове мыш'яку, цяпер жа нас атачае нашмат большая колькасьць злучэньняў, часта не да канца вывучаных. Многія эфэкты злучэньняў праяўляюцца не адразу, а па меры назапашваньня, і іх таксічнасьць сумуецца.

Хатні пыл, напрыклад, можа ўтрымліваць у сабе полібрамаваныя дыфэнілэтэры, якія зьяўляюцца дадаткамі супраць гарэньня. З асьцярожнасьцю пастаўцеся да старых плястыкаў і дэкаратыўных вырабаў, яны могуць утрымліваць ужо забароненыя сёньня кампанэнты. Аддавайце перавагу прыродным матэрыялам у дызайне і адзеньні, гэта найлепшае рашэньне.

Асаблівую пагрозу для здароўя ўяўляюць так званыя **эндакрынныя дызраптары** — рэчывы, якія маюць гармонападобныя эфэкты. Ёсьць дызраптары, якія ўплываюць на палавыя залозы, парушаюць працу шчытавіцы, правакуюць назапашваньне тлушчу і павялічваюць рызыку цукровага дыябэту. Бісфэнол А ўваходзіць у склад шматлікіх плястмасаў і зьяўляецца самым вывучаным з дызраптараў. Ён вядзе да павелічэньня рызыкі дыябэту, раку падкарэньніцы і малочных залозаў, зьніжае фэртыльнасьць і спэрматагенэз. Дыяксіны могуць прыводзіць да бясплодзьдзя, парушэньня імунітэту. Поліхляраваныя біфэнілы (ПХБ) павялічваюць рызыку ўзьнікненьня раку скуры. Фталяты могуць трапляць зь мяккіх цацак, пакрыцьцяў падлогі ды іншых крыніцаў, выклікаючы парушэньне функцыянаваньня мужчынскай палавой сыстэмы.

Самымі небясьпечнымі лічаць дыбутылфталят (плястыфікатар для полівінілхляряду), піраклястрабін (фунгіцыд), TBPDP (сродак для зьніжэньня гаручасьці з дываноў). Мы можам атрымліваць гэтыя рэчывы рознымі шляхамі: зь ежай, вадой, паветрам, касмэтычнымі сродкамі і да т. п. Устойлівыя арганічныя забруджвальнікі дыяксіны і поліхляраваныя біфэнілы (гексахлёрбіфэніл, гептахлёрадыбэнзвдыяксін, аксіхлярдан і іншыя) могуць назапашвацца ў тлушчы: як у харчовых ланцугах і ў тлушчавай тканцы чалавека. Назапашваючыся, яны ўзмацняюць запаленьне, узь-

дзейнічаюць таксічна. Таксама многія з гэтых злучэньняў стымулююць назапашваньне тлушчу, таму атрымалі назву абэсагены («стымулятары атлусьценьне»). Абэсагены спрыяюць павелічэньню колькасьці тлушчавых клетак, павышаючы схільнасьць да атлусьценьня. Калі чалавек худнее, то пры паменшаньні запасаў тлушчавай тканкі гэтыя злучэньні трапляюць у крывацёк і могуць таксічна ўзьдзейнічаць.

Аднаразовае і небясьпечнае. Звычайныя папяровыя кубачкі для гарбаты і кавы, папяровыя талеркі — гэта крыніца мікрапластыка, бо ўнутры яны пакрытыя пластыкам. Пры кантакце з гарачай вадой адзін кубак выдзяляе ў ваду 25 тысячаў часьціц мікрапластыку, якія зьмяшчаюць акрамя ўсяго яшчэ й ёны цяжкіх мэталаў. Гэтаксама паводзяцца і пакуначкі для гарбаты. Купляйце гарбату на вагу, запарвайце ў імбрычку ці ў мэталічных шматразовых «пакеціках».

Частай крыніцай таксінаў зьяўляецца і тэрмапапера, на якой друкуюць чэкі. Дастаткова 5 сэкундаў, каб 1 мг бісфэналу А прачыўся ў вашую скуру. А калі ў вас рукі вільготныя ці змазаныя крэмам, то хуткасьць усмоктваньня яшчэ вышэйшая. Не бярыце чэкі ці бярыце іх пальчаткамі або праз складзеную паперу. Калі ў вас у офісе ці пакоі варта лязэрная друкарка, то гэта таксама небясьпечна для здароўя. У склад тонэра ўваходзяць цяжкія мэталы і небясьпечныя арганічныя злучэньні. Таму трымайце прынтэр у асобным пакоі з добрай вэнтыляцыяй, праветрывайце пасьля друку. Не ўжывайце пятнавыводнікі для канапаў і дываноў, пластыкі з моцным пахам, асьвяжальнікі паветра і кандыцыянэры для бялізны, а таксама любыя іншыя сынтэтычныя прадукты, якія не зьяўляюцца жыцьцёва неабходнымі.

Забруджваньне прадуктаў — гэта сур'ёзная крыніца таксінаў, але вымераць іх забруджанасьць складана: калі вырошчваць гародніну каля дарог, то ўтрыманьне цяжкіх мэталаў будзе падвышанае, а вось за 100 мэтраў ад іх — ужо ў норме. Прадукты могуць быць забруджаныя, калі іх паліваць вадой з вадаёмаў, куды скідаюцца таксічныя адкіды. Пэстыцыды выкарыстоўваюцца вельмі часта, але звонку гэта выявіць немагчыма, таму мае сэнс давяраць правераным пастаўнікам і вытворцам, якія шануюць сваё імя.

Больш натуральных матэрыялаў. Аддавайце перавагу натуральным матэрыялам у дызайне дома: тканінам, скуры, каменю, дрэву, мэталу — яны бясьпечныя, даўгавечныя і прыгожыя. Пачніце з таго, што лёгка замяніць, — напрыклад, са штораў. Вельмі важна стварыць хатняе асяродзьдзе без выкарыстаньня патэнцыйна таксічных матэрыялаў. Напрыклад, драўняна-стружкавыя і драўняна-валанкністыя пліты, якія выкарыстоўваюцца для вырабу мэблі, могуць быць крыніцай фармальдэгіду і фэнолаў, прычым выдзяляюцца яны працяглы час. Танныя лямінаты, лінолеўм, пластык могуць уплываць гэтак жа.

У сваёй кватэры мы зрабілі падлогу з дошак — гэта зручна і бясьпечна.

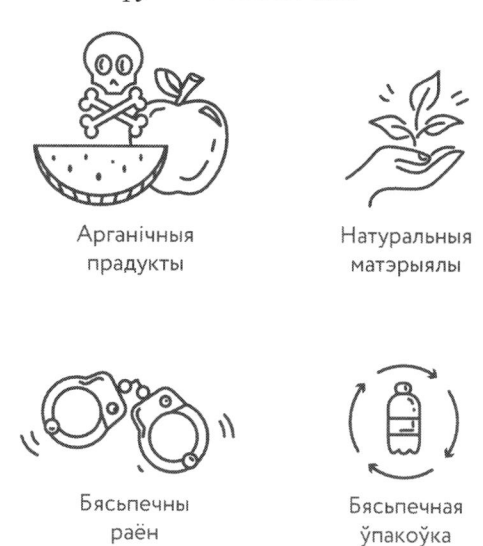

Арганічныя прадукты

Натуральныя матэрыялы

Бясьпечны раён

Бясьпечная ўпакоўка

Пакуйце і захоўвайце прадукты хаты ў шкляным, а ня пластыкавым посудзе. Пластыкавая тара, асабліва пры нагреваньні ці паўторным выкарыстаньні, узмацняе выдзяленьне небясьпечных злучэньняў. Не бярыце рукамі і не захоўвайце касавыя чэкі, не друкуйце шмат на прынтэры ў жылых памяшканьнях або праветрывайце іх пасьля друку. Выкарыстоўвайце арганічныя туалетныя прыналежнасьці без фталатаў і іншых небясьпечных злучэньняў.

Сярод цяжкіх мэталаў прыярытэтнымі забруджвальнікамі лічацца волава, кадмій, цынк — галоўным чынам таму, што тэхнагеннае іх назапашваньне ў навакольным асяродзідзі ідзе высокімі тэмпамі. Многія баяцца ртуці, дакладней мэтылртуці, якая зьяўляецца небясьпечным таксінам. Яе шмат у некоторых морапрадуктах, у глебах прамысловых рэгіёнаў, некаторых фарбавальніках. Таму лепш купляць рыбу невялікіх памераў (не пасьпяваюць назапасіць шмат ртуці) і з тых відаў, якія не знаходзяцца на вяршыні харчовага ланцуга. А вось марскі акунь, рыба-меч, каралеўскі тунец, акула могуць утрымліваць багата ртуці.

Пытаньні і заданьні

1. Якія сынтэтычныя вырабы ў вас дома можна замяніць на натуральныя? Што са старых рэчаў можна выкінуць ці вывезці з дому?

2. Аддайце перавагу прадуктам харчаваньня з больш бясьпечных крыніц.

3. Якіх паверхняў вы кранаецеся голай скурай? Ідэальна насіць адзеньне і сядзець на паверхнях і тканінах з натуральных матэрыялаў.

12. Дрэннае асьвятленьне

Пагроза для здароўя ў тым, што спэктар і інтэнсіўнасьць штучнага сьвятла моцна адрозьніваюцца ад сонечнага. Адліж наша вока — гэта практычна частка мозгу, вынесеная на пэрыфэрыю! Штучнае сьвятло мае нізкую колераперадачу, часта яго крыніцы пульсуюць, ён мае спэктар выпраменьваньня без ультрафіялету, часта зь лішкам хваляў сіняга спэктру і з дэфіцытам чырвонага, характарызуецца слабой інтэнсіўнасьцю ў параўнаньні з сонцам. Многія лямпы маюць ірваны спэктар у адрозьненьне ад цэльнага сонечнага. Усё гэта стварае шматлікія пагрозы для здароўя: парушэньне выпрацоўкі мэлятаніну, пагаршэньне выпрацоўкі дафаміну і сератаніну, павышэньне нагрузкі на зрокавы апарат, збой цыркадных рытмаў. Усё гэта павялічвае рызыку шматлікіх захворваньняў, ад дыябэту і дэпрэсіі да хваробы Паркінсана. Калі ўжо мы змушаныя знаходзіцца пры штучным асьвятленьні, важна яго зрабіць як мага бясьпечнейшым для здароўя. Давайце разьбяромся, як правільна абраць найболей здаровую лямпу для дому: сьветлавая плынь, спэктар, колеравая тэмпэратура, колераперадача, пульсацыя.

Адрэгулюйце колькасьць сьвятла. Частая праблема памяшканьняў — малая колькасьць сьвятла, цьмянае сьвятло можа пагаршаць настрой і зьніжаць энэргічнасьць. Сьветлавая плынь — гэта колькасьць сьвятла, яна вымяраецца ў люмэнах, як правіла, паказана на самой лямпе. Яркае сьвятло добрае раніцай і днём, яно бадзёрыць і падтрымлівае тонус. Старайцеся падбіраць сьвятло ня менш за 200–250 люмэн на квадратны мэтар, гэта значыць, што тры лямпачкі на пакой будзе занадта мала. У зале ў мяне 9 лямпаў па 500 люксаў, і стае іх толькі на цэнтар пакоя. На вуліцы нават у пахмурнае надвор'е — 1000 люмэн, а ў сонечны дзень — 10.000 лм. Вымераць сьветлавую плынь можна люксомэтрам, прыблізна ацаніць камерай тэлефона, напрыклад з праграмай Lux light meter. Нашыя вочы адаптуюцца да розных узроўняў асьветленасьці, таму візуальна параўноўваць даволі складана.

Спэктар сьвятла лямпы. Спэктар бывае бесьперапынным, як у сонца ці лямпы напальваньня, ці рваным, калі ў ім некалькі палосаў. Таксама вылучаюць спэктры зь перавагай рознага сьвятла. Большасьць сьвятлодыёдных лямпаў маюць скажоны спэктар зь сінім пікам. Гэта можа нэгатыўна паўплываць як на выпрацоўку мэлятаніну ўвечары, так і парушыць рэгуляцыю працы вока, бо да сіняга сьвятла асабліва адчувальныя гангліёзныя клеткі. У нашай сятчатцы ёсьць адмысловыя ганглінарныя мэлянапсінавыя клеткі, ад іх па рэтынагіпаталамічным шляху ў гіпаталамус ідзе сыгнал, які кіруе цыркаднымі рытмамі і адказвае рэакцыю звужэньня зрэнак на сьвятло. Гэтыя клеткі ўзбуджаюцца сінім сьвятлом у 480 нм, таму «пік» у звычайных сьвятлодыёдных лямпах можа зьбіваць наш унутраны гадзіньнік. Найлепшыя сьвятлодыёдныя лямпы сёньня — на аснове тэхналёгіі sunlike, іх спэктар бліжэйшы да сонечнага, бяз сіняга піку і правалу чырвонага. Увечары ж карысьнейшыя лямпы напальваньня, яны ня маюць піку сіняга сьвятла і асабліва не замінаюць выпрацоўцы мэлятаніну.

Колеравая тэмпэратура — гэта ўспрымальны колер лямпы. 4000К — гэта "нэўтральны белы", мякчэйшы жоўты 2700–2800К, а высокая сьветлавая тэмпэратура вышэй 5500К можа раздражняць і стамляць.

Колераперадача. Ці часта было так, што вы купляеце прыгожую садавіну на рынку, а на кухні яна выглядае нясмачна? А ваш твар зямлістым? Не сьпяшайцеся вінаваціць сябе ці прадаўцоў, праблема можа быць у вашым хатнім асьвятленьні. Колераперадача — гэта параўнаньне, як выглядаюць адценьні ў параўнаньні з сонечным сьвятлом, наколькі раўнамерны ўзровень розных каляровых кампанэнтаў у сьвятле. У сонца паказьнік колераперадачы 100 (CRI, Ra), а ў лямпы чым больш CRI, тым лепш. Гэтае значэньне павінна быць пазначанае на ўпакоўцы. Калі CRI ніжэй ці роўны 80, то гэта шкодна, бо адценьні зьліваюцца, а паніжэньне кантрастнасьці ўспрымаецца нашым мозгам як страта рэзкасьці, і гэта змушае нас напружваць цягліцы вачэй, што вядзе да аўтаматычнай напругі вачэй, стамляльнасьці. У мяне стаяць лямпы з CRI 95 і вышэй, і розьніца са звычайнымі прыкметная.

Пульсацыя лямпы. Чым вышэй пульсацыя лямпы, тым мацнейшая стомленасьць вачэй і горшае агульнае самаадчуваньне. Праверце лямпу праз камэру смартфона, навядзіце камэру на лямпу. Калі вы бачыце палосы ці пульсацыю сьвятла, то такая лямпа можа нэгатыўна ўплываць на вас. Часам на лямпе пазначана "без пульсацыі".

Сьвятлодызайн. Найлепшае сьвятло — дзённае. Таму аптымальна часьцей быць на вуліцы, абыходзіцца мінімумам шторау, цюляў, фіранак, аб'ёмных расьлінаў, якія засланяюць плынь сьвятла. Чым большыя вокны — тым лепш. Можна працаваць ці выходзіць на гаўбец, дах, тэрасу. Часам выкарыстоўваюць сьвятлаводы, каб накіраваць сонечнае сьвятло ўглыб будынкаў. Для лепшага сьвятла ў памяшканьні часта выкарыстоўваюць камбінацыю розных крыніцаў сьвятла, удома таксама мае сэнс выкарыстоўваць як дзённае, так і вечаровае (ніжняе, зь лямпамі напальваньня) сьвятло.

Можна яшчэ выкарыстоўваць для лепшай асьветленасьці і дызайн. Так, у мяне ў кватэры — белыя сьцены і столь, белая падлога з глянцавай фарбай. Белыя і гладкія паверхні маюць большы каэфіцыент адлюстраваньня сьвятла, чым цёмныя і шурпатыя. І не выпадкова скандынаўскі дызайн узьнік для таго, каб кампэнсаваць недахоп сьвятла.

Пытаньні і заданьні

1. Вымерайце з дапамогай праграмы асьветленасьць у пакоі, на вашым працоўным стале. Ці стае вам сьвятла? Калі не — павялічце яркасьць у сябе дома.

2. Параўнайце сваё колеравае ўспрыманьне аднаго і таго ж прадмета ў зашторанным пакоі са сьвятлом і выносячы яго на гаўбец пад сонца.

3. Вымыйце вокны і пазбаўцеся ўсяго, што перашкаджае сонечным прамяням. Па магчымасьці перанясіце ваша працоўнае месца бліжэй да акна. Ці паўплывала гэта на вашую прадуктыўнасьць?

PM 2,5
PM 10

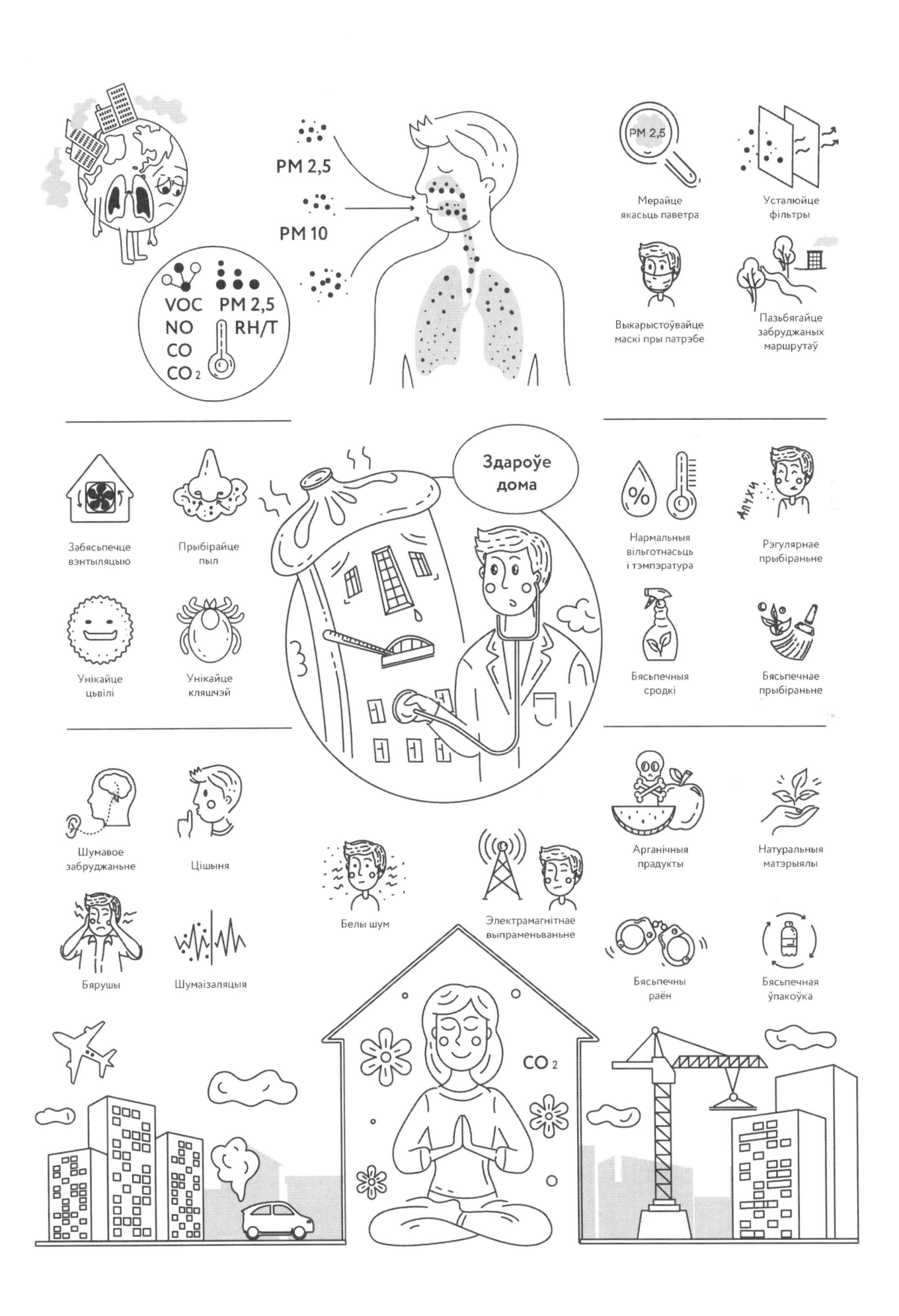

VOC PM 2,5
NO   RH/T
CO
CO₂

Мерайце якасьць паветра
Усталюйце фільтры
Выкарыстоўвайце маскі пры патрэбе
Пазьбягайце забруджаных маршрутаў

Забясьпечце вэнтыляцыю
Прыбірайце пыл
Унікайце цьвілі
Унікайце кляшчэй

Здароўе дома

Нармальныя вільготнасьць і тэмпэратура
Рэгулярнае прыбіраньне
Бясьпечныя сродкі
Бясьпечнае прыбіраньне

Шумавое забруджаньне
Цішыня
Бярушы
Шумаізаляцыя

Белы шум
Электрамагнітнае выпраменьваньне

Арганічныя прадукты
Натуральныя матэрыялы
Бясьпечны раён
Бясьпечная ўпакоўка

CO₂

РАЗЬДЗЕЛ 12

Карыснае асяродзьдзе

1. Жыцьцё ўнутры дома

Сонца — крыніца жыцьця на нашай плянэце. Старажытныя эгіпцяне маліліся богу сонца Ра, ды й сёньня мы адзначаем сьвяты, зьвязаныя з сонечным цыклем, напрыклад дні зімовага і летняга сонцастаяньня. Жыцьцё нашых продкаў пераважна праходзіла на вуліцы, пад сонечным сьвятлом. На вуліцы і паветра чысьцейшае, і сьвятло ярчэйшае, і рух больш актыўны, і карысных бактэрыяў больш. Ідэальна, калі асяродзьдзе зьяўляецца крыніцай здароўя: фізічнага, сацыяльнага і псыхалягічнага.

Сонцу прыпісвалі аздараўленчыя ўласьцівасьці: лячэньне сонцам мае сваю назву — геліятэрапія (або фотатэрапія як лячэньне сьвятлом) - і актыўна практыкавалася яшчэ Гіпакратам. Сонечныя прамяні такія важныя для нас, што, расьсяляючыся па плянэце, людзі мянялі колер скуры, каб атрымліваць достатковую колькасьць ультрафіялету. Сонечнае сьвятло ўзмацняе ўтварэньне вітаміну D, але можа разбураць фолевую кіслату, таму наш колер скуры — гэта вынік складанага эвалюцыйнага балянсу паміж гэтымі працэсамі.

У сучасным сьвеце людзі паўсюдна праводзяць у памяшканьнях больш за 90 % часу. Гэтаму спрыяе неабходнасьць дабірацца да працы на транспарце, працаваць у офісе, заканчваць працоўны дзень позна, калі сонца ўжо заходзіць. Па дарозе на працу і з працы людзі часта трапляюць на той час, калі выпрамяньваньне сонца мінімальнае. Акрамя таго, забруджваньне паветра, высокія будынкі ў гарадах зьніжаюць колькасьць даступнага сонца.

Дадаюць праблемаў і мэдыцынскія заключэньні аб уплыве сонечных прамянёў. Было заўважана, што сонца зьяўляецца вядучай прычынай старэньня скуры (фотастарэньня), павялічвае рызыку шэрагу ракавых захворваньняў скуры, уключаючы такую небясьпечную пухліну, як мэляному. Гэта прывяло да распаўсюджваньня сонцаахоўных крэмаў, актыўнага пазьбяганьня сонца, выкарыстаньня сонцаахоўных акуляраў для зьніжэньня рызыкі праблемаў зь сятчаткай вачэй.

Нават у такіх сонечных краінах, як Аўстралія, у 50–60 % насельніцтва можа сустракацца дэфіцыт вітаміну D, узровень якога адлюстроўвае знаходжаньне на сонцы. Сёньня, у выніку маштабных навуковых дасьледаваньняў, мы бачым чарговую зьмену парадыгмы — новае прызнаньне нязьменнай эвалюцыйнай карысьці сонечнага сьвятла. Як аказалася, яго перавагі нашмат перавешваюць рызыкі, а пісьменнае выкарыстаньне здольнае гэтыя рызыкі нашмат паменшыць.

Апошнім часам вельмі ўзрос інтарэс да вітаміну D, і людзі сталі ўжываць яго практычна як панацэю. Аднак важна зразумець, што ўзровень вітаміну D адлюстроўвае працягласьць знаходжаньня чалавека на сонцы і, па сутнасьці, зьяўляецца сурагатным маркерам.

У чым жа парадокс вітаміну D? Высокі ўзровень вітаміну D у шэрагу дасьледаваньняў зьвязаны са зьніжэньнем рызыкі многіх захворваньняў, ад раку і аўтаімунных хваробаў да атлусьценьня і дыябэту. Якасьць і дакладнасьць гэтых дасьледаваньняў не выклікаюць сумневаў. Зь іншага боку, ужываньне дабавак зь вітамінам Д паказвае прыкметна больш сьціплыя вынікі, чым можна было чакаць. Ёсьць пытаньні і да дазоўкі вітаміну, бо яго ўзровень у крыві можа расьці вельмі павольна нават пры высокай дазоўцы. Але магчымыя і іншыя тлумачэньні, адно з найбольш імаверных — гэта дзеяньне непасрэдна сонечнага сьвятла, яго спэктар, інтэнсіўнасьць і да т. п.

! Адно з маштабных дасьледаваньняў паказала, што пазьбяганьне сонца павялічвае рызыку сьмерці амаль на 72 % і паводле шкоды бадай супастаўнае з курэньнем.

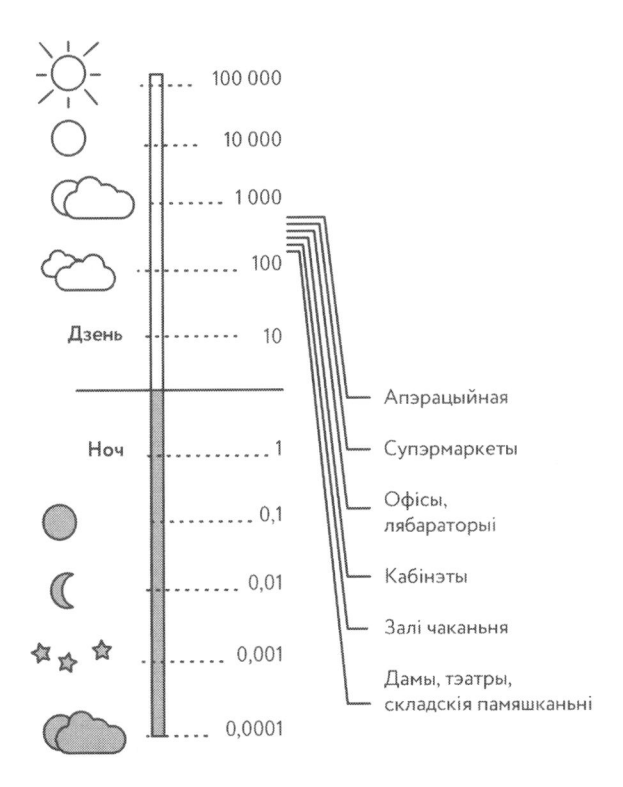

У адным з дасьледаваньняў было паказана, што ультрафіялет зьніжае атлусьценьне і прыкметы мэтабалічнага сындрому незалежна ад вітаміну D. У экспэрымэнце працяглае субэрытэмнае апраменьваньне ультрафіялетам прыводзіла да зьніжэньня вагі, паляпшэньня глюкозаталерантнасьці, павышэньня адчувальнасьці да інсуліну, зьмяншэньня прыкметаў тлушчавага гепатозу печані, зьніжэньня ўзроўняў нашчавага інсуліну, глюкозы і халестэрыну. Аўтары падкрэсьліваюць, што большасьць станоўчых эфэктаў сьвятла не аднаўлялася дадаткамі вітаміну D.

Пытаньні і заданьні

1. Ці любіце вы бываць на сонцы?
2. Ці ведаеце вы свой узровень вітаміну D?
3. Якія з вашых хатніх або рабочых справаў можна рабіць па-за домам?

2. Як сонца ўплывае на здароўе?

Сонца — адзін з найважнейшых чыньнікаў здароўя і добрага самаадчуваньня. Дэфіцыт сонечнага сьвятла нэгатыўна адбіваецца на самых розных сыстэмах і органах: расьце рызыка атлусьценьня, дыябэту, сардэчна-сасудзістых і аўтаімунных захворваньняў, шэрагу відаў раку, пагаршаецца сон, павялічваецца рызыка дэпрэсіі, зьніжаецца лібіда. Вельмі небясьпечны дэфіцыт вітаміну D для цяжарных і дзяцей.

Устаноўлена, што дастатковая колькасьць сонца зьніжае рызыку лімфомаў, раку грудзей, кішачніка, яечнікаў, падкарэньніцы, мачавога пухіра, стрававода, падстраўніцы, прамой кішкі, страўніка.

Правіла 1000 гадзінаў — менавіта столькі часу нам трэба праводзіць на адкрытым паветры для забесьпячэньня аптымальнага здароўя, гэта каля трох гадзінаў на дзень. Вядома, правіла лягчэй выконваць, калі вы жывяце ў сваім доме ці ў вас ёсьць тэрасы і зручныя гаўбцы, дзе вы можаце прымаць ежу, працаваць і знаходзіцца на паветры.

Сынхранізацыя біярытмаў. Дастатковая колькасьць сонечнага сьвятла патрэбная для правільнай працы нашага ўнутранага гадзіньніка — супрахіязматычнага ядра. Сонечнае сьвятло прыкладна ў 30 разоў ярчэйшае за асьвятленьне ў памяшканьнях, яно павялічвае ўзровень сератаніну, паляпшае сон, сынхранізуе біярытмы, паляпшае сакрэцыю мэлятаніну ўвечары, павялічвае якасьць сну, зьніжае рызыку дэпрэсіі і яшчэ шмат іншых аспэктаў. Сонечнае сьвятло ўяўляе сабой хвалі рознай даўжыні і інтэнсіўнасьці, у якіх ёсьць розныя мэханізмы ўплыву. Карыснай зьяўляецца і яркасьць сьвятла бачнага спэктру: ультрафіялет А і ультрафіялет В маюць свае станоўчыя ўласьцівасьці, інфрачырвоны спэктр таксама валодае дабратворным эфэктам.

Самы просты спосаб палепшыць працу сваіх цыркадных гадзіньнікаў і біярытмаў — павялічыць колькасьць сьвятла днём. Гэта і лямпы фотатэрапіі, і простая рада «часьцей бываць на вуліцы». Але важна ня проста зрабіць «ярчэйшыя дні»: трэба яшчэ і зрабіць «ночы цямнейшымі», для мозгу важная менавіта гэтая рознасьць. Для прыкладу, перапад дзённай і начной асьветленасьці для амішаў у 10 разоў больш, чым для сучаснага амерыканца. Можна пайсьці ў турыстычны паход на прыроду. Дасьледаваньне паказала, што ўсяго два дні на прыродзе нармалізуюць цыркадныя рытмы, і ў чалавека мэлятанін пачынае ўзрастаць вечарам на 1,4 гадзіны раней, чым да паходу.

Сінтэз вітаміну D. Сонечнае сьвятло спрыяе ўтварэньню вітаміну D. Яго колькасьць залежыць ад геаграфічнай шыраты, воблачнасьці, паравіны году, часу соднаўк. Чым сьвятлейшая скура і больш адкрытых участкаў, тым больш утворыцца вітаміну D. Мае значэньне і час соднаў — калі цень карацейшы за рост, то скура атрымлівае больш сонца, а вось раніцай перад працай або позьнім вечарам пасьля выпрацоўка вітаміну D мінімальная. На жаль, гарадзкія жыхары бываюць на сонцы менавіта ў той час, калі «цень даўжэйшы за рост», і вітамін D не выпрацоўваецца. Адзеньне, загар, узрост, смуга, забруджваньне паветра — усё гэта зьніжае выпрацоўку вітаміну D.

З 20 да 70 гадоў сінтэз вітаміну D у скуры падае ў 4 разы. У людзей з залішняй вагой тлушчавая тканіна актыўна паглынае вітамін D. У Дэлі дэфіцыт вітаміну D адчувае да 90% жыхароў, і нават Аўстралія так заўзята змагалася з ракам скуры, што атрымала дэфіцыт вітаміну D.

Колькі ж вітаміну D выпрацоўваецца на сонцы? Для разьліку выкарыстоўваецца складаная формула з улікам вашага тыпу скуры, вагі, росту, месца пражываньня. Таму лепш скарыстацца праграмамі: Dminder (Android iOS) або SunDay: Vitamin D & UV Monitor. Яны яшчэ і разьлічваюць бясьпечную для скуры колькасьць сонца для вашай геаграфіі і надвор'я. Калі я ў плаўках выйду ў Тайландзе ў 13:00 на пляж бяз крэму (чаго я, вядома, не раблю), то літаральна за 10 хвілін атрымаю 10.000 МЕ вітаміну D.

! **З дапамогай сонечных ваннаў можна стварыць у падскурнай клятчатцы вялікі запас вітаміну D, якога хопіць і на зімовыя месяцы. Але лепш не рызыкаваць — і зімой прымаць прафілактычныя дозы вітаміну.**

Выпрацоўка вітаміну D адбываецца ў скуры, ён утвараецца з 7-дэгідрахалестэролу пры ўзьдзеяньні ультрафіялету В (даўжыня хвалі 315–280 нм). Рэцэптары да вітаміну D ёсьць практычна ўсюды, таму вітамін D нават завуць гармонам. Ён рэгулюе ня толькі абмен кальцыя, але і ўплывае на рост клетак, сасудаў, выпрацоўку інсуліну, працу імуннай сыстэмы, палавой сыстэмы, актывуе транскрыпцыю каля 200 генаў.

Колькасьць атрыманага ўльтрафіялету вымяраюць у мінімальных эрытэмных дозах, то бок яго колькасьці, неабходнай для ледзь прыкметнага пачырваненьня скуры. У год для падтрыманьня ўзроўню вітаміну D дастаткова ўсяго 50–60 эрытэмных дозаў. 1 эрітэмнай доза = 25.000 МЕ вітаміну D. Мінімум сонца — гэта чвэрць эрытэмнай дозы: ад 5 да 30 хвілін у залежнасьці ад геаграфіі, 6–7 раз у тыдзень на твар, рукі, ногі, з 10:00 да 15:00 у сярэдніх шыротах.

Як бачыце, для атрыманьня вітаміну D згараць зусім неабавязкова. Праўда, з сонцам у зімовыя месяцы будзе крыху цяжкавата.

Дадаткі вітаміну D. Калі ваш узровень вітаміну D ніжэй за 30 НГ / мл і вы ня можаце атрымаць дастатковую колькасьць сонца, то ёсьць сэнс прымаць яго дабаўкі. Для прафі-

2. ЯК СОНЦА ЎПЛЫВАЕ НА ЗДАРОЎЕ?

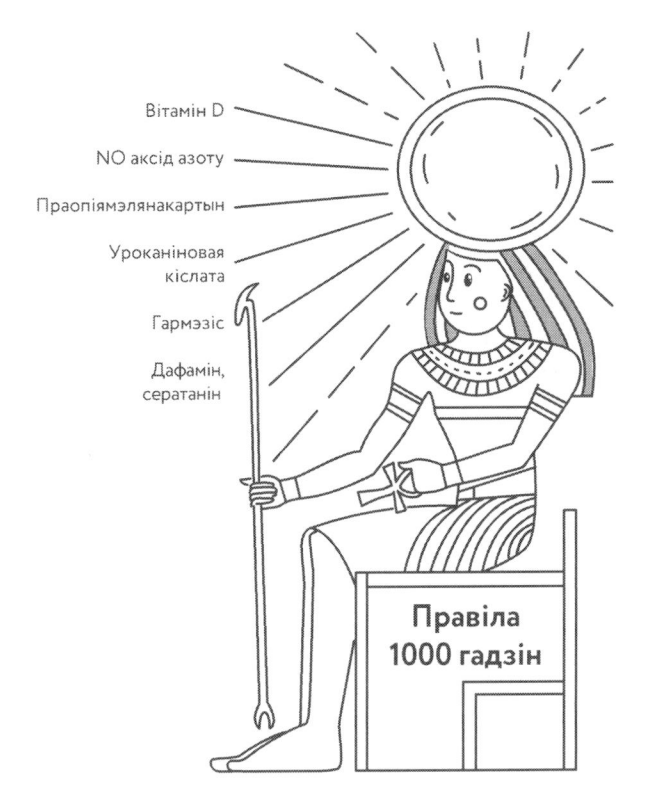

Подписи к рисунку:
- Вітамін D
- NO аксід азоту
- Праопіямэлянакартын
- Ураканіновая кіслата
- Гармэзіс
- Дафамін, сератанін
- Правіла 1000 гадзін

лактыкі гіпавітамінозу D у зімовы час, магчыма, таксама варта ўжываць яго ў дадатках (але ня больш за 2000 МЕ у дзень) і хаця б раз у год вымяраць яго ўзровень у плазьме крыві. Вітамін D, выпрацаваны ў скуры, не распадаецца прынамсі ўдвая даўжэй, чым вітамін D у дадатках. Перадазіроўка вітаміну D за кошт сонечных праменяў немагчымая. Акрамя сонца і дабавак, невялікія колькасьці вітаміну D можна атрымліваць з тлустай марской рыбай. Фізычная актыўнасьць павялічвае мабілізацыю вітаміну D з тлушчу. Але сонца — гэта нашмат больш, чым вітамін D. І замяніць сонца дадаткам немагчыма. Давайце разьбяромся, якія ж ключавыя мэханізмы карыснага дзеяньня сонца.

Сынтэз NO (аксід азоту). Выбіраючыся на пікнік, гараджане часта заўважаюць, што ў іх ад чыстага паветра ледзь ня кружыцца галава. Насамрэч гэта дзеяньне сонца.

Можна правесьці навуковы экспэрымэнт: для яго нам патрэбны танометр і 20-хвіліннае знаходжаньне на сонцы. Вымяраўшы ціск да і пасьля, вы зможаце ўбачыць, што ціск пасьля знаходжаньня на сонцы зьнізілася. Пад узьдзеяньнем сонца ў сасудах выдзяляецца аксід азоту, які валодае сасудапашыральным дзеяньнем і абараняе ад атэрасклерозу.

Аксід азоту — гэта актыўнае злучэньне, якое выпрацоўваецца ў нашым арганізьме і валодае дабратворным узьдзеяньнем на здароўе сасудаў, пашыраючы іх, яно зьніжае запаленьне, паляпшае гаеньне ранаў, паляпшае працу мітахондрыяў, зьніжае рызыкі сардэчна-сасудзістых захворваньняў, умацняе эрэкцыю і да т. п. У нашай скуры захоўваецца шмат азоту ў выглядзе нітратаў, нітрытаў і нітразатыёлу. Калі на скуру трапляе сонечнае сьвятло, адбываецца выпрацоўка аксіду азоту. Цікава, што для гэтага патрабуецца даўгахвалевы ультрафіялет A (315–400 нм), які менш расьсейваецца. Таму шпацыр на сонцы будзе карысны, нават калі вітамін D амаль не выпрацоўваецца. Фізычная актыўнасьць таксама дапамагае выдзяляцца аксіду азоту ў сасудах, так што трэніроўка на адкрытым паветры пры сьвятле дня дае аптымальны эфэкт. Варта ўжываць у ежу дастатковую колькасьць гародніны, дзе шмат карыснага азоту, напрыклад, чырвоны бурак.

Зімовы сардэчна-сасудзісты фэномэн — гэта пачашчэньне многіх хваробаў, ад трамбозаў да інсультаў, так зімой частата трамбаэмболіі вышэй на 20 %, інсультаў — на 48 %, чым у іншыя месяцы. Узімку вышэй узровень адрэналіну, ангіятэнзіну, гэтую зьяву тлумачаць і меншай рухомасьцю, і брудным паветрам, але ня будзем забываць пра наймацнейшы дэфіцыт — пра сонца. Сонца зьніжае рызыку сардэчна-сасудзістых захворваньняў рознымі спосабамі. Мы казалі пра вызваленьне аксіду азоту пад узьдзеяньнем ультрафіялету, але навукоўцы дасьледавалі і іншы мэханізм — яркасьць сьвятла.

Аказваецца, сьвятло сілай у 10 000 люкс павялічвае актыўнасьць экспрэсіі цыркаднага гена Period 2 (PER2), што ў сваю чаргу павялічвае актыўнасьць гіпаксіяй індукаванага фактару HIF1A. А HIF1A у сваю чаргу аказвае ахоўны эфэкт у розных тканках.

! **Такім чынам, яркае сьвятло абараняе ад сардэчна-сасудзістых захворваньняў і, у выпадку інфаркту, значна абмяжоўвае пашкоджаньне сардэчнай мышцы.**

Праопіямэлянакартын — гэта гіпафізарны прагармон, пад узьдзеяньнем сонца яго выпрацоўка павялічваецца. Сам па сабе ён неактыўны, але разразаецца спэцыфічнымі фэрмэнтамі эндапэптыдазамі трыма спосабамі, даючы розныя мэтабаліты: ліпатрапін (гармон тлушчаспаленьня), эндарфіны (задавальненьне), мэлянацытстымулёўны гармон (колер скуры), адрэнакартыкатропны гармон (стрэс).

У экспэрымэнтах увядзеньне мэлянакартынаў паменшала колькасьць зьяданай ежы і спрыяла пахудзеньню. Таму павелічэньне часу знаходжаньня на сонцы дапаможа вам зьменшыць вагу. А вось адсутнасьць сонца зьмяншае спальваньне тлушчу, магчыма, гэтая рэакцыя зьяўляецца эвалюцыйна набытай для выжываньня зімой, калі мала ежы. Акрамя гэтага, мэлянацытстымулёўныя гармоны зьніжаюць узровень хранічнага запаленьня, палягчаючы цячэньне шматлікіх захворваньняў.

Ураканінавая кіслата. Пад узьдзеяньнем ультрафіялету B разам з утварэньнем вітаміну D адбываюцца і зьмены ўраканінавай кіслаты. Пры трапленьні сонца на скуру яе транс-форма ператвараецца ў цыс-форму з паглынаньнем вялікай колькасьці энэргіі. У цемры ж назіраецца зваротны працэс: яна мяняе канфігурацыю, расьсейваючы назапашаную энэргію ў выглядзе цяпла. Гэты мэханізм нароўне з утварэньнем мэляніну абараняе клеткі скуры ад пашкоджаньня. Цікава, што ўраканінавая кіслата выдзяляецца з потам, забясьпечваючы абарону на паверхні скуры. Таму пры моцным ветры згарэць можна хутчэй. Карысьць ураканінавай кіслаты ня толькі ў абароне скуры. Пры ўзьдзеяньні сонца яе ўзровень павялічваецца і ў мозгу, дзе яна зьяўляецца пры ператварэньні амінакіслоты гістыдзіну ў глутамінавую кіслату. Глутамат — гэта адзін з галоўных узбуджальных нэўрамэдыятараў мозгу. У дасьледаваньнях у жывёлаў пасьля апраменьня ультрафіялетам паляпшаліся кагнітыўныя функцыі.

Ураканінавая кіслата — чыньнік стрымліваньня актыўнасьці імуннай сыстэмы: пры яе недахопе павялічваюцца рызыкі алергічных і аўтаімунных захворваньняў, а вось пры лішку можа ўзьнікаць імунасупрэсія.

Рэтынальны дафамінавы шлях. Сонечнае сьвятло павышае ўзровень дафаміну ў мозгу — гэта зьвязана з шэрагам дафамінавых эфэктаў, ад павышэньня ўзроўню энэргіі да паляпшэньня адчувальнасьці да інсуліну. Памятайце пра тое, што паўсюдна насіць сонцаахоўныя акуляры — гэта не заўсёды здаровы выбар! Рэч у тым, што ў сятчатцы вока ёсьць асаблівая рэтынальная дафамінавая сыстэма, зьвязаная з мозгам.

Таму сонца напрамую можа павысіць вам дафамін. А абараніць сятчатку ад ультрафіялету вы можаце харчовым спосабам: сятчатка мае патрэбу ў высокіх канцэнтрацыях лютэіну, зэаксантыну і Амэга-3.

Пытаньні і заданьні

1. Ці лепш вы сьпіце, калі правялі больш часу на адкрытым паветры?

2. Ці ёсьць у вас магчымасьць сярод працоўнага дня бываць на гаўбцы, тэрасе ці выходзіць на вуліцу?

3. Як адрозьніваецца ваша самаадчуваньне ў сонечныя і пахмурныя дні? А ўлетку і ўзімку?

3. Правільна выкарыстоўвайце сонца

У сонечнага сьвятла, як і ў любога іншага эфэктыўнага сродка, ёсьць пабочныя эфэкты. Таму важна бываць на адкрытым паветры, але ня менш важна пазьбягаць залішняга ультрафіялету (УФ).

Бываючы ў адпачынку, я заўсёды дзіўлюся бестурботнаму стаўленьню да сонца: калі мы вяртаемся з мора аб 11-й раніцы, шмат хто толькі ідзе загараць. А калі мы зноў ідзём на

3. ПРАВІЛЬНА ВЫКАРЫСТОЎВАЙЦЕ СОНЦА

мора ў 16:00, людзі толькі вяртаюцца. Вядома, загараць у самы небясьпечны час — шкодна.

Лішак сонечнага сьвятла прыводзіць да паскоранага фотастарэньня скуры, павялічвае рызыку раку скуры, зьяўленьня пігмэнтных плямаў, разьвіцьця дыстрафіі сятчаткі вачэй. Таксама не рэкамэндую загараць у салярыі. Небясьпека загару яшчэ і ў тым, што пашкоджаньні скуры назапашваюцца паступова, пачынаючы з самага дзяцінства, і выяўляюцца пры старэньні. Дасьледаваня блізьнятаў паказалі вырашальны ўплыў ультрафіялету на старэньне скуры.

Пазьбягайце небясьпечнага часу. У гарачых краінах найбольш небясьпечныя гадзіны з высокім УФ індэксам — з 11.30 да 15.30, а пры вельмі высокім — з 10:00 да 17:00. У гэты час варта мінімізаваць знаходжаньне на сонцы або выкарыстоўваць шыракаполы капялюш і насіць адзеньне з доўгімі рукавамі. Не забывайце, што на нас падае ня толькі прамое, але і адлюстраванае сьвятло, і можна згарэць, расслабляючыся пад парасонам. Калі вы бачыце шмат неба, то, нават знаходзячыся ў цені, атрымліваеце вялікую дозу ультрафіялету. Пры вельмі яркім сонца носіце сонцаахоўныя акуляры з УФ-фільтрам, гэта зьнізіць рызыку катаракты і захворваньняў сятчаткі вачэй.

Важна пазьбягаць залішняга ультрафіялету, бо пашкоджаньні скуры назапашваюцца паступова і могуць выявіцца толькі ў старасьці.

У прагнозе надвор'я паказваюць **ультрафіялетавы індэкс**, больш высокія значэньні якога небясьпечныя сонечнымі апёкамі і пашкоджаньнем скуры і вачэй. На колькасьць ультрафіялету ўплываюць розныя фактары: воблачнасьць, смуга, таўшчыня азонавага пласта (чым ён танчэйшы, тым больш ультрафіялету пранікае). Чым вышэй індэкс, тым менш варта быць на сонца.

Паступова павялічвайце час знаходжаньня на сонцы. Не загарайце падоўгу, асабліва калі да гэтага вы доўга не былі на сонцы. Патроху і плыўна павялічвайце працягласьць сонечных ваннаў. Рэзка згарэць, прыехаўшы

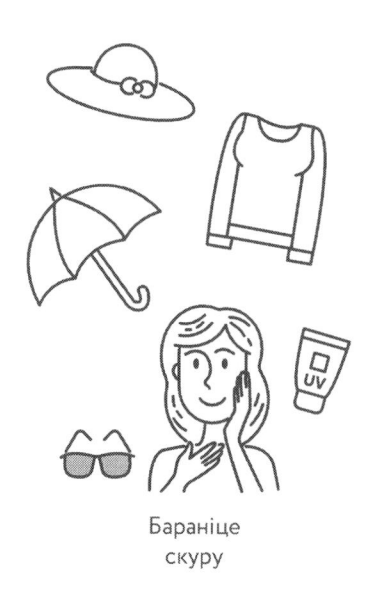

Бараніце скуру

ў адпачынак, — гэта вельмі шкодна для скуры і здароўя ў цэлым. Сонечныя апёкі павялічваюць рызыку мэляномы скуры ў два разы. Рэгулярная гадзіна загару ў дзень — для пачатку цалкам дастаткова, а ў гарачых краінах вам хопіць і паўгадзіны.

Сонцаахоўны крэм з высокім значэньнем зьяўляецца добрай абаронай ад сонца. Але я ўсё ж раю выбіраць аптымальны час і скарачаць знаходжаньне на сонцы, чым ляжаць на сонцапёку, абмазаўшыся крэмам. Дасьледаваньні паказваюць, што ў людзей, якія часта выкарыстоўваюць крэм з SPF, вышэйшая рызыка раку скуры. Гэта адбываецца таму, што крэм дае ілюзію поўнай засьцярогі ад сонца. Людзі наносяць менш, чым трэба, крэм змываецца вадой.

Магчыма ёсьць і іншы мэханізм: большасьць ахоўных чыньнікаў паглынаюць толькі ультрафіялет B, які выклікае апёкі. Але пры гэтым парушаецца мэханізм абароны скуры ад загару ў цэлым, што дазваляе ультрафіялету A пранікаць у высокіх дозах. Таксама выказваюцца асьцярогі, што кампанэнты крэму пад дзеяньнем сонца могуць утвараць таксічныя рэчывы, якія пры гэтым лёгка ўсмоктваюцца ў скуру.

Рызыка раку скуры. Калі вы рэгулярна бываеце на сонцы, то рызыка мэляномы скарачаецца на 14%. Згодна з дасьледаваньнем сярод маракоў флоту ЗША, верагоднасьць разьвіцьця мэляномы на 34% вышэй у тых, хто служыць у труме. Рызыка раку мэляномы павялічваецца, калі яна ёсьць у вашых сваякоў, пэрсаналізаваць рызыку можна і па ДНК-тэсьце. Рэгулярна аглядайце свае радзімкі самі ці ў дэрматоляга, можна скласьці адмысловую «мапу цела». Пры гэтым колькасьць радзімак не зьвязаная з рызыкай мэляномы. Ёсьць спэцыяльныя праграмы для тэлефона, якія могуць аналізаваць фота радзімак.

Правіла ABCDE: Asymmetry, Border, Color, Diameter, Evolution: асімэтрыя радзімкі, няроўны ці невыразны контур, неаднародны ці незвычайны колер, вялікі дыямэтр і заўважная зьмена прыкметаў, у т.л. сьверб, — гэтыя прыкметы не залежаць адна ад аднае, таму кансультуйцеся ў лекара, нават калі заўважылі адну зь іх!

Абараняйце радзімкі ад сьвятла, беражыце іх ад траўмаваньня рамянямі, абуткам, бюстгальтарам. Пазьбягайце салярыю і сонечных апёкаў. Выдаляючы падазроныя радзімкі, абавязкова трэба праводзіць іх гісталягічнае вывучэньне.

Каратыноіды. Калі чалавек есьць мала гародніны, то ўзімку, а часам і ўлетку, будзе "нездарова" бледным. Як вядома, колер скуры вызначаецца пераважна трыма пігмэнтамі: гемаглабінам, мэлянінам і каратыноідамі (выключаючы іншыя, рэдкія або паталягічныя пігмэнты). Каратыноіды — адны з маіх любімых злучэньняў, да іх адносяцца бэта-каратын, лікапін, альфа-каратын і ксантафілы, такія як лютэін і зэаксантыін. Каратыноіды граюць важную ролю ў самых разнастайных працэсах, ад зьяўленьня сардэчна-сасудзістых захворваньняў і ўплыву на працягласьць жыцьця да разьвіцьця катаракты і ўмацаваньня фотаабароны. Фотастарэньне скуры — важная праблема, плюс каратыноіды — гэта тлушчараспушчальныя злучэньні, таму яны добра працуюць і ў скуры, і ў тлушчавай тканцы, і ў галаўным мозгу.

Напрыклад, лютэін абараняе ў мозгу і сятчатцы Амэга-3 тлустую ДГК ад акісьленьня.

Каратыноіды ўбудоўваюцца ў нашы клеткавыя мэмбраны і абараняюць іх ад пашкоджаньняў свабоднымі радыкаламі, а таксама цэласнасьць клетак і тканін ад ультрафіялету і ня толькі. Калі такі фізічны мэханізм не спрацаваў, то каратыноіды могуць проста прымаць удар на сябе, акісьляючыся. Агляд дасьледаваньняў пацьвярджае, што людзі, якія ўжываюць достаткова садавіны і гародніны, багатых каратыноідамі (морква, памідоры, папая), маюць менш паталёгіяў скуры, і іх скура пад дзеяньнем ультрафіялету павольней старэе.

Так, умераная доза бэта-каратыну зьмяншае рэакцыю скуры на дзеяньне ўльтрафіялету. У адным дасьледаваньні параўноўвалі дзеяньне таматнага соку, экстракту тамата і сынтэтычнага лікапэну. Максімум утрыманьня іх у скуры назіраўся праз 12 тыдняў — гэта зьвязана з хуткасьцю абнаўленьня скуры і кумуляцыі лікапэну. Пры гэтым экстракт тамата на 48 % павялічыў фотаабарону, а вось дадатак лікапэну — на 25 %. Вось відавочная карысьць цэльнай гародніны, у якой утрымоўваецца цэлы шэраг фотапратэктараў, такіх як фітафлуен, фітаен і інш.

Акрамя гародніны, эфэктыўным для фотаабароны можа быць прыём астаксанцыну ў выглядзе дадаткаў. Толькі пачаць яго прыём трэба за 1–2 месяцы да паездкі ў гарачыя краіны, каб ён паспеў назапасіцца ў скуры. Фотаахоўнымі ўласьцівасьцямі таксама валодае какава.

Фотасэнсібілізатары. Будзьце асьцярожныя з сонцам, калі прымаеце лекі, якія валодаюць уласьцівасьцямі фотасэнсібілізатараў: сульфаніламіды, тэтрацыкліны, фэнатыязіны, фторхіналоны, нестэроідныя супрацьзапаленчыя прэпараты, некаторыя гарманальныя прэпараты, некаторыя віды касмэтыкі — з дадаткамі вітамінаў, рэтынавай кіслаты, этэрных алеяў і г. д..

Фотаадчувальнасьць. Грэйпфрут зьмяшчае фуранакумарыны (псарален), якія ўзмацняюць адчувальнасьць да ультрафіялету. Як і іншыя цытрусавыя, яго штодзённае ўжываньне павялічвае рызыку мэляномы. Так, штодзённае спажываньне 1,6 порцыі цытрусавых павышае рызыку мэляномы на 36 %.

Фотасэнсібілізатары ўваходзяць і ў склад некаторых расьлінаў, напрыклад сьвятаяньніка: у ім утрымліваюцца гіпэрыцын і псэўдагіпэрыцын, якія могуць выпрацоўваць актыўныя формы кіслароду ў прысутнасьці сонца. Таму сьвятаяньнік, асабліва ў фотаадчувальных людзей, можа выклікаць сонечныя апёкі.

Пытаньні і заданьні

1. Ці бледная ў вас скура? Дадайце больш гародніны ў свой рацыён!
2. Ці выконваеце вы правілы бясьпекі на сонца?
3. Вывучыце свае радзімкі і складзіце "мапу скуры".

4. Тэмпэратурнае забруджваньне

Калі мы глядзім на сябе ў люстэрка, то, апроч іншага, бачым вынік уплыву тэмпэратуры на наш выгляд: валасы ў нас растуць у асноўным толькі на галаве, і ня надта інтэнсіўна — на целе. Зразумець, калі продкі чалавека пачалі губляць валасы, цяжка, бо парэшткі не даюць на гэта адказу. На дапамогу прыходзіць вывучэньне ДНК вошай, якія жывуць на галаве і ў лабковых валасах. Верагодна, 2 мільёны гадоў таму валасы расьлі ўжо не на ўсім целе, а 200 тысячаў гадоў таму нашы продкі сталі насіць адзеньне. Чалавека часам завуць "безваласай малпай", але пры гэтым забываюць пра прычыны, якія прывялі да гладкай скуры.

Прыстасаваньне да высокіх тэмпэратураў

Адна з тэорый эвалюцыі вястуе: нашы продкі пазбавіліся большай часткі валасоў, каб павысіць эфэктыўнасьць тэрмарэгуляцыі. Вымушана пакінуўшы лес, яны апынуліся пад пякучым сонцам саваны. Вядома, яны ўжо хадзілі на дзьвюх нагах, і гэта дапамагала не перагравацца, бо сумарнае цеплавое ўздзеяньне ніжэйшае, калі стаіш. А калі бяжыш, дык яшчэ і ахалоджваешся ветрам. Але нават двухногаму цяжка доўга бегчы на сьпякоце — літаральна праз паўгадзіны ён бы пераграваўся і рабіўся здабычай драпежнікаў. Страта валасоў і пяціразовае павелічэньне колькасьці потавых залозаў павысілі эфэктыўнасьць тэрмарэгуляцыі. Гэта забясьпечыла чалавеку дзівосныя магчымасьці і зрабіла яго істотай, якая можа бегчы даўжэй за ўсіх і на вялікіх адлегласьцях абагнаць нават каня.

Так, чалавек бяжыць павольна, але можа бегчы доўга, і маратонцы гэта пацьвярджаюць. Напрыклад, гепард, хоць ён і самы хуткі, ня можа бегчы дыстанцыі больш за 1 кілямэтр, бо пераграваецца. Навукоўцы назіралі, як бушмены ў 40-градусную сьпякоту заганяюць антылопу: палохаюць і гоняцца за ёй па сьлядах, не даючы адпачыць і астыць, пакуль яна не падае праз перагрэў.

Ёсьць меркаваньне, што нават аблысеньне ў мужчынаў зьяўляецца адаптацыяй для лепшага астываньня — бо на галаве шмат капіляраў. Па меры росту вусоў і барады плошча для астуджэньня памяншаецца, і прырода кампэнсуе гэта павелічэньнем паверхні голай скуры на макаўцы.

Прыстасаваньне да нізкіх тэмпэратураў

Каля 65 мільёнаў гадоў таму ў раёне паўвостраву Юкатан упаў вялізны мэтэарыт. Яго падзеньне падняло ў паветра багацьце пылу, які не асядаў гадамі. "Ядзерная зіма" прывяла да вымірання дынозаўраў і хуткай эвалюцыі млекакормячых. Адным з мэханізмаў, які дазволіў нашым продкам дамінаваць, быў разьвіты тэрмагенэз (цеплаўтварэньне) — здольнасьць цела падтрымліваць пастаянную тэмпэратуру. Так яны атрымалі перавагу ў эвалюцыйнай гонцы.

Некаторыя мэханізмы адаптацыі — ужо неэфэктыўныя рудымэнты, напрыклад, гусіная скура. Мурашкі — гэта скарачэньне маленькіх цяглічаў у скуры, якія павінны падымаць валасы пры холадзе (вышэйшы валасяны полаг — больш паветра як уцяпляльніка) або агрэсіі (для візуальнага павелічэньня памераў), але валасоў, на жаль, ужо няма.

Некаторыя людзі, напрыклад, «Ледзяны чалавек» Вім Хоф, паказваюць дзівосныя магчы-

масьці чалавечага цела. Але нічога экстраардынарнага ў гэтым няма, гэтаму можна навучыцца і да шмат чаго звыкнуць: якуты вунь шаруюць нованароджаных сьнегам.

Людзі маюць прыродную ўстойлівасьць да нізкіх тэмпэратураў і множныя мэханізмы адаптацыі. Рэакцыя на цяпло і холад шмат у чым залежыць ад функцый шчытавіцы, таму пры непераноснасьці высокіх і нізкіх тэмпэратураў важна праверыць яе працу.

Вылучаюць два спосабы цеплаўтварэньня: скарачальны тэрмагенэз: калоціць, дрыжыць, «зуб зуба паганяе», пры якім цеплаўтварэньне абумоўлена скарачэньнямі шкілетных цяглíц (прыватны выпадак — халадовая цяглічная дрыготка); нескарачальны тэрмагенэз — праца бурай тлушчавай тканкі.

Пры дрыготцы выпрацоўка цяпла ўзрастае больш чым у тры разы, а пры інтэнсіўнай фізычнай працы — у дзесяць і болей разоў.

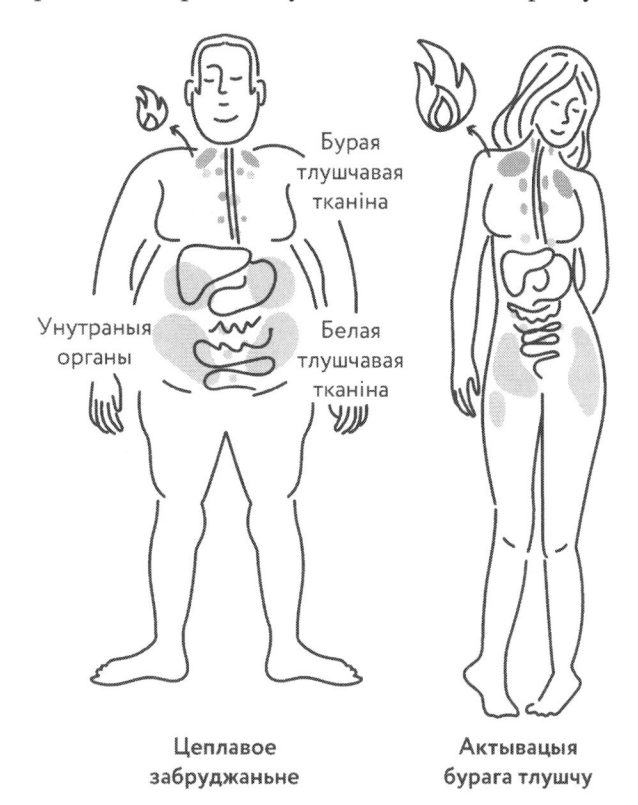

Разумовая і фізычная актыўнасьць павялічваюцца пры павышэньні тэмпэратуры цела і зьмяншаюцца, калі холадна. Спартоўцы ведаюць, што «разагрэваньне» павышае вынікі, а навукоўцы ўсталявалі, што інтэн-сіўныя прысяданьні могуць узбадзёрыць ня горш за кафэін. Пры захворваньні арганізм сам павышае тэмпэратуру, каб больш эфэктыўна змагацца з хваробай: калі вы будзеце зьбіваць тэмпэратуру, калі яна павышана нязначна і нармальна пераносіцца, гэта перашкодзіць нармальнаму імуннаму адказу!

Аказваецца, нэўроны ў дугападобным ядры гіпаталямуса, якія рэгулююць апэтыт, адчувальныя і да ваганьняў тэмпэратуры цела. Таму фізычная актыўнасьць, якая падвышае тэмпэратуру цела, ня толькі спальвае калёрыі, але і дапамагае паменшыць голад. А ляжаньне на канапе можа толькі ўзмацніць цягу да ежы. Гэтыя ж нэўроны экспрэсуюць праопіямэлянакартын, таму апэтыт памяншаецца і пры павелічэньні знаходжаньня на сонца, і пры выпрацоўцы эндарфінаў (радасьць, лазня, сэкс і да т. п.). Таксама на гэтых нэўронах ёсьць адмысловыя тэрмаадчувальныя рэцэптары, якія могуць быць актываваныя рэчывамі, што пакідаюць адчуваньне халоднае (ментол, мята, эўкаліпт) або гарачае (імбір, гвазьдзік, хрэн, чырвоны перац). Яны таксама стымулююць тлушчаспаленьне і прыгнятаюць апэтыт.

Цеплавое забруджваньне

Цікава, што мы з вамі мярзьлівейшыя за сваіх продкаў. Яшчэ 150 гадоў таму нармальная тэмпэратура цела была роўна 37°C, а сёньня сярэднія значэньні дасягаюць 36,4°C. Сярод прычын гэтага абмяркоўваецца як зьніжэньне колькасьці інфэкцыяў, так і зьніжэньне базавага абмену праз нізкую фізычную актыўнасьць, зьніжэньне тэрмагенэзу праз знаходжаньне ў пастаянным цеплавым камфорце. Калі раней наш арганізм адаптаваўся для барацьбы зь пераахаладжэньнем, то цяпер нам пагражае пераграваньне.

Сёньня ў нас зьявілася цёплае адзеньне, мы жывём у цёплых дамах. Людзі імкнуцца зрабіць сваё жыцьцё гарачэйшым, бо «ад цяплосьці не баляць косьці». Але лішак цяпла шкодзіць здароўю і мае назву "цеплавое забруджваньне". Тэрмастабільнасьць на працягу ўсяго жыцьця дэтрэніруе сыстэмы тэрмарэгуляцыі і мэтабалізму. Чым вышэй тэмпэратура вакол нас, тым вышэй рызыкі парушэньня абмену рэчываў. Навукоўцы ўстанавілі, што павышэньне сярэдняй тэмпэратуры на адзін градус у год можа выклікаць тысячы выпадкаў захворваньня на дыябэт. Бо ў пастаянным цяпле зьніжаецца актыўнасьць бурага тлушчу і адчувальнасьць да інсуліну.

Здаровы тэмпэратурны рэжым дапамагае нам ня толькі мацней спаць, лепш выглядаць, але і падвышае разумовую і фізычную актыўнасьць — аж да падаўжэньні жыцьця. Сыстэмы астуджэньня вельмі важныя, у т.л. і для працы мозгу. Тэмпэратура мозгу рэгулюе актыўнасьць нэрвовай тканкі, мо таму пра чалавека, які рацыянальна разважае, гавораць, што ў яго "халодная галава".

Буры тлушч называецца так праз свой колер і выглядае так таму, што ў клетках яго вельмі шмат мітахондрый з асаблівым бялком тэрмагенінам (разьяднальны бялок). У бурым тлушчы актыўна ідуць працэсы акісьленьня тлушчаў, толькі ўтвараецца пры гэтым не энэргія для клеткі ў выглядзе АТФ, а цеплыня.

За год 50 г бурага тлушчу могуць спаліць да 4–5 кг белага тлушчу. Колькасьць бурага тлушчу рэзка зьніжаецца да 40 гадоў: звычайна ў дарослага чалавека ёсьць усяго 20–30 грамаў актыўнага бурага тлушчу, у асноўным у надключычнай вобласьці. Выяўлена, што ў людзей, якія маюць лішнюю вагу, колькасьць бурага тлушчу зьніжаная, а яго актыўнасьць прыгнечаная. Пры пэўных умовах (меншая тэмпэратура паветра, вялікая фізычная актыўнасьць) частка клетак звычайнага "белага" тлушчу могуць пачаць паводзіць сябе як бурыя, тады іх называюць "бэжавы тлушч". Актывацыя бурага тлушчу паляпшае абмен рэчываў, абараняе ад дыябэту, паляпшае адчувальнасьць да інсуліну.

Разьяднальныя бялкі (UCP) знаходзяцца на мэмбране мітахондрый і спрыяюць таму, што назапашаная ў выглядзе розьніцы патэнцыялаў энэргія сыходзіць у цеплыню, г. зн. разьяднуюваюць акісьленьне і фасфаралываньне. Падобныя выдаткі аказваюцца вельмі карыснымі для арганізма.

Аказалася, што UCP-1 у бурай тлушчавай тканцы спрыяе падтрыманьню нармальнай вагі (паляпшаючы адчувальнасьць да інсуліну, павялічваючы тлушчаспаленьне і інш.), UCP-2 у гіпакампе паляпшае нэўрагенэз і нэўрапластычнасьць, а ў гіпаталямусе — уплывае на агульны ўзровень мэтабалізму і падаўжае жыцьцё. UCP-2 таксама абараняе ад лішку актыўных формаў кіслароду (АФК), а UCP-3 у цягліцах паляпшае эфэктыўнасьць тлушчаспаленьня пры фізычнай актыўнасьці.

Разьяднальныя бялкі ёсьць ня толькі ў бурым і бэжавым тлушчы, іх шмат у печані, у цягліцах, сэрцы і ў іншых тканках. Холад, фізычная актыўнасьць, пэўны рэжым харчаваньня і прадукты — безь перакусаў і без высокавугляводаў ежы — павялічваюць колькасьць разьяднальных бялкоў. Навуковец Джон Спікмэн высунуў ідэю, што колькасьць разьяднальных бялкоў, якія зьніжаюць утварэньне актыўных формаў кіслароду, грае ключавую ролю ў падаўжэньні жыцьця. Гэтая тэорыя таксама носіць назву "разьяднай і выжывай" (Uncoupling-to-Survive) і вястуе, што чым вышэй хуткасьць мэтабалізму і чым больш разьяднальных бялкоў, тым лепшая праца мітахондрый і большая працягласьць жыцьця.

Пытаньні і заданьні

1. Як вы пераносіце холад і цяпло?

2. Якая тэмпэратура ў вас дома ўдзень і ўначы? Усталюйце градусьнік, можна сынхранізаваны са смартфонам, каб вымяраць соднявыя ваганьні.

3. Ці выкарыстоўваеце вы гострыя і пякучыя спэцыі?

5. Халадовы і цеплавы пратакол

Холад мае вялікую колькасьць станоўчых эфэктаў для здароўя: ён дапамагае зьнізіць вагу, павышае адчувальнасьць да інсуліну, нават паляпшае мікрафлёру, зьніжае рост пухлін, павышае імунітэт, аказвае супрацьзапаленчае ўздзеяньне, зьніжае акісьляльны стрэс, паляпшае стан касьцей. Таксама халадовыя працэдуры стымулююць выпрацоўку шэрагу карысных ахоўных малекул і актывуюць сыгнальныя шляхі (FGF-21, адыпанэктын, ірызын, SIRT1, бялкі цеплавога шоку).

! **Холад абараняе мозг ад ішэмічных пашкоджаньняў, павялічвае фэртыльнасьць, паляпшае працу шчытавіцы.**

Цікава, што тыя жывёлы, якія ўпадаюць у сьпячку, жывуць нашмат даўжэй за сваіх суродзічаў. Так, звычайная мыш жыве тры гады, а кажан, які ўпадае ў сьпячку больш чым на паўгода, дажывае да 18 гадоў!

Гартаваньне складаецца з мноства розных мэтадаў, але варта праяўляць паступовасьць і бясьпеку ў іх выкарыстаньні. Экстрэмальныя мэтады накшталт працяглага маржаваньня ў ледзяной вадзе я ня раю, бо занадта моцны тэмпэратурны стрэс можа нанесьці шкоду. Пачынаць варта з паветранага ахаладжаньня і затым пераходзіць да воднага, бо вада нашмат мацней адводзіць цеплыню.

У гэтай справе, як і ў шматлікіх іншых, важныя правільны псыхалягічны настрой і ўпэўненасьць: гартуемся на мяжы задавальненьня, але не гвалтуем сябе. Пры працэдуры скура павінна чырванець: калі яна бляднее ці сінее, то нагрузка празьмерная. Калі адчуваеце, што замярзаеце, трэба неадкладна спыніць працэдуру і сагрэцца. Таксама важна выконваць адпаведную дыету і пазьбягаць абязводжваньня. Дадаткі Амэга-3, адаптагенаў дапамогуць лягчэй адаптавацца да холаду.

Паветраныя ванны. Апранайце менш лішняга адзеньня дома і на вуліцы: вы ідэальна апранутыя, калі вам холадна стаяць, але цёпла ісьці. Тэмпэратура 18–20 градусаў спрыяе падтрыманьню цяглічнага тонусу.

Вы можаце рабіць зарадку з адкрытымі вокнамі і голякам — адсутнасьць адзеньня ўзмацняе цеплааддачу. Паводле словаў Уладзіміра Маякоўскага: "Няма на сьвеце прыгажэйшага адзеньня, чым бронза мускулаў і сьвежасьць скуры". Бэнджамін Франклін заўсёды пачынаў свае дні з паветраных ваннаў: на працягу паўгадзіны кожны дзень ён сядзеў перад разнасьцежаным акном голякам, чытаючы, робячы запісы, разважаючы. Сон у прахалодзе паляпшае мэтабалічныя паказьнікі нават здаровых людзей: мерзнуць ня трэба, сьпіце пад коўдрай і ўдыхайце прахалоднае паветра.

Гартаваньне актыўна ўжываецца ў шматлікіх дзіцячых садах, школах і выхаваўчых установах як сродак умацаваньня здароўя: носім шорты, прымаем халодны душ, пакідаем адкрытыя вокны ў спальнях.

Дасьледаваньні паказалі, што тэмпэратура ў доме 19 градусаў прыводзіць да павелічэньня актыўнасьці бурага тлушчу да 40%, што спрыяе лепшаму абмену і пахудзеньню!

Лякальнае ахаладжаньне. Галава, ручкі і ступні маюць вялікую колькасьць халадовых рэцэптараў і граюць вельмі важную ролю ў тэрмарэгуляцыі. Умываньне халоднай вадой, хаджэньне басанож на прыродзе і дома, мыцьцё твару кубікам лёду — карысныя. Для трэніроўкі можна выкарыстоўваць апусканьне твару з затрымкай дыханьня ў ваду тэмпэратурай 10 градусаў.

Агульнае ахаладжаньне. Купаньне, плаваньне, кантрасны душ, халодны душ, абліваньні вадой карысныя для здароўя — гэта выдатныя варыянты карыснага стрэсу (гармэзісу), які ўмацоўвае нашу стрэсаўстойлівасьць! Некаторыя аўтары прапануюць выкарыстоўваць халодныя ванны, накладаньне лёду на цела, маржаваньне і да т. п. Аднак злоўжываньне халадовымі працэдурамі нясе рызыкі для здароўя, у тым ліку прыгнёт імунітэту, моцны стрэс, павышэньне рызыкі сардэчнага прыступу і да т. п. Важна ўлічыць: працяглы моцны холад выклікае выкід эндарфінаў, таму некаторыя людзі падсаджваюцца на яго.

Акрамя хатніх спосабаў, актыўна выкарыстоўваюцца як касмэтычныя і аздараўленчыя працэдуры — крыяліполіз і крыясаўна.

Спорт. Усе віды фізычнай актыўнасьці паляпшаюць працу бурага тлушчу і выдатна дапаўняюць халадовыя працэдуры. Прахало-

5. ХАЛАДОВЫ І ЦЕПЛАВЫ ПРАТАКОЛ

да падтрымлівае адэкватны цяглічны тонус, стымулюе актыўнасьць за кошт павышэньня адрэналіну і норадрэналіну. Трэніроўкі павялічваюць узровень гармону ірызіну (ген FNDC5), які стымулюе ператварэньне белага тлушчу ў буры (бэжавы). Прасьцейшы і дзейсны пры гэтым варыянт — хуткая хадзьба ўвосень або ўзімку.

> **!** Ідэальная раніца — гэта спорт на вуліцы ў прахалодзе і нашча, каб стымуляваць тэрмагенэз.

Здаровае харчаваньне выдатна спалучаецца з гартаваньнем: важна мець у рацыёне дастатковую колькасьць бялку і тлушчаў і выключыць высокаглікемічныя вугляводы: інсулін душыць працу бурага тлушчу. Умеранае абмежаваньне каларыйнасьці ежы прыводзіць да двухразовага павелічэньня экспрэсіі генаў UCP-2 і UCP-3 у адыпацытах і шкілетных цягліцах. Звужэньне харчовага акна, а таксама ўмеранае абмежаваньне каларыйнасьці дапамагаюць павысіць тлушчаспаленьне. Павышаюць актыўнасьць бурага тлушчу аліўкавы алей і Амэга-3 тоўстыя кіслоты, розныя каратыноіды, напрыклад, фукаксантын з марскіх водарасьцяў.

Амэга-3 тлустыя кіслоты зьяўляюцца своеасаблівым клеткавым «антыфрызам», якія абараняюць мэмбраны ад замярзаньня. Менавіта таму рыбы, якія жывуць у халодных ці глыбокіх морах, маюць максімальнае ўтрыманьне Амэга-3 тлустых кіслот, а глябальнае пацяпленьне прыводзіць да зьніжэньня ўтрыманьня Амэга-3 у рыбе.

Холад суправаджае Амэга-3 тлустыя кіслоты з самага пачатку іх сынтэзу — іх вырабляюць асаблівыя дыятомавыя водарасьці, якія растуць у халодных і чыстых водах. Сынтэзуюцца яны з тае прычыны, што ў холадзе трэба падтрымліваць аптымальную глейкасьць клеткавых мэмбранаў. А вось цёплыя і каламутныя воды пераважна насяляюць сінезялёныя водарасьці, якія не валодаюць такой здольнасьцю, вось чаму ў рачной рыбе вельмі мала Амэга-3.

Навуковыя дасьледаваньні паказваюць прыкметны ўплыў Амэга-3 на халадовую ўстойлівасьць, прычым адразу па некалькіх мэханізмах, уключаючы прамы ўплыў на бэжавы і буры тлушч. Амэга-3 зьвязваецца з рэцэптарам GPR120, што прыводзіць да выдзяленьня гармону FGF21, які ўзмацняе выпрацоўку цяпла ў тлушчавай тканцы.

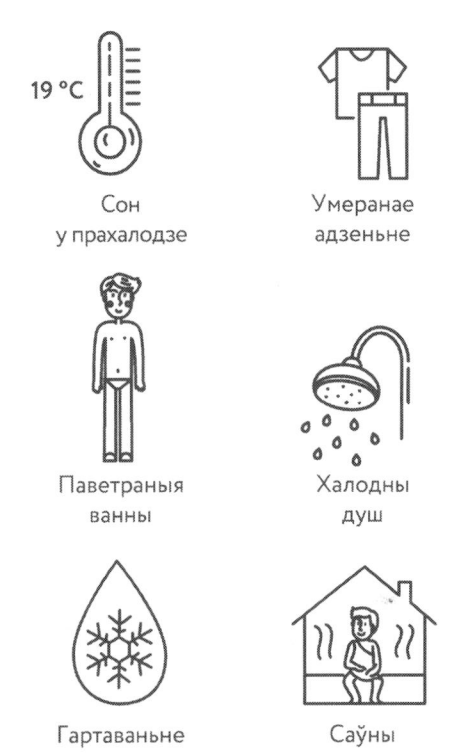

19 °C — Сон у прахалодзе	Умеранае адзеньне
Паветраныя ванны	Халодны душ
Гартаваньне	Саўны

Сьвятло. Лішак штучнага сьвятла ўвечары і ўначы можа блякаваць працу бурага тлушчу, гэтак жа як і ўжываньне бэта-блякатараў і дрэнная праца шчытавіцы. У дасьледаваньнях паказана, што ў мышэй, якіх доўга трымалі на сьвятле, назапашвалася на 25–50 % больш тлушчу, хоць іх кармілі аднолькава. Чым сьвятлей у вас у спальні ўначы, тым вышэйшая рызыка атлусьценьня!

Цеплавая працэдура. Цеплавыя працэдуры ў розных відах былі ва ўсіх старажытных цывілізацыях. У антычныя часы лазьні сталі сапраўднымі аздараўленчымі цэнтрамі з гімнастычнымі заламі, парнымі, басэйнамі з вадой розных тэмпэратураў, гразевымі ваннамі і масажам. Тэрмы Дыяклетыяна ў Рыме зьмяшчалі да трох з паловай тысячу чалавек аднарасова!

У «Аповесьці мінулых гадоў» ад асобы апостала Андрэя прыведзена апісаньне старажытнарускіх лазьняў: «Дзіўнае бачыў у славянскай зямлі, калі ішоў сюды. Бачыў лазні драўляныя, і напаляць іх да чырвані, і распрануцца, і будуць голымі, і абальюцца квасам скураным, і ўзнімуць на сябе маладыя пруты, і б'юць сябе самі, і да таго даб'юцца, што вылезуць ледзь жывыя, і абальюцца вадою сцюдзёнаю, і так ажывуць. І тое творать ва ўсе дні, ніхто ж іх не мучыць, але самі сябе мучаць, і гэтак творать амавенне сабе, а не пакуту».

Цеплавы стрэс зьніжае рызыку сьмерці ад сардэчна-сасудзістых захворваньняў. Так, аматары саўнаў на 44% радзей паміралі ад раптоўнага спыненьня сэрца, рызыка гіпэртэнзіі зьніжалася на 47%. Дадатны эфэкт ёсьць таксама і для мозгу (зьніжэньне рызыкі Альцгаймэра і стымуляцыя нэўрапластычнасьці), для мэтабалізму (павелічэньне адчувальнасьці да інсуліну) і іншыя плюсы. Пры гэтым наведваньні 2–4 разы на тыдзень карысьнейшыя, чым раз на тыдзень. Цеплавы стрэс выклікае павелічэньне колькасьці бялкоў цеплавога шоку, якія дапамагаюць аднаўляць у клетках пашкоджаныя малекулы.

Саўны і гарачыя ванны паляпшаюць кантроль глюкозы ў крыві і нават зьмяншаюць колькасьць тлушчу, яны могуць быць карысныя для людзей з цукроўкай 2-га тыпу. Але яшчэ яны могуць нэгатыўна паўплываць на фэртыльнасьць мужчынаў (роўна як і занадта цёплая ніжняя бялізна, вузкія штаны, звычка трымаць ноўтбук на нагах і т. п.), бо павелічэньне тэмпэратуры ў вобласьці машонкі парушае спэрматагенэз. Зрэшты, гэты ўплыў зваротны.

Пытаньні і заданьні

1. Сьпіце ў прахалодзе.
2. Пачніце прымаць раніцай і ўвечары халодны ці кантрасны душ.
3. Сходзіце ў саўну.

6. Карысныя бактэрыі

За дзесяць сэкундаў пацалунку пары абменьваюцца больш за 80 мільёнамі бактэрыяў, якія належаць да 150–300 відаў. У пастаянных партнёраў мікрафлёра рота наогул становіцца аднолькавай. Калі вы і ваш абраньнік/абраньніца здаровыя, то павелічэньне разнастайнасьці карысных бактэрыяў пойдзе вам абаім на карысьць.

Калі вы ясьце, ваша ежа корміць яшчэ й велізарнае мноства вашых малюсенькіх сяброў у кішачніку — і тут гаворка таксама пра бактэрыі. Сяброўства зь імі забясьпечвае здароўе, а сапсаваныя адносіны могуць нэгатыўна паўплываць на разьвіцьцё розных хваробаў — ад атлусьценьня і дэпрэсіі да алергій і харчовай непераноснасьці. Навукоўцы апісваюць ня толькі мікрабіём кішачніка, але й мікрабіёмы скуры, рота, дыхальных шляхоў, похвы і да т. п.

У склад мікрабіёмы ўваходзяць ня толькі бактэрыі, але й вірусы, археі, найпрасьцейшыя і грыбы. У норме разнастайнасьць бактэрыяў дасягае 300–700 відаў мікраарганізмаў. Мікрабіёму нават называюць «другім геномам» і «другім мозгам», бо яна можа ўплываць на наша здароўе з дапамогай мноства мэханізмаў. Нашы гены не памяняеш, а вось на мікрафлёру часткова можна актыўна ўплываць. Дасьледаваньні паказваюць, што наша мікрафлёра дазваляе прадказваць наяўнасьць шэрагу захворваньняў на 20% дакладней, чым геном (за выключэннем дыябэту 1 тыпу). Рэч у тым, што мікрабіём дакладней адлюстроўвае наш лад жыцьця, у тым ліку гісторыю разьвіцьця, харчаваньне, фізычную актыўнасьць і інш.

Аналіз мікрабіёмы можа нават прадказаць рызыку сьмерці: наяўнасьць вялікай колькасьці бактэрыяў зь сямейства Enterobacteriaceae на 15% павялічвае рызыку сьмерці на працягу бліжэйшых 15 гадоў.

Калі ў мікрабіёме больш патагенных штамаў, якія вылучаюць аміяк, індол, фэнол і да т. п., то павялічваецца рызыка разьвіцьця дэмэнцыі. Прадказаць загостраньне недыху можна і па зьмене мікрабіёмы дыхальных шляхоў: чым вышэй узровень бактэрыяў Moraxella, Staphylococcus і чым ніжэй Corynebacterium, тым больш імавернасьць загостраньня. А на паверхні вачэй жыве карысная бактэрыя Corynebacterium mastitidis, якая стымулюе лякальны імунітэт і зьмяншае рызыку запаленьня і сьлепаты.

Фармаваньне мікрафлёры пачынаецца ўнутрычэраўна. Магчыма, некаторыя штамы могуць трапляць ужо на стадыі плоду, затым пры нараджэньні адбываецца масавае засяленьне нованоароджаных бактэрыямі. Пасьля гэтага кантакт з маці, груднае гадаваньне, асяродзьдзе — абсалютна ўсё ўплывае і кіруе засяленьнем кішачніка. У жаночым малаку ёсьць як бактэрыі, так і прэбіётыкі (алігацукрыды груднога малака), шмат розных злучэньняў, якія падтрымліваюць рост карысных бактэрыяў, такіх як біфідабактэрыі. Чым менш разнастайны мікрабіём у маці і чым больш стэрыльнае асяродзьдзе, тым горшы будзе мікрабіём у дзіцяці.

Варта адзначыць, што генэтыка амаль не ўплывае на склад мікрабіёму, асноўны ўклад уносіць менавіта асяродзьдзе.

Рэзкія ўздзеяньні, такія як радыкальная зьмена дыеты альбо ўжываньне антыбіётыкаў, выклікаюць моцныя зьмены мікрафлёры кішачніка, але яны, як правіла, хутка зварачальныя. У кожнага чалавека ёсьць пастаянная, ядзерная мікрафлёра, якая мала мяняецца зь цягам часу.

Функцыі мікрафлёры

Функцыі мікрафлёры вельмі разнастайныя і актыўна вывучаюцца апошнім часам. Мікрафлёра дапамагае падтрымліваць актыўнасьць імунітэту. Адэкватны мікрабіём абараняе кішачнік, канкуруючы са шкоднымі мікробамі і не даючы ім размнажацца, а таксама падтрымлівае нармальную структуру кішачнага бар'ера, стымулюючы выпрацоўку сьлізі і пранікальнасьць. Бактэрыі дапамагаюць расчапляць многія кампанэнты ежы і сынтэзаваць адсутныя (напрыклад, вітамін К і вітаміны групы В), уплываюць на ўсмоктваньне жалеза і кальцыю, інактывуюць многія біялягічна актыўныя малекулы. Мікрафлёра ўплывае і на артэрыяльны ціск. Калі звычайным пацукам перасадзіць мікрафлёру ад пацукоў-гіпэртонікаў, то ў іх падымецца ціск. Дыета, багатая харчовымі валокнамі, акрамя ўсяго іншага, можа нават зьмяншаць артэрыяльны ціск! Склад мікрафлёры часта вызначае, як будуць для нас працаваць тыя ці іншыя лекі.

Імунатэрапія раку больш эфэктыўная, калі ў кішачніку ёсьць Akkermansia muciniphila. А выкарыстаньне антыбіётыкаў можа зьнізіць эфэктыўнасьць імунатэрапіі пухлінаў.

Уралітын. Менавіта ад мікрафлёры залежыць, як на нас будуць уплываць пэўныя прадукты. Напрыклад, гранат будзе намнат карысьнейшы тым людзям, чые бактэрыі ўмеюць утвараць з яго уралітын-А, які валодае моцнымі ахоўнымі і супрацьзапаленчымі ўласьцівасьцямі. А вось наяўнасьць бактэрыяў Lactococcus garvieae, Lactobacillus mucosae, Bacteroides ovatus вызначае, ці будзе спажываньне соі ўплываць на зьніжэньне рызыкі раку грудзей, бо яна ўтварае S-эквал, які і вызначае гэты эфэкт.

Трымэтыламінаксінд. Часам бактэрыі ўтвараюць шкодныя злучэньні з карысных кампанэнтаў ежы. Напрыклад, з жывёльнай ежай у арганізм паступаюць халін і карнітын. Мікрафлёра ўтварае з іх трымэтыламінаксінд, высокі ўзровень якога зьвязаны з больш высокай рызыкай (у 2,5 разы) разьвіцьця атэрасклерозу, інсульту і іншых сардэчна-сасудзістых захворваньняў. І што, няўжо мяса і яйкі так шкодзяць усім?! Аказалася, што ўзровень трымэтыламінаксінду вышэйшы, калі ў мікрафлёры дэфіцыт карысных біфідабактэрыяў і шмат трымэтыламін-прадукавальных штамаў (Enterobacter, Acinetobacter, Proteus і інш.).

Індол. Пры расчапленьні бялкоў у кішачніку ўтворыцца шэраг прамежкавых злучэньняў, адзін зь іх — індол. З індолу розныя бактэрыі могуць сынтэзаваць шматлікія вытворныя: калі бактэрыі непрыязныя, то таксіны, а іншыя могуць і карысныя злучэньні. Напрыклад, Clostridium sporogenesператва-

рае індол у 3-індолпрапіёнавую кіслату, якая зьяўляецца нэўрапратэктарам і антыаксідантам, а таксама ўзмацняе бар'ерную функцыю кішачніка. Некаторыя віды Lactobacillus ператвараюць трыптафан у індол-3-альдэгід, які дзейнічае на спэцыфічныя рэцэптары імунных клетак кішачніка і павялічвае выпрацоўку інтэрлейкіну-22.

Стрэс не заесьці. Мікрафлёра ўплывае на настрой, таварыскасьць, узровень стрэсу і на вагу. Ведаючы склад мікрабіёты, можна з дакладнасьцю да 90 % прадказаць атлусьценьне. Калі мікрафлёру ад тлустых мышэй перанесьці худым, то яны пачынаюць набіраць вагу, г. зн. атлусьценьне можа быць заразным. Тыя, у каго «набіраючая» мікрафлёра, маюць больш высокую рызыку атлусьценьня. Калі мы ямо шмат тлустага, нашы бактэрыі сынтэзуюць шмат ацэтату, які актывуе парасымпатыйную сыстэму, што выклікае ўзмоцненае выдзяленьне інсуліну і гармону голаду грэліну. А гэта можа зноў правакаваць пераяданьне.

Дадаваньне штаму Bifidobacterium infantis мышам у стане стрэсу памяншала яго прыкметы і зьмяншала выяўленасьць дэпрэсіі і неспакою. Многія штамы Lactobacillus таксама дапамагаюць змагацца са стрэсам. Бактэрыя Bifidobacterium longum штам NCIMB 41676 зьніжае ўзровень картызолу, трывожнасьці і паляпшае памяць.

! Праца ў садзе можа ўзбагаціць нас глебавымі бактэрыямі, напрыклад Mycobacterium vaccae, якія станоўча ўплываюць на настрой.

Віды штамаў. Часта ўздзеяньне бактэрыі залежыць ад таго, які менавіта штам вас насяляе. Так, існуюць анкагенныя штамы Helicobacter pylori, якія павялічваюць рызыку раку страўніка, а звычайныя яго штамы ў страўніку могуць нават зьніжаць рызыку гастрыту і аўтаімунных захворваньняў. Бактэрыі сынтэзуюць з харчовых валокнаў кароткаланцужковыя тлустыя кіслоты, якія моцна ўплываюць на ўвесь арганізм у цэлым. Розныя тыпы бактэрыяў утвараюць ацэтат (воцатная кіслата), прапіянат (прапіёнавая кіслата) і найболей важны — бутырат (алейная кіслата). Ацэтат зьяўляецца крыніцай энэргіі, стымулюе маторыку і сакрэцыю кішачніка, валодае антымікробнымі эфэктамі. Прапіянат абараняе кішачнік ад патагенных мікраарганізмаў і ўдзельнічае ў шэрагу біяхімічных рэакцый.

Бутырат падтрымлівае здароўе кішачніка: стымулюе абнаўленьне клетак сьлізістай, зьяўляецца для іх крыніцай энэргіі, стымулюе крываток і ўтварэньне сьлізістай, дае мноства іншых дабратворных эфэктаў, ад паляпшэньня працы мозгу да зьніжэньня запаленьня, рэгулюе актыўнасьць шэрагу генаў і можа падаўжаць жыцьцё. Бутырат таксама ўзмацняе нэўрагенэз у мозгу, зьніжае верагоднасьць дэмэнцыі, паляпшае адчувальнасьць да інсуліну і дапамагае схуднець. Да бутырат-прадукавальных бактэрыяў адносяцца ў асноўным роды Clostridium, Eubacterium і Butyrivibrio.

Пытаньні і заданьні

1. Ці ёсьць у вас праблемы са страваваньнем?

2. Ці часта вам прызначалі антыбіётыкі?

3. Вывучыце сваю мікрафлёру з дапамогай аналізаў.

7. Як палепшыць мікрафлёру

Мы ведаем, што мікрабіём значна ўплывае на наша здароўе, але цяпер мала стандартаў і даведзеных спосабаў на яго радыкальна паўплываць. Чаму? Мікрабіём вельмі складаны, гэта сотні відаў, якія знаходзяцца ў розных узаемадзеяньнях і падтрымліваюць сваю ўстойлівасьць. Таму мікрабіём супраціўляецца зьменам, а нашы бактэрыі імкнуцца не дапусьціць пачаткоўцаў і пазбавіцца іх. На калянізацыю бактэрыяў уплываюць асаблівасьці імунітэту чалавека, стыль яго харчаваньня, прэпараты, якія ён прымае. Таксама варта памятаць, што ў кожнага з нас ёсьць базавая мікрафлёра, якая мала мяняецца на працягу жыцьця. Таму даданьне адной бактэрыі з 700 ці наўрад радыкальна паўплывае на здароўе кішачніка, асабліва калі мы ня ведаем, ці ёсьць у нас яе недахоп.

Перадусім выконваць правілы падтрыманьня здаровага мікрабіёма: не забіваць бактэрыі (залішняе выкарыстаньне антыбіётыкаў, антысэптыкаў і да т. п.), выконваць рэжым здаровага харчаваньня, стварыць багатае карыснымі мікраарганізмамі асяродзьдзе. Калі вы хочаце дзейнічаць больш выбарча, то патрэбныя дакладныя мэтады аналізу мікрабіёму.

Залаты стандарт — мэтагеномнае 16S рРНК-сэквэніраваньне, якое пакажа дакладны стан мікрабіёма і яго разнастайнасьць.

Разнастайнасьць мікрабіёма — гэта першы і адзін з найважнейшых паказьнікаў яго здароўя. Большая колькасьць розных відаў бактэрыяў забясьпечвае ім больш складаныя і збалянсаваныя адносіны адно з адным і, як вынік, аптымальнае праходжаньне працэсаў страваваньня.

Звужэньне бактэрыяльнай разнастайнасьці — гэта кара нашага часу. Яно адбываецца кумулятыўна: чым меншая разнастайнасьць у бацькоў, тым меншая будзе ў іх дзяцей. Мы паступова губляем многія штамы бактэрыяў, якія былі ў арганізьме людзей дзясяткі тысячаў гадоў. Паляпшэньне экалёгіі і апрацоўка ежы, выкарыстаньне мыйных сродкаў, антысэптыкаў, памяншэньне кантакту з глебай, строгія санітарныя стандарты — усё гэта прыводзіць да драматычнага памяншэньня колькасьці бактэрыяў, якія маглі б узбагаціць нашу мікрафлёру. Памяншэньне разнастайнасьці харчаваньня і колькасьці расьліннай ежы ў рацыёне, павелічэньне колькасьці мяса і тлушчу, рафінаваных прадуктаў, скарачэньне колькасьці харчовых валокнаў — усё гэта пазбаўляе нашу мікрафлёру харчаваньня, зьніжаючы яе разнастайнасьць.

! **Чым меншая разнастайнасьць, тым горшая ўстойлівасьць добрых бактэрыяў да ўкараненьня чужародных і небясьпечных.**

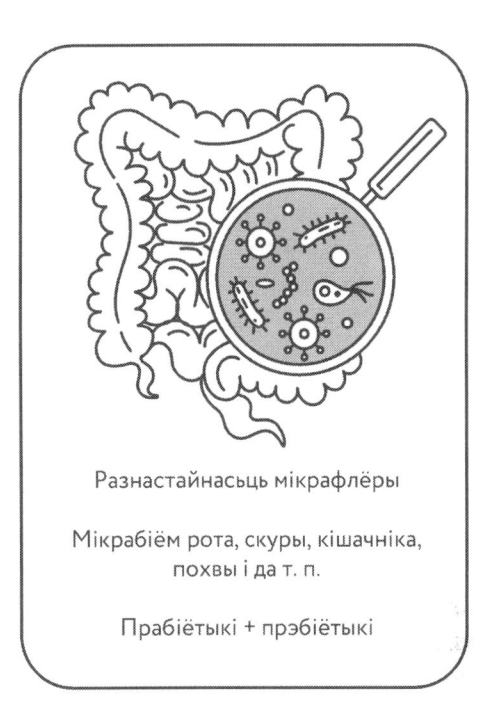

Разнастайнасьць мікрафлёры

Мікрабіём рота, скуры, кішачніка, похвы і да т. п.

Прабіётыкі + прэбіётыкі

Ужываньне антыбіётыкаў спустошвае мікрабіём, прычым нават аднаразовы курс можа прывесьці да зьніжэньня разнастайнасьці. Калі вы не ўжываеце антыбіётыкі для лячэньня, яны ўсё роўна могуць трапляць да вас у арганізм зь мясам, яйкамі і малаком, бо 70% антыбіётыкаў у сусьветнай гаспадарцы вырабляецца для жывёлагадоўлі. Нэгатыўна ўзьдзейнічаць на мікрафлёру могуць і іншыя прэпараты, ад тых, што зьніжаюць кіслотнасьць страўніка, да антыдэпрэсантаў, а таксама многія харчовыя дабаўкі, ад загушчальнікаў да цукразаменьнікаў. Лішак алькаголю, цукру, пераяданьне пагаршаюць склад мікрафлёры.

Мы звыклі да ідэі, што для паляпшэньня мікрафлёры трэба абавязкова нешта есьці. Аднак ёсьць гіпотэзы, што адной з прычынаў парушэньняў зьяўляецца акурат лішак пажыўных рэчываў, і абмежаваньні ў харчаваньні могуць палепшыць стан кішачніка.

На мікрафлёру дабратворна ўплывае ўмацаваньне іншых рэсурсаў здароўя, напрыклад дастатковы сон. Дэфіцыт сну спрыяе парушэньню суадносінаў паміж Firmicutes і Bacteriodetes, што зьяўляецца чыньнікам рызыкі атлусьценьня. Зь іншага боку, павелічэньне прадукцыі бутырату падаўжае фазу глыбокага сну і вядзе да ніжэйшых значэньняў тэмпэратуры цела. Фізычная актыўнасьць паляпшае разнастайнасьць мікрафлёры і яе склад, але пры спыненьні заняткаў эфэкт хутка зьнікае. Сонечнае сьвятло таксама паляпшае мікрабіем: ультрафіялет спрыяе павелічэньню колькасьці бутырат-прадукавальных відаў бактэрый. Дадаткі вітаміну D могуць часткова ўзнавіць гэты эфэкт. Паляпшэньне працы імуннай сыстэмы, якое прыводзіць да павелічэньня выпрацоўкі супрацьзапаленчых цітакінаў, такіх як ІЛ-22, таксама дабратворна адбіваецца на складзе мікрабіёмы.

Харчаваньне. Здаровае харчаваньне падкормлівае добрую мікрафлёру, дрэннае — патагенныя штамы бактэрыяў. Некаторыя папулярныя дыеты, такія як карнівор ці кета, могуць прыводзіць да прыкметнага пагаршэньня мікрафлёры. Лішак тлушчу, цукру, алькаголю, пераяданьне, нерэгулярнае харчаваньне шкодзяць мікрафлёры. Пры нізкай разнастайнасьці мікрафлёры часьцей сустракаецца залішняя вага, інсулінарэзістэнтнасьць, ніжэй узровень ЛПВП, вышэй узровень трыгліцерыдаў, СЖК, лептыну і тп.

Дасьледаваньні мікрафлёры ў блізьнятаў паказалі, што тыя зь іх, у каго меншая разнастайнасьць мікрафлёры, маюць і большую вагу.

Дастатковая колькасць разнастайнай цэльнай умерана апрацаванай расьліннай ежы — адна з найважнейшых умоваў падтрыманьня здаровай мікрафлёры. Тэрмічна апрацаваная гародніна ня горшая, а часьцяком і лепшая за сырую для здароўя мікрафлёры. Памятайце і пра ўмеранасьць: чым больш і часьцей мы ямо, тым горшая ўзгодненасьць працы нашай мікрафлёры.

Разнастайнасьць харчаваньня — ключ да разнастайнасьці бактэрыяў. Адны віды бактэрыяў могуць есьці розныя валокны, а некаторыя вельмі пераборлівыя. Павялічваючы колькасьць іх "любімай" ежы, мы павялічваем і іх канцэнтрацыю ў страўніку. Напрыклад, бактэрыя Bacteroides thetaiotaomicron аддае перавагу гароху. Станоўча на мікрафлёру дзейнічаюць напоі: зялёная гарбата, какава, цукора. Напрыклад, эпігалакатэхін, які маецца ў зялёнай гарбаце, павялічвае колькасьць бактэрыяў Flavonifractor plautii зь сямейства Clostridia, што могуць здымаць запаленьне і нават спрыяць зьніжэньню вагі. Яны прыгнятаюць імунны адказ Т-хэлпэраў на харчовыя алергены. Таксама зялёная гарбата спрыяе і росту іншых відаў карысных бактэрыяў.

Бабовыя ўтрымліваюць шмат харчовых валокнаў і дабратворна ўплываюць на мікрафлёру. Павелічэньне колькасьці гародніны (капуста, цыбуля, батат, гарбуз, бурак, артышок і да т. п.), зяляніны, грыбоў, водарасьцяў, гарэхаў, садавіны, ягадаў забясьпечыць дастатковую колькасьць клятчаткі ды іншых прэбіётыкаў.

> **!** Фастынг у розных формах паляпшае мікрафлёру, павялічваючы колькасьць карысных бактэрыяў і зьмяншаючы аб'ём шкодных.

Прэбіётыкі

Прэбіётыкі — гэта розныя віды злучэньняў, якія служаць ежай для бактэрыяў і ня ўсмоктваюцца нашым арганізмам. Яны зьмяшчаюцца як у цэльных прадуктах, так і ў выглядзе дабавак. У цэлым я прыхільнік таго, каб атрымліваць іх з прадуктамі, паготў гэта зусім не складана. Прэбіётыкаў шмат у цэльным збожжы (цэльны авёс асабліва багаты), у ім шмат як нераспушчальных харчовых валокнаў, так і распушчальных (бэта-глюкан). Прэбіятычны эфэкт маюць розныя алігацукрыды (напрыклад, фруктаалігацукрыды садавіны і ягадаў, галоктаалігацукрыды груднога малака, манан-алігацукрыды грыбоў), цукры (сарбіт, лактулоза), самыя розныя поліцукрыды (нераспушчальныя харчовыя валокны — цэлюлоза, лігнін, распушчальныя — геміцэлюлозы, глюканы, пэкціны, камедзь, карагенаны, рэзістэнтныя крухмалы, інулін, сьлізі і інш.) і шэраг іншых злучэньняў.

Напрыклад, рэзістэнтны крухмал — гэта разнавіднасьць крухмалу, устойлівага да перастраварваньня ў тонкім кішачніку, што дзейнічае як прэбіётык. Ён маецца ў бабо-

вых, цэльных зернях, нясьпелых бананах, сырой бульбе, а таксама астуджаным хлебе і збожжавых.

Харчовыя валокны маюць шмат дадатных уласьцівасьцяў і не зьвязаных зь мікрафлёрай. Яны зьніжаюць рызыку запораў, памяншаюць глікемічны індэкс, хутчэй насычаюць і зьніжаюць рызыку пераядання. 30 грамаў клятчаткі памяншаюць на 20 % і больш рызыку сардэчна-сасудзістых захворванняў, раку прамой кішкі і дыябэту, зьніжаюць сьмяротнасьць ад інфэкцыйных захворванняў. Ніжняя мяжа нормы спажываньня харчовых валокнаў складае 30–35 грамаў, але паказьнік у 50 грамаў будзе больш аптымальным.

Самая высокая разнастайнасьць мікрафлёры ў сучасным сьвеце ў людзей з плямёнаў паляўнічых-зьбіральнікаў, што абумоўлена ня толькі іх багатым бактэрыямі асяродзьдзем, але і вялікай колькасьцю зьяданых харчовых валокнаў, да 75–100 грам у дзень. 30 грам клятчаткі памяншае на 20 % і больш рызыку сардэчна-сасудзістых захворванняў, раку прамой кішкі і дыябэту, зьніжае сьмяротнасьць ад інфэкцыйных захворванняў.

Зьвярніце ўвагу, што ў складзе многіх прадуктаў больш за ўсё валокнаў у лупіне ды іншых цьвёрдых частках, а ня ў мякаці. Таму перапрацаваныя і рафінаваныя прадукты, як правіла, утрымліваюць нашмат менш валокнаў. Павялічвайце колькасьць валокнаў паступова, бо рэзкае павелічэньне можа прывесьці да балючых адчуваньняў у кішачніку. Пачніце не з сырой, а з тэрмічна апрацаванай гародніны, затым пераходзьце да альдэнтэ і толькі пасьля гэтага павялічайце колькасьць сырой.

Прабіётыкі — карысныя штамы жывых бактэрыяў, якія выкарыстоўваюцца ў тэрапеўтычных мэтах. Зь імі цяпер склалася дастаткова парадаксальная сытуацыя. З аднаго боку, мы бачым рост зьвестак пра велізарны ўплыў мікрафлёры, можам дакладна даведацца індывідуальны склад мікрафлёры, але дагэтуль ня маем добрых якасных прэпаратаў, надзейных клінічных доказаў іх эфэктыўнасьці, дастатковых для фармавання выразнага кіраўніцтва да дзеяньня. З чым гэта можа быць зьвязана? Магчыма, прычыны — у складанасьці мікрабіёмы, у сотнях відаў мікраарганізмаў, якія ўзаемадзейнічаюць тысячамі спосабаў. Пры такой разнастайнасьці агульныя лінейныя падыходы не працуюць. Можа быць, уся справа ў індывідуальных асаблівасьцях чалавека, бо амаль палова людзей рэзістэнтныя да прабіётыкаў — бактэрыі не засяляюць кішачнік.

Чакаем навінаў па стварэньні штамаў з зададзенымі ўласьцівасьцямі, напрыклад, такіх, якія змогуць праграмаваць імунную сыстэму ўжо ў дзяцінстве, і па стварэньні складаных збалансаваных паміж сабой комплексаў прабіётыкаў. А пакуль варта сфакусавацца на павелічэньні разнастайнасьці мікрабіёма ў цэлым, знаходзячы асаблівыя для гэтага падыходы.

Шэраг дасьледаваньняў паказваюць эфэктыўнасьць прабіётыкаў, якія зьніжаюць частату дыярэі, паляпшаюць ліпідны профіль, зьніжаюць частату інфэкцыяў і г. д. Але бязь зьмены харчавання прабіётыкі могуць і нашкодзіць. У адным з дасьледаваньняў на жывёлах прабіятычныя бактэрыі пры нездаровым рацыёне праяўлялі патагенную актыўнасьць, а вось у групе здаровага харчавання паводзілі сябе бязь зьменаў.

> ❗ **Многія карысныя бактэрыі знаходзяцца ў складзе фэрмэнтаваных прадуктаў, такіх як квас, кефір, ёгурт, а таксама міса, кімчы і інш.**

Акрамя кішачніка, прабіётыкі могуць быць карысныя і для аднаўленьня і іншай мікрафлёры. Напрыклад, аральны прабіётык Streptococcus Salivarius штамы K12 (больш горла) і M18 (больш зубы), які зьніжае рызыку карыесу, танзілітаў ды іншых інфэкцыяў, пазбаўляе і ад непрыемнага паху з рота і ўтварэньня камянёў. Lactobacillus sakei дапамагаюць аднавіць мікрафлёру насавых пазухаў, эфэктыўныя пры сінусіце. Ёсьць і прабіётыкі для скуры, напрыклад Streptococcus thermophiles у выглядзе крэму павялічвае вытворчасьць ахоўных цэрамідаў, якія паляпшаюць бар'ерную функцыю скуры і маюць супрацьмікробныя ўласьцівасьці. Аднавіць мікрафлёру похвы і зьнізіць рызыку інфэкцыяў могуць штамы Lactobacillus crispatus CTV05, L. jensenii, ATCC 9857, L. gasseri, L. Iners, L. casei rhamnosus, L. acidophilus.

Якія прабіётыкі абраць? На ўпакоўцы звычайна пералічваюцца штамы, вось гэты сьпіс дапаможа вам абраць самыя эфэктыўныя. Лактабактэрыі: ужо апісаная Lactobacillus reuteri, Lactobacillus paracasei B 21060, L. rhamnosus GG, Lactobacillus casei DN114, Lactobacillus delbrueckii, L. plantarum W62, L. salivarius, Lactobacillus acido 052. Біфідабактэрыі: Bifidobacterium bifidum W23, B. lactis W18, B. longum W51, Bifidobacterium infantis, Bifidobacterium breve, Bifidobacterium animalis lactis. Энтэракокі: Enterococcus faecium W54. Бацылы: Bacillus clausii, Bacillus subtilis, Bacillus mesentericus. Стрэптакокі: Streptococcus faecalis, Streptococcus salivarius subsp. Thermophilius. Іншыя штамы: Pediococcus acidilactici CECT 7483, Clostridium butyricum i Escherichia coli DSM17252, E. coli Nissle 1917, Roseburia, Akkermansia Faecalibacterium prausnitzii. Грыбы Saccharomyces boulardii (сахараміцэтэты Булардзі) выкарыстоўваюцца пры лячэньні дыярэі і шэрагу іншых станаў.

Хоць усе гэтыя штамы карысныя, эфэктыўнасьць іх паасобку не вялікая. Бо ў кішачніку яны ўключаны ў супольнасьці, дзе шчыльна ўзаемадзейнічаюць. Уявіце сабе завод па зборцы аўтамабіляў, дзе кожны працоўны робіць адну апэрацыю. Ці зможа замена аднаго працоўнага прыкметна павялічыць якасьць машынаў? Наўрад ці, важна зьмяняць усю сыстэму.

Таму і ёсьць такія мэтады лячэньня, як «супэрапрабіётык» — фэкальная трансплянтацыя (FMT Fecal microbiote transplantation) або перасадка калу, поўны перанос мікрабіёму ў комплексе. У наш час перасадка калу можа дапамагчы пры розных праблемах: актыўна вывучаецца яе эфэктыўнасьць пры язвавым каліце, запорах, ляксах, інфэкцыях, сындроме раздражнёнага кішачніка і нават для лячэньня алькагольнай залежнасьці. Таксама цікавасьць уяўляюць і пазакішачныя захворваньні, такія як атлусьценьне, дыябэт, хвароба Паркінсана, аўтызм, расьсеянны склероз, дэпрэсія. Перасадка калу можа быць спосабам павысіць трывушчасьць. Так, бактэрыя Veillonella валодае здольнасьцю разбураць лактат, які назапашваецца падчас працяглых практыкаваньняў. Перасадка гэтай бактэрыі ў мышэй на 13 % павялічвае іх трывушчасьць. Іншыя дасьледаваньні паказваюць, што перасадка калу ад больш трывушчых людзей на 6 % павялічвае сілу хвату на працягу месяца.

Выкарыстоўваецца і перасадка мікрафлёры здаровае похвы, а таксама ёсьць іншыя экспэрымэнтальныя спосабы. Напрыклад, пры кесаравым сячэньні абціраньне народжаных дзяцей тампонамі, уведзенымі ў похву маці, паскарае іх засяленьне карыснымі штамамі Lactobacillus і Bacteroides. А біёляг Роберт Дан прапануе засяляць дамы карыснымі мікробамі, ствараць паверхні для размнажэньня дабратворных бактэрыяў.

Пытаньні і заданьні

1. Пазьбягайце залішняга прыманеньня дэзінфэктантаў, антыбактэрыяльных мыйных сродкаў і да т. п.

2. Забясьпечце сабе разнастайнае харчаваньне на аснове цэльнай расьліннай ежы.

3. Ежце дастатковую колькасьць харчовых валокнаў розных відаў.

8. Больш добрых бактэрыяў вакол

Санітарная рэвалюцыя рэзка зьнізіла колькасьць інфэкцыйных захворваньняў і перадухіліла вялікую колькасьць сьмерцяў ад іх. Але імкненьне максімальна скараціць прысутнасьць бактэрыяў, без падзелу на добрыя і дрэнныя, нараджае шмат новых праблемаў. Зьніжэньне разнастайнасьці бактэрыяў прыводзіць да зьніжэньня разнастайнасьці мікрафлёры кішачніка, што, у сваю чаргу, вядзе да павелічэньня рызыкі алергій, аўтаімунных захворваньняў, харчовых алергій і т. д. Бо, рэагуючы на бактэрыі, імунітэт навучаецца і стрымлівацца, г. зн. развіваецца яго супрацьзапаленчая актыўнасць. Устаноўлена, што чым меншая мікробная экспазіцыя ў дзяцінстве, тым вышэйы ў дарослых узровень С-рэактыўнага бялку, а значыць, і рызыка хваробаў, зьвязаных з хранічным запаленьнем: дэпрэсія, дыябэт, раньняе старэньне, сардэчна-сасудзістыя захворваньні.

Рызыка алергій і аўтаімунных захворваньняў ніжэй у вёсцы і вышэй у гараджан. Сярод фэрмэраў іх менш у тых, хто больш дапамагае бацькам з жывёламі. А чым больш у дзіцяці братоў і сясьцёр, тым меншая верагоднасць разьвіцця ў яго алергічнага рыніту. Адны лекары лічаць, што алергіі — гэта непазбежная плата за адсутнасць інфэкцыйных хваробаў, а іншыя прапаведуюць адмову ад гігіены для падтрыманьня здароўя.

Залатая сярэдзіна заключаецца ў тым, каб строга выконваць правілы гігіены ў небясьпечных месцах і сытуацыях, дзе можна выкарыстоўваць і антысэптыкі і антыбіётыкі. Напрыклад, пры сур'ёзнай інфэкцыі, а таксама ў аэрапорце, у бальніцы, у грамадзкіх месцах. Важна старанна сачыць і за санітарыяй ежы, мыць днушкі і да т. п. Ніякай карысьці ў кантакце са шкоднымі бактэрыямі няма. Залішняя чысьціня можа быць шкодная для вашай скуры, мы занадта часта і занадта моцна яе тром. Пастаянна змываючы ахоўны пласт тлушчу з дапамогай мыйных сродкаў, мы толькі ўзмацняем актыўнасць лоевых залоз, зьмяняецца кіслотнасць нашай скуры, што спрыяе размнажэньню шкодных бактэрыяў. А калі мы змываем скурнае сала, гэта прыводзіць да сухасці скуры і пазбаўляе ежы карысных скурных бактэрыяў. Адмова ад залішняй гігіены, як ні парадаксальна, можа палепшыць стан скуры і валасоў, і нават ваш пах. А вось мыць рукі (толькі не антыбактэрыйным мылам) важна больш старанна і рэгулярна, гэта сапраўды абараняе ад многіх захворваньняў.

На прыродзе, дзе шмат карысных мікраарганізмаў, у коле сваякоў, у сябе дома імавернасьць прысутнасьці небясьпечных штамаў бактэрыяў мінімальная, таму залішнія намаганьні па выкананьні гігіены не патрэбныя.

Напрыклад, ня трэба штодня прымаць душ з мыйнымі сродкамі, калі ежа ўпала дома на падлогу, яе можна ўжываць. Нармальна цалавацца са здаровымі сваякамі. Нават калі дзіця выплёўвае пустышку на падлогу дома, мама можа проста яе аблізаць і вярнуць дзіцяці без кіпячэньня. Дасьледаваньні выявілі, што такі спосаб зьвязаны з меншай канцэнтрацыяй імунаглабуліну Е і рызыкай алергіі ў дзяцей.

Гэта вельмі важна, бо з самага нараджэньня вучыцца ня толькі нэрвовая сыстэма, але й імунная, і ў іх абедзьвюх ёсьць крытычныя пэрыяды плястычнасьці. Нагадаю: калі раньняе дзяцінства праходзіць у «паўстэрыльным асяродзьдзі», то імунная сыстэма не атрымлівае «адукацыю», што дае мноства праблемаў у дарослага чалавека.

Часьцей бываць на прыродзе, працаваць у садзе, гуляць у парках. Завесьці сабаку: у сем'ях з сабакамі дзеці радзей пакутуюць на алергіі ды аўтаімунныя захворваньні, у іх большая разнастайнасьць мікрабіёма. Зразумела, павінен быць правільны догляд за сабакам, прышчэпкі і кантроль за глістамі. Падыдуць і іншыя жывёлы: чым больш зьвяроў і чым большыя яны па памеры, тым ніжэйшая рызыка алергій. Важна, каб такое ўзьдзеяньне было з моманту нараджэньня.

Спакойней стаўцеся да лёгкіх дзіцячых хваробаў. Бо перахварэўшы, дзіця часта становіцца ўстойлівейшым да шматлікіх хваробаў. Наведваньне гурткоў, садоў, зносіны з аднагодкамі карысна для ўзбагачэньня мікрафлёры.

На працягу першых гадоў жыцьця імунная сыстэма дзіцяці праходзіць тонкую настройку, праграмуючыся пад узьдзеяньнем разнастайных антыгенаў. І калі нагрузка на імунную сыстэму недастатковая, то пажыцьцёва захоўваецца рызыка гіпэрактыўнасьці і хранічнага запаленьня, што прыкметна павышае рызыку алергічных, аўтаімунных захворваньняў і нават раку. У сем'ях, дзе ў першыя пяць гадоў жыцьця былі хатнія жывёлы, колькасьць дзяцей-алергікаў аказалася рэзка зьніжаная. Такім чынам, здаровае бактэрыяльнае асяродзьдзе ўключае ў сябе строгія меры па абароне ад шкоднасных інфекцыяў і павелічэньне магчымасьцяў для кантакту з карыснымі.

Пытаньні і заданьні

1. Часьцей бывайце на прыродзе.
2. Кантактуйце з жывёламі: каты, сабакі, коні і да т. п.
3. Узбагачайце асяродзьдзе дзіцяці з раньняга ўзросту.

9. Візуальнае асяродзьдзе

Прызнаюся, калі б ня стаў лекарам, то пайшоў бы ў архітэктары: мяне захапляюць прыгожыя будынкі і дызайн. Біядызайн, на стыку архітэктуры і біялёгіі, цікавейшы за ўсё. Нядаўна на фэрмэрскім рынку ля дома купіў шмат гародніны і ў чарговы раз дзівіўся капусьце раманэска. Структура раманэска фрактальная, г. зн. «самападобная», калі яе драбнейшыя структуры паўтараюць буйнейшыя.

Фракталы вельмі распаўсюджаныя як у жывой, так і нежывой прыродзе: аблокі, дрэвы, бранхіяльныя і сасудзістыя дрэвы, хвалі, лісьце расьлінаў, крыгі, лукавіны рэк, полымя вогнішча і да т. п. Многія вонкава хаатычныя структуры маюць фрактальную будову, напрыклад, карціны Джэксана Полака. Натуральны ход пошукавых рухаў нашых вачэй — фрактальны. З аднаго боку, гэта самая эфэктыўная стратэгія пошуку, бо дазваляе пакрыць найбольшую адлегласьць, з другога боку, мы выкарыстоўваем яе, магчыма, таму, што эвалюцыйна разглядалі фрактальныя аб'екты прыроды.

Чым больш такіх структур у навакольным асяродзьдзі, тым меншы ўзровень стрэсу вы адчуваеце і вам лягчэй увайсьці ў стан «плыні». У дасьледаваньнях разглядваньне фрактальных структураў на экране вядзе да паляпшэньня стрэсаўстойлівасьці на 60 %. Пры разглядзе фракталаў у лобнай кары павялічваецца альфа-актыўнасьць, пры гэтым дастаткова паглядзець усяго каля хвіліны. Дадайце больш фракталаў у сваё жыцьцё, і гэта дапаможа вашай прэфранталцы лепш спраўляцца са стрэсам.

Выкарыстоўвайце біядызайн: глядзіце на аблокі, запаліце камін, пагуляйце на прыродзе. Азеляненьне, парк, лес, дрэвы — усё гэта вельмі дабратворна ўплывае на нас, фармуючы карыснае і аздараўленчае асяродзьдзе. Узровень азеляненьня — адзін з надзейных, але дарагіх спосабаў падтрыманьня кагнітыўнага здароўя. Чым больш зеляніны, тым лепш разьвіцьцё мозгу ў школьнікаў і тым павольней падзеньне кагнітыўных функцый у старых. Азеляненьне на 15 % зьніжае рызыку нэўрадэгенэратыўных захворваньняў.

! Тут некалькі эфэктаў: просты візуальны антыстрэсавы эфэкт ад разглядваньня зеляніны, зьніжэньне паветранага забруджаньня, зьніжэньне роўню шуму, больш за ўмоваў для фізычнай актыўнасьці й ня толькі.

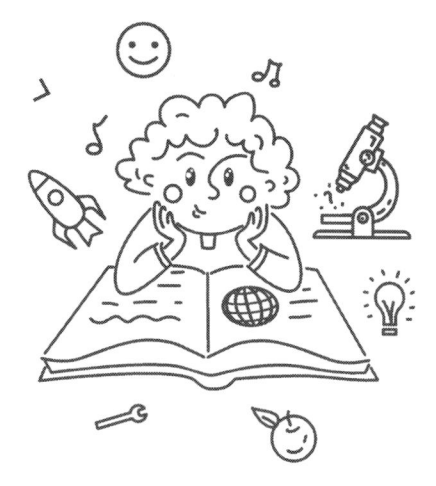

Пагуляйце па лесе. Дабратворны ўплыў прагулак па лесе або парку на стан здароўя чалавека пачаў вывучацца як навуковы фэномэн з 80-х гадоў XX стагодзьдзя. Калі раней людзі проста бралі заплечнік і сыходзілі ў паход, цяпер прыдумалі больш адмысловых тэрмінаў. Першымі тут былі японцы, якія ўвялі тэрмін сінрын-ёку — "лясныя ванны", цяпер кажуць пра "дэндратэрапію", "спа-лес", Park Rx і інш. Можна выдатна спалучаць дзелавую сустрэчу, чытаньне або шпацыр з дзецьмі ў парку. Гэта станоўча ўздзейнічае на ваш мозг і ваша цела, не патрабуе напругі і заўсёды даступна.

Як заўважыў пісьменьнік Робэрт Стывэнсан, «Лес чаруе сэрцы людзей ня столькі сваёй прыгажосьцю, колькі цудоўным паветрам, эманацыяй старых дрэваў, нечым няўлоўным, што так цудоўна зьмяняе і аднаўляе стомлены дух».

Устаноўлена, што прагулка па лесе на 15% зьніжае ўзровень картызолу, на 4% пульс і ціск, на 50% павялічвае колькасьць NK-клетак у крыві (натуральныя супрацьпухлінныя клеткі-кілеры), паляпшае імунную функцыю, зьніжае залішнюю актыўнасьць у прэфрантальнай кары і ўзровень нэгатыўных эмоцыяў, зьніжае ўзровень глюкозы нават у хворых на дыябэт, паляпшае працу вэгетатыўнай нэрвовай сістэмы.

Глядзіце на аблокі. Воблачная мэдытацыя — гэта ідэальная практыка. Аблокі прыгожыя і дзівосна чароўныя: ніколі ў жыцьці мы ня бачым аднолькавых аблокаў, і кожны позірк у неба ўнікальны. Заўважыць рух аблокаў і зьмена іх формы — ужо значыць досыць запаволіцца для рэляксацыі. Аблокі — гэта дафамін і крэатыўнасьць, калі мы знаходзім у іх знаёмыя фігуры і падбіраем асацыяцыі. Гэта яшчэ і паднятая ўверх галава, што аўтаматычна паляпшае вашу паставу і настрой. З маіх любімых фракталаў — полымя, так расслабляе вогнішча на прыродзе або полымя каміна.

Жывіце сярод прыгожай архітэктуры. Амэрыканскі архітэктар Луіс Генры Салівэн сьцьвярджаў, што "Архітэктура — гэта мастацтва, якое ўздзейнічае на чалавека найбольш павольна, затое найбольш трывала". Праблема дрэнных будынкаў таксама вельмі вялікая — яны вельмі павольна разбураюцца.

Дасьледнікі хочуць ператварыць нешта няпэўнае — «фэнамэналёгію гарадзкой архітэктуры» — у навуковыя факты нэўрабіялёгіі, вынікі якіх змогуць выкарыстоўваць дызайнэры і архітэктары. Навукоўцы ўпэўненыя, што «сузіральная архітэктура» можа зь цягам часу выклікаць такі ж карысны для здароўя эфэкт, што і мэдытацыя, але без намаганьняў чалавека.

Наш мозг насалоджваецца прапорцыямі, фракталамі і лініямі. Калі вы хочаце запаволіцца — знайдзіце самы прыўкрасны будынак у вашым горадзе і дайце вачам магчымасьць атрымаць асалоду ад яго. Дасьледаваньне з дапамогай МРТ дазволіла ўбачыць адрозьненьні ў сузіраньні розных будынкаў і ацаніць мазгавы водгук на іх: разглядваньне архітэктурных шэдэўраў зьмяняе мэнтальнасьць чалавека, выклікаючы стан, блізкі да мэдытатыўнага. Чым больш у будынку выкарыстана залатое сячэньне, тым лепш яно ўспрымаецца.

Азеляняйце пакой. Дасьледаваньні ўсталявалі, што хворым трэба менш абязбольвальных і яны хутчэй папраўляюцца, калі з акна іх палаты відаць дрэвы. Пазьнейшыя працы паказалі, што дастаткова глядзець нават на фатаграфію прыроды. Разглядваньне жывых кветак расслабляе, зьніжае ўзровень стрэсу, павышае тонус антыстрэсавай парасімпатыйнай сыстэмы. Працуюць і асобныя элемэнты прыроднага асяродзьдзя: сьпевы птушак, расьліны, водары, гукі прыроды і г. д. У зялёных офісах супрацоўнікі ня толькі лепей пачуваюцца, але й хутчэй прымаюць рашэньні. Фітадызайн дапаможа ўкараніць расьліны ў ваша жыцьцё найболей зручным спосабам. Напрыклад, існуюць спэцыяльныя "зялёныя сьцены" з аўтаматызаваным палівам. Калі не атрымліваецца хадзіць у лес, можна зрабіць лес у сябе дома!

Некамфортнае візуальнае асяродзьдзе

Калі мы бачым нешта непрыемнае, то хочацца заплюшчыць вочы, каб паберагчы свае нэрвовыя клеткі. І гэта нядзіўна, бо тое, што мы бачым, уплывае на нашае здароўе. Прычым ня толькі ў такога адчувальна віду, як чалавек, — нават у мух.

Мухі рэагуюць на прысутнасьць мёртвых мух у іх полі зроку. Нават пасіўная прысутнасьць мёртвых мух кароціць ім жыцьцё, а вось даданьне антыдэпрэсанту перадухіляе заўчасную сьмерць.

У сучасным горадзе мы бачым усё больш плоскіх паверхняў і прамых вуглоў. Мяняюцца колеры — меней зеляніны і болей шэрага, нас атачаюць машабныя аднастайныя паверхні і багацьце тыповых элементаў. У прыродзе ж назіраецца велізарная колькасьць розных дэталяў, пры гэтым нельга знайсьці два аднолькавыя камені ці лісточкі.

Агрэсіўнае асяродзьдзе. Візуальнае асяродзьдзе, дзе шмат аднолькавых элемэнтаў, завецца агрэсіўным асяродзьдзем. Калі вы станеце тварам да шматпавярховага дома з аднолькавымі панэлямі, то адчуеце, што на яго фізічна некамфортна глядзець. Рэч у тым, што падчас глядзеньня нашы вочы робяць скокі, сакады. І калі пры пераскокваньні мы бачым адны і тыя ж дэталі, мозгу няма за што ўчапіцца, і ён змушаны павялічыць частату «скокаў». Разглядаючы старадаўнюю хату, мы кожны раз бачым розныя дэталі, і гэта нашмат камфортней для вачэй.

Гамагенныя візуальныя асяродзьдзі — гэта асяродзьдзі, дзе вельмі мала прыкметных элемэнтаў, напрыклад, роўная белая сьцяна ці залітая асфальтам паркоўка або велізарныя паверхні пакрыцьцяў.

Калі дадаць зеляніны, больш розных архітэктурных дэталяў, калярыстыкі і да т. п. можна паменшыць агрэсію архітэктурнага асяродзьдзя. Прырода зьяўляецца ідэальным прыкладам камфортнага асяродзьдзя: лес, горы, аблокі — усё падпарадкоўваецца адзіным законам эстэтыкі. Акрамя задавальненьня, такое асяродзьдзе аптымальнае для нашай нэрвовай сыстэмы.

Пытаньні і заданьні

1. Выбірайце для шпацыраў самыя прыгожыя маршруты.

2. Выкарыстоўвайце ў дызайне дома элемэнты біядызайну. Карысныя нават фота і карціны прыроды.

3. Часьцей глядзіце на аблокі.

10. Узбагачанае асяродзьдзе

Калі пакласьці агурок у расол, то ён стане салёным сам па сабе, без прымусу. Так і чалавек, зьмешчаны ва ўзбагачанае асяродзьдзе, становіцца разумнейшым, здаравейшым і жыве даўжэй, больш устойлівы да стрэсу. Узбагачанае асяродзьдзе — гэта адзін з самых недаацэненых інструмэнтаў здароўя, у тым ліку і грамадзкага.

Узбагачанае асяродзьдзе — гэта такое асяродзьдзе, дзе ў вас ёсьць магчымасьць спантанных пошукавых паводзінаў, вялікая разнастайнасьць сродкаў задавальненьня базавых патрэбаў, актыўная сацыяльная падтрымка і магчымасьць усяляк сябе займаць, забаўляць і дасьледаваць. Магчыма многія з вас краем вока бачылі такія дасьледаваньні, у якіх адна група мышэй жыла ў клетцы з адной паілкай і кармушкай, а другая група — у клетцы, дзе былі колы для бегу, лазалкі, арэлі, прадметы з рознай формай і да т. п. Такое асяродзьдзе, дзе шмат розных стымулаў, і завецца ўзбагачаным. Пацукі ва ўзбагачаным асяродзьдзі жылі да 20 % даўжэй (аналяг — 90 чалавечых гадоў), мелі больш разьвіты мозг і колькасьць сінапсаў, былі больш худымі і мелі меншую рызыку раку. Чым складанейшыя псыхіка арганізма, тым мацней уздзейнічае ўзбагачанае ці зьбедненае асяродзьдзе.

Зьбедненае асяродзьдзе — калі ёсьць эмацыйная, сэнсарная, рухальная дэпрывацыя, недахоп адпаведных уражаньняў. Жыцьцё ў зьбедненым асяродзьдзі прыводзіць да разумовага адставаньня, неразьвітага маўленьня і парушэньняў рухальных навыкаў, павялічвае рызыку наркатычнай залежнасьці. На жаль, кампэнсаваць гэта ў дарослых дастаткова цяжка.

Узбагачанае асяродзьдзе павялічвае колькасьць нэўратрафічных фактараў, што павялічвае нэўрапластычнасьць, устойлівасьць да стрэсу і выгараньня, кагнітыўныя здольнасьці, зьніжае рызыку нэўрадэгенэратыўных захворваньняў і да т. п. Узбагачанае асяродзьдзе павялічвае памер мозгу, колькасьць нэўронаў і таўшчыню кары, памеры

10. УЗБАГАЧАНАЕ АСЯРОДЗЬДЗЕ

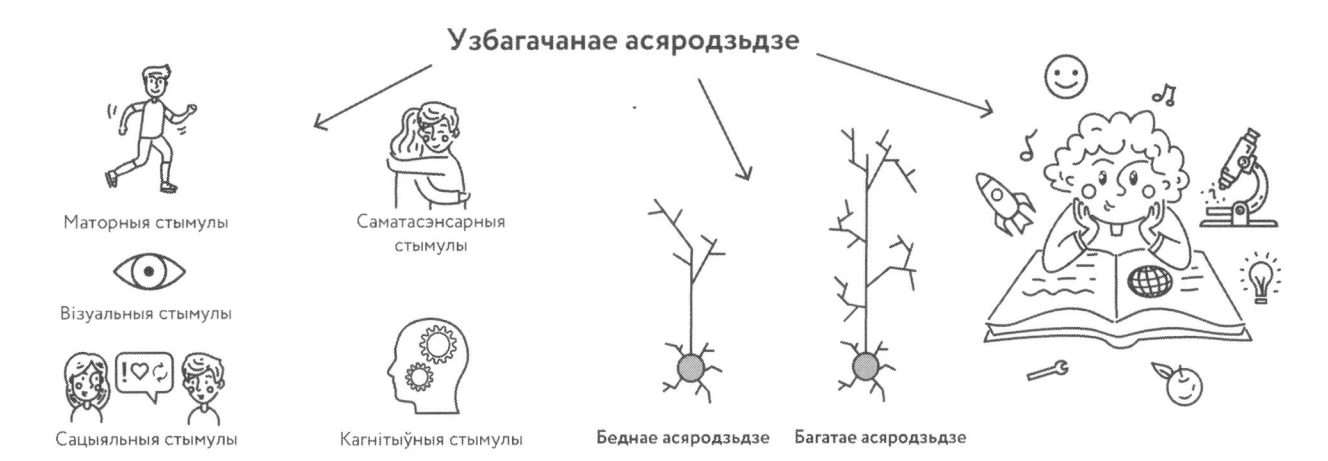

гіпакампа і ўзровень мазгавога нэўратрафічнага чыньніка, які стымулюе нэўрапластычнасьць BDNF.

Жывёлы і людзі ва ўзбагачаным асяродзьдзі хутчэй вучацца, лягчэй асвойваюць новыя навыкі, лягчэй даюць рады стрэсу.

Паляпшэньне здароўя. Цікава, што ўзбагачанае асяродзьдзе маці паскарае разьвіцьцё сятчаткі плода яшчэ ўнутрычэраўна. Дасьледаваньні паказалі, што ўзбагачанае асяродзьдзе паляпшае стан і навыкі дзяцей-аўтыстаў. Стымуляцыя тактыльная, пахавая, маторная пазітыўна адбівалася на іх стане. У дарослых узбагачанае асяродзьдзе паскарала рэабілітацыю пасьля інсульту.

Паказана станоўчае ўздзеяньне на розныя захворваньні, але самым уражлівым, на мой погляд, зьяўляецца зьніжэньне рызыкі разьвіцьця пухлінаў і запаволеньне іх росту. Вывучэньне ўзбагачанага асяродзьдзя пры гліёме паказала, што яно павышае выжывальнасьць, павышае актывацыю клетак імуннай сыстэмы макрафагаў і проціпухлінных NK-лімфацытаў. Сярод вывучаных відаў раку, узбагачанае асяродзьдзе дакладна эфэктыўны пры мэляноме, раку лёгкіх, падстраўніцы, грудзей, прамой кішкі.

! **Узбагачанае асяродзьдзе зьніжала памеры пухлінаў падстраўніцы розных відаў ад 41 да 53 %.**

Цікава, што дзеяньне ўзбагачанага асяродзьдзя комплекснае і ня зводзіцца толькі да аднаго зь яе чыньнікаў. Так, ізаляваная фізычная актыўнасьць хоць і паляпшала агульны стан, але нязначна ўплывала на рост пухлінаў. Асобна ўзятая сацыяльная актыўнасьць або толькі забаўкі ня мелі прыкметнага эфэкту.

Павелічэньне працягласьці жыцьця. Жыць весела і доўга — што можа быць лепей? Самы вясёлы спосаб падаўжэньня жыцьця — праз стымуляцыю экспрэсіі дафамінавых Д2 рэцэптараў і стварэньне ўзбагачанага асяродзьдзя.

У экспэрымэнтах на мышах паказана, што мышы з актыўным генам дафамінавага рэцэптара 2 тыпу ва ўмовах узбагачанага асяродзьдзя жылі на 22 % даўжэй, чым мышы без рэцэптара, а вось проста актыўнасьць гена без асяродзьдзя не падаўжае жыцьця.

Зьніжэньне рызыкі залежнасьці. У дафамінавай сыстэме за нашу ўвагу канкуруюць розныя стымулы. Калі чалавек жыве ў зьбедненым асяродзьдзі, то ён мае высокую рызыку хімічных і нехімічных залежнасьцяў, становіцца ўразьлівым. Стварэньне асяродзьдзя зьмяншае спажываньне наркотыкаў і аслабляе іншыя віды залежнасьцяў. Жыцьцё ў зьбедненым асяродзьдзі прыводзіць да разумовага адставаньня, неразьвітага маўленьня і парушэньняў рухальных навыкаў, павялічвае рызыку наркатычнай залежнасьці. На жаль, кампэнсаваць гэта ў дарослых дастаткова цяжка.

Стварыце або знайдзіце ўзбагачанае асяродзьдзе

Каб чалавек узаемадзейнічаў з элемэнтамі навакольнага асяродзьдзя, яны павінны быць для яго эмацыйна значнымі, цікавымі, а таксама разнастайнымі, дынамічнымі. Важныя магчымасьць выбіраць, а таксама авалодваць новымі навыкамі, атрымліваць новы досьвед і зваротную сувязь, пашыраць свае магчымасьці і самае важнае — пераўтвараць і ўзбагачаць асяродзьдзе асабіста. Вядома, пры гэтым важны і пэўны ўзровень стрэсу і непрадказальнасьці, што паляпшае навучаньне, але з падтрыманьнем псыхалягічнай бясьпекі.

Візуальныя стымулы: багатае візуальнае асяродзьдзе, а ня шэры бетон панэлек-калюмбарыяў.

Сацыяльныя стымулы: статус, падтрымка, устойлівыя сацыяльныя сувязі, а ня сацыяльная ізаляцыя і адзінота.

Маторныя стымулы: рухальнае навучаньне, разнастайная фізычная актыўнасьць, а не сядзеньне па 12 гадзінаў у дзень на крэсьле.

Саматасэнсарныя стымулы: дотыкі, масаж, спорт, тэмпэратурныя ўзьдзеяньні, а не ўвесьчасны цялесны камфорт.

Кагнітыўныя стымулы: задачы, выклікі, а не манатонная праца.

Прадумайце магчымасьць харчовай разнастайнасьці, каштуйце новыя смакі, прадукты. Паспрабуйце розныя віды актыўнасьці, асвойце новыя рухальныя навыкі — танец або катаньне на роліках. Пашырце сфэру сваіх знаёмстваў, зьезьдзіце ў новае месца, вазьміцеся за рашэньне нязвыклай задачы. Заўважана, што ідэі ўзьнікаюць у пэўных колах, а не паасобку. Дзе ўзбагачанае асяродзьдзе для вашых мэтаў?

Пытаньні і заданьні

1. Дзе ля вас ёсьць асяродзьдзе, якое адпавядае вызначэньню ўзбагачанага асяродзьдзя?

2. Якія элемэнты ўзбагачанага асяродзьдзя вы можаце ўкараніць у сябе дома?

3. Трэніруйце свой мозг гульнёй: паежце з заплюшчанымі вачыма, разьвівайце нюх у парфумэрнай краме або квяцярні, развучыце новы танец або верш на памяць.

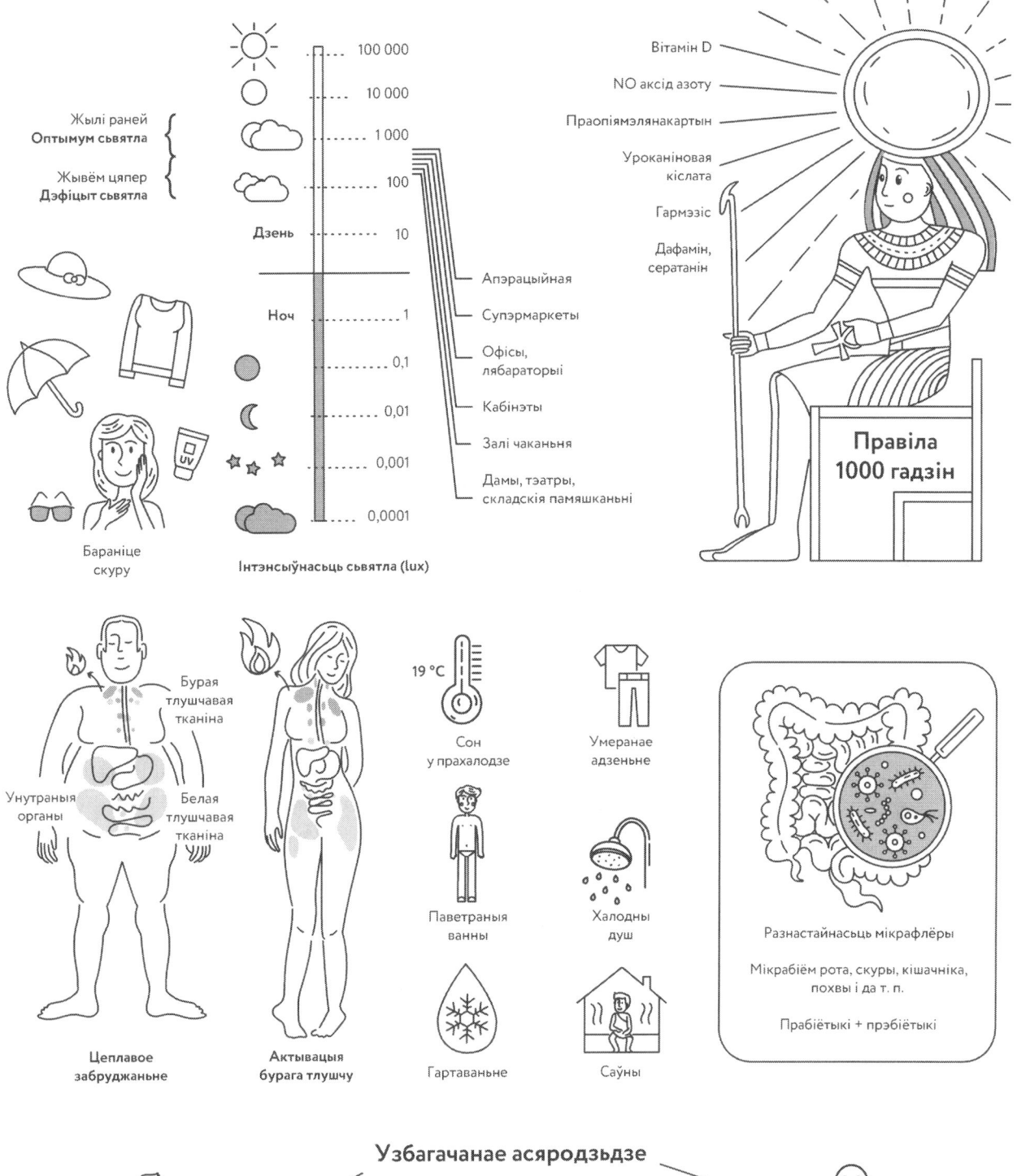

Інтэнсыўнасьць сьвятла (lux)

- Жылі раней **Оптымум сьвятла**
- Жывём цяпер **Дэфіцыт сьвятла**

- 100 000
- 10 000
- 1 000
- 100
- 10
- Дзень
- Ноч
- 1
- 0,1
- 0,01
- 0,001
- 0,0001

- Апэрацыйная
- Супэрмаркеты
- Офісы, лябараторыі
- Кабінэты
- Залі чаканьня
- Дамы, тэатры, складзкія памяшканьні

Бараніце скуру

- Вітамін D
- NO аксід азоту
- Праопіямэлянакартын
- Уроканінавая кіслата
- Гармэзіс
- Дафамін, сератанін

Правіла 1000 гадзін

- Бурая тлушчавая тканіна
- Унутраныя органы
- Белая тлушчавая тканіна

Цеплавое забруджаньне

Актывацыя бурага тлушчу

- 19 °C Сон у прахалодзе
- Умеранае адзеньне
- Паветраныя ванны
- Халодны душ
- Гартаваньне
- Саўны

Разнастайнасьць мікрафлёры

Мікрабіём рота, скуры, кішачніка, похвы і да т. п.

Прабіётыкі + прэбіётыкі

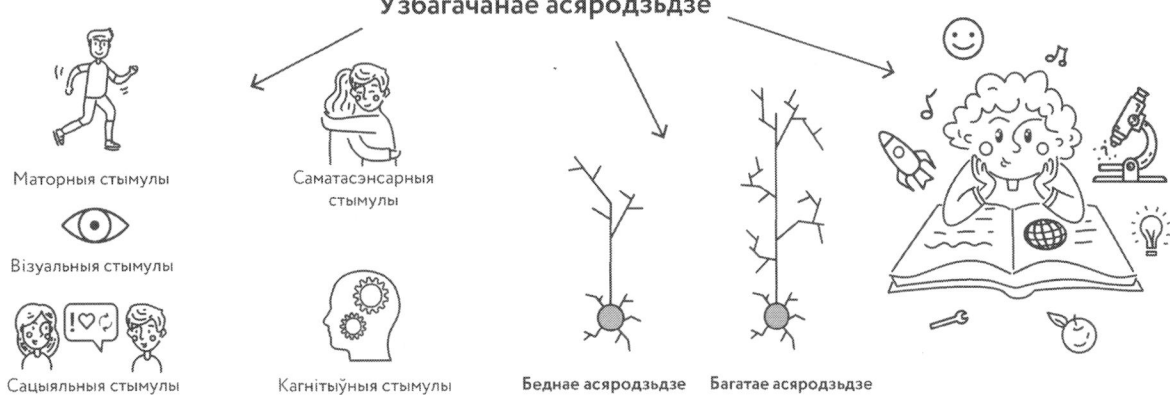

Узбагачанае асяродзьдзе

- Маторныя стымулы
- Візуальныя стымулы
- Сацыяльныя стымулы
- Саматасэнсарныя стымулы
- Кагнітыўныя стымулы
- **Беднае асяродзьдзе**
- **Багатае асяродзьдзе**

РАЗЬДЗЕЛ 13

Лічбавае асяродзьдзе

1. Жыцьцё анляйн

Існуе толькі чатыры непасрэдныя прычыны сьмерці: спыненьне дыханьня, спыненьне сэрца, сьмерць мозгу і сыход у інтэрнэт. Сапраўды, з кожным годам мы праводзім усё больш часу ў лічбавым асяродзьдзі, камунікуем там, працуем, вучымся, адпачываем і забаўляемся. Гэты трэнд будзе толькі ўзмацняцца ў будучыні, таму мы ўпэўнена можам лічыць лічбавае асяродзьдзе часткай нашага навакольнага асяродзьдзя, а значыць, яно ўплывае на стан здароўя чалавека гэтак жа актыўна, як і ўсё астатняе. Сіла і карысьць інфармацыйнага асяродзьдзя вельмі вялікія: мы можам працаваць з дому, быць на сувязі, даведвацца пра навіны, мець доступ да сяброў і калег, абменьвацца ідэямі і весьці бізнэс. Чым хутчэй абменьваемся, чым вышэйшая шчыльнасьць ідэяў, тым мацней паскараецца разьвіцьцё. Інтэрнэт — гэта магутны інструмэнт, які паскарае тэмп нашага жыцьця, але можа паскорыць і выгараньне. Таму перад яго выкарыстаньнем (ці хаця б у працэсе) важна вывучыць тэхніку бясьпекі.

Што мы робім анляйн

Уявім сабе двух людзей, якія па-рознаму выкарыстоўваюць лічбавыя тэхналёгіі. Для аднаго чалавека яны — дадатковы навык, доступ да важнай інфармацыі, карысныя знаёмствы, кіраваньне рознымі праектамі адначасова. Пры гэтым ён не выкарыстоўвае інтэрнэт як замену рэальнага жыцьця, хутчэй, як яго працяг, узмацненьне, паскарэньне. Для іншага гэтыя ж тэхналёгіі могуць стаць крыніцай залежнасьці: ён пракрастынуе, скачучы па спасылках, ходзіць па чужых профілях, замяняючы гэтым рэальнае знаёмства, заліпае ў сэрыялах і гульнях замест рэальных актыўных гульняў і адпачынку. Любая залежнасьць з навакольнага сьвету можа быць памножаная і лёгка даступная ў інтэрнэце: порна, казіно, гвалт, доступ да наркотыкаў.

Таму ў гэтым разьдзеле я зьвяртаю больш увагі менавіта на патэнцыйна нэгатыўныя бакі, не прымяншаючы пры гэтым перавагі. Віртуальнае асяродзьдзе ўнікальнае — яно можа лёгка падладжвацца пад вас. У ім вы ўдзельнічаеце дыстанцыйна, практычна ананімна (умоўна, вядома), гэта дае пачуцьцё свабоды і зьмяншае адказнасьць, дазваляе стварыць сваю новую віртуальную асобу і паспрабаваць быць кім заўгодна.

Цяпер практычна палова насельніцтва сьвету карыстаецца сацыяльнымі сеткамі, праводзяць у іх у сярэднім дзьве гадзіны за дзень. А палова карыстальнікаў выкарыстоўвае некалькі розных сацыяльных сетак. Аднак смартфон — гэта ня толькі сацсеткі, але яшчэ і мноства праграмаў і гульняў. Таму ўласна ў смартфоне людзі праводзяць яшчэ больш часу — да пяці гадзінаў на содні, з іх 26% — каля сямі гадзінаў. Гэта вялікая колькасьць часу, бо за месяц "невялікія" 2,5 гадзіны ў дзень ператвараюцца ў тры дні, а за год — больш чым у месяц.

Выкарыстоўваючы лічбавае асяродзьдзе для вырашэньня канкрэтных задач, факусуючыся на мэце, мы атрымліваем карысьць. Але калі мы выкарыстоўваем смартфоны пасіўна, для забаўкі ці адцягненьня, тады наша ўвага кіруецца вонкавымі алгарытмамі, а ня

1. ЖЫЦЬЦЁ АНЛЯЙН

уласнымі мэтамі, а гэта можа быць небясьпечна для здароўя. Такое спажываньне лічбавага кантэнту можна параўнаць са спажываньнем фастфуду.

Мне падабаецца параўноўваць харчаваньне і інфармацыю, падрабязна разьвіў гэтую тэму Фрэдэрык Пэрлз у «Эга, голад і агрэсія». Гэтая мэтафара можа быць нам карысная, бо яна дастаткова дакладна дапамагае зразумець і сфармуляваць працэс узаемадзеяньня нашага мозгу ў інфармацыйным асяродзьдзі.

Памятаеце, да інтэрнэту мы думалі, што прычына дурных паводзінаў — гэта недахоп інфармацыі? Як жа мы памыляліся! Багацьце інфармацыі не заўсёды добрае. Бо наш мозг схільны выбіраць найлягчэйшыя рашэньні: як у харчаваньні нас цягне на самыя каляр'ыйныя з прадуктаў: цукар, тлушч і іх спалучэньні, — так нас аўтаматычна прыцягвае ўся інфармацыя, што закранае эмоцыі, выклікае цікаўнасьць і страх.

Інфармацыйны фастфуд дробніцца на невялікія порцыі, у выглядзе цукерак або батонікаў, мы ў прамым сэнсе "перакусваем" інфармацыяй для ўзьняцця настрою. А гэта можа прывесьці да неспрыяльных наступстваў. Навукоўцы ўсталявалі, што бессэнсоўны сэрфінг у інтэрнэце можа быць справакаваны бязьдзеяньнем, неабходнасьцю адпачынку ад нуднай працы, пазьбяганьнем сацыяльнага ўзаемадзеяньня або неабходнасьцю чаканьня званка ці паведамленьня.

«Чалавечае шчасьце сёньня ў тым, каб забаўляцца. Забаўляцца — гэта значыць атрымліваць задавальненьне ад ужываньня тавараў, відовішчаў, ежы, напояў, цыгарэтаў, людзей, лекцыяў, кніг, кінакарцін — усё спажываецца, паглынаецца. Сьвет — гэта адзін вялікі прадмет нашага апэтыту, вялікі яблык, вялікая бутэлька, вялікія грудзі; мы — смактункі, вечна чагосьці чакаем, вечна на нешта спадзяваемся — і вечна расчараваныя». Эрых Фром.

Зразумела, ня варта дэманізаваць смартфоны, як і праклінаць гамбургеры з малочнымі кактэйлямі. Смартфон — гэта самая важная рэч з тых, што заўсёды з намі, і ён сапраўды добра дапамагае. Як правіла, размовы аб тым, што смартфон робіць нас ту-

пымі — гэта перабольшаньне, аднак шэраг важных заўваг усё ж такі ёсьць. Цяпер мы ня можам сказаць, колькі часу — норма, а колькі — ужо залежнасьць, але калі ёсьць зьніжэньне якасьці жыцьця праз злоўжываньне смартфонам, то ёсьць і праблема.

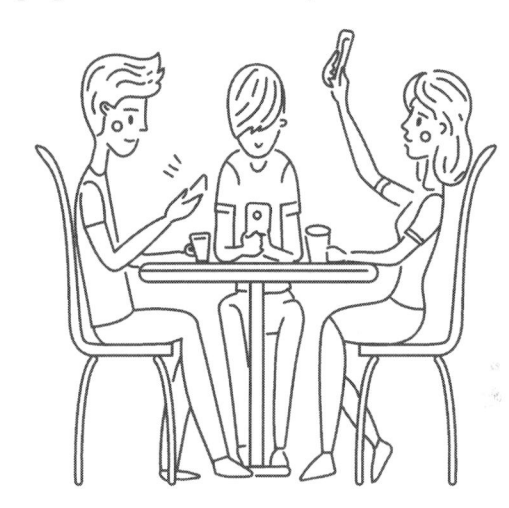

Пабочныя эфэкты

Яны ёсьць заўсёды і ад усяго. Таму, як і з харчаваньнем, трэба адсочваць свой рэжым і рацыён узаемадзеяньня са смартфонам. Замест вядзеньня харчовага дзёньніка дастаткова ўсталяваць праграмы (Quality Time BreakFree, Moment для iOS і інш.), якія адзначаюць, колькі разоў вы карыстаецеся тэлефонам і сумарны час выкарыстаньня, а ў сваім дзёньніку адзначайце ваша самаадчуваньне.

> **!** У смартфоне важна цалкам адключыць усе апавяшчэньням — банэры і гукі, — акрамя крытычна важных.

Калі ў вас больш за 80% цэльнай якаснай ежы, то вы можаце дазволіць сабе адступленьні. Тое ж самае з тэлефонам — ён небясьпечны, калі яго занадта шмат. Дасьледаваньні паказваюць, што 47% амэрыканцаў сьвядома прыкладаюць намаганьні, каб абмежаваць яго выкарыстаньне.

Падобная сытуацыя з працай мозгу і некаторымі кагнітыўнымі навыкамі — яны паляпшаюцца, калі не адцягвацца, і вінаваты тут ня толькі смартфон. Прадукцыйнасьць працы без тэлефона паляпшаецца на 26 %, расьце і пасьпяховасьць школьнікаў.

Калі мы выкарыстоўваем смартфоны бесконтрольна, яны могуць, як і пераяданьне, сапсаваць наш мозг, зрабіць яго больш "тлустым" і "лянівым". Кантралюйце гэты працэс, вылучайце, як і ў харчаваньні, "чыстыя прамежкі" для творчасьці і камунікацыі. Калі для цела існуе спорт, каб выдаткаваць калёрыі, то для мозгу існуе крэатыў — прыдумляйце новае кожны дзень, ствараце і практыкуйце свой мозг.

Пытаньні і заданьні

1. Вы карыстаецеся інтэрнэтам ці інтэрнэт выкарыстоўвае вас?

2. Ці ёсьць у вас мяжа паміж збалянсаваным спажываньнем інфармацыі і яе лішкам?

3. Ці адчуваеце вы перагрузку інфармацыяй?

2. Уплыў на здароўе

Азірніцеся вакол — і вы ўбачыце, што шматлікія людзі праводзяць час ня столькі ўдома ці на працы, а менавіта ў лічбавым асяродзьдзі: ад 4 да 16 гадзінаў на дзень — гэта вельмі шмат. Чым больш мы там, тым менш у нас застаецца часу для камунікацыі, руху, спорту, падарожжаў, прыродаў і да т. п.

Інтэрнэт моцна ўплывае на маю нэрвовую сыстэму: я пачынаю шалёна злавацца, калі ён павольны ці зьнікае!

Смартфон уплывае на нас, нават калі мы ім не карыстаемся. Навукоўцы ўсталявалі, што проста фізычная прысутнасьць тэлефона побач пагаршае нашу ўвагу і зьніжае кагнітыўныя здольнасьці. Смартфон не расслабляе, у дасьледаваньнях тыя людзі, хто падчас перапынку "сядзеў у тэлефоне", на 22 % горш спраўляліся з тэстамі, чым тыя, хто проста адпачываў.

Дасьледаваньні на МРТ паказваюць, што ў людзей з залежнасьцю ад тэлефона ёсьць такія ж зьмены ў мозгу, як пры іншых залежнасьцях: зьніжаецца колькасьць шэрага рэчыва ў скроневай кары, астраўковай долі, падае актыўнасьць пярэдняй звіліны поясу, якая адказвае за кантроль эмоцыяў, прыняцьце рашэньняў. Умоўна можна вылучыць некалькі тыпаў нэгатыўнага ўзьдзеяньня.

Залежнасьць

Многія дасьледчыкі ўпэўненыя, што залежнасьць ад смартфона можна паставіць у адзін шэраг з такімі нехімічнымі залежнасьцямі, як шопінг, гемблінг і да т. п. Рызыка стаць залежным вышэй у тых людзей, у каго ўжо ёсьць існыя залежнасьці і схільнасьць да імпульсіўных паводзінаў.

Звычайна залежнасьць праяўляецца ў немагчымасьці засяродзіцца і сындроме адмены, калі чалавек без тэлефона становіцца раздражнёным і адчувае сябе вельмі дыскамфортна. Да 70 % амэрыканцаў ня могуць заснуць без свайго тэлефона.

Людзі імкнуцца ня толькі лёгка атрымаць задавальненьне, але й лёгка пазбавіцца непрыемных пачуцьцяў без намаганьняў. Таму мы даём нырца ў тэлефон, замест таго каб разабрацца, чаму нам кепска.

Крытэрыі любой залежнасьці досыць простыя:

• **прывыканьне**: зь цягам часу вам трэба больш часу для атрыманьня такога ж эфэкту;

• **адвыканьне**: нэгатыўныя адчуваньні пры спыненьні выкарыстаньня тэлефона і сацсетак;

• **злоўжываньне**: калі вы хочаце правесьці ў інстаграме 20 хвілінаў, а праводзіце гадзіну;

• **страта кантролю**: вашы паводзіны мяняюцца, вам цяжка кантраляваць і абмяжоўваць сябе;

• **выключныя намаганьні для атрыманьня**: калі вы стараецеся быць анляйн ня толькі дома ці на працы, але й па дарозе, на хаду;

• **празьмерная прыярытэзацыя**: калі вы седзіце ў інтэрнэце на шкоду вашым асноўным справам, працы, сям'і і да т. п.

2. УПЛЫЎ НА ЗДАРОЎЕ

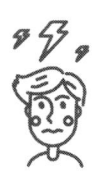

Стрэс, рызыка дэпрэсыі, зьніжэньне канцэнтрацыі

Вялікая колькасьць праведзенага ў фэйсбуку, інстраграме і твітары часу была зьвязаная з сымптомамі дэпрэсіі: страта задавальненьня, пачуцьцё безнадзейнасьці, віны і да т. п. Узаемасувязь паміж выкарыстаньнем смартфона і дэпрэсіяй дастаткова складаная, наўрад ці менавіта тэлефон выклікае дэпрэсію, а вось дэпрэсія, як правіла, можа выяўляцца павелічэньнем працягласьці часу выкарыстаньня смартфона.

З розных відаў лічбавай актыўнасьці толькі сацыяльныя сеткі і тэлевізар карэлююць з рызыкай дэпрэсіі, а вось звычайны інтэрнэт-сэрфінг і відэагульні ніяк з дэпрэсіяй не зьвязаныя.

Дзеці і тэлефоны. Многія бацькі выкарыстоўваюць тэлефоны як соску, каб "заткнуць" або заняць дзіця. Цяпер дзеці ва ўзросьце 10 гадоў і раней маюць уласны тэлефон і праводзяць там 4–5 гадзінаў штодзень. Бацькі таксама ўсё менш займаюцца зь дзецьмі, а нават у астатнія гадзіны яны ня могуць даць ім увагі, самі ўвесь час адцягваючыся на тэлефон. Тым ня менш малодшае пакаленьне хутка адаптуецца, таму дзеці могуць нават анлайн заводзіць глыбокія сацыяльныя сувязі, замацоўваць адносіны зь сябрамі, напрыклад, падчас сумеснай анлайн-гульні. Апошнім часам радыус прасторы, у якім дзеці дасьледуюць сьвет, скараціўся на 90 %!

Віртуальнае ці жывое. Шэраг дасьледаваньняў паказвае, што высокі ўзровень анлайн-камунікацыі ня шкодзіць здароўю пры захаваньні жывых афляйнавых сувязяў. Камунікацыю ў соцсетках нельга лічыць адно сурагатам: напрыклад, соцсеткі дапамагаюць хутчэй асвойвацца на новым працоўным месцы і падтрымліваць адносіны ў сям'і. Шкодным зьяўляецца менавіта скарачэньне жывых сувязяў, а не вялікая колькасьць анляйнавых. Аднак рэальныя зносіны працягваюць скарачацца: у Брытаніі з 1987 года камунікацыя з 6 гадзінаў у дзень зьнізілася да 2-х, а выкарыстаньне інтэрнэту ўзрасло з 4 да 8 гадзінаў у дзень. Колькасьць людзей, каму няма з кім абмеркаваць свае праблемы, патроілася.

Важны пабочны эфэкт **сацыяльных сетак** — гэта **страта самакантролю**. Чым больш чалавек праводзіць часу ў соцсетках, тым часьцей пад'ядае, горш кантралюе фінансавыя выдаткі і да т. п. Чым больш увагі выдаткоўваеце анлайн, тым менш у вас застаецца для кантролю ўласных імпульсаў. Чым больш чалавек лайкае чужыя пасты, тым горш ён сябе адчувае і мацней схільны да атлусьценьня.

Адмова або абмежаваньне выкарыстаньня сацыяльных сетак вызваляе людзям каля адной гадзіны ў дзень: яны больш камунікуюць, маюць менш радыкальныя палітычныя погляды, у іх павялічваецца настрой і адчуваньне задавальненьня ад жыцьця. Нават часовая адмова ад соцсетак, паводле дасьледаваньняў, зьмяншае пачуцьцё прыгнечанасьці, павялічвае прадуктыўнасьць, зьмяншае імпульсіўнасьць, пераяданьне.

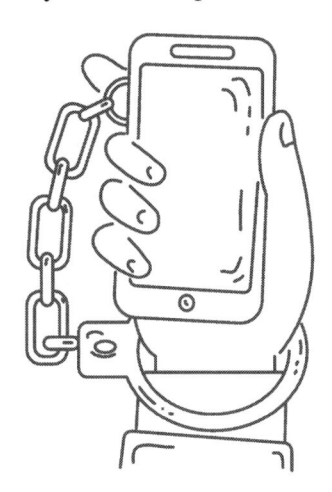

Сацыяльны ўплыў

Інтэрнэт ня толькі злучае людзей, якія знаходзяцца далёка адно ад аднаго, але й разьядноўвае тых, хто знаходзіцца побач. Пастаяннае адцягненьне на тэлефон атрымала назву фабінг (phubbing), а чалавек які адцягваецца завецца — фабэр. Фабэр пастаянна перарывае ежу, камунікацыю, паездку на аўтамабілі адцягненьнем на тэлефон. Такія паводзіны разбураюць зносіны, выклікаюць гнеў і раздражненьне суразмоўцы, зьяўляюцца частай прычынай канфліктаў у сям'і.

Паказана, што людзі без смартфона атрымліваюць прыкметна больш задавальненьня пры камунікацыі. Нават сам факт наяўнасьці тэлефона зьмяншае пачуцьцё блізкасьці і даверу, памяншае эмпатыю і разуменьне партнёра.

! У лічбавым асяродзьдзі няма паху, смаку, дотыку, эмпатыі — і такое беднае асяродзьдзе шкоднае для разьвіцьця. Хочаце шчырай размовы? Выключыце або пакіньце тэлефон у іншым пакоі — гэта просты спосаб паказаць, наколькі важны для вас суразмоўца.

Лічбавае асяродзьдзе дазваляе шмат экспэрымэнтаваць з сацыяльнымі ролямі, прымяраць на сябе розныя вобразы, ствараць свой імідж. Але інтэрнэт можа стаць крыніцай ілюзій і толькі раскормліваць эга. Карыстальнікі схільныя фіксавацца на сабе, ствараючы нерэальны вобраз са старанна адабраных і адфоташопленых фатаграфій і аповедаў. Гэта просты і даступны спосаб хутка павысіць сваю самаацэнку, прыцягнуць увагу іншых людзей і сабраць яшчэ больш лайкаў. Па меры павелічэньня канкурэнцыі, людзі гатовыя ісьці на што заўгодна, абы атрымаць дадатковую порцыю віртуальнай сацыяльнай ухвалы. Замест стварэньня чагосьці новага, замест рэальных дзеяньняў, мы спрабуем пераканаць часта нават незнаёмых нам людзей у сваёй важнасьці, зрабіць на іх уражаньне.

Спробы падняць свой статус анлайн схіляюць да разьвіцьця нарцысічных тэндэнцый. Бо размовы пра сябе так моцна павышаюць узровень дафаміну! Калі ў асабістай гутарцы мы выказваем сваё меркаваньне толькі 30–40 % ад часу гутаркі, то анлайн мы каля 80 % часу гаворым толькі пра сябе. Мы не зважаем на невэрбаліку, на інтанацыі, на позірк і да т. п. Нават нашы рэпосты — гэта спосаб зьвярнуць на сябе ўвагу і атрымаць адабрэньне.

Фізічны ўплыў

Выкарыстаньне смартфона аказвае прыкметны ўплыў на паставу (уключаючы болі ў шыі і сьпіне, парушэньне крывацёку ў сасудах шыі і да т. п.), павялічвае напругу вочных цягліцаў пры сталым разгляданьні блізкіх прадметаў, павялічвае ўздзеяньне яркага сьвятла сіняга спэктру (парушэньні сну і біярытмаў — падрабязна разабрана ў разьдзеле "Сон"), распаўсюджвае электрамагнітнае выпрамяньваньне (падрабязна разабрана ў разьдзеле "Шкоднае асяродзьдзе"), пагаршае сядзячы лад жыцьця (падрабязна разабрана ў разьдзеле "Рух").

Нерухомасьць правакуе падвышаную рызыку трамбозу, гемарою, бясплоднасьці (залішні нагрэў яечкаў), спэцыфічныя парушэньні суставаў (артроз вялікага пальца, тунэльны сындром), сындром сухога вока, тэлефон можа быць прычынай траўмаў, калі вы не адрываецеся ад экрана на хаду. Адцягненьне на тэлефон падчас кіраваньня — частая прычына аварый і павелічэньне рызыкі загінуць у ДТЗ.

! Да 24 % усіх аварый выкліканы выкарыстаньнем тэлефона, а кіроўца са смартфонам эквівалентны п'янаму за рулём. Выкарыстаньне гарнітуры толькі нязначна зьніжае рызыкі.

Калі мы трымаем тэлефон у руках, мы глядзім на яго, апусьціўшы галаву ўніз. Куды скіраваны ваш погляд, туды ідзе і галава. А куды зьвернутая галава, туды і ўсе цягліцы цела. Таму калі вы гледзіце ўніз, то вы будзеце горбіцца. З гравітацыяй нашы цягліцы змагаюцца прыгожа, але ж цяпер больш актуальная іншая праблема — смартфон. Калі вы гледзіце на экран, то моцна нахіляеце галаву і падымаеце плечы. Гэтую зьяву назвалі **«тэкставая шыя»** (text neck).

2. УПЛЫЎ НА ЗДАРОЎЕ

Чаму гэта важна? Чалавечая галава важыць каля 5 кг. Але калі мы нахіляем яе, вага на шыйным аддзеле хрыбта пачынае ўзрастаць. Пад вуглом у 15 градусаў гэтая вага складае каля 12 кілаграмаў, у 30 градусаў — 18 кг, у 45 градусаў — 22 кг, у 60 градусаў — гэта ўжо 27 кг. "Тэкставая шыя" прыводзіць да хранічнага запалення і наступнай дэфармацыі, змяняючы натуральны выгін шыі і ўплываючы на іншыя важныя функцыі, уключаючы кровазабесьпячэньне галаўнога мозгу. Навукоўцы на рэнтгенаўскіх здымках выявілі, што рогападобныя ўтварэньні на задняй паверхні шыі ёсьць у 30 % людзей ад 18 да 36 гадоў: чым старэйшы чалавек, тым меншая верагоднасьць наяўнасьці "рогу". Такі рог — гэта адлюстраваньне фэномэну "тэкставай шыі", то бок хранічнай напругі і боляў у вобласьці галавы і шыі.

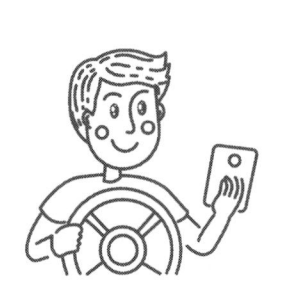

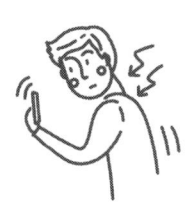

Гіпадынамія, болі ў шыі й сьпіне, пагаршэньне постаці

Зладзім экспэрымэнт. Прыслухайцеся да тонусу цягліц. Як толькі вы сагняце галаву, то аўтаматычна ўзьнікне павелічэньне тонусу цягліц пярэдняга боку цела і жаданьне сагнуць канцавіны. А калі вы падыміце галаву, то павялічыцца тонус цягліцаў-разгінальнікаў задняй паверхні цела. Паспрабавалі?

Цяпер пераходзім да вачэй. Як мы ведаем, глядзець "зьнізу ўверх" або "глядзець звысоку" не зьвязана з ростам, а зьвязана з напрамкам позірку. Паспрабуйце паглядзець уніз і пры гэтым пачніце адхіляць галаву назад. Адчуваеце супраціў? А зараз падыміце вочы ўгару і пачніце таксама адхіляць галаву назад. Адчуваеце розьніцу?

Зараз зрабіце тое ж самае з нахілам наперад: пагляд угару й апускайце плыўна галаву, адчуваеце супраціў? Зараз пагляд уніз і апускайце галаву, адразу ідзе, так? Куды скаваны пагляд, туды ідзе й галава.

Важна глядзець "нароўні", працуючы, сачыць за станам экрана, каб не глядзець уніз. Аптымальны вугал сярэдзіны манітора ад гарызанталі — 15 градусаў. Калі вы трымаеце смартфоны унізе, позірк заўсёды будзе ісьці ўніз. Прымусова ўтрымліваць паставу — гэта непрацоўная стратэгія. Як толькі вы адцягваецеся, цяглічныя патэрны вяртаюць яе ў ранейшае становішча. Выснова: "трэба жыць, не апускаючы вачэй".

Сапраўды, як так атрымалася, што раней людзі глядзелі на зоркі ў тэлескопы, потым апусьцілі позірк у тэлевізары, а цяпер нахіляюць галаву, каб глядзець у смартфон?!

Спэцыфічныя лічбавыя разлады

Існуе шэраг спэцыфічных разладаў, зьвязаных з залішнім знаходжаньнем у лічбавым асяродзьдзі.

Намафобія — страх застацца без тэлефона, цяжкае дыскамфортнае адчуваньне, калі вы без тэлефона. Яе таксама называюць "лічбавай трывогай". Існуе анекдот пра тры галоўныя пытаньні сёньня: "хто вінаваты?", "што рабіць?" і "дзе мой тэлефон?!". Частае выкарыстаньне сацыяльных сетак таксама спрыяе ўзмацненьню трывогі, зь іншага боку, больш трывожныя людзі самі па сабе схільныя да мацнейшай залежнасьці ад сацыяльных сетак.

Інфадэмія. Я пішу гэтыя радкі ў Хуахіне, Тайланд, дзе затрымаўся на няпэўны тэрмін з прычыны масавай адмены рэйсаў. Прама цяпер мы назіраем нараджэньне тэрміна "інфадэмія" (ад пандэмія) — наплыў непацверджанай інфармацыі пры адсутнасьці дакладнай інфармацыйнай кампаніі ад дзяржавы і прыманыя ёй хаатычныя меры. Многія людзі сталі "мэдыяспэкулянтамі", выказваючы загадзя фальшывыя тэорыі змовы, прапаноўваючы "вакцыны" або "прадукты ад вірусу", яны танна "скупляюць увагу" людзей, якія знаходзяцца ў стане панікі і трывожнай няпэўнасьці.

Дасьледаваньні паказваюць, што фэйкавыя навіны атрымліваюць нашмат больш рэпостаў і лайкаў і хутчэй распаўсюджваюцца па сацыяльных сетках, чым дакладная інфармацыя. Яшчэ Эйнштэйн пытаўся: "Ці магчыма кантраляваць мэнтальную эвалюцыю роду чалавечага такім чынам, каб зрабіць яго ўстойлівым супраць псыхозаў жорсткасьці і разбурэньня?"

Інвэстыцыі ў культуру, адукацыю, выхаваньне ўнутранай сыстэмы каштоўнасьцяў і пераканальняў, самаідэнтычнасьці — усё гэта дае надзейны імунітэт супраць псыхічных эпідэміяў. Праўда, сучасныя ўрады, якія абапіраюцца на прапаганду, наўрад ці натхняцца гэтай мэтай. Дасьледаваньні паказваюць, што для зьменаў у грамадстве дастаткова толькі 10 % упэўненых людзей, таму дзяліцеся карыснай інфармацыяй са сваімі блізкімі і знаёмымі, бо калі мы ня будзем місіянэрамі сваіх ідэй, яны самі па сабе не перамогуць.

FOMO (ад анг. fear of missing out) — гэта стан, пры якім чалавеку здаецца, што жыцьцё праходзіць міма яго, што ён прапускае важнае і цікавае, даступнае яго сябрам і знаёмым. Чым больш мы бачым пастоў аб тым, як насычана і ярка жыве наша фрэндстужка, тым менш радасным здаецца наша жыцьцё.

! Амаль 60 % карыстачоў нэгатыўна ацэньваюць сваё жыцьцё ў параўнаньні з пастамі сваіх сяброў у соцсетках.

Зрэшты, сёньня на замену FOMO прыходзіць абарончая рэакцыя JOMO (joy of missing out), калі вы атрымліваеце задавальненьне, нешта прапусьціўшы, ці калі вы можаце дазволіць сабе нечага ня ведаць і ў чымсьці ня ўдзельнічаць!

«Разумовая сьвярбячка» — гэта дыскамфорт у стане спакою, калі невыносна хочацца праверыць пошту ці пагартаць навіны, каб пазбавіцца ад гэтага дакучлівага хваравітага жаданьня. Ёсьць яшчэ «Прывідны званок» — і гэта ня назва фільма жахаў, а фантомнае адчуваньне, што ваш тэлефон звоніць. Напрыклад, дарослы амэрыканец правярае тэлефон 40–50 разоў у дзень, а ў моладзі гэта значэньне дасягае да 80–90 разоў у дзень. Пацешна, што шматлікія людзі жудасна баяцца, што іх чыпуюць, але пры гэтым не расстаюцца з тэлефонам нават у туалеце.

Шматзадачнасьць і пастаяннае адцягненьне прыводзіць да «звужэньня гарызонту плянаваньня», людзям становіцца складана складаць пляны на доўгія тэрміны наперад.

Іншыя праблемныя месцы

Мэдыяскетызм і лічбавая беднасьць. Калі раней пастаянная прысутнасьць анлайн лічылася гераізмам, то цяпер гэта прыкмета глупства і нястрымнасьці. Дазвольце сабе раскошу адказваць на лісты і паведамленьні тады, калі вам зручна, не апраўдвайцеся, не прасіце прабачэньня, а для таго, каб пазьбегнуць неразуменьня, выразна пазначце часавыя рамкі, калі вы адказваеце на лісты і чытаеце месэнджэры і пошту. Гэта прывучыць людзей выконваць вашыя ўмовы. Мэдыяскетызм — сьвядомае скарачэньне спажываньня кантэнту і анлайн-камунікацыі. Цяпер мы бачым, што лічбавыя тэхналёгіі выціскаюць рэальную камунікацыю, і большасьць людзей вымушаны размаўляць з тэлефоннымі робатамі. Лічбавая няроўнасьць або лічбавая беднасьць сёньня — кансультацыі зь віртуальнымі або анлайн-дактарамі, і навучаньне дзяцей па запісах відэа, без актыўнага ўдзелу выкладчыка.

! Масавы лічбавы падыход замяняе пэрсанальны падыход жывога чалавека, а жывая камунікацыя патроху робіцца ўсё даражэйшай.

Смартфон і глябальная нездаволенасьць. Як прыкмеціў адзін мой сябар, адна з прычын нарастаньня глябальнай нездаволенасьці — гэта паўсюднае выкарыстаньне смартфонаў. Калі раней у вёсцы ці горадзе багатыя і бедныя жылі кожны ў сваім сьвеце, то цяпер смартфоны дазваляюць параўноўваць сябе зь людзьмі іншых сацыяльных слаёў. І вельмі часта параўнаньне ідзе не на вашу карысьць. Самаацэнка фармуецца як стаўленьне да сярэдняга ўзроўню людзей вакол вас, а ў віртуальнай рэальнасьці заўсёды знойдуцца тыя, хто нашмат прыгажэйшы, багацейшы і разумнейшы — ну, ці робіць такое ўражаньне.

Мэта рэклямы — прымусіць вас адчуць сябе непаўнавартаснымі і кампэнсаваць гэта пакупкай пэўнага тавару. Шчасьлівым спакойным здаровым людзям, якія вызнаюць мінімалізм, складана нешта прадаць. Яны ня будуць галасаваць за сумнеўных палітыкаў, таму іх трэба запалохаць. Выконвайце лічбавую гігіену, яна вельмі патрэбная для яснага розуму і моцнага здароўя.

Кібэрбулінг — гэта цкаваньне ў лічбавай прасторы. І калі прыставаньні ў школьным двары там жа і сканчаюцца, то кібэрбулінг можа працягвацца бясконца доўга. Беспакаранасьць, ананімнасьць, арганізацыя групы, магчымасьць масавага рассыланьня кампрамэтоўных матэрыялаў, падман, — усё гэта правакуе цкаваньне ў яе розных відах: распаўсюджваньне чутак, абразы, паклёп, пагроза расправы. Кібэрбулінг мае шмат абліччаў: кібэрмобінг, тролінг, флэйм, хэйтынг і таму падобнае, і тычыцца гэта ў першую чаргу дзяцей.

Частым зьяўляецца і хэпіслэпінг — калі падлеткі зьбіваюць людзей, запісваюць гэта на камэру і выкладаюць у сеціва.

У дзяцей няма псыхалягічных рэсурсаў, каб даць рады агрэсіі, і нават адзін абразьлівы камэнтар пад іх фота можа сур'ёзна вывесьці іх зь сябе. З прычыны ананімнасьці кібэрбулінгу і таго, што гэтую інфармацыю бачыць мноства людзей, зьяўляецца адчуваньне бездапаможнасьці. У дзяцей гэта зьніжае пасьпяховасьць, самаацэнку, правакуе да прагулаў, ужываньня алькаголю, прыводзіць да дэпрэсіі і суіцыдаў.

Важна хутка і эфэктыўна дзейнічаць супраць булінгу, не ўступаць у зносіны з агрэсарам ні ў якім выглядзе. Адразу блякуйце булера. Рабіце прынтскрын перапіскі, пры наяўнасьці пагроз або адпраўленьні парнаграфічнага матэрыялу вы маеце права падаць заяву ў паліцыю, цяпер сеткавая ананімнасьць ужо абсалютна ўмоўная, а артыкулы, штрафы і тэрміны — рэальныя. Зьвяртайцеся ў службу падтрымкі сацсетак або мэсэнджараў з патрабаваньнем блякаваць карыстальніка і выдаліць матэрыял, калі справа адбываецца на форуме — то да мадэратара тэмы. Калі сацсеткі ці форумы адмаўляюцца дапамагчы, то заява ў паліцыю можа быць пададзеная і на іх.

Не дазваляйце адзначаць вас на фатаграфіях, не выкладвайце ў асабістым доступе такія зьвесткі, як нумар тэлефона, паштовы адрас і да т. п. Прывучыце дзяцей ніколі не выкладаць свае фота і не дзяліцца інфармацыяй пра сябе. Кібэрбулінг часта можа выяўляцца ў выглядзе сэксуальных правакацый, каб дамагчыся ад вас эратычных фота з мэтай іх далейшага распаўсюджваньня ці вымагальніцтва. Калі вы відавочца кібэрбулінгу, заўсёды выступайце супраць агрэсара і падтрымлівайце ахвяраў, тым больш што ў інтэрнэце гэта зрабіць нашмат прасьцей.

Калі раней людзі думалі, што Бог усё бачыць і ведае, то цяпер інтэрнэт усё бачыць, усё ведае і нічога не забывае. Любы тэлефон можа быць узламаны і можна слухаць зь мікрафона, здымаць з камэры ўсё, што вы робіце і што адбываецца каля вас. Ніколі не размаўляйце па тэлефоне, не адпраўляйце паведамленьні, не пішыце лісты ці не адпраўляйце фота, якія нельга паказаць усяму сьвету.

Калі вас нешта закранула, не сьпяшаецеся пісаць гнеўны камэнтар, дайце сабе астыць. Бо ў інтэрнэце заўсёды нехта будзе ня мець рацыі, і гэта абсалютна нармальна.

Пытаньні і заданьні

1. Ці выкарыстоўваеце вы тэлефон падчас камунікацыі зь іншым чалавекам?

2. Як часта вы верылі фэйкавым навінам і пры гэтым адчувалі нэгатыўныя эмоцыі?

3. Ці часта вы адчуваеце незадаволенасьць і зьніжэньне самаацэнкі пасьля выкарыстаньня сацыяльных сетак?

3. Страта ўвагі. Тонуты мозг

Франц Кафка неяк заўважыў, што «жыцьцё ўвесь час адцягвае нашую ўвагу; і мы нават не пасьпяваем заўважыць, ад чаго менавіта». Дык вось, лічбавае асяродзьдзе робіць гэта яшчэ больш эфэктыўна. У разьдзеле "Усьвядомленасьць" мы з вамі разабраліся, што ўвага — гэта канчатковы рэсурс.

Наша ўвага выбарчая: куды мы яе накіроўваем, туды і пераразьмяркоўваюцца рэсурсы мозгу.

Калі мы пасіўныя, то ўвага аўтаматычна прыцягваецца да ўсіх "эвалюцыйных трыгераў": сьмерць або пагроза, сэкс, смачная ежа, павышэньне статусу і іншыя старажытныя праграмы выжываньня. Калі мы ўмеем самі накіроўваць сваю ўвагу, то можам пасьпяхова супраціўляцца адцягвальным чыньнікам ня толькі лічбавага, але й рэальнага сьвету, і выбіраць тое, што нам сапраўды важна і трэба. Адна з сучасных прычын страты ўвагі — гэта павелічэньне інфармацыйнай нагрузкі. У нас эвалюцыйна закладзеная цікаўнасьць, і мозг узнагароджвае нас дафамінам, калі мы даведаемся нешта новае. Мы з задавальненьнем спажываем інфармацыю, не задумваючыся аб пабочных эфэктах яе лішку. Інфармацыя, як і ежа, уплывае на наш эмацыйны стан і прыманыя рашэньні, нават калі мы гэтага не ўсьведамляем. Гэта ня вы спажываеце інфармацыю, гэта інфармацыя спажывае вашую ўвагу.

Інфаатлусьценьне (infobesity) — гэта калі мы распухаем ад лішку інфармацыі, становімся менш здаровымі, таўсьцейшымі і пасіўнымі. Як падлічылі навукоўцы, выпуск The New York Times за тыдзень утрымоўвае больш інфармацыі, чым чалавек XVII стагодзьдзя даведваўся за ўсё жыцьцё. Бо тады навіны распаўсюджваліся праз рэдкія чуткі і аповеды ад купцоў ці вандроўцаў.

Калі вонкавыя стымулы крадуць нашу ўвагу, то ў нас застанецца менш увагі да сваіх унутраных стымулаў, і нашы паводзіны становіцца рэактыўным (адказваем на вонкавыя стымулы), а не праактыўным (дзейнічаем па сваім пляне). Трэніроўка ўсьвядомленасьці дапамагае кіраваць сваім фокусам увагі: гледзячы на лужыну, мы можам самі выбіраць, што ў ёй бачыць — бруд ці зоркі.

> ❗ **Навык нерэагаваньня дапамагае нам не запускаць асацыятыўную працу розуму, калі мы на нешта глядзім ці атрымліваем новую інфармацыю.**

Існуе **содневы ліміт інфармацыі**, якую наш мозг можа перастрававаць за дзень бяз шкоды для сябе, і мы павінны сьвядома сачыць за тым, што спажываем у інфармацыйным асяродзьдзі. Інфармацыя не інэртная — яна мяняе нас, таму інфармацыйная гігіена вельмі важная. Неабходна дзейнічаць папераджальна, пазьбягаючы ўзьдзеяньня шкоднай інфармацыі і старанна адбіраючы самае лепшае: не душыцеся інфармацыйным фастфудам на хаду!

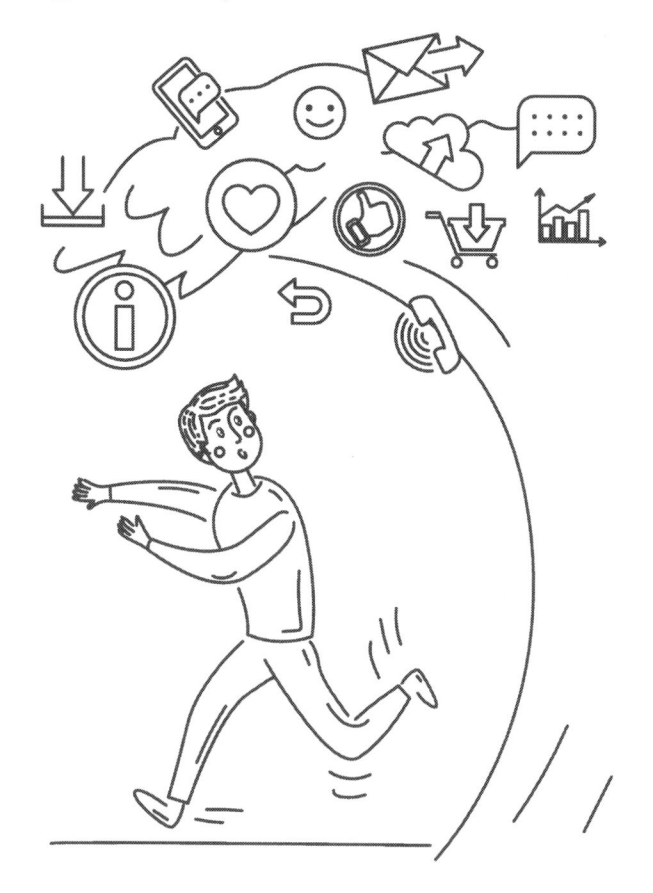

Інфармацыйная перагрузка

«Калі вы павялічваеце працэнт спажываньня агульнадаступнай інфармацыі, вынік вашай разумовай дзейнасьці наўрад ці зможа прэтэндаваць на арыгінальнасьць. Ашалелае імкненьне да стварэньня першапачатковае ёсьць практычна ва ўсіх, проста ў мяне яно засталося па меры сталеньня і не было выціснутае псэўдакаштоўнасьцямі грамадзтва спажываньня. Магчыма, таму што я захоўваў галаву ў чысьціні: не глядзеў тэлевізар, не чытаў газэтаў, не прымаў на веру меркаваньне аўтарытэтаў». Павел Дураў, стваральнік Вконтакте і Тэлеграм.

Раскоша выбарчай недасьведчанасьці. Ня бойцеся прапусьціць нешта сапраўды важнае, так ці інакш вы даведаецеся пра гэта ад навакольных. Спытайце сябе, які адсотак дзённай інфармацыі (навіны, сацсеткі, газеты і інш.) рэальна ўплывае на ўзровень вашага асабістага разьвіцця і на прыняцьце канкрэтных рашэньняў? Недасьведчанасьць зробіць вас больш спакойнымі, больш шчасьлівымі і больш крэатыўнымі, бо вы не назапашваеце ў сабе велізарную колькасьць памылак, якія генэруюць самыя розныя аўтары.

У наш час назіраецца ўсеагульнае паніжэньне здольнасьці кіраваць сваёй увагай, людзям усё цяжэй засяродзіцца на чымсьці адным на працягу працяглага пэрыяду часу. А бо ў лічбавы час здольнасьць канцэнтравацца на складаных задачах зьяўляецца самай важнай.

Пры шматзадачнасьці і сталай стымуляцыі мозгу новымі стымуламі, пераключэньні ўвагі паміж рознымі малюначкамі адбываецца паслабленьне канцэнтрацыі і фармаваньне сымптомаў, якія нагадваюць сындром дэфіцыту ўвагі.

Нядаўняе дасьледаваньне паказала, што занадта частае карыстаньне смартфонам пагаршае разуменьне навуковых тэкстаў, дзе патрабуецца разуменьне герархіі аргумэнтаў і вялікі аб'ём працоўнай памяці. З дапамогай тамографа ўстаноўлена, што прычына — у паменшэньні актыўнасьці астраўковай долі і ніжняй лобнай зьвіліны галаўнога мозгу, якія адказваюць за канцэнтрацыю і апрацоўку інфармацыі.

За кожнае асобнае дзеяньне мозг узнагароджвае нас дафамінам, таму нам так падабаецца пераключацца паміж рознымі справамі, рэгулярна правяраць пошту ці колькасьць лайкаў. Але кожнае такое адцягненьне і пераключэньне спажывае вялікую колькасьць энэргіі і ўвагі і аслабляе нашу здольнасьць да працяглай канцэнтрацыі. Шматзадачнасьць аслабляе кагнітыўныя здольнасьці і памяншае шчыльнасьць шэрага рэчыва ў пасавай кары мозгу, якая адказвае за кантроль эмоцыяў. Нядзіўна, што пры яго аслабленьні чалавеку цяжка стрымліваць свае імпульсы: чым часьцей мы адцягваемся, тым больш слабеюць нэўронавыя сеткі, якія адказваюць за працяглае ўтрыманьне ўвагі.

Смартфон — свайго роду гульнявы аўтамат, запраграмаваны на тое, каб увесь час уплываць на чалавека. Падумайце, як часта вы бераце свой тэлефон без канкрэтнай мэты? Гэта як быццам гульня ў казіно — ёсьць лайк ці не, прыйшоў ліст ці не, адказалі на паведамленьне ці не. Такая нявызначанасьць стымулюе выкід дафаміну і яшчэ мацней прывязвае нас да тэлефона. Больш за тое, цяпер і стужку ў сацсетках немагчыма прагартаць да канца, яна становіцца бясконцай. На відэа-сэрвісах адразу пасьля заканчэньня відэа аўтаматычна ўключаецца наступнае, падабранае пад вашыя густы — абы вы не перасталі глядзець. Прымаючы інфармацыю, мы змушаныя адказваць праз сацыяльную ўзаемнасьць: адказваць на лайкі, падпісвацца ў адказ, адказваць на паведамленьне і да т. п.

Калі мы не ўсталявалі правілы самі, то вымушаныя падпарадкоўвацца. Якім будзе ваш выбар?

Пытаньні і заданьні

1. Адцягнуўшыся ад сацыяльных сетак, запішыце, колькі вы правялі там часу, якое ў вас самаадчуваньне і што карыснага вы даведаліся. Ці вартая гэтая інфармацыя вашага часу?

2. Пачысьціце свае падпіскі. Як вы можаце пазбавіцца ад яшчэ большай колькасьці інфармацыйнага сьмецьця?

3. Каго вы слухаеце ці чытаеце з блогераў? Хто гэтыя людзі і што яны прадаюць?

4. Скажэньне рэальнасьці. Жыцьцё ў лічбавай бурбалцы

Памятаеце казку, дзе каралева пыталася: «Адкажы, люстэрка, ўміг, хто найпрыгажэй усіх?» Для многіх інтэрнэт стаў такім жа чароўным люстэркам, толькі не такім сумленным і шчырым.

Калі ў нас няма канкрэтнай мэты, калі мы гуглім або заходзім у сацыяльную сетку, мы трапляем ва ўладу алгарытмаў. А гэта небясьпечна, бо яны "ведаюць", што нам падабаецца і што прымушае нас правесьці "ў тэлефоне" яшчэ больш часу. Ключавая задача — захапіць найбольшую колькасьць вашай увагі, таму алгарытмы аналізуюць нашы паводзіны і падбіраюць такую інфармацыю, якая кранае нас мацней за ўсё і на якую мы рэагуем ужо аўтаматычна.

Фатаграфіі людзей, асабліва сяброў, якія паляць ці выпіваюць, правакуюць падлеткаў рабіць тое ж самае. Таму нашы анляйн-сябры і тое, што яны лайкаюць, посьцяць, каментуюць, уплываюць на нас гэтак жа, як і словы рэальных сяброў.

Калі мы бачым жорсткія камэнтары, навіны ці відэа, гэта робіць і наш мозг больш уразьлівым да стрэсу, зьніжае самаацэнку, мы люстрана "капіюем" стрэс. Асабліва таксічныя асобіны або «мэдыяспэкулянты», якія прыцягваюць увагу і сеюць паніку лічбавым клікушствам. Падчас панікі лічбавы дэтокс дапамагае зразумець, што, нават калі вы пабылі бяз сувязі, сьвет жыве і абыходзіцца бяз вашае прысутнасьці анляйн.

Інфармацыйная бурбалка

Калі мы клікаем на карцінкі ці пасты, алгарытмы гэта запамінаюць і затым, на аснове нашага выбару, фармуюць бурбалку фільтраў. Гэтая бурбалка ўплывае на тое, што мы ўбачым у сацыяльнай сетцы, тым самым ствараючы моцныя скажэньні.

Патрапіўшы ў нейкую анляйн-супольнасьць, карыстальнік можа пачаць лічыць, што паталягічныя дзеяньні — нармальныя, бо ў гэтай групе гэтулькі людзей іх прытрымваюцца!

Не губляйце сувязі з рэальнасьцю, не абмяжоўвайце свае зносіны толькі тымі людзьмі, якія цалкам падзяляюць вашыя погляды і думаюць аналягічна. Гэта адно ілюзія ісьціны, таму будзьце падпісаныя і на разумных людзей зь іншымі і нават супрацьлеглымі поглядамі і пазіцыямі, выслухоўвайце іх аргументы і не імкніцеся адпісацца пры найменшых прыкметах дыскамфорту.

Адпіска і культура адмены. У лічбавай прасторы вельмі проста забаніць, адпісацца, заблакаваць ці выдаліць з сяброў кагосьці — гэта нашмат лягчэй, чым сказаць чалавеку нешта ўжывую або абмеркаваць праблему. Таму для многіх становіцца нормай проста прыбіраць са сваёй віртуальнай прасторы нешта, што супярэчыць іх поглядам: унутранае адчуваньне становіцца важнейшым аб'ектыўнай ісьціны.

Нягледзячы на дэклярaваную свабоду слова ў інтэрнэце, карыстальнікі спрабуюць заткнуць, заблакаваць, пагражаць тым, з кім яны ня згодныя.

Культура адмены вядзе да таго, што людзі перастаюць выказваць сваё меркаваньне адкрыта, а абмеркаваньне складаных пытаньняў зводзіцца да прымітыўнай адназначнасьці і нават перасьледу тых, хто думае інакш. Адчуваньне ананімнасьці і беспакаранасьці надае ўпэўненасьці ў сваіх сілах і правакуе людзей на паводзіны, якія яны ня здольныя праявіць твар у твар.

Дастаткова згадаць пост Джаан Роўлінг, дзе яна абараняла права жанчынаў называцца жанчынамі, а не "людзьмі з мэнструацыяй", і агрэсіўную рэакцыю на гэты пост.

Лічбавы сьлед — гэта ўсе нашы дзеяньні ў інтэрнэце, што мы глядзелі і колькі, што пісалі, каму пісалі. Прыватнасьць тут умоўная: па сутнасьці, усё, што патрапіла ў інтэрнэт, ніколі з яго не зьнікне, і нават выдаліць нейкі кантэнт канчаткова — гэта вялікая праблема. Апынуўшыся замкнёнымі ў лічбавай бурбалцы, мы пазбаўляемся магчымасьці ўбачыць альтэрнатыўную інфармацыю. Нават калі мы нешта шукаем у пошукавіку, выдача падладжваецца не пад адпаведнасьць запыту, а пад гісторыю нашага пошуку. Атрымліваецца, што мы трапляем у пятлю, змушаныя круціцца ў адабранай для нас інфармацыі, штораз замацоўваючы існыя патэрны паводзінаў.

! Гісторыя пошукавых запытаў, якая выкарыстоўваецца алгарытмамі, перашкаджае нам зьмяніцца, пашырыць бачаньне сьвету і разумець людзей з альтэрнатыўнымі поглядамі. Бо мы нават не разумеем, што бачаць іншыя людзі ў іх выдачы.

Замыканьне ў лічбавых бурбалках прыводзіць да радыкалізацыі, сьвет становіцца ўсё больш разьяднаным, узмацняецца пачуцьцё ізаляцыі. Людзі больш нецярпліва ставяцца да носьбітаў супрацьлеглых поглядаў і ўзмацняюць скрайнасьці ў сваіх поглядах. Бо з кожным клікам алгарытмы паказваюць вам больш інфармацыі, якая пацьвярджае вашыя погляды, і хаваюць інфармацыю, якая можа прымусіць вас у іх сумнявацца. Падобны эфект атрымаў назву "культурны трайбалізм", калі людзі разьбіваюцца на інтэрнэт-плямёны, кожнае зь якіх лічыць свае погляды адзіна правільнымі і пазьбягае ўзаемадзеяньня зь іншымі.

У рэальным сьвеце зьмесьціва кнігі ці кошт тавару не зьмяняюцца ў залежнасьці ад таго, хто чытае кнігу ці хто купляе тавар. Але ў лічбавым сьвеце зьмесьціва старонкі і кошт на тавар падладжваюцца пад вас. Факты ператвараюцца ў ілюзіі, бо першапачатковая мэта алгарытмаў — утрымліваць вас як мага даўжэй ля экранаў, паказваючы вам асабістую карціну сьвету, выпінаючы тое, што мацней за ўсё вас прыцягвае або ятрыць. Як можна розным людзям знайсьці агульную мову, калі кожны зь іх бачыць у экране свайго тэлефона зусім розныя карціны сьвету? Усё гэта адно правакуе і разьдзімае рознагалосьсі.

Лічбавае скажэньне рэальнасьці

Сацыяльныя сеткі скажаюць рэальнае самаўспрыманьне. Чым больш часу жанчына праводзіць у сацсетках, чым вышэй для яе важнасьць лайкаў, тым мацней яна схільная да парушэньняў успрыманьня вобразу цела і харчовых паводзінаў. Параўнаньне сябе з адфаташопленнымі фатаграфіямі мадэляў павышае стрэс і зьніжае самаацэнку.

Адмысловыя фільтры і тэхнічныя хітрыкі (асьвятленьне і вугал здымкі) дазваляюць кожнаму чалавеку здымаць нерэальныя фатаграфіі. Думаю, кожны з нас дзівіўся, як па-рознаму могуць выглядаць людзі на фота профілю і ў рэальным жыцьці — іх практычна немагчыма пазнаць! Параўноўваючы сябе з іншымі людзьмі, мы можам пачаць лічыць, што наша жыцьцё нуднае, што мы недастаткова стараемся, што мы няўдалыя ў параўнаньні з фэйкавай выдачай у нашым тэлефоне. Калі прагляд чужых фатаграфій зьніжае самаацэнку, то прагляд сваіх фота і свайго акаўнта павялічвае самаацэнку. **Таму перагледзець свае шчасьлівыя фатаграфіі — гэта выдатная ідэя!**

Чаму людзі робяць гэта? Людзям важна атрымаць сацыяльную ўхвалу, сацыяльнае пацверджаньне, што яны — ОК. Калі раней для гэтага трэба было выдатна выглядаць, добра апранацца, выходзіць у сьвет і зьбіраць камплімэнты, то цяпер можна проста рэдагаваць фота і выкладваць іх у розныя сацсеткі. Нават праграмы для знаёмства патрэбныя ня столькі для сустрэч, колькі для атрыманьня прызнаньня.

"Зьясі рыбу — і будзеш сыты адзін вечар, загуглі рыбу — і будзеш бачыць яе цэлы тыдзень", — дзеліцца з намі сучасная народная мудрасьць. У скажонай рэальнасьці чалавек больш схільны набываць тое, што бачыць на экране, чым актыўна карыстаюцца прадаўцы.

Пошук нашых уразьлівасьцяў

Абсалютная большасьць "бясплатных" сэрвісаў зусім не бясплатныя. Яны зьбіраюць інфармацыю аб вашых дзеяньнях, аналізуюць яе, знаходзячы вашыя ўпадабаньні. Кожнае ваша дзеяньне ў інтэрнэце і ў тэлефоне фіксуецца і захоўваецца, пачынаючы ад таго, колькі секунд вы глядзіце на карцінку, да кожнай вашай пакупкі. З клікаў складаецца поўная карціна вашых паводзінаў, якая дазваляе прадказваць вашыя дзеяньні і рэакцыі. Сутнасьць алгарытмаў — гэта "if it bleeds, it leads", то бок калі гэта крывавіцца, то будзе прадавацца. Чым мацней у вас смартфон выклікае эмацыйны водгук, тым больш увагі гэта крадзе і тым даўжэй вы ў ім седзіце. Чым больш ведаюць пра вас, тым прасьцей выклікаць у вас рэакцыю, скамбінаваўшы навіны, падкінуўшы пасты людзей, значных для вас, і прапанаваўшы нешта купіць ці зьмяніць меркаваньне.

Доступ да вашых дадзеных можа атрымаць дзяржава, скрасьці хакеры, купіць палітыкі, клінікі, працадаўцы, страхавыя. Выкарыстоўваючы вашыя дадзеныя, можна прымусіць вас купляць нешта, можна прымусіць вас кагосьці ненавідзець, галасаваць патрэбным чынам. Дадзеныя — гэта новая нафта. Суровае правіла бясплатнага сыру вястуе: калі вы ня пляціце за выкарыстаньне прадукту, значыць, вы і ёсьць канчатковы прадукт.

! Памятайце, што ня толькі вы чытаеце артыкул, але і артыкул чытае вас: усё, што вы клікніце, будзе выкарыстана супраць вас.

Упэўнены, што для сучасных сацыяльных праграмаў павінна быць патрабаваньне рассакрэціць іх алгарытмы і даваць магчымасьць адключыць іх у асабістым профілі. Але цяпер у нас нават няма права на прыватнасьць, права адмовіцца ад сачэньня за сабой у лічбавым асяродзьдзі.

Дзіўна, але алгарытмы прадказваюць нашыя рашэньні дакладней, чым мы самі. У дасьледаваньнях паказана, што алгарытм дакладней, чым чалавек, прадказвае колькасьць алкаголю, якую вып'е карыстальнік на наступным тыдні, ці за каго прагаласуе.

Калі ў стужцы будзе больш нэгатыву, у вас пагоршыцца настрой і вы самі станеце пісаць нэгатыўныя пасты. Самае непрыемнае, што няма магчымасьці выключыць гэтую стужку простым спосабам.

Сьпіраль маўчаньня. Нам здаецца, што ў інтэрнэце мы вольныя, але мы схільныя да ўплыву сваіх падпісчыкаў і сяброў. Людзі неўсьвядомлена імкнуцца пісаць і посьціць тое, што атрымлівае большую колькасьць лайкаў і зьбірае больш ухвалы, а вось непрыемных тэм пазьбягаюць і не выказваюць думак, якіх не ўхваляе асяродзьдзе. Гэта таксама прыводзіць да скажэньня рэальнасьці і неразуменьня таго, пра што рэальна думаюць людзі. Гэта павялічвае сацыяльны ціск: у сваёй інфармацыйнай бурбалцы чалавек схільны прымаць гэтыя «навязаныя» погляды як уласныя, каб пазьбегнуць унутранага канфлікту.

У лічбавым асяродзьдзі становіцца складана правяраць праўдзівасьць інфармацыі, асабліва калі ў нас няма экспэртнасьці ў тэме. У такім выпадку спрацоўвае статкавы інстынкт і віральнасьць становіцца крытэрам праўдзівасьці — чым больш людзей гэта лайкае і дзеліцца, тым быццам бы праўдзівейшая інфармацыя. Чым мацней чапляе ўвагу паведамленьне сваімі эмоцыямі ці абсурдам, тым больш праўдзівым яно здаецца. Масавая пагоня за папулярнасьцю прыводзіць да таго, што велізарная колькасьць людзей спажываюць інфармацыйнае сьмецьце шматкроць на працягу дня — а гэта адбіваецца на псыхічным здароўі не найлепшым чынам.

Постпраўда — гэта сытуацыя, калі для фармаваньня пэўнага меркаваньня аб'ектыўныя факты менш важныя, чым эмацыйны камфорт і асабістыя перакананьні. Усё большай колькасьці людзей ісьціна становіцца няважная, а важна толькі тое, наколькі добра яны сябе адчуваюць. Менавіта таму мы з задавальненьнем слухаем тых, хто прыемна хлусіць нам, і падманваем самі сябе, выдатна ўсьведамляючы, што ўсё гэта — хлусьня.

Нарцысізм. Навукоўцы ўсталявалі, што, чым больш чалавек карыстаецца сацсеткамі, тым ярчэй становіцца выяўленасьць яго нарцысічных рыс, а ў схільных людзей даходзіць да разьвіцьця нарцысічнага разладу асобы. Паталягічны нарцысізм — гэта навязьлівае патрабаваньне любові, зьвязанае з адсутнасьцю эмпатыі. А адкуль можа ўзяцца эмпатыя да віртуальных суразмоўцаў? Калі вы ня можаце сябе адчуць каштоўным без ухваленьня іншых людзей, вам цяжка вытрымаць крытыку, вы прыніжаеце іншых, каб узьняць сабе настрой, і ў вас дакладна ёсьць праблемы з нарцысізмам.

Першае сэлфі было зроблена ў 1839 годзе, а цяпер гэта стала паўсюдным сродкам самапрэзэнтацыі. Выяўляем сябе такімі, якімі хочам сябе бачыць і якімі спадабаемся іншым, каб сабраць лайкі. Вядома, акрамя прэзэнтацыі гэта яшчэ адна спроба зьвярнуць на сябе ўвагу, падняць самаацэнку. І далёка не заўсёды бясьпечная — спрабуючы прыцягнуць увагу незвычайным сэлфі, людзі гінуць.

! **Ад сэлфі гіне больш людзей, чым ад нападу акул.**

У анлайн-размовах мы не атрымліваем зваротнай сувязі ад суразмоўцаў, але атрымліваем шмат дафаміну, прэзэнтуючы сябе і любуючыся сабой. Нашы анлайн-старонкі становяцца для нас крыніцай самаідэнтыфікацыі, а іх прагляд падвышае самаацэнку. Зьвяртаючыся да групы людзей, мы схільныя перабольшваць рэчаіснасьць у параўнаньні з асабістай размовай з адным чалавекам.

Мяняецца нават маўленьне: словы "мы" і "даваць" цяпер выкарыстоўваюць прыкметна радзей, а "я" і "атрымліваць" — часьцей.

Пытаньні і заданьні

1. Ці часта вы купляеце тавары, якія рэклямуюцца ў інтэрнэце? Чым вас чапляе іх рэкляма?

2. Ці выкладаеце вы шмат асабістай інфармацыі пра сябе ў сетку?

3. Ці ёсьць у вас сябры і ці падпісаныя вы на тых, з чыім меркаваньнем ня згодныя?

5. Навіновае порна, лічбавае порна, фуд-порна і іншыя

Сапраўдныя рыбалоўныя гаплікі для мозгу — гэта ўсё, што зьвязана з размнажэньнем і выжываньнем. Калі гаворка ідзе пра грошы, ежу, сэкс, уладу, сьмерць, катастрофы, бясплатныя паслугі, спосабы хутка стаць знакамітым і багатым, то гэтым вельмі лёгка прыцягнуць увагу. Гіпертрафаваная фіксацыя на гэтым, што ігнаруе мэтазгоднасьць і рэалістычнасьць, часам завецца порна.

Лічбавыя тэхналёгіі дазваляюць эксплюатаваць чалавечую біялёгію ў вялікіх маштабах і нашмат мацней, чым аналягавыя спосабы. Любая залішняя стымуляцыя прыводзіць да зьніжэньня адчувальнасьці, да страты смаку да жыцьця. Па ступені стымуляцыі дафамінавых рэцэптараў навіновыя парталы шкодзяць нашмат мацней за суседзкія плёткі, лічбавае порна — нашмат мацней за порначасопіс. Звычайнае абжорства з дапамогай лічбавых тэхналёгіяў можна ператварыць у фуд-порна, а імпульсіўныя пакупкі — у порна-шопінг, а палітычныя дэбаты — проста ў клаўнаду. Зразумела, порна ня мае нічога агульнага з сэксам, толькі эксплюатуе біялёгію, узьдзейнічаючы разбуральна: людзі, якія глядзяць порна, рэдка займаюцца сэксам. Нявінныя быццам бы забавы могуць мець дастаткова сур'ёзныя наступствы для нашага здароўя і самаадчуваньня.

Ёсьць анекдот: муж пытаецца ў жонкі: «Чаму ты ўвесь час глядзіш кулінарныя кнігі, але нічога не гатуеш? — Ты таксама ўвесь час глядзіш порна, і таксама нічога не адбываецца».

Фуд-порна — здымка ежы буйным плянам, фота ці відэа, са спэцыяльнымі эфэктамі, з мэтай выклікаць узбуджэньне ў чалавека. Навукова даведзена, што выявы ежы вельмі моцна ўзьдзейнічаюць на нашу фізыялёгію і актыўнасьць мозгу: разглядваньне малюнкаў можа выклікаць голад і жаданьне есь-

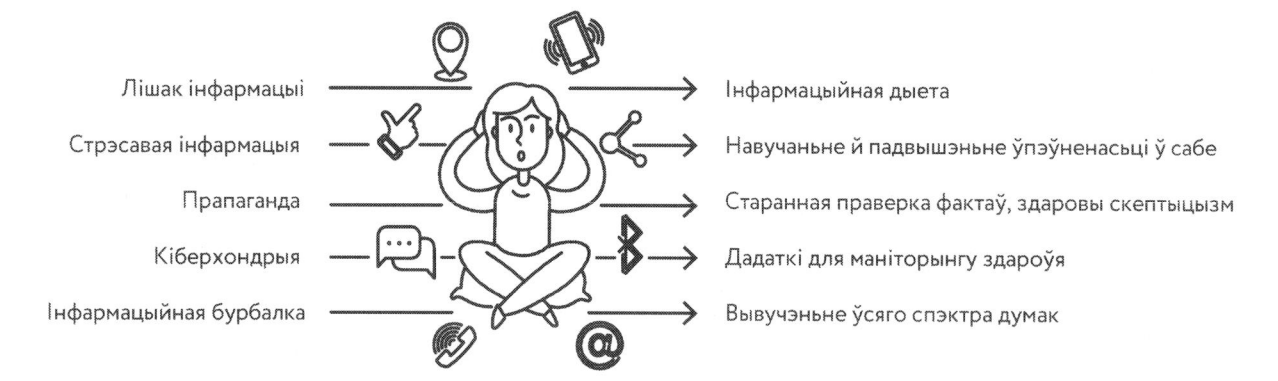

Лішак інфармацыі	Інфармацыйная дыета
Стрэсавая інфармацыя	Навучаньне й падвышэньне ўпэўненасьці ў сабе
Прапаганда	Старанная праверка фактаў, здаровы скептыцызм
Кіберхондрыя	Дадаткі для маніторынгу здароўя
Інфармацыйная бурбалка	Вывучэньне ўсяго спэктра думак

ці ў цалкам сытага здаровага чалавека. Фудпорна — гэта калі важная не карысьць, смак ці склад, а менавіта прывабнасьць, апэтытнасьць. Такія гіпэррэалітычныя кадры, яркія і агрэсіўныя, прыцягваюць нашу ўвагу і стымулююць апэтыт.

Цікава, што рост папулярнасьці фота ежы і кулінарных шоў прапарцыйны зьніжэньню часу гатаваньня і павелічэньню ўжываньня паўфабрыкатаў.

Лічбавае порна — гэта магутная стымуляцыя дафамінавых рэцэптараў, якая прыводзіць да доўгатэрміновага зьніжэньня тэстастэрону, матывацыі і да выгараньня. Дафамінавая «халява» вельмі небясьпечная для падтрыманьня ўзроўню энэргіі. Небясьпека ж менавіта лічбавага порна ў тым, што яно ўвесь час прапануе навізну, правакуе павышаць узровень жорсткасьці і не дае ніякага рэальнага досьведу.

! **Прыбярыце порна і стымуляцыю са свайго жыцьця, і вы адчуеце павышэньне лібіда і смаку жыцьця.**

Порна-палітыка. Гэта дэфармаваньне сучаснай палітычнай сыстэмы, разбурэньне інстытуту рэпутацыі, калі залогам папулярнасьці зьяўляецца паясьніханьне, хлусьня, пагрозы, абсурдныя заявы — усё толькі для таго, каб скрасьці больш увагі гледачоў. Сэнсавая нагрузка палітычных прамоваў пры гэтым імкнецца да нуля. Калі вы абураецеся і адцягваецеся ад працы — гэта спрацавала!

Навіны. Нам так прыемна быць у курсе таго, што адбываецца, што мы нават не разумеем прыхаванай небясьпекі такіх паводзі-

наў. Навіны — гэта чысты цукар для нашага розуму, іх можна спажываць бясконца. Навіны павышаюць узровень дафаміну, не выпадкова многія пачынаюць дзень з набору стымулятараў: цукар, кафэін і стужка навінаў. Навіны даюцца нам маленькімі кавалачкамі, іх лёгка чытаць, гэта не патрабуе ніякіх намаганьняў, але стварае прыемнае ўражаньне дасьведчанасьці, таму спажываньне навінаў можа выклікаць самую сапраўдную залежнасьць. Гэта амаль заўсёды нэгатыў: у экспэрымэнтах удзельнікі часьцей чыталі менавіта нэгатыўныя навіны, а не нэўтральныя ці пазітыўныя. Гэтую нашу асаблівасьць мэдыя эксплюатуюць увесь час: 95 % навінаў — гэта плёткі, забойствы, сьмерці, трагедыі, катастрофы, крызісы, праблемы і пакуты іншых людзей.

Нельга сказаць, што таксічныя навіны — гэта вынаходства апошняга часу. Ужо ў 1927 годзе траціну плошчы брытанскіх таблёідаў займала інфармацыя аб злачынствах, а астатняе — чуткі, спорт, палітыка. Гэта чытво для мігдаліны, а не прэфрантальнай кары. Мозг прагне гэтага, каб запазычыць з такога аповеду нешта карыснае для выжываньня. Насамрэч мы нічога карыснага асабіста для сябе не атрымліваем, а толькі ўзмацняем стрэс і марнуем увагу. Калі мы чытаем пра падзеі, на якія ня можам паўплываць, гэта схіляе да бездапаможнасьці. Навіны прапануюць спрошчанае тлумачэньне падзей і правакуюць кагнітыўныя памылкі, прыгнятаюць творчасьць, стымулююць пракрастынацыю і, на жаль, не даюць нам ніякай карыснай для дзеяў інфармацыі.

Навіны часта пішуць журналісты, якія выкарыстоўваюць цяжкі арсэнал мэтадаў прапаганды, так пад соўсам навін мы атрымліваем прамываньне мазгоў. Частае паўтарэньне аднаго і таго ж, напрыклад, прыводзіць да таго, што мы пачынаем гэтаму верыць. Такія навіны ніколі не асьвятляюць дэталі, а толькі даюць адзнакі і начэпліваюць цэтлікі. Адпісвайцеся ад тых, хто рэпосьціць дрэнныя навіны, менш камунікуйце з тымі, хто ўвесь час залівае ваш мозг крывавымі і халодна-страшэннымі гісторыямі. Нэгатыўная інфармацыя нашмат хутчэй апрацоўваецца мозгам і дае цялесную рэакцыю ў выглядзе павышэньня актыўнасьці сімпатыйнай стрэсавай сыстэмы. Калі гэта паўтараецца штодня, то можа прывесьці да выгараньня, дэпрэсіі, трывогі — мы пачынаем глядзець на сьвет празь несьвядомыя фільтры недаверу і трывогі.

! **Чытаючы навіны, задавайце сабе пытаньне, ці датычыцца гэта асабіста вас? Калі не, дык не спажывайце гэтую інфармацыю і беражыце сваю энэргію.**

Інфармацыя павінна стымуляваць да дзеяньня, а не фармаваць пасіўнасьць. Звузьце фокус увагі да навін вашага раёна і мястэчка, дзе вы можаце прыняць удзел у фармаваньні рэчаіснасьці і паўплываць на жыцьцё сваё і асяродзьдзя. Выберыце сабе кола сяброў і лепш цікаўцеся навінамі ў іх. Таксама можна плаціць за кантэнт правераным выданьням, хто не зарабляе на рэкляме.

Ня бойцеся быць ня ў курсе — гэта ваша канкурэнтная перавага ў сучасным лічбавым сьвеце. Даведвацца навіны ад паважанага вамі калегі нашмат бясьпечней для псыхічнага здароўя, чым з тэлевізара. Чытаньне кніг, камунікацыя, спэцыялізаваныя прафэсійныя выданьні карыснейшыя за навіновае сьмецьце. Мэта мэдыяў у тым, каб любую праблему зрабіць тваёй асабістай праблемай. Ці трэба вам гэта?

Адмоўцеся праглынаць тое сьмецьце, якое запіхвае ў вас СМІ, гэта толькі таннае тлумачэньне таго, што адбываецца, ня мае нічога агульнага з рэальнасьцю. Хочаце ў гэтым пераканацца? Знайдзіце падшыўку газэтаў дзесяці- або дваццацігадовай даўнасьці і пачытайце навіны. Вы зразумееце, што яны бескарысныя для прыняцьця рашэньняў.

Фэйкі. Навіны крадуць ня толькі вашу ўвагу, але й час, вы губляеце канцэнтрацыю і каштоўныя рэсурсы. У навінах цяпер практычна немагчыма ўбачыць экспэртаў з рэпутацыяй, а ёсьць толькі "зоркі", чыя сумнеўная слава аказваецца важнейшая, чым праўдзівасьць інфармацыі. На жаль, цяпер нават сур'ёзныя журналісты ўсё часьцей не праводзяць праверку фактаў і выкарыстоўваюць прапаганду, працуючы на сваіх гаспадароў. Зразумець хлусьню ў анляйне нашмат складаней, чым пры асабістай сустрэчы, таму лічбавай прапагандзе так проста нас падмануць.

Пытаньні і заданьні

1. Прыбярыце ўсе крыніцы навін на тыдзень. Не глядзіце тэлевізар, не дакранайцеся да газеты. Спадабалася? Зрабіце гэта сталай звычкай. А калі нешта цікава, то лепш спытайце ў сяброў — будзе і тэма для размовы.

2. Устрымлівайцеся ад розных відаў лічбавага порна: фуд-порна, хэйт-порна, віктым-порна, порна-палітыкі і да т. п.

3. Даведайцеся навіны вашага раёна, ужывую пагаварыце з суседзямі і сябрамі.

6. Тэхніка бясьпекі

«Я думаю, такім чынам, я існую» — казалі старажытныя. Сёньня мы кажам: «Я думаю, такім чынам, у мяне разрадзіўся смартфон». Вядома, як і было напісана ў пачатку гэтага разьдзела, лічбавыя тэхналёгіі — неад'емная частка нашага жыцьця, і мы ня зможам бязь іх абысьціся. Важна быць прасунутымі і актыўна вывучаць, як можна выкарыстоўваць новыя лічбавыя магчымасьці для павышэньня якасьці жыцьця. Але ў пагоні за перавагамі важна выконваць тэхніку бясьпекі. Хачу прапанаваць вам набор ідэяў і парадаў — вы можаце абраць зь іх тое, што будзе лепш за ўсё працаваць менавіта для вас.

Межы і буфэры

Усталюйце канкрэтныя межы выкарыстаньня смартфона. Гэта можа быць колькасьць гадзінаў для сацсетак, чытаньня, зносін або фізычныя межы, напрыклад, забарона на выкарыстаньне тэлефона ў спальні і на кухні. Падумайце, куды вы можаце схадзіць без тэлефона? Пастрыгчыся, пагуляць у парку, адправіцца ў краму? Павялічвайце колькасьць такіх "чыстых" часавых зон, калі ў вас побач няма тэлефона. Калі тэлефон неабходны як камера, уключыце авіярэжым. Ніколі і ні пры якіх абставінах не бярыце тэлефон у ложак — гэта вельмі шкодная звычка, якая замінае паўнавартаснаму сну.

! **Самыя эфэктыўныя — раніца да 12:00 і вечар пасьля 20:00 без сацыяльных сетак. Вызначце месцы, куды ня будзеце браць тэлефон ніколі, напрыклад лазенка, прыбіральня, кухня, спальня. Калі баіцеся праспаць, купіце звычайны будзільнік, а не пачынайце свой дзень, хапаючы тэлефон і на аўтамаце пачынаючы яго прагляданць.**

Для адсочваньня межаў усталюйце праграмы, якія паказваюць, колькі разоў вы карысталіся тэлефонам і чым менавіта. Вы можаце ўсталяваць соднёвыя ліміты для кожнае праграмы. Адсочвайце агульны час, праведзены ў смартфоне, — гэтыя лічбы могуць вас жахнуць, асабліва калі вы падлічыце выдаткаваны за год час.

Навукоўцы ўстанавілі, што людзі выкарыстоўваюць тэлефон на 11 % часьцей толькі таму, што той ляжыць у іх пад рукой.

Не бярыце ў рукі тэлефон, калі размаўляеце з блізкімі і сябрамі, — гэта тэлефонны этыкет.

Сацыяльныя сеткі. Сацыяльныя сеткі дапамагаюць нам падтрымліваць вялікую колькасьць сацыяльных сувязяў, мець зносіны з важнымі для нас людзьмі. Навукоўцы адзначылі, што для павышэньня ўзроўню шчасьця чалавеку трэба атрымаць 60 цёплых камэнтароў у месяц, таму і самі ня скварцеся на камплімэнты. Адпішыцеся ад тых, хто крадзе вашу ўвагу і час, пакіньце сяброў, якія даюць якасны кантэнт, карысны для прыняцьця рашэньняў і ўвасабленьня іх у жыцьцё.

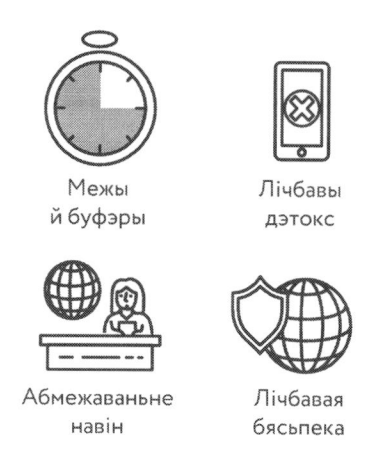

| Межы й буфэры | Лічбавы дэтокс |
| Абмежаваньне навін | Лічбавая бясьпека |

Пакідайце разгорнутыя камэнтары да цікавых для вас тэмаў, узаемадзейнічайце з аднадумцамі. Ніколі не выказвайцеся рэзка, нікога не крытыкуйце, нават у асабістых паведамленьнях. Памятайце, што ўсё напісанае і сказанае можа стаць публічным, таму выконвайце лічбавую бясьпеку. Не захоўвайце важныя дакумэнты, дадзеныя карт, інтымныя фота ў ненадзейных агульнадаступных сховішчах дадзеных. Не публікуйце асабістую інфармацыю — гэта можа быць выкарыстана супраць вас.

Мэтанакіраванае выкарыстаньне. Смартфон — гэта "соска для дарослых", так жартуюць дзеці. Навучыцеся адрозьніваць, калі вы бераце тэлефон для вырашэньня канкрэтнай задачы, а калі ад нуды. «Што я зараз зьбіраюся рабіць і колькі часу на гэта патрачу?» — пытайце і адказвайце шчыра. Калі ваш адказ "нуда" ці "стрэс", то знаходзьце больш здаровыя забаўкі і спосабы для зьніжэньня стрэсу. Прыцягвайце да лічбавага дэтоксу і сяброў, напрыклад, дамоўцеся пры сустрэчы скласьці ўсе тэлефоны ў адну скрынку на стале.

6. ТЭХНІКА БЯСЬПЕКІ

Лічбавае ўпарадкаваньне

Ня буду заклікаць вас выкінуць смартфон і купіць тэлефон-раскладушку, але добра б мець простыя спосабы сувязі накшталт кнопкавага тэлефона ці бранзалета-гадзіньніка зь сімкай. Выдаліце лішнія праграмы, адпішыцеся ад непатрэбных старонак і паштовых рассылак — зладзьце вялікую прыборку! Выдаліце ўсе апавяшчэньні ад праграмаў, акрамя крытычна важных.

Многія людзі пачынаюць парадкаваць свой лічбавы сьвет з крайнасьцяў, выдаляючы практычна ўсё, — і прайграюць. Прыбірайце сваю лічбавую прастору паводле мэтаду Конда: яна раіць прыбіраць з дому тыя рэчы, якія не прыносяць радасьці. Пакіньце ў сваёй лічбавай прасторы толькі тое, што важна, і прыбярыце ўсё астатняе. Калі ня ўпэўненыя — выдаляйце. Лічбавае сьмецьце мае сваю цану, яно крадзе вашу ўвагу і час на тое, што сапраўды важна для вас. Замест укараненьня дадатковых абмежаваньняў проста прыбірайце лішняе, ня толькі праграмы, але і дэвайсы. Пытайце сябе — эканомяць яны ваш час або марнуюць?

Ускладніце доступ — напрыклад, увядзіце ручны набор доўгага пароля да праграмаў, стварыце тэчкі для праграмаў і схавайце іх далей. Разьмяжуйце месэнджэры для дома і для працы. Напрыклад, у адным мэсэнджэры вы можаце чытаць падпіскі, працаваць у другім, мець зносіны зь сябрамі ў трэцім. Па такім жа прынцыпе вы можаце выкарыстоўваць розныя браўзэры як у смартфоне, так і на хатнім кампутары. Калі ў вас прафэсійная неабходнасьць быць у шматлікіх мэсэнджэрах ці сацсетках, завядзіце для іх асобны смартфон, які ня трэба заўсёды і ўсюды браць з сабой.

Адключыце ўсе апавяшчэньні ад праграмаў, акрамя канала сувязі з блізкімі. Для зьніжэньня візуальнай нагрузкі вы можаце выкарыстоўваць пастаянны рэжым "вячэрняга экрана" або чорна-белы рэжым для меншага адцягненьня, самы радыкальны спосаб — гэта e-ink экраны, якія не выпраменьваюць сьвятло, яны прыцягваюць увагу менш за ўсё. Няхай ваша застаўка на тэлефоне будзе пустым фонам з пытаньнем, якое павышае вашу прадуктыўнасьць, напрыклад: «Што я зараз зьбіраюся рабіць?», «Навошта я ўзяў тэлефон?», «Што мне зараз трэба?»

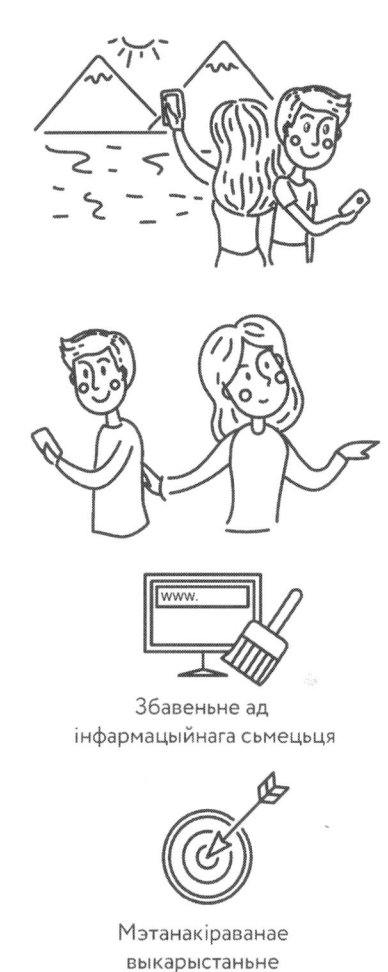

Збавеньне ад інфармацыйнага сьмецьця

Мэтанакіраванае выкарыстаньне

> **!** Вядома, ад тэхналёгіяў ня трэба адмаўляцца, нам трэба ўпарадкаваць нашы адносіны з тэлефонам.

Тэлефон — гэта інструмэнт. А добры інструмэнт — той, якім мы карыстаемся для вырашэньня якога-небудзь пытаньня, а потым адкладаем яго ўбок і займаемся сваімі справамі. Вы павінны кіраваць тэлефонам, а ня ён — выкарыстоўваць вас. Але тэлефон жа адцягвае нас увесь час. Сёньня мы трацім на яго ў сярэднім дзьве з паловай гадзіны свайго жыцьця.

Ухіліце тое, чым ён вас чапляе: гук і вібрацыі (уключыце бясшумны рэжым). Прыбярыце тэлефон з поля зроку (пакладзіце за ноўтбук або ў шуфлядку). Выкарыстоўвайце іншыя прылады, каб лішні раз ня браць яго ў рукі. Так, я зноў нашу гадзіньнік на руцэ, так я магу даведацца час, не дастаючы тэлефон. Або выкарыстоўваю асобны таймэр, каб кантраляваць свой графік працы, а таксама чытаю з рыдара, а не экрана тэлефона.

Разьбярыце лічбавае сьмецьце: ачысьціце пошту, адпішыцеся ад абнаўленьняў і супольнасьцяў, усталюйце спэцыяльныя плагіны, якія блакуюць усё, акрама галоўнай функцыі, напрыклад News Feed Eradicator для адключэньня стужкі фэйсбука, блакавальнікі рэкламы і рэкамэндаваных відэа, напрыклад No Distractions для ютуба. Чым чысьцейшае ваша візуальнае поле, тым прасьцей засярodziцца. Кожная лічбавая прастора, няхай гэта будзе праграма або сайт, гэта пастка, спраектаваная разумнымі людзьмі, каб завалодаць вашай увагай. Чым часьцей вы карыстаецеся імі, тым горш кіруеце сваёй увагай.

Усталюйце праграмы для дыхальных практык, для мэдытацыі, для хуткіх нататак, разнастайныя таймэры, якія ня будуць даваць вам "заліпаць". Усталюйце праграмы для блакаваньня рэкламы. Карыснымі будуць і пошукавікі накшталт DuckDuckGo, якія выдаюць непэрсаналізаваную выдачу.

Выкарыстоўвайце аналягавыя мэтады. Часьцей чытайце папяровыя кнігі, пішыце канспэкты, карыстайцеся папяровым дзёньнікам. Дасьледаваньні паказалі, што запіс канспэкта ад рукі больш эфэктыўны для разуменьня і запамінаньня матэрыялу, чым набор на ноўтбуку.

Кібэрхондрыя

Акрама розных відаў псэўда-дыягностыкі трывог людзям дадае і самодыягностыкі. Інтэрнэт дазваляе зрабіць гэта нашмат больш эфэктыўна, чым стары добры даведнік хваробаў. Уласна, для такой зьявы ёсьць і асобны тэрмін кіберхондрыі — гэта імкненьне ставіць сабе дыягназы на падставе сымптомаў, знойдзеных у пошукавіку.

«Чаму ты такі сумны? — У мяне сындром сумных наднырачнікаў. — А дзе падхапіў? - Выпадкова зайшоў у адну суполку ў Facebook».

Чаму ж гэта дрэнна, бо інфармацыя пра сябе — гэта так карысна!? Уся справа ў скажэньні рэальнасьці: людзі схільныя шукаць «аднадумцаў» з падобнымі сымптомамі і прыпісваць сабе іх захворваньні і лячэньне, амаль 50% упэўненыя ў тым дыягназе, які самі сабе паставілі — у рэальнасьці слушныя менш за 15% самадыягназаў.

Дасьледаваньне паказала, што 80% карыстачоў гугляць сымптомы, пры гэтым 75% зь іх не правяраюць крыніцу дадзеных і прыналежнасьць сайта.

Большасьць карыстальнікаў робяць выснову аб дакладнасьці сайта на аснове яго дызайну, простасьці пошуку ў ім і зразумелага апісання — гэтага цалкам дастаткова, каб пачаць давяраць. 75% людзей зважаюць і на іншыя дыягназы, якія ёсьць у выдачы ці апісаннях. А калі гугліць часта, то можна апынуцца ў бурбалцы фільтраў, калі чалавеку адусюль лезе рэклама лячэння, сымптомы хвароб і гісторыі "выжылых".

> ! Наш мозг мае і кагнітыўную памылку: чым больш мы даведаемся пра хваробу, тым больш верагоднай яна нам здаецца.

Чым гэта кепска? Трывожныя разлады пагаршаюць якасьць жыцьця, павялічваюць верагоднасьць ятрагеніі. Калі чалавек няправільна тлумачыць свае сымптомы, гэта можа прывесьці да пагаршэньня недыягнаставанага захворваньня: чалавек праводзіць час, накручваючы сябе і зьніжаючы настрой, замест таго, каб заняцца справай.

Прыкметамі кіберхондрыі зьяўляюцца:
• занадта частае выкарыстаньне інтэрнэту для пошуку інфармацыі аб сваіх праблемах;
• захапленьне анляйн-абсьледаваньнямі;
• частая зьмена лекараў;

6. ТЭХНІКА БЯСЬПЕКІ

• упэўненасьць у тым, што ў здаровага ня можа быць ніякіх прыкметаў захворваньняў;

• чытаньне спэцыялізаваных мэдыцынскіх сайтаў;

• выбар найбольш цяжкай хваробы з магчымых.

Кіберхондрык з падазрэньнем ставіцца да мэдыцыны: "не такі страшны паразіт, як паразітафоб" — кажа народная мудрасьць. Калі вы заўважылі, што пошук сымптомаў становіцца навязьлівым, а сам працэс пошуку і чытаньня прыводзіць да пагаршэньня сымптомаў і настрою — гэта нагода для турботы. А наколькі вы схільныя да кіберхондрыі?

Пытаньні і заданьні

1. Вымярайце час, якое праводзіцца ў смартфоне, усталяваўшы спэцыяльныя праграмы, напрыклад, Screen time. Вы можаце ўсталяваць асобныя абмежаваньні для кожнай праграмы.

2. Дзякуйце і хваліце ў анляйне, гэта карысна і вам, і таму, каму вы дзякуеце.

3. Практыкуйце як мінімум раз на тыдзень лічбавы дэтокс. Памятайце, што «сапраўднае жыцьцё — гэта тое, што адбываецца, пакуль ваш тэлефон выключаны».

Межы
й буфэры

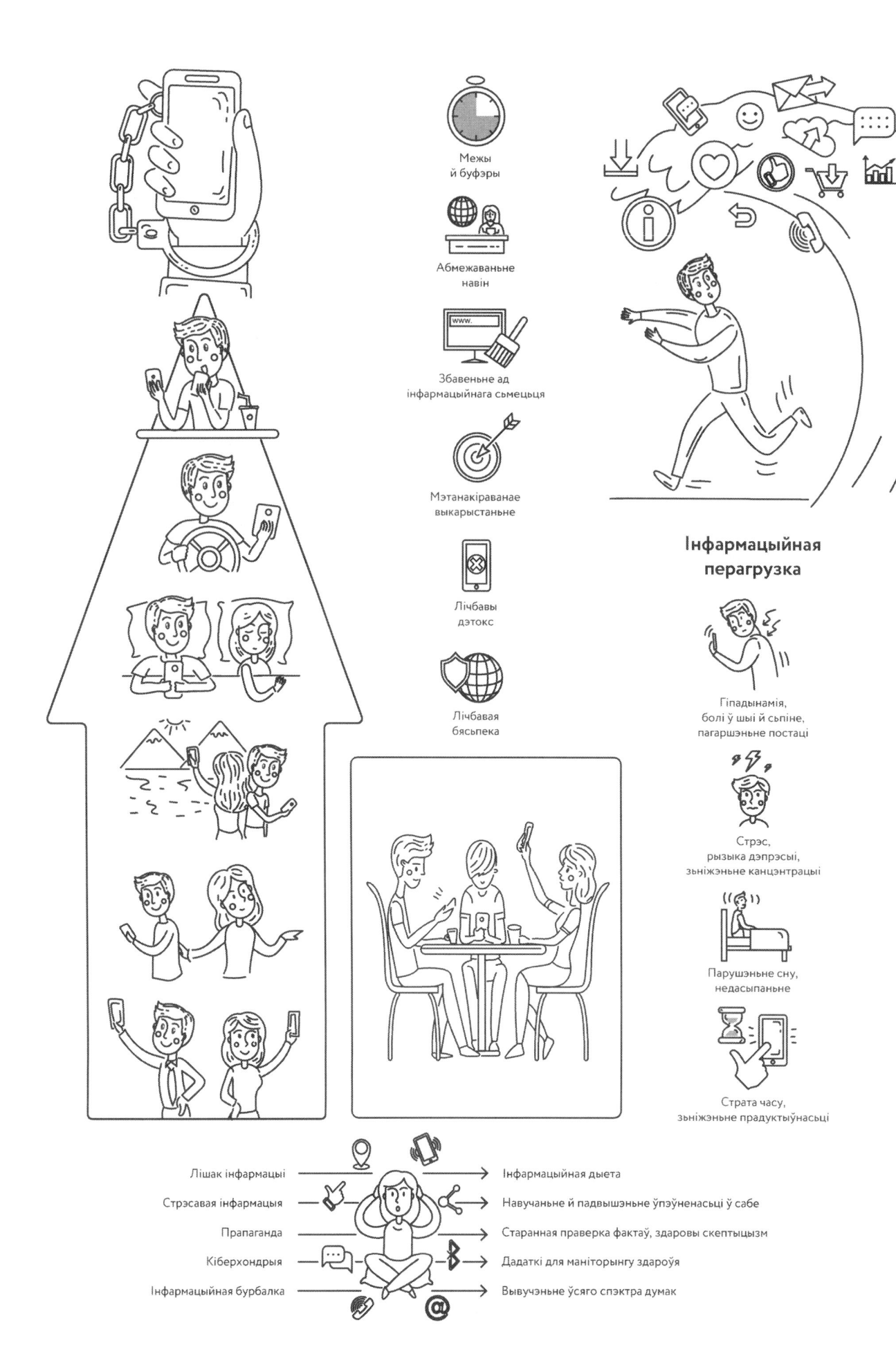

Абмежаваньне
навін

Збавеньне ад
інфармацыйнага сьмецьця

Мэтанакіраванае
выкарыстаньне

Лічбавы
дэтокс

Лічбавая
бясьпека

Інфармацыйная перагрузка

Гіпадынамія,
болі ў шыі й сьпіне,
пагаршэньне постаці

Стрэс,
рызыка дэпрэсыі,
зьніжэньне канцэнтрацыі

Парушэньне сну,
недасыпаньне

Страта часу,
зьніжэньне прадуктыўнасьці

Лішак інфармацыі	Інфармацыйная дыета
Стрэсавая інфармацыя	Навучаньне й падвышэньне ўпэўненасьці ў сабе
Прапаганда	Старанная праверка фактаў, здаровы скептыцызм
Кіберхондрыя	Дадаткі для маніторынгу здароўя
Інфармацыйная бурбалка	Вывучэньне ўсяго спэктра думак

РАЗЬДЗЕЛ 14

Здаровыя звычкі

1. Звычкі як шкілет здароўя

"Я займаюся здароўем, але нічога не атрымліваецца", — мне рэгулярна даводзіцца чуць такія скаргі. І я часта бачу, што людзі шмат чытаюць пра здароўе, увесь час пра гэта кажуць, спрабуюць нешта рабіць, але не атрымліваюць вынікаў. Для іх займацца сваім здароўем цяжка — яны робяць усё, прымушаючы сябе, пачынаюць і кідаюць то правільнае харчаваньне, то заняткі спортам. Гадавыя абанементы ў залу згараюць, а хатнія трэнажоры становяцца вешалкамі для адзеньня. Ім быццам бы хочацца займацца, але першаснага імпульсу не хапае, і праз тыдзень-два ўсе добрыя пачынаньні глухнуць. А чым больш людзі сябе за гэта дакараюць, тым менш хочацца працягваць.

Вядома, такі бессыстэмны падыход павялічвае нездаволенасьць сабой. Так бывае, што людзі ўспрымаюць заняткі здароўем як нейкую моду, купляючы кілімок для ёгі, каштуючы супэрфуды, спампоўваючы ЗЛЖ-праграмы, — але тэарэтычны інтарэс не ўвасабляецца на практыцы. Толькі звычка дапамагае працягнуць рух, як казаў пісьменьнік Мішэль дэ Мантэнь: «Варта адрозьніваць душэўны парыў чалавека ад цьвёрдай і сталай звычкі».

! Усе мы гатовыя пачаць новае жыцьцё з панядзелка, але наколькі нас хопіць? Часта мы закідваем свае пачынаньні і дакараем сябе за гэта, памяншаючы шанцы на другую спробу.

Іншыя ж людзі менш ведаюць, менш гавораць і не выкладваюць матывавальныя фота ў сацсетках, але рэгулярна, кожны дзень нешта робяць і клапоцяцца пра сябе. Вельмі часта такія рэгулярныя дзеяньні не зьяўляюцца асабістым дасягненьнем чалавека, яны маглі ўвайсьці ў лад жыцьця з бацькоўскай сям'і, несьвядома.

Навукоўцы заўважылі, што харчовыя патэрны, рэжым дня, звычка да спорту і догляду за сабой фармуюцца яшчэ ў дзяцінстве. Не выпадкова Ф. Дастаеўскі прыкмеціў, што *"ўся другая палова чалавечага жыцьця складаецца звычайна з адных толькі назапашаных у першую палову звычак"*.

Мы верым у сілу розуму, але паўсядзённым кіраўніком у жыцьці зьяўляецца менавіта звычка. Паспрабуйце растлумачыць курцу, што курэньне шкоднае. Ён пагодзіцца, але не перастане курыць. Разуменьне праблемы, прызнаньне праблемы розумам зусім ня значыць, што гэта прывядзе да зьмены ладу жыцьця.

Здаровую звычку варта выбудоўваць на навуковай аснове, а для гэтага трэба прайсьці пяць пасьлядоўных этапаў: веданьне, разуменьне, уменьне, навык, звычка.

Веданьне

Атрымаць інфармацыю ў сучасным сьвеце лёгка, але гэтак жа лёгка заблытацца ў яе лішку. Часта людзі, якія прайшлі мае курсы, кажуць аб палягчэньні, калі яны пазбаўляюцца мноства псэўданавуковых тэорый і могуць сфакусавацца на сапраўды важных для здароўя рэчах. У папярэдніх разьдзелах выкладзена дастаткова ведаў для вядзеньня здаровага ладу жыцьця.

Парадокс: само па сабе веданьне аб тым, што шкодна, а што карысна, не ўплывае на паводзіны. Дасьледаваньні паказваюць, што частата нездаровых паводзінаў у падлеткаў павялічваецца па меры сталеньня, з 15 да 30 гадоў, незалежна ад ведаў аб яго рызыках. Многія людзі выказваюць намер весьці здаровы лад жыцьця, але ня робяць гэтага — так узьнікае разрыў намеру і дзеяньня. Дасьледаваньне паказала, што нават працяглае навучаньне дыябэтыкаў ня моцна паўплывала на іх лад жыцьця і біямаркеры (глікаваны гемаглабін, ліпідны профіль, вага), а таксама рызыкі ўскладненьняў.

Ёсьць просты спосаб ацаніць, наколькі цэласная ваша псыхіка. Выпішаце на аркушы паперы ўсе рэчы, якія трэба рабіць, хочаце рабіць і якія робіце. Чым вышэйшы адсотак супадзеньня, тым лепш.

Для захаваньня стабільнасьці псыхікі ёсьць цэлы набор абаронаў, якія дазваляюць нам нічога не рабіць з праблемай. Тэрмін аназагнозія, які азначае адсутнасьць крытычнай ацэнкі свайго стану, — ужываўся ў мінулым для псыхічнай паталёгіі, але цяпер выкарыстоўваецца і для такіх паталёгій, як атлусьценьне, дыябэт, сардэчна-сасудзістыя захворваньні. Чалавек так «тлумачыць» праблемы з вагой, памяцьцю і мысьленьнем: «я проста стаміўся», «пасьля 40 гэта норма», «у мяне стрэс», «з жыватом самавіты выгляд», «гэта мой выбар» і да т. п. Людзі могуць выкарыстоўваць розныя інструмэнты абароны: пазьбяганьне, адмаўленьне, абсурдызацыю, гумар: «Ты памрэш! — Ха-ха, усе памруць». Зьмены пры хваробах ладу жыцьця звычайна такія плыўныя і незаўважныя, што чалавек да іх звыкае і пачынае лічыць сваёй "нормай".

Адукацыя пацыентаў здаецца выхадам з сытуацыі. Але калі празьмерна палохаць людзей наступствамі і небясьпекамі, то яны пачынаюць выкарыстоўваць нездаровыя копінг-стратэгіі і псыхічныя абароны, каб адысьці ад непрыемнай інфармацыі. Рацыянальна спрачацца з такім пацыентам бессэнсоўна, вы толькі мацней пераканаеце яго ў адваротным. Бо адмаўленьне сваёй праблемы для яго — гэта спосаб падтрыманьня ідэнтычнасьці. Таму патрэбныя не сухія веды, а жывыя прыклады, эмацыйнае ўзьдзеяньне, уцягваньне ў групы падтрымкі, паступовасьць.

Разуменьне

Гэта наступная ступень на шляху да звычкі, калі атрыманыя веды трэба прыняць, спасьцігнуць іх сэнс, упусьціць у сябе, уключыць гэтыя веды ў сваю асабістую сыстэму ідэяў і ўяўленьняў. Інакш мы будзем, як папугі, прамаўляць бессэнсоўныя для сябе словы. Наш арганізм можа засвоіць бялкі, тлушчы і крухмалы, толькі расчапіўшы іх да базавых амінакіслот, тлустых кіслот, монасахарыдаў і ў такім выглядзе улучыўшы іх у свае малекулы. Так і веды трэба перастравававаць, а для гэтага важна старанна "грызьці граніт навукі" і мець добры апэтыт і цікаўнасьць.

Разуменьне — гэта сапраўдны сэнсавы кантакт зь веданьнем, калі мы бачым сувязь атрыманых ведаў са сваім жыцьцём і са сваімі каштоўнасьцямі. На маіх навучальных курсах я стараюся падвесьці вучняў да самастойнага разуменьня важнасьці ведаў, для гэтага мы разьбіраем тэмы здароўя на дастаткова глыбокім узроўні. Бо калі чалавек сам зразумеў, як гэта працуе, то гэта робіць атрыманае разуменьне асабістым дасягненьнем, сапраўдным азарэньнем, устойлівым і эфэктыўным — у адрозьненьне ад вонкавай матывацыі. Вылучаюць разумовае і эмацыйнае азарэньні, якія дапамагаюць нам лепш разумець таксама і тое, што адбываецца з намі. У гэтым разьдзеле вы знойдзеце шэраг практыкаваньняў, якія дапамогуць вам лепш зразумець сябе.

Уменьне

Уменьне — гэта здольнасьць самастойна зрабіць пэўнае дзеяньне, пераход ад тэорыі і разуменьня да рэальнага дзеяньня пад усьвядомленым кантролем. Напрыклад, вы мо-

1. ЗВЫЧКІ ЯК ШКІЛЕТ ЗДАРОЎЯ

жаце разьвіць уменьне гатаваць, але яно патрабуе намаганьняў, калі важна памятаць і якія інгрэдыенты купіць, і колькі часу варыць, і калі пераварочваць.

Часта людзі не пераходзяць ад тэорыі да практыкі, бо пераскокваюць праз прыступку ўменьня.

! Важна навучыцца правільна выбіраць прадукты, правільна рэагаваць на стрэс, правільна бегаць — і лепш адразу вучыцца правільнаму, бо пераувучвацца — нашмат складаней! Ня ўмееце гатаваць? Прайдзіце кулінарныя курсы! Няма тэхнікі сілавых практыкаваньняў? Навучыцеся ў трэнэра! Няма добрай дыкцыі і баіцеся выступаць? Навучыцеся прамоўніцкаму майстэрству!

Навык

Гэта здольнасьць выконваць пэўныя дзеяньні, у нашым выпадку — у галіне здаровага ладу жыцьця, — якая ўзьнікла шляхам шматразовага паўтарэньня і ўсьвядомленага паляпшэньня. Навык паступова разьвіваецца і ўмацоўваецца па меры практыкі, пры гэтым зьмены часьцей за ўсё назапашваюцца неўпрыкмет.

Разьвіты навык — гэта калі мы можам нешта рабіць лёгка, правільна, з задавальненьнем і карысьцю. Напрыклад, навык гатаваць, правільна прысядаць, спраўляцца з голадам, расслабляцца, плянаваць, атрымліваць задавальненьне ад ежы. З практыкаю ўсьвядомленае дзеяньне, якое патрабуе кантролю і валявых намаганьняў, становіцца аўтаматычным і пераходзіць у вобласьць працэдурнай памяці.

Звычка

Звычка — гэта ўжо спосаб паводзінаў, патрэба паводзіць сябе пэўным чынам. Прытрымлівацца звычкі прыемна і лёгка, яна не расходуе шмат разумовых рэсурсаў. Уявіце сабе, што кожны чалавек — гэта кампутар, вы можаце ўсталяваць на яго розныя праграмы і правільна наладзіць іх. Хуткасьць працы будзе залежаць ня толькі ад самага жалеза, але й ад софту.

Шлях да здароўя

Шлях да здароўя можна ўявіць як лесьвіцу, дзе кожная прыступка — гэта здаровая звычка. Чым больш у вас звычак, тым вышэй вы падымаецеся і тым мацнейшае ваша здароўе. Найважнейшай часткай сваёй працы я лічу ня проста расказваць пра здароўе, а дапамагаць людзям на практыцы ўкараняць здаровыя звычкі і дасягаць сваіх мэтаў. Важна не абвінавачваць людзей у тым, што яны гультаі, а шукаць, што спрацуе канкрэтна для гэтага чалавека. Бо які сэнс у прызначэньнях і рэкамэндацыях, калі ваш пацыент іх усё роўна не выконвае?

Як той казаў, калі своечасова не пазбавіцца шкодных звычак, то яны пазбавяцца нас. Добрае і здаровае жыцьцё — гэта добрыя і здаровыя звычкі. На працягу свайго жыцьця мы можам набываць шкодныя і карысныя звычкі пасіўна, "заражаючыся" ад навакольных, а можам актыўна выпрацоўваць іх самастойна. Калі мінулыя трыгеры перастаюць нас чапляць, мы адчуваем свабоду. І гэтая свабода ад залежнасьцяў і аўтаматычных рэакцыяў на нейкую ежу, выпіўку, людзей, смартфон дорага каштуе — вы будзеце высока яе шанаваць, атрымліваць асалоду ад гэтай свабоды і паважаць сябе.

Нават генэтыка ўплывае на здароўе ня так моцна, як лад жыцьця, — калі пераводзіць у лічбы, то ўплыў звычак у пяць разоў большы, чым уплыў генаў. Мы схільныя недаацэньваць ролю звычак — яны здаюцца нам дробнымі, незаўважнымі, няважнымі. Нам хочацца быць героямі, радыкальна мяняць сваё жыцьцё з панядзелка і да самае старасьці. Але такі жорсткі падыход, як аказалася, не працуе ў доўгатэрміновай пэрспэктыве: рэзкія скачкі з канапы ў залу, ад піцы да салаты толькі разгойдваюць здароўе і веру ў сябе. Чым часьцей сканчаюцца няўдачай вашыя спробы зьменаў, тым хутчэй разьвіваецца вывучаная бездапаможнасьць.

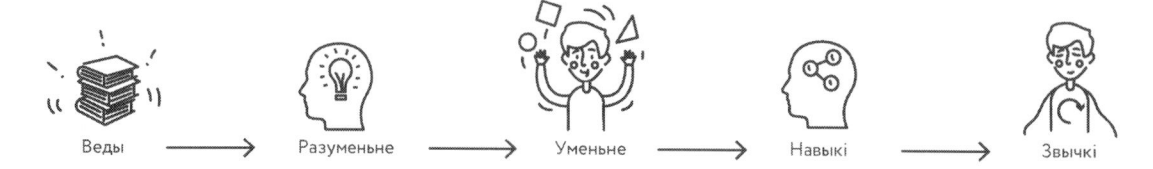

Валявы рэсурс самадысцыпліны канчатковы: стрэсы, сьпешка, недасып, недаяданьне — усё гэта можа аслабіць волю і збіць нас са шляху. Таму выпрацоўка звычак — гэта выкарыстаньне аўтаматычных мадэляў паводзінаў, якія вядуць нас да здароўя без штодзённых валявых выдаткаў. Зьмяніцца цяжка, бо наш мозг настроены на эканомію і аптымізацыю дзейнасьці. Чым больш звычак спрацоўвае на аўтамаце, тым меншы ціск. Калі мы любім тое, што робім, атрымліваем ад гэтага пазітыўныя эмоцыі, ідэнтыфікуем сябе са сваімі звычкамі, то робім усё лёгка, без супраціўленьняня.

! **Мы самі робімся звычкай. Чым больш звычак мы ўкараняем, тым лягчэй нам гэта рабіць — мы папросту трэніруем "звычку да новых звычак".**

Пачніце з самага малога і давядзіце гэта да аўтаматызму — так вы адпрацуеце навык фармаваньня звычак. Трэба толькі "спакусіць мозг", і ён сам зачэпіцца за задачу, а нам застанецца адно насалоджвацца працэсам.

Зьмена звычак — справа не аднаго дня і нават месяца. Пашыраючы свой гарызонт плянаваньня, мы можам убачыць сябе ў будучыні і прымаць тыя рашэньні, якія зробяць нас здаравейшымі і шчаслівымі ў доўгатэрміновай пэрспэктыве. Няўменьне так глядзець правакуе нас на імгненныя рэакцыі, якія наносяць страты здароўю. Напрыклад, заесці стрэс, прапусьціць трэніроўку, завіснуць да глыбокай ночы на новым сэрыяле. Ці маеце вы права зрабіць гэта? Так, але тое будзе не любоўю да сябе, а патураньне, здрада вашых доўгатэрміновых мэтаў.

Час мяняцца

Многім людзям страшна нешта мяняць, бо чым даўжэй існуе звычка, тым яна трывалейшая. І вось вы ў сваёй зоне камфорту, адкуль здаецца, што ламаць сябе ня варта. Але ня верце гэтаму заспакаяльнаму голасу — чалавек заўсёды можа зьмяніцца да лепшага, і нават у сталым узросьце гэтыя зьмены ідуць на карысьць.

Дасьледчыкі на працягу 18 гадоў назіралі за людзьмі, якім на той момант было ня менш за 75 гадоў. Аказалася, што адмова ад курэньня і павелічэньне фізічнай актыўнасьці нават у такім узросьце павялічвае працягласьць жыцьця на 5 гадоў для жанчынаў і на 6 гадоў для мужчынаў.

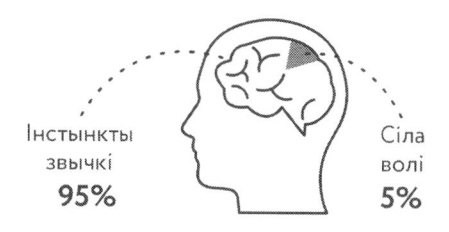

Мы жывыя, пакуль мяняемся, зьмены — гэта і ёсьць само жыцьцё. Касьнеючы, мы становімся менш гнуткімі і адаптыўнымі, больш крохкімі — і нават невялікі стрэсар зможа нас зламаць. У любым узросьце будзьце дзецьмі ўнутры сябе, цікаўнымі і рызыкоўнымі!

Пытаньні і заданьні

1. Якія звычкі вы хацелі б выпрацаваць? Якіх звычак вы хочаце пазбавіцца?
2. Што вы хочаце рабіць, але ня ўмееце?
3. Якое сваё азарэньне запомнілася вам мацней за ўсё?

2. Карысьць — гэта задавальненьне ў будучыні

"Апішы мінулае, дыягнастуй сучаснасьць, прадкажы будучыню" — так вучыў Гіпакрат.

Спробы зьмяніць сябе безь відавочнае выгады ўспрымаюцца мозгам як марнатраўства: навошта нешта мяняць, калі сёньня мне і так добра? Мы можам інвэставаць у сябе будучыні, калі бачым гэтую самую будучыню, і яна нам падабаецца — ці палохае. Робячы выбар у моманце, пытайцеся ў сябе кожны раз, ці прынясе вам гэта карысьць у доўгатэрміновай пэрспэктыве? Калі не, то, магчыма, яго і ня варта рабіць. Многія людзі ня хочуць нават уяўляць сябе ў будучыні, бо гэта можа быць непрыемна для іх. Але важна рэгулярна думаць, што здарыцца з вамі, калі вы ня зьменіцеся і будзеце працягваць кожны дзень рабіць тое, што робіце сёньня.

Ці павялічваюцца вашы рэсурсы — грошы, уплыў, вядомасьць, сябры, навыкі, — альбо вы дэвальвуецеся з кожным годам? Ці рухаецца ваша кар'ера? Вы схуднелі ці набіраеце вагу, ці пачалі больш падцягвацца або ўжо цяжка дыхаеце, паднімаючыся па лесьвіцы? Ці пасьпяхова вы спраўляецеся са стрэсам? Ці расьце ваш «кошт»? Няма нічога страшнага ў тым, што адказы вам не падабаюцца — як мінімум вы шчырыя з сабой, а гэта выдатны пункт адліку для зьменаў.

У сьвеце існуе мноства заняткаў, у якіх мы можам альбо быць пасьпяховымі, альбо застацца ні з чым. Таму наш мозг праводзіць часта неўсьвядомлены аналіз верагоднасьці атрыманьня карысьці і на яго аснове выдае нам крэдыт матывацыі. Калі мэта прызнана годнай і шанцы на яе дасягненьне высокія, то мы напаўняемся энэргіяй і дзейнічаем. За гэты працэс адказвае дафамінавая сыстэма мозгу, а яе нэўрамэдыятар — дафамін — можна ўмоўна разглядаць як валюту мозгу.

Як і любую валюту, дафамін трэба зарабіць, і яго заўсёды бракуе. У натуральных умовах дафамін выпрацоўваецца тады, калі мы робім нешта важнае і карыснае для сябе, прапампоўваючы свае навыкі і ўзмацняючы рэсурсы: прабегліся — дафамін, выспаліся — дафамін, даведаліся новае — дафамін і гэтак далей. З кожнае дзеі вылучаецца трохі, але якасная дывэрсіфікацыя забясьпечвае выдатнае самаадчуваньне. Зразумела, марнаваць проста так такой працай нажытую валюту мозг не зьбіраецца. І калі вы кажаце сабе «трэба»: вывучыць мову, схуднець ці пачаць бегаць, — мозг разумее, што гэта запатрабуе вялікіх выдаткаў энэргіі, якіх, магчыма, цяпер зусім няма і якія трэба браць у крэдыт. Таму мозгу прасьцей сабатаваць мэты, чым вытрачацца на іх дасягненьне.

Уявіце сабе дафамінавую сыстэму як банк, а прэфрантальную кару вашага мозгу як прадпрымальніка. Для атрыманьня крэдыту важна мець добры бізнэс-плян на будучыню: выдатную ідэю з высокімі шанцамі на дасягненьне выніку. Чым шырэйшы ваш гарызонт плянаваньня, чым ясней вы ўяўляеце, як менавіта зьбіраецеся дасягнуць сваіх мэтаў, як будзеце спраўляцца з узьніклымі цяжкасьцямі, тым імаверней атрымаеце крэдыт доўгатэрміновай матывацыі.

Пакажыце «банку», што справа выйгрышная, інавацыйная і абяцае вялікі прыбытак, растлумачце, чаму менавіта вы здольныя даць гэтаму рады. Чым лепш вы ўяўляеце будучыню, тым верагодней яе дасягненьне.

> **Калі вам цяжка ўявіць, што будзе з вамі празь месяц, то ня варта і разьлічваць на матывацыю ў доўгатэрміновых мэтах — мозг ня дасьць вам энэргію, калі вы жывяце адным днём. Большасьць нават ня хоча ўяўляць сябе ў будучыні, бо гэта можа быць непрыемна. Але важна разумець, што здарыцца з вамі, калі вы ня зьменіцеся сёньня.**

Імавернасьць невяртаньня крэдыту матывацыі настолькі высокая, што ня варта і рызыкаваць. Зьвярніце ўвагу: пад вашыя фантазіі аб тым, што «аднойчы прачнуся мільянэрам» або «выйду замуж за прынца», мозг і шэлега ламанага ня дасьць, патрэбныя толькі выразныя і рэальныя пляны.

Каб атрымаць крэдыт, трэба мець добрую крэдытную гісторыю: вы павінны мець досьвед набыцьця такіх навыкаў, няхай і ў меншых маштабах. Змаглі бегаць і займацца раз у тыдзень? Значыць, можна даць энэргіі і на заняткі двойчы ў тыдзень. Крэдыт на меншую суму атрымаць нашмат рэальней, таму зьменшыце запыты і затым паступова іх падвышайце.

Для атрыманьня крэдыту патрэбны добры заклад і адсутнасьць запазычанасьцяў. Стан здароўя — гэта і ёсьць наш заклад. Калі мы якасна харчуемся, высыпаемся, маем разьвітую цяглічную сыстэму, кантралюем стрэс, маем добрае кола зносінаў і сацыяльны статус, то пад гэтыя рэсурсы мозг з задавальненьнем выдасьць нам матывацыю на будучыню. Калі ўжо зь цяжкасьцю дацягваем да вечара пятніцы, ледзь спраўляемся са стрэсам, то ўся валюта мозгу будзе ісьці на забесьпячэньне штодзённага функцыянаваньня, без адкладваньня запасу на будучыню.

Дамаўляйцеся, а не выбівайце сілай

Каб атрымаць больш рэсурсаў ад свайго арганізма, мы часьцяком дзейнічаем груба, прымушаючы сябе штосьці рабіць. Але злоўжываньне словам «трэба» прыводзіць да падзеньня ўзроўню дафаміну і вялікіх валявых выдаткаў. Многія спрабуюць падмануць дафамінавую сыстэму, зьвяртаючыся да лёгкіх стымулятараў. Дафамінавая «халява» — гэта ўсё, што падымае ўзровень дафаміну без намаганьняў. Зьелі салодкае — настрой падняўся, выпілі — палепшылася суб'ектыўная самаацэнка. Але друк нічым не забясьпечаных грошай заўсёды прыводзіць да інфляцыі. Лішак дафамінавай стымуляцыі мозгу прыводзіць да зьяўленьня залежнасьці і яшчэ большым разладам матывацыі.

Імавернасьць атрымаць крэдыт вышэйшая, калі ў вас ёсьць здольнасьці да таго, на што вы яго просіце. Мозг ацэньвае гэта па ўзроўні асалоды — усьвядомленага атрыманьня задавальненьня пры заняцьці нейкай справай. Калі вам толькі «трэба», але пры гэтым зусім не падабаецца, то, верагодна, у крэдыце вам адмовяць. А калі вас да чагосьці моцна цягне, але вы не атрымліваеце задавальненьня, то рызыка парушэньня дафамінавай сыстэмы прыкметна ўзрастае.

Не шукайце матывацыю звонку, усё, што вам трэба, ёсьць у вашай галаве. Сфармуйце добрую крэдытную гісторыю, патрэніраваўшыся на дробязях, навучыцеся атрымліваць задавальненьне ад мэты, устрымайцеся ад залішняй стымуляцыі, назапасьце ўнутраныя рэзэрвы. І затым стварыце рэалістычны і натхняльны бізнэс-плян па дасягненьні сваёй мэты. Тады ваш мозг дасьць вам такое натхненьне і матывацыю, што вашай энэргічнасьці можна будзе толькі пазайздросьціць. Вучыцеся не ламаць сябе, а весьці перамовы на роўных са сваім мозгам, — і ўсё атрымаецца.

Пытаньні і заданьні

1. Што вы думаеце пра будучыню? Ці часта вы адкладаеце нешта на заўтра?

2. Ці трымаеце баланс каротатэрміновае-доўгатэрміновае ў сваім жыцьці?

3. Колькі часу вы інвэстуеце ў сябе штодзень?

3. Тэорыя будучыні

Мы ўвесь час хочам спазнаць будучыню — ад гэтага залежыць наша выжываньне, — таму здавён-даўна такія папулярныя варожбы, прагнозы, астралогіі і да т. п. Чым лепш мы ведаем пагрозу, тым эфэктыўней зможам да яе загадзя падрыхтавацца і больш адэкватна адрэагаваць. Таму прэфрантальныя долі заняты мадэляваньнем розных складаных сытуацый і пошукам аптымальнага рашэньня. Наш мозг будуе чаканьні і мадэлі будучыні, зыходзячы з успамінаў аб мінулым. Аддзел мозгу гіпакамп захоўвае і ўспаміны, і праекцыі будучыні. Калі выдаліць гіпакамп, то пакутуе ня толькі памяць, але і здольнасьць плянаваць свае дзеяньні. Нядзіўна, што ўчынкі задаюць тэмп нашага жыцьця і што парадкаваньне мінулага досьведу, напрыклад, у псыхатэрапіі, дапамагае людзям зь вялікім энтузіязмам глядзець у будучыню.

3. ТЭОРЫЯ БУДУЧЫНІ

> **!** Чым горш вы думаеце аб сваім мінулым, тым горшай будзе і ваша будучыня. А вось маючы пазітыўныя ўспаміны, прасьцей дабівацца посьпеху.

Па сутнасьці, чаканьні — гэта фантазіі нашага мозгу, яго ўяўленьні, што і як будзе адбывацца. Але гэтыя чаканьні аказваюць сур'ёзнае ўзьдзеяньне на сапраўдны момант. Нашы дзеяньні і эмоцыі знаходзяцца ў "ценю будучыні" — мы можам адчуваць сябе па-рознаму ў залежнасьці ад чаканьняў. Напрыклад, пры дэпрэсіі людзі бачаць у будучыні толькі безвыходнасьць, нягледзячы на адсутнасьць праблемаў цяпер. І менавіта гэтая будучая безвыходнасьць прымушае іх пакутаваць ужо сёньня. Скажэньне карціны будучыні выклікае трывогу і прадчуваньні.

Гарызонт плянаваньня ці мапа будучыні — гэта чаканьні нашага мозгу, закадаваныя ў нэўронавых контурах. Стрэс і колькасьць наяўных рэсурсаў уплывае на нашы рашэньні. Чым вышэй узровень стрэсу і ніжэй колькасьць наяўных рэсурсаў для пераадоленьня сытуацыі, тым мацней мяняецца яе ўспрыманьне.

Ва ўмовах стрэсу мозг пераходзіць на "рэжым выжываньня", калі гарызонт плянаваньня вельмі вузкі, і доўгатэрміновыя наступствы нашых дзеяў няважныя. Калі вы стаміліся і зьнясіленыя настолькі, што ня можаце сабрацца з думкамі, ваш арганізм аддасьць перавагу булцы, а не здаровай фігуры.

Гэта рэжым "хуткага" жыцьця, калі выжываньне непрадказальнае, у процівагу **"павольнаму"** жыцьцю. У рэжыме "хуткага" жыцьця мы жывём адным днём, не думаючы пра будучыню. Таму разьвівайце стрэсаўстойлівасьць і вытрымку: многія людзі трапляюць у заганнае кола стрэсу, калі яны моцна стамляюцца, і ў іх нізкі самакантроль і няма жаданьня нешта плянаваць — дзень пры дні.

У рэжыме «хуткага» жыцьця мы больш спакушаемся. У банку, калі вы сядзеце запаўняць дамову на крэдыт, побач з вамі будзе стаяць паднос з цукеркамі, а запаўняць паперы будзе прывабная дзяўчына — і не выпадкова. Чым вышэй у вас падніметца дафамін пры выглядзе салодкага або жаночай прывабнасьці, тым горш вы зможаце разьлічыць доўгатэрміновыя наступствы і ўмовы крэдыту.

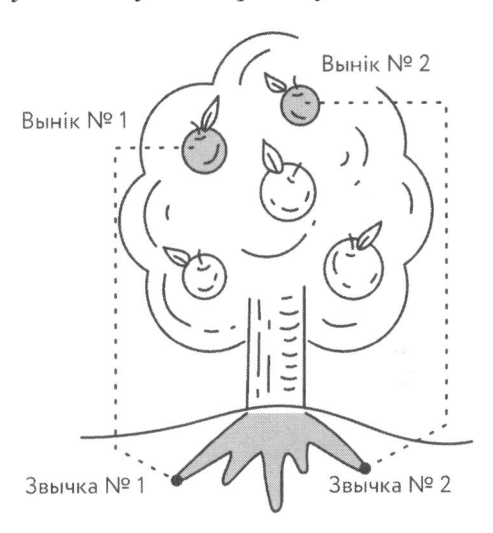

Пры напрацаваных унутраных рэсурсах спакусы будуць на вас уплываць прыкметна слабей. Палітыкі, навіны, стрэс падаюць нам мноства сыгналаў дэфіцыту і пагрозы, што абмяжоўвае нашы паводзіны і робіць іх зьмену невыгоднай для арганізма. Усё гэта кароціць наш гарызонт плянаваньня і пераключае ў рэжым "хуткага" жыцьця. Бо няма сэнсу імкнуцца худнець, калі ўсё чалавецтва можа загінуць ад каметы (вайны, крызісу, клімату, прышэльцаў, эпідэміі) у найбліжэйшыя паўгода! Важна выконваць інфармацыйную гігіену і ўсьвядомленасьць для таго, каб захаваць матывацыю і мэтазгоднасьць зьменаў. Не паддавайцеся на правакацыі і пазьбягайце абясцэньваньня будучыні — гэта дапаможа вам захоўваць капітал, увагу і рэсурсы, не зьліваючы іх у чорныя дзіркі.

Пашырайце ваш гарызонт плянаваньня: штодня надавайце час прагляду сваіх доўгатэрміновых плянаў, разважайце пра іх, пра вашу місію. Чытайце кнігі пра будучыню, прыдумляйце 5–10 крэатыўных ідэй для трэніроўкі ўяўленьня, шукайце магчымасьці і доўгатэрміновы патэнцыял у тым, што атачае вас. Думайце пра сваю спадчыну, пра дзяцей і ўнукаў, пра экалёгію плянэты і пра усё, што пераўзыходзіць вас. Думайце пра карысьць здаровых звычак як пра задавальненьне — у будучыні. Павярніцеся тварам да будучыні, а не стойце да яе сьпінай, разглядаючы свой цень.

Трэніруйце футурыстычную зоркасьць. На якую колькасьць дзён наперад вы звычайна зазіраеце? Рабіце пазітыўныя прагнозы на дзень і тыдзень і ацэньвайце іх верагоднасьць. Рабіце прагнозы на розныя падзеі, напрыклад, на шпацыры падумайце, як гэтая вуліца будзе выглядаць праз 20 гадоў? Паказана, што практыка прадказаньняў сапраўды павялічвае іх дакладнасьць. Пытайце сябе, колькі разоў я падцягнуся праз месяц? Колькі грошай зараблю за месяц? Кажуць, што старасьць надыходзіць тады, калі вы кажаце больш пра мінулае, чым пра будучыню. Шукайце патэнцыял у тым, што вакол вас, — гэта дапамагае ўбачыць будучыя магчымасьці і засяродзіцца на станоўчых аспэктах таго, што адбываецца, ад вонкавага сьвету да сваіх асаблівасьцяў. Трэніруйце аптымізм — гэта карысна для здароўя.

Пытаньні і заданьні

1. Як часта вы кажаце пра будучыню? А пра мінулае? Які паміж імі балянс?

2. Як вашы чаканьні адносна будучыні ўплываюць на ваша самаадчуваньне сёньня?

3. На які тэрмін у будучыні вы плянуеце сваё жыцьцё? Ці ёсьць у вас гадавы, 5-гадовы, 20-гадовы пляны?

4. Будучы Я

Як і кім вы сябе бачыце ў будучыні? Ці ёсьць у вас ясны вобраз альбо толькі туманныя адчуваньні? Наколькі ясна вы можаце ўспомніць сябе ў мінулым? Ці адчуваеце вы сувязь паміж усімі гэтымі "я"? Навукоўцы ўсталявалі, што часта "мы ў сучаснасьці" і "мы ў будучыні" — гэта амаль чужыя людзі. Мы ставімся да сябе ў будучыні як да незнаёмца, і таму нам ня так цікава нешта рабіць для яго, напрыклад, адкладаць грошы, замест таго каб патраціць іх тут і цяпер, ня есьці сёньня салодкае, каб у будучыні не пакутаваць ад дыябэту.

Важна разьвіваць у сабе гэтыя навыкі — уяўляць сябе ў будучыні і выбудоўваць бесьперапынную лінію свайго жыцьця, пераемнасьць паміж мінулым і будучыняй. Чым на большы тэрмін мы бачым сябе ў будучыні і праецыруем свае задачы, тым далейшы наш гарызонт плянаваньня.

Уменьне ўяўляць і мадэляваць розныя сытуацыі зьвязана з працай прэфрантальнай кары. Чым ярчэй і дакладней, эмацыйней мы бачым сябе ў будучыні, тым мацней гэта ўплывае на нашы паводзіны сёньня. Часта "мы ў сучаснасьці" і "мы ў будучыні" — гэта амаль чужыя людзі. Мы ставімся да сябе ў будучыні як да незнаёмца, і таму мы не матываваныя нешта рабіць для яго.

Па сутнасьці, наш **самакантроль — гэта стрымальная праца лобных доляў**, і мы стрымліваемся ад дрэнных учынкаў, бо здольныя ўбачыць у будучыні іх вынікі, паглядзець на сытуацыю вачыма сябе і іншых людзей, прадказаць іх рэакцыю.

Нэгатыўна ўплываюць на працу прэфрантальнай кары стрэс, стома, недасып, трывога. Усё, што кароціць сілу волі, зьмяншае значнасьць будучыні «я». Кароціць гарызонт плянаваньня і ўздым дафаміну, таму любыя моцныя спакусы і стымуляцыя зьніжаюць нашу здольнасьць рацыянальна думаць. Тыя людзі, у каго нізкая здольнасьць убачыць сябе ў будучыні, жывуць «тут і цяпер» увесь час, аднак у гэтым няма ніякай рамантыкі: яны схільныя да абжорства, наркотыкаў, хамства, злачынстваў і супрацьпраўных паводзінаў. Такія імпульсіўныя паводзіны ўзнікаюць праз няздольнасьць убачыць і ацаніць вынік сваіх дзеяньняў, людзі як быццам бы замкнёныя ў цяперашнім дні без шанцу вырвацца.

Думаць пра будучыню — гэта даволі энэргаёмістая задача для мозгу, таму мы яе часта пазбягаем. Але дасьледаваньні паказваюць, што тыя людзі, якія больш і часьцей думаюць пра будучыню, эфэктыўней вырашаюць праблемы і дэманструюць больш высокі ўзровень самакантролю.

Ілюзія канца гісторыі. Мы так звыклі да сваёй цяперашняй асобы, што нам здаецца — мы ўжо няздольныя зьмяніцца. Мы думаем, што і праз 10 гадоў будзем такімі ж, як цяпер. Але азірніцеся на мінулыя 10 гадоў: вы ж моцна зьмяніліся? Таму і ў бліжэйшыя 10 гадоў вы зможаце дабіцца немалога прагрэсу. Пазьбягайце наіўнай "веры ў цуд": праблема ня вырашыцца сама сабой. Чым мацней вы верыце ў нешта падобнае, тым меншая імавернасьць, што вы возьмецеся за вырашэньне гэтай праблемы.

Апішыце сябе ў будучыні. Для таго каб нам было прасьцей выпрацоўваць здаровыя звычкі і клапаціцца пра сябе зараз, важна ўсталяваць з "будучым я" сувязь, рацыянальную і эмацыйную. Для гэтага трэба максімальна канкрэтна ўяўляць менавіта сябе ў будучыні. Звычайна, чым далей у будучыню мы спрабуем зазірнуць, тым больш расплывістай і абстрактнай яна нам здаецца. Паглядзіце на сябе з розных пазіцый — зь я-пазіцыі, збоку, зьверху і здалёку.

Апісваючы сваю будучыню, расказвайце гісторыю пра тое, як менавіта вы гэтага дасягнулі, выбудоўваючы ўвесь ланцужок дзеяў (сімуляцыя працэсу). Бо наш мозг любіць гісторыі, і для яго важна пабудаваць прычынна-выніковыя сувязі, а ня проста дафамініць ад прыемных вобразаў. Важна быць шчырым і сумленным з сабой. Раскажыце пра вашу працу, дом, блізкіх, паездкі, перамогі, пляны, хобі і да т. п. Зрабіце кожную сытуацыю максімальна канкрэтнай, запазычаючы адчуваньні, пахі, смакі. Дадавайце актыўныя дзеясловы незакончанага трываньня, напрыклад "я жыву ў доме" (а не "я пабудаваў дом"), "я працую над праектам" (а не "я атрымаў працу").

Таксама апішыце дакладна час дня, людзей (у што яны апранутыя, што робяць і што гавораць) і аб'екты вакол. Хто дапамагае вам з вашай будучыняй? Чым ярчэй і паўней апісаньне, чым больш эмоцыяў і прывязак, тым эфэктыўнейшае практыкаваньне. Задзейнічайце невэрбаліку — пішыце ці думайце пра гэта ў моцнай позе, выпрастаўшыся, усьміхаючыся, ківаючы сабе для ўнутранай згоды! Важна ўсталявадь з "будучым я" сувязь, рацыянальную і эмацыйную. Для гэтага трэба максімальна канкрэтна ўяўляць менавіта сябе.

Паглядзіце на сябе будучага. Цяпер ёсьць мноства праграм, напрыклад, Faceapp, якія з высокай ступеньню дакладнасьці могуць паказаць ваш твар у будучыні, а таксама змадэляваць, як паўплывае на ваш выгляд той ці іншы лад жыцьця. Калі вы бачыце сябе ў будучыні, гэта моцна эмацыйна ўздзейнічае на вашу матывацыю.

Існуе даведзеная карысьць састараных фота сябе, асабліва калі вы іх раздрукуеце і будзеце трымаць пад рукой, скажам, у нататніку.

А ў адным з дасьледаваньняў курцоў паказалі іх выяву праз 20 гадоў, калі яны будуць працягваць курыць. Людзі так гэтым уразіліся, што пры кантролі праз паўгода 27,5 % удзельнікаў, якія ўбачылі свой «твар курца», сказалі, што кінулі, але рэальна зь іх кінулі 13,8 % (кантроль СА), а кінулі ў кантрольнай групе — усяго 1,3 %. Гэта значыць многім кінуць дапамагло фота іх "курца". Сёньня вы можаце зг энэраваць ваш «тлусты» і «худы», «пітушчы», «недаспаны» твар і фігуру, гэтыя фатаграфіі могуць стаць магутным каталізатарам зьменаў.

Уяўленьне сябе ў будучыні запускае пэўныя нэўрабіялягічныя мэханізмы, сярод якіх важным зьяўляецца актывацыя растральнай звіліны поясу. У адным з дасьледаваньняў людзі, разглядаючы састараныя фатаграфіі, вырашалі больш адкладаць на сваю пэнсію. У іншым дасьледаваньні людзі, якія пісалі ліст сабе будучым праз 20 гадоў, на 74 % менш (у параўнаньні з 3 месяцамі) падманвалі і круцілі.

> ❗ Калі мы канкрэтна бачым будучыя вынікі сёньняшніх рашэньняў і эмацыйна рэагуем, гэта можа быць магутным матыватарам зьмяніць свой лад жыцьця.

Напішыце ліст сабе будучаму. Што вы хочаце спытаць і даведацца? Такіх лістоў можа быць шмат — вы можаце адправіць іх самі сабе і атрымаць праз год ці пяць гадоў па электроннай пошце. Таксама можна напісаць і ліст сабе сучаснасьці ад сябе будучыні. Або ўявіце сустрэчу з самім сабой. Пра што вы сябе спытаеце? Пра што будзеце казаць? Гэта варта рабіць рэгулярна з дапамогай сэрвісаў накшталт FutureMe, Letter 2 Future або выкарыстоўваючы функцыю "адправіць пазьней" у Гугл і Яндэкс пошце.

Пастаўце сябе на месца будучага "я". Ацаніце свой выбар, падумайце, як бы адрэагаваў будучы "я" на вашыя ўчынкі сёньня? Які б варыянт ён упадабаў? Як паўплываюць на вас праз 20 гадоў зьдзейсьненыя сёньня ўчынкі?

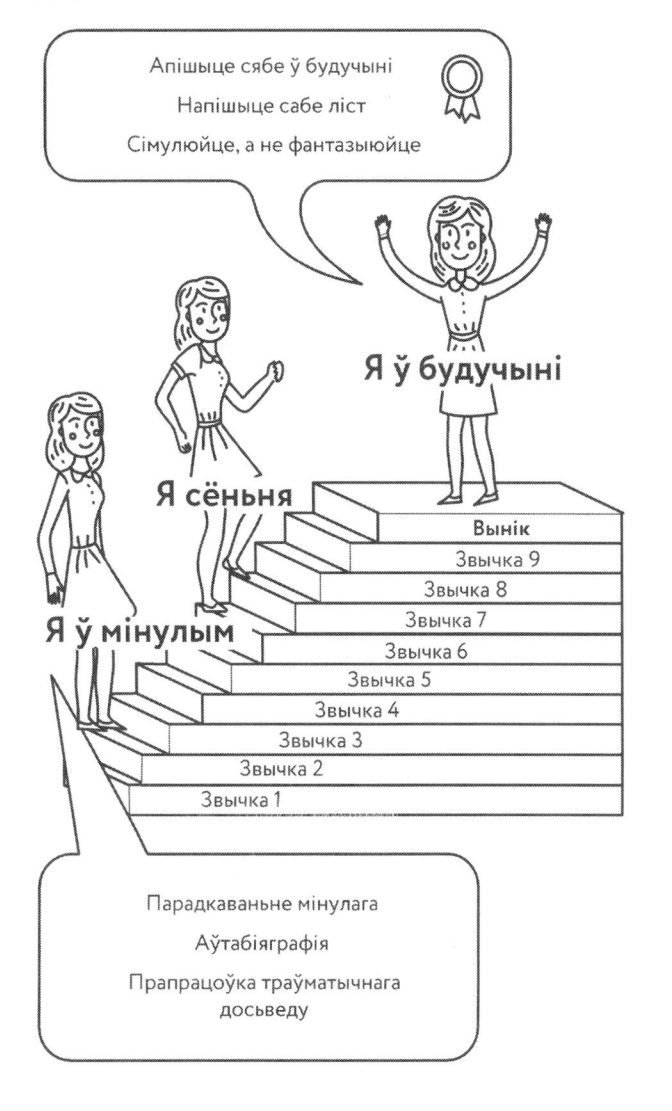

Як думаць пра будучыню?

Тыя, хто глядзеў фільм "Сакрэт", ведаюць адказ — трэба выразна ўявіць, што ты хочаш атрымаць, і прымусіць сябе паверыць, што гэта ў цябе ўжо ёсьць. Тысячы адэптаў пазітыўнага мысьленьня і ўяўленьня па ўсім сьвеце адчайна ўяўляюць вілы, яхты і валізкі з грашыма, але атрымліваюць толькі разлады. Чаму? Рэч у тым, што "фантазіі аб будучыні" і "сімуляцыя працэсу ў будучыні" — гэта прынцыпова розныя рэчы. Фантазіруючы, мы як бы спажываем сваю будучыню, уяўляючы зьдзейсьнены факт. А завершаная задача ўжо не такая цікавая мозгу. Больш за тое, такія фантазіі — гэта проста дафамінавая халява, атрыманьне задавальненьня без рэальнага дзеяньня. Такія фантазіі часта зусім нерэальныя і сваю нерэальнасьць яны хаваюць пад маскай перараджэньня, тагасьветнага жыцьця або пабудовы камунізму ў сьветлай будучыні.

Дасьледаваньні паказалі, што нерэалістычныя фантазёры маюць нашмат менш шанцаў дабіцца жаданага. Чым вышэй узровень фантазій, тым ніжэй верагоднасьць таго, што чалавек будзе прыкладаць намаганьні ў дасягненьні мэты, і вышэй верагоднасьць няўдачы. Існуе карэляцыя паміж частатой пазітыўных фантазій і сымптомамі дэпрэсіі. Акрамя гэтага, фантазіі зьніжаюць узровень энэргіі і верагоднасьць таго, што чалавек будзе нешта рабіць.

Не расказвайце ўсім запар пра свае пляны: чым больш вы дзеліцеся, тым менш верагоднасьць іх увасабленьня. Фантазіруючы і ўвесь час абмяркоўваючы свае мэты на будучыню, вы, вядома, атрымліваеце задавальненьне. Але рэч у тым, што гэта прыводзіць да "спажываньня будучыні", мозг пачынае ўспрымаць гэты плян як завершаны. Многія надоўга затрымаюцца на этапе бясконцых разважаньняў, атрымліваючы задавальненьне ад працэсу. Пагаварыўшы пра дыеты і трэніроўкі, мы адчуваем палёгку, як быццам самі пазаймаліся. Нават наяўнасьць "здаровых страваў" у меню можа расслабляць нас і правакаваць на паглынаньне больш калярыйных. Будзьце партызанамі — вядзіце таемны ЗЛЖ, бяз фота ў інстаграме і чэкінаў у фэйсбуку: адчуваньне таямніцы прыемнае і дапамагае прытрымлівацца звычак.

Сымуляцыя працэсу, а не фантазія. Правільна не фантазіраваць, уяўляючы выніковы вынік, а сымуляваць працэс. Сымуляцыя працэсу — гэта калі вы ўяўляеце, як пераадольваеце перашкоды на шляху да мэты. Напрыклад, фантазія здачы іспыту — гэта эйфарыя і скачкі з залікоўкай. Сымуляцыя працэсу — гэта калі вы ўяўляеце сябе сфакусаванага і мэтанакіраванага, які працуе над канспэктамі, разьбірае складаныя задачы і атрымлівае задавальненьне ад прагрэсу. Уяўляць, як усе зайздросьцяць твайму прэсу, — гэта фантазія, а вось плянаваць, як будзеш дабірацца да спартзалы нават у дождж, як будзеш супрацьстаяць стрэсаваму пераяданьню, — гэта сымуляцыя працэсу. Такая «нэгатыўная фантазія», зьвязаная з выяўленьнем і пераадоленьнем складанасьцяў, павялічвае веру ў сябе, павялічвае пазітыўныя чаканьні і верагоднасьць таго, што вы доможацеся посьпеху ў справе.

Шэраг дасьледаваньняў, дзе параўноўваліся сымуляцыі і фантазіі (у пахудзеньні, у выпускнікоў і да т. п.) паказалі, што сымуляцыі рэальна працуюць, а фантазіі — шкодзяць.

! **Фантазія — гэта дафамінавая ілюзія, абязбольвальнае, для таго каб ня думаць аб рэальнасьці.**

Мысьленны кантраст. Зьвязвайце сучаснасьць і мінулае, калі ставіце сабе мэты: "Я адціскаюся 20 раз, хачу адціскацца 100 разоў", — кантрастуйце "я сапраўдны vs я будучы". Стаўце думку аб будучыні перад фактам аб сучаснасьці, "я хачу схуднець да 60 кг, а цяпер ува мне 120 кг". Калі вы робіце акцэнт на тым, чаго хочаце дабіцца, а толькі затым — на перашкодах, мозг факусуецца на пошуку рашэньняў дадзеных праблемаў.

Прыдумляйце самыя розныя сцэнары. Для мозгу карыснае павелічэньне альтэрнатыўных сцэнароў будучыні і мінулага (ах, калі б) — гэта важна для нашых нэўронавых сетак, канструяваньня магчымай будучыні. Вядома, ня варта ўпадаць у скрайнасьці: думаць аб будучыні — гэта не трывожыцца пра яе, бо спробы паўплываць на тое, на што вы ня можаце паўплываць, толькі ўзмацняюць стрэс. Плянуйце і прадумвайце, а потым вяртайцеся ў сапраўдны момант зь яго задавальненьнямі. Для балянсу карысна: станоўча ставіцца і ганарыцца сваім мінулым, быць умераным у асалодах сучаснасьцю і быць крыху арыентаваным у будучыню.

Пытаньні і заданьні

1. Які патэнцыял схаваны ў вас і ў тым, што вы робіце?
2. Напішыце ліст сабе будучыні.
3. Запішыце свае мэты ў форме мысьленнага кантрасту.

5. Упарадкаваньне мінулага

Для кагосьці мінулае — гэта якар і крыніца апраўданьняў, для іншых — падмурак для росту, у розных людзей розныя старты, але ўменьне мяняцца ёсьць у кожнага чалавека. Зразумела, у мінулым нічога нельга зьмяніць, але нашы ўспаміны аб мінулым пластычныя. Многія людзі тлумачаць свае няўдачы мінулым досьведам і ўвесь час да яго зьвяртаюцца. Наш мозг канструюе сцэнары будучыні, выкарыстоўваючы фрагменты памяці, таму важна пазітыўна і канструктыўна ставіцца да свайго мінулага і працаваць над ім, што часта і адбываецца ў псыхатэрапіі. Перапісаўшы гісторыю нанова, прапрацаваўшы ўспаміны, якія траўмуюць, зьмяніўшы эмацыйнае стаўленьне да мінулага досьведу, зьвязаўшы разрозьненыя ўспаміны, мы пачынаем ясней бачыць сваю будучыню.

! **Паміж рэальнай падзеяй і нашым успамінам можа ўвогуле ня быць нічога агульнага: успамінаючы нешта, мы кожны раз перапісваем гэта ў памяці.**

Дасьледаваньні паказалі, што 30–50 % людзей лёгка ўнушыць успаміны аб падзеях, якія зь імі ніколі не адбываліся. Пры гэтым яны шчыра вераць у іх, напаўняючы дэталямі і эмоцыямі. Навукоўцы называюць гэта «канфармізмам памяці»: калі назіраць за гіпакампам і мігдалінай з дапамогай тамографа, можна ўбачыць, як «перазапісваюцца» ўспаміны. «Фальшывыя ўспаміны» адыгрываюць вялікую ролю ў паказаньнях сьведак і актыўна выкарыстоўваюцца прапагандай. Напрыклад, навадныя пытаньні могуць дапамагчы сьведкам здарэньня ўпэўнена «ўспомніць» марку і колер машыны, якая зусім не прымала ўдзелу ў ДТЗ.

Выкарыстаньне мінулага. Мы канструюем будучыню, выкарыстоўваючы фрагменты памяці. Перапісаўшы гісторыю нанова, зьвязаўшы разрозьненыя ўспаміны, мы пачынаем ясьней бачыць сваю будучыню. Я раю напісаць максімальна дэталізаваную аўтабіяграфію. Калі ў ёй выяўляюцца сьляпыя плямы ці пэрыяды, якія вам непрыемна згадваць, можаце вярнуцца да іх пазьней. Ясная памяць аб мінулым важная для пачуцьця бесьперапыннага ўяўленьня сябе на лініі часу і, адпаведна, пазітыўнага погляду на будучыню. Чым менш у вас яркіх успамінаў, тым складаней будаваць сімуляцыі будучыні. Многія людзі, сьвядома ці несьвядома, успамінаюць дзіцячыя гісторыі, якія іх натхняюць, свае гісторыі посьпеху. Такое мінулае — магутны падмурак для будучых дасягненьняў.

Аляксандру Македонскаму з дзяцінства расказвалі гісторыю, што ён — сын Зеўса, і гэта, безумоўна, магутны чыньнік веры ў сябе, які запускае эфэкт самаздзейснага прароцтва.

На жаль, у многіх сем'ях выхаваньне накіраванае на прыгнечаньне дзяцей, абясцэньваньне іх намаганьняў, фармаваньне вывучанай бездапаможнасьці. Дзяцей, па сутнасьці, не выхоўваюць, а цісьнуць для атрыманьня жаданых паводзінаў. Такая памяць негатыўна ўплывае на ўспрыманьне будучыні.

Шукайце апору і пазітыўныя сцэнары ў сваім мінулым. Вам бракуе волі да перамогі? Выпішыце ўсе ўспаміны, дзе вы перамагалі. Перажывіце іх яшчэ раз, акцэнтуючы момант на той сваёй якасьці, якую вы хочаце разьвіць у будучыні. Прайграйце гэтыя ўспаміны, зрабіўшы іх крыху больш яркімі, пазітыўна тлумачачы няпэўнасьць. Зьбярыце набор такіх успамінаў, можна аформіць яго ў выглядзе альбома. У маёй біяграфіі ёсьць шэраг невялікіх падзей, якія я часта згадваю, яны і сёньня зьяўляюцца для мяне крыніцай сілы: перамогі ў алімпіядах, віктарынах, прызнаньне каштоўнасьці маёй творчасьці і да т. п.

Успомніце рэальныя факты, пабудуйце ўспамін на аснове памяці, але пры гэтым сьмела ўключайце ўяўленьне. Тыя моманты, якія вы цьмяна памятаеце, дамалёўвайце ў пазітыўным ключы. Такі перапрагляд успамінаў дапаможа вам зьмяніць эмацыйны зарад, знайсьці падставу сваіх дасягненьняў, апору для зьмены ў будучыні, памянуць важнасьць падзей і зьвязаць іх прычынна-выніковымі сувязямі.

> **!** Навукоўцы ўстанавілі, што часта нашы праблемы з камунікацыяй і стаўленьнем да здароўя бяруць пачатак у дзіцячым узросьце.

У адным дасьледаваньні было паказана, што тыя людзі, хто не любіў спорт і фізкультуру ў пачатковай школе, у дарослым узросьце мелі сядзячы лад жыцьця і займацца фізычнай актыўнасьцю не хацелі. Гэта шмат у чым зьвязана з нэгатыўнымі ўспамінамі: прымус да руху, пачуцьцё няёмкасьці, насьмешкі аднакласьнікаў, траўмы, няўдалы досьвед зьніжэньня вагі і да т. п. Для вяртаньня пазітыўнага досьведу можна ўспомніць і запісаць усе моманты з жыцьця, дзе вам было радасна рухацца, бегаць, танчыць, усе выпадкі цяглічнай радасьці і задавальненьня ад валоданьня рухомым і гнуткім целам. Ясная памяць аб мінулым важная для бесьперапыннага ўяўленьня сябе на лініі часу. Чым менш у вас яркіх успамінаў, тым складаней будаваць сімуляцыі будучыні.

Траўматычны досьвед важна прапрацаваць, выразна і ясна прызнаючы нэгатыўныя моманты, але й акцэнтуючы пазітыўныя. Падчас яго апісаньня карысным будзе правесьці лёгкую дысацыяцыю, замяніўшы займеньнік "я" на апісальны ў трэцяй асобе, як быццам гэтую сытуацыю бачыў нехта іншы. Таксама варта выкарыстоўваць кагнітыўныя словы (думаю, лічу, таму што) і дадаць больш дэталяў. Выпісаўшы гэты досьвед на паперу, можна рытуальна запячатаць і спаліць ці закапаць. Як ні дзіўна, але ў дасьледаваньнях паказана, што гэта дапамагае зьменшыць узьдзеяньне траўмавальных перажываньняў.

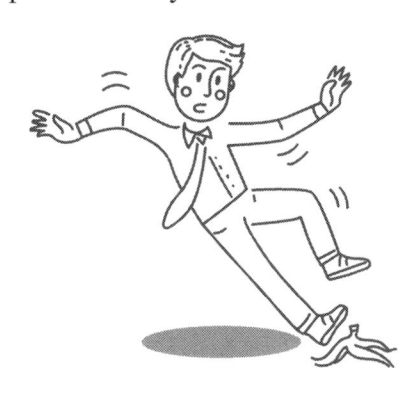

Пытаньні і заданьні

1. Напішыце сваю аўтабіяграфію.
2. Якія гераічныя гісторыі з мінулага ў вас ёсьць? Які траўматычны досьвед вамі не прапрацаваны? Як ён замінае вам сёньня?
3. Якія шкодныя звычкі вам не ўдаецца ўзяць пад кантроль?

6. Этап разважаньняў і падрыхтоўкі: дайце ідэі высьпець

Фармаваньне звычак — гэта пытаньне не аднаго дня, дзейнічаць трэба паступова, не кідаючыся адразу "ў бой". Многія людзі загараюцца ад матывавальнага артыкула, відэа ці прыкладу свайго сябра, пачынаюць капіяваць методыку і хутка выдыхаюцца. Кожны такі нэгатыўны досьвед зьменаў зьніжае вашу ўпэўненасьць у сабе. Акрамя таго, экстрэмальныя спробы аздаравіцца нясуць сур'ёзныя рызыкі для здароўя. Зьмяніцца лёгка, галоўнае захацець па-сапраўднаму — такі лозунг мы можам пачуць ад розных коўчаў і матыватараў асобаснага росту. Яны ж сьцьвярджаюць, што калі ў вас не атрымалася, то віаватыя ў гэтым вы і толькі вы. Насамрэч гэта ня так. Уся справа ў кагнітыўным скажэньні — тыя, у каго атрымалася, шырока разносяць інфармацыю аб сваім посьпеху, а тыя, хто здаўся, як правіла, маўчаць.

У нас ствараецца няслушнае ўяўленьне аб пасьпяховасьці спробаў зьмяніцца — гэта сапраўды складана. *Так, пасьпяхова ўтрымліваюць паніжаную вагу толькі 5 % ад тых, хто садзіцца на дыету, каля 50 % людзей не прымаюць прапісаныя лекі правільна, 75 % людзей адмаўляюцца ад сваіх плянаў. Сярод тых, хто дае сабе абяцаньні зьмяніцца ў новым годзе, толькі 8 % выконваюць намеры, а траціна здаецца ўжо ў студзені.*

Нам важная падрыхтоўка і старанне абдумваньне таго, што і як мы будзем рабіць, дзеля чаго мы гэта будзем рабіць і якія рэсурсы ў нас ёсьць. Чым лепш мы прадумаем і сплянуем, тым верагодней наш шанец на посьпех — вылучыце адзін-два тыдні, каб сабраць больш інфармацыі і "схадзіць на выведку", для больш дакладнага пляна. На гэтым этапе адбываюцца неабходныя зьмены: вы падрыхтоўваеце глебу свайго розуму і кідаеце туды зерні разважаньняў і ідэй. Працягвайце паліваць іх сваёй увагай, і яны прарастуць у выглядзе вашых дзеяньняў.

! Пастаўце сабе мэту, напрыклад, паўгадзіны ў дзень думаць аб неабходнасьці зьмены, запісвайце асноўныя думкі ў дзёньнік, павесьце стыкеры, якія нагадваюць пра гэта, у лазенцы і на лядоўні.

Зьмены парадаксальныя: часам патрабуюць часу, а часам разважаньні крышталізуюцца ў выглядзе азарэньня, якое прыводзіць да пункту невяртаньня і разуменьня, што трэба мяняцца і так далей жыць нельга.

Дасьледаваньні паказваюць, што больш за 90 % людзей самі, без дапамогі звонку, прымаюць рашэньне і самастойна завязваюць з та-

кімі шкодными звычкамі, як курэньне і алькаголь.

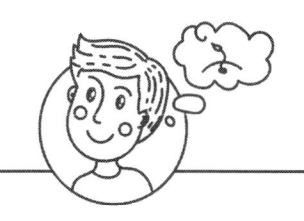

> **Этап падрыхтоўкі і разважаньняў**
> **Высьпяваньне ідэі**
>
> Вывучэньне палёгкі перашкод
> Зьбіраць рэсурсы
> Вывучыць досьвед
> Далучыць эмоцыі
> Група падтрымкі

Што замінае зьменам? Аналіз папярэдняга досьведу дазволіць зразумець, колькі каштуюць — часу, грошай, сілаў — вашыя трансфармацыі. Накіньце зьверху яшчэ 100%, бо мы схільныя пераацэньваць свае сілы і недаацэньваць выдаткі. Ці гатовыя вы плаціць такую цану? Таксама падлічыце, чаго вам будзе каштаваць, калі вы ня зьменіце сваю звычку: колькі грошай страціце, колькі гадоў жыцьця страціце, колькі новага не даведаецеся. А такі кошт вы гатовыя заплаціць?

Ацаніце сур'ёзнасьць свайго намеру стрэс-тэстам: хай ваш сябар паспрабуе вас адгаварыць ад зьменаў — ці здольныя вы супраціўляцца?

Людзі зарана здаюцца. Вельмі частая прычына няўдач — не даводзіць справу да канца. Рэсурсаў хапае на занадта кароткі тэрмін, хоць для фармаваньня сувязяў у мозгу і пераходу звычкі ў аўтаматычны рэжым патрабуецца ня меней за 66 дзён штодзённых паўтораў. Іншыя крыніцы гавораць пра 90 дзён. Калі вы выконваеце намечанае на працягу шасьці месяцаў, то верагоднасьць доўгатэрміновага посьпеху павялічваецца ў 10 разоў. Таму звычка — гэта маратон, а ня спрынт, і вам трэба разьлічыць свае сілы, каб ня выдыхнуцца на паўдарогі.

Разьлічыце свае сілы. Уявіце сабе, што фармаваньне звычкі — гэта выцягваньне буйной рыбы з вады. Тузанеце занадта моцна — лёска парвецца, прыслабіце — рыба заблытае лёску ў хмызах. Патрэбны аптымальны ўзровень нагрузкі. Таму для зьменаў нам важна падтрымліваць усьвядомленасьць у працэсе, і фокус на мэту. Выдаткаваўшы ў пачатку больш увагі і сілаў на звычку, мы доможамся яе паўтарэньня ў будучыні на аўтамаце. Трэба абраць правільны час для зьменаў, калі ў вас ёсьць на гэта сілы і вы не адцягваецеся на іншыя энэргазатратныя рэчы. Калі ў вас гарыць праект, то гэта не найлепшы час для старту.

Сыстэма ці мэта. Многія людзі ставяць сабе мэты, напрыклад, павялічыць біцэпс на пяць сантыметраў або схуднець на пяць кілаграмаў. З пункту гледжаньня здароўя, такая пастаноўка мэт неэфэктыўная ў доўгатэрміновым прагнозе: дасягнуўшы яе, чалавек спыняе дзеяньні і трапляе ў вір старых звычак, якія адносяць яго назад. Завершанае дзеяньне мозг лічыць непатрэбным; калі вы схуднелі, найважнейшая частка працы яшчэ наперадзе — утрымаць гэтую вагу!

Здаровая вага і цягліцы важныя не да пачатку лета, а на працягу ўсяго жыцьця. Таму слушна факусавацца на тым, каб стварыць сыстэму. Сыстэму харчаваньня, якая будзе падтрымліваць здаровую структуру цела на працягу ўсяго жыцьця, стварыць крыніцу заробку на доўгатэрміновую пэрспэктыву, а ня проста зарабіць пэўную суму.

Прызнайце праблему цалкам, усьвядомце яе. Калі чалавек адыходзіць ад прызнаньня, не бярэ на сябе адказнасьць, то эфэктыўнасьць прыманых мер будзе нулявая. Так, можна прымусіць кагосьці "зьмяняцца", але ў гэтага чалавека зьявіцца агіда да вашых добрых намераў. Людзі спрабуюць пазьбегнуць ціску, адмаўляюць факты, выкарыстоўваюць разнастайныя ахоўныя мэханізмы псыхікі: часам аповед пра шкоду курэньня правакуе курыць больш. Многія людзі маюць фальшывую самаідэнтыфікацыю са сваімі звычкамі і ня хочуць адмаўляцца ад іх, баючыся страціць "сябе".

Таму так важны этап разважаньня — для ўсьведамленьня таго, як на нас уплываюць нашы звычкі і якія ў нас ёсьць памылкі адносна іх і сябе.

Супраціў марны? Навакольнае асяродзьдзе ўтрымлівае так шмат трыгераў, што чалавек расходуе шмат сіл на супраціў. Часта перашкаджае і таксічнае сацыяльнае асяродзьдзе, у якім зьмены не прынятыя і не заахвочваюцца. Таму важна загадзя пралічыць, якія плюсы і мінусы вашых зьмен будуць ня толькі для вас, але і для навакольных. Зьмена асяродзьдзя ў такім выпадку — важны чыньнік посьпеху. Калі асяродзьдзе вас не падтрымлівае, магчыма, давядзецца зьмяніць асяродзьдзе. Супраціў можа быць ня толькі на ўзроўні асяродзьдзя: вашы старыя звычкі будуць замінаць засваеньню новых, чым мацнейшая старая звычка, тым складаней яе «перамагчы».

Сумневы паралізуюць. Памятаеце прытчу пра сараканожку, якая не змагла хадзіць, калі яе папрасілі растлумачыць, як у яе атрымліваецца аднчасова перастаўляць усе сорак ног? Многія людзі пачынаюць дзейнічаць у стане сумневаў і ваганьняў. Такая дваістасць розуму, калі вы быццам бы хочаце зьмяніцца, а нібы й ня хочаце — усё гэта чыньнікі няўдачы. На этапе пляванаваньня разважайце колькі хочаце, але, калі вы пачалі працаваць па зацьверджаным пляне, ня час сумнявацца. Ваш мозг, сутыкаючыся з нагрузкай, будзе прыдумляць сотні выкрутаў, каб не выходзіць з зоны камфорту, і даваць вам адпор. Напэўна ў вас ёсць і другасныя выгады ў вашым бягучым стане, таму магчымы самасабатаж.

Тэорыя маленькіх перамог. Вялікія мэты — гэта выдатна, яны натхняюць, і ад іх нават кружыцца галава. А вось да малых мэт многія людзі адчуваюць пагарду — здаецца, што гэта дробязь, няздольная нешта радыкальна зьмяніць. Ужо калі дыета, то цалкам новая ў самай жорсткай форме — мы вельмі схільныя да скрайнасьцяў. Але шлях да доўгатэрміновых зьменаў ідзе менавіта праз маленькія мэты і штодзённыя перамогі.

Уявіце, што вы ідзяце пешшу да нейкага месца, разьмешчанага за дзясяткі кіламетраў. Вы ня бачыце яго, ня ўбачыце і праз гадзіну, таму неўзабаве можаце пачаць перажываць, ці ў той бок вы ідзяце і ці варта наогул гэта рабіць — і сумневы загубяць вас. Але калі вы ставіце сваёй мэтай прайсьці столькі кіламетраў у дзень, то можаце штодня сьвяткаваць перамогу, пры гэтым ведаючы, што вы становіцеся бліжэй да сваёй мэты.

Штодзённыя перамогі заахвочваюць нас, замацоўваюць звычкі, дапамагаюць прапампоўваць сілу волі. Калі мы факусуемся на рашэньні праблемы цалкам, гэта можа выклікаць адчуваньне безнадзейнасьці, дэфіцыту рэсурсаў, зьменшыць веру ў тое, што мы здольныя гэта зрабіць. Разьбіўшы задачу на простыя і разьвязальныя, мы пазбавімся гэтых думак. Напрыклад, многія людзі, хто адмаўляецца ад салодкага назаўжды, часьцей за ўсё зрываюцца. А вось есьці салодкае празь дзень — прасьцейшая ў выкананьні задача, якая дазволіць у два разы зьнізіць яго спажываньне, што мае станоўчы ўплыў на здароўе.

> ! Хочаце завязаць з выпіўкай? Досьвед паказвае, што мэта не ўжываць алькаголь на працягу наступных 24 гадзінаў цалкам рэальная і зьдзяйсьняльная.

Факусуйцеся на момантах посьпеху, і яны стануць каталізатарамі рэальных зьменаў. Навукоўцы высьветлілі, што самаадчуваньне прагрэсу, рухі наперад паляпшае стан чалавека, дапамагае яму заставацца больш прадуктыўным і захопленым. Толькі дзеяньне зьменіць самаацэнку і самаідэнтыфікацыю, а ня думкі: стаўце канкрэтныя ўчынкі вышэй за разумовыя практыкаваньні і сумневы. Пачынайце тыдзень з ударнага панядзелка, добры пачатак зарадзіць вас натхненьнем і ўпэўненасьцю на ўвесь тыдзень наперад.

Дысцыпліна, а не матывацыя

Адна з сур'ёзных памылак у выпрацоўцы звычак — гэта апірышча на матывацыю. Людзі лічаць, што трэба шукаць ці чакаць асаблівага стану гатоўнасці рабіць тое, што трэба. Але ж наш эмацыйны фон мяняецца ў залежнасці ад мноства прычынаў, ад зьедзенай ежы да надвор'я за акном. Чаканьне матывацыі запускае пракрастынацыю, калі людзі кідаюць пачатае толькі таму, што адчуваюць сябе "не прадуктыўнымі", "ня ў тым настроі", "не ў рэсурсе". «Накручваць» матывацыю з дапамогайролікаў на ютубе, кафэіну ці разьвівальных кніг таксама дрэнная ідэя — гэты запал хутка выпарыцца, пакідаючы вас сам-насам зь нявырашанымі праблемамі.

Правільны падыход — гэта разьвіваць у сабе дысцыпліну. Дысцыпліна — гэта дзеяньні незалежна ад вашага настрою, жаданьня рабіць, пачуцьцяў, калі вы сканцэнтраваныя выключна на выніку.

Сутнасьць дысцыпліны — аддзяліць выкананьне канкрэтнай справы ад вашага бягучага самаадчуваньня, рабіць нешта, нават калі вы ня можаце гэтага рабіць.

Мозг увесь час назірае за вашымі дзеяньнямі і складае пра вас меркаваньне ў залежнасьці ад таго, як вы паводзіцеся. Калі вы пачынаеце дзейнічаць сьмела, то паступова пачынаеце і ўспрымаць сябе адважным. Такім чынам, спачатку дзеяньне — толькі потым пачуцьці, а не наадварот! Крытычна важна дзейнічаць у рэальным сьвеце, а не блукаць у закутках свайго розуму, узіраючыся ў крывыя люстэркі перажываньняў і чаканьняў.

Факусуйцеся на мэтах, а не на самаадчуваньні. Не на тым, як добра сябе адчуць, а на тым, як лепш дасягнуць рэальнай мэты ў рэальным сьвеце.

Пытаньні і заданьні

1. Пачніце зьмяненьне звычкі з этапу разважаньняў і падрыхтоўкі.

2. Якая рэальная цана зьмены? Ці гатовыя вы яе заплаціць?

3. Чаму не атрымлівалася рабіць гэта раней? Якія галоўныя перашкоды да выпрацоўкі новай звычкі вы бачыце і як іх пераадолець?

7. Этап разважаньняў і падрыхтоўкі: зьбярыце рэсурсы для зьмены

«Выбірай найлепшае, а звычка зробіць яго прыемным», — казаў філёзаф Плутарх. На этапе разважаньняў і падрыхтоўкі важна ня толькі вывучыць цану і пагрозы, але і сабраць рэсурсы для зьмены. Уявіце сабе шалі, на адной чары якіх усе чыньнікі, якія спрыяюць фармаваньню новай звычкі, а на іншай — усё, што супраціўляецца. Чым больш у вас будзе ў першай чары, тым верагодней ваш посьпех. Важна загадзя падрыхтаваць усё, што вы можаце пакласьці ў першую чару, і прыбраць ці прадумаць, як мінімізаваць узьдзеяньне зьмесьціва другой чары.

> **!** Часам літаральна дробязь можа качнуць шалі ў той ці іншы бок: напрыклад, у цяжкай сытуацыі стане словаў падтрымкі ад блізкага чалавека, каб вы не здаліся і акрыялі духам.

Адукацыя. Вывучыце тое, чым вы хочаце займацца. Гэта могуць быць базавыя веды, але яны важны для разуменьня спэцыфікі пастаноўкі правільных задач. Даведайцеся, якая бясьпечная хуткасьць пахуданьня, як хутка вы можаце вывучыць мову і да т. п. Паслухайце розных экспэртаў, вывучыце разнастайныя кейсы. Апроч удалых гісторый абавязкова разгледзьце і гісторыі няўдач: знайдзіце топ-10 прычынаў, якія прыводзяць да зрываў, і да т. п. Паглядзіце дакумэнтальныя фільмы па тэме, прачытайце навукова-папулярныя кнігі — нават тое, што вам ня вельмі падабаецца, проста каб сфармаваць дакладнае ўражаньне аб прадмеце. Зьбярыце ня менш за 5–7 розных меркаваньняў — ад скрайнасьцяў да залатой сярэдзіны. Ня надта давярайце тым, хто будзе свае праграмы ці дае парады, заснаваючыся выключна на асабістым досьведзе, — такія "гісторыі посьпеху", як правіла, утрымоўваюць множныя кагнітыўныя "памылкі выжылага".

Воля, а не самапрымус. Пра недахоп волі многія гавораць, а яшчэ больш людзей блытаюць яе з самапрымусам і спрабуюць намаганьнем прымусіць сябе нешта рабіць. Але гвалт над сабой можа разрэгуляваць працу лімбічнай сыстэмы і прывесьці да таго, што мы пачнём адчуваць агіду да таго, што робім. Разважаючы і рыхтуючыся, адчуйце сваю волю да зьменаў, жаданьне рэалізаваць свой патэнцыял. Не выпадкова я назваў кнігу "Воля да жыцьця" — і мне хочацца, каб вашае жаданьне быць здаровым ператварылася ў волю і дзеяньне!

Што такое воля "па-добраму"? Гэта сэнс, які рэалізуецца тут і цяпер. Воля вынікае з вашай натуральнай схільнасьці, цікаўнасьці, любові і самарэалізацыі, гэта як арыстоталеўская энтэлехія — унутраная сіла, што патэнцыйна заключае ў сабе мэту і вынік. Або, як кажуць французы, "пустазельле селянін выпалвае фізычнымі намаганьнямі, але пшаніца ўзыходзіць толькі з дапамогай сонца і вільгаці". Воля зыходзіць з унутраных запатрабаваньняў, а ня вонкавых стымулаў. Толькі такая воля робіць вас мацнейшымі, а не зьнясільвае.

«Воля вызваляе: такое сапраўднае вучэньне пра волю і свабоду», — так сказаў Заратустра.

Маніторынг. Пачніце адсочваць свой зыходны стан, нічога пакуль не прадпрымаючы. Калі ваша мэта — зьмяніць харчаваньне, то пачынайце весьці дзёньнік харчаваньня з самага першага дня, калі вы хочаце пачаць трэніравацца — завядзіце дзёньнік штодзённай актыўнасьці. Назірайце за сабой і вучыцеся заўважаць нават невялікія зьмены — усьвядомленасьць вельмі важная для засваеньня звычкі. Навучыцеся адэкватна апісваць свае эмоцыі і цялесныя адчуваньні — гэта дапамагае быць больш сьвядомымі і паляпшае фізычнае і псыхічнае здароўе.

Калі ведзяце дзёньнік, абавязкова рабіце яго "жывым": падключайце зрок, слых, пах, органы пачуцьцяў. Пішыце пра мінулае, сучаснасьць і будучыню, пра іншых людзей, пра свае задавальненьні і жаданьні. Старайцеся зразумець свае ўчынкі і апісаць іх з розных пунктаў гледжаньня.

Абуджэньне эмоцыяў. Зрабіце тэму сваёй новай звычкі больш эмацыйнай, кранальнай. Крытэрый — гэта мурашы па скуры! Чытайце гісторыі розных людзей, вазьміце мастацкую кнігу на гэтую тэму, знайдзіце фільмы. Зьбярыце крыніцы натхненьня: фота, песьні, цытаты і да т. п. Затым нам трэба будзе перайсьці на ўнутраную матывацыю: практыкуючы практыкаваньні з «будучым я», які ўжо валодае патрэбнай вам звычкай, усталюйце з сабой будучым эмацыйную сувязь, адчуйце гонар.

Для адных людзей лепш працуе пазітыўная матывацыя, а для іншых — нэгатыўная, гэта шмат у чым залежыць ад іх генэтыкі. Лепш выкарыстоўваць спалучэньне падыходаў: бізун і пернік, цягні-штурхай, морква сьпераду і морква ззаду, — вам напэўна знаёмыя гэтыя вобразы.

Для пазітыўнай матывацыі выпішыце ўсе тыя перавагі, якія дасьць вам новая звычка. Для нэгатыўнай — усе тыя праблемы і пакуты, зь якімі вы сутыкнецеся, калі ня зьменіцеся. Нават калі гэта непрыемна, не сьпяшайцеся сканчаць — дайце болі затрымацца.

> ! **Пазітыўная і нэгатыўная матывацыя для ўсіх працуе па-рознаму. Для многіх людзей толькі падзеньне на эмацыйнае дно зьяўляецца дастатковым стымулам для зьменаў.**

Лёгкасьць і ўхіленьне перашкодаў. Чым лягчэй вы можаце нешта зрабіць, тым імаверней вы гэта будзеце рабіць. Чым складанейшая запланаваная справа, тым меншая імавернасьць яе ажыцьцяўленьня. Таму сфакусуйцеся на тым, як мінімізаваць марнаваньні часу, увагі, волі. Чым дакладнейшы ваш плян і менш магчымасьцяў выбару, тым лепш. Чым больш спрыяльнае асяродзьдзе для выкананьня справы, тым лепш.

Палягчайце звычку любымі спосабамі: калі ежа, то можна купіць дзённы рацыён у службе дастаўкі. Калі фітнэс, то выбірайце трэнера і найбліжэйшую да дома залу. Калі гатаваньне, то калекцыянуйце простыя рэцэпты і напоўніце лядоўню здаровымі прадуктамі. Калі прабежка, то няхай красоўкі і форма чакаюць вас гатовымі на крэсьле ля ложка з самае раніцы. Прадумайце загадзя ўсе магчымыя перашкоды і як вы іх будзеце пераадольваць. Напрыклад, чым вы заменіце прабежку, калі будзе дождж? Прадумайце розныя сцэнары і загадзя прапішыце алгарытм сваіх дзеяньняў. А вось у выпадку шкодных звычак дадавайце больш перашкод. Напрыклад, схавайце абразкі сацсетак на тэлефоне ў асобнай тэчцы са складаным паролем, прыбярыце з дому паўфабрыкаты, для салодкіх дзён абярыце кавярню на іншым канцы горада.

Дасьледаваньні паказалі, што, калі на кухні снэкі і прысмакі схаваць у непранікальныя скрынкі і разьмясьціць унізе, а карысныя прадукты — у празрыстыя, на ўзроўні вачэй, то людзі аўтаматычна ядуць больш карыснага.

Часта прычынай няўдачы ўкараненьня прывычкі зьяўляецца адсутнасьць тэхнічных навыкаў. Калі вы ўмееце правільна прысядаць, валодаеце тэхнікай бегу, умееце гатаваць, навучаны антыстрэсавага тэхнікам, то ўжываць іх прасьцей і прыемней. Падумайце, якія навыкі вам важныя ў аваладаньні звычкай і заплянуйце, як іх асвоіць: практычныя ўрокі кулінары, пастаноўка тэхнікі з інструктарам і да т. п.

Выбар ключавой звычкі. Ключавая звычка — гэта тая, якая, акрамя свайго прамога ўплыву, аказвае трансфармоўнае ўзьдзеяньне і на іншыя сферы вашага жыцьця, павышае ўпэўненасьць у сабе і самаацэнку, запускае ланцуговую рэакцыю, якая цалкам мяняе лад жыцьця.

! Дзякуючы рэгулярным трэніроўкам людзі становяцца больш уважлівымі да выбару ежы, больш сацыяльна актыўнымі, менш кураць і выпіваюць, — і ўсё гэта адбываецца аўтаматычна, без прымусу.

Пачаўшы падлік фінансаў, людзі аўтаматычна трацяць менш, а працаваць пачынаюць больш прадуктыўна. Збіраючыся раз у дзень на сямейны сьняданак, абед ці вячэру, сямейнікі паляпшаюць адносіны міжсобку, а дзеці ў такіх сем'ях пачынаюць лепш вучыцца і адчуваць сябе больш упэўнена. Ключавая звычка можа быць невялікай, але яна працуе як каталізатар: старанна запраўляючы пасьцелю кожнаю раніцай, мы трэніруем звычку да звычкі, павялічваем веру ў тое, што ў стане нешта рабіць на працягу працяглага часу. Ранішнія звычкі асабліва добрыя тым, што даюць нам зарад упэўненасьці на цэлы дзень наперад!

Група падтрымкі. Палегчыце сабе дзеянне, сабраўшы групу падтрымкі — гэта могуць быць як дасьведчаныя сябры, да якіх вы можаце зьвярнуцца па мэнтарства, так і інтэрнэт-супольнасьць. Запрасіце іх паўдзельнічаць у вашым маратоне па выпрацоўцы звычкі, растлумачце, якая дапамога вам патрэбная. Хтосьці можа падтрымаць вас эмацыйна, іншыя падзеляцца важнай інфармацыяй або дадуць карысную параду.

! Абавязкова дайце справаздачу аб прагрэсе сваёй групе падтрымцы.

Пры гэтым ня варта ўсім казаць аб сваіх пачынаньнях, бо ёсьць шмат таксічных людзей, якія будуць імкнуцца абясцэніць вашы дзеянні. У цэлым я раю менш абмяркоўваць зь сябрамі пляны, і больш — канкрэтныя дзеяньні.

Публічнае абавязацельства, тэкставыя і фотасправаздачы ў сацсетках — гэта магутны інструмэнт матывацыі для многіх людзей. Дапаможныя ўзаемаадносіны — карысны рэсурс для зьмены. Тыя, хто стануць вашымі настаўнікамі і будуць слухаць і падтрымліваць вас пазітыўна, без сарказму і скепсісу.

Вельмі важныя людзі, якія шчыра вераць у вас, іх вера грае ролю самарэалізавальнага прадказаньня, а вы, адчуваючы падтрымку, імкняцеся апраўдаць іх чаканьні і паказваеце рэальныя посьпехі.

Карысныя і групы абмену досьведам, рэальныя ці віртуальныя. Часам людзі лічаць сваю праблему ўнікальнай, зьвязанай з асаблівасьцю асобы: "У мяне не атрымалася, таму што я такі", — але вывучэньне досьведу іншых людзей паказвае, што многія сутыкаюцца з такой жа праблемай, яна не зьяўляецца асабіста вашай. Гэта дапамагае ўспрымаць яе як тэхнічную і стымулюе шукаць алгарытм для яе рашэньня, выкарыстоўваючы досьвед асяродзьдзя.

Пытаньні і заданьні

1. Якія рэсурсы ў вас ёсьць для выпрацоўкі звычкі?

2. Ці ёсьць у вас эмацыйны зарад на новую звычку? Ці натхняе яна вас?

3. Якая звычка для вас зьяўляецца ключавой?

8. Спакушэньне мозгу

Напэўна, многія людзі сутыкаліся з тым, што яны быццам бы хочуць зьмяніцца або пачаць нешта рабіць, але «галавой», а не «сэрцам». Нічога не адбываецца менавіта таму, што кагнітыўнае жаданьне, разуменьне праблемы не прыводзіць да дзеяньня. Энэргія для дзеяньня нараджаецца ў падкоркавых дафамінавых цэнтрах. Калі мы сапраўды хочам нешта зрабіць, наша ўвага сфакусаваная на прадмеце жарсьці, мы думаем і рухаемся толькі да яго, нішто ня можа нас адцягнуць або спыніць. Таму хачу расказаць аб выпрацоўцы звычак "зь любові". Для таго каб не паглыбляцца ў нэўрабіялягічныя нэтры, я спрошчана разьбяру ўзаемадзеяньне прэфрантальнай кары мозгу (аналіз, воля, самапрымус, самакрытыка, тармажэньне) і дафамінавую сыстэму (цяга, прыхільнасьць, агіда і да т. п.).

Прынцып «зь любові». Для доўгатэрміновага посьпеху важна любіць тое, што ты робіш. Гучыць гэта проста, але, як мы ўсе ведаем, любоў — штука складаная, а пасьля прымусу застанецца толькі агіда: бацькі, што запіхваюць брокалі ў дзяцей, якія плачуць, не даб'юцца ад іх любові да здаровага харчаваньня.

«Сілаю ня быць мілаю», кажа народная мудрасьць, а Марк Твэн скептычна заўважаў, што *«адзіны спосаб захаваць здароўе — есьці тое, чаго ня любіш, піць тое, што не падабаецца, і рабіць тое, чаго ня хочацца рабіць.*

Няўжо мы вымушаныя так сябе прымушаць? Вядома не, можна і трэба ўкараняць новыя звычкі палюбоўна. Спакусіце мозг за тры этапы: прыцягненьне, камфорт, самаідэнтыфікацыя. Такім чынам, паехалі.

Прыцягненьне

На гэтым этапе знайдзіце тое, што прыцягвае ўвагу, дражніць, чапляе. Звычайна гэта чыньнікі, зьвязаныя са значнасьцю: падумайце, як новая звычка зробіць вас багацей, прыгажэй, энэргічней і павысіць ваш статус у вачах іншых людзей, чаму гэта так крута і важна. Напрыклад, магчымасьць бліснуць красамоўем перад іншымі можа быць выдатнай зачэпкай для пачатку вывучэньня мовы. Ператварайце практыку ва ўзнагароду: прыгожа апранайцеся, калі практыкуеце звычку, вывучыце любімую песню на замежнай мове ці сыграйце хіт свайго юнацтва, калі вучыцеся граць на інструмэнце. На трэніроўцы слухайце любімы падкаст і апранайце прыгожую форму, робячы адначасова з заняткамі некалькі прыемных рэчаў, вы палюбіце і трэніравацца.

Паспрабуйце пагуляць са сваёй задачай, вывучыце яе з розных бакоў у пошуку цікаўнага і пацешнага. Пагартайце кнігу, панюхайце яе, знайдзіце цікавыя карцінкі ці фразы ў любым месцы, дайце зачапіць сябе. Пачынайце зь лёгкасьці і спантаннасьці — так вы можаце неўзаметку ўцягнуцца і далей займацца без прымусу. Як новая звычка палепшыць вас і чаму гэта так важна? Уявіце, як вымаўляеце яркую прамову перад іншымі. Гэта можа быць выдатнай зачэпкай для пачатку вывучэньня мовы.

Камфорт

Другі этап — гэта стварэньне эмацыйнага камфорту. Тут важная эмацыйная бясьпека: дзейнічайце натуральна і кангруэнтна, упэўнена асвойвайце звычку ў камфортных умовах, дзе вам можна спрабаваць, памыляцца, выпраўляцца. Часта людзям цяжка ўтрымліваць здаровыя звычкі, калі яны сутыкаюцца з кпінамі навакольных, няхай гэта будзе заняткі спортам ці пахуданьне. Група падтрымкі, камфортнае асяродзьдзе важныя, каб мы маглі сфакусавацца на звычцы, а не турбаваліся аб тым, што пра нас падумаюць навакольныя.

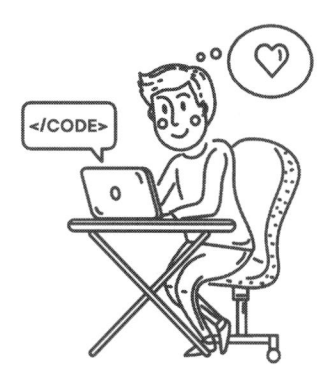

Спакусіце мозг звычкай: палюбіце тое, што робіце

Самаідэнтыфікацыя

На трэцім этапе, калі ўзьнікае дафамінавая цяга, звычка пачынае вас прыцягваць, вы думаеце і прадчуваеце яе, — тут адбываецца **самаідэнтыфікацыя** зь ёй, зьліцьцё — вы ўжо бачыце сябе як чалавека, які валодае ёй. Самаідэнтыфікацыя са звычкай дазваляе вам залучыць яе ў свае асабістыя межы, вы ўспрымаеце яе як свой уласны стандарт. Цяпер вы ня проста чалавек, які прымушае сябе схуднець, — вы выконваеце свае асабістыя высокія стандарты здаровага харчаваньня, вы ня проста прымушаеце сябе хадзіць у залу — вы ўжо жывяце спортам, не ўяўляеце сябе бяз гэтага.

Як і ў любых адносінах, заахвочвайце ў сабе добрае да сябе стаўленьне, а дрэннае — спыняйце. Спакушэньне мозгу — гэта заўсёды эмацыйная, а не рацыянальная праца. Можна доўга пераконваць сябе лягічнымі аргумэнтамі, як у выпадку шлюбу па разьліку, але гэта не прывядзе да каханьня. Прымушаючы сябе, мы можам справакаваць сытуацыю, калі заняткі спортам забіраюць больш сіл, чым даюць, прымус сябе да здаровага харчаваньня забірае больш сіл, чым дае — але такое становішча спраў няправільна. Таму спакушайце мозг, ствараючы прыемную атмасфэру — усё роўна, што будзе пэўнай прычынай гэтых эмоцыяў, мозг заўсёды прыдумае, як іх рацыяналізаваць.

Дасьледаваньні паказалі, што людзі не зусім ясна могуць зразумець прычыны сваіх эмацыйных станаў, але лёгка іх для сябе тлумачаць. Гэта значыць, што, калі вам прыемна вучыць ангельскую мову з любой прычыны: падабаецца ваш сусед па парце, від з акна або любая іншая ірацыянальная рэч, — то вы будзеце рабіць гэта з задавальненьнем.

Для таго каб захоўваць **эмацыйны камфорт**, важна пазьбягаць нуды ці занадта моцнай стомленасьці. Як назойлівасьць у заляцаньні можа лёгка спудзіць аб'ект вашай увагі, так і ў новым распачынаньні не захапляйцеся адразу занадта моцна. Займайцеся да таго моманту, пакуль ёсьць цікавасьць. Як толькі яна згасла ці пачала зьніжацца, спыняйце: важна скончыць на ўздыме! Варта нават штучна абмяжоўваць час трэніровак, заканчваць на яркай эмоцыі і зь невялікім шкадаваньнем: маўляў, эх, недатрэніў! Няхай ваша практыка будзе як флірт — лёгкая, рамантычная, выпадковая і з вар'яцінкай. Не зазірайце ў будучыню, бегайце ці займайцеся сёньня, а не пажыцьцёва. Практыкуйце разнастайнасьць, розныя сцэнары, рознае адзеньне. Прыдумайце маршрут бегу для кожнага дня, майку для нядзелі, дайце імёны сваім гірам, красоўкам, ноўтбуку або ручцы. Творчасьць і крэатыўнасьць заўсёды прыцягваюць увагу: нам патрэбная цікавасьць, а ня лёгіка!

Нудна гуляць? Прайдзіце ці прабяжыце гэтыя сто мэтраў як Чабурашка, як Чаплін, як чабурэк — дайце волю ўяўленьню, каб выпрабаваць эмоцыі.

Вельмі часта наша "ня хочацца" — гэта не сапраўднае нежаданьне, а фрустрацыя, калі мы ў выніку няўдалага досьведу або ў страху пацярпець няўдачу забараняем сабе адчуваць задавальненьне ад чаго-небудзь, падманваем сябе і распавядаем сабе байку пра "зялёны вінаград". Таму не паддавайцеся на ілюзорную самадастатковасьць: насамрэч усім людзям ідзе на карысьць добрая фігура, здаровы сон, прыемная кампанія, высокі даход.

Оптымум матывацыі, або Не перадушыце цікавасьць. Залішняя зацыкленасьць і залішне высокі ўзровень узрушанасьці могуць пагаршаць нашу прадуктыўнасьць і замінаць засваеньню звычкі.

Навукоўцы Робэрт Еркс і Джон Додсан у 1908 годзе ўсталявалі: для таго каб навучыць жывёл праходзіць лябірынт, найбольш спрыяльнай зьяўляецца сярэдняя інтэнсіўнасьць матывацыі. Дасьледаваньні людзей паказалі такую ж заканамернасьць: слабая матывацыя недастатковая для посьпеху, але і залішняя шкодная, паколькі спараджае непатрэбнае ўзбуджэньне і стрэс. Закон Еркса-Додсана абвяшчае, што існуе оптымум матывацыі, які можна ўсталявць экспэрымэнтальна. Для задач рознай цяжкасьці максімальная рэзультатыўнасьць дасягаецца: для складаных задач пры слабой матывацыі (2–3 балы па 10-бальнай шкале), для сярэдніх — пры сярэдняй (каля 5) і простых — пры высокай (7–8 і нават вышэй).

! **Гаворачы аб здароўі, важна казаць аб сіле і жарсьці, а вось усякая іпахондрыя зусім не сэксуальная.**

Карысна зьменшыць важнасьць таго, чым вы займаецеся: пасьмяяцца зь сябе, выпусьціць пару, зьменшыць ціск. Я як лекар люблю мэдыцынскі гумар, хаця ён можа здацца грубым, але гэта эфэктыўны спосаб пазбегнуць выгараньня.

Дафамінавае прэкандыцыянаваньне. Як ужо гаварылася вышэй, за нашу ўвагу канкуруе мноства стымулаў. Самы просты спосаб сфакусаваць увагу на звычцы — гэта абмежаваць канкуруючыя стымулы. Калі хочаце есьці па-сапраўднаму, то і качан капусты здасца вам асалодай у адсутнасьці іншых крыніц ежы. Калі вы практыкуеце ўмеранасьць, пазьбягаеце залішняй дафамінавай стымуляцыі, звычайныя рэчы будуць для вас прывабнейшыя.

Гэта рэцэпт аднаго вядомага пісьменьніка — калі ён не хацеў пісаць, то замыкаўся ў пакоі, дзе нічога няма, акрамя паперы і асадкі. Нуда рабіла сваю справу — рана ці позна цікавасьць вярталася.

Пра шчасьлівае каханьне вершаў ня пішуць, бо ўсе сілы сыходзяць на само каханьне. Устрыманьне дапаможа вам сублімаваць увагу і энэргію, распаліць агонь матывацыі. Стварыце сабе "голад", абмяжуйце час на звычку, тады яна стане задавальненьнем сама па сабе.

Біяхакінг самаідэнтыфікацыі. Дасьведчаныя спакусьнікі ведаюць, што ваш бягучы эмацыйны стан праецыруецца на тое, што вы робіце. Калі вы ў добрым настроі, то музыка і ежа, якую вы слухаеце і ясьце, падададуцца вам прыемнымі і смачнымі. Мозг прымае рашэньні і робіць высновы, назіраючы за вашай фізыялёгіяй. Калі мы займаемся нечым і нам добра, то мозг лічыць, што ў нас да гэтага ёсьць здольнасьць.

Таму, калі вы створыце аптымальныя ўмовы для выпрацоўкі звычкі, вам будзе нашмат прыемней ёй займацца.

Зьмяняючы дзеяньне, зьмяняем самаідэнтыфікацыю: калі нам даецца нешта лёгка, значыць, мы таленавітыя ў гэтым; калі мы робім нешта без прымусу, дык гэта важна для нас; калі нам лёгка на чымсьці сфакусавацца, мозг лічыць, што гэтая тэма нам цікавая. Прыемныя адчуваньні становяцца базай для здольнасьцяў. Гэта датычыцца і самаідэнтыфікацыі: мы лічым сябе тым, што мы робім з задавальненьнем.

Хочаце адчуць уцягнутасьць у нейкую тэму? Выступіце з публічнай прамовай наконт гэтага, і вы адчуеце, як зьмянілася ваша стаўленьне.

Тыповай ілюстрацыяй зьяўляецца прыклад прэзідэнта Бэнджаміна Франкліна, якіператварыў свайго ворага ў сябра, папрасіўшы ў таго пачытаць рэдкую кнігу. Той пагадзіўся — і парадаксальным чынам яго варожасьць зьнікла. Чаму? Мозг мяняе ацэнкі, грунтуючыся на дзеяньнях. Звычайна мы даём кнігі сябрам, раз ты даў яму кнігу, значыць ён — сябар.

Пытаньні і заданьні

1. Што больш за ўсё чапляе вас у тым, што вы хочаце асвоіць?
2. Нічога не рабіце і не прымушайце сябе. Нагуляйце апэтыт і цікавасьць да звычкі.
3. Прымерце звычку як частку сваёй асобы. Ці падабаецеся вы сабе, калі гэта робіце? Прымерце шкодныя звычкі да сябе, ці падабаецеся вы сабе, калі іх робіце?

9. Этап плянаваньня

Такім чынам, пасьля таго як вы высьпелі, старанна абдумалі звычку, сабралі неабходныя для яе рэалізацыі інфармацыйныя, эмацыйныя, матывацыйны, сацыяльныя рэсурсы, прыходзіць час скласьці канкрэтны плян і перайсьці да дзеяньняў. Наперад, прэч з пасткі пэрфэкцыянізму і хранічных разважаньняў!

Адзін з сакрэтаў таго, чаму людзі з больш высокім статусам часьцей спрабуюць нешта зрабіць, — гэта вялікая колькасьць рэсурсаў у іх. Можна шмат разоў спрабаваць, бо нават у выпадку няўдачы застаюцца і іншыя магчымасьці. Чым больш рэсурсаў, тым на буйнейшую мэту можна замахнуцца.

Цяпер, калі вы прааналізавалі і сабралі ўсе свае рэсурсы, вы можаце адчуць упэўненасьць. У вас ёсьць рэсурсы для зьмены, зараз вам трэба скласьці добры плян дасягненьня мэты. Плянаваньне дапаможа вам дакладна прытрымлівацца вызначанага маршруту, трымаць навідавоку ўсе магчымасьці, пры павелічэньні стрэсу мець адыходныя шляхі на загадзя прадуманыя «ўмацаваньні», і пазьбягаць самасабатажу.

Фізіялягічна адэкватная мэта

Ёсьць стандартныя крытэры правільнай мэты — гэта мадэль **SMART**-мэты.

Specific (канкрэтная): якімі вы будзеце праз 90 дзён, характарыстыкі вашых паводзінаў, а не адчуваньняў.

Measurable (вымерная): адназначныя канкрэтныя вызначэньні на фактах, а не ацэнках. Напрыклад, сантымэтры ці вага, сілавыя паказьнікі ці глыбіня сну.

Achievable (дасягальная): хуткасьць дасягненьня здаровых звычак залежыць ад вашага зыходнага стану, крыху ніжэй разьбяром гэта падрабязьней.

Relevant (значная): адпаведнасьць мэты вашай маралі і каштоўнасьцям.

Time bound (абмежаваная ў часе): займацца сваёй мэтай не менш за 90 дзён, у ідэале — кожны дзень, фармуючы непарыўны штодзённы ланцуг дзеяньняў.

Ваш плян павінен быць сфармаваны максімальна канкрэтна. Што я буду рабіць? Падцягвацца на турніку ў калідоры. Як? Да адмовы. Калі? Кожны раз, калі я зьбіраюся зайсьці на кухню.

Такім чынам, вы запісалі сваю мэту і вам падабаецца, як яна гучыць. Напрыклад, схуднець на 30 кг за месяц да лета. Але што тут ня так? У фізіялягічных працэсаў ёсьць свае хуткасьці зьмены, зададзеныя як індывідуальнай генэтыкай, так і зыходным станам. Існуе свая хуткасьць росту цяглiцаў — яна адрозьніваецца ў мужчынаў і ў жанчынаў і залежыць ад узроўню тэстастэрону, тэхнікі, харчаваньня, сну і іншых чыньнікаў. Бясьпечная хуткасьць пахуданьня вар'іруецца ў дыяпазоне 0,5–1 кг у тыдзень, не хутчэй. Больш высокія хуткасьці небясьпечныя сур'ёзнымі пабочнымі эфэктамі для здароўя, рызыкай хуткага набору вагі (эфэкт рыкашэту, эфэкт ё-ё) пры спыненьні дыеты, гарманальнымі парушэньнямі (парушэньне мэнструальнага цыклу і да т. п.), дэпрэсіямі, астэапарозам.

Чым вышэй ваша зыходная вага, тым хутчэй вы станеце худнець, а вось апошнія 5 кг будуць сыходзіць павольней. Калі ў вас ужо разьвітая цяглічная маса, то прагрэсаваць вы будзеце павольней, чым навічок, толькі што прыйшоў у залу.

Прырост фізычнай нагрузкі трэба рабіць ня больш, чым на 5–10 % у тыдзень, каб пазьбегнуць залішняй нагрузкі і адсочваць сваю хуткасьць аднаўленьня. На стабілізацыю псыхічнага стану і выхаду з дэпрэсіі таксама патрабуецца час, бо працэс нэурапластычнасьці не так хуткі. Нават калі вы зьмянілі свой лад жыцьця, не чакайце імгненных вынікаў. Бо для таго, каб аднавіць адчувальнасьць тканін да інсуліну, да лептыну, аднавіць адчувальнасьць дафамінавых рэцэптараў, якія вы спалілі «лёгкім» дафамінам, — на ўсё гэта патрабуюцца месяцы.

Ацаніце свае сілы

Мы, людзі, часта пераацэньваем і зыходны стан свайго здароўя, і свае сілы: нам здаецца, што зьмяніць сваю штодзённую руціну вельмі лёгка, але гэта ня так.

Дасьледаваньні паказваюць, што людзі на 40–80 % пераацэньваюць узровень сваёй фізычнай актыўнасьці, да 30–40 % прыніжаюць спажываны каляраж, ня могуць правільна падлічыць колькасьць прыёмаў ежы ў дзень, недаацэньваюць праведзены ў смартфоне час, якасьць адносін зь іншымі, неадэкватна ацэньваюць свае фінансавыя выдаткі і працоўныя навыкі.

Для цікавасьці, спытайце ў тых, хто добра вас ведае, пацягнеце вы такое зьмяненьне ці не, і сумуйце іх адказы. Варта адзначыць, што звычайна мы займаемся слабей, калі няма выразнага вонкавага кантролю. Прысутнасьць трэнера прымушае нас мацней выкладвацца. Аб'ектывізуйце вашы звычкі ў лічбах, бо калі няма іх росту, то няма і прагрэсу.

Для таго каб ацаніць рэалістычнасьць, вы можаце спытаць у розных спэцыялістаў, наколькі верагодна ў вашым выпадку дасягнуць нейкай мэты за нейкі час. Супаставіўшы розныя адказы, вы атрымаеце шчырую карціну.

Запішыце плян. Не трымайце ўсё ў галаве, завядзіце тэчку для кожнай звычкі. Вы заўсёды можаце зьвярнуцца да яе, каб асьвяжыць матывацыю. Захоўвайце ў пісьмовым выглядзе мэту і падмэты, плюсы і мінусы зьмены, станоўчую і адмоўную матывацыю, трыгеры, сьпіс удзельнікаў вашай групы падтрымкі, магчымыя сцэнары і плян па пераадоленьні магчымых няўдач. Няхай тут жа будзе ўсё, што вас матывуе: выявы, тэкст абавязацельства перад сабой, ілюстрацыі, цытаты і любыя іншыя крыніцы натхненьня. Вы павінны, як дасьведчаны казанова, «закружыць галаву» свайму мозгу новай звычкай, каб ён у яе закахаўся і ня змог пярэчыць зьменам.

Нягледзячы на ўсеагульны скепсіс наконт навагодніх абяцаньняў, асаблівы пачатак важны для звычкі. Няхай гэта будзе асаблівы дзень і асаблівы першы тыдзень пачатку новай звычкі.

Пытаньні і заданьні

1. Ці ёсьць у вас канкрэтная мэта для фармаваньня звычкі?
2. Ці фізіялягічная мэта? Ці стане ў вас на яе рэсурсаў?
3. Ці ёсьць у вас плян у пісьмовым дэталізаваным выглядзе?

10. Прынцып маленькіх мэтаў

Штодзённыя перамогі вельмі важныя для пасьпяховага старту, калі вы выпрацоўваеце звычку. Але што рабіць, калі фінальная мэта далёка, а перамогі і натхненьне патрэбныя ўжо сёньня? Як гаварылася вышэй, для гэтага трэба глябальную мэту разьбіць на падмэты.

! **Маленькія мэты — гэта выкананьне пунктаў па чарзе, у адпаведнасьці з плянам, прычым ня ў поўным аб'ёме, стрымліваючы свой энтузіязм. Многіх людзей маленькія мэты ня моцна натхняюць, таму адначасова трымайце ў розуме сваю глябальную мэту і разглядайце маленькія мэты як крокі да вялікай.**

Выбірайце тыя маленькія мэты, якія простыя ў выкананьні і даюць найбольшую аддачу, напрыклад, пачынайце харчаваньне не з радыкальнай зьмены дыеты, а з рэгулярнага здаровага сьняданку. Гэта проста запляноўваць, проста ажыцьцявіць — але эфект вялікі.

Яшчэ раз падкрэслю, што менавіта "ранішнія" звычкі зараджаюць энэргіяй і матывацыяй на цэлы дзень наперад.

Сапраўдная маленькая мэта здаецца настолькі лёгкай, што яе прасьцей зрабіць, чым не зрабіць. Я часам чую ад кліентаў, што ў іх няма часу на практыкаваньні, і пытаю, ці ёсьць у іх 5 хвілінаў раніцай. Яшчэ ніхто не адказаў, што не можа вылучыць сабе 5 хвілінаў. Маленькія мэты ператвараюцца ў маленькія звычкі. Як кропля точыць камень, яны павольна, але дакладна разгортваюць ваш лад жыцьця ў правільным кірунку.

Пасьлядоўнасьць мэтаў трэба выбіраць, зыходзячы з плянаванай глябальнай мэты. Калі ваша мэта — сілавыя віды спорту, то спачатку важна асвойваць тэхніку з пустым грыфам і ўмацоўваць мышцы кара. Калі гэта харчаваньне, то можна навучыцца гатаваць некалькі базавых страваў. Сабраліся бегчы марафон? Пачніце з вызначэньня пульсавых зон. Ацаніце, якіх вам навыкаў бракуе. Гэта вельмі важна, каб не было расчараваньня на стадыі актыўнага дзеяньня. І так, на гэтым этапе вы можаце экспэрымэнтаваць: зрабіць "азнаямленчыя" спробы, наведаўшы адкрытыя заняткі моўнай школы або паспрабаваўшы розныя віды трэніровак. Існуюць дзясяткі розных відаў заняткаў, трэніровак, школ, сыстэмаў мэдытацыі і стрэсаўстойлівасьці, клюбаў бегу, спартыўных сэкцыяў — паспрабуйце розныя, абярыце тое, што падабаецца, і тое, што зручна.

Не спусташайцеся на першым этапе

Пасьля таго, як разьбілі вялікую мэту на дробныя, зьменшыце нагрузку яшчэ мацней. У самым пачатку наша задача трэніраваць звычку да звычкі, штодня выконваючы намечанае. І сачыць за тым, каб ня вычарпацца, інакш мы страцім смак да мэты. Маленькія мэты ня толькі забясьпечваюць нам паток штодзённых перамог, але і дапамагаюць структураваць час, даючы пачуцьцё руху наперад. Плянуйце звычку на абмежаваны час — няхай гэта будзе тыдзень здаровага харчаваньня або 20 дзён трэніровак. А затым вы самі вырашыце, варта яе працягваць ці не.

У штодзённай практыцы важна не губляць з-пад увагі канчатковую мэту, але факусавацца трэба менавіта на наступным кроку. Альпініст думае, куды паставіць нагу зараз, а не як ён будзе радавацца на вяршыні.

Калі ісьці да гары, разьмешчанай удалечыні, то нават праз гадзіну хады яна ня здасца бліжэй. Але калі лічыць крокі, дык мы ведаем, што на некалькі тысячаў крокаў яна наблізілася.

Мінімальнае выкананьне заданьня. Які самы мінімальны посьпех прынясе карысьць для канчатковага выніку? Чакайце ад сябе самага малога: пастаўце мінімальны плян прачытаць 1 старонку, а далей — толькі па жаданьні. Няма жаданьня падцягвацца 15 разоў? Пастаўце мінімум у адно падцягваньне. Няма жаданьня бегчы па стадыёне? Пастаўце мінімальны плян пешшу прайсьці адно кола. Важна шукаць і ўжываць усё, што можа прынесьці задавальненьне ад гэтай звычкі: як толькі вы пачняце цешыцца звычцы — лічыце, вялікая частка працы зробленая.

Канцэпцыя мінімальнага заданьня дапаможа вам пераадолець параліч волі і пачаць дзеяць.

Правіла маленькіх мэтаў мае на ўвазе, што яны не проста маленькія, але і простыя. Спрашчаць мэту мы можам рознымі спосабамі, зьніжаючы нагрузку, вытрату часу, сіл, грошай, увагі і да т. п. Напрыклад, 20 хвілін практыкаваньняў дома, а не доўгая дарога ў залу. Палягчэньне рутыны: ад гатовага рацыёну да сабранай у залу торбы спрашчае задачу, зьмяншайце «трэньне» і хай усё ідзе як па масьле. Іншы спосаб — падвышаць здольнасьць рабіць нешта. Калі задача даведзена да аўтаматызму, то мы лёгка робім яе нават стомленыя і галодныя. Спрасьціць мэты мы можам, калі ўпляцём іх у свой рэжым дня: зручна, калі вы групуеце карысныя звычкі, выконваючы іх пасьлядоўна ва ўсталяваны час. Так лёгка можна згрупаваць свае ранішнія і вечаровыя звычкі ў ланцуг пасьлядоўных дзеяньняў: зарадка — душ — мэдытацыя — сьняданак і да т. п.

Аптымальны час і месца. Узровень нашай энэргіі вагаецца ў залежнасьці ад часу дня, узроўня стрэсу, месца, асяродзьдзя і да т. п. Як хвалі, так і наша энэргія вагаецца, а значыць і мяняецца верагоднасьць дзеяньня. Важна выбіраць аптымальны момант для засваеньня звычкі, як правіла, гэта першая палова дня, невялікі ўзровень стрэсу, добры сон. Але для розных людзей гэта можа быць розны час — важна назіраць за сабой і лавіць пэрыяды, калі ў вас нараджаецца жаданьне прытрымлівацца звычкі, якую вы выпрацоўваеце.

Падсумоўваючы невялікія звычкі, мы павялічваем хуткасьць і маштаб зьменаў. Гвалтуючы і прымушаючы сябе, мы будзем сабатаваць свае ж дзеяньні, крытыкаваць, ненавідзець сябе і кідаць пачатае, тым самым толькі разьвіваючы вывучаную бездапаможнасьць. Кожная маленькая звычка можа стаць вашым трамплінам, каталізатарам зьменаў. Паверыўшы ў сябе, у сваю здольнасьць мяняцца, вы з большай упэўненасьцю возьмецеся і за больш амбітныя мэты, бо цяпер у вас ёсьць гісторыя посьпеху.

Пытаньні і заданьні

1. Разьбіце мэту на маленькія і простыя крокі і запішыце іх.

2. Якое мінімальнае дзеяньне трэба выканаць для падтрыманьня звычкі?

3. Якое ідэальнае месца і час для вашай звычкі?

11. Парадокс забаронаў

«Хто магутны? Той, хто можа перамагаць свае благія звычкі», — сьцьвярджаў Бэнджамін Франклін. Пазбавіцца ад шкодных звычак бывае нават больш карысна, чым набыць здаровыя. Звычкі так глыбока пускаюць карані ў нашай псыхіцы, што выкараніць іх вельмі складана. Каб пазбавіцца ад іх, людзі часта ўступаюць на шлях забарон і абмежавальных паводзінаў. На жаль, часта гэта можа даць зваротны эфэкт і прывесьці да зрываў, бо "забаронены плод салодкі". Важна пазьбягаць крайнасьцяў ня толькі ў пастаноўцы глабальных мэт "пачаць з панядзелка", але і ў забаронах. Пры залежнасьцях, чым мацней мы пазьбягаем спакусы, тым больш пра яго думаем і тым мацней яно нас прыцягвае — гэта называецца "фэномэн інкубацыі". Бо, як трапна заўважана, "адмова ад прадмета жаданьняў без адмовы ад самых жаданьняў бясплодная".

> **!** Мэта — не забараняць сабе нешта рабіць, употай марачы аб гэтым, а зрабіць прадмет жаданьня нудным, рутынным, зьнізіць важнасьць, абясцэніць яго. Тады ён страціць сваю прывабнасьць.

Мы часта чуем жарт аб тым, што адна толькі думка аб дыеце выклікае зьверскі апэтыт, а ідэя заняцца спортам — жаданьне ўпасьці на канапу. Ня варта ўвесь час выціскаць з галавы думкі аб тым, што вы ня хочаце рабіць, інакш можа спрацаваць "эфэкт бумэранга": чым мацней мы гонім гэтыя думкі, тым большую ўладу над намі яны атрымліваюць. Практыка ўсьвядомленасьці дапамагае дамагацца зьніжэньня інтэнсіўнасьці гэтых думак нерэагаваньнем.

Добра дапамагае і любое адцягненьне — ад зносінаў да гульні. Тэтрыс і планка — выдатныя спосабы цалкам пераключыць вашу ўвагу, гэтак жа як і гумар.

Кажуць, што змагацца са шкоднымі звычкамі лягчэй, калі сябруеш з карыснымі. Таму для зьніжэньня цягі выкарыстоўвайце **прынцып канкурэнцыі стымулаў**. Напрыклад, калі вас адольваюць думкі аб ежы, нагадайце сабе, што ежа — гэта не галоўнае ў жыцьці, і сфакусуйцеся на тым, што сапраўды для вас важна. Калі поўная адмова ад чагосьці цяжкая, то выкарыстоўвайце парадкаваньне: цукар празь дзень, затым празь дзень па сьняданках, затым два разы на тыдзень на сьняданак. Пры гэтым, калі вы ўсталявалі выразны рэжым, то важна есьці салодкае, нават калі ня хочацца. Так вы разарвяце сувязь паміж жаданьнем і дзеяньнем, зрабіўшы салодкае рутынай, сумнай і недафамінавай.

Факусавацца на станоўчых мэтах, а не на забароне адмоўных

Напрыклад, здаровае харчаваньне прадугледжвае шэраг абмежаваньняў пэўных прадуктаў. З аднаго боку, гэта дзейсны спосаб палепшыць здароўе, але з другога — у абмежаваньняў і забарон ёсьць шэраг пабочных псыхалягічных эфэктаў, якія ў доўгатэрміновай пэрспэктыве могуць прывесьці да пагаршэньня здароўя. Дыеты, якія ствараюць рэзкі дэфіцыт калёрыяў, павялічваюць апэтыт і харчовую няўпэўненасьць. Гэта прыводзіць да іх неэфэктыўнасьці. Жорсткія харчовыя забароны ўспрымаюцца мозгам як абмежаваньне доступу да ежы, што павялічвае ўзровень хранічнага стрэсу. Абмежавальныя дыеты зьяўляюцца прамой прычынай набору вагі: чым часьцей вы садзіцеся на дыету, чым больш кілаграм на ёй губляеце, тым вышэй рызыка атлусьценьня ў доўгатэрміновай пэрспэктыве.

У параўнаньні з тымі, хто ніколі не "садзіўся на дыету", рызыка атлусьценьня павялічваецца ў 1,9 разы для тых, у каго быў адзін дыет-падыход у год, у 2,9 разы, у каго дзьве і больш спробы схуднець, і ў 3,2 разы — хто заўсёды на дыеце. "Але, можа быць, гэта ўсё праклятая генэтыка", — ускліквіце вы!? На жаль, дасьледаваньне блізьнят паказала, што, чым больш у чалавека дыетычных эпізодаў у жыцьці (ваганьні вагі больш чым на 5 кг), тым вышэй у яго маса цела.

З пункту гледжаньня мозгу, забарона дзейнічае вельмі нэгатыўна. На прыкладзе дафаміну гэта патройны эфэкт:

1. Вы пазбаўляеце сябе дафаміну: высокакаларыйныя рэчывы, важныя для выжываньня.

2. Вы марнуеце дафамін, каб супраціўляцца спакусе: выкарыстаньне сілы волі для процідзеяньня хутка расходуе энэргію прэфрантальнай кары.

3. Вы зьмяняеце сваё стаўленьне да прадукту, падвышаеце яго дафамінавую «важнасьць».

Фіксацыя і забароны прыводзяць да таго, што прадукт ці працэс становіцца больш "важным", а яго атрыманьне ці забарона прыводзяць да большага павышэньня або зьніжэньня дафаміну. Бо чым мацней вы забараняеце ці дэманізуеце нешта, тым больш вытрачаеце рэсурсаў увагі і волі. Абмежавальныя харчовыя паводзіны часта зьвязаныя з дэпрэсіяй, нізкай самаацэнкай, меншым самакантролем і няўменьнем распазнаваць свае эмоцыі. Замест эмоцыяў людзі пачынаюць кантраляваць ежу, але гэта не працуе.

> ! Акрамя ігнараваньня доўгатэрміновых наступстваў, ёсьць два распаўсюджаныя парушэньні, якія павялічваюць рызыку абмежавальных харчовых паводзінаў, — гэта пачуцьцё віны і парушэньні вобразу цела.

Пачуцьцё віны. О, як хочацца абрынуць на сябе праведны гнеў за харчовае адступленьне! Але ўстрымайцеся! Чым больш пачуцьцё віны, тым горш харчовыя паводзіны. Парадаксальна, але пры гэтым і больш задавальненьня: напамін пра пачуцьцё віны павялічвае задавальненьне ад цукерак, калі ўспомніць пра рызыку дыябэту, то слодыч робіцца яшчэ смачнейшай. А прагляд фітнэсчасопіса за паглынаньнем торта робіць кайф проста незабыўным. У гэтым выпадку я раю весьці дзённік памылак, а не насалоджвацца сваімі адступленьнямі.

Парушэньні вобраза цела. Пастаянная заклапочанасьць, "як я выглядаю", а не "як я сябе адчуваю", можа прыводзіць да павелічэньня самааб'ектыфікацыі як форме кантролю над целам. А гэта, у сваю чаргу, павялічвае сорам, вядзе да абмежаваньняў і нават пагаршае кагнітыўныя здольнасьці. Здаровай стратэгіяй будзе стварэньне звычак, рэжыму харчаваньня, межаў. Важна парадкаваць, а ня сьлепа забараняць.

У цэлым, у адносінах да здароўя ёсьць дзьве розныя стратэгіі. Першая — гэта канцэпцыя зьніжэньня рызык, калі мы цалкам ухіляем прычынны фактар. Другая — гэта канцэпцыя зьніжэньня шкоды, калі мы зь нейкіх прычынаў не можам ліквідаваць фактар рызыкі (бруднае паветра мегаполіса, дзе вы робіце кар'еру), але можам зьменшыць шкодныя наступствы, замяніць небясьпечныя паводзіны на больш здаровыя ў адносінах да фактару рызыкі. Гэта значыць, прызнаючы непазьбежнасьць шкоды, мы зьмякчаем яе і перадухіляем шкодныя наступствы.

Напрыклад — бескампрамісная барацьба з наркотыкамі і рост інфікаваньня ВІЧ. Наркаманы баяцца паліцыі і не зьвяртаюцца па дапамогу. Але калі ім проста раздаваць бясплатныя шпрыцы, забясьпечваць інфармацыяй і падтрымкай, то інфікаванасьць сярод іх падае з 6% да 0,6%, то бок у 10 разоў. Калі чалавек ня можа кінуць курыць, то яму прапануюць нікатынавыя пластыры і да т. п.

Увогуле людзям з рознай псыхікай пасавацьмуць розныя меры: адным прасьцей радыкальна адмовіцца ад шкодных звычак адным махам, іншым больш эфэктыўна зьмякчаць шкоду, а толькі затым дасьпяваць да адмовы. Найлепшым спосабам будзе той, якога вам прасьцей прытрымлівацца на працягу доўгага часу.

Пытаньні і заданьні

1. Выкарыстоўвайце парадкаваньне замест жорсткіх забаронаў.
2. Абмяжоўвайце сябе на кароткія тэрміны.
3. Жартуйце зь сябе і сваіх звычак!

12. Цыкл дзеяньня. Трыгер, рутына, узнагарода

Цыкл дзеяньня складаецца з трох асноўных элемэнтаў — трыгера (тое, што ініцыюе дзеяньне), рутыны (канкрэтна дзеяньняў па звычцы) і ўзнагароды (тое, што вы атрымліваеце ў фінале). Для таго каб эфэктыўна ўкараняць карысныя звычкі і пазбаўляцца шкодных, важна разумець іх структуру. Напрыклад, калі трыгера няма, то і дзеяньне не адбываецца. Для выпрацоўкі рэакцыі на трыгер неабавязкова быць чалавекам — прывучаць і дрэсіраваць можна самых розных жывых істот. Напрыклад, пасьля стрэсу вы адчулі сябе пакрыўджаным (пачуцьцё крыўды — трыгер), заядаеце крыўду каўбасой (сама звычка), атрымліваеце ўзнагароду (набіваючы страўнік, адчуваеце палёгку і дрымотнасьць).

Трыгер

Нават калі вы поўныя сіл і жаданьні дзейнічаць, можа здарыцца так, што нічога не адбудзецца. Бо для пачатку руху, як мы ведаем з фізікі, патрэбен штуршок. Часта мы як куля — быццам бы стрэльба спраўная, порах сухі, але ніхто не націснуў на спускавы кручок, і куля засталася на месцы.

> **!** Для фармаваньня звычкі вельмі важным зьяўляецца ўсталяваньне адпаведнага трыгера, або пускавой падзеі. Калі вы страціце трыгер, то можаце страціць і звычку.

Напрыклад, раней вы выбіраліся на прабежку пасьля званка ці паведамленьні сябра. Сябар перастаў бегаць і пісаць вам — і вы можаце страціць звычку, бо нішто цяпер не ініцыюе дзеяньне.

Рутына

Вельмі часта рутына і кантэкст запускаюць ня толькі звычкі, але і ход думак. Звыкшы ўставаць з цяжкай галавой і скардзіцца на надыходзячы дзень, мы працягваем так рабіць на аўтамаце. Перарваць гэты цыкл можна, зьмяніўшы звычку. Возьмем сыгнал — вы селі на ложку і падумалі: сёньня ў мяне будзе выдатны дзень! Трыгер — сесьці на ложак, звычка — пазітыўная фраза, якая зараджае вас энэргіяй, узнагарода — гэта палепшаны настрой.

Можна спалучаць звычкі, калі адна зьяўляецца трыгерам іншай: папрысядалі, паадціскаліся, затым кантрасны душ, пачысьцілі зубы, паўсьміхаліся сабе ў люстэрку. Сумяшчаючы звычкі, мы эканомім сабе час і ствараем рытуалы.

Ад шматлікіх шкодных звычак мы можам лёгка пазбавіцца, калі выявім іх трыгеры і ліквідуем іх. Час дня, людзі, пэўныя эмоцыі запускаюць вашы паводзіны, напрыклад, тэлевізар правакуе пераяданьне, стрэс — жаданьне выпіць і да т. п. Трыгеры мы можам ліквідаваць фізычна, замяніўшы дзеяньне, якое яны выклікаюць. Напрыклад, прыняць гарачую ванную з араматычнымі алеямі і сьвечкамі замест заяданьня стрэсу. Паглядзіце на ваш рэжым дня, зьмену дзейнасьці — што з вашага рэжыму можа быць выкарыстана як трыгеры для новай звычкі?

Узнагарода

Узнагароды вельмі важныя для фармаваньня жаданых паводзінаў. Спачатку ўзнагарода, як правіла, вонкавая, затым яе трэба рабіць варыябельнай (выпадкова падмацоўваючы дзеяньні), а затым яна павінна пераходзіць з вонкавай ва ўнутраную. Ідэальна, калі сама магчымасьць практыкаваць звычку становіцца ўзнагародай. Любая ўзнагарода павялічвае ўзровень дафаміну, што, у сваю чаргу, павялічвае нэўрапластычнасьць і верагоднасьць засваеньня звычкі. Чым важней для вас узнагарода, чым яна непрадказальнейя, магутней, тым вышэй будзе ўздым дафаміну.

Асьцярожна: шматлікія псыхаактыўныя рэчывы выклікаюць такі моцны ўздым дафаміну, што здольныя за каротку тэрмін прывесьці да фармаваньня залежнасьці.

Як абраць узнагароду? Узнагароды могуць быць шкоднымі, нэўтральнымі, карыснымі для здароўя. Узнагарода ня подкуп сябе, таму не рабіце вялікую памылку — не ўзнагароджвайце сябе тым, ад чаго зьбіраецеся адмовіцца. Напрыклад, чалавек, які худнее, узнагароджвае сябе ежай за тыдзень дыеты, ляжаньнем на канапе за трэніроўку — гэта толькі выдасканаленыя спосабы самасабатажу. Аптымальней узнагароджваць сябе часам для сваіх хобі, вандраваньнямі, пакупкамі, хваліць сябе — галоўнае, каб узнагарода сапраўды вас радавала. Падмацоўвайце сябе адразу пасьля выканання справы, не адкладайце на потым.

Дрэсіроўшчыкі частуюць жывёлаў адразу ж пасьля ўдалага выканання фокусу.

Узнагароды хутка надакучваюць, таму важна рабіць іх разнастайнымі, спачатку ўзнагароджваць за малыя крокі, а затым павышаць планку і ўзнагароджваць ужо толькі за буйныя. Зь цягам часу аптымальна пераходзіць да варыятыўнага падмацаваньня, калі верагоднасьць узнагароды зьмяншаецца ад 50 да 25 %.

Вы можаце напісаць узнагароды на аркушыках, зьмяшаць іх з пустымі, скласьці ў скрынку і выцягваць кожны раз пасьля выкананай справы. Галоўнае не захапляйцеся гэтым залішне, бо лятарэі, казіно і стаўкі могуць сфармаваць шкодную звычку і залежнасьць.

Сьвяткуйце свае посьпехі! Важна адсьвяткаваць свой посьпех і ў кампаніі — гэта дасьць мозгу магутны сацыяльны і нэўрабіялягічны сыгнал таго, што гэтыя дзеяньні пажаданыя, і замацаваць іх у доўгатэрміновай пэрспэктыве. Сьвяткуйце "тры дні і тры ночы", толькі бяз шкоды для здароўя!

Акрамя падмацаваньня жаданых паводзінаў, вельмі важна пазьбягаць падмацаваньня паводзінаў нездаровых. Любыя задавальненьні, якія падвышаюць узровень дафаміну (алькаголь, курэньне, фастфуд, заліпаньне і да т. п.), павінны быць катэгарычна забаронены пры стрэсе і непажаданых паводзінах.

! **Калі вы ў стане стрэсу заядаеце яго, то адбываецца нешта горшае, чым пераяданьне — вы заахвочваеце і замацоўваеце свае паводзіны харчовай узнагародай.**

Вы памыліліся, вы ў стрэсе — але такія паводзіны і стан замацоўваецца ўзнагародай, значыць, яно выгадна, значыць, да яго трэба імкнуцца — такая няхітрая лёгіка падкоркі. Пры гэтым, пакараньні за нездаровыя паводзіны ў большасьці выпадкаў малаэфэктыўныя, але ў індывідуальных сытуацыях могуць спрацаваць. Самапакараньні ў выглядзе пазбаўленьня ўзнагароды могуць прымяняцца, калі вы робіце гэта спакойна, пасьлядоўна, адразу пасьля парушэньня.

Замяшчэньне звычак

Мозг выпрацоўвае звычкі без удзелу сьвядомасьці (базальныя гангліі), і для яго няма розьніцы паміж добрай і дрэннай звычкай. Зьмены зьвязаныя з тым, што людзі фармуюць новыя звычкі па-над старымі, знаходзячы супэркантроль над імі. Таму, калі гаворка ідзе аб звычках, рацыянальней і прасьцей будзе не спрабаваць цалкам выкараніць звычку або навучыцца не рэагаваць на трыгер, а зьмяніць звычку. Замяшчэньне звычкі — гэта вельмі эфэктыўная тэхніка, якая дазволіць пазбегнуць барацьбы з трыгерамі і з самім сабой, а таксама хутчэй пазбавіцца шкоднай звычкі. Мэта замяшчэньня звычкі — пагасіць імпульс і навязьлівае жаданьне, задаволіўшы патрэбу, даць адчуваньне дасягнутай мэты.

Што гэта значыць? Спачатку вы вызначаеце трыгер — пускавая падзея або адчуваньне, якое запускае нейкае дзеяньне. Напрыклад, гэтае пачуцьцё стомленасьці ці бездзейнасьці, жаданьне парадаваць сябе. Затым ідзе дзеяньне — паглынаньне ежы. А пасьля гэтага — узнагарода і зьвязаныя зь ёй эмацыйныя і цялесныя адчуваньні. У нашым выпадку ўзнагародай былі адчуваньне напоўненасьці, расслабленьня, цеплыні. Напрыклад, замест заяданьня стрэсу вы можаце прыняць ванну зь вялікім кубкам зёлкавай гарбаты з імбірам і спэцыямі (гэта называюць трэнінг канкуроўнага адказу). Цыкл звычкі "стрэс — жор — рэлякс" вы замяняеце на "стрэс — ванна і гарачы — рэлякс".

Мы пакідаем ранейшы сыгнал і ранейшую ўзнагароду, але замяняем праграму дзеяньняў. Для зьмены шкодных звычак важна зразумець, якую ўзнагароду яны вам даюць і як вы можаце дасягнуць яе іншымі спосабамі. Напрыклад, калі ўзнагародай у цыгарэце зьяўляецца менавіта стымуляцыя, то дасягнуць вам гэтага можна і з дапамогай кавы, кантраснага душа, прысяданьняў. Калі ўзнагарода — камунікацыя ў курылцы, то замяніць гэта можна званком сябру. Калі вы нэрвуецеся, вы пачынаеце грызьці пазногці або трэсьці нагой. Замяніце звычку: замест нэрвовасьць (трыгер), трасяніна нагой (звычка), цялесныя адчуваньні (узнагарода) будзе новы цыкл — нэрвовасьць (трыгер), 20 прысяданьняў (звычка), цялесныя адчуваньні (узнагарода). Цыкл шкоднай звычкі застаецца — яе складана выкараніць, — але само дзеяньне замяняецца на карыснае.

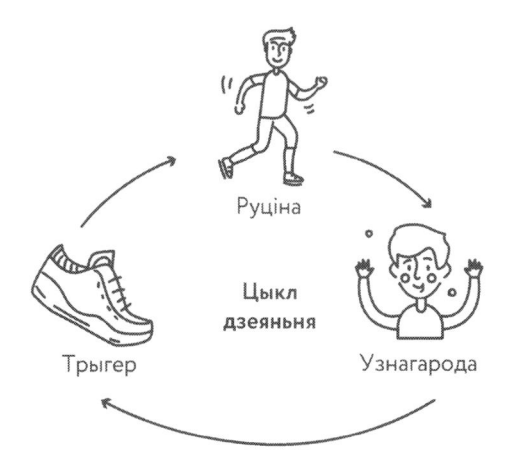

Трэба дакладна ведаць, якую ўзнагароду дае вам звычка і як вы можаце атрымаць гэтую ўзнагароду іншым спосабам. Трэнінг замяшчэньня звычкі накіраваны на тое, каб вам дамагчыся падобнай узнагароды, выкарыстоўваючы іншае дзеяньне. Чым больш падобныя адчуваньні, тым больш эфэктыўная замена. Такім чынам, для зьмены звычкі вам трэба своечасова заўважыць дзеяньне трыгера, хваліць сябе, што вы змаглі гэта ўбачыць, і падтрымліваць жаданьне гэта заўважаць як мага часьцей. Затым вы сьвядома зьмяняеце дзеяньне на новае і атрымліваеце падобную з ранейшай узнагароду ці фізычнае адчуваньне. Вы не змагаецеся супраць жаданьня нешта зрабіць, не прапануеце нешта іншае сабе, а выкарыстоўваеце старую нэўронную схему, замяніўшы ў ёй адзін з кампанэнтаў. Так мы можам пасьпяхова супрацьстаяць дэструктыўным імпульсам, накіроўваючы іх у пазітыўнае рэчышча. Трэніруемся заўважаць трыгер і замяшчаць яго іншымі паводзінамі, якія вядуць да падобнага самаадчуваньня. Маем!

Пытаньні і заданьні

1. Вызначце выразныя трыгеры для сваіх звычак.
2. Прызначце сабе ўзнагароды (сьпіс) для падмацаваньня новай звычкі.
3. Якую шкодную звычку вы можаце замясьціць карыснай?

13. Этап дзеяньня: актыўная праца над звычкай

Мне вельмі падабаецца цытата палітыка Ўільяма Х. Мюрэя: «*Да таго часу, пакуль чалавек канчаткова на нешта ня вырашыцца, заўсёды застаюцца сумневы, магчымасьць адступіць, бязьдзейнасьць. Наконт любой праявы ініцыятывы існуе адна простая ісьціна, няведаньне якой забівае незьлічоныя задумы і вялікія ідэі: у той момант, калі чалавек рашуча зьвязвае сябе абавязальніцтвамі, провід таксама пачынае дзейнічаць. У дапамогу гэтаму чалавеку здараецца мноства самых розных здарэньняў, якія інакш ніколі ня здарыліся б. Прынятае рашэньне цягне за сабой цэлы паток падзей: карысных супадзеньняў, сустрэч і прапаноў аб матэрыяльнай падтрымцы, у якія ніхто і ніколі б не паверыў загадзя. Я адчуў глыбокую павагу да аднаго з двухрадкоўяў Гётэ: "Калі вы думаеце ці верыце, што на нешта здольныя, пачніце рабіць гэта. У дзеяньні — чараўніцтва, дабрадзейнасьць і сіла"*».

У пэрыяд разважаньняў і высьпяваньня варта і трэба сумнявацца і разважаць. Але калі ўжо надышоў прызначаны дзень, надышоў час штодзённай працы над звычкай. Нават калі ў вас трэніроўкі два-тры разы на тыдзень, у дні паміж імі таксама варта надаваць час звычцы — напрыклад, вывучыць тэхніку практыкаваньняў або прагуляцца 20 хвілінаў хуткім крокам. Калі мы штодня да нечага вяртаемся, імавернасьць доўгатэрміновай звычкі нашмат вышэйшая.

Пэрыяд актыўнага дзеяньня павінен складаць ня менш за 6-8 тыдняў ударных штодзённых намаганьняў. Гэта дапаможа замацаваць звычку ў мозгу, успрымаць яе з задавальненьнем, сфармаваць упэўненасьць і павысіць самаэфэктыўнасьць. Пры гэтым менш расказвайце пра звычку, больш рабіце. У гэты пэрыяд задача асвоіць навыкі важнейшая, чым нешта колькасна зьмяняць. Да канца этапу вы павінны лёгка ўмець рабіць тое, што хочаце разьвіць, супрацьстаяць спакусам і цалкам укараніць гэта ў свой рэжым жыцьця, маючы трыгеры для запуску і ўзнагароды для замацаваньня посьпеху. Паступова само дзеяньне ўжо павінна стаць узнагародай.

Важна практыкаваць звычку ў самых розных кантэкстах і сцэнарах, робячы ўсё большую колькасьць падыходаў ва ўсё большай колькасьці кантэкстаў. У ідэале вы павінны дасягнуць такога стану, каб сытуацыя не ўплывала на выкананьне прывычкі.

Вы павінны лёгка выбягаць на вуліцу ў мароз, дождж, туман, пасьля недасыпу, пасьля сваркі, у поўню, у зацьменьне — у самых розных абставінах, каб пераадолець кантэкст-залежнасьць звычкі.

Навучыцеся пераадольваць перапады жаданьня і энэргіі. Ня хочацца рабіць? Ну, зраблю і без задавальненьня, атрымаўшы ва ўзнагароду захаваньне ланцуга бесьперапынных дзеяньняў.

Магчыма, варта прадугледзець **незваротныя дзеяньні** — "спаліць масты", — калі вы нешта робіце аднаразова, і ўжо няма магчымасьці вярнуць гэта назад. Напрыклад, зьяжджаеце на пару месяцаў у іншую краіну, каб вывучыць замежную мову, адклейваеце налепкі ад клавіятуры, каб асвоіць мэтад сьляпога друку. У іншых выпадках аддаяце тэлевізар, заводзіце сабаку, прадаяце машыну, пласціце за месяц дастаўкі хатняга харчаваньня і да т. п.

Згодна з прынцыпам маленькіх мэтаў, засяроджвайцеся на актыўным дзеяньні сёньня. Нагадваючы сабе, што ўчора і заўтра — гэта два дні, калі нічога не адбываецца, вы выкладаецеся сёньня, бо "толькі сёньня мы можам зьмяніцца". Розныя лічбавыя і папяровыя трэкеры са штодзённым адзначэньнем зробленага дапамагаюць вам "не разрываць ланцуг".

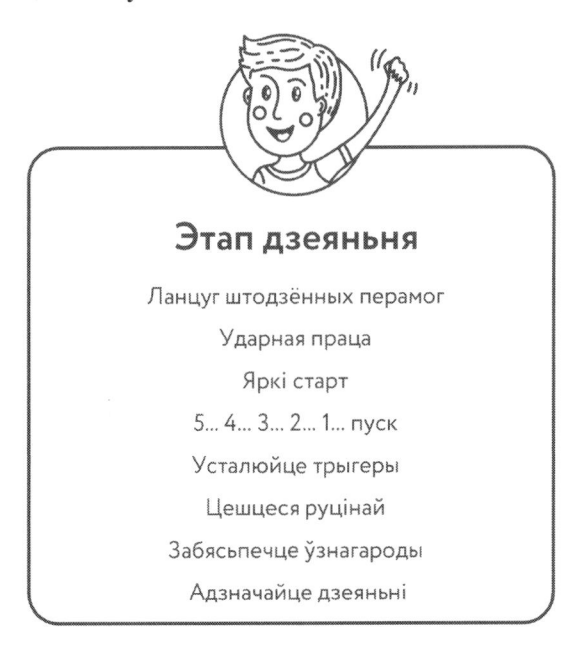

Этап дзеяньня

Ланцуг штодзённых перамог

Ударная праца

Яркі старт

5... 4... 3... 2... 1... пуск

Усталюйце трыгеры

Цешцеся руцінай

Забясьпечце ўзнагароды

Адзначайце дзеяньні

Старайцеся

Бяз вонкавага кантролю мы схільны аслабляць дысцыпліну. Таму раз на тыдзень рабіце ўдарны дзень, паказваючы максімум з таго, што можаце зрабіць: ідэальны рацыён, ідэальная трэніроўка, ідэальны занятак.

Дык вы зможаце кінуць сабе выклік, задаць новыя стандарты і перасягнуць сябе. Не ўвязвайце ў рутыне: кожны дзень пачынайце зь міні-перамогі ці рытуалу, які наладзіць вас на посьпех. На стадыі актыўнага дзеяньня важна надаваць адмысловую ўвагу падтрыманьню ўсьвядомленасьці, каб не сыходзіць у скрайнасьці. З аднаго боку, не пераўзбуджаць і не выгараць, падтрымліваючы дастатковы ўзровень добрага стрэсу і алертнасьці, а зь іншага — не заміраць у сумневах і рэфлексіях.

Узгадайце міт пра Гаргону. Кожны, хто паглядзеў на мэдузу Горгону, скамянеў. Так і ў кожнага чалавека ёсьць пытаньні ці думкі, якія прымушаюць яго сумнявацца ў сабе і сэнсе таго, што ён робіць. Не вядзіце перамоваў са сваімі сумневамі, дзейнічайце! Проста не глядзіце на сваю мэдузу Гаргону!

Ключавымі пагрозамі на стадыі звычкі зьяўляецца замена дзеяньня разважаньнем, самаабвінавачваньне (калі вы крытыкуеце, а не падтрымліваеце сябе), ігнараваньне пагрозаў зрыву (захоўваеце дома цукеркі або алькаголь), неадэкватная ацэнка (ілюзіі посьпеху), заўчасныя паслабленьні, патураньні сваім жаданьням.

Гераічны вобраз сябе. Калі вы адчуваеце сумневы і няўпэўненасьць, то яны могуць паралізаваць вашае дзеяньне. Паспрабуйце адхіліцца ад іх, спытайце сябе, як бы гэта зрабіла "лепшая версія вас"? Уявіце сабе яе, "лепшую версію вас", як калі б вы на 100 % рэалізавалі ўвесь свой патэнцыял, калі б у вас былі неабмежаваныя магчымасьці для разьвіцьця сябе?

Таксама выкарыстоўвайце архетып героя для пераадоленьня супраціўленьня. Калі вам здаецца, што вы паўсядзённы са сваімі сумневамі, няўдалым досьведам, траўмамі ня зможаце зьмяніцца, то проста сыграйце ролю альтэр эга, у якога ўсё атрымліваецца. Тэрмін альтэр эга ўвёў яшчэ Цыцэрон, вы таксама можаце прыдумаць сабе "гераічную версію сябе". Хто стане для вас такім вобразам? Гераічны вобраз дапаможа вам пакінуць непатрэбныя рысы за межамі сытуацыі і максымізаваць неабходныя. Вы як быццам актор, які выходзіць на сцэну, пакідаючы ў зале сумневы і няўпэўненасьць. Сыграйце сваю ролю ідэальна, прыкідвайцеся тым, кім не зьяўляецеся, пакуль ня станеце ім. Галоўнае — гэта дзеяньне!

Практыкуйце актыўнае процідзеяньне старым звычкам, а ня проста назірайце за імі. Нам цяжка рабіць дзьве розныя рэчы адначасова, таму перахапляйце ініцыятыву ў вашых сумневаў і трывог. Пераключайце ўвагу, падтрымлівайце стымулюючы ўнутраны дыялог (я спраўлюся, я зраблю, я на правільным шляху), які інструктуе дыялог (прамаўляйце пра сябе пасьлядоўнасьць дзеяньняў, каб супрацьстаяць трывожным думкам). Актыўная рэляксацыя ці адцягненьне ад спакусы таксама добра дапамагаюць. Як толькі адчулі сумнеў, пачынайце адваротны адлік: «...5...4...3...2...1...старт» — і прыступайце да дзеяньня. Працуе цудоўна. Напрыклад, вы зьбіраецеся на трэніроўку і адчулі супраціў, пачынаеце адваротны адлік, хапаеце сумку і выскокваеце на лесьвічную пляцоўку. Усё!

! **Памятайце: самае складанае ў звычцы — гэта пачатак, ініцыяцыя дзеяньня патрабуе больш дафаміну, чым яе падтрыманьне. Як толькі вы пачалі, далей будзе нашмат лягчэй і цікавей.**

Часам могуць узьнікаць шкадаваньні аб страчаным камфорце. Мозг падкідае ідэі, маўляў, можна і не асабліва імкнуцца, ты заслужыў гэта зьесьці, тут паляжаць, сюды патупіць... Сачыце бесстаронна за сабою: вы ўжо ведаеце кошт звычкі і гатовыя яе заплаціць, нягледзячы на нязручнасьці.

Прынцып хваста яшчаркі нагадвае: часта, каб выжыць, нам трэба ахвяраваць нават часткай сябе і свайго звыклага ладу жыцьця ў абмен на магчымасьць жыць даўжэй і шчасьлівей. І гэта тая цана, якую мы гатовыя заплаціць. Каб захаваць жыцьцё, яшчарка адкідае хвост, дзікі зьвер, які трапіў у пастку, адгрызае сабе лапу, — няўжо мы ня можам адмовіцца ад малога, каб атрымаць нашмат больш?

Пытаньні і заданьні

1. Штодня прытрымлівайцеся новай звычкі. Выкарыстоўвайце чэк-сьпісы, каб бачыць і адсочваць бесьперапынную мэту асваеньня звычкі.

2. Пазьбягайце залішніх сумневаў, акцэнтуйце ўвагу менавіта на дзеяньнях.

3. Выкарыстоўвайце зваротны адлік, каб хутка стартаваць.

14. Этап утрыманьня звычкі: супрацьдзеяньне зрывам

Ня так складана паспрабаваць нешта рабіць, складаней потым утрымлівацца. Таму пасьля «мядовага месяца» прапампоўкі звычкі мы павінны вучыцца яе захаваць.

Як заўважыў Арыстотэль: «Мы — тое, што робім пастаянна. Такім чынам, дасканаласьць — ня ўчынак, а звычка».

Як бы вы ні рыхтаваліся, як бы ні планавалі, як бы ні былі матываванымі, зрывы і падзеньні для большасьці прадстаўнікоў роду чалавечага непазьбежныя. Сапраўдныя зьмены — гэта цяжка, бо вам даводзіцца ня проста выпрацоўваць новыя звычкі, але й сыходзіць з-пад улады старых.

Канструктыўна рэагуйце на зрыў

Зрыў — гэта яшчэ не падзеньне, гэта папярэджаньне. Гэта нібы адмысловая шапаткая разьметка ля краю дарогі. Канструктыўная рэакцыя на зрыў — як пасьля націску трывожнай кнопкі — трэба распачаць праверку свайго пляна, знайсьці памылкі, улічыць іх і вярнуцца да зыходнага стану. Ёсьць вялікая колькасьць тыпавых сытуацый, дзе магчымы зрыў. Гэта зьмена ладу жыцьця (пераезд, зьмена працы і да т. п.), узмацненьне нагрузкі (працоўны дэдлайн), зьмена кантэксту (развод), пагаршэньне здароўя (недасып, траўма, прастуда) і да т. п. Больш за 70% людзей пакідаюць шлях, сярэдні лік зрываў можа дасягаць 6–8, пакуль ня выпрацуецца доўгатэрміновая звычка.

Вы можаце загадзя сымуляваць магчымыя спакусы і зрывы, выпісаўшы ўсё, што можа зьбіць вас са шляху. Дождж і дрэннае надвор'е? Недасып? Прыступ трывогі? Як вы будзеце дзеяць у такім стане? Чым большую колькасьць сытуацыяў вы змадэлюеце, тым устойлівейшымі да зрываў будзеце.

Хуткае вяртаньне. Сам па сабе зрыў не небясьпечны, калі вы неадкладна вяртаецеся да выкананьня правілаў. Небясьпечней за ўсё, калі зрыў ператвараецца ў рэцыдыў — поўнае вяртаньне да ранейшага. Кожная няўдалая спроба зьменаў небясьпечная тым, што падрывае веру ў самаэфэктыўнасьць. Таму вельмі важна, каб памылкі не ператвараліся ў падзеньне. Як гавораць у народзе: страшна ня ўпасьці, страшна ня ўстаць пасьля гэтага. Ці гатовыя вы да падзеньня? Многія людзі любяць казаць аб тым, што яны будуць рабіць у выпадку посьпеху, але баяцца нават думаць, што яны будуць рабіць у выпадку правалу. Гэта нейкі страх «самаздзейснага прароцтва», як быццам калі разглядаць нэгатыўныя сцэнары, то верагоднасьць іх павялічваецца. Важна выпрацаваць спакойнае стаўленьне да памылак, бо яны падказваюць вам, дзе ёсьць хібнасьці ў вашых плянах і ў ацэнцы.

! **Памылкі — гэта навучаньне: ігнараваць свае памылкі, а не вучыцца на іх, — гэта і ёсьць найвялікшая памылка.**

Эфэкт "к чорту ўсё!". Пры зрыве частай рэакцыяй бывае жага ўсё кінуць. Калі мы чакаем ад сябе ідэальных вынікаў, але не атрымліваем жаданага, то можам быць фрустраваныя. А каб пазбавіцца крыніцы фрустрацыі, гатовыя пахаваць свае спробы зьмяніцца. Унутраны дыялёг правакуе зрыў: "Адзін раз ня страшна, ты заслужыў, сёньня сьвята, не пазбаўляй сябе гэтага, жывём толькі раз". Замест пэрфэкцыянізму і самакрытыкі праявіце да сябе спачуваньне, нагадайце, што памыляюцца ўсе, і зараз трэба апэратыўна вяртацца ў выбраную каляіну.

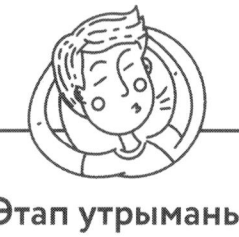

Этап утрыманьня

Канструктыўная рэакцыя на зрывы
Хуткі зварот
Плян пры зрыве
Дрэйф звычкі
Асьвяжыць звычку

У момант спакусы дапамагае проста зрабіць паўзу, не рабіць ніякіх дзеяньняў, спыніцца. Дыхайце (можна па праграме ў тэлефоне), вазьміце падтрымку (патэлефануйце вашаму мэнтару ці сябру), адцягніцеся (зрабіце тое, што цалкам паглыне ўвагу: тэтрыс, планка, пазл, відэагульня, складаная кніга, хуткая хада), пакіньце месца дзеяньня трыгера, уключыце процідзеяньне (замест разважаньняў аб гэтым эклеры прачытайце яшчэ раз вашу мэту і матывацыю), успомніце досьвед пасьпяховага пераадоленьня такой жа праблемы ў мінулым. Пасьля таго, як хваля спакусы спадзе, прааналізуйце: чаму вы так сябе паводзілі, што спрацавала? Чаму трыгер быў такі моцны?

Важна разумець, што дафамінавая прырода апанавалага жаданьня пры эфэкце «к чорту ўсё» мае кароткі прамежак дзеяньня. Напрыклад, вы не ясьце салодкага і вырашылі патрэніраваць волю. Бяз грошай і карты ідзяце ў кавярню, выбіраеце свой любімы эклер і глядзіце на яго, уважліва назіраючы за тым, што адбываецца ў вас усярэдзіне.

Хваля жаданьня, якая ахоплівае вас, здаецца такой моцнай, што ёй прасьцей падпарадкавацца, пакуль яна вас не разарвала. Выступае пот, слабеюць калені. Яшчэ сэкунда, і ўсё — дафамінавы сыгнал па мэханізьме зваротнай сувязі блакуе сам сябе. Вы са зьдзіўленьнем аглядаецеся, нават бянтэжачыся таго, якія эмоцыі ў вас мог выклікаць гэты кавалак цеста з тлушчам. Такі сэрфінг спакусаў дапаможа вам зразумець, што імпульсы «ўсё кінуць» кароткатэрміновыя, і іх досыць лёгка вытрымаць. *Не супраціўляйцеся эмоцыям, дазвольце ім прайсьці праз вас і растаць. Пры гэтым, зразумела, вытрымліваючы вонкавы кантроль.*

Пан або прапаў. Вельмі часта ў стрэсе, у стоме, калі высільваецца прэфрантальная кара, наша мысьленне становіцца чорна-белым: ці поўная перамога, ці канчатковы пройгрыш. Калі зьяўляюцца думкі аб сваёй няздольнасьці зьмяніцца, прытрымлівацца новай звычкі або пазьбегнуць старой, то вера ў самаэфэктыўнасьць падае, і мы глядзім у будучыню пэсімістычна.

«Калі з прычыны абставінаў парушаецца раўнавага духу, аднаві самавалоданьне як мага хутчэй і не заставайся ў прыгнечаным настроі занадта доўга, інакш табе ўжо нічым нельга будзе дапамагчы. Звычка аднаўляць гармонію ўдасканаліць цябе», — рымскі імпэратар, філёзаф Марк Аўрэлій.

У такі момант важна выкарыстоўваць навык усьвядомленасьці і не рэагаваць на стрэсавыя думкі — яны сыдуць, як толькі наш фізычны стан зьменіцца. Нагадайце сабе, што памылкі — гэта частка працэсу навучаньня, і цяпер важна не перажываць, а вярнуцца ў норму. Вы проста пасьлізнуліся — так бывае. Пахваліце сябе, калі пасьпяхова пераадолееце зрыў.

Плян пры зрыве

Калі вы ў стане стрэсу, то прыдумаць нешта добрае цяжка. Трэба мець плян Б: як вы вернецеся да мэты ў выпадку зрыву? Пра што вы зараз можаце думаць (процідзеяньне звычкі) і ня думаць (сумнявацца ў сабе), якія дзеяньні вам вернуць упэўненасьць, як вы можаце паклапаціцца пра сябе, а што катэгарычна нельга рабіць, да каго вы можаце зьвярнуцца па падтрымку? Якое дзеяньне вы можаце зрабіць проста зараз, каб узяць сытуацыю пад кантроль і падтрымаць рух да мэты? Ваш плян павінен уключаць мерапрыемствы на сёньняшні і заўтрашні дзень, а таксама дакладна сфармуляваную мэту і матывацыю вашай зьмены. Насіце яго з сабой у тэлефоне або раздрукаваным на паперы.

У выпадку высокай нагрузкі, калі вам бракуе энэргіі і сіл выконваць звычку ў поўным аб'ёме, варта мець "аблегчаны плян", які дапаможа захаваць звычку і не запатрабуе ад вас залішніх валявых намаганьняў. І важна выканаць гэтае маленькае дзеяньне, каб не разарваць штодзённы ланцуг фармаваньня звычкі.

Трыгеры высокай рызыкі — гэта людзі, абстаноўка, словы, дзеяньні, эмоцыі, якія асацыююцца зь непажаданымі паводзінамі і выклікаюць моцнае жаданьне да яго вярнуцца. Напрыклад, калі вы выпівалі зь сябрамі, то сустрэча зь імі можа выклікаць такое жаданьне. Большасьць раньніх зрываў выкліканая менавіта старымі трыгерамі. Пры гэтым дзеяньне трыгера неўсьвядомленае, мозг рацыяналізуе і прыдумляе фармальна лягічныя нагоды, падставы і зачэпкі для вяртаньня да старой звычкі. Такімі чыньнікамі можа стаць усё, што зьніжае кантроль і ўсьвядомленасьць: стрэс, моцныя станоўчыя і адмоўныя эмоцыі, сацыяльны ціск, канфлікт, фізычная і псыхалягічная цяга.

Назіраючы за сабой, выявіце асабістыя трыгеры высокай рызыкі. Запішыце, дзе і калі ў вас узьнікае жаданьне сарвацца? Хто пры гэтым прысутнічае побач? Пра што вы думаеце, што адчуваеце і што робіце?

> ! Як правіла, 20% трыгераў адказваюць за 80% зрываў: выявіўшы самыя галоўныя, вы зможаце павысіць сваю эфэктыўнасьць. Галоўнае — не прапускаць трэніроўкі, не заядаць, не прапускаць раньні ўздым два разы запар.

На самым раньнім этапе фармаваньня звычкі важна пазьбягаць трыгераў. Але бясконца гэта рабіць ня варта, бо пазьбяганьне можа прывесьці да інкубацыі і ўзмацненьня іх дзеяньня. Па меры павышэньня сілаў і веры ў сябе трэба пераходзіць да экспазіцыйнай тэрапіі: падвяргаць сябе кароткатэрміноваму ўзьдзеяньню трыгераў, пасьпяхова пераадольваючы іх узьдзеяньне. Важнай умовай захаваньня звычкі будзе ўмацаваньне асабістых межаў: навучыцеся адмаўляць, ветліва казаць "не" безь зьбянтэжанасьці, страху крыўды або боязі падацца грубіянам.

Пытаньні і заданьні

1. Ці часта вы зрываецеся, калі асвойваеце звычкі? Як хутка вяртаецеся да іх?
2. Якія трыгеры мацней за ўсё правакуюць вас? Складзіце падрабязны сьпіс.
3. Складзіце плян дзеяньняў у выпадку зрыву.

15. Кантроль над асяродзьдзем

Асяродзьдзе ўплывае на нашы паводзіны мноствам усьведамляльных і неўсьвядомленых спосабаў. Прыклады такога ўплыву мы ўжо разглядалі ў папярэдніх разьдзелах. Напрыклад, малюнак вачэй прымушае нас паводзіцца больш адказна і прасацыяльна, а тэлефон, які ляжыць побач, зьніжае нашы кагнітыўныя здольнасьці.

Мы ствараем асяродзьдзе, а асяродзьдзе стварае нас, уплываючы на нашы звычкі. Падумайце, што ў навакольным асяродзьдзі дапамагае, а што перашкаджае ў фармаваньні вашай звычкі? Мы можам стварыць асяродзьдзе, якое будзе нас падштурхоўваць займацца спортам, класьціся своечасова спаць ці добра харчавацца. Мы можам зьнізіць рызыку зрыву, калі прыбяром рэчы, якія нагадваюць аб праблеме, і будзем пазьбягаць людзей, якія яе правакуюць.

Мы можам кіраваць сваёй фізыялёгіяй з дапамогай навакольных прадметаў. Напрыклад, выкарыстоўваць меншыя па памеры лыжкі і талеркі, кубкі з тоўстым дном, цяжкі посуд — гэта аўтаматычна зьнізіць колькасьць зьяданай ежы. Калі мы будзем есьці строга на кухні, засьцілаючы стол абрусам, то неўзабаве жаданьне перакусіць у кабінеце аслабне і зьнікне.

! Каб не змагацца са спакусай пасэрфіць у інтэрнэце падчас працы, вы можаце выкарыстоўваць розныя прыборы для рознага тыпу працы: напрыклад, сэрфіць толькі на смартфоне, а ноўтбук выкарыстоўваць адно для працы.

Кожная звычка існуе ў нас у мозгу не сама па сабе, а **прывязаная да пэўнага кантэксту**, у якім яна сфармавалася і ў якім мы яе выкарыстоўваем. Само паняцце "кантэкст" адносіцца да ўсяго, што нас атачае: рэчы, людзі, час, месца. Часта кантэкст, насычаны старымі сыгналамі, зьяўляецца перашкодай на шляху да зьменаў. Напрыклад, вы некалькі разоў перакусілі печывам на працоўным стале — і ўсё, зараз мозг будзе вам пэрыядычна, асабліва ў стрэсе, падкідваць жаданьне зьесьці печыва, калі вы працуеце. Ці вы прывыклі хадзіць у адну спартыўную залу да канкрэтнага трэнера, а ён сышоў — і ўсё, вы перасталі трэніравацца.

Добрым прыкладам кантэксту можа быць сэрвіроўка стала: заслалі абрус — і паелі, потым прыбралі. Няма абруса — і няма чаго глядзець на ежу.

Таму варыянтам для зьмены звычак можа быць пераезд у іншае месца, дзе кантэкст настолькі новы, што старых трыгераў там папросту няма фізычна. У новым месцы лягчэй схуднець, лягчэй завязаць зь любой залежнасьцю. Нашы звычкі, у існасьце сваёй, шаблоны, у аснове якіх ляжыць сыгнал і адказ на яго: зьнікне сыгнал — зьнікне і адказ. Зьмена кантэксту можа дапамагчы прыслабіць дзеяньне як нэгатыўнага, так і пазітыўнага асяродзьдзя, таму пераезд ня толькі дасьць магчымасьць пазбавіцца шкодных звычак, але й здольны прывесьці да зьнікненьня добрых звычак. Правярайце сябе, каб ня страціць важнае!

Ня псуйце сваю рутыну. Адступленьні ад правілаў можна дазволіць сабе толькі ў іншым кантэксьце. Хай сяброўскія вячоркі "зь вінам" будуць у кавярні ў далёкай частцы горада, а не на вашай кухні. Пакіньце дом і працоўнае месца прасторай чыстае рутыны.

Неяк пасьля пераезду мы парушылі гэтае правіла, і жонка потым сьмяялася: «Усё, сапсавалі новую кватэру — цяпер толькі прадаваць».

Пытаньні і заданьні

1. Ці падзяляеце вы працу і адпачынак?
2. Які кантэкст дапамагае вам прытрымлівацца сваіх звычак?
3. Як зьмяніць асяродзьдзе, каб яно падтрымлівала вас?

16. Доўгатэрміновае падтрыманьне зьменаў

Чым даўжэй мы практыкуем звычку, тым імаверней, што яна застанецца з намі надоўга. У цэлым розным людзям можа спатрэбіцца ад 60 да 200 дзён, каб звычка замацавалася. Але нават шматгадовыя звычкі могуць быць крохкімі. Цяжкі стрэс здольны выклікаць псыхалягічны рэгрэс, а зьмена абставінаў прывесьці да страты звычкі.

Мы можам страціць звычку, калі зьнік трыгер, абасцэнілася ўзнагарода, зьмяніўся кантэкст.

Мы можам лічыць звычку замацаванай, калі яна аўтаматызаваная. Гэта значыць — адсутнічае момант прыняцця рашэньняў аб пачатку дзеяньня, аб самім дзеяньні, аб узнагародзе. Мы проста дзейнічаем, і розум пры гэтым вольны. Звычка становіцца навыкам, нэўронным ланцужком, мы робім яе лёгка і без прымусу, яна добра ў нас атрымліваецца, мы хочам яе рабіць, атрымліваем ад яе задавальненьне і карысьць адначасова.

! Аптымальна, калі мы прадчуваем магчымасьць заняцца гэтай справай, калі сама магчымасьць практыкаваць звычку зьяўляецца ўзнагародай, калі звычка прыносіць больш задавальненьня, энэргіі, часу, чым патрабуе для выкананьня.

У доўгатэрміновай пэрспэктыве звычка становіцца часткай нашага ладу жыцьця, мы ідэнтыфікуемся зь ёю, не ўяўляючы свайго жыцьця безь яе. Мы дзівімся: «Не магу ўявіць, як я раней жыў бяз гэтага». Тут ужо вонкавая матывацыя перайшла ва ўнутраную.

Эфэкт фінішнай рысы. Адна з ключавых пагроз доўгатэрміновым звычкам — гэта «парадокс пераможцы». Калі вы дасягнулі мэты, мозг лічыць справу завершанай і зьніжае матывацыю. Вам здаецца, што можна расслабіцца, бо вы перамаглі. Таму важна сфармуляваць сваю мэту так, каб яна не сабатавала вас.

На жаль, часовы посьпех не гарантуе доўгатэрміновага. Так, 70% маці, якія кінулі курыць падчас цяжарнасьці, пачынаюць пасьля завяршэньня груднога гадаваньня. Схуднелыя да лета, увосень і ўзімку набіраюць яшчэ больш лішніх кіляграмаў. Так дасягненьне мэты зьяўляецца пачаткам зрыву!

Дрэйф звычкі. Дрэйф звычкі — гэта паступовае, павольнае яе згасаньне, якое мы можам нават не заўважаць. Мы пачынаем рабіць больш "выключэньняў", нашы паказьнікі пагаршаюцца, узнагароды прыядаюцца. Агульнае зьнясіленьне прыводзіць да таго, што мозг пачынае "эканоміць", і найболей пэрспэктыўныя звычкі злятаюць першымі. Калі навакольнае асяродзьдзе застаецца таксічным, супраціўляецца зьменам, патрабуе кампрамісаў з тым, што мы лічым правільным, то мы неўпрыкмет для сябе можам падпарадкавацца сацыяльнаму ціску.

Самападман — гэта мэханізм, калі мы апускаем планку і свае ўнутраныя стандарты, апраўдваючы гэта рознымі спосабамі. Многія людзі пачынаюць прыдумляць адгаворкі і розныя "асаблівыя абставіны". Яны адчуваюць «ілюзію бязгрэшнасьці», пагарду да маніторынгу, інструкцыі, кантролю, а замест гэтага ў іх зьяўляецца нейкая вера, што яны і так усё добра робяць і дадуць рады самі.

Напрыклад, лекары зь вялікім досьведам могуць рабіць нават больш памылак, чым пачаткоўцы. Такія людзі супакойваюць сябе фразай "прынамсі я лепшы, чым...".

Пастаянны аб'ектыўны маніторынг свайго прагрэсу абавязковы. Без вымярэньня ня можа быць руху наперад. Наш мозг гатовы прыдумаць сотні апраўданьняў і фальшывых прычынна-выніковых сувязяў, каб апраўдаць што заўгодна.

! Важна адсочваць вынікі, не дапускаючы іх паніжэньня. Так, вы ня зможаце рабіць ідэальна, але можна ў будучыні стаць лепшымі, чым былі, перасягнуць сябе!

Існуюць розныя шчылінкі розуму, якія важна ведаць і не трапляцца: "Ем, таму што няшчасны, а няшчасны, таму што тоўсты", можна "заслужыць патураньне", "сёньня адпачываю, усё буду рабіць заўтра", "празьмернасьці сёньня забясьпечаць лепшы самакантроль заўтра" — маўляў, можна зь лішкам наесьціся, найграцца так, што потым і не захочацца. Розум можа падманваць нас кагнітыўным скажэньнем фальшывых альтэрнатыў, напрыклад, я аб'ядаюся ў фастфудзе, затое зь сябрамі, або чэзну над салатай дома ў адзіноце; я не магу трэніравацца, таму што шмат працую. Скептычна стаўцеся да такіх думак: вы можаце і працаваць, і трэніравацца, — трэніроўкі толькі палепшаць вашу прадуктыўнасьць. І маловерагодна, што сумеснае абжорства — гэта найлепшы спосаб умацаваньня сацыяльных сувязяў.

Часам людзі перакладаюць адказнасьць на вонкавы кантроль, абвінавачваючы паездкі, траўмы, надвор'е, дзяцей, сьвяты, самаадчуваньне, чыноўнікаў, бацькоў. Неўсьвядомлена людзі могуць прадпрымаць "арганізаваныя няўдачы" — загадзя неадэкватныя дзеяньні, якія вядуць да зрыву. Напрыклад, рэзка перайсьці з булак на сырую зеляніну, гародніну і бабовыя, а потым пакутаваць метэарызмам і ў выніку абвясьціць, што "здаровае харчаваньне — сапраўды не для мяне". Або сарваць сьпіну на трэніроўках з дрэннай тэхнікай і суцяшаць сябе, што і сілавы спорт зусім не маё.

Або вось бясконцыя адкладаньні: напрыклад, "не пачну працаваць над кнігай, пакуль ня вырастуць дзеці", "ня буду есьці правільна, пакуль не куплю тую кнігу з рэцэптамі". Яшчэ сустракаецца псэўдатурбота пра іншых: «я не раблю нешта і не хачу мяняцца, каб сацыяльна ўпісацца і "не траўмаваць" навакольных сваёй дасканаласьцю». Часам людзі трапляюць у пастку фальшывай самаактуалізацыі: "жывём адзін раз, таму ня трэба адмаўляцца ад цукру, алькаголю, порна, я такі, які ёсьць", — як апраўданьне сваіх шкодных звычак.

Асьвяжыць звычку

Гавораць, навічкам шанцуе: навізна сапраўды робіць усё больш прыцягальным, але чым больш праходзіць часу, тым больш нуднымі могуць станавіцца звычкі. Таму важна іх асьвяжаць, перазапускаць у новым фармаце. Так мы можам узламаць рутыну, знайсьці новае натхненьне, падтрымліваць адчуваньне росту і трансфармацыі. Звычку можна асьвяжыць, калі посьпехі затрымаліся на плато ці пасьля значных зьменаў у жыцьці: шлюб, зьмена месца жыхарства, працы і да т. п. Асьвяжыць звычку дапамогуць ударныя заняткі, удзел у маратонах, спэцыяльныя трэніроўкі асобных аспэктаў навыку, практыка ў новых умовах і ў новым сацыяльным асяродзьдзі.

Пэрыядычна плянуйце такія перазапускі з чыстага аркуша, вяртаючыся да сваіх першых запісаў плюсаў і мінусаў, матывацыі, абавязацельстваў. Вылучыце сабе дзень на тыдзень, калі вы ўзорна будзеце прытрымлівацца сваіх звычак, робячы «ідэальны дзень».

Партызанскі ЗЛЖ, або Як займацца здароўем, не прыцягваючы ўвагі. Многія людзі скардзяцца, што калі яны пачынаюць больш інтэнсіўна займацца сваім здароўем, то ў іх узьнікаюць непаразуменьні і канфлікты з навакольнымі людзьмі. Маўляў, я хачу як лепш, а гэтыя няўдзячныя яшчэ раздражняюцца! Так, вашыя зьмены могуць нашкодзіць сацыяльнай адаптацыі і справакаваць адыходжаньне ад звычак. Давайце разьбярэмся, чаму ўзьнікаюць такія сытуацыі.

Уварваньне ў асабістыя межы. Няпрошаная парада — гэта ўварваньне ў межы. Той, хто раіць, павышае свой статус, а статус таго, каму даюць парады, зьніжаецца. Нікому не падабаецца, калі нехта спрабуе зьніжаць яго статус, таму такія парады (нават магчыма карысныя) толькі раздражняюць і выклікаюць абурэньне. Ня ўмешвайцеся, калі вас не пытаюцца ці вашыя парады не зьвязаныя з тэмай размовы.

Самасьцьвярджэньне. Вы спрабуеце падняць сваю самаацэнку за кошт іншых людзей. Вы ясьце, бегаеце "правільна", таму вы добры і правільны. Той, хто ня робіць гэтага, – "няправільны". Асуджаючы іншых людзей, крытыкуючы або пазьбягаючы іх, вы павышаеце сваю самаацэнку. Напрыклад, у артарэксіка самаацэнка цесна завязаная на тым, што ў ягонай талерцы. Ацэньваць людзей па іх талерцы — бязглузда; няправільна падымаць самаацэнку за кошт іншых.

Шкода парады. Часта погляды і звычкі чалавека зьяўляюцца часткай яго самаідэнтыфікацыі. І крытыку ягонага ладу жыцьця ён успрымае як асабістыя нападкі. Таму вашыя парады яшчэ мацней пераконваюць яго ў слушнасьці сваіх поглядаў і ў памылковасьці вашых.

Зьніжэньне матывацыі. Калі вы ўвесь час дзеліцеся сваімі плянамі, гэта парадаксальна можа зьмяншаць матывацыю. Вы «спажываеце будучыню», мозг успрымае задачу ўжо як выкананую. Акрамя таго, гэта можа выклікаць скепсіс і крытыку вашых плянаў з боку таксічных людзей. Дзяліцеся плянамі толькі з тымі, хто безумоўна вас падтрымлівае, і ў пляне падтрымкі і коўчынгу, а не фантазіяў.

Што рабіць? Не навязвайце свае погляды. Будзьце тактоўнымі, каб іншыя людзі пачуваліся камфортна побач з вамі, пазьбягайце прамых сутыкненьняў і ўмейце адыходзіць ад спрэчак. Напрыклад, ня варта за агульным сталом публічна заяўляць, што вы не ясьце салодкае, калі імяніньнік рэжа торт. Пакладзяце кавалачак за талерку або паспрабуйце загарнуць. Калі вакол вас усё з келіхамі шампанскага, ня варта чытаць публічныя лекцыі пра шкоду алькаголю. Наліце вады ў келіх і будзьце на адной хвалі. Вядома, расказвайце пра свае здаровыя звычкі тым, каму гэта сапраўды цікава, і адсякайце троляў. А ў іх узьнікаюць пытаньні да вашай талеркі, то ня трэба чытаць лекцыю пра глікемічную нагрузку, прадумайце шляхі адыходу (ня п'ю, бо на антыбіётыках, алергія на цукар, доктар забараніў і да т. п.). Не кажыце пра тое, што робіце, калі вас пра гэта не пытаюцца і ня просяць парады.

Пытаньні і заданьні

1. Ці падае якасьць выканання і строгасьць вашых старых звычак зь цягам часу?

2. Як зрабіць старую звычку цікавейшай? Складзіце сьпіс ідэй. Якую вобласьць вашага жыцьця вы хочаце абнуліць і пачаць нанова?

3. Як навакольныя замінаюць вашым здаровым звычкам?

Веды → Разуменьне → Уменьне → Навыкі → Звычкі

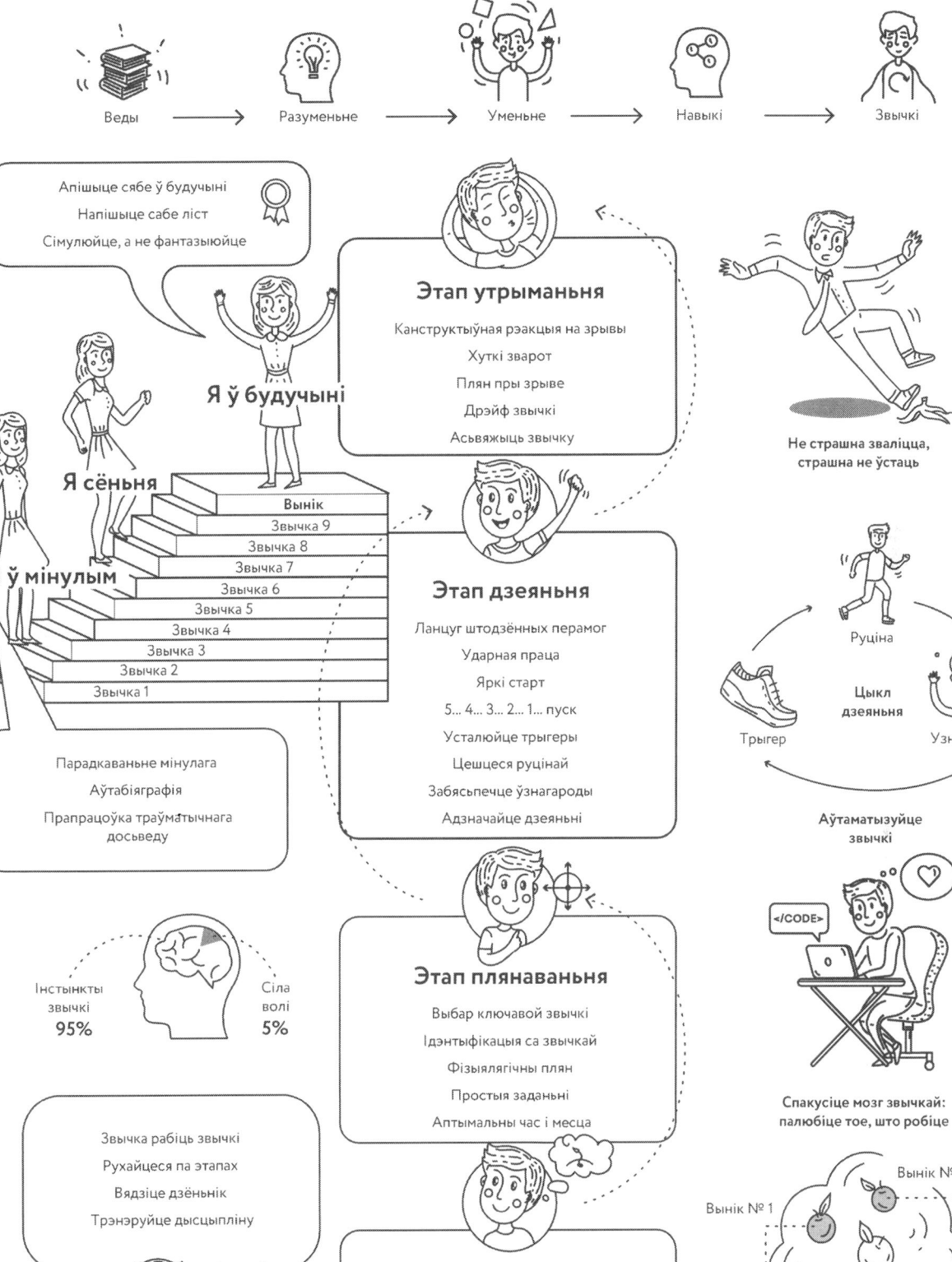

Я ў будучыні

Апішыце сябе ў будучыні
Напішыце сабе ліст
Сімулюйце, а не фантазыюйце

Этап утрыманьня

Канструктыўная рэакцыя на зрывы
Хуткі зварот
Плян пры зрыве
Дрэйф звычкі
Асьвяжыць звычку

Не страшна зваліцца, страшна не ўстаць

Я сёньня

Я ў мінулым

Вынік
Звычка 9
Звычка 8
Звычка 7
Звычка 6
Звычка 5
Звычка 4
Звычка 3
Звычка 2
Звычка 1

Этап дзеяньня

Ланцуг штодзённых перамог
Ударная праца
Яркі старт
5... 4... 3... 2... 1... пуск
Усталюйце трыгеры
Цешцеся руцінай
Забясьпечце ўзнагароды
Адзначайце дзеяньні

Цыкл дзеяньня: Трыгер → Руціна → Узнагарода

Аўтаматызуйце звычкі

Парадкаваньне мінулага
Аўтабіяграфія
Прапрацоўка траўматычнага досьведу

Інстынкты звычкі 95%   Сіла волі 5%

Этап плянаваньня

Выбар ключавой звычкі
Ідэнтыфікацыя са звычкай
Фізыялягічны плян
Простыя заданьні
Аптымальны час і месца

Спакусіце мозг звычкай: палюбіце тое, што робіце

Звычка рабіць звычкі
Рухайцеся па этапах
Вядзіце дзёньнік
Трэнэруйце дысцыпліну

Этап падрыхтоўкі і разважаньняў
Высьпяваньне ідэі

Вывучэньне палёгкі перашкод
Зьбіраць рэсурсы
Вывучыць досьвед
Далучыць эмоцыі
Група падтрымкі

Вынік № 1, Вынік № 2
Звычка № 1, Звычка № 2

Трансфармуйце жаданьні ў выразнае бачаньне сябе

Made in the USA
Columbia, SC
17 September 2024